간호사 국가고시

한권으로 끝내기

시대에듀

간호사 국가고시
한권으로 끝내기

Always with you

사람의 인연은 길에서 우연하게 만나거나 함께 살아가는 것만을 의미하지는 않습니다.
책을 펴내는 출판사와 그 책을 읽는 독자의 만남도 소중한 인연입니다.
시대에듀는 항상 독자의 마음을 헤아리기 위해 노력하고 있습니다.
늘 독자와 함께하겠습니다.

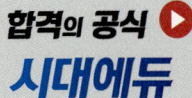 자격증・공무원・금융/보험・면허증・언어/외국어・검정고시/독학사・기업체/취업
이 시대의 모든 합격! 시대에듀에서 합격하세요!
www.youtube.com ➡ 시대에듀 ➡ 구독

머리말

안녕하세요.

오래전 간호대학에서 국가고시 합격을 목표로 두고 공부했을 때가 생각이 납니다. 교수님께 수업을 들을 때나 교재와 참고서로 공부할 때면 늘 가진 의문점과 불만이 있었습니다.

'학생들이 이해하기 쉽게 풀어서 설명해 주는 것이 그렇게 힘든 걸까?'

이해되지 않는 것이 있으면 도서관의 넓은 책상에 여러 출판사의 참고서를 가득 펼쳐 놓고 뒤지고 또 뒤졌던 기억이 떠오릅니다. 어느 것 하나 속 시원하고 명쾌하게 설명해 주는 책이 없다고 여겼던 저는 답답할 때가 많았습니다. 천편일률적이고 자세한 설명이 없는 딱딱한 문구로 가득한 교재들과 그 교재를 그대로 활용하시는 교수님의 수업이 너무나도 따분했습니다.

그때부터 저는 꿈을 키워 왔습니다.

'내가 직접 눈에 쏙쏙 들어오는 쉬운 간호사 국가고시 수험서를 써야겠다. 내가 교수가 되지 못하더라도 내 수험서가 많은 분에게 다양한 분야에서 도움이 되었으면 좋겠다.'

감사하게도 저는 시대에듀와 인연을 맺게 되어 꿈꿔 왔던 책을 집필하게 되었습니다.

단순하게 암기만으로 공부한다면 그 양이 너무 많아 앞이 캄캄하게 느껴질 뿐입니다. 어려운 문장일지라도 문맥을 파악하여 이해한다면 그렇게 얻은 지식은 당장의 국가고시 대비뿐만 아니라 간호사로 살아가는 시간 속에서도 도움이 될 것입니다.

이 책을 보는 분들에게 친한 간호사 언니가 옆에 앉아서 이해하기 쉽도록 재미있게 풀어서 설명해 주는 느낌이 전해질 수 있도록 많은 공을 들였습니다. 특히 지역사회간호학과 간호관리학, 보건의약관계법규는 학생들이 이해하기에는 어려운 문구들이 많이 있는 과목이라 다양한 예시를 적극적으로 활용하였습니다. 외우기 어려운 단어와 문장도 이 책에서 알려 주는 방법으로 접근하면 막막하기만 했던 공부가 조금씩 빛이 보일 것입니다.

저의 정성이 여러분에게 잘 전달되어 국가고시 공부에 많은 도움이 되기를 바랍니다. 앞으로 펼쳐질 여러분의 꿈으로 가득한 밝은 미래를 응원합니다.

편저자 김민소

시험안내

개요

- 간호사는 의사의 진료를 돕고 의사의 처방이나 규정된 간호기술에 따라 치료를 행하며, 의사 부재 시에는 비상조치를 취하기도 한다. 환자의 상태를 점검·기록하고 환자나 가족들에게 치료, 질병예방에 대한 설명을 해주는 의료인을 말한다(통계청 한국표준직업분류).
- 보건복지부장관이 인증하는 가정·감염관리·노인·마취·보건·산업·아동·응급·임상·정신·종양·중환자·호스피스 등 총 13개 분야의 전문간호사 제도가 있어 간호사의 전문성을 더욱 강화하고 있다. 간호사 면허소지자로서 3년 이상의 실무경력과 2년의 교육과정(석사학위 과정)을 이수한 후 자격시험에 합격한 자로 해당 전문분야에서 간호와 간호 관련 학문에 대한 폭넓은 지식과 기술을 기초로 대상자에게 상급 간호 실무를 제공하고 교육, 연구, 지도, 자문과 간호의 효과를 최대화하기 위해 다른 보건의료 인력과의 협동자의 역할을 수행한다(대한간호협회).

수행직무

- 간호사는 의료법상 다음 업무를 임무로 한다(간호법 제12조).
    - 환자의 간호요구에 대한 관찰, 자료수집, 간호판단 및 요양을 위한 간호
    - 의사, 치과의사, 한의사의 지도하에 시행하는 진료의 보조
    - 간호 요구자에 대한 교육·상담 및 건강증진을 위한 활동의 기획과 수행, 그 밖의 대통령령으로 정하는 보건활동
    - 간호조무사가 수행하는 업무보조에 대한 지도
- 대통령령으로 정하는 보건활동이란 다음의 보건활동을 말한다(의료법 시행령 제2조).
    - 농어촌 등 보건의료를 위한 특별조치법 제19조에 따라 보건진료원으로서 하는 보건활동
    - 모자보건법 제2조제10호에 따른 모자보건요원으로서 행하는 모자보건 및 가족계획 활동
    - 결핵예방법 제18조에 따른 보건활동
    - 그 밖의 법령에 따라 간호사의 보건활동으로 정한 업무
- 모든 개인, 가정, 지역사회를 대상으로 건강의 회복, 질병의 예방, 건강의 유지와 그 증진에 필요한 지식, 기력, 의지와 자원을 갖추도록 직접 도와주고 간호대상자에게 직접 간호뿐만 아니라 교육, 설명, 지시, 조언, 감독, 지도 등의 중재적 활동을 수행한다(대한간호협회 간호표준).

응시자격

- 평가인증기구의 인증을 받은 간호학을 전공하는 대학이나 전문대학[구제(舊制) 전문학교와 간호학교를 포함한다]을 졸업한 자
- 보건복지부장관이 인정하는 외국의 제1호에 해당하는 학교를 졸업하고 외국의 간호사 면허를 받은 자

시험시간표

구분	시험과목(문제수)	교시별 문제수	시험 형식	입장시간	시험시간
1교시	1. 성인간호학(70) 2. 모성간호학(35)	105	객관식	~ 08:30	09:00 ~ 10:35 (95분)
2교시	1. 아동간호학(35) 2. 지역사회간호학(35) 3. 정신간호학(35)	105	객관식	~ 10:55	11:05 ~ 12:40 (95분)
3교시	1. 간호관리학(35) 2. 기본간호학(30) 3. 보건의약관계법규(20)	85	객관식	~ 13:40	13:50 ~ 15:10 (80분)

※ 보건의약관계법규 : 감염병의 예방 및 관리에 관한 법률, 검역법, 국민건강보험법, 국민건강증진법, 마약류 관리에 관한 법률, 보건의료기본법, 응급의료에 관한 법률, 의료법, 지역보건법, 혈액관리법, 호스피스 · 완화의료 및 임종과정에 있는 환자의 연명의료결정에 관한 법률, 후천성면역결핍증 예방법과 그 시행령 및 시행규칙

시험과목

- 시험과목수 : 8과목
- 문제수 : 295문제
- 배점 : 1점 / 1문제
- 총점 : 295점
- 문제 형식 : 객관식 5지 선다형

합격기준

- 전 과목 총점의 60% 이상, 매 과목 40% 이상 득점한 자를 합격자로 한다.
  ※ 과락 기준 : 정답 문항이 성인간호학 28문항, 모성간호학 · 아동간호학 · 지역사회간호학 · 정신간호학 · 간호관리학 14문항, 기본간호학 12문항, 보건의약관계법규 8문항 미만인 경우
- 응시자격이 없는 것으로 확인된 경우 합격자 발표 이후에도 합격이 취소된다.

시험안내

시험일정

구분	일정	비고
응시원서 접수	• 2025년 10월 10일(금) ~ 17일(금) • 국시원 홈페이지 [원서 접수] 메뉴 • 외국대학 졸업자로 응시자격 확인서류를 제출하여야 하는 자는 접수기간 내에 반드시 국시원 별관(2층 자격관리부)에 방문하여 서류 확인 후 접수 가능함	• 응시수수료 : 추후 공지 • 접수시간 : 해당 시험직종 접수 시작일 09:00부터 접수 마감일 18:00까지
시험 시행	• 2026년 1월 23일(금) • 국시원 홈페이지 - [시험안내] - [간호사] - [시험장소(필기/실기)] 메뉴	• 응시자 준비물 : 응시표, 신분증, 컴퓨터용 흑색 수성사인펜, 필기도구 지참
최종합격자 발표	• 2026년 2월 20일(금) • 국시원 홈페이지 [합격자조회] 메뉴	• 휴대전화번호가 기입된 경우에 한하여 SMS 통보

※ 상기 시험일정은 시행처의 사정에 따라 변경될 수 있으니 한국보건의료인국가시험원 홈페이지(www.kuksiwon.or.kr)에서 확인하시기 바랍니다.

합격률

회차	연도	접수인원	응시인원	합격인원	합격률(%)
제65회	2025	25,475	25,280	23,760	94
제64회	2024	24,531	24,377	23,567	96.7
제63회	2023	24,202	24,015	23,359	97.3
제62회	2022	24,367	24,175	23,362	96.6
제61회	2021	23,064	22,933	21,741	94.8
제60회	2020	22,586	22,432	21,582	96.2
제59회	2019	21,511	21,391	20,622	96.4
제58회	2018	20,870	20,731	19,927	96.1
제57회	2017	20,356	20,196	19,473	96.4
제56회	2016	18,755	18,655	17,505	93.8

목 차

PART 01 | 성인간호학

- CHAPTER 01　수분 · 전해질 장애/쇼크/응급 ········ 002
- CHAPTER 02　호흡기계 ········ 017
- CHAPTER 03　순환기계 ········ 041
- CHAPTER 04　비뇨기계 ········ 066
- CHAPTER 05　소화기계 ········ 082
- CHAPTER 06　신경계 ········ 105
- CHAPTER 07　근골격계 ········ 124
- CHAPTER 08　내분비계 ········ 139
- CHAPTER 09　생식기계와 감각계 ········ 154
- CHAPTER 10　혈액계 ········ 170
- CHAPTER 11　암, 노인, 자가면역질환 ········ 178

PART 02 | 모성간호학

- CHAPTER 01　여성생식기 ········ 186
- CHAPTER 02　임신기 여성간호 ········ 194
- CHAPTER 03　분만기 여성간호 ········ 228
- CHAPTER 04　문제를 가진 여성간호 ········ 250

PART 03 | 아동간호학

- CHAPTER 01　성장과 발달 ········ 272
- CHAPTER 02　아동의 발달단계 특징 ········ 286
- CHAPTER 03　질환을 가진 아동간호Ⅰ ········ 306
- CHAPTER 04　질환을 가진 아동간호Ⅱ ········ 317
- CHAPTER 05　질환을 가진 아동간호Ⅲ ········ 334

PART 04 | 지역사회간호학

- CHAPTER 01　지역사회와 지역사회간호 ········ 358
- CHAPTER 02　지역사회간호이론 ········ 372
- CHAPTER 03　사회보장제도와 보건의료전달체계 ········ 384
- CHAPTER 04　일차보건의료 ········ 396
- CHAPTER 05　모자보건사업, 노인보건사업과 만성질환 ········ 402
- CHAPTER 06　역학 ········ 413
- CHAPTER 07　가족과 인구 ········ 426
- CHAPTER 08　학교보건과 보건교육 ········ 435
- CHAPTER 09　환경관리 ········ 448
- CHAPTER 10　산업간호와 재난관리 ········ 456

PART 05 | 정신간호학

- CHAPTER 01　정신간호의 개요 ········ 466
- CHAPTER 02　정신장애를 가진 대상자간호 ········ 476
- CHAPTER 03　정신장애 치료와 관리 ········ 523

목 차

PART 06 | 간호관리학

- CHAPTER 01 간호역사 ·················· 538
- CHAPTER 02 간호윤리와 법적 책임 ·········· 543
- CHAPTER 03 간호관리 ·················· 550
- CHAPTER 04 기획 ······················ 559
- CHAPTER 05 조직 ······················ 571
- CHAPTER 06 인사와 지휘 ················ 583
- CHAPTER 07 통제 ······················ 603
- CHAPTER 08 간호단위 관리 ·············· 614

PART 07 | 기본간호학

- CHAPTER 01 활력징후 ·················· 628
- CHAPTER 02 영양요구에 대한 간호 ········ 642
- CHAPTER 03 배설요구에 대한 간호 ········ 650
- CHAPTER 04 산소화요구에 대한 간호 ······ 660
- CHAPTER 05 투약간호 ·················· 666
- CHAPTER 06 감염관리 간호 ·············· 678
- CHAPTER 07 안전과 안위에 대한 간호 ······ 692
- CHAPTER 08 운동과 활동에 대한 간호 ······ 708

PART 08 | 보건의약관계법규

- CHAPTER 01 의료법 ···················· 720
- CHAPTER 02 간호법 ···················· 745
- CHAPTER 03 감염병의 예방 및 관리에 관한 법률 ··· 754
- CHAPTER 04 검역법 ···················· 764
- CHAPTER 05 후천성 면역결핍증 예방법 ···· 768
- CHAPTER 06 국민건강보험법 ············ 773
- CHAPTER 07 지역보건법 ················ 783
- CHAPTER 08 마약류 관리에 관한 법률 ······ 789
- CHAPTER 09 응급의료에 관한 법률 ········ 792
- CHAPTER 10 보건의료기본법 ············ 800
- CHAPTER 11 국민건강증진법 ············ 803
- CHAPTER 12 혈액관리법 ················ 809
- CHAPTER 13 호스피스 · 완화의료 및 임종과정에 있는 환자의연명의료결정에 관한 법률 ······ 816

부 록 | 기출유형문제

- 제1회 간호사 국가고시 기출유형문제 ·············· 822

성인간호학

CHAPTER 01	수분·전해질 장애 / 쇼크 / 응급
CHAPTER 02	호흡기계
CHAPTER 03	순환기계
CHAPTER 04	비뇨기계
CHAPTER 05	소화기계
CHAPTER 06	신경계
CHAPTER 07	근골격계
CHAPTER 08	내분비계
CHAPTER 09	생식기계와 감각계
CHAPTER 10	혈액계
CHAPTER 11	암, 노인, 자가면역질환

수분·전해질 장애 / 쇼크 / 응급

제1절 수분 장애

(1) 세포외액

혈장액, 소화액, 간질액, 흉막액 등 세포 밖에 있는 액체인데 세포에 영양분과 수분 등을 공급하고 세포에서 나온 노폐물을 운반하는 역할을 한다.

① 세포외액 결핍
  ㉠ 원인
    • 수분 배설 증가 : 설사, 구토, 화상, 고열, 요붕증 등으로 탈수 초래
    • 수분 섭취 감소 : 식사량과 수분 섭취 저하
  ㉡ 증상
    • 피부 탄력성 저하 및 건조, 체온상승, 빈맥, 핍뇨, 체중 감소, 안구 함몰, 혈압 저하
    • 혈장액 부족으로 혈액이 진해지면서 고혈당, Hct 증가(혈액에서 적혈구가 차지하는 비율, 수분 부족으로 인해 상대적 증가), BUN 증가(수분 부족으로 용질의 농도가 상대적 증가), 나트륨 정상 혹은 증가
    • 세포 내에서 세포 외로 균형을 맞추기 위해 수분이 이동하면서 세포가 탈수되어 의식 변화 가능
  ㉢ 치료와 간호
    • 쇼크 예방을 위해 변형된 트렌델렌부르크 체위를 취하게 하고 피부와 구강간호를 한다.
    • 수분 보충 → 빨리 교정하면 뇌부종(세포 외에서 세포 내로 수분 이동)이 발생할 수 있으므로 주의가 필요하다.

② 세포외액 과다
  ㉠ 원인
    • 수분 배설 감소 : 항이뇨호르몬 과다분비, 심장질환으로 혈액저류, 신장질환
    • 나트륨(수분 끌어당김)이 지나치게 경구 혹은 정맥으로 주입, 알도스테론 과잉으로 수분이 정체된 경우
  ㉡ 증상
    • 호흡곤란, 혈압상승, 부종, 체중 증가, 기침(폐포 수분 축적)
    • 의식 변화(뇌세포 안으로 수분 이동) : 뇌부종으로 인해 권태감, 혼돈, 두통, 무기력

- 혈액이 묽어지면서 요비중(요농축 정도)이 저하, Hct가 감소
- 나트륨의 감소 혹은 상승(나트륨은 그대로인데 수분이 축적되어 저나트륨혈증이 되는 경우이거나 나트륨이 혈중에 많아서 수분을 많이 끌어들이기 때문에 고나트륨혈증일 수 있음)

ⓒ 치료와 간호
- 수분을 제한하고 저염식이를 한다.
- 머리를 높게 올려서 심장의 부담을 줄인다.
- 이뇨제, 강심제를 투약한다.
- 부종이 심하면 욕창이 생길 수 있으므로 체위 변경을 한다.

(2) 세포내액

① 세포내액 결핍

ⓐ 원인
- 세포외액량이 결핍되어 세포 내에서 세포 외로 수분이 빠져나간 결과이다.
- 고나트륨혈증 : 세포 외에 나트륨이 높은 상태이다. 균형을 맞추기 위해 세포 내에서 세포 외로 수분이 빠져나간다.

ⓑ 증상 : 뇌세포 탈수로 인해 의식 변화, 발열, 갈증

ⓒ 치료와 간호 : 등장성 용액을 투여하여 세포 내에서 세포 외로 수분이동을 저지시킨다.

② 세포내액 과다

ⓐ 원인
- 등장성 혹은 저장성 과다 투여로 인해 수분이 세포 외에서 세포 내로 이동한 것이 원인이다.
- 항이뇨호르몬 과다분비(항이뇨호르몬 부적절분비증후군)로 수분이 정체되어 세포 내로 수분이 침투한 경우이다.

ⓑ 증상 : 뇌세포 부종, 뇌압상승으로 의식 변화, 혈압상승, 호흡수 증가, 운동과 감각 변화

ⓒ 치료와 간호 : 의식 변화, I/O와 체중변화를 관찰하고 수분을 제한한다.

제2절 전해질 장애

(1) 신경과 근육의 흥분 과정

① 자극이 없는 안정상태(분극상태)에는 나트륨-칼륨펌프가 작동한다. 세포 밖에는 나트륨이온(양전하)이, 세포 안에는 칼륨이온이 많이 분포되면서 전압차가 발생한다.

② 나트륨채널과 칼륨채널이 있는데 안정상태에서는 나트륨채널은 닫혀 있고 칼륨채널은 일부 열려 있어서 칼륨이 세포 내외로 이동한다.

③ 탈분극 : 자극이 가해지면 일부 열려 있던 칼륨채널은 닫히고, 닫혀 있던 나트륨채널이 열리게 되면서 나트륨이온이 세포 밖에서 세포 안으로 다량 유입된다. 세포 안은 양전하, 세포 밖은 음전하로 역전이가 일어나고 전압차가 발생한다.

④ 재분극 : 나트륨채널은 닫히고 칼륨채널은 열리게 되면서 칼륨이 밖으로 이동한다. 세포 밖은 양전하, 세포 안은 음전하로 바뀌게 되지만 세포 밖은 칼륨이, 세포 안은 나트륨이 많이 분포되어 있다.

⑤ 나트륨-칼륨펌프가 작동하면서 세포 안은 칼륨, 세포 밖은 나트륨으로 이온이 재배치된다.

(2) 나트륨(135~145mEq/L)

<u>세포외액의 다수를 차지하는 양이온</u>으로 신경근육의 활동을 조절하는 데 중요한 이온이다. 신장과 항이뇨호르몬(ADH)에 의해 조절된다.

① 고나트륨혈증(145mEq/L 이상)

㉠ 원인
- 수분 섭취가 줄어들었거나(물이 줄어들면 짜다) 수분 배설이 증가(예 요붕증)한 경우이다.
- 나트륨 섭취가 증가 혹은 나트륨 배설이 줄어든(예 고알도스테론증) 경우이다.

㉡ 증상
- 균형을 맞추기 위해 세포내액에서 세포외액으로 수분이 이동하면서 뇌세포가 탈수되고 기면과 혼수 등 의식 변화가 생긴다.
- 나트륨 상승이 원인이라면 나트륨이 수분을 끌어당겨 세포외액이 증가하고 호흡곤란과 다뇨, 심근수축 저하 증상이 생긴다.
- 수분 부족으로 인한 고나트륨혈증(물이 부족하면 더 짜게 변함)이라면 탈수상태가 되어 발열, 갈증, 핍뇨가 보인다.

㉢ 치료와 간호
- 나트륨 섭취를 줄이고 나트륨 배설을 촉진시키는 이뇨제(라식스)를 투여한다.
- 고장성 탈수(물 소실>나트륨 소실, 혈액이 진해짐)인 경우에 저장성 용액인 0.45% NaCl 혹은 5% DW를 주입하여 수분을 보충해야 한다. 포도당은 대사 속도가 빨라 결국 수분만 남게 되므로 5% DW가 저장성 용액과 같은 역할을 한다.
- 나트륨을 빠른 속도로 교정하면 수액이 뇌세포로 들어가 뇌부종을 초래하므로 주의한다.

② 저나트륨혈증(135mEq/L 이하)

㉠ 원인 : 지나친 저염식으로 나트륨 배설이 증가하였거나 수분이 증가(항이뇨호르몬 과다)한 경우이다.

㉡ 증상
- 수분이 뇌세포로 들어가 뇌부종을 초래하여 오심과 구토, 경련, 의식 변화, 두통을 유발한다.
- 수분이 지나치게 축적되면 부종과 호흡곤란이 나타난다.

- 설사와 구토, 화상으로 인해 수분과 나트륨을 모두 잃어버리게 되면 탈수증상이 생긴다.
ⓒ 치료와 간호
- 과도한 수분을 배출하기 위해 이뇨제를 사용하고 수분 섭취를 제한한다.
- 혈중 나트륨 115mEq/L 이하인 경우 3% NaCl을 천천히 정맥주사한다.
- 저염식이를 중단하고 염분을 섭취하도록 한다.

(3) 칼륨(3.5~5.0mEq/L)

세포내액의 다수를 차지하는 양이온으로 신장에서 조절이 이루어지며 위장관에 많이 분포되어 있어 대변을 통해 배설된다. 신경 자극을 전도하고 근육의 수축에 관여한다.

① 고칼륨혈증(5.0mEq/L 이상)
ⓐ 원인
- 대사산증 : 세포 외에 분포하고 있는 수소이온(H^+)이 세포 내로 이동하면서 칼륨(K^+)이 세포 외로 이동하여 고칼륨혈증이 생긴다(칼륨이온과 수소이온은 반대로 이동).
 → 중탄산나트륨으로 교정해야 한다.
- 알도스테론 분비 저하
 - RASS(Renin-Angiotensin-Aldosterone System)를 방해하는 레닌분비 억제약물이나 ACE 억제제, ARB 약물을 사용하는 경우 알도스테론 분비가 저하된다.
 - 신장이나 부신피질에 문제가 있는 환자
- 스피로닥톤과 같은 칼륨을 보존하는 이뇨제를 사용하는 경우
- 세포 내에 있는 칼륨이 밖으로 나가게 되는 경우 → 화상
- 칼륨을 다량 섭취하거나 주사한 경우
- 디기탈리스제제 사용(디곡신)
ⓑ 증상
- 부정맥과 심장마비 유발
- 심전도 변화 : 높게 치솟은 T파, 넓은 QRS파, 넓고 낮아진 P파, 길어진 PR 간격, 내려간 ST절
- 구역과 구토, 저리는 증상, 감각이 무뎌지고 전신 무력감, 불안과 초조
- 설사, 장 경련, 장음 항진
- 근육의 탈분극으로 인한 근육 허약과 근육마비
ⓒ 치료와 간호
- 포도당 + 속효성 인슐린 : 인슐린이 포도당을 세포 내로 가지고 들어가면서 칼륨도 같이 끌고 들어간다.
- 대사산증으로 인한 고칼륨혈증인 경우 중탄산나트륨으로 교정한다.
- 투석과 RASS를 저해하는 약물 중단, 칼륨을 배출하는 이뇨제를 사용한다.

- Kayexalate 관장 혹은 구강 투여 : 장 내에서 포타슘과 나트륨을 교환하여 포타슘을 배출한다.
- 칼륨이 포함된 식품 제한

② 저칼륨혈증(3.5mEq/L 이하)
  ㉠ 원인
    - 설사, 구토나 비위관 흡인으로 인한 위장에 있는 칼륨이 소실된 경우
    - 대사알칼리증 : 수소이온이 세포 내에서 세포 외로 이동하면서 칼륨이 세포 내로 유입
    - 인슐린 과다로 세포 내로 유입되는 칼륨이 많아진 경우
    - 칼륨을 배출하는 이뇨제, 스테로이드 장기 복용(나트륨 보유, 칼륨 배설), 강심제
  ㉡ 증상
    - 세포의 안정막 전위는 칼륨의 농도 차이로 결정된다. 저칼륨혈증은 세포 밖에 칼륨이 부족하여 농도 차이가 더 심해지므로 같은 자극을 주어도 반응이 약해지게 된다.
    - 심장근육을 제외한 근육의 힘이 없어지고 호흡이 약해지며(호흡근), 변비와 복부 팽만, 구역질과 구토(위장근육)를 유발한다.
    - 저혈압과 부정맥 : 심근세포 흥분성 증가, 심근 재분극 지연
  ㉢ 치료와 간호
    - 칼륨이 풍부한 바나나, 오렌지, 시금치와 같은 식품을 섭취한다.
    - 칼륨제제를 구강 혹은 희석하여 정맥으로 투여한다.
    - 칼륨 배출 이뇨제를 포타슘보전이뇨제로 교체한다.

(4) 칼슘(4.5~5.5mEq/L 혹은 9~11mg/dL)

칼슘은 대부분 뼈에 저장되지만 1%는 혈액응고, 위장에서 비타민 B_{12} 흡수 도움, 신경과 근육의 접합부를 흥분시켜 근육 수축에 관여한다. 소장을 통해 흡수되며 신장을 통해 배설된다.

① 고칼슘혈증(5.5mEq/L 이상 혹은 11mg/dL 이상)
  ㉠ 원인
    - 뼈에서 칼슘으로 유리 : 악성 종양(뼈에 전이된 경우), 장기간의 부동, 부갑상샘항진증, 칼시토닌 저하
    - 칼슘 흡수 증가 : 비타민 D와 칼슘의 과다한 섭취
    - 칼슘 배출 감소 : 신부전, thiazide 이뇨제
  ㉡ 증상
    - 신경과 근육의 흥분성이 떨어지고 의식 변화를 유발한다.
    - 집중력과 기억력이 떨어지고 무력감이 생긴다.
    - 위장운동이 저하되면서 오심과 구토 복부팽만, 장운동이 저하된다.
    - 골다공증 : 골절의 위험과 뼈에 통증이 있다.

- 심장근육에 자극을 주어 부정맥과 심장마비를 유발한다.
- 칼슘 농도가 높아지면 요로결석이 생길 위험이 높아진다.
- 부정맥 : ST분절 하강, QT 간격이 감소한다.
ⓒ 치료와 간호
- 요로결석 예방을 위해 수분을 충분히 섭취한다. 비타민 C를 복용하여 소변을 산성화시킨다.
- 나트륨은 칼슘과 같이 배설된다. 이뇨제를 사용하거나 생리식염수를 주입하여 나트륨이 배출되도록 한다.
- 골다공증으로 인한 골절이 생기지 않도록 안전에 주의한다.
- 인은 칼슘과 반대로 이동하기 때문에 칼슘 배출을 위해 인을 섭취한다.

② 저칼슘혈증(4.5mEq/L 이하 혹은 9mg/dL 이하) : 칼슘이온은 양이온으로 세포 밖에 존재한다. 저칼슘혈증이라면 세포 밖과 안의 전압 차이가 크지 않다면 자극에 쉽게 채널이 열려 들어가서 흥분된다.

ⓐ 원인
- 칼슘이 과하게 배출되거나 칼슘 섭취가 감소한 경우
- 부갑상샘호르몬 저하증, 고인산혈증

ⓑ 증상
- 작은 자극에도 흥분이 되는데 tetany(강직), Chvostek's sign(안면 경련), Trousseau's sign(손목 경련), 무감각, 저린 감각, 말초경련 등이 보인다.
- 혈액응고가 지연되어 출혈 시간이 길어진다.
- 위장운동이 촉진, 설사
- 부정맥, 저혈압, 약한 맥박 : QT 간격이 넓어진다.

ⓒ 치료와 간호 : 칼슘을 정맥 내 혹은 구강으로 투여한다.

제3절 산증과 알칼리증

(1) 판단 기준

① 산증(H^+가 많음) < pH 7.35~7.45 < 알칼리증(H^+가 적음)

② 호흡알칼리증 < $PaCO_2$ 35~45mmHg < 호흡산증

③ 대사산증 < HCO_3^- 22~26mEq/L < 대사알칼리증

(2) 호흡성
  ① 호흡산증
    ㉠ 기준
      • pH 7.35 이하, $PaCO_2$ 45mmHg 이상, HCO_3^- 정상 혹은 약간 증가
      • $H_2O + CO_2 \rightarrow H_2CO_3 \rightarrow$ 신장에서 보상작용 시작 $\rightarrow H^+$(신장에서 배설) + HCO_3^-(재흡수)
    ㉡ 원인 : 호흡에 문제가 생겨 이산화탄소가 축적되거나 패혈증 또는 화상으로 이산화탄소가 과다 생성된 경우이다.
    ㉢ 증상
      • 산소 부족으로 인해 호흡곤란, 두통 등을 보이며 시야가 흐려진다.
      • 고칼륨혈증(→ 부정맥과 빈맥) : 세포외액에 있는 수소이온을 세포 내로 끌고 들어오면서 세포 내의 칼륨이 밖으로 나가게 된다(수소와 칼륨은 반대로 움직임).
    ㉣ 치료와 간호
      • 호흡곤란 완화를 위해 반좌위를 취한다. 마약성 진통제는 호흡을 억제하므로 금기이다.
      • 중탄산나트륨을 투여하여 산증을 교정한다.
  ② 호흡알칼리증
    ㉠ 기준
      • pH 7.45 이상, $PaCO_2$ 35mmHg 이하, HCO_3^- 정상 혹은 감소
      • 신장에서 HCO_3^-의 재흡수를 감소시키고 H^+의 배설을 막아 보상작용을 한다.
    ㉡ 원인 : 과다한 호흡, 갑상샘기능항진증으로 이산화탄소가 과다 배출된 경우
    ㉢ 증상 : 칼슘이온과 수소이온의 상당수는 알부민에 결합되어 있는데 알칼리증이면 수소이온이 부족하니까 칼슘이 알부민에 더 많이 결합하게 된다. 혈중에 유리되어 활동하는 칼슘양이 줄어들면서 저칼슘혈증이 발생한다.
      • 저칼슘혈증으로 인해 손가락과 발가락이 저린 느낌, 경련, 부정맥이 있다.
      • 저칼륨혈증(→ 부정맥) : 세포내액에 있는 수소이온을 세포 밖으로 배출시키면서 세포 밖에 있는 칼륨을 세포 내로 가지고 들어온다(수소와 칼륨은 반대로 움직임).
      • 알칼리증은 뇌혈관을 수축시켜 두통과 현기증을 유발한다.
    ㉣ 치료와 간호
      • 봉투를 이용해 내뱉은 공기를 재호흡하여 $PaCO_2$를 높인다.
      • 경련 예방과 이차적 사고를 방지한다.

(3) 대사성
    ① 대사산증
        ㉠ 기준 : pH 7.35 이하, HCO_3^- 22mEq/L 이하, $PaCO_2$ 정상 혹은 감소
        ㉡ 원인
            • 당뇨병성 케톤산증, 아스피린 중독, 요독산증 등 산이 축적된 경우
            • 심한 설사, 회장루를 통한 HCO_3^- 가 과하게 손실된 경우
        ㉢ 증상
            • 고칼륨혈증
            • 두통과 복통, 의식 변화
            • 과환기 : 대사산증을 보상하기 위해 CO_2를 배출시키려는 활동
            • 뇌척수액 pH 감소
        ㉣ 치료와 간호
            • 중탄산이온을 투여한다.
            • 마약성 진통제는 호흡을 억제하여 보상작용이 일어나지 못하게 하므로 금기이다.
    ② 대사알칼리증
        ㉠ 기준 : pH 7.45 이상, HCO_3^- 26mEq/L 이상, $PaCO_2$ 정상 혹은 상승
        ㉡ 원인
            • 구토와 위 흡인, 제산제 과다 섭취로 위산의 소실이 많았을 경우
            • 알칼리 물질을 과다 섭취한 경우
        ㉢ 증상
            • 저칼륨혈증, 저칼슘혈증(저린감, 경련, 부정맥)
            • 뇌척수액 pH 증가, 의식 변화(혼돈, 기면 등)
            • 얕고 느린 호흡으로 CO_2 배출을 최소화하려는 활동
            • 오심과 구토
        ㉣ 치료와 간호
            • 칼륨과 칼슘의 부족한 전해질을 보충해 준다.
            • 구토와 위 흡인 등 원인을 제거한다.

제4절 쇼크 간호

(1) 종류

① **심장성쇼크** : 심장이 원인(심근경색, 부정맥 등)이 되는 쇼크인데 혈액을 박출하는 능력이 저하되어서 문제가 발생한다.
   ㉠ 증상 : 저혈압, 보상작용으로 인한 빈맥과 빈호흡, 의식 변화, 청색증, 축축하고 차가운 피부
   ㉡ 치료와 간호
   • 원인이 되는 심장 문제를 해결하기 위해 약물치료를 한다. → 모르핀(심근경색의 통증), 나이트로글리세린(nitrate, 관상동맥 확장), 도부타민(심장 수축력 올림)
   • 산소를 투여한다.

② **저혈량쇼크** : 탈수, 출혈, 화상으로 인한 혈량의 소실로 인해 발생하는 쇼크이다.
   ㉠ 증상 : 핍뇨(소변 배출 최소화), 빈맥, 초기에 빈호흡, 불안, 축축하고 차가운 피부, 수축기 혈압 저하
   ㉡ 치료와 간호
   • 산소를 투여한다.
   • 소실된 체액을 보충하여 혈액량을 올리고 출혈이 있다면 지혈을 한다.
   • 변형된 트렌델렌부르크 체위를 취해 부족한 혈액이 뇌로 가도록 한다.

③ **급성중증과민증** : 음식, 벌레 등으로 인한 알레르기 반응이다. 히스타민으로 인한 혈관 확장, 기관지 수축으로 쇼크가 발생한다.
   ㉠ 증상 : 저혈압, 빈맥, 호흡곤란, 저산소혈증, 천명음(기관지 협착으로 인한 호흡음), 소양증, 얼굴과 안검의 부종, 의식 변화
   ㉡ 치료와 간호
   • 항히스타민제, 기관지 확장제, 에피네프린(혈관 수축, 기관지 확장), 스테로이드 주사
   • 기도를 유지하고 산소를 공급한다.
   • 알레르기를 유발하는 원인물질을 피한다.

④ **신경성쇼크(척수 쇼크)** : 척수손상을 당하고 3~5분 후에 척수 쇼크 증상이 나타난다. 흉추 1번에서 요추 3번까지 교감신경이 척수에서 나가는데 이 교감신경이 차단되면서 증상이 나타난다.
   ㉠ 증상 : 저혈압과 서맥(교감신경차단), 의식 변화, 교감신경차단으로 손상 부위 이하로 발한이 되지 않는다.
   ㉡ 치료와 간호
   • 척수손상을 최소화하기 위해 다친 부위를 고정한다.
   • 기도를 유지하고 산소를 공급하며, 혈압을 올리기 위한 처치를 해야 한다.

⑤ 패혈쇼크 : 세균 감염으로 혈관이 이완되고 투과성이 증가하면서 혈압이 떨어져 쇼크가 발생한다.
　㉠ 증상
　　• 저혈압, 빈맥, 빈호흡, 사망률이 높다.
　　• 염증으로 인해 초기에는 피부가 따뜻하게 느껴지지만 차차 창백해지면서 체온이 떨어진다.
　㉡ 치료와 간호
　　• 항생제와 수액, 혈압을 상승시키는 약물을 투여한다.
　　• 스테로이드를 사용한다.
　　• 스트레스성 위궤양이 발생하므로 히스타민$_2$ 길항제(H$_2$ blocker) 또는 양성자펌프 억제제(proton pump inhibitor)를 사용한다.
　　• 대사산증 교정을 위해 중탄산나트륨을 투여한다.

제5절 응급환자

(1) 응급환자 분류체계(triage)

환자의 중증도를 평가하여 처치의 우선순위를 정하기 위한 분류체계이다.

red	즉각적인 구조와 치료를 해야 하는 사람으로서 경추손상, 심장마비, 심한 쇼크, 기도폐쇄, 복부 열상과 긴장성 기흉이 있는 상황이다. **암기Tip** 가장 위급한 혈액이 낭자한 붉은색과 연관 지어 생각해 보자.
orange	수 시간 안에 응급치료를 해야 하며 기다릴 수 있는 여유가 있는 사람으로서 중증 화상, 중증 출혈, 흉추 이하 척추손상을 당한 상황이다.
green	처치가 지연되어도 생명과 직접적인 관계가 없는 사람으로서 단순골절, 경증 화상, 타박상, 경미한 출혈을 당한 상황이다. **암기Tip** 다른 환자보다 상대적으로 편안하고 안전한 초록색과 연관 지어 생각해 보자.
black	이미 사망했거나 심폐소생술이 의미가 없는 사람이다. **암기Tip** 장례식의 검은 상복과 연관 지어 생각해 보자.

(2) 응급처치

① 우선적으로 확인할 사항은 "여보세요"라고 부르면서 두드려 자극하여 반응이 있는지 확인한다. 반응과 맥박(경동맥 또는 대퇴동맥), 호흡(맥박 측정과 동시에)이 없다고 판단되면 즉시 심폐소생술을 실시해야 한다. 가슴압박(Chest percussion)을 하고 기도유지(Air way)를 하며 인공호흡(Breathing)을 해야 한다.

② 순환이 확인되지 않는다면 즉시 CPR을 시행한다. 가슴압박을 먼저 한 뒤 인공호흡을 한다.
　㉠ 가슴압박 : 가슴 중앙 부위에 팔꿈치를 편 상태에서 흉골 깊이가 성인 기준 5cm까지 들어가도록 분당 100~120회 속도로 누른다.
　㉡ 인공호흡 : <u>가슴압박과 인공호흡은 30 : 2의 비율</u>로 하고 가슴 압박 사이에 인공호흡을 한다. 기도 확보를 위해 머리를 뒤로 젖히고 입안의 이물질은 제거한다. 7세 이상부터는 코를 손으로 막고 입을 포개어 숨을 불어넣는데, 흉부가 올라오는 것을 눈으로 확인할 수 있어야 한다.
③ 척추를 포함한 골절이 된 부위에 부목을 적용하여 움직이지 않도록 한다.
④ **지혈** : 먼저 출혈이 되는 부위를 직접 압박하고, 그다음 출혈이 되는 부위 바로 위의 동맥을 손으로 압박한다. 지혈대 적용은 다른 방법을 사용했음에도 효과가 없을 때 한다. 출혈이 있는 부위는 심장보다 위로 올려 혈액의 손실을 최소화한다.
⑤ 뱀에게 물렸을 때 물린 부위를 심장보다 낮추고 정맥의 흐름을 차단하기 위해 끈을 이용하여 물린 부위 위를 묶는다. 이때 입으로 빨아내는 행위는 절대 하지 않는다.
⑥ 독극물, 화학약품이 피부에 묻었다면 흐르는 물로 씻어 낸다. 먹었다면 의식이 있는 환자는 구토를 유발(강산, 강알칼리, 부식제는 구토 금지)하고 효과가 없을 시 위세척을 한다.
⑦ 벌레의 침에 쏘인 경우 핀셋으로 제거하면 안 되고 카드 또는 칼등을 이용해 긁듯이 밀어서 제거한다.
⑧ 사고장소에서 안전한 장소로 환자를 옮기되, 척추손상이 의심이 된다면 끌거나 들어 올리는 행동은 절대 하지 않는다.
⑨ 이물질에 의한 기도폐쇄가 있다면 하임리히법(복부를 강하게 압박하여 이물질을 제거)을 신속하게 시행한다.

CHAPTER 01 적중예상문제

01 과호흡을 하는 환자에 대한 설명으로 옳은 것은?

① PaO_2가 증가한다.
② 비닐주머니를 입에 대고 숨을 쉬게 하면서 내뱉은 이산화탄소를 들이마시게 한다.
③ 산소가 부족한 상태이므로 우선적으로 고농도의 산소를 공급한다.
④ 호흡산증 상태이다.
⑤ $PaCO_2$가 증가한다.

> **해설** 과호흡으로 호흡알칼리증에 빠지게 되며 이산화탄소를 과하게 내뱉는 상황이므로 우선 비닐주머니를 입에 대고 다시 들이마시도록 한다.
> ①・⑤ PaO_2는 정상이고 $PaCO_2$는 낮다.

02 나트륨 수치가 150mEq/L인 환자에게 적절한 치료와 간호는?

① 저나트륨혈증이므로 소금을 섭취하도록 한다.
② 저장성 생리식염수를 주입한다.
③ 의식 저하가 유발될 수 있으므로 빠른 속도로 교정해야 한다.
④ 3% 염화나트륨을 정맥주사한다.
⑤ 정상 수치이므로 교정할 필요가 없다.

> **해설** 정상 나트륨은 135~145mEq/L이므로 고나트륨혈증에 해당한다. 수분 소실이 많은 경우에 저장성 생리식염수를 주입하는데 빠른 교정은 뇌부종을 유발하므로 주의한다. 또한 고나트륨혈증이기 때문에 소금 섭취와 고나트륨 정맥주사는 하지 않는다.

정답 1 ② 2 ②

03 항생제 주사 후 환자의 얼굴이 부어오르면서 두드러기 증상이 나타났다. 이때 가장 우선적으로 해야 할 처치는?

① 기도 확보
② 흡인
③ 변형된 트렌델렌부르크 자세
④ 수액 공급
⑤ 찬물 마사지

해설 급성중증과민증의 가능성이 있으므로 우선 기도를 유지하고 산소공급을 해야 한다. 항히스타민제, 기관지 확장제, 에피네프린, 스테로이드 주사를 줄 수 있다.

04 pH 7.55, $PaCO_2$ 43mmHg, HCO_3^- 30mEq/L일 때 추측할 수 있는 상황은?

① 호흡산증
② 호흡알칼리증
③ 정상
④ 대사산증
⑤ 대사알칼리증

해설
- pH 7.35~7.45가 정상범위이므로 7.55는 알칼리증이다.
- $PaCO_2$ 35~45mmHg가 정상범위이므로 43mmHg는 정상범위이다.
- HCO_3^- 22~26mEq/L가 정상범위이므로 30mEq/L는 대사알칼리증임을 알 수 있다.

05 고칼륨혈증에 대한 설명으로 옳지 않은 것은?

① 대사산증이 원인이다.
② 심전도에서 높게 치솟은 T파를 볼 수 있다.
③ 포도당 + 속효성 인슐린 정맥주사가 치료방법이다.
④ 칼륨의 정상범위는 3.5~5.0mEq/L이며 5.0mEq/L 이상이면 고칼륨혈증이다.
⑤ 세포외액을 차지하는 양이온이다.

해설 칼륨은 세포내액의 다수를 차지하는 양이온이다.

06 응급처치에 대한 설명으로 옳은 것은?

① 뱀에게 물렸을 때는 물린 부위를 심장보다 높게 올린다.
② 말벌 침에 쏘였다면 카드를 이용하여 긁듯이 밀어서 제거한다.
③ 모든 사고는 사고가 난 장소에서 안전한 곳으로 옮기는 것이 우선적인 처치이다.
④ 출혈이 심한 부위는 심장보다 낮게 한다.
⑤ 응급환자 분류체계 red 환자는 이미 사망한 경우이다.

> **해설**
> ① 뱀에 물린 부위는 심장보다 낮게 위치하여 심장으로 귀환하지 않게 한다.
> ③ 척추손상이 의심된다면 임의로 옮기는 행위는 절대 하지 않는다.
> ④ 출혈이 심한 부위는 심장보다 높게 한다.
> ⑤ red는 즉각적인 구조와 치료를 해야 하는 사람으로서 경추손상, 심장마비, 심한 쇼크, 기도폐쇄, 복부 열상과 긴장성 기흉이 있는 상황이다.

07 신경성쇼크에 대한 설명으로 옳지 않은 설명은?

① 빈맥이 나타난다.
② 척추손상 후 3~5분 후에 발생하는 쇼크이다.
③ 저혈압이 나타난다.
④ 척수손상으로 인한 교감신경차단으로 쇼크가 발생한다.
⑤ 혈압을 올리기 위한 처치가 필요하다.

> **해설** 신경성쇼크는 다른 쇼크와 다르게 서맥(교감신경차단)이 나타난다.

08 저혈량쇼크 증상이 아닌 것은?

① 핍뇨
② 서맥
③ 불안
④ 수축기 혈압 저하
⑤ 축축하고 차가운 피부

> **해설** 수축기 혈압 저하와 함께 빈맥이 나타난다.

정답 6 ② 7 ① 8 ②

09 디곡신을 장기 투여한 환자에게 나타날 수 있는 전해질 불균형은?

① 고칼륨혈증
② 저칼륨혈증
③ 고나트륨혈증
④ 저나트륨혈증
⑤ 고마그네슘혈증

해설 디기탈리스제제(디곡신) 사용
디곡신은 나트륨-칼륨펌프를 작동하기 위한 ATP 사용을 방해한다. 나트륨과 칼륨의 이동을 방해하여 고칼륨혈증을 초래하고 세포 내에는 나트륨이 많아진다.

10 고칼슘혈증의 치료와 간호로 옳지 않은 것은?

① 인을 섭취한다.
② 골절이 생기지 않도록 주의한다.
③ 요로결석 예방을 위해 수분을 섭취한다.
④ 생리식염수를 주입한다.
⑤ 소변을 알칼리화시킨다.

해설 요로결석 예방을 위해 수분을 충분히 섭취하고 비타민 C를 복용하여 소변을 산성화시킨다.

CHAPTER 02 호흡기계

제1절 검사와 처치

(1) 폐기능검사(PFT)
  ① 측정방법
    ㉠ 식후에 검사를 바로 하면 위장 팽만으로 인해 검사 결과에 영향을 미친다.
    ㉡ 검사 4~6시간 전에는 결과에 영향을 미칠 수 있기 때문에 기관지 확장제를 투약하지 않는다.
    ㉢ <u>COPD 진단</u>을 내리기 위한 중요한 검사이다.
      → RV 증가, FRC 증가, FEV1 감소, FEV1/FVC 감소
  ② 검사 결과
    ㉠ FVC(Forced Vital Capacity) : 최대흡기량과 최대호기량 사이이며 노력성 폐활량이다.
    ㉡ FEV1(Forced Expiratory Volume in 1 second) : 1초 동안 얼마나 많이 내뱉을 수 있는지 확인하는 검사이다. 기도폐쇄 정도를 파악하여 <u>COPD의 중증도를 분류</u>하고 예후를 예측할 수 있는 중요한 지표이다. 수치가 작을수록 기관지가 폐쇄되어 제대로 내뱉을 수 없다는 것이다.
    ㉢ FEV1/FVC : 70%를 충족하지 못하면 COPD라고 진단할 수 있다. FEV1이 작아질수록 수치가 낮아진다.
    ㉣ RV(Residual Volume) : 잔기량이며 최대로 호기하고 폐에 남은 공기의 양이다.
    ㉤ FRC(Functional Residual Capacity) : 기능적 잔기량이며 편안하게 호기하고 폐에 남은 공기의 양이다.

(2) 기관지경 검사
  기관지경을 주입하여 기관지 안의 문제를 직접 눈으로 확인하고 이물질 제거, 스텐트 삽입 등의 치료도 가능하다.
  ① 검사 전 8시간 동안 금식이 필요하다.
  ② 검사하기 전 국소마취제 스프레이를 뿌리고 검사하는 동안 입으로 기관지경이 들어가니 코로 숨을 쉬어야 하는 것을 알려 주어야 한다.
  ③ 검사 전에 의치를 빼고 흔들리는 치아는 검사자에게 미리 알려 주어야 한다.
  ④ 검사를 마치고 저산소혈증, 호흡곤란, 출혈 증상이 있는지 확인한다.

⑤ 인후통이 있을 수 있으며 목에 ice collar를 하고 있도록 한다.
⑥ 구개반사(삼킴반사)가 돌아오면 물부터 섭취를 시작한다.

[참조] 기관지조영술 : 기관지경을 통해 아이오딘 조영제를 투입하기 때문에 알레르기 여부를 확인한다. 구개반사가 돌아오면 조영제 배출을 위해 수분 섭취 격려, 기침과 체위배액이 필요하다.

(3) 흉강천자(thoracentesis)

흉막강에 있는 공기나 삼출액을 제거하고 시술도 가능하다. 그리고 흉막강에 약물도 주입할 수 있다.

① 앉은 자세로 테이블에 엎드려 늑간을 넓혀 천자가 용이하도록 한다.
② 흉막강이 넓어지는 호기 말기(폐실질이 수축하니까 상대적으로 흉막강은 넓어짐)에 숨을 참도록 하고 바늘을 삽입한다.
③ 검사 후에는 무균 폐쇄 드레싱을 하고 늑막액이 새지 않게 검사한 부위가 위로 가도록 눕는다.
④ 바늘이 폐를 찔러 기흉이 발생할 위험이 있으므로 검사 후에는 흉부 엑스레이 촬영을 한다.
⑤ 제거 후에는 폐가 충분히 확장할 수 있도록 심호흡을 한다.
⑥ 천자 부위에서 출혈이 심하거나 30분 이내에 1,500mL 이상의 삼출액을 빠른 속도로 제거하였을 때 쇼크가 발생할 수 있다.
⑦ 천자 후 눌려 있던 폐가 펴지면서 폐부종이 발생할 수 있다.

(4) 밀봉 흉관 배액

기흉, 혈흉과 같이 흉막강의 음압이 깨지게 되면 폐가 밀리면서 가스 교환이 안 되고 호흡곤란이 발생하는데, 이때 문제가 발생한 흉막강에 흉관을 삽입한다. 물의 높낮이 차이로 인한 음압을 걸 수 있는 밀봉 배액을 유지하여 공기 혹은 혈액을 제거하는 것이 목적이다.

① **작동 원리** : 다음은 배액병(collection bottle)과 밀봉병(water seal bottle), 흡인조절병(suction control bottle)을 함께 연결한 그림이다. 밀봉병만 사용할 때도 있고 배액병과 밀봉병, 밀봉병과 흡인조절병을 연결하여 사용하기도 한다.

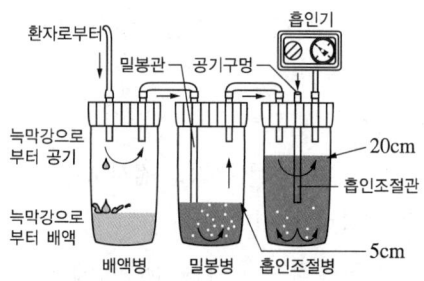

㉠ 배액병
  - 배액병에는 물을 채우지 않는다. 배액된 혈액과 같은 삼출물이 배액병에 떨어져 고인다. 배액병 안의 공기는 환자의 폐로 거꾸로 들어가지 않고 밀봉병과 연결된 관을 통해 이동한다.
  - 배액되는 양을 늘 확인하여 양상이 바뀌었거나 시간당 100mL/hr 이상 나온다면(저혈압) 보고한다. 삽입하고 나서 배액 양상은 붉은색 → 짙은 갈색 → 연한 갈색(장액성)으로 변한다.
  - 배액병 안에 내용물이 많이 차면 배액을 방해하기 때문에 배액병을 교체해야 한다. 겸자로 튜브를 막고 빠른 시간 안에 진행한다.

㉡ 밀봉병
  - 밀봉병은 5cm의 물을 채워 대롱이 2~3cm 잠겨 있도록 한다. 공기만 제거하는 것이 목적이라면 밀봉병 하나만 사용 가능하다. 밀봉병에 혈액과 같은 삼출물이 고이면 물의 높이가 높아지면서 압력이 높아지므로 기흉과 혈흉 등이 동반되었을 때는 배액병을 같이 사용하도록 한다.
  - 환자에게서 나온 공기는 대롱을 통해 물에 들어가서 공기 방울을 만든다. 대롱이 물에 잠겨 있어 밀봉병 안의 공기가 환자에게 거꾸로 들어가지 않는다. 대롱의 끝이 물 안이 아니라 공기 중에 노출되지 않도록 밀봉병을 쓰러뜨리거나 걸어 다닐 때 넘어지지 않도록 주의시킨다.
  - 호흡에 따라 대롱 안에서 물기둥이 오르락내리락하게 된다. 흡기 시 물이 올라왔다가 호기 시에는 내려가고, 기침을 하면 움직여야 한다. 이러한 파동이 사라졌다면 관이 막혔는지 확인하고 체위를 바꾸어 본다.
  - 기흉이 있다면 호기를 할 때 공기 방울이 생긴다. 밀봉병의 공기 방울이 갑자기 많아졌다면 튜브의 어딘가에 문제가 생겨 공기가 들어가고 있다는 것을 의심할 수 있다. 공기가 누출되는 부위를 찾아야 하며 흉관이 연결된 부위를 테이프로 다시 감고 삽입 부위의 압박 드레싱이 제대로 되어 있는지 확인한다.

㉢ 흡인조절병
  - 흡인조절병이 없더라도 배액은 가능하다. 하지만 효과적으로 배액을 시키고 싶을 때 흡인기와 연결하기도 한다.
  - 흡인조절병에는 20cm의 물을 채워서 밀봉병의 물의 높이와 15cm 차이를 유지하는데, 이 물 높이의 차이만큼 음압을 유지하게 한다.
  - 외부 공기가 들락날락할 수 있는 대롱이 물에 잠겨 있다. 이 대롱은 흡인기로 인해 과도하게 압력이 발생하게 되지 않도록 일정한 압력을 유지하는 역할을 한다. 흡인 중에는 공기 방울이 발생하는 것이 정상이며 만약 공기 방울이 발생하지 않는다면 흡인이 제대로 되지 않는다는 것이다.

② 간호
- ㉠ 물(멸균증류수나 생리식염수)의 높이를 일정하게 유지해야 하므로 높이를 표시해두고 늘 채워야 한다(물 높이의 차이 = 압력의 차이).
- ㉡ 혈액 응고물이 보인다면 튜브를 훑어주어 막히는 것을 막는다. 다만 주기적으로 짜주거나 훑지 않는다.
- ㉢ 공기나 삼출물의 역류를 방지하기 위해 밀봉병은 늘 환자보다 낮은 곳에 위치시키고 눌리지 않도록 주의한다.
- ㉣ 폐의 재팽창을 위해 주기적으로 기침과 심호흡을 하도록 한다.
- ㉤ 흉관이 삽입된 어깨와 팔의 운동을 자주 하여 강직이 오지 않도록 한다.
- ㉥ 흉관이 빠졌다면 공기가 들어가지 않도록 즉시 삽입되었던 부위를 막아야 한다. 흉관이 완전히 빠지지 않았다면 흉관을 꺾거나 겸자로 즉시 집어야 한다. 멸균증류수에 끝을 담아서 공기가 들어가지 않도록 하는 것도 방법이다. 만약을 대비하여 겸자를 항상 환자의 옆에 비치해두어야 한다.

③ 흉관 제거
- ㉠ 공기 방울이 더 이상 발생하지 않고 흉막강의 내용물이 확연히 줄어든다면 흉부 엑스레이를 통해 폐의 재팽창 여부를 확인한 후 제거한다.
- ㉡ 흉관 제거 24시간 전부터는 흡인을 중단하고 자연적으로 배액이 되게 하여 나오는 양을 확인한다.
- ㉢ 제거하기 30분 전에 진통제를 미리 투약한다.
- ㉣ 기흉을 막기 위해 깊게 숨을 들이마시고 내쉴 때 참은 후 빠르게 흉관을 제거한다.
- ㉤ 제거 후에는 바셀린 거즈를 이용하여 압박 드레싱을 한다. 흉부 엑스레이를 다시 찍어 흉관 제거 과정에서 기흉 발생 여부를 확인한다.

(5) 인공호흡기
① 기관내관 혹은 기관절개관을 한다.
② 기관내관 삽입은 응급상황에서 빠르게 삽입은 가능하나 장기간 사용이 불가능한 것이 단점이다. 2주 이상 유지하면 기관 협착이 발생한다.
③ 기관내관과 일부를 제외한 기관절개관 튜브 모두 커프를 가지고 있다. 압력은 20mmHg 압력으로 팽창상태를 유지하면서 괴사 방지를 위해 간헐적으로 공기를 뺐다가 다시 팽창시킨다. 분비물이 많은 환자에게 수축과 팽창을 자주 반복하게 되면 오히려 흡인성 폐렴의 위험을 높일 수 있다.
④ 인공호흡기 모드
- ㉠ CMV(강제조절환기) : 자발적으로 호흡하지 못하는 환자에게 100% 호흡을 시켜주는 모드이다.

ⓒ SIMV(동시성 간헐적 강제환기) : 환자가 어느 정도 자가호흡이 있는 경우에 적용하는 모드이다. 세팅이 된 호흡수만큼 자연스럽게 호흡을 도와준다.
　　　ⓓ PEEP(호기말 양압호흡) : 호기말에 양압을 적용하여 폐포가 허탈되는 것을 막는 모드이다. 정상적인 폐포라면 호기를 하고 나서 폐포가 쪼그라들었다가 흡기하면서 다시 펴져야 한다. 하지만 폐에 문제가 있다면 쪼그라든 폐포가 호기를 해도 다시 펴지기 힘들어진다. 양압을 적용하는 이유는 폐포가 완전히 쪼그라지지 않도록 하여 펴지는 것을 도와주기 위함이다.
　　　ⓔ CPAP(지속적 기도양압) : 자발호흡에 PEEP를 더한 모드이다.
　　　ⓕ ACMV(보조조절환기) : 강제 호흡으로 설정된 환기를 제공하되 환자 상태에 따라 호흡횟수가 자동적으로 변한다.
　⑤ 경보음
　　　㉠ 고압경보(어딘가가 막혀서 고압) : 분비물이 증가하였거나 인공호흡기의 튜브가 꼬인 경우, 튜브에 물이 고인 경우, 환자가 불안한 경우이므로 이런 부분을 먼저 확인해야 한다.
　　　㉡ 저압경보(어딘가에서 새어 나가기 때문에 저압) : 압력이 어딘가에서 새어 나가는 경우로 인공호흡기 튜브의 연결부위가 빠졌거나 기관절개관 튜브가 빠졌거나 기관절개관 튜브의 커프 공기가 빠진 경우이므로 우선적으로 확인해야 한다.

(6) 산소 공급
　① 비강 캐뉼러(nasal cannula)
　　　㉠ 비강에만 끼우는 방식이라 착용이 간단하며 가장 흔하게 사용하는 방법이다.
　　　㉡ 식사하거나 대화를 할 때도 방해되지 않는다.
　　　㉢ 2~5L/min의 속도로 약 24~40%의 비교적 낮은 농도의 산소를 공급한다. 6L/min 이상의 산소를 공급하면 비강과 인두에 강한 자극을 주게 된다.
　② 단순 산소마스크(simple mask)
　　　㉠ 5~8L/min의 속도로 약 40~60% 농도의 산소를 공급한다. 5L/min 미만에서는 마스크 안에 이산화탄소가 축적되어 재호흡을 하게 된다.
　　　㉡ 단시간에 많은 산소 공급이 필요할 때 적용한다.
　③ 부분재호흡 마스크(reservoir mask)
　　　㉠ 6~10L/min의 속도로 약 60~90% 농도의 산소를 공급한다.
　　　㉡ 저장 주머니가 달려 있는데 일부 호기를 통해 나온 이산화탄소가 저장 주머니에 모이고 일부 다시 들이마시게 된다.
　　　㉢ 적용하기 전에 주머니를 산소로 먼저 부풀려야 한다.
　④ 비재호흡 마스크(non rebreathing mask)
　　　㉠ 5~15L/min의 속도로 약 60~100% 농도의 산소를 공급한다.

ⓒ 마스크에 일방향 밸브가 있어서 호기를 통해 나온 이산화탄소가 밸브를 통해 마스크 밖으로 빠져나간다.
　　　ⓒ 이산화탄소는 빠져나가고 투입된 산소가 저장 주머니에 저장되므로 가장 높은 산소 농도를 제공할 수 있는 방법이다.
　　　ⓔ 고농도의 산소를 48~72시간 이상 투여하면 비가역적인 폐손상(계면활성제 감소)을 일으킬 수 있다.
　⑤ 벤투리 마스크(venturi mask)
　　　⊙ 가장 정확한 농도의 산소를 투여할 수 있다.
　　　ⓒ 산소 농도에 예민한 COPD 환자에게 적용이 가능하다.

제2절 상부 호흡기계 질환

(1) 알레르기 비염(고초열)
　① 원인 : 알레르기원(계란, 곰팡이, 꽃가루, 약물 등)으로 인해 비강 점막에 염증이 생기는 것이다.
　② 증상
　　　⊙ 알레르기원이 항원이며 이것에 대한 면역글로불린인 IgE가 상승한다. 알레르기 질환을 진단하기 위한 검사방법이기도 하다. IgE는 비만세포에 결합되어 있다가 알레르기원(항원)이 침입하게 되면 히스타민을 분비하여 알레르기 반응을 일으키게 된다.
　　　ⓒ 혈관이 확장되면서 부종과 염증이 동반된다. 콧물과 재채기, 눈물이 나고 눈이 붓고 가려우며 두통(비강 점막이 부으면서 신경 자극)이 생긴다.
　③ 치료와 간호
　　　⊙ 항히스타민제 : 알레르기 증상을 일으키는 히스타민 분비를 억제한다. 부작용으로 졸리고 집중력이 떨어질 수 있으므로 운전 시 주의해야 한다.
　　　ⓒ 탈감작 요법 : 알레르기원에 조금씩 노출시켜 적응하게 만드는 요법이다.
　　　ⓒ 알레르기원에 접촉하지 않도록 주의하는 것이 중요한 예방법이다.
　　　ⓔ 충분한 휴식과 수분 섭취를 한다.
　　　ⓜ 콧구멍 양쪽을 다 막고 코를 풀면 유스타키오관(이관)을 자극하여 중이염을 유발할 수 있으므로 한쪽씩 풀게 한다.
　　　ⓗ 비강 점막 충혈을 제거하고 염증을 줄이기 위해 스테로이드 비강 스프레이를 적용한다.
　　　ⓢ 히스타민은 알레르기원과 결합한 비만세포에서 분비되므로 비만세포를 안정하는 약물을 사용한다.

(2) 부비동염

부비동은 코 옆에 있는 동굴과 같은 공간이며 코로 들이마시는 공기의 온도와 습도를 조절하는 역할을 한다. 코와 부비동은 작은 구멍으로 연결되어 부비동의 분비물이 코로 배출된다. 부비동은 전두동, 사골동, 접형동, 상악동으로 구분되는데 부비동염은 상악동에서 많이 호발한다.

① 원인 : 세균과 바이러스가 침입하여 감염을 일으키고 부비동이 막히게 되어 염증이 발생하는 경우이다.

② 증상
   ㉠ 발열, 권태감
   ㉡ 누런색의 콧물과 콧물이 목 뒤로 넘어가는 증상
   ㉢ 광대뼈 주변과 눈, 이마 주위의 통증, 두통, 치통

③ 치료
   ㉠ 항생제, 진통제, 비충혈 제거제를 투약한다.
   ㉡ 온습포를 적용하면 혈관이 확장되어 부비동의 배액을 촉진하여 환기시킬 수 있다.
   ㉢ 생리식염수로 코 세척을 한다.
   ㉣ 분비물 배출 촉진을 위해 수분 섭취를 충분히 하고 가습기를 적용한다.
   ㉤ 급격한 온도변화, 머리를 앞으로 숙이는 행동은 통증을 더 야기하므로 피한다.

④ 수술 후 간호
   ㉠ 반좌위로 앉게 하여 부종을 줄이고 배액을 촉진시킨다.
   ㉡ 코 풀기와 기침 등 수술 부위에 압력을 유발하는 행동은 출혈을 일으킬 수 있으므로 하지 않는다.
   ㉢ 지혈을 위해 삽입된 코의 심지는 빠지지 않도록 주의한다.
   ㉣ 분비물을 삼키게 되면 구토와 오심을 유발하기 때문에 뱉어내도록 한다.
   ㉤ 얼음찜질을 적용하여 혈관을 수축시켜 부종을 막고 통증을 줄여준다.

(3) 편도염

편도는 입이나 코로 들어오는 세균과 바이러스의 감염을 일차적으로 막아주는 중요한 기관이다.

① 원인 : 바이러스와 세균성 감염(용혈성 연쇄상구균)이 원인이며 상기도감염과 함께 오는 경우가 흔하다.

② 증상
   ㉠ 삼키기 어렵고 인후통을 호소한다.
   ㉡ 편도가 부어서 숨을 쉴 때 힘들어하기도 한다.

③ 치료
   ㉠ 항생제 치료를 한다.

ⓒ 삼키기 쉽도록 부드러운 음식을 제공한다.
ⓒ 적당한 습도를 유지하고 식염수를 따뜻하게 만들어 목구멍에 함수하면 통증 완화에 도움을 준다.
ⓔ 열이 있으면 해열제를 복용한다.
ⓜ 항생제 치료에 반응하지 않고 편도 근처가 부어올라 호흡곤란을 호소하고 삼키기가 힘들면 편도절제술이 필요하다.
ⓗ 충분한 수분을 섭취하고 고단백, 고칼로리식이를 한다.

④ 수술 후 간호
ⓐ 수술 후 분비물이 흡인되는 것을 막기 위해 옆으로 돌아눕는 자세를 취한다.
ⓑ 편도절제술을 하고 흔히 발생하는 합병증은 출혈이다. 목 뒤로 자주 넘어가는 것이 느껴지며 맥박이 증가하고 혈압이 떨어지면 출혈이 심하다는 증거이다.
ⓒ 통증이 있으면 진통제를 복용하고 목에 ice collar를 적용하거나 따뜻한 생리식염수로 함수한다.
ⓓ 아스피린은 출혈을 일으키므로 복용하지 않는다.
ⓔ 음식을 섭취하는 것이 힘들어 소량씩 자주, 부드럽고 뜨겁지 않은 음식(식은 미음, 식은 죽)을 먹어야 한다.
ⓗ 삼키는 과정에서 출혈을 일으킬 수 있으므로 출혈과 혼동될 수 있는 붉은 계통의 음식은 먹지 않도록 한다.
ⓢ 과일주스, 탄산음료와 같은 자극적인 음식은 섭취하지 않는다.
ⓞ 칫솔질, 빨대 사용, 기침은 수술 부위에 자극을 주므로 피해야 한다.

(4) 후두암
① 원인 : 흡연과 음주, 대기오염 등의 자극이 원인이다.
② 증상 : 쉰 목소리(목소리를 내는 성대가 후두에 위치), 호흡곤란, 이물감, 기침과 객담, 인후통, 객혈
③ 치료와 간호
ⓐ 전체 후두절제술
- 후두를 모두 드러냈으므로 호흡을 위해 기관을 외부로 통해야 하는 구멍이 필요하다. 처음에는 기관절개튜브(기관절개공 형성 전까지)가 필요하지만, 이후에는 기관절개공(구멍)을 가지고 평생 살아야 한다. 구멍으로 물이 들어가지 않도록 주의하고 차갑고 건조한 공기가 폐로 직접 들어가면 자극이 되므로 가습기를 적용해야 한다. 기관이 외부와 연결이 되어 있으므로 음식물이 폐로 흡인될 위험은 현저히 낮아진다.
- 목소리를 영구적으로 잃게 되므로 언어재활 훈련이 필요하다. 공기가 기도를 통과해 후두안의 성대를 진동시켜 목소리가 나오게 되는데 후두를 절제하면서 성대까지 제거된

상황이다. 그러므로 공기를 진동시킬 대체 방법이 필요한데 이것이 전기인공후두기와 식도발성법이다.
- 전기인공후두기 : 기계를 목에 대고 입모양(구강구조, 혀와 입술에 의해 발음이 나오기 때문)을 내면서 기계의 버튼을 눌러 진동을 일으켜 발음이 들리게 된다.
- 식도발성법 : 식도로 들어간 힘을 주어 공기를 밀어내 식도를 진동시키는 방법이다.

ⓒ 부분후두절제술은 기도가 회복되기까지 임시적으로 기관절개술이 필요할 수 있다. 목소리가 완벽하지 않지만 보존될 수 있다.
ⓒ 반좌위를 취해서 호흡곤란을 완화하고 수술한 부위에 자극이 가지 않도록 한다.
ⓔ 수술 부위에 출혈이 있는지 관찰한다.
ⓜ 조기 이상을 격려한다. 가습기를 적용하여 분비물을 묽게 만들어서 자주 흡인한다.

제3절 하부 호흡기계 질환

(1) 폐렴
① 원인 : 세균과 바이러스, 이물질 흡입이 주된 원인이다.
② 증상
ⓐ 세기관지 이하 부위에 염증이 생기고 발열, 빈맥, 백혈구(호중구) 상승을 동반한다.
ⓑ 화농성 분비물 증가 : 천명음, 수포음, 호흡곤란, 호흡 보조근 사용, 기침
ⓒ 흉부 확장이 줄어들고 호흡산증을 초래한다.
ⓓ 늑막까지 염증이 퍼졌다면 늑막염도 생긴다.
③ 치료와 간호
ⓐ 항생제를 처방한다.
ⓑ 산소를 마시고 반좌위를 취하면 호흡하기가 훨씬 수월해진다.
ⓒ 수분공급 증가, 가습기를 적용하여 점액을 묽혀서 배출을 쉽게 만든다.
ⓓ 고칼로리, 고단백식이를 공급한다.
ⓔ 사람들이 많은 곳은 감염의 위험이 높으므로 피한다.
ⓕ 흡인(Suction)

(2) 결핵
① 원인 : *Mycobacterium tuberculosis*, 공기 전파
② 증상 : 피로감, 기침, 체중 감소, 객혈, 호흡곤란, 발열, 객담

③ 진단
  ㉠ 투베르쿨린 반응검사 : PPD 0.1mL를 피내주사하여 <u>48~72시간 후에 결과를 확인한다.</u> 4mm 이하는 음성, 5~9mm는 위양성, 10mm 이상인 경우는 양성인데, 양성이라는 말은 현재 활동성 결핵이라고 단정할 수는 없지만 결핵균에 노출된 적이 있다는 것을 의미한다.
  ㉡ 흉부 엑스레이
  ㉢ 객담검사 : 아침에 일어나자마자 입을 헹구고 첫 객담을 받는다. 한 번만 검사하면 결핵균 확인을 놓칠 가망성이 있어 2~3일 연속으로 검사를 시행한다.
    • 도말검사(AFB ; Acid Fast Stain) : 항산성 염색을 하여 항산균의 수를 확인하는 방법이다. 항산균에는 결핵균말고도 다른 균도 있으므로 AFB 양성 반응이 나와도 결핵균이 있다고 100% 판정할 수는 없다.
    • 배양검사 : 가장 중요한 검사로 결핵균을 확인할 수 있는 방법이지만 배양하기까지 시간이 오래 걸린다는 단점이 있다.

④ 항결핵 약물치료
  ㉠ 원칙
    • 1차 약물을 우선적으로 선택하여 6~9개월 동안 복용한다. 꾸준한 약물 복용이 매우 중요하다.
    • 내성이 생겼거나(약물 복용을 지키지 않았을 때 호발), 1차 약물의 부작용이 심할 때는 2차 약물로 변경해야 한다. 2차 약물은 1차 약물에 비해 효과가 떨어지고 치료기간도 길어진다.
    • 매일 아침 식전에 복용해야 효과가 좋지만 위장장애가 심하면 식후에 복용하기도 한다.
    • 내성을 막기 위해 여러 가지 결핵 약물을 한꺼번에 복용한다.
      ※ 다제내성 결핵 : 1차 항결핵제 중 이소니아지드와 리팜피신 모두에 내성이 있는 다제내성 결핵 환자로부터 감염되었거나 1차 결핵약의 불규칙한 복용으로 인해 발생한다.
    • 결핵 약물 복용 후 2주가 지나면 감염력은 떨어진다(의사 확인 필요).
  ㉡ 1차 약물

이소니아지드 (INH)	• 중요한 결핵치료 약물이다. 말초신경염은 손발이 저린 느낌이 주증상이며 피리독신(비타민)을 복용하면 예방할 수 있다. [암기Tip] '말초'에 '피'가 잘 흘러야 한다. • 부작용 : 간독성과 말초신경염
피라진아마이드 (PZA)	• 요산 수치를 올리므로 통풍이 있는 사람은 주의해야 한다. [암기Tip] '피'가 잘 '통' 해야 한다. • 부작용 : 간독성과 요산혈증으로 인한 관절통
리팜피신 (RFP)	• INH와 함께 중요한 결핵치료 약물이다. [암기Tip] RFP의 'R'을 orange의 'R'과 연관 지어 기억하자. • 부작용 : 위장장애, 소변과 눈물 등의 분비물이 오렌지색으로 변함
에탐부톨 (EMB)	• 항결핵 약물의 내성을 억제하는 약물이다. [암기Tip] EMB의 'E'를 eye로 기억하자. • 부작용 : 시력 감퇴

ⓒ 2차 약물
- Streptomycin(SM) : 청신경(제8번 뇌신경) 손상, 신장장애
- PAS, Kanamycin, Capreomycin, Cycloserine

⑤ 간호중재
㉠ 음압격리를 한다.
㉡ 마스크를 착용하고 환자를 응대하며 환자에게 나온 분비물은 모두 소각처리한다.
㉢ 고단백, 고칼로리, 비타민 보충식이를 한다.

(3) 무기폐

말 그대로 폐에 공기가 없다는 말이다. 기흉, 폐농양 등으로 폐실질이 압박을 당했거나 수술 후에 호흡이 억제된 경우, COPD와 기관지 확장증처럼 객담으로 인해 기도가 막힌 것이 원인이 된다. 무기폐는 예방하는 것이 중요하다. 분비물이 폐에 고여 있지 않도록 체위 변경, 심호흡과 기침을 자주 한다. 그리고 분비물을 잘 뱉어낼 수 있도록 수분을 공급하고 가습을 적용한다.

(4) 만성폐쇄폐질환(COPD)

폐쇄성 호흡기질환은 COPD, 천식, 기관지확장증, 낭성섬유증으로 구분된다. COPD는 흡연, 오염물질, 독성에 의한 반복적인 염증반응으로 발생하는 질환이며 만성기관지염과 폐기종으로 나뉜다.

① 증상
㉠ 우심실부전 : 우심실에서 폐동맥으로 혈액이 흘러 폐로 들어가야 한다. 하지만 폐의 기능이 떨어져서 혈류가 정체되고 우심실에 부전을 일으켜 결국 폐동맥고혈압이 생긴다.
㉡ 간부종, 전신부종 : 우심방과 우심실에 혈액이 정체되면 거꾸로 상대정맥과 하대정맥에도 혈류가 정체된다. 그러면서 간과 전신에 부종을 초래하여 결국 좌심방과 좌심실에도 영향을 미친다. 전신에 흐르는 혈류의 양이 떨어지게 되고 신장은 저혈류로 착각하여 레닌을 분비하며 수분을 더 끌어당기면서 부종은 더욱 악화된다.
㉢ 호기가 힘들어지며 기좌호흡(앉은 채 엎드려 호흡)을 하게 되는데, 결국 저산소혈증과 호흡산증이 초래된다.
㉣ 폐렴은 COPD의 예후를 더욱 나쁘게 만들기 때문에 폐렴구균 백신을 적극적으로 맞는다.

② 구분
㉠ 만성기관지염
- 만성적인 자극이 오면 점액선의 수와 크기가 증가하여 점액이 과도하게 생성된다.
- 과도한 점액으로 염증반응이 일어나고 섬모가 파괴되어 섬모의 운동이 떨어진다.
- 점액을 배출하기 위해 기침을 하게 된다.

- 기도가 좁아지고 기도의 저항이 올라간다. 흡기는 가능한데 호기가 힘들어진다. 이산화탄소가 쌓이면서 호흡산증을 초래한다.
ⓒ 폐기종
- 폐포의 탄성이 떨어지면서 파괴되어 원래의 모양으로 돌아가지 못 한다(흐늘흐늘한 풍선과 같다).
- 공기가 많이 쌓이게 되어 잔기량이 높아지고 과공명음이 들리게 된다.
- 산소와 이산화탄소의 교환이 제대로 되지 않아 저산소혈증이 초래된다.

③ 치료와 간호
㉠ 입술 오므리기 호흡
- 코로 숨을 들이마신 뒤 입술을 동그랗게 만들어서 천천히 조금씩 길게 호흡을 내뱉는 방법이다. 기도의 허탈을 최소화하여 폐에 남아 있는 공기를 제거하는 데 효과적이다.
- 들이마시는 시간과 내쉬는 시간을 1:2의 비율로 하여 내쉴 때 더 길게 하는 것이 중요하다.
㉡ 산소 공급
- <u>1~2L/min의 속도로 저농도의 산소를 공급한다.</u> 산소분압은 60mmHg 이상, 산소포화도는 90~92% 정도를 목표로 하는데, 산소포화도가 높아지면 오히려 상태가 더 악화될 수 있다.
- COPD가 없는 사람은 이산화탄소가 높아지면 말초 화학수용체(산소 농도 감지)가 감지하여 연수가 자극을 받아 호흡을 조절하게 된다. 하지만 COPD처럼 만성적으로 높은 이산화탄소 농도에 적응이 된 환자는 말초 화학수용체가 이산화탄소가 아닌 산소에 의해 자극을 받는다. 따라서 고농도의 산소를 주게 되면 산소가 충분하다고 판단하고 호흡을 억제하게 되어 심각한 호흡곤란을 가져오게 된다.
㉢ 고열량, 고단백식이 : 소량씩 자주 먹게 하고, 고탄수화물은 피하도록 한다(탄수화물은 분해되는 과정에서 이산화탄소가 발생하기 때문).
㉣ 분비물 배출
- 가습기를 적용하고 수분을 충분히 섭취하여 객담을 묽게 만든다.
- 흉부 물리요법과 기침을 통해 객담이 효과적으로 배출되도록 한다.
㉤ 약물치료
- 기관지확장제를 흡입제의 형태로 투약한다.
- 세균감염이 의심된다면 항생제를 투약하여 염증을 줄인다.
- 이뇨제를 투약하여 울혈심부전과 전신부종을 완화한다.

흉부 물리요법	• 체위배액 : 기도 내 분비물을 원활하게 배출하지 못하는 환자에게 적절한 체위를 적용하여 중력의 힘으로 분비물 배출을 용이하게 하는 방법이다. 호흡곤란, 어지러움, 흉통, 저혈압 등의 이상 반응이 보이면 즉시 중단한다. • 타진법, 진동법 등을 적용한다. • 폐종양, 두개내압 상승, 기관지경련, 기흉과 혈흉, 객혈 등이 있다면 금기이다. • 구토의 위험이 있으므로 식전이나 식후 2~3시간 후에 시행한다.
흡인	• 흡인 전후에 100% 산소를 공급하여 저산소증을 예방한다. • 카테터를 삽입해서 제거할 때까지 15초를 넘기지 않아야 하며 총 흡인 시간은 5분을 넘지 않는다. 흡인과 흡인 사이는 20~30초 간격을 두어야 한다. • 분비물을 배출하지 못하는 등 필요성이 있을 때만 흡인을 하며 카테터를 삽입할 때는 저산소증과 점막 손상을 예방하기 위해 흡인하지 않는다. • 무균법으로 흡인을 하며 카테터와 생리식염수는 매회 새제품으로 교체한다.

(5) 기관지확장증

기관지는 이물질이 들어오면 가래가 만들어지고 섬모운동과 기침을 통해 밖으로 배출시키는 1차 방어기전이 작동한다. 하지만 기관지의 일부가 비가역적으로 넓어지게 되면 이런 방어기전이 작동하지 않는다.

① 증상 : 기관지 벽의 근육이 파괴되어 넓어진 일부 구간에 이물질과 화농성 객담이 쌓여 염증을 유발하고 감염으로 확산된다. 기침, 호흡곤란, 천명음이 보인다.

② 치료와 간호
 ㉠ 항생제를 투여한다.
 ㉡ 기관지확장제(객담 배출), 점액용해제, 거담제 투약
 ㉢ 폐렴과 인플루엔자 예방접종 : 감염 예방
 ㉣ 기관지에 자극이 될 만한 급격한 온도변화, 흡연, 유해물질 흡입을 피한다.
 ㉤ 산소 공급

(6) 천식

① 원인 : 알레르기 질환이며 기도가 어떤 원인으로 과민반응을 보여 증상을 일으킨다.

② 증상
 ㉠ <u>호기 시 천명음</u>(쌕쌕거리는 소리)이 들리며 숨을 쉬지 못하니 불안해한다.
 ㉡ <u>염증과 부종으로 가래가 늘어난다</u>. 자극과 가래로 인해 발작적이고 요란스러운 소리의 기침을 한다.
 ㉢ 누웠을 때 호흡곤란이 심하므로 앉아서 앞으로 구부리는 자세를 취하려고 한다.
 ㉣ 밤에 천식 증상이 더 심해진다.
 ㉤ 알레르기 증상이 일어나면 호산구가 증가하는데 호산구는 염증반응을 유발한다.

③ 치료와 간호
 ㉠ 꽃가루, 집먼지진드기 등의 알레르기원에 접촉하지 않는 것이 가장 중요하다.
 ㉡ 갑작스러운 일교차로 찬바람에 노출되면 증상이 심해지므로 보온에 신경을 쓴다.

ⓒ 호흡곤란 시에는 반좌위를 취하고 산소를 공급하며 객담 배출을 위해 적절한 습도를 제공해 주어야 한다.
ⓔ 약물치료
- 스테로이드 : 염증반응을 억제하고 기관지를 넓혀서 호흡곤란을 완화한다.
  예 Budesonide(Pulmicort), Prednisolone
- 류코트리엔(leukotriene) 조절제 : 류코트리엔은 항원이 인체에 들어왔을 때 발생하는 물질로서 기도를 수축시키고 염증, 알레르기 증상을 유발한다. 이러한 류코트리엔을 조절하는 약물이다. 예 Montelukast(Singulair)
- 기관지확장제

항콜린제	아세틸콜린의 작용을 차단하여 부교감신경을 억제한다. 이 말은 교감신경 효과를 보게 되어 기관지 수축을 막을 수 있게 된다는 것이다. 예 Ipratropium(Atrovent)
β-2 agonist	교감신경 수용체 중 β-2 수용체는 기관지를 확장시키고 말초 혈관을 이완시킨다. agonist는 약물의 효과를 촉진시킨다는 말이다. 예 단기 : Albuterol, Terbutaline/장기 : Salmeterol, Formoterol
아미노필린 (Theophylline)	중추신경을 자극시키는 약물이며 빈맥, 심계항진, 불면증 등의 부작용이 있다.

- 계량 흡입기(MDI)를 사용할 때 주의사항
  - 풀미코트와 같은 스테로이드는 구강 내 감염을 일으키므로 반드시 흡입 후 구강을 헹구어 내야 한다.
  - 사용 전 약물을 충분히 흔들고 앉은 자세에서 고개를 약간 뒤로 젖혀 기도를 연 상태를 취한다.
  - 약물을 흔들고 숨을 깊게 내쉬고 나서 약물을 최대한 빨아들이며, 약물이 흡수되도록 잠시 숨을 참아야 한다.
  - 운동 전에 미리 사용하도록 한다.

(7) 기흉

폐는 장측흉막과 벽측흉막으로 둘러싸여 있으며 흉막 사이에는 흉막강이 있다. 이곳은 흉수가 있으며 폐쇄되어 음압을 유지하고 있다. 어떤 이유로 흉막강에 외부의 공기가 들어가는 것을 기흉이라고 하며, 과다한 공기로 인해 과공명음이 들리는 것이 특징이다.

① 개방성 기흉 : 외상으로 인해 흉벽에 구멍이 생기면서 기흉이 발생하고 침범된 폐가 눌려 허탈된다.

② 자연 기흉
 ㉠ 가장 흔한 형태이다. 기관지 내 이물질 등으로 인해 공기가 폐포에서 효과적으로 나가지 못해 부풀어 오르고 폐기종이 형성된다. 더 심해지면 폐포가 터지면서 기흉이 발생하게 된다.

ⓒ 호흡곤란, 급작스럽고 날카로운 통증, 공기가 폐를 압박하면서 압박감과 호흡음이 감소한다.
　　ⓒ 키가 크고 마른 사람에게 호발한다. 키가 크면 폐의 모양도 위아래로 긴 형태를 가지는데 폐 아래쪽은 무게로 인해 눌리고 폐 위쪽은 상대적으로 공기로 부풀어 올라 기흉이 생기게 된다.
　③ 긴장성 기흉
　　㉠ 개방성 기흉과 자연 기흉이 악화된 상태가 긴장성 기흉이다.
　　ⓒ 숨을 들이마실 때는 흉강 속으로 공기가 들어가지만 이 공기가 밖으로 배출이 안 되어 흉강의 압력이 계속 높아지게 된다. 폐는 허탈되고 종격동을 밀면서 결국 심장을 누르게 되어 응급상황이 올 수 있다.
　　ⓒ 심한 호흡곤란, 저혈압, 전신 혈류량 부족으로 인해 청색증이 초래된다.
　　ⓒ 흉관 삽입을 하여 공기를 즉시 제거해야 한다.

(8) 혈흉

외상을 당하고 나서 흔히 발생한다.
　① 증상
　　㉠ 기흉은 타진 시 공명음(공기가 들어 있는 속이 빈 듯한 소리)이 들리는데 혈흉은 탁음(속이 꽉 찬 둔탁한 소리)이 들린다.
　　ⓒ 종격동이 밀리고 폐가 압박되면서 혈액순환 장애와 쇼크, 호흡곤란을 유발한다.
　② 치료와 간호
　　㉠ 흉관을 삽입하여 혈액을 배액시킨다.
　　ⓒ 혈흉이 심하다면 수술을 통해 직접 지혈한다.
　　ⓒ 수혈・수액을 공급하고 저혈압을 관찰한다.
　　ⓒ 진통제를 사용한다.

(9) 흉막염(늑막염)

흉막에 생긴 흉수가 흡수되지 않고 결국 고여 염증이 생긴 것을 흉막염이라고 한다.
　① 증상
　　㉠ 침범한 부위에 흉통이 발생하며, 염증이 발생한 흉막 사이가 마찰되어 자극되기 때문에 기침이나 숨을 들이마실 때 통증이 더 심해진다.
　　ⓒ 폐가 눌리게 되면서 호흡음이 약하게 들리며 호흡곤란을 유발한다.
　② 치료와 간호
　　㉠ 흉수천자를 하여 고인 삼출액을 제거하고 항생제, 스테로이드 등의 약물치료를 한다.

ⓒ 흉막 사이 공간에 여러 가지 약물을 주입하여 인위적으로 염증을 일으켜 두 흉막을 유착시켜 재발을 막는다.

(10) 폐색전증
폐동맥이 혈전으로 막혀 폐로 흘러가는 혈류에 장애가 생겨 결국 폐포의 관류가 떨어지게 되는 것이다.

① 원인
　㉠ 장기간의 침상 안정, 부동 상태, 임신, 비만 등으로 인한 심부정맥의 혈전증이 주요 원인이다.
　㉡ 에스트로젠은 혈전의 위험을 높인다. 예 경구피임약

② 증상
　㉠ 전신을 순환한 혈액이 대정맥을 통해 우심방으로 들어와 우심실로 흘러가 폐동맥으로 나가야 하는데, 폐동맥이 혈전에 막힌 것이다. 우심부전과 폐동맥압 상승이 유발된다.
　㉡ 폐의 기능이 떨어지면서 저산소혈증, 빈호흡, 호흡곤란, 청색증을 초래한다.
　㉢ 우심부전은 결국 대정맥의 혈액 정체도 유발하면서 좌심실에도 영향을 미쳐 저혈압이 유발된다.

③ 치료와 간호
　㉠ 항응고제 : 헤파린과 같은 항응고제는 이미 생성된 혈전을 없애는 것이 아니라 기존의 혈전이 커지거나 새로운 혈전이 생기는 것을 막는다.
　㉡ 혈전용해제(Urokinase, Streptokinase) : 이미 생긴 혈전을 용해시키는 약물이다.
　㉢ 폐색전 제거술
　㉣ 예방
　　• 혈전이 생기는 것을 막는 예방 활동을 해야 한다. 수술 환자라면 조기 이상이 중요하고 다리를 들어 자전거 굴리듯 운동하도록 한다.
　　• 누워 있거나 오래 서 있는 경우는 압박 스타킹을 신어 혈액이 정체되지 않도록 한다.

(11) 급성호흡곤란증후군(ARDS ; Acute Respiratory Distress Syndrome)
폐렴, 패혈증, 흡인, 외상으로 인해 폐가 갑자기 손상되는 것이다. 심장과 폐에 기저질환이 없는 상태에서 발생하는 경우가 많다. $PaO_2/FiO_2 < 200mmHg$가 진단기준이다.

① 증상
　폐포를 싸고 있는 모세혈관의 염증과 손상으로 투과성이 증가하여 삼투액이 폐실질로 이동한다. 결국 폐부종을 유발하고 폐포가 허탈되어 가스교환 능력이 떨어지므로 고농도의 산소를 주어도 효과가 없다.
　㉠ 심한 호흡곤란, 빈호흡, 호흡 시 보조근육 사용, 의식 변화를 보인다.

- ⓒ 손상 후 짧은 시간에 급격히 상태가 나빠지는 것이 특징이다.
- ⓒ 초기에는 호흡곤란으로 인한 빈호흡으로 호흡알칼리증이 나타나지만 결국에는 심각한 저산소혈증에 빠지게 된다.
- ② 고농도의 산소(FiO_2)를 투여하더라도 저산소증(PaO_2)이 지속된다.
- ⓜ 폐포 모세혈관압이 올라간다. 폐부종은 결국 혈액순환을 더디게 하여 심장의 수축이 약해지면서 저혈량증이 발생한다.

② **치료와 간호**
- ⓐ 인공호흡기 사용 : 산소 독성을 막기 위해 가능한 최소한의 FiO_2를 유지하여 적절한 PaO_2를 유지하고 호흡산증을 교정한다. 낮은 일회호흡량 환기를 유지하고 PEEP를 걸어 호기말에 폐포를 펴준다.
- ⓑ PaO_2 60mmHg, SaO_2 90%가 목표이다(COPD와 비슷).
- ⓒ 복위 자세 : 폐 압박이 감소하여 폐 기능이 향상되는 자세이다. 특히 등에 가까운 폐포의 허탈을 막을 수 있다.

CHAPTER 02 적중예상문제

01 흉관을 제거할 때 올바른 방법은?

① 흉부 엑스레이를 촬영하여 폐가 재팽창하였는지 확인이 필요하다.
② 숨을 들이마시고 참은 상태에서 흉관을 제거한다.
③ 흉관을 제거하기 30분 전에 항생제를 투여한다.
④ 흉관을 제거하고 30분 후에 진통제를 투여하여 통증을 완화시킨다.
⑤ 흉관을 제거한 자리는 간단히 소독 후에 오픈하여도 된다.

> **해설** ② 숨을 깊게 내쉬고 참은 상태에서 흉관을 제거한다.
> ③·④ 흉관을 제거하기 30분 전에 진통제를 투약한다.
> ⑤ 흉관을 제거한 자리는 바셀린 거즈로 밀폐드레싱을 한다.

02 계량 흡입기 사용 설명으로 옳은 내용은?

① "스테로이드는 구강암을 유발하므로 반드시 입을 헹구어 내세요."
② "목을 아래로 숙여서 최대한 깊게 들이마셔야 해요."
③ "사용 전에 약물을 흔들면 약물의 흡수가 떨어집니다."
④ "약물을 깊게 들이마시고 잠시 숨을 참으세요."
⑤ "누워 있는 자세에서 흡입해야 효과가 좋습니다."

> **해설** 계량 흡입기(MDI)를 사용할 때 주의사항
> • 풀미코트와 같은 스테로이드는 구강 내 감염을 일으키므로 반드시 흡입 후 구강을 헹구어 내야 한다.
> • 사용 전 약물을 충분히 흔들고 앉은 자세에서 고개를 약간 뒤로 젖혀 기도를 연 상태를 취한다.
> • 약물을 흔들고 숨을 깊게 내쉬고 나서 약물을 최대한 빨아들이며, 약물이 흡수되도록 잠시 숨을 참아야 한다.

03 말초신경염이 유발되어 피리독신의 복용이 필요한 결핵 약물은?

① 피라진아마이드　　　　　　② 이소니아지드
③ 리팜피신　　　　　　　　　④ 에탐부톨
⑤ 스트렙토마이신

> **해설** ① 피라진아마이드 부작용 : 간독성과 요산혈증으로 인한 관절통
> ③ 리팜피신 부작용 : 위장장애, 소변과 눈물 등의 분비물이 오렌지색으로 변함
> ④ 에탐부톨 부작용 : 시력 감퇴
> ⑤ 스트렙토마이신 부작용 : 청신경(제8번 뇌신경) 손상, 신장장애

정답 1 ① 2 ④ 3 ②

04 좌심부전 환자에게 발생하며 이뇨제와 고농도의 산소공급, 디기탈리스 치료가 필요한 질병은?
① 폐부종 ② 폐렴
③ 폐기종 ④ COPD
⑤ 기흉

해설 폐부종
- 폐에서 산소가 풍부한 혈액을 담은 폐정맥이 좌심방으로 들어오게 되는데 좌심부전이 있을 때는 혈액이 거꾸로 폐로 가게 되고 폐포 부종을 일으킨다. 가스교환 능력은 떨어지고 산소화가 충분히 되지 않는 혈액이 좌심방으로 유입된다.
- 치료와 간호 : 고농도의 산소 공급, 아미노필린 투여, 이뇨제, 디곡신(디기탈리스), 도파민, ACE 억제제

05 누런색의 콧물이 나오고 광대뼈 주변과 이마 주위에 통증과 발열이 있다면 어떤 질환을 의심할 수 있는가?
① 알레르기 비염 ② 부비동염
③ 편도염 ④ 기관지염
⑤ 중이염

06 편도염 수술을 하고 난 후의 간호로 옳지 않은 것은?
① 과일주스는 마시지 않는다. ② 빨대를 사용하지 않는다.
③ 기침을 권장하여 폐합병증을 막는다. ④ 출혈 증상을 관찰한다.
⑤ 붉은색 음식은 먹지 않는다.

해설 칫솔질, 빨대 사용, 기침은 수술 부위에 자극을 주므로 피해야 한다.

07 만성기관지염에 대한 설명으로 옳은 것은?
① 폐포의 탄성이 떨어지면서 파괴되어 원래의 모양으로 돌아가지 못 한다.
② 과도한 점액으로 염증반응이 일어나고 섬모가 파괴된다.
③ 기도가 좁아지면 기도의 저항이 낮아진다.
④ 호기는 가능한데 흡기가 힘들다.
⑤ 이산화탄소가 쌓이면서 대사산증이 나타난다.

해설 ① 폐기종에 대한 설명이다.
③ 기도가 좁아지면 기도의 저항은 높아진다.
④ 호기가 힘들다.
⑤ 이산화탄소가 쌓이면 호흡산증이 나타난다.

정답 4 ① 5 ② 6 ③ 7 ②

08 COPD 환자 간호에 대한 설명으로 옳지 않은 것은?

① 마스크로 3L/min의 산소를 공급한다.
② 고열량, 고단백식이를 제공한다.
③ 입술 오므리기 호흡을 격려한다.
④ 수분을 충분히 섭취한다.
⑤ 기관지 확장제를 흡입한다.

해설 1~2L/min의 속도로 저농도의 산소를 공급한다. 산소분압은 60mmHg 이상, 산소포화도는 90~92% 정도를 목표로 하는데, 산소포화도가 높아지면 오히려 상태가 더 악화될 수 있다.

09 천식 환자의 간호에 대한 설명으로 옳지 않은 것은?

① 호흡곤란 시 반좌위를 취하고 산소를 공급한다.
② 차가운 바람에 노출을 피한다.
③ 항콜린제를 투약한다.
④ 스테로이드를 투약한다.
⑤ 객담의 양이 많아지며 별도로 소각처리가 필요하다.

해설 감염성 질환이 아니므로 소각처리가 불필요하다.

10 다발성 골절로 수개월간 와상 상태에 있는 환자에게 갑자기 호흡곤란과 청색증이 나타나며 의식이 떨어지기 시작하였다. 의심되는 질환은?

① 폐색전증
② 흡인성 폐렴
③ 폐기종
④ 기흉
⑤ 천식

해설 폐색전증 : 폐동맥이 혈전에 막혀 폐로 흘러가는 혈류에 장애가 생겨 결국 폐포의 관류가 떨어지게 되는 것이다. 장기간의 침상 안정과 부동 상태가 원인이 되는 경우가 많다.

11 총상을 당한 사람이 응급실에 와서 검사를 하였는데 혈흉을 진단받았다면 이 환자에게 나타날 수 있는 증상은?

① 탁음
② 혈압 상승
③ 맥박 감소
④ 화농성 객담
⑤ 발열

해설 혈흉
- 외상을 당하고 나서 흔히 발생한다.
- 기흉은 타진 시 공명음이 들리는데 혈흉은 탁음이 들리게 된다.
- 종격동이 밀리고 폐가 압박되면서 혈액순환 장애와 쇼크, 호흡곤란을 유발한다.

12 기흉이 있어 밀봉 흉곽 배액을 하는 환자에 대한 간호로 옳은 것은?

① 밀봉병에 갑자기 기포가 많이 발생하면 배액이 잘되고 있다는 증거이다.
② 배액병을 흉관 삽입 부위보다 높인다.
③ 기흉이 완화되어 흉관을 제거하고 난 후에 진통제를 투약한다.
④ 배액관 연결부위가 느슨하거나 빠짐으로 인해 공기가 폐로 들어가면 안 된다.
⑤ 흡인 조절병에는 물을 채우지 않는다.

해설
① 기흉이라면 호기 시에 기포가 발생한다. 갑자기 기포가 많아졌다면 튜브의 어딘가에 문제가 생겨 공기가 들어가고 있다는 것을 의심할 수 있다.
② 배액병은 늘 환자보다 낮은 곳에 위치하고 눌리지 않도록 주의한다.
③ 흉관을 제거하기 30분 전에는 진통제를 미리 투약한다.
⑤ 흡인 조절 병에는 20cm의 물을 채워서 밀봉병의 물의 높이와 15cm 차이를 유지하는데 이 물높이의 차이만큼 음압이 발생한다.

13 천명음과 호흡곤란을 호소하는 폐기종 환자를 검사한 결과 아래와 같이 나왔다면 우선적으로 적용해야 하는 간호로 적절한 것은?

> - ABGA 검사
>   pH : 7.25
> $PaCO_2$: 55mm
> PaO_2 : 70mmHg
> HCO_3^- : 23mEq/L
> - 의식 : 기면 상태
> - 호흡 : 32회

① 대사산증이므로 중탄산나트륨을 주사한다.
② 모르핀을 주사한다.
③ 비닐을 가지고 와서 내뱉었던 호흡을 들이마시도록 한다.
④ 저농도의 산소를 공급한다.
⑤ 변형된 트렌델렌부르크 자세를 취한다.

해설 폐기종은 COPD이다. 만성적으로 높은 이산화탄소 농도에 적응된 환자는 말초화학수용체가 이산화탄소가 아닌 산소에 의해 자극을 받는다. 고농도의 산소를 주게 되면 산소가 충분하다고 판단하여 호흡을 억제하게 되어 심각한 호흡곤란을 가져오게 된다.
① 호흡산증이다.
② 모르핀은 호흡을 억제한다.
③ 과호흡으로 호흡알칼리증인 경우에 적용한다.
⑤ 쇼크가 왔을 때 취하는 자세이다.

14 천식 환자가 호흡곤란을 호소할 때 우선적으로 투약해야 하는 약물은?

① 터부탈린
② 페니라민
③ 아트로핀
④ 뮤코미스트
⑤ 덱사메타손

해설 교감신경 수용체 중 $\beta-2$ agonist는 기관지를 확장시키고 말초혈관, 자궁평활근을 이완시킨다. 천식에 쓰이는 대표적인 $\beta-2$ agonist 약물은 albuterol, terbutaline이 있다. agonist는 약물의 효과를 촉진시킨다는 말이다.

15 폐렴으로 치료받고 있던 환자의 흉부에서 수포음이 들리면서 객담과 기침, 산소포화도 89%, 호흡곤란이 보인다. 어떤 간호를 우선적으로 해야 하는가?

① 변형된 트렌델렌부르크 자세
② 금식
③ 진정제 투여
④ 흉부 물리요법
⑤ 진해제

> **해설** 객담을 배출시키기 위해 가습을 제공하고 수분을 충분히 섭취한다. 그리고 흉부물리요법을 통해 배출을 효율적으로 할 수 있다.
> ① 변형된 트렌델렌부르크 자세는 쇼크가 발생하였을 때 취한다.
> ② 객담의 배출은 금식과 무관하다.
> ③·⑤ 진정제와 진해제는 기침을 억제시키므로 분비물 배출이 힘들어진다.

16 폐색전증을 진단받고 항응고요법을 적용 중인 환자에 대한 치료로 옳은 것은?

① Urokinase를 투여한다.
② INR 목표치는 1.0~1.5이다.
③ 헤파린은 기존에 생긴 혈전을 용해시킨다.
④ 와파린은 투여하기 전에 BT검사를 한다.
⑤ 헤파린을 중단하기 3일 전부터 와파린을 함께 복용한다.

> **해설** ⑤ 와파린의 약물 효과가 나타나는 데 2~3일이 필요하므로 며칠 전부터 복용을 시작한다.
> ① Urokinase와 Streptokinase는 혈전용해제이다.
> ② INR 2.0~3.0이 목표치이다.
> ③ 헤파린은 새로운 색전이 생기는 것을 막는 약물이다.
> ④ 와파린은 투여하기 전 그리고 투약 중에도 주기적인 PT검사가 필요하다.

정답 15 ④ 16 ⑤

17 급성호흡곤란증후군으로 인해 인공호흡기 치료 중인 환자가 호기말 양압 모드(PEEP)를 적용 중이라면 간호사가 주의해서 보아야 할 사항은?

① 대사산증
② 위식도역류질환
③ 저혈압
④ 조기심실수축
⑤ 무호흡

> **해설** 호기말 양압 모드는 호기말에 폐포를 펴주는 방식인데 흉강내압 증가로 인한 정맥환류량 감소로 저혈압, 스트레스성 궤양이 발생할 수 있다.

18 같은 사무실의 직장동료가 활동성 결핵을 진단받았다면 이 근로자에 대한 조치로 옳은 것은?

① 즉시 격리한다.
② 결핵 예방을 위해 INH를 복용한다.
③ 증상이 없다면 결핵검사를 받지 않아도 된다.
④ 리팜피신과 에탐부톨을 병행하여 복용한다.
⑤ 피라진아마이드를 복용한다.

> **해설** 활동성 결핵환자와 동거인이거나 밀접접촉자라면 결핵검사를 받고 예방을 위해 이소니아지드(INH)를 복용해야 한다. 이소니아지드는 부작용이 간독성과 말초신경염이며 중요한 결핵치료 약물이다. 말초신경염은 손발이 저린 느낌이 주증상이며 피리독신(비타민)을 복용하면 예방할 수 있다.

CHAPTER 03 순환기계

제1절 고혈압

정확한 원인은 없지만 유전, 비만, 고지혈증, 알코올, 흡연, 고령, 스트레스 등의 원인으로 수축기 혈압 140mmHg 이상 혹은 이완기 혈압 90mmHg 이상으로 측정되는 경우를 일차성 고혈압(본태성)이라고 한다. 이차성 고혈압은 뇌손상, 신장질환 등과 같이 뚜렷한 원인으로 인해 이차적으로 발생하는 고혈압으로 심박출량과 말초혈관저항(혈관 찌꺼기 등)에 비례하여 혈압이 높아지게 된다.

(1) 약물요법

① 종류

㉠ 이뇨제 : 수분을 배출시켜 혈압을 떨어뜨리기 위함이다. 이뇨제는 소변량을 증가시켜 화장실에 자주 다니게 되므로 오전 시간에 투약해야 한다. 전해질 불균형을 유발하므로 주기적인 전해질 수치 확인이 필요하다.

thiazide 이뇨제	• 대표적인 약물은 Dichlozid(Hydrochlorothiazide)이다. • 신장의 원위세뇨관에서 나트륨 및 수분을 제거하여 체액량을 줄여 혈압을 떨어뜨린다. 칼륨의 재흡수를 억제하므로 <u>저칼륨혈증</u>이 발생할 수 있다.
loop 이뇨제	• 대표적인 약물은 Furosemide(Lasix)이다. • 헨레 고리에 작용하여 나트륨과 수분의 배설을 촉진시키고 K의 재흡수를 억제하여 <u>저칼륨혈증</u>을 일으킨다.
칼륨보유 이뇨제	• 대표적인 약물은 Spironolactone(Aldactone)이다. • 원위세뇨관이 칼륨을 보유하면서 수분과 나트륨의 배설을 증가시킨다. 저칼륨혈증을 일으키는 thiazide 이뇨제, loop 이뇨제와 같이 사용하는 경우가 많다.

㉡ β-차단제

- 대표적인 약물은 Propranolol(Inderal)이며 Carvedilol, Atenolol, Labetalol 등이 있는데 특징적으로 -lol로 끝나는 약물이 많다.
- 교감신경 전도물질인 β-수용체의 작용을 막아 심장에 직접 작용해 혈압을 낮춘다.
- 혈관을 이완시키는 반면 기관지를 수축시키므로 <u>COPD, 기관지 천식 환자에게는 금기</u>이다.

㉢ 칼슘채널차단제(CCB ; Calcium-Channel Blockers)

- 대표적인 약물은 Verapamil이다.
- 칼슘은 근육이 수축하기 위해 필요한 이온이다. 이온채널을 통하여 심장과 혈관벽의 근세포에 유입되는 칼슘을 막는 원리이다.

㉣ 혈관이완제

- 대표적인 약물로는 Hydralazine이 있다.
- 소동맥 벽의 평활근에 직접 작용하여 혈관을 확장시켜 혈압을 떨어뜨린다.
- 고혈압성 위기(180/100mmHg의 혈압이 수분 간격으로 3번 이상 측정이 되는 상황)에서 투여한다.

ⓜ ACE억제제(Angiotensin Converting Enzyme inhibitor)
- 대표적인 약물은 Enalapril이며, Captopril, Trandolapril, Ramipril 등이 있다. 특징적으로 –ril로 끝나는 약물이 많다.
- angiotensin Ⅰ을 angiotensin Ⅱ(혈관수축)로 전환하기 위해서는 ACE라는 효소가 필요하다. 이 효소의 작용을 억제하여 angiotensin Ⅱ(혈관을 수축시킴)를 막아 알도스테론(나트륨과 수분저류)의 방출을 차단하는 것이다.

ⓗ ARB(Angiotensin Ⅱ Receptor Blockor)
- 대표적인 약물은 Valsartan이며 Candesartan, Telmisartan, Losartan 등이 있다. 특징적으로 –tan으로 끝나는 약물이 많다.
- ACE억제제는 angiotensin Ⅱ가 만들어지는 것을 막지만, ARB는 만들어진 angiotensin Ⅱ가 수용체에 결합하여 작용하는 것을 억제하는 역할을 한다.

② 주의점
㉠ 약물을 복용하면 체위성 저혈압이 발생할 수 있다.
㉡ 임의로 약물을 갑자기 중단하면 반동성 고혈압이 발생할 수 있다.
㉢ thiazide 이뇨제, loop 이뇨제는 복용 시 저칼륨혈증이 발생할 수 있으므로 바나나, 오렌지와 같은 칼륨이 포함된 식품을 먹어야 한다.

제2절 혈관계 문제

(1) 동맥질환
① 폐쇄성 말초동맥질환
㉠ 죽상경화증으로 인해 말초동맥이 완전 혹은 부분적으로 폐색되어 이하의 조직에 혈액이 공급되지 않아 발생하는 질환이다.
㉡ 간헐적 파행 : 동맥 문제로 인해 근육에 혈액 공급이 제대로 되지 않아서 발생한다. 운동할 때 통증이 발생하였다가 쉬면 통증이 사라진다.
㉢ 창백, 마비, 사지 냉감, 무감각, 맥박 소실 등이 나타난다.
㉣ 발목상완지수(ankle-brachial index, ABI) : 안정된 상태에서 양쪽의 발목과 양쪽의 상완 각각에서 혈압을 측정한다. 양쪽 상완에서 높은 수축기혈압을 분모로 하고 양쪽 발목에서

높은 수축기혈압을 분자로 해서 나눈다. 양쪽 발목이 양쪽 상완보다 혈압이 정상적으로 높기 때문에 ABI는 1 이상(분자가 더 큼)이 되어야 정상이며 수치가 낮아질수록 발목의 혈압이 낮아서 동맥 혈액 순환이 떨어진다는 것을 의미한다.
- ⓜ 치료와 간호
  - 금연(니코틴이 혈관을 수축시킴), 항혈소판제제, 수술(동맥내막제거술, 우회술 등)이 필요하다.
  - 다리를 올리면 혈액순환이 떨어져 통증이 심해진다.

② 레이노병
- ㉠ 피아니스트와 같이 손을 많이 쓰는 직업을 가진 사람, 젊은 여성에게 호발한다. 이차적으로 류마티스 관절염, 폐쇄성 동맥질환 같은 병으로 인해 발생하기도 한다.
- ㉡ 추위, 진동, 정서적 스트레스 등에 노출된 경우 말초로 가는 세동맥이 수축해서 증상이 발생한다.
- ㉢ 창백, 무감각, 저린감, 청색증, 마지막에 발적(다시 혈관이 확장되면서)과 통증이 나타난다.
- ㉣ 치료와 간호
  - 스트레스 최소화, 금연, 카페인 섭취를 제한하고 추위에 노출되지 않도록 한다.
  - 혈관확장제, 칼슘채널차단제, 교감신경차단제를 사용하여 동맥 수축을 예방한다.

③ 버거병(폐쇄혈전혈관염)
- ㉠ 흡연자, 과응고 상태, 젊은 남성에게 호발한다.
- ㉡ 말초로 향하는 소동맥에 염증이 생기면서 폐색이 된다. 혈액순환이 저하되어 안정 시에도 극심한 통증이 발생하고 괴사되어 절단까지 해야 하는 질환이다. 청색증, 냉감, 파행증이 발생한다.
- ㉢ 치료와 간호
  - 금연, 추위에 노출되지 않도록 한다.
  - 혈액순환을 떨어뜨리므로 다리를 올리지 않는다.

(2) 정맥질환

동맥질환은 혈액순환이 되지 않아 문제가 생기는 것이라 다리를 올리면 안 되지만 정맥질환은 혈액이 정체되어 문제가 발생하는 것이므로 다리를 올려 심장으로 귀환시켜야 한다.

① 심부정맥 혈전증(DVT ; Deep Venous Thrombosis)
- ㉠ 장기간의 부동, 임신, 수술 등으로 혈액이 정체되면서 심부(깊은)의 정맥에 혈전이 발생한다. 끈적한 물이 고여서 덩어리를 만드는 것과 비슷하다. 악성 종양을 가지고 있거나 혈전증 과거력이 있는 사람은 심부정맥 혈전증이 생기기 쉽다.

- ⓒ 혈전으로 혈액순환이 떨어진 부위에 통증과 부종이 발생하고 염증이 생겨 열감, 발적이 동반한다.
- ⓒ homan's sign 양성 : 다리를 위로 들어 올려 발을 종아리 쪽 방향으로 굽혔을 때 혈전이 있는 혈관에 자극이 가해져 통증이 발생한다.
- ⓔ 정맥 도플러 초음파검사
- ⓜ 치료와 간호
  - 혈액순환을 촉진하기 위해 탄력 스타킹, 휴식 시 다리 올리기, 온찜질을 한다.
  - 마사지는 색전(혈전이 떨어져 다른 곳을 막을 수 있음)을 일으킬 수 있으므로 금기이다. 특히 폐색전증을 일으키면 사망까지 이를 수 있다.
  - 항응고요법
    - 대표적인 약물은 헤파린과 와파린이다. 피하로 투여하는 저분자헤파린인 에녹사파린도 있다. 에녹사파린과 헤파린 모두 혈전증 예방목적으로 사용되고 피하주사와 정맥주사 모두 가능하다. 에녹사파린은 헤파린에 비해 부작용이 덜하며 혈중 농도검사를 하지 않아도 된다는 장점이 있다.
    - PT검사(Prothrombin Time)와 aPTT검사(activated Partial Thromboplastin Time)를 주기적으로 하여 약물의 용량을 조절한다. PT검사는 외인성 응고인자, aPTT검사는 내인성 응고인자를 검사하는 방법이다. 어떤 응고인자가 부족하냐에 따라 발생하는 질병은 다양하다.
    - PT검사는 시약에 따라 수치가 달라질 수 있으므로 시약의 종류에 관계없이 결과를 표준화할 필요가 있다. 이것이 바로 INR(International Normalized Ratio)이다. 항응고제를 복용하는 환자라면 2.0~3.0이 치료범위인데, 수치가 높을수록 피가 묽어서 출혈의 위험이 크니 항응고제를 줄일 필요가 있다는 말이다.
    - 출혈 위험이 있으므로 정맥과 근육 주사는 최소화하고 충분히 지혈해야 한다.
    - 혈변과 혈뇨, 잇몸, 코피 등 출혈 증상이 있는지 확인해야 한다.
    - 조이는 옷, 보호대(억제대)는 멍이 발생할 수 있다.
    - 비타민 K는 와파린 길항제로서 효과를 떨어뜨리므로 일정량을 유지한다.
    - 부딪히거나 넘어지지 않도록 주의하고 침습적 시술 혹은 검사를 할 때 미리 의사에게 알린다.
  - Urokinase, Streptokinase 등 혈전용해약물을 투여한다.
  - 혈전제거를 위한 수술을 시행한다.
- ② 정맥류
  - ⓐ 정맥판막의 문제, 울혈심부전과 임신 등으로 혈액이 정체되어 하지정맥이 구불구불한 모양으로 보이게 된다.

ⓛ 증상 : 하지정맥이 구불구불한 모양으로 변한다. 부종과 가려움증, 조이는 느낌, 종아리 경련이 발생한다.
　　ⓒ 치료와 간호
　　　• 오래 서 있거나 앉아 있지 않도록 하고 휴식 시 다리를 올려서 혈액순환이 될 수 있도록 한다.
　　　• 탄력 스타킹을 활용하고 체중조절을 한다.
　　　• 경화요법(문제가 되는 혈관에 경화제를 주입하여 폐쇄)과 외과적 수술을 시행한다.

제3절　심장의 문제

(1) 울혈심부전(CHF ; Congestive Heart Failure)

울혈심부전은 말 그대로 심장이 '완전'하지 못하다는 말이다. 심장에 문제가 생겨 수축과 이완이 제대로 되지 않고 이로 인해 조직에 혈류 공급이 제대로 되지 않으면서 연쇄적인 문제가 생긴다.

① 심장의 기본
　ⓐ 혈액순환 : 좌심실 → 대동맥(산소) → 전신 순환 → 대정맥(이산화탄소) → 우심방 → 우심실 → 폐동맥(이산화탄소) → 폐 → 폐정맥(산소) → 좌심방 → 좌심실
　ⓑ 전부하 : 부하된다는 말은 부담이 된다는 말이다. 심장을 기준으로 혈액이 들어오기 전(전부하), 혈액이 들어오고 난 후(후부하)로 구분하면 이해하기 쉽다. 수액 주입, 수분 정체, 임신 등으로 심장으로 들어오는 혈액량이 많아지면 전부하는 커진다.
　ⓒ 후부하 : 혈액을 내보내기 위해 심실이 수축하면서 받는 저항이다. 혈관의 저항이 크다면 후부하가 커지게 된다.
　ⓓ 심도자술을 통해 박출률을 알 수 있는데 심장의 정상 박출률(EF ; Ejection Fraction)은 50~70%이다. 이 말은 심장에 채워진 혈량의 50~70%를 내뿜을 수 있다는 것이다.

② 증상 : 심실이 문제면 거꾸로 심방까지 혈액이 차오르게 되고, 결국 심방으로 유입되는 정맥에도 혈액이 정체된다. 좌심방으로 들어오는 폐정맥이 정체되면 폐 관련 문제, 우심방으로 들어오는 대정맥에 문제가 생기면 전신 순환과 관련된 문제가 생기게 된다. 심장은 순환하기 때문에 결국 좌심부전과 우심부전은 서로가 원인이 되어 함께 발생하는 경우가 많다.
　ⓐ 좌심부전
　　• 폐에서 산소를 담은 혈액이 폐정맥을 통해 좌심방으로 들어온다.
　　• 좌심실부전이 오면 폐에 혈액이 정체되면서 폐부종, 호흡곤란을 초래한다.
　　• 폐부종으로 인한 발작성 야간 호흡곤란(누워 있으면 혈액이 심장에 부담을 가함), 기좌호흡(누워 있기 힘들어짐), 기침(혈액이 정체되면서 기관지 자극), 거품과 혈액이 섞인 객담(울혈된 폐 모세혈관 파열), 악설음이 보인다.

- ⓒ 우심부전
  - 전신을 순환한 혈액이 대정맥으로 합류하여 우심방으로 들어오게 된다.
  - 우심실의 기능이 문제라면 혈액이 정체되면서 전신부종, 간비대, 경정맥 확장, 간문맥의 압력을 올려 복수, 청색증이 발생한다.
  - 우심부전은 대부분 좌심부전에 의해 이차적으로 생긴다.
- ③ 보상기전
  - ㉠ 심장이 짜주는 역할을 못 하니까 교감신경이 자극받아 혈관과 심장의 수축을 일으키면서 빈맥이 발생한다.
  - ㉡ RAAS(Renin-Angiotensin-Aldosterone System) 발동 : 심박출능력이 떨어지면서 혈액순환이 떨어지게 되니 신장은 혈량이 부족하다고 착각한다. 레닌을 분비하고 앤지오텐신 Ⅰ이 앤지오텐신 Ⅱ로 바뀌면서(ACE 필요) 알도스테론이 발생한다. 알도스테론은 수분과 나트륨을 끌어당기면서 혈류량은 많아지고 결국 심장에 더 부담이 가게 된다.
- ④ 치료와 간호
  - ㉠ 약물치료

디곡신	• 심장을 강하게 짜주는 강심제이며 심실의 수축 능력을 높인다.
	• 서맥을 일으킬 수 있으므로 투약 전에 심첨맥박을 측정하여 60회 이하이면 중단해야 한다.
	• 디곡신(디기탈리스) 중독 증상 : 부정맥, 식욕저하, 구역과 구토, 시야가 흐려짐, 물체가 노랗게 보임, 경련, 의식 저하
	• 디곡신의 혈중농도를 주기적으로 측정하여 중독증상을 조기에 발견한다.
	• <u>저칼륨혈증이 있으면 디기탈리스 중독증상이 더 심해진다. 디곡신과 칼륨이 결합하는 부위가 같다.</u> 저칼륨혈증이라면 상대적으로 디곡신이 더 많이 결합하게 되기 때문에 중독이 생길 수 있다. 저칼륨혈증을 유발할 수 있는 이뇨제를 복용하는 경우에 주의 깊게 살펴야 한다.
	• 기전
	  - 디곡신은 나트륨-칼륨펌프를 작동하기 위한 ATP 사용을 억제하여 나트륨과 칼륨의 이동을 방해한다. 고칼륨혈증이 초래하고 세포 내는 나트륨이 많아진다. 정상적으로 세포 내에 칼륨이 많고 세포 외에 나트륨이 많아야 한다.
	  - 칼슘은 심장근육의 수축에 영향을 미치는 이온이다. 정상적으로 나트륨을 받아들이고 칼슘을 밖으로 내보내는 나트륨-칼슘 교환 통로가 작동한다. 디곡신을 복용하면 세포 내 나트륨이 많아져서 교환이 불필요해지니 칼슘은 결국 세포 내에 쌓이게 된다. 디곡신은 이러한 원리를 이용한 약물이다.

이뇨제	신장에서 나트륨과 수분의 배설을 증가시켜 혈액량을 줄여서 심장과 폐의 부담을 줄여준다.
ACE 억제제	앤지오텐신Ⅱ의 생성을 막아서 혈관 수축(울혈심부전 부담)을 떨어뜨리고 나트륨과 수분정체를 막는다.
β-차단제	교감신경이 자극받는 베타수용체를 차단하여 심박동수와 혈관의 수축을 막아 맥박을 떨어뜨려 심장에 피가 충분히 찰 수 있는 시간을 벌어준다.
혈관이완제	수축된 혈관을 이완시키는 약물이다.

  - ㉡ 수분과 나트륨을 제한한다.
  - ㉢ 심부담을 줄여주고 호흡을 원활하게 할 수 있도록 반좌위를 취해 준다.
  - ㉣ 안정 : 과도한 활동은 조직의 산소요구량을 증대시켜 심장의 부담을 증가시키므로 안정이 필요하다. 다리를 위로 올리면 심장으로 돌아오는 혈액량이 많아져 부담되므로 침상 밑으로 내린다.

ⓜ 산소공급 : 폐로 가는 혈액순환이 떨어지기 때문이다.
ⓑ 과식은 심장에 부담을 일으키므로 소량씩 자주 먹는다.
ⓐ 바나나, 오렌지주스 같은 고칼륨식이(저칼륨혈증 초래하는 이뇨제 사용 시), 소화되기 쉬운 부드러운 음식, 저열량식이를 섭취한다. 저열량식이를 먹는 이유는 기초대사를 떨어뜨려 심부담을 줄여주기 위해서이다.

⑤ 폐부종
ㄱ 증상 : 산소가 풍부한 폐에서 나온 혈액은 폐정맥으로 흘러가서 좌심방으로 들어오게 되는데 좌심부전이 있을 때 혈액이 거꾸로 폐로 가게 되고 폐포 부종을 일으킨다. 가스교환 능력은 떨어지고 산소화가 충분히 되지 않은 혈액이 좌심방으로 유입된다.
ㄴ 치료와 간호
- 고농도의 산소 공급, 아미노필린 투여 : 호흡곤란을 완화한다.
- 이뇨제 : 수분을 제거하여 심장의 부담을 줄여준다.
- 디기탈리스, 도파민 : 심장의 수축력이 증가한다.
- ACE억제제 : 앤지오텐신 Ⅱ의 전환을 막아 알도스테론 생성을 억제하고 혈관을 이완시켜 수분과 나트륨의 정체를 막는다.

(2) **허혈심장병(IHD ; Ischemic Heart Disease)**
협심증은 관상동맥이 좁아져 일시적으로 허혈이 있는 상태이며, 심근경색은 관상동맥이 차단되어 심근에 산소가 전혀 가지 않아 괴사되는 형태이다.
① 협심증(angina pectoris)
ㄱ 분류

안정형	• 죽상경화증으로 인해 관상동맥이 좁아지고 심근에 공급하는 산소공급이 감소하여 발생한다. • 산소요구량이 높아지는 신체활동을 할 때 흉통이 유발되지만, 휴식을 취하거나 NTG를 복용하면 흉통이 없어진다. • 언제 흉통이 발생하는지 알고 대처할 수 있어 안정형이라고 부른다.
불안정형	• 안정형이 더 악화된 경우이다. 플라크가 결합한 부위의 혈관에 상처가 나면서 혈소판이 응집되고, 혈관 내경은 더욱 좁아지고 혈전도 생긴다. • 안정 시에도 흉통이 발생하고 빈도수도 많아지며 통증의 정도 역시 심해진다. • 스트레스, 운동처럼 산소요구량이 올라가거나 저혈압, 빈혈처럼 산소공급량이 줄어들었을 때 통증이 생긴다. • NTG에 반응하지 않는다.
변이형	• 돌연변이 협심증이다. 관상동맥이 갑자기 국소적으로 좁아지면서 혈관경련을 일으켜 발생한다. • 관상동맥질환이 없던 사람에게도 발생한다. • 유발원인이 술과 담배이므로 금주와 금연은 필수이다. • 운동과 관련 없으며 새벽에 수면 시 발생할 위험이 있다. • NTG에 효과를 보인다.

ㄴ 약물치료
- β-차단제 : 변이형 협심증에는 증상을 더욱 악화시키므로 금기이다.
- 칼슘채널차단제 : 심장의 수축력을 떨어뜨리고 관상동맥을 확장시켜주는 약물이다.

- 나이트로글리세린(NTG)
  - 혀 밑에 넣어 녹여서 흡수하는 약물(설하투여)이며 5분의 간격을 두고 3회까지 투약이 가능하다. 이후에도 흉통이 호전되지 않으면 응급실을 방문해야 한다.
  - 복용 후 3분 내로 효과가 나타난다.
  - 차광이 되는 갈색병에 보관하여 6개월마다 새 약물로 교체한다.
  - 혈관을 확장하는 약물이므로 저혈압, 현기증, 두통, 오심과 구토가 발생할 수 있다.
- 항혈전제
  - 아스피린과 클로피도그렐 같은 약물이다.
  - 혈관의 플라크가 떨어지면서 혈소판이 달라붙어 혈전과 색전을 유발할 위험이 높아진다. 기존의 플라크와 혈전을 녹이는 것은 아니고 발생하는 것을 막는 것이다.
- ACE 억제제 : 앤지오텐신 Ⅱ의 혈관수축 작용을 막아 혈관을 이완시킨다.

ⓒ 수술

경피적 관상동맥 중재술 (PCI, PTCA)	• 요골동맥 혹은 대퇴동맥을 통해 카테터를 삽입하여 좁아진 관상동맥에 풍선이나 스텐트를 넣어 혈관을 넓혀주는 것이다. • 카테터가 삽입된 부위에 압박 지혈을 하고 출혈을 관찰한다. • 대퇴동맥의 삽입 부위가 굴곡되지 않도록 침상 머리를 8시간 동안 올리지 않고 침상 안정을 한다. • 손상 여부를 파악하기 위해 시술 동맥의 맥박과 반대측의 맥박을 확인하여 비교한다. • 혈전예방을 위한 항응고제를 투여한다. • 조영제를 사용하기도 한다.
관상동맥 우회술 (CABG)	• 관상동맥이 막혀 쓸 수 없을 때 자가 혈관을 이용해 우회로를 만드는 방법이다. • 수술 전 간호 디기탈리스(강심제 독성 부정맥을 피하기 위해)와 이뇨제(칼륨 불균형 예방을 위해)는 수술 2~3일 전에, 항혈전제는 출혈을 방지하기 위해 일주일 전부터 중단한다. • 적절한 칼륨 농도를 유지한다. • 감염예방 목적으로 수술 전에 항생제를 투약한다. • 수술 후 간호 - 합병증 : 부정맥, 출혈, 신장기능부전으로 수분·전해질 불균형 초래, 감염, 수술한 새로운 혈관이 수축하여 심근경색 유발, 뇌 조직 관류 변화 - 흉부배액 : 수술 후에 고일 수 있는 혈액이나 공기를 제거한다. 이때 150mL/hr 이상 배액이 관찰되면 보고가 필요하다. - 시간당 소변 배설량 확인 : 불충분한 심박출량, 수술하는 동안 체외순환을 했을 경우 신장이 손상될 수 있다. 시간당 30mL 이상의 소변이 생성되어야 한다. - 전신을 돌고 난 후 우심방으로 들어오는 정맥혈의 압력이 중심정맥압이다. 심장 수술 후에는 중심정맥압을 정상(1~7mmHg)보다는 약간 높게 유지하여 심근 수축력을 강화시킨다. - 수술 후 일시적으로 인공호흡기를 유지하면서 심장의 안정을 도모한다.

ⓔ 심근의 산소요구량을 높이는 활동을 하지 않고 안정을 취한다.
ⓕ 규칙적으로 운동을 하여 관상동맥의 혈류 순환을 점차 촉진시킨다.
ⓖ 금주, 금연과 체중조절을 한다.
ⓗ 흉통이 발생할 수 있는 활동, 스트레스 등은 피하도록 한다.

② **심근경색(MI ; Myocardial Infarction)** : 죽상동맥경화반(플라크)의 균열 혹은 파열에 의해 발생한 혈전이 관상동맥을 막아 심근에 산소가 전달되지 않아 심근세포가 파괴되는 것이다.
  ㉠ 증상
    - 흉통 : NTG에도 완화되지 않고 30분 이상 지속되는데 왼쪽 어깨와 팔, 등, 턱까지 통증이 퍼진다.
    - 오심과 구토, 호흡곤란
  ㉡ 진단
    - 심근효소검사 : 심장근육이 파괴되면서 효소가 분비된다.

CK-MB, Troponin	특이도가 높은 검사이다.
myoglobin	심근경색 이후 가장 먼저 상승하여 1일 내에 수치가 떨어진다.
CK, LDH	심근뿐만 아니라 근육에도 분포한다.

    - 심전도검사 : ST 분절 상승 유무에 따라 두 가지 유형으로 구분된다.
      - STEMI(ST Elevation Myocardial Infarction) : 관상동맥이 완전 폐쇄되어 즉각적인 중재가 필요하다. ST가 올라간 형태를 보인다.

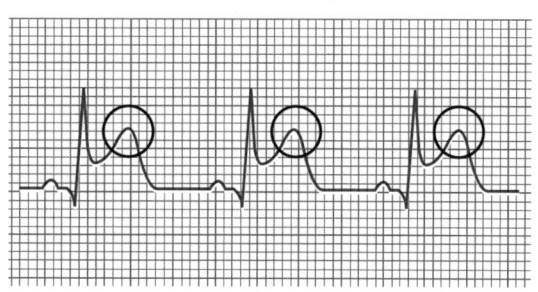

      - NSTEMI(Non ST Elevation Myocardial Infarction) : 관상동맥이 많이 막히긴 했지만 약간의 혈류 흐름이 가능하므로 약물치료를 먼저 시작한다.
  ㉢ 치료와 간호
    - 약물치료

Aspirin	항혈소판제제이며 경구약으로 복용한다.
NTG	설하로 투여하고 혈관을 확장시키므로 수축기 혈압이 90mmHg 이하인 저혈압 환자에게는 투약 금기이다.
모르핀	• 마약성 진통제인데 통증을 줄여 심장근육의 산소요구량을 줄인다. • 부작용 : 저혈압, 서맥, 호흡 저하(naloxone 길항제 필요), 오심, 기면
β-차단제	• 심장의 수축력과 맥박을 떨어뜨린다. • 교감신경을 억제하는 약물이며 기관지가 좁아질 우려가 있으므로 COPD와 천식 환자는 금기이다.
ACE 억제제	앤지오텐신Ⅱ가 만들어지는 것을 억제하여 혈관을 이완시키고, 알도스테론 생성 및 수분과 나트륨의 저류를 막아 심장의 부담을 완화시킨다.

    - 산소 공급
    - 재관류 요법 : 관상동맥의 혈류를 3시간 이내에 회복시켜 심근의 손상을 최소한으로 하기 위함이다. 혈전용해술과 경피적 관상동맥중재술(PCI, 스텐트 삽입)이 있다.

> **더 알아보기**
>
> 혈전용해술
> - Streptokinase, Urokinase, t-PA를 정맥주사한다.
> - 금기증 : 두개내출혈, 동정맥기형 등의 두개내 혈관 병변, 두개내 악성 종양, 3개월 이내 심각한 두경부와 안면부 손상, 출혈성 체질, 대동맥 박리 의심

- 산소요구량을 줄이기 위해 1~2일 동안 ABR을 하고 이후 서서히 신체 활동을 증가시킨다.
- 심장기능 저하로 폐부종과 울혈심부전 발생 위험이 있으므로 수분과 염분 섭취를 제한한다.

(3) 부정맥(arrhythmia)
  ① 정상 심전도

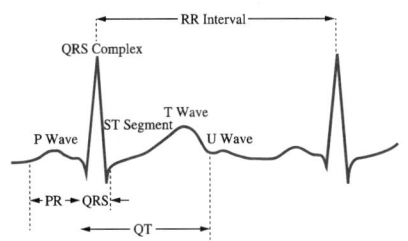

  ㉠ 전도 과정 : 정상적인 전도 과정은 동방결절(60~100회/분) → 심방근육 → 방실결절 → 히스속 → 히스속 가지(bundle branch) → 푸르키네섬유 → 심실근육의 순서로 진행되면서 PQRST 파형을 만들어 낸다.
   - P파(심방의 탈분극) : 동방결절에서 자극이 되어 심방근육으로 전달되어 방실결절에 신호가 전달되기까지이다.
   - QRS파(심실의 탈분극) : 히스속을 타고 자극이 내려가면서 양쪽 푸르키네섬유로 전달되고 심실이 수축하여 혈액을 박출하는 과정이다.
   - ST segment : 심장이 수축되고 이완이 시작하기까지의 시간이다. 급성심근경색증이 있을 때 심장이 제대로 수축과 이완이 되지 않으면서 ST elevation이 되는 것이다.
   - T파(심실의 재분극) : 심장에 다시 혈액이 들어오기 위해 이완되어야 한다.
  ㉡ 심전도로 심박동수 계산하는 방법(규칙적인 심전도라는 기준)
   - 작은 네모 한 칸 = 0.04초, 작은 네모 5개 = 큰 네모 1개 = 0.2초, 큰 네모 300개 = 60초 = 1분이다.

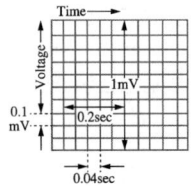

- 1분 동안 큰 네모 1개마다 R파가 1개씩 보인다면 맥박 300회(1분에 큰 네모가 300개이기 때문), 1분 동안 큰 네모 2개마다 R파가 1개씩 보인다면 맥박 150회, 1분 동안 큰 네모 3개마다 R파가 1개씩 보인다면 맥박 100회, 1분 동안 큰 네모 4개마다 R파가 1개씩 보인다면 75회이다. 공식은 '300 ÷ R과 R 사이 큰 네모의 숫자'이다.

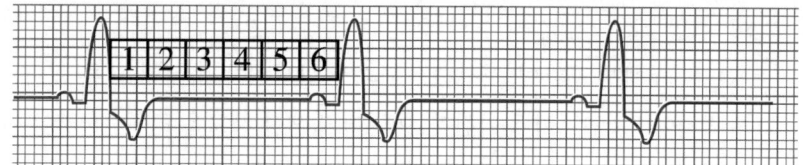

이 심전도 같은 경우는 R과 R 사이가 큰 네모 6칸이다. 300/6 = 맥박 50회
- 큰 네모 300개가 60초이므로 큰 네모 30개는 6초이다. 큰 네모 30개에 나오는 RR 간격을 세어 본다. 큰 네모 30개(6초) 동안의 RR 간격 × 10 = 1분당 맥박 횟수

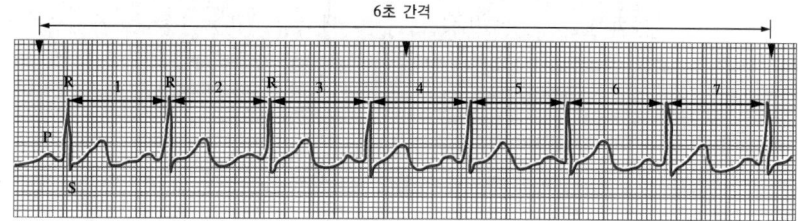

위 심전도의 맥박은 70회이다.

② 동방결절 장애

㉠ 동빈맥(sinus tachycardia)
- 동방결절의 자극이 높아져 빠르고 규칙적인 분당 100~180회의 맥박을 보인다.
- 교감신경 자극, 카페인, 스트레스, 운동, 저혈압, 알코올과 흡연, 통증, 갑상샘기능항진증으로 인해 유발될 수 있다.
- PR 간격과 QRS 간격은 정상이다. 빠른 맥박의 영향으로 T파에 의해 P가 묻혀서 보이지 않을 수 있다.

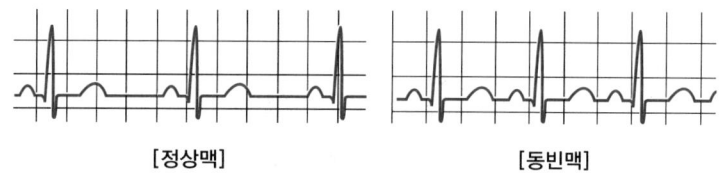

[정상맥]   [동빈맥]

㉡ 동서맥(sinus bradycardia)
- 동방결절이 분당 60회 이하로 자극을 받는다.
- P파와 QRS파 모양은 정상이다.
- 디곡신과 같은 강심제 복용, 교감신경 자극 저하, 갑상샘기능항진증인 경우 발생한다.
- 교감신경 흥분제, 항콜린제제(부교감신경차단)를 복용한다.

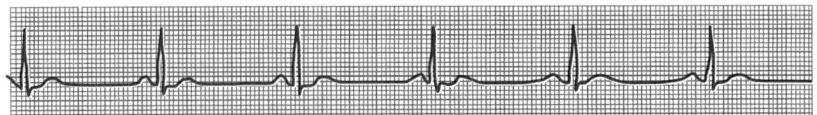

③ 심방의 문제
  ㉠ 조기심방수축
    • SA node에서 흥분이 시작해서 P파가 발생해야 하는데 다른 곳에서 엉뚱하게 흥분을 시작하여 RR 간격이 짧아진다. 이렇게 발생한 새로운 P파는 모양이 기존의 P파와 확연히 다르다.
    • 심방의 문제이니 방실결절에서 심실로 전도되는 QRS파 모양은 정상적이다.

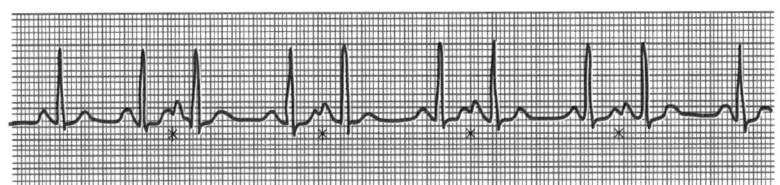

  ㉡ 심방조동(atrial flutter)
    • 심방의 세포가 흥분하여 계속적으로 심장을 '조'급하게 수축되도록 만든다.
    • 심방 수축 속도가 분당 250~350회에 달하면서 P파가 그만큼 많이 발생한다. 방실결절에서는 절반가량만 심실로 전달되고 심실은 분당 120~170회를 뛴다.
    • <u>P파가 규칙적으로</u> 톱니바퀴 모양처럼 발생한다.
    • 심계항진과 흉통을 느끼게 된다.
    • 산소를 투여한다.
    • 약물치료(심실박동 저하)
      - 칼슘채널차단제 : 심근을 수축하는 데 관여한다. 칼슘의 작용을 방해하는 Verapamil, Diltiazem 같은 약물을 사용한다.
      - Digoxin : 강심제이며 맥박을 떨어뜨린다.
      - β-차단제

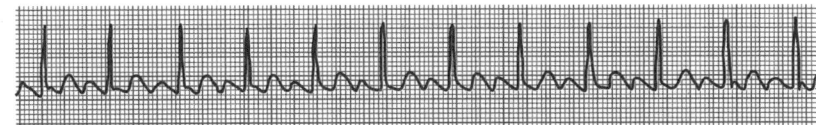

  ㉢ 심방세동(atrial fibrillation)
    • 심방의 수축 능력이 소실되어 빠르고 미'세'하게 떨린다. P파가 제대로 구분되지 못하고 심방조동과 다르게 <u>불규칙한 파형</u>을 나타낸다.
    • 심실로 혈액이 제대로 전달되지 않아 결국 심박출이 저하되고 저혈압, 호흡곤란, 폐울혈, 실신을 유발한다.

- 혈액이 고여 박출되지 못하면서 혈전이 생겨 뇌졸중과 같은 문제를 일으킬 수 있다.
- 좌심방에서 흔히 발생하며 예방을 위해 항응고제를 투여한다.

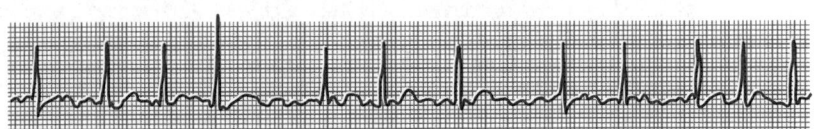

ⓔ 심방빈맥
- 100~180회의 빠르고 규칙적인 맥박이 느껴진다.
- 정상적으로 뛰다가 갑자기 심방빈맥이 수초 동안 생기다가 멈춘다.
- 심방세동은 심방에서 수축을 일으키는 세포가 많이 분포되어 있지만 심방빈맥은 비정상적인 세포가 한두 군데 있어서 규칙적이다.
- 심방세동과 달리 혈전이 생기지 않기 때문에 항응고제를 복용할 필요가 없다.

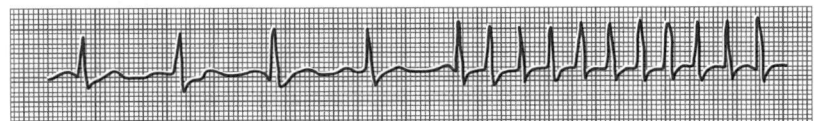

④ 심실의 문제
　㉠ 조기심실수축(PVC)
- SA node가 아니라 심실에서 엉뚱하게 자극이 시작하므로 심실에서 조기수축이 일어난다.
- P파가 가려지고 QRS파가 넓은 모양을 보이며 맥박은 분당 60~100회를 보인다.
- 건강한 사람에게도 볼 수 있는 가장 흔한 부정맥의 형태이다.
- 심근경색증이 있는 경우는 리도카인, β-차단제를 처방하여 심근을 진정시킨다.
- 심실세동을 일으킬 수 있는 위험한 상황
  - 3개 이상 연달아 PVC가 발생하는 경우
  - 1분에 5회 이상 PVC가 발생하는 경우

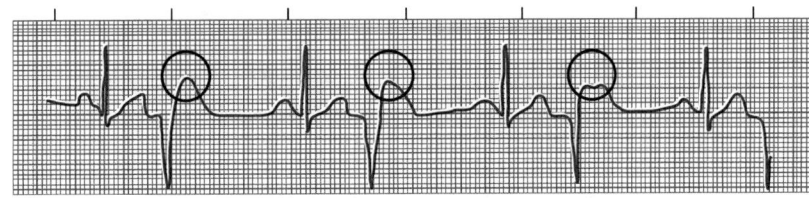

　㉡ 심실빈맥(VT ; Ventricular Tachycardia)
- 3개 이상의 PVC가 분당 100회 이상의 속도로 연속해서 나타나는 경우는 심실빈맥으로 분류한다.
- 심실에서 비정상적인 자극이 발생하여 분당 120회 이상의 속도로 빨리 뛰면서 혈액을 충분하게 내보내지 못한다.
- 규칙적이고 넓은 QRS파가 특징이다.

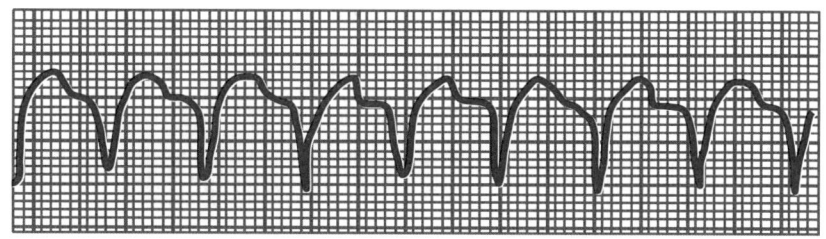

ⓒ 심실세동(VF ; Ventricular Fibrillation)
- 심실이 빠르고 미'세'하며 불규칙하게 흥분하여 떨리는 상태이다. 혈액을 전혀 내보내지 못한다.
- 파형의 구분이 되지 않고 불규칙적이며 애매한 곡선들이 보인다.
- 급성심근경색증 시 흔하게 나타나며 즉시 치료하지 않으면 수분 안에 사망할 수 있다.
- 제세동을 일차적으로 하고 즉시 CPR을 한다.
- 리도카인, 에피네프린, 바소프레신, 중탄산나트륨 등을 주입한다.

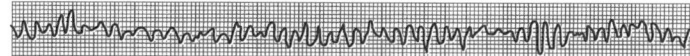

ⓓ 심장무수축(asystole)
- 일직선의 형태로 나타나며 심장의 전기적 활동이 전혀 없다.
- 즉시 CPR하고 제세동을 시행한다.
- 에피네프린과 아트로핀 약물을 투여한다.

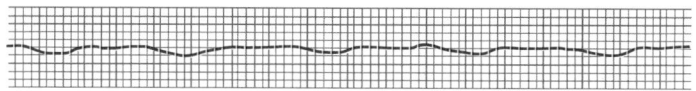

⑤ 방실 차단(AV block) : 방실결절에 문제가 있어서 전도가 차단되거나 느려지는 것이다.
  ⓐ 1도 방실차단
    - 방실결절에서 심실로 전도가 느려 PR 간격이 넓어지는 것이 특징이다.

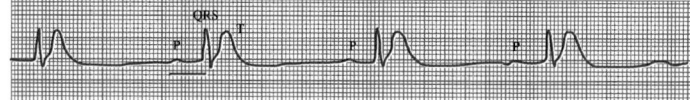

  ⓑ 2도 방실 차단
    - typeⅠ : 방실결절에서 심실로 전도가 너무 느려서 심실이 수축(QRS파)하기 전에 미리 동방결절의 자극이 시작한다. PR 간격이 차차 넓어지는데 QRS파가 사라졌다가 다시 나타난다.

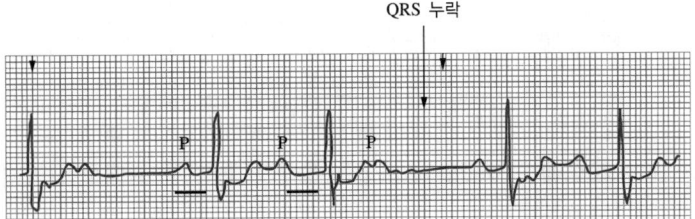

- type Ⅱ : 방실결절에서 심실로 전도를 하지 않아 QRS파가 자주 누락되고 간격이 넓어지기도 한다.

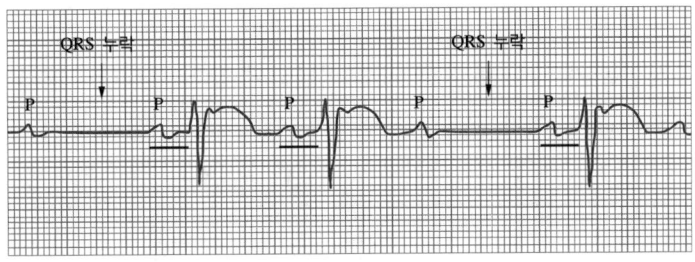

ⓒ 3도 방실 차단
- 심방에서 심실로 가는 통로가 완전 차단되었고 P파는 정상적으로 만들어지나 심실로 전달되지 않는다.
- 방실결절에 전도가 안 되지만 심실을 수축하기 위한 전기적 발생이 심실의 어디에선가 발생한다. 하지만 이 전기적 발생은 심장 수축을 효율적으로 하지 못한다.
- QRS파가 만들어지긴 하지만 P파와 따로 작동하며, 심방 따로 심실 따로 수축이 규칙적으로 이루어지기 때문에 PP와 RR 간격은 일정하다.
- 치료
  - 인공심장박동기
    ⓐ 일상적인 생활가전에는 영향을 받지 않지만 고압선 작업, 금속탐지기 등 강한 전기장에 노출되는 일은 피해야 한다.
    ⓑ 배터리로 작동하기 때문에 수명이 있다.
    ⓒ 심박동기 삽입 환자라는 것을 증명해주는 카드를 늘 가지고 다닌다.
    ⓓ 매일 맥박을 측정한다.
    ⓔ CT 촬영은 가능하고 MRI는 금기였으나 최근에는 MRI 촬영이 가능한 심박동기도 있으므로 촬영 전 확인이 필요하다.
    ⓕ 인공심장박동기를 삽입한 당일은 팔을 움직이는 것을 피해야 한다.
  - 약물 치료 : 에피네프린, Isoproterenol과 같은 교감신경을 자극하는 약물을 투여하여 심장이 수축하도록 한다.

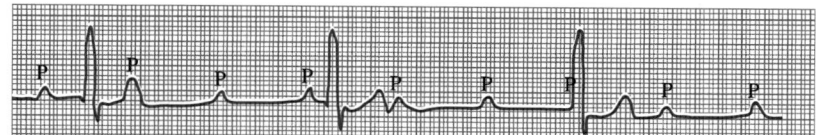

⑥ bundle branch 장애 : bundle branch는 우측과 좌측 두 갈래로 갈라져 각각 우심실, 좌심실로 전기가 퍼져나간다.
　㉠ 우각차단(RBBB)
　　• 심장에 구조적인 문제가 없는 경우에도 발생할 수 있고 좌각차단보다 더 흔한 유형이다. 심전도에서는 토끼 귀(RaBBit)의 형태를 보인다.
　　• 우심실로 가는 bundle branch가 차단되어 있다. 우심실로 전기가 흐르지 못하지만 좌심실로 흐른 전기가 좌심실을 먼저 뛰게 하고 우심실로 돌아와서 수축을 일으킨다.
　㉡ 좌각차단(LBBB) : 심질환이 동반되었을 가망성이 높으므로 검사가 필요하다.

구분	V_1	V_6
normal		
RBBB		
LBBB		

(4) 심장압전(cardiac temponade)
　① 원인 : 심낭염, 외상, 심장 수술 후 합병증으로 인해 심장을 싸고 있는 심낭 내에 액체가 모여 심장이 '압'박을 받게 된다.
　② 증상
　　㉠ 저혈압 : 이완되면서 심장이 혈액을 받아야 하는데 이 과정이 힘들어서 전신 순환 혈액량이 떨어진다.
　　㉡ 정맥압 상승 : 심장으로 혈액이 들어오지 못하면서 정맥에 혈액이 정체된다.
　　㉢ 약해진 심장음
　　㉣ 호흡곤란, 빈맥

㉤ 기이맥(모순 맥박)
- 흡기 시 : 흉강은 음압으로 만들어지면서 정맥에서 혈액이 심장으로 돌아오게 된다. 그러면서 우심방과 우심실에는 혈액량이 많아지고 상대적으로 좌심방과 좌심실에는 혈액량이 적으니 그만큼 대동맥으로 나가는 압력은 낮아진다.
- 호기 시 : 좌심방과 좌심실에 혈액이 많아지면서 대동맥으로 나가는 압력은 높아진다. 정상적으로 10mmHg 이하의 차이를 보이지만, 심장압전으로 인한 압력이 더해져 10mmHg 이상의 차이가 발생한다.

③ 응급상황이며 즉각적으로 심낭천자술이 필요하다.

(5) 류마티스성 심장질환
① 원인 : 류마티스열을 앓았던 사람이 류마티스 심질환으로 발전할 확률이 높은데 특히 승모판에 침범하는 경우가 많다. 원인이 되는 균은 A군 β-용혈성 연쇄상구균이다.

② ASO(Antistreptolysin O) 수치, 백혈구, ESR 증가
A군 β-용혈성 연쇄상구균이 생성하는 효소인 streptolysin O에 대한 항체가 ASO이다.

③ 치료와 간호
㉠ 원인균을 제거하기 위해 페니실린 치료를 시작한다. 증상이 없어지더라도 치료 기간을 지키는 것이 중요하다.
㉡ 진통제, 스테로이드 치료를 한다.
㉢ 무도병이 동반하면 조용한 환경에서 안정할 수 있도록 만들어준다.

(6) 심낭염
① 원인 : 바이러스, 세균, 결핵균에 의한 감염, 심근경색, 울혈심부전과 같은 심장질환으로도 염증이 발생한다.

② 증상
㉠ 심막끼리 서로 마찰하면서 마찰음이 발생하고 흉통을 유발한다.
㉡ 급성심근경색증과 통증 양상과 심전도 변화, 심근효소 상승이 비슷하여 혼동할 우려가 높다.
㉢ 심낭에 삼출액이 차고 심장압전을 유발할 위험이 높아진다.

③ 치료와 간호
㉠ NSAIDs를 사용하여 염증을 완화시키며 세균이 원인이면 항생제를 사용한다.
㉡ 흉통은 누우면 심해지므로 앉거나 앞으로 숙이는 자세를 취하게 해 통증을 줄인다.
㉢ 심낭 삼출액이 많다면 심장압전 예방을 위해 천자술을 한다.

CHAPTER 03 적중예상문제

01 디곡신을 복용 중인 환자 간호에 대한 설명으로 옳은 것은?

① 맥박이 100회 이상이면 투약하지 않는다.
② 혈중농도검사는 불필요하다.
③ 저칼륨혈증이 있으면 중독증상이 심해질 수 있다.
④ 스피로닥톤과 함께 복용하면 저칼륨혈증의 위험이 높다.
⑤ 디기탈리스의 대표적인 중독증상으로는 고혈압과 설사, 빈맥 등이 있다.

> 해설
> ① 디곡신은 강심제로 서맥을 일으키며 맥박이 60회 이하면 투여 금지이다.
> ② 디곡신의 혈중농도를 주기적으로 측정하여 중독증상을 조기에 발견해야 한다.
> ④ 스피로닥톤은 칼륨을 보유시키는 이뇨제이다.
> ⑤ 부정맥, 식욕저하, 구역과 구토, 시야가 흐려짐, 물체가 노랗게 보임, 경련, 의식 저하 등이 대표적인 디기탈리스 중독증상이다.

02 좌측 대퇴동맥을 통해 경피적 관상동맥 중재술을 받은 환자에 대한 관리는?

① 저혈압 방지를 위해 다리를 올린 자세를 유지한다.
② 양측 요골동맥이 같이 뛰는지 확인한다.
③ 시술한 부위를 모래주머니로 압박한다.
④ 혈전이 생기는 것을 막기 위해 혈전용해제를 사용한다.
⑤ 모래주머니 압박을 30분 정도 하고 이상이 없으면 천천히 움직여도 된다.

> 해설
> ① 시술한 부위가 접히지 않아야 한다.
> ② 양측 대퇴동맥을 확인한다.
> ④ 항응고제를 투약한다.
> ⑤ 시술 후 6~8시간 동안 침상 안정을 해야 한다.

1 ③ 2 ③ 정답

03 A군 β-용혈성 연쇄상구균에 감염되었을 경우에 발생할 위험이 높은 심질환은?
① 류마티스 심장염
② 울혈심부전
③ 심근경색
④ 협심증
⑤ 부정맥

04 좌심부전 환자에게 나타나는 증상이 아닌 것은?
① 경정맥 확장
② 기침
③ 거품이 섞인 객담
④ 호흡곤란
⑤ 악설음

해설	
좌심부전	• 폐에서 산소를 담은 혈액이 폐정맥을 통해 좌심방으로 들어온다. • 좌심실부전이 오면 폐로 혈액이 정체되면서 폐부종, 호흡곤란을 초래한다. • 폐부종으로 인한 발작성 야간 호흡곤란(누워 있으면 혈액이 심장에 부담을 가함), 기좌호흡(누워 있기 힘들어짐), 기침(혈액이 정체되면서 기관지 자극), 거품과 혈액이 섞인 객담(울혈된 폐모세혈관 파열), 악설음이 보인다.
우심부전	• 전신을 순환한 혈액이 대정맥으로 합류하여 우심방으로 들어오게 된다. • 우심실의 기능이 문제라면 이 혈액이 정체되면서 전신부종, 간비대, 경정맥 확장, 간문맥의 압력을 올려 복수, 청색증이 발생한다. • 우심부전은 대부분 좌심부전에 의해 이차적으로 생긴다.

05 급성 울혈심부전 환자 관리로 틀린 것은?
① 다리를 올려서 혈액순환을 촉진시킨다.
② 소량씩 자주 먹게 한다.
③ 저염분식이를 제공한다.
④ 디곡신 투여 시 맥박을 투약 전에 확인한다.
⑤ 반좌위를 취한다.

해설 휴식을 취할 때 침상 밑으로 다리를 내려 심장의 부담을 줄인다.

06 변이형 협심증에 대한 설명은?

① 죽상경화증으로 인해 발생한다.
② 관상동맥질환이 없는 사람에게도 발생할 수 있다.
③ 휴식을 취하면 통증이 없어진다.
④ NTG에 효과가 없다.
⑤ 운동할 때 급격히 통증이 나타난다.

> **해설**

안정형	• 죽상경화증으로 인해 관상동맥이 좁아지고 심근에 공급하는 산소공급이 감소하여 발생한다. • 산소요구량이 높아지는 신체활동을 할 때 흉통이 유발되지만, 휴식을 취하거나 NTG를 복용하면 흉통이 없어진다.
불안정형	• 안정형이 더 악화된 경우이다. 플라크가 결합한 부위의 혈관에 상처가 나면서 혈소판이 응집되고, 혈관 내경은 더욱 좁아지고 혈전도 생긴다. • 안정 시에도 흉통이 발생하고 빈도수도 높아지며 통증의 정도 역시 심해진다. • 스트레스, 운동처럼 산소요구량이 올라가거나 저혈압, 빈혈처럼 산소공급량이 줄어들었을 때 통증이 생긴다. • NTG에 반응하지 않는다.
변이형	• 관상동맥이 국소적으로 좁아지면서 혈관경련을 일으켜 발생한다. • 관상동맥질환이 없던 사람에게도 발생한다. • 유발원인이 술과 담배이므로 금주와 금연은 필수이다. • 운동과 관련 없으며 새벽에 수면 시 발생할 위험이 있다. • NTG에 효과를 보인다.

07 흉통에서 왼쪽 팔과 어깨로 뻗는 통증, 오심과 구토 증상으로 병원에 내원한 환자가 있다. 심전도를 촬영하였는데 ST elevation이 보인다. 의심되는 진단은?

① 심근경색
② 부정맥
③ 울혈심부전
④ 폐부종
⑤ 협심증

> **해설** 심근경색
> ㉠ 증상
> • 흉통 : NTG에도 완화되지 않고 30분 이상 지속되는데 왼쪽 어깨와 팔, 등, 턱까지 통증이 퍼진다.
> • 오심과 구토, 호흡곤란
> ㉡ 진단
> • 심근 효소 검사 : 심장근육이 파괴되면서 효소가 분비된다.
>   - CK-MB, Troponin : 특이도가 높은 검사이다.
>   - myoglobin : 심근경색 이후 가장 먼저 상승하여 1일 내에 수치가 떨어진다.
>   - CK, LDH : 심근뿐만 아니라 근육에도 분포한다.
> • 심전도검사 : ST 분절 상승 유무에 따라 STEMI, NSTEMI 두 가지 유형으로 구분된다.

08 다음과 같은 그래프가 나타나는 환자가 응급실에 왔을 때 어떻게 하면 되는가?

① 즉각적인 CPR을 시행한다.
② NTG를 설하로 즉시 복용한다.
③ 혈전 예방을 위해 항응고제를 투약한다.
④ Streptokinase, Urokinase, t-PA를 정맥주사한다.
⑤ 고농도의 산소와 아미노필린 주사가 필요하다.

해설 심실세동(VF ; Ventricular Fibrillation)
- 심실이 빠르고 불규칙하게 흥분하여 떨리는 상태이며 혈액을 전혀 내보내지 못한다.
- 파형의 구분이 되지 않고 불규칙적이고 애매한 곡선들이 보인다.
- 급성심근경색 시 흔하게 나타나며 즉시 치료하지 않으면 수분 안에 사망할 수 있다.
- 제세동을 일차적으로 하고 즉시 CPR을 한다.
- 리도카인, 에피네프린, 바소프레신, 중탄산나트륨 등을 주입한다.

09 하지의 말초 동맥이 막히게 되면 어떤 증상이 나타나는가?

① 운동 시 통증이 유발된다.
② 발이 붉다.
③ 맥박이 강하게 느껴진다.
④ 다리를 올리고 있으면 통증이 줄어든다.
⑤ 발에 열감이 느껴진다.

해설 말초 폐쇄성 동맥질환 증상
- 동맥 내의 죽상경화증으로 인해 동맥이 완전 혹은 부분적으로 폐색되어 이하의 조직에 혈액이 공급되지 않아 발생하는 질환이다.
- 간헐적 파행 : 근육에 혈액 공급이 제대로 되지 않아 운동할 때 통증이 발생한다.
- 창백, 마비, 사지 냉감, 무감각, 맥박 소실
- 흡연, 항혈소판제제, 수술, 혈액순환을 떨어뜨려 통증을 유발한다.
- 다리를 올리면 통증이 유발된다.

10 혈관을 확장하는 약물이며 흉통이 있을 시 5분 간격으로 3번까지 투약이 가능하며 저혈압과 오심 구토가 발생할 수 있는 것은?

① Propranol
② NTG
③ Verapamil
④ Digoxin
⑤ Urokinase

해설 ① β-차단제 ③ 칼슘채널차단제
④ 강심제 ⑤ 혈전용해제

정답 8 ① 9 ① 10 ②

11 심장이 움직이는 모습을 확인하고 좌심실 박출률 확인을 통한 심장의 수축기능을 평가하여 울혈심부전의 진단에 도움이 되는 검사방법은?

① CK-MB
② 심전도
③ CRP
④ chest CT
⑤ 심장초음파

> **해설** ① CK-MB : 심근효소검사이다.
> ③ CRP : 염증검사이다.

12 고혈압 약물을 복용 중인 환자에게 잘못된 교육 내용은?

① "체위성 저혈압이 있으므로 천천히 일어나야 합니다."
② "임의로 약물을 중단하면 안 됩니다."
③ "싱거운 음식을 먹도록 합니다."
④ "현미밥 대신 쌀밥을 먹도록 합니다."
⑤ "저지방 단백질 식품을 먹도록 합니다."

> **해설** DASH(Dietary Approach to Stop Hypertension)
> 고혈압을 관리하기 위한 대표적인 식사방법이다. 쌀밥 대신 현미밥, 채소와 과일, 견과류를 충분히 섭취한다. 또한 염분과 포화지방을 줄이고 저지방 단백질 식사와 유제품을 섭취한다.

13 왼쪽 가슴에 극심한 흉통을 호소하며 식은땀을 흘리며 쓰러진 환자가 응급실에 실려서 온 상황이다. 심전도에서 아래와 같은 리듬이 보인다면 어떤 조치를 해야 하는가?

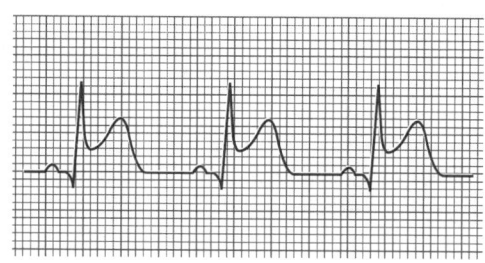

① 폐색전증이 의심되므로 혈전용해술을 준비한다.
② 기관절개술을 준비한다.
③ 비닐봉지를 가지고 와서 내뱉은 이산화탄소를 들이마시도록 한다.
④ 산소를 공급한다.
⑤ 흉부 CT를 찍도록 한다.

> **해설** ST elevation된 급성심근경색의 심전도이다. 아스피린, 나이트로글리세린, 모르핀, β차단제, ACE 억제제를 투약한다. 산소를 공급하고 혈전용해술(streptokinase, Urokinase, t-PA)과 경피적 관상동맥중재술(PCI, 스텐트 삽입)을 한다. 1~2일 동안 ABR을 하고 이후 서서히 신체활동을 증가시킨다. 수분과 염분 섭취를 제한한다.

14 심낭염으로 인한 심장압전의 증상으로 옳은 것은?

① 심장음 증가 ② 저혈압
③ 서맥 ④ 소변량 증가
⑤ 경정맥압 감소

> **해설** 심장압전
> • 원인 : 심낭염, 외상, 심장수술 후 합병증으로 인해 심장을 싸고 있는 심낭 내에 액체가 모여 심장이 압박을 받게 된다.
> • 증상 : 경정맥압 상승(심장으로 혈액이 귀환하지 못함), 저혈압(심장의 펌프능력이 떨어짐), 호흡곤란, 빈맥, 약해진 심장음, 기이맥, 소변량 감소 등을 보인다.
> • 심장압전이 있다면 응급으로 심낭천자술을 해야 한다.

15 PSVT가 있는 환자에게 심장율동전환술(cardioversion)을 적용할 때 적절한 간호는?

① 심전도를 보지 않고 전기충격을 가한다.
② 호흡을 억제하므로 진정제 사용은 하지 않는다.
③ 매번 시행 시마다 동시작동 버튼을 눌러야 한다.
④ shooting할 때 어깨를 잡아야 한다.
⑤ 신체보호대를 적용한다.

> **해설** 심장율동전환술(cardioversion)
> 불안정하고 광범위한 빈맥성 부정맥(PSVT, 심방조동, 심방세동 등)을 치료한다. EKG를 보면서 'R' wave에 맞추어 전기충격을 가해야 하는 것이 제세동기(defibrillator, 심실세동, 심장무수축 치료)와 다른 점이다.
> ① 'R' wave에 맞추어 전기충격을 가해야 한다.
> ② 의식이 있는 상태에서 진행하므로 진정제나 마취제 투여가 필요하다.
> ④ shooting을 할 때 침대 주변에서 떨어진다.
> ⑤ 몸을 억제하지 않는다.

16 울혈심부전으로 입원해 있던 환자가 갑자가 안절부절못하면서 호흡곤란을 호소한다. 이때 어떤 중재를 해주어야 하는가?

① 심전도를 촬영한다.
② 수분 섭취를 늘려야 한다.
③ 앉은 자세로 앞에 기대어 앉게 한다.
④ 객담 검사를 시행한다.
⑤ 에피네프린 투여가 필요하다.

> **해설** 좌심부전으로 폐부종이 초래되면 야간 호흡곤란, 기좌호흡, 기침, 거품과 혈액이 섞인 객담, 악설음이 들린다. 누우면 호흡곤란이 심해지므로 앉아 있도록 한다.

17 선천적 심질환으로 인해 판막협착증이 와서 인공심장판막 수술을 한 경우에 교육해야 할 내용은?

① 금속판막은 조직판막에 비해 내구성이 떨어진다.
② 금속판막은 조직판막에 비해 수명이 길다.
③ 항응고제는 1년간 복용하다가 중단할 수 있다.
④ 금속판막은 조직판막에 비해 수명이 짧다.
⑤ 금속판막을 한 여성은 임신 시에 고려해야 할 점이 없다.

해설 금속판막은 적혈구의 용혈과 판막 주위의 혈전 발생을 높이므로 평생 항응고제를 복용해야 한다. 조직 판막에 비해 수명이 길고 내구성이 좋다는 장점이 있다. 임신 시 항응고제로 인한 기형아 발생을 높이므로 태반을 통과하지 않는 헤파린 주사로 변경해야 한다.

18 나이트로글리세린에 대한 설명으로 옳은 것은?

① 나이트로글리세린을 한번 투약하고 통증이 진정되지 않으면 즉시 응급실로 가야 한다.
② 차광보관하지 않아도 된다.
③ 관상동맥을 확장시키는 약물이다.
④ 심장의 수축력을 증가시키는 약물이다.
⑤ 구강으로 삼켜서 복용하는 약물이다.

해설 나이트로글리세린
- 관상동맥을 확장시키는 약물로, 혀 밑에 넣어 녹여서 흡수시키며 5분의 간격을 두고 3회까지 투약이 가능하다.
- 저혈압, 현기증, 두통, 오심과 구토가 발생할 수 있으며 차광보관을 해야 한다.
- 투약 이후에도 흉통이 호전되지 않으면 응급실을 방문해야 한다.

19 다음 심전도는 어떤 상황인가?

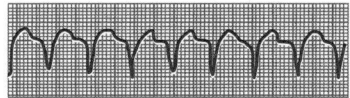

① 심실세동
② 심방세동
③ 심장무수축
④ 심실빈맥
⑤ 조기심실수추

> **해설** 심실빈맥(VT ; Ventricular Tachycardia)
> • 3개 이상의 PVC가 분당 100회 이상의 속도로 연속해서 나타나는 경우는 심실빈맥으로 분류한다.
> • 심실에서 비정상적인 자극이 발생하여 분당 120회 이상의 속도로 빨리 뛰면서 혈액을 충분하게 내보내지 못한다.
> • 규칙적이고 넓은 QRS가 특징이다.

20 경피적 관상동맥 중재술(PTCA)을 받고 병실에 올라온 환자에게 적합한 간호중재는?

① 대퇴동맥을 통해 시술했다면 양쪽 다리의 맥박을 비교하여 확인한다.
② 대퇴동맥을 통해 시술했다면 심부정맥 혈전증을 막기 위해 시술 직후 누운 채로 자전거 타기를 한다.
③ 혈전 예방을 위해 항생제를 투여한다.
④ 삽입한 시술 부위를 마사지한다.
⑤ 부종 예방을 위해 수분 섭취를 제한한다.

> **해설** 경피적 관상동맥 중재술(PCI, PTCA)
> • 요골동맥 혹은 대퇴동맥을 통해 카테터를 삽입해 좁아진 관상동맥에 풍선이나 스텐트를 넣어 혈관을 넓혀주는 것이다.
> • 대퇴동맥을 통해 삽입했다면 굴곡되지 않도록 침상머리를 8시간 동안 올리지 않고 침상안정을 한다.
> • 삽입되었던 시술 동맥과 반대 측의 맥박을 확인하여 비교한다.
> • 혈전 예방을 위한 항응고제를 투여하고 조영제를 이용하여 검사를 하였다면 수분 섭취를 충분히 한다.

정답 19 ④ 20 ①

CHAPTER 04 비뇨기계

제1절 신장의 구조와 기능

신장 → 요관 → 방광 → 요도의 순서로 소변이 생성되어 하루에 1,500mL가량이 배출된다.

(1) 네프론
  ① 신장의 기능적인 기본 단위로서 피질에 위치하고 있다.
  ② 네프론 = 신소체(사구체 + 보먼주머니) + 세뇨관(근위세뇨관, 헨레 고리, 원위세뇨관, 집합관)

(2) 사구체
  ① 사구체는 세동맥이 실타래처럼 엉켜 있는데 혈액이 이 세동맥들을 지나가면서 사구체를 둘러싼 보먼주머니로 수분과 많은 물질들이 여과된다.
  ② **사구체 여과율**(GFR ; Glomerular Filtration Rate) : 1분 동안 사구체를 통해 여과되는 청소율을 말한다. 대략 120mL/분의 혈액이 여과된다.
  ③ 혈장단백질, 혈구와 같은 입자가 큰 물질은 사구체를 통과하지 못 한다.

(3) 근위세뇨관
  ① 사구체에서 여과된 물질의 70~80%는 근위세뇨관에서 재흡수가 일어난다.
  ② 여과된 나트륨을 재흡수하는 과정에서 HCO_3^-가 함께 재흡수되는 반면, H^+는 혈액에서 세뇨관으로 배출된다.
  ③ 포도당과 아미노산, 수분과 전해질 등 인체에 필요한 것들의 대부분이 재흡수된다.

(4) 원위세뇨관
  ① 근위세뇨관에서 흡수되지 못한 나트륨을 재흡수한다.
  ② **ADH(항이뇨호르몬)의 영향** : 이뇨는 소변이 만들어져서 나오는 것으로, 항이뇨는 소변이 생성되지 않도록 하는 것이다. ADH가 뇌하수체에서 분비되고, ADH는 원위세뇨관에 작용해 수분 재흡수를 증가시킨다. ADH 호르몬이 나오는 상황의 대표적인 예는 탈수이다.

(5) 신장의 기능

① 혈압조절
  ㉠ 레닌 – 앤지오텐신 – 알도스테론 : 혈압이 하강하면 사구체의 세포에서 레닌이 분비된다. 레닌은 앤지오텐신 Ⅰ을 만들어 내고 앤지오텐신 Ⅰ은 앤지오텐신 Ⅱ로 전환된다. 앤지오텐신 Ⅱ는 말초혈관을 수축시키는 역할을 하면서, 동시에 부신을 자극하여 알도스테론을 분비시킨다.
  ㉡ 알도스테론 : 원위세뇨관에 작용해 수분과 나트륨을 혈관으로 재흡수(H^+와 칼륨은 분비)시키고 혈류량을 늘려 혈압을 올린다.

② 소변 생성
  ㉠ 소변 양 = (사구체에서 여과된 수분과 물질 + 세뇨관 분비) – 세뇨관 재흡수
  ㉡ 사구체로 여과된 양의 99%는 세뇨관을 지나면서 재흡수되고 소변으로 1%가 배출되는 것이다.

③ 조혈 : erythropoietin을 생성하여 적혈구를 만들어 낸다.

④ 혈중 칼슘 유지 : 칼슘이 흡수되려면 비타민 D가 필요하며, 신장은 비타민 D 대사를 도와 칼슘의 농도를 유지시킨다.

⑤ 노폐물 배출
  ㉠ 크레아틴 배설
    • 근육이 에너지를 만들어 내는 과정에서 크레아틴이 만들어지는데, 이 크레아틴은 신장을 통해서만 배설되기 때문에 크레아티닌 검사는 신장의 기능을 평가하는 중요한 데이터이다.
    • 혈액검사에서 크레아틴이 높다는 말은 신장이 노폐물 배설을 제대로 못한다는 의미이다.
    • 근육이 많은 사람은 크레아티닌 수치가 약간 높을 수 있다.
  ㉡ 요소 배출
    • 단백질 섭취, 탈수, 온도, 간 질환 등의 영향을 받는다.
    • 단백질은 질소를 포함하고 있다. 단백질이 간에서 분해되면서 질소는 독성이 강한 암모니아로 바뀌는데, 암모니아를 덜 자극적인 요소의 형태로 만들어 소변으로 배설시킨다.
    • 요소질소(BUN ; Blood Urea Nitrogen) 혈액검사 결과가 높다는 말은 신장을 통한 요소 배출에 문제가 발생하여 혈액 내에서 많이 검출된다는 것이다. creatine(근육 내에서 생성되는 노폐물) 검사와 함께 신장의 기능을 확인할 수 있는 검사이다.
  ㉢ 약물, 유해물질 등 배출

⑥ 수분과 전해질 균형
  ㉠ 수분의 대부분은 근위세뇨관을 지나면서 흡수가 이루어지고 원위세뇨관에서 ADH에 의해 조절된다.
  ㉡ 나트륨과 칼륨은 근위세뇨관과 원위세뇨관을 지나간다. 재흡수와 분비의 과정을 거치면서 혈중농도를 일정하게 유지한다.

⑦ 산-염기 균형 : 신장을 통해 H^+와 HCO_3^-를 배출 혹은 재흡수를 하면서 산-염기 균형을 유지한다.
  ㉠ 산증 : 체내에 H^+가 많은 상태를 산증이라고 부른다. H^+가 많다면 중화시키기 위해 HCO_3^-를 세뇨관에서 재흡수하여 H^+를 배출하기 위한 과정을 거친다.
  $H^+ + HCO_3^- \rightarrow H_2CO_2 \rightarrow H_2O$(소변 배출) + CO_2(폐로 배출)
  ㉡ 알칼리증 : 체내에 HCO_3^-가 많은 상태를 알칼리증이라고 부른다. H^+의 배출을 막고 HCO_3^- 재흡수를 줄인다.

(6) 배뇨반사
① 방광에 200mL 넘게 소변이 차면 척수 S2-4와 연결된 감각신경이 자극을 받는다.
② 척수 S2-4가 부교감신경을 자극하여 방광배뇨근을 수축하고 방광의 압력이 높아지는 것이 요의이다.
③ 뇌에서 요의를 느끼더라도 외요도 괄약근은 수의근이다 보니 배출 여부를 스스로 조절할 수 있다.

제2절 진단검사

(1) 신생검
① 신장은 혈관이 많이 분포되어 있어 출혈 위험성이 상당히 높으므로 검사 전 항응고제를 복용하고 있는지 확인한다.
② 8시간 이상 금식한다.
③ 검사하는 부위 밑에 베개를 두고 복위를 취하게 한다. 이때 검사하는 부위를 평평하게 하고 움직이지 않도록 한다.
④ 숨을 들이마시고 참는 동안 신장에서 조직검사가 이루어진다.
⑤ 검사한 부위의 출혈 양상을 관찰하기 위해, 검사 후 30분 동안 베개를 그대로 둔 채 복위 자세를 유지하게 한다.
⑥ 생검 후에 4시간 동안은 앙와위 상태를 유지하여 지혈을 한다. 자극을 피하기 위해 기침을 하지 않도록 한다.
⑦ 24시간 동안 침상에서 안정을 취해야 하고, 출혈 확인을 위해 활력징후를 자주 측정한다.
⑧ 수분을 충분히 섭취하여 소변을 배출하도록 하고, 혈뇨가 있는지 확인해야 한다.

(2) 경정맥신우촬영술(IVP)

① 아이오딘이 들어간 조영제를 정맥으로 주입하여 신장에서 요도를 향해 가는 길을 실시간으로 관찰하는 검사이다.
② 조영제 알레르기가 있는지 확인이 필요하며, 검사 후에 알레르기 반응이 있는지 관찰해야 한다.
③ 검사하기 전에는 수분 섭취를 제한하고 검사 후에는 조영제 배출을 위해 수분 섭취를 권장한다.
④ 최소 8시간 이상 금식을 하고 관장을 하여 장을 비우는데, 대변이나 가스가 신장이나 요관을 누르게 되면 정확한 검사가 힘들기 때문이다.

(3) 방광경

① 요도를 통해 방광경을 넣어서 직접 방광을 관찰하는 검사이다.
② 금식은 하지 않는다. 관장을 해서 대변과 가스가 방광을 누르는 것을 막아야 한다.
③ 검사 2~3시간 전에 물을 충분히 마시거나 수액을 맞아 방광을 채워야 한다.
④ 검사 후에 출혈, 요로감염, 방광 천공 등의 증상이 있는지 확인하고, 수분 섭취를 격려한다.

(4) 임상병리검사

① BUN, creatinine 검사를 해서 신기능 상태를 확인한다.
② 소변검사
  ㉠ 정상 소변의 산도는 5.5~6.5로 약산성이다. 알칼리라면 요로감염을 의심할 수 있고, 산성이라면 설사, 고열, 산독증을 의심할 수 있다.
  ㉡ 단백질, 당, 빌리루빈 등은 정상 소변에서 보이지 않는다.
  ㉢ 소변비중검사
    • 비중은 무게를 말하는데 소변비중이 높다는 것은 소변이 농축되어 진해졌다는 것이다. 탈수나 당뇨와 같은 질환을 의심할 수 있다.
    • 소변비중이 낮다는 것은 소변이 묽어졌다는 것인데, 이뇨제 치료 중이거나 요붕증일 수 있다.
③ 24시간 소변검사 : 소변 수집이 시작된 후 첫 소변은 버린다. 검사를 시작하기 전에 신장에서 만들어진 소변이기 때문이다. 24시간이 끝나는 시점에 마지막 소변까지 수집해야 한다.

제3절 사구체 문제

(1) 급성 신부전(ARF ; Acute Renal Failure)
  ① 원인
    ㉠ 신전성
      - 신장에 도착하기 '전'에 혈관의 순환에 문제가 생긴 것이다. 탈수, 이뇨제 과잉투여, 급성 중증과민증으로 인한 혈관 확장 등의 문제로 발생한다.
      - 신혈류 저하로 인해 신장이 손상된다.
    ㉡ 신성 : 신장 자체에 질병이 와서 사구체 여과율이 감소한 것이다.
    ㉢ 신후성 : 요관, 방광 폐색 등 신장을 경유한 '후'에 문제가 생겨 신장 조직을 손상시키는 것이다.
  ② 증상과 관리 : 급성 신부전과 만성 신부전의 증상과 관리 방법은 비슷하다.
    ㉠ 고칼륨혈증
      - 신장에서 칼륨 배출이 힘들어진다. 심장무수축의 위험이 있으므로 주의 깊게 관찰한다.
      - 혈중 칼륨 5.0mEq/L 이상이면 심전도에서 QRS파가 넓어지거나 P파가 넓고 편평해지고 T파가 뾰족한 모양을 보인다.
      - 속효성 인슐린을 포도당 수액과 함께 정맥주사한다. 인슐린이 포도당을 세포 안으로 끌고 들어가서 사용하도록 한다. 이때 포도당이 칼륨을 같이 끌고 들어가면서 고칼륨혈증을 개선시킨다.
      - Kayexalate를 구강이나 직장으로 투여한다. 체내의 칼륨을 끌어당겨 대변과 결합하여 배출시킨다.
      - 칼륨이 들어 있는 식이를 피하도록 한다. 예 시금치, 오렌지주스, 바나나
      - 라식스와 같은 칼륨을 배출시키는 이뇨제를 사용한다. 스피로락톤과 같이 칼륨을 보존시키는 이뇨제도 있으므로 구분이 필요하다. 신부전에서 이뇨제 사용의 목적은 소변 배출이 아니다.
      - Calcium gluconate를 정맥주사한다. 고칼륨혈증으로 인해 심장이 흥분되어 있는데 칼슘은 이런 심장의 흥분도를 낮추는 역할을 한다.
    ㉡ 저나트륨혈증과 수분 축적
      - 수분 배출이 떨어져 몸에 수분이 차게 되니 저나트륨혈증이 초래된다. 소금물에 물을 많이 타면 덜 짜지는 것과 같다.
        [참조] 수분량은 변하지 않았지만 나트륨이 많이 빠지게 되면 이것 또한 저나트륨혈증이다.
      - 칼륨과 나트륨은 반대로 움직이기 때문에 칼륨이 몸에 쌓이게 되면 상대적으로 나트륨 배출량이 많아진다.

- 수분을 제한시키고 저염식이(염분은 수분을 더욱 끌어당김)를 한다.
ⓒ 대사산증
- 세뇨관까지 영향을 미쳐 H^+ 배설과 HCO_3^- 재흡수를 감소시킨다.
- Sodium bicarbonate를 투여하여 중화시킨다.
- 호흡으로 보상하기 위해 쿠스마울 호흡과 빈호흡을 보인다.
ⓒ 소변량 변화
- 핍뇨와 무뇨 : 급성 신부전 초기에 나타나는 주요 증상이다. 수분이 몸에 축적되면서 부종이 나타나며, 수분조절이 필요하다.
- 이뇨기 : 노폐물의 배설은 개선되지 않으나 수분 배출량은 증가한다.
- 회복기 : 신장기능이 회복하는 단계이다.
ⓜ 노폐물 배출 저하
- 양질의 탄수화물이 들어 있는 고칼로리식이를 한다.
- 단백질은 질소 노폐물을 발생시켜 신장의 부담을 높이므로 저단백식이를 한다.
- BUN(Blood Urea Nitrogen)/Creatinine 수치 상승 : 정상 수치는 BUN 10~26mg/dL, Creatinine은 0.5~1.4mg/dL이다.
ⓗ 저칼슘혈증
- 신장이 비타민 D를 활성화하는데, 이 능력이 떨어지니 칼슘의 흡수가 떨어지게 된다.
- 고인산혈증 초래 : 칼슘은 인과 반비례의 관계이다.
- 칼슘보조제, 비타민 D, 칼슘이 들어 있는 음식을 섭취한다.
- 저칼슘혈증이면 부갑상샘호르몬이 자극을 받는다. 부갑상샘호르몬은 뼈에서 칼슘을 빼와서 보충하려고 하기 때문에 골연화증과 골다공증이 더욱 가속화된다.
ⓢ 빈혈 : erythropoietin 생성이 떨어지면 조혈이 힘들어 빈혈을 초래한다.
ⓞ 요독증
- 신부전 말기에 증상이 두드러진다. 급성 신부전일 경우에도 발생할 수 있으며 이때는 혈액투석을 해야 한다.
- 노폐물이 배출되지 못하고 신체의 여러 장기에 축적되어 다양한 증상이 발생한다. 중추신경계에 쌓이면 두통, 의식 변화를 일으키고 소화기계에 쌓이면 오심과 구토를 유발한다.
- 감염에 취약해지므로 상처가 나는 것을 예방한다.
- 쌓인 노폐물의 독소로 인해 전신 소양증이 발생한다. 피부가 건조해지지 않도록 로션을 바르며 면옷을 입고 시원한 환경에 노출시킨다. 또한 긁어서 2차 감염이 생기지 않도록 주의한다.
- 점막에 궤양을 일으키는데 특히 위장관계 점막의 출혈이 흔하다.
ⓩ 고혈압 : 수분이 축적되면서 혈압이 올라가므로 고혈압 약물을 투여한다.

(2) 투석

3개월 이상 신장의 손상이 지속되면 만성 신부전이다. 사구체 여과율이 정상 수치인 120mL/분에서 60mL/분으로 떨어지게 되는 만성 신부전일 경우 투석과 신장이식이 필요하다.

① **복막투석(PD ; Peritoneal Dialysis)**
  ㉠ 복막투석은 하루에 2~4회 반복한다. 체온과 비슷한 온도의 포도당이 들어 있는 고장액을 도관을 통해 복강 안에 주입하여 2~8시간 동안 기다린다.
  ㉡ 수분과 노폐물이 고장액으로 이동한다. 삼투에 의해 고장액이 수분을 빨아당기게 되며(삼투), 노폐물은 농도가 높은 혈관에서 농도가 낮은 고장액 쪽으로 이동(확산)하게 된다.
  ㉢ 도관을 만질 때는 복막염의 가능성이 있으므로 무균적으로 다룬다. 통목욕은 금지이다.
  ㉣ 배출되는 고장액의 색깔이 탁하거나 냄새가 나면 복막염을 의심할 수 있어 균배양검사가 필요하다.
  ㉤ 투석 중에는 활력징후 측정이 중요하며 자세는 좌위 혹은 반좌위 자세를 취해 숨쉬기 수월하게 해준다.
  ㉥ 매일 투석하므로 혈액투석보다는 식이제한이 덜 엄격하다. 단백질이 복막투석 중 소실되므로 충분히 섭취해야 한다.

② **혈액투석(HD ; Hemodialysis)**
  ㉠ 동정맥루 : 혈액 투석을 하기 위해서는 동정맥루를 만들어야 한다. 동맥과 정맥 사이에 구멍(루)을 만드는 것이다. 짧은 시간 안에 투석이 이루어지려면 통통하고 튼튼한 혈관이 필요하기 때문이다.
    • 동정맥루가 있는 팔에는 주사, 채혈, 혈압측정, 눌리는 자세는 절대 하지 않는다.
    • 무거운 물건을 드는 등 팔에 힘이 들어가는 행동은 하지 않는다.
    • 동맥혈과 정맥혈이 함께 흐르므로 전기가 흐르는 듯한 진동과 잡음이 느껴지는 것이 정상이다.
    • 동정맥루는 수술 후 1~2개월이 지나야 성숙이 되어 사용 가능한데, 그때까지는 중심정맥관을 별도로 삽입하여 투석을 한다.
    • 수술하고 안정기가 지나면 손을 쥐었다 펴는 운동을 하면서 혈관을 키워야 한다.
  ㉡ 주 2~3회 투석을 하며 식이와 체중조절이 엄격하다. 칼륨과 인이 들어 있는 음식과 수분, 염분을 제한하고, 적당한 단백질과 칼로리가 있는 음식을 먹는다.
  ㉢ 출혈 : 혈액투석을 하는 동안 혈액이 굳는 것을 막기 위해 헤파린 처리를 한다.
  ㉣ 투석 전후 체중을 측정하여 비교해야 한다. 그리고 투석 중에 활력징후를 자주 측정한다.
  ㉤ 투석 중 포도당이 제거되면서 저혈당증 발생 확률이 높아진다. 당뇨환자라면 투석하는 날에는 인슐린과 혈당강하제는 복용하지 않으며 투석 전 혹은 투석 중에 식사를 한다.
  ㉥ 동정맥루를 통해 감염되지 않도록 멸균을 준수한다.

- ⓼ 저혈압, 부정맥 : 투석 중 흔하게 있는 증상이다. 수분이 제거되는 속도가 빠르거나 혈관 자체가 수축이 힘든 경우에 발생한다.
- ⓞ 전해질 불균형
- ⓩ 투석불균형증후군 : 혈액투석을 하면 혈액 안의 노폐물은 사라지지만 상대적으로 뇌 안의 노폐물은 덜 사라진다. 이로 인해 혈액과 뇌의 삼투압 차이가 발생해 수분이 뇌 조직으로 들어가면서 뇌부종이 발생하여 불안, 경련, 의식 변화, 오심과 구토 증상을 보이게 된다. 투석불균형증후군을 예방하려면 천천히 투석하는 것이 중요하다.
- ⓧ 약물요법 : 고혈압약물, 비타민 D, 칼슘보충제, 철분제, 수용성 비타민, 인결합제(고인산혈증 교정)

③ 신장이식

㉠ 공여자와 수여자 적합성 검사
- HLA(Human Leukocyte Antigen, 조직적합성 항원) : HLA는 조직과 혈액세포에 존재하는 단백질이다. HLA가 서로 맞지 않으면 이식 거부반응이 발생하므로 이식하기 전에 HLA가 서로 맞는지 확인할 필요가 있다. 기증자(공여자)의 혈액을 수여자의 혈액과 섞어 반응시켜 수여자의 혈액세포가 공여자의 혈액세포를 파괴하는지 확인한다.
- ABO type : 공여자와 수여자의 혈액이 맞아야 하며 이상반응이 없어야 한다.
- 신장이식 거부반응(세포성 면역반응) : 수술이 성공적으로 이루어졌다면 수술한 당일에 소변이 배출된다.

초급성 거부	수술 중 혹은 수술하고 2~3일 안에 수여자의 B세포가 직접 이식받은 신장을 공격하는 거부반응인데, 이식받은 신장을 제거해야 한다.
급성 거부	이식 후 3개월 안에 일어나는 반응이다. 소변량이 줄어들고 노폐물 배설이 떨어지니 Bun/Cr 수치가 상승한다. 발열이 나타나며 스테로이드(면역반응 저하)를 투여하면서 경과를 지켜본다.
만성 거부	3개월 이후부터 몇 년 동안 거부반응이 지속되면서 신장기능이 감퇴한다. 단백질이 여과돼서 나오고 혈압조절이 되지 않는다.

※ 세포성 면역 : T 림프구와 대식세포에 의해 직접 항원을 공격하여 파괴하는 것이다.
체액성 면역 : B 림프구의 항체 생성을 통한 면역반응이다.

[암기Tip] '체'액성은 항'체'와 연관 짓고 항체는 비(B)상 상황에 대비한 글로불린이다.

(3) 신증후군(nephrotic syndrome)

① 원인 : 원인은 알 수 없으며 사구체가 파괴되어 단백질이 소변으로 빠져나가는 증상인데 스테로이드 치료를 한다.

② 증상과 관리

㉠ 부종
- 체내 알부민(수분을 혈관 안에 잡아줌)이 저하되면서 혈관 밖으로 수분이 빠져나가게 된다. 특히 아침에 눈이 많이 부어오르고 낮에는 전신으로 퍼지며 저녁이 되면 하지에 부종이 심해진다.

- 저염식이를 하고 수분을 제한해야 한다. 필요하다면 이뇨제를 사용한다.
- I/O와 체중을 매일 측정하고 부종 부위가 눌리지 않도록 신경을 써야 한다.
- 부종 자체가 감염의 요인이 될 수 있다.

ⓒ 고지혈증 : 알부민이 저하되면 간에서 단백질을 만들어 내기 위해 노력한다. 이때 지단백도 함께 합성되면서 결국 LDL 콜레스테롤이 상승하게 된다.

ⓒ 단백뇨 : 사구체를 통해 단백질이 여과된다.

ⓔ 과응고상태 : 응고 단백질이 소실되면서 간의 응고 단백질 불균형을 초래하며, 신장 정맥에 혈전이 생기면서 옆구리 통증도 유발한다. 심부정맥혈전증이 의심되면 항응고제 치료를 하여 폐색전증을 예방해야 한다.

ⓜ 저알부민혈증 : 소변으로 단백질이 소실되고 간에서 만들어 내는 알부민 합성 능력이 떨어진다.

(4) 급성사구체신염(acute glomerulonephritis)

① 원인
  ⓐ 사구체(수분과 노폐물을 걸러 소변을 생성하는 기관)에 급성으로 염증이 오는 질환이다. 상기도감염이 되고 2~3주 후에 합병증으로 발생하며 가장 흔한 원인균은 <u>A군 용혈성 연쇄상구균</u>이다.
  ⓑ 연쇄상구균으로 항원-항체반응이 일어나고 면역복합체가 신장의 사구체를 손상시킨다.

② 진단
  ⓐ 소변검사에서 혈뇨와 단백뇨가 확인된다.
  ⓑ 신장 기능수치(Bun/Cr)가 증가한다.
  ⓒ 백혈구와 ESR(Erythrocyte Sedimentation Rate, 적혈구 침강속도)이 증가한다. 염증반응이 있게 되면 적혈구가 침강하는 속도가 빨라지게 된다.
  ⓓ ASO titer(Antistreptolysin-O titer)가 증가한다.
   연쇄상구균이 만들어 내는 독소인 스트렙토리신 O에 해당하는 항체이다. 즉, 연쇄상구균으로 인한 감염인지 확인할 수 있는 검사이다.

③ 증상
  ⓐ 입자가 큰 혈구와 단백질이 사구체를 통과하면서 급작스러운 혈뇨와 단백뇨가 발생한다. 단백뇨는 저알부민혈증과 부종을 초래한다.
  ⓑ 사구체 여과율이 저하되면 노폐물을 효과적으로 제거하지 못하고 수분이 정체되어 부종이 더욱 심해진다.
  ⓒ 소변량이 줄고(핍뇨, 무뇨) 농도가 진해져서 요비중이 증가한다.
  ⓓ 수분이 정체되어 고혈압이 오게 된다.

④ 치료와 간호
  ㉠ I/O(섭취량/배설량)와 체중, 혈압을 매일 측정한다.
  ㉡ 고칼로리, 저단백식이(단백질이 분해되면 질소가 생기는데 질소는 신장을 통해 배출됨), 저염식이(싱겁게 먹어서 부종을 막아야 한다)를 한다.
  ㉢ 부종이 심하면 수분을 제한하고 체위 변경에 신경을 쓴다.
  ㉣ 부종 자체가 감염의 요인이 될 수 있다.
  ㉤ 혈압이 높다면 이뇨제와 항고혈압제를 사용한다.
  ㉥ 연쇄상구균의 감염을 막기 위해 상기도감염 환자와 접촉하지 않도록 주의한다.
  ㉦ 면역억제제, 항생제 치료로 인해 감염의 위험성이 커지므로 예방과 관찰이 필요하다.

제4절 기타 문제

(1) 요로결석
  ① 원인
    ㉠ 소변 정체, 소변 농축
    ㉡ 칼슘, 인산, 요산(퓨린 과다 섭취) 등이 만들어낸 결정
    ㉢ 장기간의 와상 상태, 잦은 비뇨기 감염, 스테로이드 복용, 수분 섭취 부족
    ㉣ 20~50대 남자(땀을 많이 흘림)에게 호발함
  ② 증상
    ㉠ 갑작스러운 옆구리 통증이 발생하면서 복부로 퍼지고 오심과 구토가 동반된다.
    ㉡ 혈뇨(결석으로 인한 자극), 발열 증상을 보인다.
    ㉢ 결석으로 인해 요로가 폐쇄되고 감염이 초래된다.
    ㉣ 늑골척추각 압통(CVA tenderness) : 등 쪽의 늑골 12번과 척추 사이의 각, 그 부위를 쳤을 때 통증을 호소한다.
  ③ 치료와 간호
    ㉠ 수분을 3L 이상 섭취 : 소변량을 늘려 결석을 자연스럽게 배출시키기 위함이다.
    ㉡ 체외충격파쇄석술(ESWL)
      • 외부에서 충격파를 주어 결석을 깨뜨려 소변으로 배출하게끔 하는 시술이다.
      • 깨진 결석이 내려오면서 통증과 배뇨통, 혈뇨를 일으킬 수 있음을 알려 준다.
    ㉢ 칼슘이 결석의 원인인 경우
      • 육류 단백질은 칼슘과 결합하면 결석을 만들기 때문에 피한다.

- 저칼슘혈증이 생기면 부갑상샘호르몬이 자극되어 뼈에서 칼슘이 더욱 유리되므로 주의한다. 적절하게 칼슘을 섭취하도록 한다.
- 인산과 수산이 많은 음식은 줄인다.
- 나트륨은 소변으로 배출될 때 칼슘과 결합하는 특징이 있으므로 저염식이를 한다.
- thiazide계 이뇨제는 칼슘의 재흡수를 증가시켜 소변으로 나가는 칼슘의 양을 줄인다.
- 과도한 비타민 D는 칼슘을 축적시키므로 피하도록 한다.

ㄹ 요산이 결석의 원인인 경우
- 퓨린식이 제한 : 단백질의 일종인 퓨린은 대사하면서 요산을 발생시킨다.
- 요산형성을 감소시키는 Allopurinol을 투약한다.
- 소변을 알칼리화시켜 요산을 소변에 녹이기 위해 중탄산나트륨과 같은 알칼리 약물을 투약한다.

(2) 요로감염

① 원인 : 요도에서 방광으로 거슬러 올라가는 상행성 감염으로서 대장균이 원인인 경우가 많다. 여성이 요로감염에 취약한데 이유는 요도가 짧고 항문과 질이 가까이 있어서 오염되기 쉽기 때문이다.

② 증상

요도염	• 원인 : 남성은 성병으로 인해 감염되는 경우가 많고, 여성은 폐경기에 요도와 질이 알칼리화되면서 감염에 취약해진다. • 증상 : 배뇨 시 통증, 요도 분비물, 소양증, 빈뇨, 작열감 • 관리 : 성교 후 배뇨를 하고 성교 전후 위생에 신경을 써야 한다. 대변을 보고 앞에서 뒤로 닦아야 하며 여성은 소변을 보고 휴지로 요도를 문질러 자극을 주지 않는다.
방광염	• 원인 : 요도염으로 인한 상행성 감염으로 요로감염 중에 가장 흔한 증상이다. • 증상 : 빈뇨, 배뇨곤란, 작열감, 요실금, 잔뇨감, 냄새나는 소변, 하복부 통증, 열

신우신염
(절대 안정)
	• 원인 : 요도와 방광의 염증이 상행하여 신장에 염증을 일으키게 된다.
	• 증상
	  - 옆구리 통증
	  - 늑골척추각 압통
	  - 고열, 오한, 백혈구 증가, 오심과 구토
	  - 냄새나는 소변, 혈뇨, 단백뇨
	  - 배뇨통, 빈뇨, 야간뇨

③ 치료와 간호

㉠ 수분 섭취를 충분히 하여 세균과 찌꺼기를 밖으로 배출시키도록 한다.

㉡ 소변의 산성도를 유지하기 위해 비타민 C를 충분히 섭취한다.

㉢ 항생제 치료를 해야 하는데, 필요시 소변 배양검사도 시행한다.

㉣ 무증상 세균뇨(증상은 없이 소변검사에서 염증 소견이 보임)는 별다른 치료 없이도 호전을 보인다.

㉤ 꽉 조이는 옷이나 속옷을 착용하지 않는다.

(3) 방광암

요로전환술을 하고 난 후의 요로 관리가 중요한데 장루 관리와 흡사한 부분이 많다.

① 주 2~3회 보호판을 교체하는데 소변 주머니는 1/2가량 차면 비우도록 한다.

② 보호판은 소변량이 가장 적은 기상 후에 교체하고 요루 크기보다 2~3mm 크게 잘라서 붙이도록 한다.

③ 주머니는 필요시 교체하며 인공루 주변은 순한 비누와 물로만 닦고 충분히 말린다.

④ 감염 예방을 위해 충분한 수분 섭취를 하고 소변을 산성화시키는 식품을 먹도록 한다.

⑤ 방광을 들어내고 회장에 요관을 연결하는 경우가 많다. 대변이 소변과 섞여 묽게 자주 항문으로 흐를 수 있음을 알려 준다.

CHAPTER 04 적중예상문제

01 급성사구체신염 환자의 증상이 아닌 것은?

① 단백뇨
② 요비중 감소
③ 혈뇨
④ 부종
⑤ 고혈압

> **해설** 급성사구체신염 증상
> • 혈뇨와 단백뇨 : 입자가 큰 혈구와 단백질이 사구체를 통과하면서 급작스러운 혈뇨와 단백뇨가 발생한다. 단백뇨는 저알부민혈증과 부종을 초래한다.
> • 사구체 여과율이 저하되면 노폐물을 효과적으로 제거하지 못하고 수분이 정체되어 부종이 더욱 심해진다.
> • 소변량이 줄고(핍뇨, 무뇨), 농도가 진해져서 요비중이 증가한다.
> • 소변량이 줄면서 수분이 정체되어 고혈압이 오게 된다.

02 급성 신부전 환자의 칼륨 수치가 6.3mEq/L라면 무엇을 해야 할까?

① 바나나를 먹도록 한다.
② 심전도를 관찰한다.
③ 마그네슘을 투약한다.
④ 포도당을 투여한다.
⑤ 스피로닥톤 이뇨제를 사용한다.

> **해설** ② 고칼륨혈증의 경우 심전도에서 QRS파가 넓어지거나 T파가 뾰족한 모양을 띤다.
> ① 칼륨이 들어 있는 식이를 피하도록 한다(예 시금치, 오렌지주스, 바나나).
> ③ Calcium gluconate를 정맥주사한다.
> ④ 속효성 인슐린을 포도당 수액과 함께 정맥주사한다.
> ⑤ 스피로닥톤은 포타슘보존이뇨제이다. 라식스와 같은 칼륨을 배출시키는 이뇨제를 사용한다.

정답 1 ② 2 ②

03 요로결석 환자의 간호로 옳지 않은 것은?

① 수분을 3L 이상 섭취하도록 한다.
② 육류 단백질은 피하도록 한다.
③ 퓨린식이를 제한한다.
④ 칼슘이 결석을 유발하므로 먹지 않도록 한다.
⑤ 저염식이를 한다.

> **해설** 저칼슘혈증이 생기면 부갑상샘호르몬이 자극되어 뼈에서 칼슘이 더욱 유리되므로 주의한다. 저칼슘식이를 제한하고 적절하게 칼슘을 섭취하도록 한다.

04 사구체가 파괴되어 단백질이 소변으로 빠져나가며 부종, 고지혈증, 단백뇨가 나타나는 질환은?

① 사구체신염
② 신증후군
③ 급성 신부전
④ 신장모세포종
⑤ 요로감염

05 동정맥루에 대한 설명으로 옳은 것은?

① 적당히 무거운 물을 차차 들면서 혈관을 키워야 한다.
② 정맥과 정맥을 연결하여 혈관을 더욱 굵게 한다.
③ 수술하고 2~3일 후부터 혈액투석이 가능하다.
④ 동정맥루가 있는 팔은 혈압을 측정하면 안 된다.
⑤ 전기가 흐르는 듯한 진동이 느껴지면 의사에게 즉시 보고한다.

> **해설** 동정맥루를 가진 환자 간호
> - 동정맥루가 있는 팔에는 주사, 채혈, 혈압측정, 누르는 자세는 절대 하지 않는다.
> - 무거운 물건을 드는 등 팔에 힘이 들어가는 행동은 하지 않는다.
> - 동맥혈과 정맥혈이 함께 흐르므로 전기가 흐르는 듯한 진동과 잡음이 들려야 한다.
> - 동정맥루는 수술 후 1~2개월이 지나야 성숙되어 사용 가능한데, 그때까지는 중심정맥관을 잡아서 투석한다.
> - 수술하고 안정기가 지나면 손을 쥐었다 펴는 운동을 하면서 혈관을 키워야 한다.

정답 3 ④ 4 ② 5 ④

06 신장의 기능이 아닌 것은?
① 혈압조절
② 조혈
③ 노폐물 배출
④ 수분과 전해질 균형
⑤ 배뇨반사

해설 배뇨반사는 방광에 소변이 차면 척수 S2-4와 연결된 감각신경이 자극을 받는 것으로 시작한다.

07 자극적인 암모니아가 간에서 무엇으로 만들어져 소변으로 배출되는가?
① 질소
② 요소
③ 요산
④ 크레아틴
⑤ 수소

해설 영양소 중에서 단백질이 질소를 포함하고 있다. 단백질이 간에서 분해되면서 질소는 독성이 강한 암모니아로 바뀌는데, 암모니아를 덜 자극적인 요소의 형태로 만들어 소변으로 배설시킨다.

08 1분 동안 사구체를 통해 여과되는 청소율이며 대략 120mL/분의 혈액 여과가 이루어지는 것을 무엇이라 하는가?
① 사구체여과율
② 크레아티닌
③ 소변 비중
④ BUN
⑤ RASS

09 만성 신부전 환자가 전신에 가려운 증상을 호소하며 두통과 의식 변화, 오심과 구토증상을 보인다. 이때 의심되는 증상은?

① 저칼슘혈증
② 빈혈
③ 요독증
④ 대사성 산독증
⑤ 저나트륨혈증

해설 **요독증 증상**
- 신부전 말기에 증상이 두드러지나, 급성 신부전일 경우에도 발생할 수 있으며 이때는 혈액투석을 해야 한다.
- 노폐물이 배출되지 못하고 신체의 여러 장기에 축적되어 다양한 증상이 발생한다. 중추신경계에 쌓이면 두통, 의식 변화를 일으키고 소화기계에 쌓이면 오심과 구토를 유발한다.
- 감염에 취약해지므로 상처가 나는 것을 예방한다.
- 전신 소양증을 일으키므로 피부가 건조해지지 않도록 로션을 바르며 면옷을 입고 시원한 환경에 노출시킨다. 또한 긁어서 2차 감염이 생기지 않도록 주의한다.
- 점막에 궤양을 일으키는데 위장관계 출혈이 흔하다.

10 요로감염 환자 간호에 대한 설명으로 옳은 것은?

① 수분 섭취를 제한한다.
② 성교와 요로감염은 무관하다.
③ 여성은 소변을 보고 요도를 문질러 닦아야 한다.
④ 비타민 A를 섭취한다.
⑤ 항생제 치료를 한다.

해설
① 수분 섭취를 충분히 하여 세균과 찌꺼기를 밖으로 배출시키도록 한다.
② 성교 전후에 샤워하도록 한다.
③ 요도를 문지르지 말아야 한다.
④ 비타민 C를 섭취하여 소변의 산성도를 유지한다.

정답 9 ③ 10 ⑤

CHAPTER 05 소화기계

제1절 상부위장관 문제

(1) 진단검사

　① 상부위장관 내시경(EGD)
　　㉠ 내시경을 삽입하여 식도부터 십이지장까지 확인하는 검사이다.
　　㉡ 8시간 이상 금식을 한다.
　　㉢ 아트로핀 주사 : 부교감신경을 차단하여 교감신경의 효과를 볼 수 있다. 위장운동을 떨어뜨리고 분비물이 덜 나오게 하여 검사를 수월하게 한다.
　　㉣ 검사하는 중에는 좌측위(위가 잘 보이며 유문부 진입이 수월함)나 심즈자세를 취한다. 구토와 기침을 참고 침이 나온다면 옆으로 흘리고 삼키지 말아야 하며 이상이 보인다면 조직검사를 한다.
　　㉤ 검사 후에는 구역 반사가 돌아올 때까지 금식을 유지하는데, 인후통이 있을 수 있다.
　② CEA 검사 : 종양표지자 혈액검사이며 대장암, 직장암, 위암, 췌장암, 췌장염, 염증성 장질환인 경우에 상승한다.

(2) 소화성 궤양

　① 분류
　　㉠ 위궤양
　　　• 원인
　　　　- 헬리코박터균의 감염 : 헬리코박터는 위산에서도 살아 남을 수 있는 균으로 위벽에 염증을 일으켜 손상시킨다. 헬리코박터균에 감염되면 위산 분비를 억제하는 물질의 분비를 막아 결국 위산의 분비가 많아진다.
　　　　- 비스테로이드소염제(NSAIDs) 복용 : NSAIDs는 프로스타글란딘(위벽을 보호하는 물질)의 생성을 억제하여 위점막의 방어 능력을 떨어뜨린다.
　　　　- 스트레스, 알코올, 흡연, 자극적인 음식
　　　• 증상
　　　　- 음식을 먹으면 위액이 분비되기 때문에 통증이 심해지고 구토를 하게 되면 통증이 줄어든다. 제산제로 통증이 완화되지 않는다.
　　　　- 토혈과 흑색변(혈액이 대변으로 나오는 과정에서 검은색으로 변함)

ⓒ 십이지장궤양
- 원인
  - 헬리코박터균의 감염 : 과도한 위산 분비는 십이지장까지 영향을 미치게 된다.
  - 비스테로이드소염제(NSAIDs) 복용 : NSAIDs는 프로스타글란딘의 생성을 억제시키는데, 프로스타글란딘은 십이지장에서 중탄산염과 점액을 분비하여 위산을 중화시켜 십이지장을 보호해주는 역할을 한다.
  - 스트레스, 알코올, 흡연, 자극적인 음식
  - 음식물이 위에서 빨리 비워지면 분비되었던 위액이 십이지장으로 흘러들어 온다.
- 증상
  - 십이지장궤양은 위산의 분비가 많아진 상태이다. 공복 시와 식후 2~3시간 후 위가 비었을 때 위액이 십이지장으로 흘러들어 가 상복부에 타는 듯한 통증을 유발한다. 제산제로 통증이 완화된다.
  - 음식이 들어가게 되면 통증이 덜해진다는 것이 위염과 다른 점이다. 위에 음식물이 있으면 음식물로 인해 중화되기도 하며 십이지장으로 흘러내려 가는 위액이 줄어들기 때문이다.
  - 흑색변(위의 방향으로 거꾸로 가는 것보다 아래로 내려감)의 빈도수가 더 잦다. 토혈도 보인다.

② **치료와 간호**
  ㉠ NSAIDs 계열 진통제 복용을 중단한다.
  ㉡ 아스피린은 위염과 위궤양을 유발할 위험이 높은 약물이므로 중단한다.
  ㉢ 금연, 금주, 자극적인 음식 피하기, 스트레스 조절하기
  ㉣ 식사는 소량씩 자주 먹는다.
  ㉤ 약물치료
  - 위산분비 억제 약물

PPI(Proton Pump Inhibitor)	• 위의 미주신경이 자극 → 가스트린 분비 → 히스타민 분비 → 위의 벽세포 자극 → proton pump 자극 → 위산 분비 • proton pump를 직접적으로 억제하여 위산분비를 막는 약물이며 란스톤, 오메프라졸, 판토록 등이 있다.
히스타민 수용체 길항제	히스타민 분비 단계를 차단하는 약물이며 라니티딘, 파모티딘 등이 있다.
부교감신경차단제	• 교감신경은 소화액의 분비를 억제시켜 소화불량을 유발한다. 부교감신경차단 약물을 사용하면 교감신경의 효과를 얻을 수 있다. • 미주신경(부교감신경) 자극을 억제하여 위액 분비를 줄여 궤양을 치료하는 목적이다.

- 위점막 보호제 : 프로스타글란딘의 합성을 증가시켜 점막을 보호해주는 역할을 하는 약물이며 Sucralfate가 대표적이다.
- 제산제 : 이미 분비된 위액을 중화시켜 속쓰림을 막는 역할을 한다. 식후 1~2시간 뒤에 복용하며 암포젤과 같은 약물이 대표적이다.

- 항생제 : 헬리코박터균을 사멸하기 위해 두 가지 항생제를 PPI 약물과 함께 2주간 투약한다.
ⓑ 미주신경 절제술 : 위액분비를 자극하는 부교감신경인 미주신경을 절제한다.
ⓢ 위절제술 후 급속이동증후군 관리 : 위절제술 특히 위의 유문부(음식물을 조금씩 십이지장으로 내려가게 하는 괄약근)와 십이지장 쪽을 많이 잘라내는 Billroth Ⅱ 수술을 한 경우에 음식물이 더욱 급속도로 소장으로 내려가기 때문에 급속이동증후군 증상이 더 잘 나타난다.
  - 어지러움증, 빈맥, 심계항진, 설사, 실신 : 음식물이 소장으로 빠르게 내려가면서 수분이 소장 안으로 급속하게 들어가게 된다. 순환계에서는 저혈량이 감지되어 위의 증상이 일어나게 된다.
  - 저혈당(후기 급속이동증후군) : 소장으로 식사가 급속하게 내려가면 우리 몸에서는 고혈당으로 감지되어 인슐린을 많이 만들어내게 된다.
  - 치료와 간호
    - 음식물이 급하게 내려가는 것을 막기 위해 식사 전후와 식사 중에는 물을 마시지 않는다.
    - 식사 후에는 비스듬하게 누운 자세를 취해 음식물이 천천히 내려가도록 한다.
    - 한꺼번에 먹으면 더 빨리 소장으로 내려가니까 조금씩 나누어서 자주 먹는다.
    - 당은 수분을 끌어당겨 어지럼과 빈맥 등을 더 유발하므로 저탄수화물 식이를 한다.
    - 단백질과 지방은 위에 오래 머물러 있으므로 고단백, 고지방식이를 한다.
    - 항콜린약물 : 부교감신경차단 약물을 먹으면 교감신경의 효과를 얻을 수 있다. 교감신경은 위장운동을 떨어뜨린다.

③ 합병증
  ㉠ 천공
    - 위궤양과 십이지장궤양으로 구멍이 나게 되면 응급상황이 된다. 위산과 담즙, 십이지장으로 분비되는 소화효소들이 복강으로 나와서 복막염(복통, 단단한 복부, 미열)이 생긴다.
    - 금식을 하면서 수액을 공급하고 비위관을 통한 감압과 배액을 하며 수술한다. 비위관 감압을 통해 위산이 과도하게 밖으로 나가게 되면 대사알칼리증의 위험이 있다.
  ㉡ 출혈
    - 토혈과 흑색변, 빈혈, 저혈량쇼크 등 궤양 부위에서 나오는 출혈로 인한 증상이 생긴다.
    - 금식을 하면서 수액을 공급한다. 비위관을 통한 위세척을 하며 지혈제를 투약한다.
  ㉢ 폐색 혹은 협착 : 궤양이 계속적으로 반복되면 위장의 협착이 생긴다. 협착으로 음식물이 아래로 내려갈 수 없어서 소화불량과 구토 등이 생긴다.

(3) 식도 질환
　① 위식도역류질환(GERD ; Gastroesophageal Reflux Disease)
　　㉠ 원인
　　　• 하부식도괄약근이 이완되어서 위 속의 내용물이 식도로 역류하여 식도염을 일으키는 경우가 많다.
　　　• 위 내용물이 유문 협착 등의 이유로 십이지장으로 내려가지 못하고 거꾸로 식도로 올라가는 것도 원인이다.
　　㉡ 증상
　　　• 역류와 가슴앓이 : 식도로 위액이 역류되면서 쓴맛이 느껴지고, 타는 듯한 느낌이 흉골에서부터 목까지 퍼진다.
　　　• 소화불량
　　　• 연하곤란 : 식도가 위액에 계속적으로 노출되면 협착되어 식도 운동에 문제가 발생한다.
　　㉢ 치료와 간호
　　　• 누워 있으면 증상이 더 심해지므로 취침 2시간 전에는 음식을 먹지 않는다.
　　　• 머리를 약간 올리고 잠을 잔다.
　　　• 복압이 들어가면 역류하므로 배변 시 힘을 주거나 무거운 물건을 드는 행동은 하지 않는다.
　　　• 탄산음료와 같은 가스를 유발하는 음식을 피한다. 빨대도 위에 공기가 들어가므로 사용하지 않는다.
　　　• 수분을 충분히 마시고 천천히 잘 씹어 소화를 시키도록 한다.
　　　• 위에 음식물이 많이 있으면 역류가 유발되므로 소량씩 자주 먹도록 한다.
　　　• 지방과 단백질은 위에 오래 머무르므로 저지방, 저단백질식이를 한다.
　　　• 자극적인 음식, 술, 흡연을 피하도록 한다.
　　　• 약물치료
　　　　- 제산제 : 위산을 중화시킨다.
　　　　- PPI, 히스타민 수용체 길항제 : 위산이 분비되지 않도록 막는다.
　　　　- 항콜린 약물과 칼슘차단제 금기 : 위장운동을 떨어뜨리고 식도하부조임근을 이완시켜 역류를 유발하므로 금기이다.
　　　　- 부교감신경제 약물 복용 : 위장운동을 촉진시켜 역류를 예방한다.
　② 식도이완불능증
　　㉠ 원인 : 식도하부조임근(LES)의 이완에 문제가 생겨 지나치게 좁아지고 음식물이 내려가지 못하는 질환이다.
　　㉡ 증상
　　　• 식도 내압 검사를 하면 음식물이 못 내려가고 막혀 있기 때문에 압력이 상승되어 있다.

- 연하곤란, 음식물 역류, 흉통
- 바륨을 이용한 식도조영술을 하면 식도하부조임근을 기준으로 위 부분이 늘어나니까 새부리 모양으로 커진 것이 보인다.

ⓒ 치료와 간호
- 식사와 함께 수분을 조금씩 자주 섭취하도록 한다.
- 자극적인 음식, 술, 흡연을 피하도록 한다.
- 음식물의 역류를 막기 위해 머리를 약간 올리고 잠을 잔다.
- 약물치료
  - 식도하부조임근육을 이완시킬 수 있는 약물인 항콜린제와 칼슘차단제를 사용한다.
  - 교감신경은 혈관은 수축시키지만 근육은 이완시킨다. 칼슘은 근육을 수축시키는 데 중요한 이온인데, 칼슘을 차단하면 근육은 이완되게 된다.
- 외과적 수술
  - 풍선확장법 : 좁아진 식도를 넓혀주는 방법이다.
  - 식도근절개술 : 좁아진 식도하부조임근의 근육을 절개하는 방법이다.
  - 위루관 : 복벽을 통해 위로 가는 튜브를 삽입하여 장기간 경관영양식을 하는 방법이다.

제2절 간, 담낭, 췌장 문제

(1) 진단검사

① 내시경역행담췌관조영술(ERCP)
  ㉠ 식도를 통해 십이지장으로 내시경이 들어가서 담도 입구에서 조영제를 거꾸로 주입하여 관찰한다.
  ㉡ 담석을 제거하고 도관을 삽입하여 담관을 넓혀 담즙을 배액시키는 치료의 효과도 볼 수 있다.
  ㉢ 자정부터 금식이 필요하다. 시술 후에 출혈과 천공 등의 합병증이 있을 수 있다.

② 간생검(간 조직검사)
  ㉠ 6시간 이상 금식이 필요하다.
  ㉡ 시술 전 출혈 예방을 위해 비타민 K를 며칠간 투약한다. 아스피린과 같은 혈액응고를 억제하는 약물을 복용한다면 검사 전에 중단해야 하므로 확인이 필요하다.
  ㉢ 오른팔을 들어 올린 상태에서 오른쪽 8~9 늑간 사이에서 조직검사를 한다. 이때 숨을 내쉰 상태에서 호흡을 멈추어야 한다(횡격막의 움직임에 따라 움직이므로).
  ㉣ 활력징후(출혈 감시)를 자주 측정하고 시술 후 2~3시간 동안 검사를 한 부위에 압력이 들어가도록 우측위를 취하여 출혈을 막는다.

(2) 간염

① 분류

㉠ A형 간염

- 위생 상태가 불량한 환경에서 많이 발생한다.
- A형 간염 환자의 대변에 오염된 물이나 음식을 통해 전달되는 경우가 많다. 환자의 수가 폭발적으로 생기는 것이 특징이다.
  예) 바지락 양식장에서 A형 간염 바이러스가 노출되었다면 같은 바지락을 먹은 사람들은 A형 간염에 걸릴 확률이 높다.
- 식기(일회용 식기 사용), 수건, 화장실은 공유하지 않도록 하고 배변을 보고 난 후 반드시 손소독을 한다.
- 음식을 같이 먹으면 안 되고 남은 음식은 바로 버린다.

㉡ B형 간염

- 혈액이나 체액, 모유수유, 성적 접촉을 통해 감염된다.
- B형 간염 환자의 혈액과 체액에 노출될 우려가 높다면 보호장구를 착용해야 한다. 특히 바늘에 찔리지 않도록 주의한다.
- 만성으로 진행되는 특징이 있다.
- C형 간염은 B형 간염과 유사한 특징을 보인다.
- B형 간염 항원 항체 검사

HBsAg	감염 초기에 먼저 상승하는 바이러스의 겉표면에서 나오는 항원이다. 양성일 때는 만성 B형 간염(6개월 이상 양성)이거나 회복 중인 상태임을 의미하는 것으로 급성과 만성의 구분은 힘들다. [암기Tip] 's' → 감염이 start(시작)하는 초기에 나옴
HBsAb(anti-HBs)	양성이라는 것은 B형 간염 예방 접종 혹은 실제 감염을 통해 항체가 생겨 면역력이 있다는 말이다. HBsAg와 HBsAb(anti-HBs) 모두 음성이면 예방접종이 필요하다. [암기Tip] 'Ab' → antibody(항체) 항원(antigen) 다음에 항체가 등장!
HBeAg	바이러스가 증식할 때 나오는 항원으로 양성이라는 것은 급성기 상태로 감염력이 높은 상태임을 의미한다. [암기Tip] 'e' → emergency(응급) 감염력이 높은 응급상태!!
HBeAb(anti-HBe)	HBeAg에 대한 항체로서 수치가 낮아질수록 감염력이 낮아졌다는 것을 의미한다.
HBcAg	바이러스 핵심부에 위치하는 항원으로 혈액에서 발견되지 않아서 HBcAb로 감염 여부를 파악한다. [암기Tip] 'c' → core(중심부)에 꼭꼭 숨어서 보이지 않는다.
HBcAb(anti-HBc)	HBcAg에 대한 항체로서 양성이면 B형 간염 바이러스에 감염된 적이 있다는 것이다. 두 가지 형태가 있는데 IgM은 최근 감염 IgG는 과거 감염을 의미한다.

※ B형 간염 바이러스 감염 후 출현 순서
HBsAg → HBeAg → anti HBc → HBeAg가 사라지면서 anti HBe 출현 → HBsAg가 사라지면서 anti HBs가 출현 → anti HBc IgM → IgG 전환하여 수년간 지속됨

② 증상
　㉠ 황달 : 적혈구 파괴가 많아졌거나, 간에 문제가 생겼거나, 담관이나 담낭에 문제가 생겨 배설이 안 되어 발생한다. 혈청 내 빌리루빈이 2.0~2.5mg/dL 이상인 경우에 황달이라고 표현한다. 총빌리루빈, 직접빌리루빈, 간접빌리루빈이 있는데, 혈액을 통해 총빌리루빈과 직접빌리루빈을 알 수 있으며 간접빌리루빈은 혈액에 녹지 않기 때문에 직접 알 수 없고 두 수치의 결과로 계산하는 값이다.

> **더 알아보기**
>
> 빌리루빈 분해 과정
> 수명을 다한 적혈구 → 비장으로 이동되어 파괴 → 헴과 글로빈으로 분해 → 빌리루빈 생성 → 지용성이라서 알부민을 타고 간으로 이동(비결합 빌리루빈 = 간접빌리루빈) → 간에서 효소의 작용으로 결합 빌리루빈(= 직접빌리루빈)으로 변환 → 결합 빌리루빈이 담관을 통해 담즙으로 배설 → 소장에서 결합 빌리루빈은 유로빌리노겐으로 바뀐다. 유로빌리노겐은 간으로 재흡수, 소변과 대변으로 배설되면서 누런 색깔을 띠게 된다.

- 대소변으로 나가야 하는 빌리루빈이 체내에 축적이 되기 때문에 피부와 공막이 누런색으로 변한다.
- 담관이 폐쇄된 경우에 결합 빌리루빈이 담즙으로 배출되지 못하고 혈액에 축적되며, 결국 소변으로 결합 빌리루빈이 나오면서 진한 갈색의 소변이 배출된다.
- 담관이 폐쇄된 경우에 유로빌리노겐이 대변으로 배설되지 않으니 대변 색깔이 회색을 띠게 된다. 담관이 폐쇄되면 지방을 분해하는 담즙이 나오지 않으므로 지방변을 본다.
- 전신 소양증 : 혈액 속의 담즙이 피부에도 축적되어 소양증을 유발한다.

　㉡ 소화불량, 식욕부진, 오심과 구토, 변비 혹은 설사
　㉢ 우측 상복부 불편감, 전신통, 미열, 전신 쇠약
　㉣ 출혈 : 간은 많은 혈액응고인자를 만들어 내는데, 이 기능이 저하되면 출혈의 위험이 커진다.

③ **치료와 간호**
　㉠ 성교 시 콘돔을 사용해야 하고 주삿바늘은 절대 재사용하지 않는다.
　㉡ 용변 처리 후에 반드시 손을 씻어야 하고 다른 사람과 음식과 식기를 공유하지 않는다.
　㉢ 간염 환자의 바늘에 찔렸다면 즉시 면역글로불린 주사를 맞아야 한다.
　㉣ 소양증이 있다면 시원한 환경, 면으로 된 옷, 미온수 목욕, 알칼리 비누 사용 금지(피부가 약산성이니까), 필요시 항히스타민제를 복용한다.
　㉤ 식이 관리
- 위장장애로 인해 소화가 힘들어 부드러운 음식으로 소량씩 제공한다.
- 간세포의 회복을 돕기 위해 고열량식, 양질의 단백질을 충분히 섭취한다.

- 황달과 지방변이 보이는 등 간기능이 악화된다면 저지방식, 저단백질식이를 한다.
  - 저지방식이 : 지방을 소화시키기 위하여 담즙이 간에서 만들어져야 하기 때문이다.
  - 저단백질식이 : 단백질은 암모니아를 생성하여 간성혼수를 유발하기 때문이다.
- ⓑ 출혈 예방을 위해 부딪치지 않도록 하고 부드러운 칫솔을 사용한다. 또한 출혈을 야기하는 침습적인 시술과 처치는 피하도록 한다.

(3) 간경화

간세포가 지속적이고 반복적으로 염증에 노출되면서 간 섬유화가 진행되어 간이 단단해지는 질환이다.

① **진단**
- ㉠ 대표적인 간기능 수치인 ALT(SGPT)/AST(SGOT)가 상승된다.

  [참조] 간암일 경우는 AFP(α-fetoprotein)가 상승된다.
- ㉡ 혈청빌리루빈 수치 증가
- ㉢ A/G(Albumin/Globulin) ratio 저하

  혈액 내 단백질은 크게 albumin과 globulin으로 나뉜다. albumin의 수치가 낮거나 globulin이 많아지면 A/G ratio가 낮아진다. albumin은 간에서 만들어지는 단백질로 간이나 신장(단백질은 정상적으로 빠져나가지 않음)에 문제가 있거나 영양실조가 있으면 수치가 낮아진다. globulin이 많아지는 경우는 만성적인 염증, 감염병 등이 발생한 경우이다.
- ㉣ PT(프로트롬빈시간) 지연
  - 프로트롬빈은 간에서 만들어지는 응고인자 중에 하나이며 출혈을 멈추는 역할을 한다.
  - PT는 혈액이 굳는 시간을 측정한 것인데, 프로트롬빈이 줄어드니 PT가 지연된다.

② **증상과 합병증** : 간염에 있는 증상은 간경화에서도 비슷하게 나타난다.

문맥성 고혈압	• 간문맥은 간을 기준으로 아래에 있는 내장 혈관의 혈액을 모아 간으로 통과시키는 역할을 한다. 간이 단단해져서 간으로 들어가는 혈액순환에 문제가 생겨 간문맥의 압력이 올라간다. • 증상 : 복수, 식도정맥류, 치질, 비장 등의 내장 혈관에 혈액 정체로 인한 문제가 발생한다.
간성 뇌증 (간성 혼수)	• 간은 암모니아를 독성이 덜한 요소의 형태로 바꾸어 소변으로 배출시킨다. 하지만 그 과정에 문제가 생기면 암모니아가 몸에 쌓이게 되고 결국 뇌에 영향을 미쳐 증상을 일으키는 것이 간성뇌증이다. • 증상 : 의식 변화와 의식 저하, 불안, 암모니아 향이 입에서 풍겨 나옴, 과격한 행동, 자세고정불능 ※ 자세고정불능(asterixis) : flapping tremor라고도 부르는데 팔을 편 상태에서 손목을 직각으로 만들면 팔목에서부터 손가락까지 떨리는 증상이 보인다. 혈중 암모니아 수치가 높은 사람에게 보이는 특징이다. • 치료와 간호 - lactulose를 경구 섭취 또는 관장(rectal tube)을 한다. lactulose는 삼투압을 높여 설사를 일으키면서 많은 암모니아를 배출시킨다. 장내 환경을 산성화시켜 암모니아가 흡수되는 것을 막고 암모니아를 생성하는 세균을 감소시키는 역할도 한다. - 인체의 세균 중에는 암모니아를 생성하는 세균이 있다. 이 세균을 없애기 위해 네오마이신과 같은 항생제를 투약한다. - 저단백식이 : 단백질을 아예 안 먹으면 안 된다. - 저지방식이(담즙 생성 최소화), 고탄수화물식이(열량 공급), 고비타민, 엽산 섭취

복수	• 간문맥을 통해 간으로 들어가는 혈액 유입이 힘들어지면서 내장 혈관은 혈액이 정체되어 늘어나고 빵빵해지게 된다. 이 내장 혈관에 혈액이 정체되면서 다른 장기에는 혈액이 부족하다고 잘못 판단하게 된다. 콩팥에서 레닌-앤지오텐신계가 발동하면서 혈관을 수축시키고 수분과 나트륨을 끌어당겨 혈액량을 올리게 된다. 결국 많아진 혈액량은 내장 혈관의 혈액 정체를 더욱 가속화시킨다.
	• 내장 혈관에 가득 찬 혈액의 혈장은 혈관을 뚫고 복막으로 나와 쌓이게 되는데 이것이 복수이다.
	• 혈장 내 알부민 부족은 복수의 형성을 더욱 가속화시킨다. 알부민은 간에서 만들어 내는 단백질인데, 혈액이 혈관 밖으로 빠져나가지 못하도록 잡아주는 역할을 한다. 하지만 간기능이 떨어져 알부민을 만들지 못하면 혈장 내 알부민이 부족해지고 결국 혈액이 쉽게 혈관 밖으로 빠져나가게 되는 것이다. 저알부민혈증은 복수뿐만 아니라 부종을 일으키는 원인이 되기도 한다.
	• 치료와 간호
	  - 이뇨제와 복수천자를 시행한다.
	  - 호흡곤란 완화를 위해 앉은 자세를 취한다.
	  - 수분과 염분을 제한한다. 암모니아 수치가 높다면 단백질 섭취를 줄인다.
	  - 고비타민, 엽산을 섭취한다.
	  - 매일 같은 자리에서 복부둘레를 측정한다.
	  - 복부둘레 측정은 수시로 하여서 복수가 얼마나 찼는지 확인해야 한다. 볼펜으로 복부에 표시하여 매번 같은 위치에서 줄자로 측정해야 정확한 비교가 가능하다.

식도정맥류	• 간문맥의 압력이 올라가고 내장 혈관에 혈액이 계속 정체되면서, 다른 곳으로 혈액을 순환시키려는 측부 순환이 발생하는데 식도정맥을 흔히 침범한다. 식도정맥류는 쉽게 혈관이 터지는 특징이 있으며 재출혈의 위험성이 높다.
	• 처치와 간호
	  - vasopressin과 같은 혈관수축제를 투약한다.
	  - SB tube 삽입
	    ⓐ 풍선을 이용하여 직접적으로 식도를 지혈하고 위와 식도 내 출혈을 밖으로 배액을 시키는 것이 목적이다.
	    ⓑ 기침을 하면 자극이 가서 튜브가 빠질 수 있으므로 주의한다.
	    ⓒ 기도폐쇄의 응급상황이 펼쳐지면 즉시 튜브를 자르기 위해 가위는 상두대에 비치한다.
	    ⓓ 얼음주머니를 장기간 적용하면 혈관을 수축시켜 식도 괴사를 일으킬 수 있으므로 주의한다.
	  - 식도정맥류 결찰

(4) 담낭염(cholecystitis)

담낭은 간에서 만들어 낸 담즙을 저장하는 주머니이다. 주로 담석에 의해 담낭이 폐쇄되어 배액되지 않고 고여 염증이 발생하는 질환이다.

① 증상

  ㉠ 우상복부(담낭이 위치)나 심와부(명치 주변)에 식사 몇 시간 후 갑작스러운 강한 통증이 나타난다. 통증이 오른쪽 어깨와 견갑골로 퍼지는 양상을 보인다.

  ㉡ 전신 가려움증 : 담즙이 피부에 축적되어 소양증을 유발한다.

  ㉢ 황달 : 빌리루빈이 축적되어 황달이 발생한다.

  ㉣ murphy's sign 양성 : 담낭이 있는 부위를 가볍게 누르면서 숨을 깊게 들이마시면 갑자기 통증이 생겨 숨을 더 들이마실 수 없게 되는 증상이다.

    [암기Tip] '담낭'에 '지방'이 많은 '머핀'을 담는다.

  ㉤ 염증으로 인한 발열, 우상복부 팽만감, 구토와 소화불량

ⓑ 출혈 : 간에서 혈액응고인자를 만들어 내기 위해서는 비타민 K가 있어야 한다. 비타민 K는 지용성 비타민이기 때문에 담즙을 통해 흡수가 이루어진다. 하지만 담즙 배출에 문제가 생기니 결국 혈액응고인자 생성에 문제가 생긴다.
ⓐ 담즙은 지방을 분해하는데 지방이 있는 음식을 소화시키지 못해 지방변이 생긴다.

② **치료와 간호**
  ㉠ 체외충격파쇄석술(ESWL) : 충격파를 이용하여 담석을 깨뜨리고, 깨진 담석은 담관을 통해 소장으로 나와 대변으로 배출시키는 것이다. 약간의 혈뇨가 생길 수 있으며 부서진 결석이 담관을 통과하면서 통증을 유발한다. 시술 후에는 수분을 충분히 섭취하여 대변 배출을 원활하게 하여 결석이 빠지는 것을 도와준다.
  ㉡ 심한 구토와 상복부 팽만감이 있다면 금식하고 비위관을 삽입하여 감압시킨다.
  ㉢ 담낭절제술
    • 담낭염으로 인해 합병증을 유발할 위험이 있다면 담낭제거술을 한다. 담낭을 절제한 부위의 안정과 남아 있는 담즙의 배출을 위해 배액관(T-tube)을 일시적으로 삽입한다. 담낭이 없더라도 담관이 일부 확장되면서 담낭과 같은 역할을 대체하게 된다.
    • 수술 후 간호
      - 간에서 담즙은 계속 만들어지고 이것들은 배출되어야 한다. 담관이 담낭의 역할을 대체한다고 하지만 소화불량과 지방 음식을 먹고 난 후 복통이 발생할 수 있다. 그래서 수술하고 4주간은 지방이 있는 음식을 줄이고 과식하지 않도록 한다.
      - 담관에 담즙이 모일 수 있도록 T-tube를 식사 1~2시간 전에 잠갔다가 식후 1~2시간이 지나면 풀어서 담즙으로 소화될 수 있도록 한다. 담즙을 T-tube를 통해 몸 밖으로 빼버리면 소화에 문제가 발생하기 때문이다.
      - T-tube를 통한 배액량은 300~500cc/day인데 1,000cc/day 이상 배출되면 의사의 확인이 필요하다.
      - 수술 후 배액 양상이 처음에는 혈액이 섞여 있다가 차차 녹갈색(담즙색)으로 바뀐다.
      - 배액량이 갑자기 줄어들면 T-tube가 막혔을 가망성이 있으므로 확인이 필요하다.
      - 수술 부위가 횡격막과 가깝기 때문에 기침과 심호흡을 하기 힘들며 호흡기 합병증을 일으킬 수 있으므로 격려와 관찰이 필요하다.
      - 수술 후 대변이 회색에서 갈색(직접빌리루빈이 담관을 통해 적절히 배출된다는 증거)으로 돌아오는지 확인하고 담관의 개방성이 확인되면 T-tube를 제거한다.
  ㉣ 통증 조절 : 데메롤(마약성 진통제), 나이트로글리세린을 사용하는데, 모르핀은 오디괄약근(담즙과 췌장의 소화효소가 십이지장으로 분비되는 괄약근)의 경련을 유발하므로 금기이다.
  ㉤ 담석용해제 : 담석을 녹일 수 있는 약물을 투약하는 데 UDCA가 대표적이다.

ⓑ PTGBD(Percutaneous Transhepatic Gallbladder Drainage) 시술 : 담낭염으로 인해 담즙 배출이 되지 않을 때 담낭에 관을 꽂아서 주머니를 통해 담즙을 배출시키는 방법이다. PTBD(Percutaneous Transhepatic Biliary Draingae)는 담관이 폐쇄되었을 때 담즙 배출을 위해 담관에 관을 꽂는 것이므로 PTGBD와 비교해야 한다. 'G-gallbladder'가 있고 없고를 눈여겨보면 된다.

> [참조] 내시경역행담췌관조영술(ERCP) : 담즙이 흘러나오는 방향에 역행하여 내시경이 들어간다. 담관에 결석이 있다면 내시경을 이용하여 십이지장의 오디괄약근을 통해 들어가서 결석을 제거하는 방법이다.

(5) 췌장염

췌장에서 만들어 내는 소화액(amylase, lipase, tripsin 소화효소 포함)은 1.5L가량 분비되는데 위산을 중화시키기 위한 탄산수소나트륨을 포함하고 있어 알칼리를 띤다. 췌장의 베타세포에서 인슐린이, 알파세포에서 글루카곤이 분비되는 내분비 기능도 있다.

① 원인
  ㉠ 술, 담석증
  ㉡ 췌관은 십이지장의 오디괄약근으로 나가기 전에 담관과 만나게 된다. 담관에 담석이 발생했다면 소화액 분비가 영향을 받는다.

② 증상
  ㉠ 음식을 섭취하면 더 자극된다.
  ㉡ 심와부, 배꼽 주위에 찌르는 듯한 강렬한 복통을 유발한다. 췌장은 후복강의 복막에 밀접하게 위치해 있어서 똑바로 누우면 복막에 자극을 주게 되어 통증이 심해지므로 앞으로 구부리고 있는 자세를 많이 취한다.
  ㉢ 소화장애
    • lipase는 지방을 분해하는 소화효소인데 부족하면 지방변, 체중 감소가 생기고 지용성 비타민인 A, D, E, K의 흡수가 안 된다.
    • amylase는 탄수화물을, tripsin은 단백질을 분해하는데 이 효소의 부족으로 소화불량을 겪게 된다.
  ㉣ 오심, 구토, 저혈압, 미열 : 소화효소가 십이지장으로 배출되지 않으면 췌장에 고여 염증을 유발한다. 췌장의 염증은 주위의 장기로도 퍼져나가고 장기가 부어서 액체들이 복강으로 스며 나오게 되며 염증으로 인해 백혈구 수치도 증가한다.
  ㉤ 혈당 증가 : 베타세포에서 인슐린이 분비되어 혈당을 떨어뜨려야 하는데, 이 기능이 떨어지므로 혈당이 올라가게 된다.
  ㉥ 저칼슘혈증 : 칼슘은 지방을 몸 밖으로 배출시키는 역할을 하는데, 지방을 분해하는 lipase의 분비가 저하되어 칼슘이 하는 일이 많아지기 때문이다.

ⓢ Cullen's sign : 췌장염으로 인해 출혈이 발생하면 배꼽 주위에 피가 고여 푸르게 보인다.
ⓞ 췌장의 기능을 알 수 있는 검사인 혈청의 amylase와 lipase 수치가 상승한다.
[참조] 췌장암(췌장 머리에 호발)은 CA19-9 수치도 함께 상승한다.

③ **치료와 간호**
㉠ 소화효소가 부족하므로 저단백, 저지방, 저탄수화물, 고열량식이를 소량씩 자주 먹도록 한다.
㉡ 음식 섭취가 췌장을 더욱 자극하므로 급성 췌장염일 때는 금식을 하고 수액과 항생제를 투여한다.
㉢ 비위관 흡인 : 췌장액은 위산으로 인해 자극받아 분비된다. 복부팽만, 심한 오심, 구토가 있을 경우 비위관을 삽입하여 흡인함으로써 증상을 완화시킬 수 있다.
㉣ 통증 조절 : 마약성 진통제인 데메롤을 투여한다. 모르핀은 오디괄약근 수축과 경련을 유발하여 췌장액의 배출을 더 막게 되고 증상을 악화시키므로 피하도록 한다.

제3절 하부위장관 문제

(1) 염증성 장질환

① **크론병** : 입부터 항문까지 전체 소화관에 발생하는 염증이며 자가면역질환이다. 염증이 반복되면서 섬유화가 진행되어 협착과 누공이 발생할 우려가 높다.
㉠ 증상
- 복통 : 쥐어짜는 듯한 통증이 반복되는데, 특히 오른쪽 하복부(RLQ, 회장 말단)에 잘 생기며 음식물이 통과하면서 더욱 자극되므로 식후에 악화된다.
- 설사, 체중 감소, 혈변(염증반응), 발열 등이 나타난다.
- 지방변 : 담즙이 회장 말단에서 재흡수되어서 간이 담즙을 만드는 데 활용되어야 하는데, 회장 말단에 염증이 있어 재흡수가 잘 이루어지지 않는다. 결국 담즙의 생성이 떨어지고 지방변을 유발한다.
- Peyer's patch : 염증이 생기면서 부종을 동반하여 위장 점막의 일부가 부풀어 오른다.
㉡ 치료와 간호
- 설사와 지방변이 있으니 저섬유질식이, 저지방식이를 한다.
- 손상받은 장세포의 재생을 위해 고단백식이를 한다.
- 회장 말단 부위에서 비타민 B_{12}가 흡수되는데, 염증으로 인해 흡수가 안 되기 때문에 비타민 B_{12}를 투약한다.
- 스테로이드와 지사제, 항생제

② **궤양성 대장염** : 대장에 염증이 생겨 부종과 출혈이 생기는 자가면역질환으로 악화와 완화가 반복된다.
  ㉠ 증상
   - 혈액이 섞인 설사와 탈수 증상을 보인다.
   - 직장에서부터 직장과 가까운 왼쪽 하복부(LLQ)에 통증이 생긴다.
   - 염증이라 발열이 있을 수 있으며 빈맥증상이 동반한다.
  ㉡ 치료와 간호
   - 설사와 지방변이 있으니 저섬유질식이, 저지방식이를 한다.
   - 스테로이드와 지사제, 항생제를 투약한다.
   - 회장루 형성술(대장을 모두 제거하고 영구적인 회장루 만듦) 혹은 회장문합술(대장 전체를 제거하고 회장과 직장을 연결)

(2) 장루 간호

- 영구적인 장루와 일시적인 장루(추후 장루복원술 시행)가 있다.
- 회장–상행결장–하행결장–S상결장 중에 암이 어디에 발생했느냐에 따라 장루의 위치가 달라진다.
- 회장루는 대장으로 소화된 내용물이 들어가기 전에 몸 밖으로 배출되는 것이므로 수분도 많이 포함되어 있다. 그리고 섞여 있는 소화액으로 인해 장루 주변 피부가 자극받기 쉽다. S상결장으로 갈수록 수분이 대장으로 흡수되어 대변의 형태를 갖추게 된다.

① **장루 주머니 교환** : 주머니의 1/3~1/2 정도가 대변으로 차면 비우며, 주 2~3회 주머니를 교체한다.

② **식이 관리**
  ㉠ 계란, 양파, 마늘과 같은 냄새를 유발할 수 있는 음식은 피한다.
  ㉡ 맥주, 양파, 콩, 치즈 같은 가스를 유발할 수 있는 음식은 복통을 유발하므로 피한다.
  ㉢ 고단백, 고칼로리, 저섬유질(대변 생성을 적게 하기 위함), 고탄수화물 식사를 한다.
  ㉣ 하루에 2L 이상 수분을 충분히 섭취하여 대변이 굳는 것을 막는다. 대변이 굳으면 장에 힘이 들어가면서 장루 탈출이 생길 수 있다.

③ **피부 간호**
  ㉠ 장루판을 교체하기 위해 떼고 나서는 장루 주위의 피부를 순한 비누와 물로 닦아야 한다. 부착이 잘되려면 충분히 건조를 시켜야 한다. 장루 주위 피부가 자극을 받아 붉다면 피부보호용품을 사용하며 문제가 없는 피부라면 필수사항은 아니다.
  ㉡ 장루판 교체 시에는 튀어나온 장의 색깔을 확인해야 한다. 정상이라면 옅은 붉은색을 띠고 약간 올라와 있어야 한다. 만약 변화가 생기면 병원에 방문하도록 한다.

ⓒ 장루판의 구멍은 장루 크기보다 0.2~0.3cm 크게 오려 부착한다. 직경이 너무 크다면 대변으로 장루 주위 피부가 오염되어 문제가 발생할 수 있다. 그렇다고 여유를 두지 않고 자른다면 이것 또한 튀어나온 장에 상처가 생길 수 있으므로 약간의 여유를 두고 자르는 것이 중요하다.

④ **정서적 지지** : 관리에 익숙해지면 일상생활이 충분히 가능함을 설명해준다.

⑤ **결장루 세척** : 대변이 굳어 있고 규칙적인 배변을 조절할 수 있는 하행결장루와 S상결장루를 가진 환자가 가능하다. 대변을 인위적으로 배출시켜 규칙적인 배변 및 장운동 시간을 만들어 줄 수 있다.

ⓐ 장루를 통해 500~1,000cc의 세척액을 체온과 비슷한 온도로 준비한다(1~2일에 한 번).
ⓑ 세척 통은 장루를 기준으로 45~60cm까지 높이고 윤활제를 바른 튜브를 결장루를 통해 10~15cm가량 삽입한다.
ⓒ 5~10분 동안 세척액을 주입하는데 복통이 생기면 잠깐 기다렸다가 다시 주입한다.

(3) 항문 주위 문제

치질 (치핵)	• 내치질과 외치질(항문 밖으로 치핵 조직이 나온 경우)로 구분된다. • 장기간 쭈그리고 앉아 있거나, 임신, 비만, 문맥성 고혈압, 장기간의 복부압력 등 항문 주위의 혈관에 울혈이 생기는 것이 원인이다. • 통증, 통증이 없는 출혈, 변비가 생긴다. • 고섬유질 식사를 하고 적당한 운동과 충분한 수분 섭취로 변비를 예방한다.
치열	단단한 대변으로 인해 항문 입구에서 내부까지 찢어지고('열'상) 이 부위는 항문궤양으로 발전할 가능성이 있다. 대변을 볼 때 통증과 출혈이 발생한다.
치루	항문선에 세균이 들어가 염증이 생기고 고름이 배출되고 나서, 항문선의 안쪽과 항문 밖의 피부 사이에 길('루', 구멍)이 생긴다. 그 길을 통해 항문 밖으로 분비물이 나오게 되는 것이다.

① **S상 결장 검사**

항문·직장·S상 결장의 암·궤양·용종·항문질환을 진단할 수 있다. 직장과 S상 결장의 암으로 인한 출혈은 항문질환으로 인한 출혈과 혼동될 수 있어 검사를 할 수 있다.

ⓐ 금식이 필요치 않으며 간단히 내시경을 통해 항문에서 S상 결장까지 직접 확인할 수 있다.
ⓑ 검사 전에 관장을 해서 장을 비우는데, 출혈이나 천공 의심, 설사가 심한 경우에는 관장을 하지 않는다.
ⓒ 검사를 할 때 슬흉위 혹은 좌측위를 취하여 S상 결장을 곧게 펴준다.

(4) 게실염

① **정의** : 휴게실의 '게실'과 같은 말인데 쉬면서 머무르는 방이라는 말이다. 대장벽의 일부가 약해져서 밖으로 튀어나와 마치 방처럼 생겨서 대변이 머무르는 것이다. 게실이 있는 그 상태를 게실증이라고 하고 염증이 생긴 경우를 게실염이라고 한다.

② 원인 : 변비가 있어 대변을 배출시키기 위해 힘을 주게 되면 게실이 발생할 수 있으며, 대변이나 소화되지 않은 음식물이 게실에 들어가 폐색과 염증이 생긴다.
③ 증상
　㉠ 구부러진 모양의 S상 결장이 있는 왼쪽 하복부에 잘 생기며 이곳에 통증이 발생한다.
　㉡ 설사나 변비, 구토가 생기고 발열 반응이 있다.
④ 치료와 간호
　㉠ 급성기에는 음식물이 통증을 유발하므로 금식하고 수액을 맞도록 한다.
　㉡ 염증이 완화될 때까지는 식사를 하면 대변이 게실의 염증을 악화시킬 수 있다.
　㉢ 바륨 관장 혹은 결장 내시경은 천공 위험성이 있어서 금기이다.
　㉣ 변비가 생기지 않도록 하루에 2L 이상의 수분을 섭취하고 대변완하제 복용, 고섬유질식이(장 안에 찌꺼기를 남기지 않도록)를 한다.
　㉤ NSAIDs나 마약성 진통제는 게실의 천공을 유발할 수 있으므로 금기이다.
　㉥ 항생제 치료를 한다.
　㉦ 엎드리거나 무거운 물건을 드는 등 복압이 들어가는 행동은 하지 않도록 한다.

(5) 충수염

충수의 급성 염증으로 젊은 나이에 많이 생긴다.
① 증상
　㉠ 구토와 오심과 상복부 통증이 초기에 발생하므로 충수염 진단이 늦어지기도 한다.
　㉡ 백혈구 증가, 미열
　㉢ 반동성 압통
　　• 상복부에 느껴지던 통증이 서서히 오른쪽 하복부(RLQ)로 이동한다. McBerney's point(배꼽과 오른쪽 전상장골극을 이어 배꼽에서 2/3가 되는 지점)를 눌렀을 때는 통증이 없으나 뗄 때 통증이 느껴진다.
　　• RLQ에 국한되던 통증이 하복부 전체로 퍼진다.
　　• 로브싱 징후(Rovsing's sign) : 왼쪽 하복부(LLQ)를 누르면 오른쪽 하복부(RLQ)에 통증이 느껴지는 것이다.
　　• 폐쇄근 징후 : 속폐쇄근이 염증이 있는 충수를 자극하여 통증이 발생하는 것이다. 바로 누운 상태에서 충수가 위치한 오른쪽 무릎을 배쪽으로 들어 올린다는 느낌으로 고관절을 굴곡시키고 엉덩이 관절을 안쪽으로 회전하면 통증을 느낀다.
② 치료와 간호
　㉠ 충수절제술, 수술 후 항생제 치료
　㉡ 복막염의 위험이 있으므로 복부에 뜨거운 물주머니를 적용하면 안 된다.
　㉢ 관장은 천공을 유발하므로 금기이다.

ⓔ 진통제와 항생제를 충수염 확진 전에 복용하면 증상을 가리면서 충수 주위 농양, 천공과 복막염으로 진행될 위험이 있다.

(6) 복막염

복막은 내장을 덮고 있는 얇은 막이다. 십이지장궤양, 게실염이나 충수돌기염 등으로 장기가 천공되었거나 염증이 생긴 장기에서 세균이 퍼져 복막에 염증이 일어난 상태이다.

① 증상

ⓐ 누르거나 뗄 때 심한 통증을 호소하며, 통증으로 인하여 복부에 힘이 들어가 단단한 판자처럼 느껴진다.

ⓑ 복부팽만(복강 안에 염증으로 인해 액체가 참), 마비성 장폐색으로 인한 장음 소실, 구토와 오심이 발생한다. 장폐색이 발생하면 감압을 위해 비위관을 삽입하고 금식을 유지하고 수액을 공급한다.

ⓒ 염증과 복부팽만으로 횡격막이 상승하면서 맥박과 호흡이 올라간다.

ⓓ 미열 증상이 있으며, 백혈구가 상승한다.

② **치료와 간호**

ⓐ 금식을 하고 수액으로 수분과 전해질을 공급한다.

ⓑ 수술 전에 위장관에 비위관을 삽입하여 가스를 빼거나 불필요한 내용물을 배액시킨다.

ⓒ 항생제 치료를 하며 수술을 해야 한다면 천공이 된 부위를 막고 복강 내를 세척해야 한다.

ⓓ 수술 후에 염증 물질이 다른 장기로 퍼지는 것을 막기 위해 반좌위 자세를 취한다.

CHAPTER 05 적중예상문제

01 십이지장궤양의 특징으로 옳지 않은 것은?

① 헬리코박터균의 감염이 원인이다.
② 식후 2~3시간 후에 타는 듯한 통증을 유발한다.
③ 음식을 먹으면 통증이 완화된다.
④ 제산제를 먹어도 통증에 효과가 없다.
⑤ 토혈과 흑색변이 있을 수 있다.

해설 십이지장궤양은 제산제를 복용하면 통증이 줄어든다.

02 급성 게실염 환자의 관리에 대한 설명으로 옳은 것은?

① 미음과 같이 부드러운 음식을 먹도록 한다.
② 엎드리는 자세를 취한다.
③ 수분 섭취를 2L 이상 마시도록 한다.
④ 관장을 실시한다.
⑤ 항생제를 투약한다.

해설
① 급성기에는 음식물이 통증을 유발하므로 금식하고 수액을 맞도록 한다.
② 엎드린 자세, 물건을 들어올리는 자세 등 복강의 압력을 높이는 행위는 피한다.
③ 급성 게실염에서는 수분은 제한한다.
④ 바륨 관장 혹은 결장 내시경은 천공 위험성이 있어서 금기이다.

정답 1 ④ 2 ⑤

03 장루 수술을 한 환자에 대한 교육으로 잘못된 것은?
① 장루 주머니는 1/2 차면 비운다.
② 맥주, 콩, 치즈 같은 음식은 가스를 유발하므로 피한다.
③ 장루 주위는 물과 순한 비누를 사용하여 닦아낸다.
④ 수분을 제한한다.
⑤ 회장루의 대변은 피부에 자극을 주기가 쉽다.

해설 하루에 2L 이상 수분을 충분히 섭취하여 대변이 굳는 것을 막는다. 대변이 굳으면 장에 힘이 들어가면서 장루 탈출이 생길 수 있다.

04 부분 위절제술을 한 환자의 급속이동증후군 관리에 대한 설명으로 옳은 것은?
① 정해진 시간에 식사를 충분히 먹도록 한다.
② 식사 중간에 수분을 섭취한다.
③ 탄수화물의 섭취를 제한한다.
④ 저단백식이를 한다.
⑤ 식후 30분 동안 앉거나 서도록 한다.

해설
① 소량씩 자주 먹는 습관을 들인다.
② 식사 중간에 물을 마시면 빠른 속도로 장을 통과하면서 설사와 복통을 유발할 수 있다.
④ 단백질은 위에 내용물이 남아 있는 시간을 지연시키므로 고단백식이를 한다.
⑤ 식후에는 누워 있어야 빠른 속도로 내려가는 것을 막을 수 있다.

05 간경화증 환자에게 간성혼수가 생기는 원인은?
① 혈중 암모니아 상승
② 혈중 알부민 상승
③ 혈중 마그네슘 상승
④ 혈중 빌리루빈 상승
⑤ 문맥성 고혈압

해설 간은 암모니아를 독성이 덜한 요소의 형태로 바꾸어 소변으로 배출시킨다. 하지만 그 과정에 문제가 생기면 암모니아가 몸에 쌓이게 되고 결국 뇌에 영향을 미쳐 증상을 일으키는 것이 간성뇌증이다.

정답 3 ④ 4 ③ 5 ①

06 상복부에 느껴지던 통증이 서서히 RLQ로 이동하고 눌렀을 때보다 뗄 때 통증이 심하다. 구토와 오심을 동반할 때 의심할 수 있는 질환은?

① 충수염
② 게실염
③ 위궤양
④ 십이지장궤양
⑤ 결장암

> **해설** 충수염 증상
> - 구토와 오심과 상복부 통증이 초기에 발생하므로 충수염 진단이 늦어지기도 한다.
> - 백혈구 증가, 미열
> - 반동성 압통
>   - 상복부에 느껴지던 통증이 서서히 RLQ로 이동한다.
>   - McBerney's point에 반동성 압통이 느껴진다. 눌렀을 때는 통증이 없으나 뗄 때 통증이 느껴진다.
> - RLQ에 국한되던 통증이 하복부 전체로 퍼진다.
> - Rovsing's sign : LLQ를 누르면 RLQ(Mcberney's point)에 통증이 느껴지는 것이다.
> - 폐쇄근 징후 : 바로 누운 상태에서 무릎을 배쪽으로 들어 올린다는 느낌으로 고관절을 굴곡시키고 엉덩이 관절을 안쪽으로 회전하면 통증이 느껴진다.

07 담석증의 증상이 아닌 것은?

① 지방변
② 우상복부 통증
③ 가려움증
④ 발열
⑤ 혈전

> **해설** 혈전이 아니라 출혈의 가능성이 높다.
> 간에서 만들어 내는 혈액응고인자는 비타민 K가 있어야 한다. 비타민 K는 지용성 비타민이기 때문에 담즙을 통해 흡수가 이루어지는데 담즙 배출에 문제가 생기니 결국 혈액응고인자 생성에도 문제가 생긴다.

08 간경화 환자의 복수에 대한 간호 중재로 옳은 것은?

① 수분 섭취를 격려한다.
② 염분을 제한한다.
③ 흉수천자를 시행한다.
④ 앙와위를 취한다.
⑤ 고칼로리, 저비타민식이를 한다.

> **해설** 복수 관리
> - 이뇨제와 복수천자를 시행한다.
> - 호흡곤란 완화를 위해 앉은 자세를 취한다.
> - 수분과 염분을 제한하고 암모니아 수치가 높다면 단백질 섭취를 줄인다.
> - 고비타민, 엽산을 섭취한다.

09 A형 간염 환자에 대한 설명이 아닌 것은?

① 배변을 보고 난 후 반드시 손소독을 한다.
② 대부분 혈액과 성적 접촉을 통해 감염된다.
③ 위생 상태가 불량한 환경에서 많이 발생한다.
④ 식기를 공유하지 않는다.
⑤ A형 간염 환자의 대변에 오염된 물이나 음식을 통해 전달되는 경우가 많다.

> **해설** ② B형 간염에 대한 설명이다.

10 위식도역류질환 환자의 간호에 대한 설명으로 옳은 것은?

① 앉아 있으면 증상이 더욱 심해지므로 앙와위를 취한다.
② 수분을 제한한다.
③ PPI는 효과가 없다.
④ 복압이 들어가지 않도록 주의한다.
⑤ 항콜린 약물을 사용한다.

> **해설** ① 누워 있으면 증상이 심해진다.
> ② 수분을 충분히 마셔야 한다.
> ③ PPI, 히스타민 수용체 길항제 : 위산이 분비되지 않도록 막는다.
> ⑤ 항콜린 약물, 칼슘차단제 금기 : 위장운동을 떨어뜨리고 하부식도괄약근을 이완시켜 역류를 유발하므로 금기이다.

11 구강통증과 혓바닥의 백태증상으로 내원한 환자가 구강 칸디다증을 진단받았다. 발생원인은?

① 수분의 과한 섭취
② 스테로이드 장기복용으로 면역저하
③ 지방식이
④ 술과 흡연
⑤ 반복적인 위염

> **해설** 칸디다증의 원인으로는 타액의 분비 감소, 항생제와 스테로이드 장기투여로 인한 면역력 저하, 영양불량 등이 있다.

정답 9 ② 10 ④ 11 ②

12 반복되는 게실염으로 인해 대장절제술을 받은 환자에게 있을 수 있는 간호 문제는?

① 호흡곤란
② 혈전 정맥염
③ 위식도 역류증상
④ 위장관 운동 저하
⑤ 구토와 전해질 불균형

> **해설** 대장절제술 후에 장협착, 위장관 운동기능 저하로 인한 장 마비와 장폐색이 발생할 수 있다.

13 위루관(PEG)을 하고 있는 환자에게 feeding하는 방법에 대해 올바르게 교육한 내용은?

① feeding하기 위한 주입세트는 주 1회 교체하면서 위생관리를 한다.
② 식사 후에는 바로 앙와위 자세를 취한다.
③ feeding하기 전에 150mL의 잔여물이 확인되면 주입 후 금식한다.
④ 관급식하는 환자에게 발생 가능한 합병증은 폐기종이다.
⑤ feeding 전후에 물 30~60cc를 투여한다.

> **해설**
> ① 주입세트는 24시간마다 교체한다.
> ② 식사 동안 그리고 식사 후 30분 동안 침상 머리를 30° 올려 기관지 흡인을 방지한다.
> ③ feeding하기 전에 잔여물을 확인 후 다시 주입하는데 250mL 이상 확인되면 의사에게 확인 후 투여 여부를 결정한다.
> ④ 관급식하는 환자에게 흡인성 폐렴, 변비, 장경련, 구토와 오심, 설사의 문제가 발생할 수 있다.

14 식도절제술을 받은 식도암 환자에게 제공하는 올바른 교육내용은?

① 앞으로 관급식만이 유일한 영양공급 방법이다.
② 식사는 소량씩 자주 먹도록 한다.
③ 식사 후에는 바로 누워서 안정을 취하도록 한다.
④ 전식도절제술을 하고 난 후 부작용은 구토와 복통이다.
⑤ 연동운동이 돌아오게 되면 죽부터 섭취를 시작한다.

> **해설**
> ② 식사는 소량씩 나누어 자주 먹고 천천히 씹어 먹어야 한다.
> ① 식도절제술을 하고 난 후에 위관영양과 TPN을 일시적으로 할 수 있다.
> ③ 식사 후에는 역류방지를 위해 1시간 동안 좌위를 취하게 한다.
> ④ 전식도절제술을 하고 난 후 부작용은 기침과 심호흡이다.
> ⑤ 연동운동이 돌아오면 물부터 섭취를 시작한다.

15 마비성 장폐색이 온 환자에게 우선적으로 해야 하는 간호는?

① 죽으로 식사를 변경한다.
② 개복술을 할 준비를 한다.
③ 비위관을 삽입한다.
④ 진통제를 투여한다.
⑤ 운동을 권장한다.

해설
- 장폐색이 발생하면 감압을 위해 비위관을 삽입하고 금식을 유지하고 수액을 공급한다.
- 복부팽만, 마비성 장폐색으로 인한 장음 소실, 구토와 오심이 발생한다.

16 대장암 수술 후에 hemovac drain을 하는 환자에게서 붉은색의 300mL 배액물이 1시간 동안 확인되었다면 우선적으로 무엇을 해야 하는가?

① 정상적인 배액량이다.
② 배액관을 잠그고 의사를 부른다.
③ 머리를 높이 올리는 자세를 취한다.
④ 혈압과 맥박을 확인한다.
⑤ 배액관을 제거할 준비를 한다.

해설 배액양상은 수술하고 난 직후에는 붉은색이지만 차차 장액성으로 변하며, 24시간 동안 30mL 이하로 배액이 된다면 제거해야 할 시점이다. 배액물의 양상이 변하지 않고 배액량이 많다면 새로운 출혈을 의심해 볼 수 있다.

17 간경화증을 가진 환자가 의식이 희미해져갈 때 락툴로오스 관장이 처방되었다. 어떤 수치를 줄이기 위한 목적인가?

① 칼륨
② 암모니아
③ 나트륨
④ 요산
⑤ 퓨린

해설 간은 암모니아를 독성이 덜한 요소의 형태로 바꾸어 소변으로 배출시키는데, 이 과정에 문제가 생겨 암모니아가 몸에 쌓이게 되고 결국 뇌에 영향을 미쳐 증상을 일으키는 것이 간성 뇌증이다. 락툴로오스는 삼투압을 높여 설사를 일으키면서 많은 암모니아를 배출시킨다.

정답 15 ③ 16 ④ 17 ②

18 만성췌장염으로 치료를 받고 퇴원하는 환자에게 하는 교육으로 부적절한 것은?

① 술을 드시면 안 됩니다.
② 통증을 조절하기 위해서는 명상이나 요가를 해보세요.
③ 복부비만은 만성췌장염을 일으키는 주원인이므로 체중조절을 하세요.
④ 필요하다면 진통제를 복용해도 됩니다.
⑤ 지방이 있는 음식은 소화가 되지 않으므로 피하셔야 합니다.

해설 만성췌장염의 주된 원인은 술이며 그 외의 원인으로 흡연, 잘못된 식이습관 등이다.

19 게실염을 앓고 있는 환자에게 적절한 교육은?

① 고지방식이를 먹는다.
② 저섬유질 식사를 한다.
③ 바륨관장을 주 1회 한다.
④ 견과류와 팝콘은 건강을 위해서 소량씩 먹도록 한다.
⑤ 무거운 물건을 들거나 대변을 보기 위해 복부에 힘을 주지 않는다.

해설 ① 저지방, 저자극, 단백식이를 한다.
② 변비가 생기지 않도록 하루에 2L 이상의 수분을 섭취하고 대변 완하제 복용, 고섬유질 식사를 한다.
③ 바륨관장 혹은 결장 내시경은 천공 위험성이 있어서 금기이다.
④ 견과류(땅콩, 아몬드)나 옥수수, 팝콘, 콩나물, 씨앗류는 게실의 입구를 막거나 게실염의 증상을 악화시키기 때문에 피하는 것이 좋다.

CHAPTER 06 신경계

제1절 중추신경계와 말초신경계

(1) 중추신경계(CNS ; Central Nervous System)

중추신경계는 뇌와 척수로 이루어져 있다. 경막(가장 밖에 있는 단단하고 질긴 막), 지주막, 연막(뇌와 척수에 가장 인접한 부드러운 막)의 3중 막으로 보호되어 있는데 뇌척수액은 지주막하 공간에서 흐르고 있다. 뇌는 두개골이 있어서 외부의 충격으로부터 일차적으로 보호된다.

① 대뇌
  ㉠ 전두엽
    - 브로카 언어중추(Broca area) : 좌측 전두엽에 위치하고 있으며 이곳에 문제가 생긴 환자는 이해력과 문장을 독해하는 능력은 있으나 복잡한 말이나 문장은 어려워한다. "어브브브…" 하고 어눌하게 머뭇거리면서 반응한다. 표현이 어려워서 운동 실어증, 비유창성 실어증이라고 부르기도 한다. 스스로의 문제를 인식하고 있어서 좌절감에 빠질 우려가 있다.
    - 간호사는 환자가 대답할 때까지 기다리고 짧은 단어를 반복적으로 연습해야 한다.
    - 학습, 판단, 문제해결, 사고능력, 추리능력 등 고차원적인 정신작용을 한다.
    - 운동을 조절한다.
  ㉡ 측두엽
    - 베르니케 언어중추(Wernicke's area) : 좌측 측두엽에 있으며 이곳에 문제가 생긴 환자는 이해능력이 떨어진다. 표현하는 능력은 있으나 불명확한 말을 하기도 한다. 감각 실어증, 유창성 실어증이라고 부른다.
    - 청각 중추가 있다. 귀가 양측 머리에 있다는 것과 연관 지어 보자.
  ㉢ 두정엽 : 입체적·공간적 사고, 계산, 감각을 인지하고 통합한다.
  ㉣ 후두엽 : 시각중추가 있다(뒤통수를 때리면 번쩍하면서 별이 보인다고 표현하기도 한다).
  ㉤ 변연계
    - 시상하부가 받아들인 정보들이 변연계에서 통합된다.
    - 식욕, 성욕, 공격성 등 본능적인 욕구와 관련이 있는 곳이다. 본능에 너무 충실하면 '변'태스럽다는 말을 듣기도 한다.
② 소뇌 : 평형과 균형감각을 조절하는 기관이다. '소'주를 먹으면 취해서 균형을 못 잡고 비틀거린다. 소뇌를 균형과 연관 지어 생각해 보자.

> **더 알아보기**
>
> 롬베르크 테스트(Romberg's test)
> 전정기관 + 시각 + 고유감각이 소뇌에 전달되어 균형을 잡고 운동을 할 수 있다. 전정기관과 시각, 고유감각 중 어느 하나에 문제가 있다면 서로 보상하려고 한다. 고유감각이란 각 몸의 위치가 어디에 있고 운동이 어떻게 되는지 아는 감각이다. 예를 들어 코가 어디에 있는지 거울을 보지 않아도 짚을 수 있는 것이 고유감각이 있기 때문이다.
> ① 롬베르크 테스트 양성
>   - 발을 붙이고 바로 선 자세에서 눈을 뜨고 있을 때 흔들리지 않는다. 고유감각에 문제가 있더라도 시각(비중이 더 큼)과 전정기관이 보상해 주기 때문이다. 자전거를 탈 때 눈을 감으면 균형을 잡지 못하고 넘어지는 것이 그 예이다.
>   - 눈을 감고 난 후에 흔들린다면 고유 감각이 문제가 있다는 것이다. 보상받던 시각이 없어지니 고유감각의 문제가 보이는 것이다.
>   - 고유감각에 문제가 있다면 양성이라고 부른다(감각성 운동실조).
>   - 전정기관에 문제가 있다면 눈을 뜨고 있을 때도 살짝 흔들린다. 전정기관이 균형을 잡는 기관이기 때문이다. 눈을 감게 되면 보상받던 시각이 사라지고 고유감각에만 의존하고 있으니 더 많이 흔들리게 된다. 이때도 양성이라고 부른다.
> ② 롬베르크 테스트 음성
>   소뇌가 문제가 있다면 눈을 감으나 안 감으나 모두 흔들린다(소뇌성 운동실조).

③ 뇌간(brain stem) : 뇌의 중'간'에 위치하며 중뇌, 교, 연수로 구성되어 있다. 뇌간 중 특히 '연'수는 숨뇌라고도 불리며 생명 '연'장에 직접적으로 영향을 미치는 호흡, 심박동, 소화에 관여한다. 뇌간의 기능이 남아 있는 경우 식물인간으로 지내게 될 확률이 높다.

(2) 말초신경계(PNS ; Peripheral Nervous System)

12개의 뇌신경과 31개의 척수신경으로 구성되어 있는데, 말초신경계는 기능적으로 자율신경계와 체성신경계로 나뉘기도 한다.

① 뇌신경(cranial nerves)

명칭	기능	암기 tip
제1뇌신경	후각신경 - 냄새	콧대가 '1'자 모양으로 곧다.
제2뇌신경	시신경 - 시각	'이만큼' 네가 보고 싶어.
제3뇌신경	동안신경 - 동공수축 안구의 내전, 상전, 하전 운동	'3'초 동안 너를 바라볼래.
제4뇌신경	활차신경 - 안구 내회선, 하전 운동	'사랑해' 하니 활짝 웃는다.
제5뇌신경	삼차신경 - 안면 저작과 안면 감각, 각막반사	'오삼 불고기'
제6뇌신경	외전신경 - 안구의 외전 운동	'육전'
제7뇌신경	안면신경 - 안면근 운동과 혀 2/3 미각, 타액분비	'칠면조'
제8뇌신경	청신경 - 청각	'팔랑귀'
제9뇌신경	설인신경 - 혀 뒤 1/3 미각, 구개 반사와 연하작용, 혀의 움직임, 타액 분비	'구설수'
제10뇌신경	미주신경 - 인두, 심장, 내장기관 등 여러 곳에 분포하여 부교감신경 및 감각과 운동신경의 역할	미주가 나를 뒤에서 씹(10)었다.
제11뇌신경	부신경 - 흉쇄유돌근과 승모근 운동	젓가락을 부숴 쪼개면 '11' 모양

명칭	기능	암기 tip
제12뇌신경	설하신경 - 혀의 운동	• 시비(12)가 붙어 도망치니 '서래(설하)'라고 소리를 지른다. • 혀를 잘못 놀리면 시비(12)가 붙는다.

㉠ 뇌신경 검사 방법

제1뇌신경	후각신경	양쪽 코를 번갈아 냄새를 맡게 한다.
제2뇌신경	시신경	시력과 시야 검사를 위해 달력이나 시력표 등을 이용한다.
제3뇌신경	동안신경	펜라이트를 이용한 대광반사와 안구의 내전, 상전, 하전 운동을 확인한다. 내전과 외전은 양 안구에서 각각 동시에 일어난다. 코를 중심으로 안구가 코 방향으로 돌아가면 내전이며 밖으로 돌아가면 외전이다. 정상적인 대광반사는 불을 비추면 양 동공이 동일하게 즉시 수축한다.
제4뇌신경	활차신경	안구내회선 하전 운동을 확인한다.
제5뇌신경	삼차신경	• 이마 뺨 턱에 면봉을 이용하여 터치, 감각이 같은지 확인한다. • 각막반사 : 면봉으로 각막을 가볍게 자극하여 순간적으로 눈을 깜빡이는지 확인한다. • 측두근과 저작근의 운동기능을 담당하는데 이를 꽉 물게 하여 양쪽에 힘이 동일하게 들어가는지 확인한다. • 차가운 온도, 뜨거운 온도가 통증을 유발한다. 찬바람과 더위, 뜨겁거나 차가운 음식을 피한다. 음식을 씹을 때는 통증이 없는 쪽으로 씹고 부드러운 음식을 먹도록 한다. • 마약을 처방받을 정도로 통증이 상당하다.
제6뇌신경	외전신경	안구가 외전 운동을 하는지 확인한다.
제7뇌신경	안면신경	• 얼굴의 대칭 여부, 눈이 완전히 감기는지, 주름이 잡히게끔 위로 올리도록 하고 웃게 해서 균형이 맞는지, 볼에 바람을 넣어 바람이 새는지 확인한다. • 다양한 맛이 나는 용액을 혀의 앞부분에 떨어뜨려 어떤 맛인지 이야기하도록 한다. • 마비가 온 쪽에 감각이 떨어지고 눈이 감기지 않아서 각막이 건조해지고 입이 비뚤어진다. • 얼굴과 눈, 귀에 통증이 온다. • 눈을 감을 수 없기 때문에 인공눈물을 넣어주고 잘 때는 안대를 착용하도록 한다.
제8뇌신경	청신경	소리가 들리는 쪽의 손을 들도록 한다.
제9뇌신경	설인신경	• 혀의 뒷부분에 맛이 나는 용액을 떨어뜨려 맛을 이야기하도록 한다. • 면봉 혹은 설압자를 눌러 구역반사를 확인한다. • 설인신경과 미주신경 검사를 동시에 한다.
제10뇌신경	미주신경	• '아' 하고 입을 열 때 인두와 연구개가 대칭적으로 올라가는지, 목젖이 중앙에 위치하는지 확인한다. • 면봉 혹은 설압자로 눌러 구역반사가 있는지 확인한다.
제11뇌신경	부신경	• 환자의 머리를 오른쪽으로 돌리게 하고 간호사는 왼쪽으로 돌리기 위해 힘을 주는데 이때 저항하는 힘을 확인한다. • 양쪽 어깨를 으쓱하게 하고 어깨를 눌러 환자가 저항하는지 확인한다.
제12뇌신경	설하신경	혀를 내밀게 하여 대칭인지, 혀로 좌우 볼의 안쪽을 밀게 하여 저항에 버티는지 확인한다.

② 척수신경(spinal nerves) : 척수에서 바로 나오는 신경으로 총 31쌍이다. 경추신경 8쌍(경추뼈는 7개지만 신경은 8개이다), 흉추신경 12쌍, 요추신경 5쌍, 천추신경 5쌍, 미추신경 1쌍이 나온다.

㉠ 손상 부위에 따른 기능 상실

경추 4번 이상의 손상	호흡을 포함한 모든 기능의 소실
경추 5번 손상	사지마비
경추 6~7번 손상	팔과 손의 운동 일부와 목과 가슴 윗부분의 운동만 남음
흉추 7번 이하 손상	허리 이하의 모든 기능 상실
요추 손상	다리부터 모든 기능 상실

㉡ 요추천자
- 척수가 요추 1번에서 2번까지 내려와 있으므로 신경손상을 막기 위해 요추 3~4번 혹은 요추 4~5번 사이의 지주막하강을 천자하여 뇌척수액을 채취하는 검사이다. 급격하게 제거하면 위험하다.
- 천자를 하는 척추 사이 간격을 넓히기 위해서 새우 모양으로 다리를 복부 쪽으로 끌어올리고 머리를 숙이는 자세를 취한다.
- 검사 후 첫 1~2시간 동안은 복위를 취하여 뇌척수액이 새어 나가는 것을 막는다.
- 뇌척수액이 다시 채워질 동안 두통(천자한 구멍을 통한 뇌척수액의 유출로 인해 뇌 기저부 하강)을 예방하기 위해 최소 6시간 이상 머리를 들지 않고 누워 있도록 한다.
- 뇌척수액이 새는지 천자 부위를 확인하고 수분을 충분히 섭취한다.
- 뇌척수 압력이 180mmH$_2$O 이상이면 출혈이나 종양을 의심할 수 있다.

③ 자율신경계(autonomic nervous system) : 자율적으로 스스로 움직이는 신경이다.
㉠ 교감신경(sympathetic nerve) : 교감신경은 응급상황이거나 고도로 긴장된 상태에서 분비되어, 신체가 잘 방어할 수 있도록 해준다. 흉추 1번에서 요추 3번 사이에서 시작하며 신경절 이전에는 아세틸콜린이 분비, 절후 신경 말단(신경절 이후)에서는 노르에피네프린(아드레날린)이 분비된다. 부교감신경과의 길항작용(반대로 움직임)으로 체내 항상성을 유지한다.

[암기 Tip] 면접을 하는 상황, 강도를 만나 도망가는 상황 등 긴박한 순간을 상상해 보자.

부위	작용	암기 예시
눈	동공 확대, 모양체 이완	면접관들이 무슨 이야기를 하는지 똑바로 얼굴을 보아야 한다. 동공이 커져야 많은 정보가 눈에 들어오고, 안구를 잡고 있는 근육인 모양체가 이완되어야 멀리 있는 것에 초점이 잘 맞추어진다.
폐	기관지 근육 이완, 호흡 촉진	떨리고 최고로 긴장되는 상황이라 숨이 막혀오는 기분이 든다. 그럴수록 숨을 잘 쉬어야 하니까 기관지근육이 넓게 이완되어야 한다.
심혈관	맥박 상승, 혈압 상승, 혈관 수축	숨을 제대로 쉬지 못할 정도로 긴장되니, 산소를 잘 전달하기 위해 혈관은 수축하여 혈액을 전신에 빨리 돌리려고 한다. 심장이 미친 듯이 뛰면서 맥박과 혈압이 올라간다.
위장	소화액 분비 억제, 소화관 운동 감소	면접을 앞두고 소화도 안 되고 토할 것 같은 기분이 들고, 물만 먹어도 체할 것 같다.
비뇨기	방광 이완, 괄약근 수축	소변이 나오려면 방광이 수축하여 짜내야 한다. 면접을 앞두고 소변을 충분히 모아야 하니 방광근육이 이완되고, 괄약근을 수축하여 소변이 나가지 못하게 한다.
샘	침샘 분비 감소, 땀샘 분비 증가	긴장으로 입이 바짝바짝 마르고, 손바닥은 땀으로 범벅이 되고 등에도 식은땀이 줄줄 흐르게 된다.
간	포도당 생성 증가	뇌는 포도당을 에너지원으로 사용한다. 면접관의 질문에 답변을 잘하려면 뇌의 임무가 너무 중요하다.
사정과 발기	사정 유도	음경의 혈관이 이완되어 혈액이 많이 차게 되는 것이 발기이다. 사정이 되려면 혈관이 수축되어야 한다.

ⓒ 부교감신경(parasympathetic nerve) : 편하고 안정감을 느끼는 상태에서 발동하는 신경이다. 부교감신경은 뇌신경 3번, 7번, 9번, 10번, 천추 2~4번에서 시작한다. 신경절 이전과 이후 모두 아세틸콜린이라는 신경전달물질이 분비된다. 항'콜린'제 약물은 수용체를 차단하여 아세탈'콜린'의 작용을 막는다. 즉 부교감 신경의 활동을 막아서 교감신경의 효과를 보기 위함이다. 아트로핀은 수술 전에 분비물을 감소시키기 위해 투여하는 대표적인 약물이기도 하다.

④ 체성신경계(somatic nervous system) : 자율신경계는 대뇌의 지배를 받지 않지만, 감각신경과 운동신경(골격근 연결)은 대뇌의 지배를 받는다. 감각신경은 말초에서 척수를 경유하여 대뇌로 전달하고 운동신경은 대뇌에서 척수를 경유하여 말초로 전달한다.

　　㉠ 물을 보면(시각, 감각신경) 마시고 싶고, 대뇌에서 물을 마시라고 명령하여 팔을 뻗어서 물을 마시게(운동신경) 된다.

　　[참조] 척수반사 : 대뇌를 거치지 않고 감각신경이 척수를 통해 바로 운동신경으로 나가는 반응이다.
　　　㉠ 손가락이 칼에 베이면 반사적으로 팔을 움직이게 된다.

제2절　신경계 관련 질환

(1) 의식수준 사정

① GCS(Glasgow Coma Scale) : E4V5M6라면 지극히 정상인 경우이다. 총 점수가 3~7점이라면 반혼수, 혼수상태이다.

눈뜨기 (E, Eye opening)	4 : 자극 없이도 스스로 눈을 뜬다. 3 : 부르는 소리에 눈을 뜬다. 2 : 통증 자극을 주면 눈을 뜬다. 1 : 통증 자극에도 아무 반응이 없다.
언어기능 (V, Verbal response)	5 : 질문에 적절한 답변이 가능하다. 4 : 질문에 횡설수설하는 모습을 보인다. 3 : 문장을 제대로 완성하지 못하는 등 부적절한 대답을 한다. 2 : 이해하기가 힘든 말을 웅얼거리는 것처럼 늘어놓는다. 1 : 반응이 전혀 없다.
운동기능 (M, Motor response)	6 : 지시에 잘 따른다. 5 : 통증을 가하면 그 부위에 반응이 나타난다. 4 : 통증을 가하면 움츠리는 반응 정도만 보인다. 3 : 이상 굴곡 반응(제뇌피질 자세) 　　팔은 가슴 쪽으로 굽혀지고 다리는 펴진 자세이다. 대뇌의 겉질에 광범위한 손상을 받은 경우이다. 2 : 이상 신전 반응(제뇌경직 자세) 　　팔목이 밖으로 돌아가면서 펴지고 다리도 펴진 자세이다. 중뇌와 숨뇌 사이에 손상을 받은 경우이다. 1 : 어떤 자극에도 반응이 없다.

② 의식 단계
  ㉠ 명료(alert) : 깨어 있는 상태로 정상적인 대화와 협조가 가능하다.
  ㉡ 기면(drowsy) : 졸린 상태에서 깨웠을 때 느리게 반응하지만, 질문에 대한 답변이 불완전한 형태를 보인다.
  ㉢ 혼미(stupor) : 젖꼭지를 비트는 강한 통증이나 밝은 빛 정도의 자극을 주어야 반응하여, 한두 마디 대답이 겨우 가능하다.
  ㉣ 반혼수(semi coma) : 강한 자극에도 대답하지 못하고 끙끙거리는 소리를 내면서 통증 자극에 피하려고 하는 반응을 보인다.
  ㉤ 혼수(coma) : 어떤 자극에도 전혀 반응을 보이지 않는다.

(2) 파킨슨병
  ① 원인 : 중뇌의 흑질에 도파민을 생성하는 세포가 부족해져 발생하는 퇴행성 운동 질환이다.
  ② 증상
    ㉠ 진전(tremor) : 안정 시 떨리는 증상이 보이고 수저질과 같은 행동을 할 때는 떨리는 증상이 사라진다.
    ㉡ 강직
      • 몸이 뻣뻣하게 굳는 모습을 보인다.
      • 갑자기 가속이 붙어 급하게 걷는 모습을 보이기도 한다.
    ㉢ 운동 완서증(서동증) : 느리게 움직이는 모습을 보인다.
    ㉣ 표정 없는 얼굴 : 마스크를 쓴 듯이 아무 표정이 없는 얼굴을 가지고 있다.
    ㉤ 우울증, 변비, 배뇨장애 등도 생긴다.
    ㉥ 언어장애 : 감정이 담기지 않은 것 같은 단조로운 목소리, 부정확한 발음, 말의 속도가 빠르거나 늘어진다.
    ㉦ 걸음걸이 변화 : 자세가 불안정하고 걸을 때 종종거리며 질질 끌고 다니는 모습을 보이게 된다. 주기적인 운동을 통해 보행과 자세, 균형의 기능을 개선하도록 한다.
  ③ 약물치료
    ㉠ 레보도파
      • 대표적인 약물로 마도파, 시네메트정이 있는데, 레보도파는 도파민의 전구물질이다. 부족한 도파민을 만들기 위해 레보도파(BBB 통과)를 투약한다. 레보도파는 뇌 안에서 도파민으로 바뀌게 된다.
      • 부작용으로 운동실조, 환각, 체위성 저혈압을 유발하는데 이로 인한 낙상의 위험이 높고 변비와 수면장애도 보인다.
      • 레보도파는 단백질과 결합하면 흡수력이 떨어지므로 식간이나 식후 1~2시간 뒤에 복용한다.

- 알코올, 안정제, 비타민 B_6(피리독신)는 레보도파의 효과를 감소시키므로 피한다.
ⓒ 아만타딘 : 도파민을 분비하는 세포를 직접적으로 자극하는 약물이다.
ⓒ 항콜린성제제
- 파킨슨 환자는 도파민과 아세틸콜린의 균형을 맞추는 데 문제가 있다. 아세틸콜린이 항진되면 상대적으로 도파민이 고갈되게 된다. 아세틸콜린의 항진으로 나타나는 대표적 증상이 떨림이다. 항콜린 약물을 사용하면 도파민의 농도가 증가하게 된다.
- 대표적인 약물은 벤즈트로핀이며, 부작용은 교감신경 자극 증상인 위장운동 감소, 변비, 방광이완, 빈맥 등이다.
ⓔ MAO 억제제 : 도파민이 파괴되는 것을 감소시키는 약물이다.

(3) 치매(신경인지장애)

후천적으로 판단력, 기억, 언어, 행동 등 전반적인 영역에서 인지기능이 떨어져 일상생활을 할 수 없는 상태이며 알츠하이머가 치매의 60%를 넘게 차지한다.

① 간호
㉠ 일몰증후군 : 저녁이 되면 증상이 더욱 심해지므로 관찰이 필요하다.
㉡ 최근의 일은 기억하지 못하고 옛날 일은 선명하다. 그때의 기억을 회상시키며 기억력 훈련을 한다.
㉢ 다양한 프로그램에 참여하도록 하여 현실감각을 잊지 않도록 한다. 시간의 개념을 알 수 있도록 큰 달력과 시계를 방에 부착해둔다.
㉣ 한 가지 단순한 형태의 질문을 하고, 단순한 과업을 부과한다.
㉤ 사람이나 사물을 인식하지 못하고(실인증) 퇴행 행동을 보이더라도 인격적으로 존중하고, 비판하거나 고쳐주려는 행동을 하지 않는다.
㉥ 환경을 갑자기 바꾸면 혼란을 일으키므로, 사용했던 물건을 가까이 두도록 하고 간호하는 사람이 바뀌지 않도록 한다.
㉦ 사고의 위험이 높아서 욕실과 복도에 손잡이를 두고 미끄럼 방지 매트를 깔아둔다. 사이즈에 맞는 신발을 신도록 하고 흥분 상태일 때는 혼자 두지 않는다.
㉧ 야간에도 수면등을 켜두도록 한다.
㉨ 화려한 벽지와 시끄러운 소음은 불안을 일으킬 수 있다.

② 약물치료
㉠ 아세틸콜린은 기억력과 관련이 있는 신경전달물질인데 알츠하이머에서 아세틸콜린이 부족하다는 것이 밝혀졌다. 치매의 진행을 늦추기 위해 아세틸콜린이 분해되는 것을 막는 도네페질, 레미닐과 같은 약물을 사용한다.
㉡ 증상에 따라 항불안제, 항우울제, 수면제 등을 사용할 수 있다.

(4) 뇌졸중(stroke)

크게 혈전이나 색전으로 뇌혈관이 막히는 경우와 외상이나 고혈압으로 뇌혈관에 출혈이 생기는 경우로 나뉜다. 뇌혈관이 막히는 비중이 크다.

① 증상 : 손상받은 혈관의 부위와 정도에 따라 증상은 다르게 나타난다.
  ㉠ 반신마비와 반신 감각장애 : 운동신경(뇌 → 말초)과 감각신경(말초 → 뇌)은 뇌간의 아래 부위에서 교차한다. 그렇다 보니 오른쪽 뇌혈관에 문제가 생기면 몸의 왼쪽에 운동과 감각이 문제가 생긴다. 감각이 둔한 정도를 벗어나 저린 통증을 호소하기도 한다.
  ㉡ 언어장애 : 언어와 관련된 중추는 대부분 뇌의 좌측에 위치하므로 좌측 뇌가 손상되면 언어장애가 발생할 확률이 높다.
    • 브로카 실어증(운동 실어증) : 알아들을 수 있고 글을 쓰는 데는 문제가 없으나 단지 혀와 입술 등의 근육이 문제가 생겨서 발음이 어눌하게 나오는 것이다.
    • 베르니케 실어증(감각 실어증) : 다른 사람의 말이 들리기는 하지만 이해를 하지 못해서 엉뚱한 대답을 늘어놓게 된다.
  ㉢ 연하곤란 : 뇌혈관 장애는 삼키는 데 필요한 많은 근육에 영향을 미친다. 연하곤란으로 인해 흡인성 폐렴의 위험이 높아진다.
  ㉣ 동측 반맹증 : 동측 반맹이라는 말은 안구의 같은 쪽인 반이 보이지 않는다는 말이다. 마비된 쪽의 시야가 보이지 않는다(오른쪽 뇌 손상 시 왼쪽 마비, 왼쪽 동측 반맹).

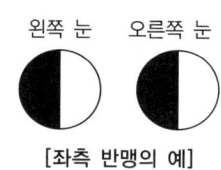

[좌측 반맹의 예]

  ㉤ 두통, 어지러움, 구토, 고혈압, 의식 변화

② 치료와 간호
  ㉠ 연하곤란
    • 마비가 없는 쪽으로 음식물을 넣어준다.
    • 감각이 둔해져 있으므로 뜨겁거나 차가운 음식은 피한다. 액체류는 흡인성 폐렴의 위험성이 있으므로 피하고 점도가 있는 음식을 제공한다.
    • 음식물이 기도로 들어가는 것을 막기 위해(기도가 식도 앞에 위치) 턱을 당기고 머리를 약간 숙인 채 음식물을 입에 넣고, 시간을 두고 천천히 먹도록 한다.
  ㉡ 동측 반맹증
    • 간호사가 보이는 시야 쪽에 서 있도록 한다. 동선을 고려하여 물건을 두고 출입문이 보이도록 침상을 배치한다.
    • 시각 결손의 보완을 위해 보이지 않는 쪽으로 고개를 돌릴 수 있도록 교육한다.

- 공간지각능력이 떨어져 낙상 사고의 위험이 있으니 관찰이 필요하다.
ⓒ 편마비가 있는 쪽은 감각과 운동이 떨어져 욕창이 생길 확률이 높으므로 마비되지 않은 쪽으로 돌려 눕히고, 편마비가 온 쪽에 베개를 대어 지지해준다. 또한 다리의 외회전을 막기 위해 시트나 수건을 말아 대어주고 손에는 둥글게 만 수건을 쥐게 한다.
ⓔ 언어장애
- 대상자가 표현할 수 있는 편안한 분위기를 만들어주고 답변을 충분히 기다려준다.
- 이해하기 쉽도록 단어와 문장을 간단히 그리고 천천히 말한다.
- 칠판, 단어장, 그림판과 같은 보조도구를 이용할 수 있다.
- 경청, 신체접촉, 비언어적 의사소통
ⓜ 약물치료(뇌경색인 경우) : 혈전용해제(증상을 느끼고 3~4시간 골든타임 안에 투여), 항응고제, 항혈소판제제, 항경련제 등을 투약한다.
ⓗ 옷을 입힐 때는 마비가 있는 쪽을 먼저 입힌다. 옷을 벗길 때는 끼워져 있는 팔과 다리를 구부려 빼야 하므로 마비가 없는 쪽을 먼저 벗긴다.
ⓢ 수술
- 혈관이 막힌 경우(허혈성) : 스텐트 삽입(스텐트를 넣어 막힌 부위를 넓혀서 혈액이 통하게 하는 것), 경동맥 내막 절제술(막힌 경동맥 내막을 들어내는 것), 두개강 내외 우회술(막힌 곳을 우회하는 혈관을 연결하는 것)
- 혈관이 터진 경우(출혈성) : 동맥류 수술, 동정맥 기형 수술

(5) 경련(발작)
① 원인 : 외상 뇌종양, 중추신경 감염 등의 원인으로 인한 경련이다. 대발작(전신 강직 간대성 발작) 형태가 가장 흔하다.
② 치료와 간호
ⓐ 경련하는 동안에 주변에 위험한 물건이 있으면 치우고 벨트와 넥타이는 풀어준다.
ⓑ 손가락, 설압자와 같은 물건을 절대 입에 넣지 않는다.
ⓒ 머리를 옆으로 돌려서 구강 내 이물질이 기도로 넘어가지 않도록 한다.
ⓓ 경련의 위험이 있는 환자는 어둡고 조용한 환경에 머물게 하여 자극을 주지 않는다.
ⓔ Carbamazepine은 자몽주스와 함께 복용하면 혈중농도를 높이므로 피한다.
ⓕ Phenobarbital, Phenytoin은 비타민 D를 분해시키고 흡수를 떨어뜨린다.

(6) 두개내압 상승
두개 안은 뇌 조직(80%)과 뇌척수액(10%), 혈액(5%)이 채워져 있는데 어느 한 부위가 차지하는 비율이 커진다면 두개내압이 상승하게 된다. 뇌압이 20mmHg 이상 상승하면 두개내압이 상승하였다고 판단한다.

① 원인 : 뇌종양, 수술, 간질 발작, 스트레스, 고탄산증, 두부 손상, 뇌출혈, 뇌척수액의 순환장애 등이다.
② 증상
  ㉠ 의식수준의 변화가 가장 먼저 찾아온다.
  ㉡ 동공이 확대, 고정, 반응이 느리거나 비대칭적으로 반응한다.
  ㉢ 복시, 광선공포증
  ㉣ 유두부종 : 두개내압이 올라가면서 중심 망막 정맥에 압력이 가해지기 때문이다.
  ㉤ 아침에 두통이 발생한다. 수면 중 이산화탄소 농도가 증가하면서 혈관이 확장되고 뇌부종이 발생하기 때문이다.
  ㉥ 오심 없이 갑작스럽게 투사성 구토를 한다.
  ㉦ 활력징후 변화 : 연수에 압력이 가해지면서 혈압 상승, 호흡 불규칙, 서맥이 나타난다. 시상하부의 손상으로 체온조절 기능이 떨어져 고체온증을 야기한다.
  ㉧ 제뇌피질과 제뇌경직 자세 : 제뇌피질(decorticate)은 손과 팔이 몸 안쪽으로 굴곡된 자세, 제뇌경직(decerebrate)은 손과 팔이 밖으로 신전된 자세를 취한다.
③ 치료와 간호
  ㉠ 침상 머리를 15~30° 상승한다. 30° 이상 올리면 오히려 두개내압이 올라간다.
  ㉡ 기침, 발살바법 등 압력이 들어가는 행위를 하지 말아야 한다. 대변완하제를 투약하여 복부에 힘이 들어가는 것을 막는다.
  ㉢ 광선공포증이 있다면 방 안을 어둡게 유지한다.
  ㉣ 저체온요법 : 뇌의 대사작용을 감소시켜 뇌혈류량을 줄인다.
  ㉤ 만니톨 : 빠른 속도로 투여한다. 고장성용액으로 뇌와 혈액 사이에 삼투압 차이를 일으켜 뇌에서 혈액으로 수분의 이동을 촉진시켜 부종을 줄인다.
  ㉥ 스테로이드 : 혈관성 부종을 줄이고 뇌척수액 생산을 억제한다.
  ㉦ 스트레스, 불안한 감정 등은 두개내압을 더 올리므로 사전에 예방한다.
  ㉧ 비마약성 진통제, 이뇨제, 항경련제 투약한다.
  ㉨ VP shunt 등의 외과적 치료를 한다.
  ㉩ 과호흡 유도 : 호흡을 통해 이산화탄소를 뱉어내어 혈중 이산화탄소를 낮추어 뇌혈관 수축을 유발한다. 뇌혈액량을 감소시켜 뇌압을 떨어뜨려야 하는데, 뇌허혈의 위험이 있다.
  ㉪ 진정제 투여 : 호흡을 유지하기 위해 기관삽관을 하여 인공호흡기를 하는 경우가 있다. 인위적인 수면 상태에 빠지게 하여 흥분을 줄이고 호흡을 도와준다.

> **Tip** 뇌종양은 신경교종이 대부분을 차지한다. 뇌종양의 주된 증상이 두개내압 상승이어서, 두개내압을 떨어뜨리기 위한 간호를 적용하면 된다.

(7) 기저 두개골절(머리뼈바닥골절)
① 전두엽과 측두엽의 기저부에 골절이 일어나서 이곳을 지나가는 혈관과 신경도 함께 파괴된다.
② 안면신경이 이 부위를 지나가서 얼굴의 운동과 감각의 장애가 오고, 귀에 문제가 생기면 청신경도 손상될 수 있다.
③ 손상으로 인해 뇌막이 함께 찢어진다. 뇌척수액이 찢어진 통로를 통해 귀나 코(고막파괴)를 통해 흘러나온다. 외부로 통한 이 길을 통해 수막염이 발생할 위험이 높다.
④ 혈관의 파괴로 눈 주위의 반상출혈(racoon's sign), 유양돌기(귀 뒤) 주위의 반상출혈(battle's sign)을 볼 수 있다.

(8) 수막염(meningitis, 뇌막염)
바이러스, 세균이 침입하여 뇌막에 염증을 일으키는 질환으로 지주막과 연막에 잘 생긴다. 결핵균으로 인한 수막염이 발생할 가능성도 있다.

① 증상
  ㉠ 뇌막 자극 3대 증상
    • 목뒤가 뻣뻣하다.
    • Kernig sign(+) : 누운 자세에서 고관절을 굴곡시킨 상태에서 무릎을 펴려고 하는데 저항감이 느껴진다.
    • Brudzinski sign(+) : 누운 자세에서 목을 가슴 쪽으로 굴곡시키는데 고관절과 무릎이 함께 굴곡된다.
      [암기Tip] Kernig sign은 무릎(knee)과 연관을 짓고 Brudzinski sign은 목을 굴곡시키면서 머리도 함께 굴곡되니까 brain과 연관을 지어 구분하자.
  ㉡ 두통, 오심과 구토, 발열, 광선공포증, 의식 변화, 경련

② 뇌척수액검사 : 뇌척수액은 지주막하강과 뇌실을 흐르는 액체이므로 뇌막(경막, 지주막, 연막)에 감염이 있다면 영향을 받는다.
  ㉠ 세균성 : 단백질 상승, 백혈구 상당히 상승, 포도당 저하(백혈구가 포도당을 에너지원으로 사용)
  ㉡ 바이러스성 : 단백질, 백혈구, 포도당이 전반적으로 높아진다.

③ 치료와 간호
  ㉠ 세균성 수막염이라면 뇌척수액 배양검사를 통해 항생제를 투약한다. 대부분 Vancomycin, Cephalosporin, Penicillin 중 고용량으로 병용 투약한다.
  ㉡ 뇌부종을 완화하기 위해 스테로이드나 만니톨과 같은 고삼투성제제를 투여한다.
  ㉢ 열이 난다면 해열제를 투여하고 수분을 충분히 섭취하도록 한다.
  ㉣ 광선공포증이 있다면 방을 어둡게 유지하고 자극을 주지 않는다.
  ㉤ 뇌척수액 배양검사가 나오기 전까지는 결핵으로 인한 수막염 가능성도 있으므로 비말감염에 준하여 격리한다.

ⓑ 경련이 있다면 항경련제를 투여한다.

(9) 중증근무력증(MG ; Myasthenia Gravis)

수의근(팔, 다리, 호흡근 등 의지로 움직이는 근육)을 침범하여 근육약화를 유발하는 자가면역질환이다.

① 원인 : 신경 말단에서 분비되는 아세틸콜린을 근육에 있는 아세틸콜린 수용체가 받아들여 근육이 수축하고 운동이 일어난다(신경과 근육이 만나는 곳). 아세틸콜린 수용체에 대한 항체가 생겨서 아세틸콜린 수용체가 파괴되어 근육의 수축이 약해지는 것이다.

② 증상

㉠ 후두와 인두의 근육을 침범하면 말이 어눌해지고 씹는 것과 삼키는 것이 힘들어진다. 흡인성 폐렴에 걸릴 가능성이 높아지게 된다.

㉡ 안검하수, 안구진탕, 무표정한 얼굴(안구의 근육과 안면근육 침범)

㉢ 휴식을 취하면 증상이 완화되어 하루 중 아침에 근력이 가장 좋다.

㉣ 하행성 운동마비 : 얼굴에서부터 발 방향으로 서서히 근력이 떨어지게 된다.

[참조] 길랑-바레증후군은 상행성 운동마비이다. 발끝에서 머리 방향으로 마비가 진행한다.

㉤ 수의근육만 침범하는 것이므로, 감각과 의식의 변화는 없다.

㉥ 근무력성 위기

횡격막과 늑간근도 수의근이다. 이 근육까지 침범하면 호흡이 힘들어진다.

③ 진단

㉠ tensilon 검사(+)

- 신경 말단에서 아세틸콜린으로 근육의 수축이 일어나고, 연이어 아세틸콜린 분해효소가 분비되면서 근육수축이 중단되고 이완되는 것이다. 이 분해효소 분비를 막으면 근육이 수축하는 시간이 길어지게 된다.

- tensilon은 아세틸콜린 분해효소 억제제인데, 이 약물을 정맥주사하면 1분 안에 근무력 증상이 눈에 띄게 회복하고 몇 분이 지나면 원래의 상태로 되돌아간다. 이런 반응으로 아세틸콜린 부족으로 인한 증상임을 알 수 있다.

[암기Tip] tension(텐션)은 긴장하고 수축된 상태를 말한다. 비슷한 단어인 tensilon은 근육의 수축을 오래 유지하게 하는 것이므로 연관 지어 기억하자.

㉡ 아세틸콜린 수용체 항체검사 : 상승

자가면역질환으로 아세틸콜린 수용체를 파괴하는 항체가 증가하게 된다.

④ 치료와 간호
　㉠ 아세틸콜린 분해효소 억제제
　　• 콜린성 위기 : 과다 투여하게 되면 콜린성 위기를 초래한다. 오심과 구토, 연하곤란, 분비물 증가, 서맥, 동공 수축, 심각한 근력 약화가 나타난다. 콜린성 위기로 인한 근력 약화 상태에서는 이미 아세틸콜린이 풍부한 상태이므로 tensilon 검사를 하였을 때도 증상이 호전되지 않는다(아세틸콜린 부족으로 인한 근력 약화인지 구분 가능).
　　• Pyridostigmine이 대표적인 약물인데 콜린성 위기가 보이면 해독제는 Atropine이다.
　㉡ 면역억제제 : 아세틸콜린 수용체를 파괴하는 항체를 감소시키는데, 부작용으로 면역력이 떨어지면서 감염에 취약해진다.

(10) 척수신경 손상

① 원인 : 교통사고, 낙상, 총상, 자상 등이 원인이다.
② 증상 : 손상받은 부위 이하 감각상실, 이완성마비, 반사소실, 의식소실이 일어난다.

척수쇼크	• 척수손상을 당하고 3~5분 후에 척수쇼크 증상이 나타난다. • 흉추 1번에서 요추 3번까지 교감신경이 척수에서 나가는데 이 교감신경이 차단되면서 증상이 나타난다. • 저혈압과 서맥 : 교감신경은 혈관을 수축하고 심장을 펌핑하는 일을 하는데, 이 기능이 차단되니까 혈관이 확장되면서 혈액이 정체되고, 심장의 펌핑 기능이 떨어지면서 혈압이 떨어지게 된다. 혈관의 수축이 떨어지니 맥박이 적게 뛰는 서맥을 유발한다.
자율신경 반사 부전	• 척수쇼크를 겪은 환자, 흉수 6번 이상 부위의 척수 손상 환자에게 흔히 발생한다. • 유발 자극 원인 : 방광 팽창(가장 흔함), 대변으로 직장 팽창, 욕창, 비뇨생식기 감염, 꽉 조이는 옷, 내성 발톱과 같은 자극 • 병태 생리 　- 척수 손상 부위 하부 척수절(흉추 2번이 손상되었다면 흉추 3번까지 지배하는 영역)의 신체 부위에서 발생한 유해자극이 척수를 통해 올라온다. 자극이 손상된 척수 부위까지 다다르면, 교감신경이 활성화되면서 노르에피네프린이 분비된다. 　- 분비된 노르에피네프린은 혈관을 수축시켜 혈압을 올리게 된다. 10번 뇌신경(척수손상 환자에게 정상 작동)인 미주신경(부교감)을 자극하여 혈압을 낮추려고 하면서 서맥이 발생할 수 있다. 손상된 부위 이하로는 미주신경의 자극이 전달되지 않아서 손상 부위 위쪽의 혈관만 확장하게 되고 얼굴이 붉어진다. • 증상 : 과도한 혈관수축으로 갑작스러운 고혈압, 두통, 과다 발한, 서맥, 오심, 흐려지는 시력 • 중재 　- 가장 먼저 해야 할 조치는 혈압을 강하시키는 것이다. 자극의 원인이 되는 유발 요인을 찾아서 제거하는 것이 중요하다. 환자를 앉히거나 머리를 올리고, 옷을 느슨하게 풀어주며, 혈압을 자주 측정한다. 도뇨를 하거나 대변을 제거하고 조이는 옷이나 스타킹을 벗긴 후 욕창 등의 피부 손상 여부를 확인한다.

③ 치료와 간호
　㉠ 손상받은 척수 부위를 부목으로 고정하여 신체 선열이 틀어지지 않도록 한다. 경추손상이 의심된다면 목을 반드시 보호한다.
　㉡ 경추의 상부가 손상되면 호흡이 어려우므로 기도를 유지하도록 한다.
　㉢ 배뇨와 배변 장애가 있으므로 도뇨관을 삽입하고 좌약 혹은 관장을 실시한다.
　㉣ 충분한 수분 공급과 고섬유식이, 고열량식이, 고단백식이를 한다.

㉤ 욕창이 생기지 않도록 통나무 굴리기 방법으로 체위 변경을 한다.
㉥ 부동으로 인해 다양한 합병증이 발생할 위험이 있다. 사지 관절운동범위(ROM) 운동을 하고 탄력 스타킹을 신도록 한다.
㉦ 근육강직이 생길 수 있으며 이때는 근육이완제를 투약한다.

(11) 추간판탈출증

경추와 요추(4, 5번과 요천추간이 흔함)에 잘 찾아온다. 추간판(디스크)은 척추뼈 사이를 연결하며 외부의 충격을 흡수해주는 연결조직이다. 추간판의 중앙에 부드러운 수핵이 위치하고 섬유륜으로 감싸져 있다.

① **원인** : 반복적이고 지속적인 외부의 충격으로 섬유륜이 팽창 혹은 파열하고 탈출된 수핵이 신경을 직접적으로 자극해 염증반응을 일으키게 된다.
② **증상** : 압박받은 신경이 지배하는 부위의 통증과 저린감, 감각장애를 경험하게 된다.
③ **진단**
  ㉠ CT, MRI
  ㉡ 하지직거상검사 : 똑바로 누운 자세에서 무릎을 편 상태로 몸쪽을 향해 들어올린다. 추간판 탈출이 있다면 다리가 당기는 느낌과 통증을 유발한다.
④ **치료와 간호**
  ㉠ 물건을 들 때는 무릎을 구부리도록 한다. 장시간 서 있어야 하는 경우에 발판을 두고 번갈아 가면서 올려 허리에 무리가 가지 않도록 한다.
  ㉡ 복근과 목, 어깨 부위의 근육을 강화하는 운동을 한다.
  ㉢ 올바르지 않은 자세로 오래 앉아 있거나 허리를 구부리는 자세는 피한다.
  ㉣ 추간판절제술(척수융합술) : 탈출 정도가 심해 장애가 심하다면 탈출한 추간판을 직접 제거한다.
    • 수술 후 추간판에 가해지는 압력을 제거하기 위해 24시간 동안 머리를 올리지 않고 반듯하게 누워 있도록 한다.
    • 급성기가 지나면 코르셋이나 보조기를 착용하고(누운 상태에서 먼저 착용한 후) 조금씩 걷는 것을 시도하여 근육 강화 훈련을 한다. 보조기는 척추에 압박이 가해지지 않는 누워 있는 시간을 제외하고 2~3개월간 사용하도록 한다.
    • 체위 변경을 할 때는 통나무 굴리는 방법으로 한다.
    • 수술 후 24~48시간 동안 신경근 손상으로 인한 합병증을 관찰한다.
    • 단단한 침대 매트를 사용하도록 한다.
    • 수술 후 1~2일 동안은 얼음주머니를 적용하고 이후에는 온습포를 적용한다.

(12) **다발성 경화증**(MS ; multiple sclerosis)

자가면역질환으로 중추신경계인 뇌와 척수 등의 신경의 수초가 탈락이 되는 만성 퇴행성 질환이다.

① **증상**
- ㉠ 중추신경이 지배하는 곳에 증상이 나타나다 보니 다양하게 나타나고 서서히 퇴행하면서 호전과 악화를 반복한다.
- ㉡ 하지에 많이 나타나는데 근육이 약해지면서 걷기가 힘들어지고 떨린다. 마지막에는 마비를 초래한다.
- ㉢ 시야 흐림, 뿌연 느낌, 불수의적으로 떨리는 증상
- ㉣ 배뇨와 배변 장애
- ㉤ 인지능력 저하, 구음장애, 정서적 불안, 감정 조절 불능
- ㉥ 따끔거리는 비정상적인 감각, 무감각, 청력과 후각과 미각 변화

② **치료** : 증상을 완화시키고 재발 빈도를 늦추는 것이 목적이다.
- ㉠ 급성기에는 고용량의 스테로이드를 사용하여 염증을 완화시킨다.
- ㉡ 근육 경직을 완화시키기 위해 디아제팜, 바클로펜을 투약한다.
- ㉢ 항우울제, 항콜린성 제제(배뇨), 대변 완하제를 투약한다.
- ㉣ 인터페론 주사(자가면역반응을 억제)

③ **간호**
- ㉠ 부동환자라면 욕창예방간호를 하고 근위축이 진행되는 것을 늦추기 위해 수동적 운동을 실시한다.
- ㉡ 충분한 휴식을 취하도록 한다.
- ㉢ 낙상을 예방할 수 있도록 안전한 환경을 조성한다.
- ㉣ 충분한 수분을 섭취하고 소변은 시간을 맞추어 배뇨하여 요로감염이 발생하지 않도록 예방한다.

CHAPTER 06 적중예상문제

01 어떤 통증에도 반응이 없고 스스로 움직임이 전혀 없는 환자의 의식 상태는?

① 명료
② 기면
③ 혼미
④ 혼수
⑤ 반혼수

해설 ④ 혼수(coma) : 어떤 자극에도 전혀 반응을 보이지 않는다.
① 명료(alert) : 깨어 있는 상태로 정상적인 대화와 협조가 가능하다.
② 기면(drowsy) : 졸린 상태에서 깨웠을 때 느리게 반응하는 것과 비슷하지만, 질문에 대한 답변이 불완전한 형태를 보인다.
③ 혼미(stupor) : 젖꼭지를 비트는 강한 통증이나 밝은 빛 정도의 자극을 주어야 반응하여, 한두 마디 대답이 겨우 가능하다.
⑤ 반혼수(semi coma) : 강한 자극에도 대답하지 못하고 끙끙거리는 소리를 내면서 통증 자극에 피하려고 하는 반응을 보인다.

02 삼차신경통 환자의 통증을 줄이기 위한 방법으로 옳은 것은?

① 차가운 음식이 통증 완화에 도움이 된다.
② 침범한 쪽으로 음식을 먹는다.
③ 뜨거운 음식은 먹어도 된다.
④ 차가운 물로 세안하면 통증을 줄여줄 수 있다.
⑤ 마약을 처방받을 수 있다.

해설 차가운 온도, 뜨거운 온도가 통증을 유발한다. 찬바람과 더위, 뜨겁거나 차가운 음식을 피한다. 음식을 씹을 때는 통증이 없는 쪽으로 씹고 부드러운 음식을 먹도록 한다. 마약을 처방받을 정도로 통증이 상당하다.

03 요추 추간판탈출 환자에게 수술 후 적용해야 하는 간호로 틀린 것은?

① 24시간 동안 머리를 올리지 않고 반듯하게 누워 있도록 한다.
② 체위 변경을 할 때는 통나무 굴리는 방법으로 한다.
③ 단단한 침대 매트를 사용하도록 한다.
④ 수술 후 1~2일 동안은 얼음주머니를 적용하고 이후에는 온습포를 적용한다.
⑤ 앉아 있는 자세는 허리에 근육을 줄여주므로 가급적이면 좌위를 취한다.

> **해설** 앉은 자세는 척추에 더욱 긴장을 유발하므로 변기에 앉는 등 꼭 필요한 상황이 아니면 서거나 누워 있도록 한다.

04 두개내압 상승 환자 간호로 옳은 것은?

① 침상 머리를 30° 이상 올린다.
② 기침을 적극적으로 하여 폐합병증을 방지한다.
③ 혈관성 부종을 줄이고 뇌척수액 생산을 억제하기 위해 항생제를 투여한다.
④ 대변완하제를 투약하여 복부에 힘이 들어가는 것을 막는다.
⑤ 광선공포증이 있다면 방 안을 밝게 유지한다.

> **해설** ① 침상 머리를 30° 이상 올리면 오히려 두개내압이 올라가므로 그 이하 각도로 유지한다.
> ② 기침, 발살바법 등 압력이 들어가는 행위를 하지 말아야 한다.
> ③ 스테로이드에 대한 설명이다.
> ⑤ 광선공포증이 있다면 방 안을 어둡게 유지한다.

05 파킨슨 환자의 약물치료에 대한 설명으로 옳은 것은?

① 레보도파는 식후 즉시 복용해야 흡수율이 높아진다.
② 아만타딘은 도파민의 전구물질이며 뇌혈관장벽을 통과한다.
③ 항콜린성제제는 교감신경을 억제하는 약물이다.
④ 레보도파는 탄수화물과 결합하면 흡수율이 떨어진다.
⑤ 항콜린성제제 부작용은 변비와 빈맥, 위장운동 저하이다.

> **해설** ① 레보도파는 단백질과 결합하면 흡수력이 떨어지므로 식간이나 식후 1~2시간 후에 복용한다.
> ② 도파민을 분비하는 세포를 직접적으로 자극하는 약물이다.
> ③ 항콜린성제제는 부교감신경의 전달물질인 아세틸콜린을 방해하여 부교감신경을 억제하여, 교감신경의 효과를 보는 것이다.
> ④ 레보도파는 단백질이 많은 음식이나 철분 보충제와 먹으면 체내 흡수율이 떨어진다.

정답 3 ⑤ 4 ④ 5 ⑤

06 경련 환자에 대한 간호로 옳지 않은 것은?

① 벨트와 넥타이는 풀어준다.
② 머리를 옆으로 돌려준다.
③ 설압자를 사용해 기도를 유지한다.
④ 어둡고 조용한 환경에 있도록 한다.
⑤ Carbamazepine은 자몽주스와 함께 복용하지 않는다.

해설 사고의 위험으로 입에 무엇을 넣는 행동은 하지 않도록 한다.

07 고층에서 추락하여 척수 골절이 된 환자에게 먼저 발생하는 증상은?

① 고혈압
② 저혈압
③ 빈맥
④ 중심정맥압 상승
⑤ 다뇨

해설 척수쇼크
- 척수 손상을 당하고 3~5분 후에 척수쇼크 증상이 나타난다.
- 흉추 1번에서 요추 3번까지 교감신경이 척수에서 나가는데 이 교감신경이 차단되면서 증상이 나타난다.
- 저혈압과 서맥 : 교감신경은 혈관을 수축하고 심장을 펌핑하는 일을 하는데, 이 기능이 차단되니까 혈관이 확장이 되면서 혈액이 정체되고, 심장의 펌핑 기능이 떨어지면서 혈압이 떨어지게 된다. 혈관의 수축이 떨어지니 맥박이 적게 뛰는 서맥을 유발한다.

08 왼쪽 뇌졸중 환자에게 적용하는 간호로 틀린 것은?

① 마비가 없는 오른쪽으로 음식물을 넣어준다.
② 간호사가 오른쪽으로 서 있도록 한다.
③ 공간지각능력이 떨어져 낙상 사고 위험이 있으니 관찰이 필요하다.
④ 액체류 위주로 먹도록 하여 흡인의 위험을 줄인다.
⑤ 오른쪽으로 먼저 옷을 입히도록 한다.

해설 감각이 둔해져 있으므로 뜨겁거나 차가운 음식은 피하고, 액체류는 흡인성 폐렴의 위험성이 있으므로 점도가 있는 음식을 제공한다.

09 뇌신경으로 올바르게 짝지어진 것은?

① 제1뇌신경 – 안구 내회선, 하전 운동
② 제2뇌신경 – 후각
③ 제8뇌신경 – 혀 뒤 1/3 미각, 구개 반사와 연하작용, 혀의 움직임, 타액 분비
④ 제12뇌신경 – 혀의 운동
⑤ 제11뇌신경 – 청각

해설

제1뇌신경	후각신경 : 냄새
제2뇌신경	시신경 : 시각
제3뇌신경	동안신경 : 동공수축 안구의 내전, 상전, 하전 운동
제4뇌신경	활차신경 : 안구 내회선, 하전 운동
제5뇌신경	삼차신경 : 안면 저작과 안면 감각, 각막반사
제6뇌신경	외전신경 : 안구의 외전운동
제7뇌신경	안면신경 : 안면근 운동과 혀 2/3 미각, 타액 분비
제8뇌신경	청신경 : 청각
제9뇌신경	설인신경 : 혀 뒤 1/3 미각, 구개 반사와 연하작용, 혀의 움직임, 타액 분비
제10뇌신경	미주신경 : 인두, 심장, 내장기관 등 여러 곳에 분포하여 부교감신경 및 감각과 운동신경의 역할
제11뇌신경	부신경 : 흉쇄유돌근과 승모근 운동
제12뇌신경	설하신경 : 혀의 운동

10 수막염 증상에 대한 설명으로 틀린 것은?

① Kernig sign 음성
② 목뒤가 뻣뻣하다.
③ 오심과 구토
④ 의식 변화
⑤ 두통

해설 Kernig sign(+)
누운 자세에서 고관절을 굴곡시킨 상태에서 무릎을 피려고 하는데 저항감이 느껴진다.

CHAPTER 07 근골격계

(1) **고관절 골절**

고관절은 골반뼈에 대퇴골의 골두가 들어가 있는 곳인데 낙상과 심한 골다공증으로 인해 골절이 발생하기 쉬운 부위이다.

① 증상
  ㉠ 엉덩이 주름이 비대칭이다.
  ㉡ 고관절이 탈구되어 뼈가 위로 올라가기 때문에 탈골된 쪽 다리가 짧아진다.
  ㉢ 트렌델렌부르크증상 : 정상인 다리를 들면 탈구가 있는 쪽 다리로 서기가 힘들어서 기울게 된다.
  ㉣ 절뚝거리며 걷고 통증이 발생한다.

② 고관절 전치환술(THA ; Total Hip Arthroplasty) 후 간호
  ㉠ 인공관절이 빠지지 않도록 다리 사이에 베개를 두어 외전을 유지한다(대퇴골두의 인공삽입물이 골반뼈에 들어가야 하기 때문).
  ㉡ 수술 후 조기 이상 하도록 하며 대퇴사두근 힘 주기 운동을 하면서 혈전을 막고 근력을 잃지 않도록 한다. 수술하지 않은 쪽은 침상에서 무릎과 고관절 운동을 한다.
  ㉢ 진통제를 투여한다.
  ㉣ 옆으로 돌아누울 때는 수술하지 않은 쪽으로 눕도록 한다.
  ㉤ 수술 후 조금씩 침대 머리를 30°에서 시작하여 서서히 올린다.
  ㉥ 수술 후 일주일이 되면 보행기나 목발을 이용하여 보행 연습을 시작한다.
  ㉦ 수술 후 2~4개월 동안 둔부 굴절은 90° 이하로 제한하기 때문에 낮은 의자에 앉지 않는다. 그리고 안전을 위해 팔걸이가 있는 의자를 사용한다.
  ㉧ 다리를 꼬는 행동, 가슴과 다리가 붙을 정도로 구부리는 자세는 인공관절이 빠질 수 있으므로 하지 않는다.

(2) **슬관절 전치환술(TKA ; Total Knee Arthroplasty)**

① 수술 후 간호
  ㉠ 수술 첫째 날은 대퇴사두근, 내측광근 힘 주기 운동을 하고 수술하지 않은 다리는 무릎과 고관절 운동을 한다.
  ㉡ 수술 후 48시간 동안 수술받은 다리를 올리고 혈액순환을 촉진하고 압박 스타킹을 착용하여 혈전 예방을 한다.

ⓒ 수술 후 3일째부터 앉은 자세에서 다리 굽히고 펴기 등의 능동적 관절운동을 시작한다.
ⓔ CPM(지속적 수동운동 기계) : 관절의 기능을 향상하여 부작용을 최소화할 수 있으며 서서히 각도를 높여 퇴원할 때 100~120° 구부릴 수 있도록 한다.

(3) 류마티스 관절염

자가면역질환으로 추정되며 40대 이상의 여성에게 호발한다. 관절을 둘러싸는 활액막과 연골에 염증반응이 생기는데 모든 관절에서 발생할 수 있다.

① 증상
ⓐ 조조 강직 : 아침에 관절 강직 증상이 느껴지다가 1시간이 지나면 풀어진다.
ⓑ 손가락과 손목 등 여러 부위의 작은 관절에서 통증이 시작되며 양쪽 대칭적이다.
ⓒ 피로감, 식욕저하, 체중 감소, 미열 등 전신 증상도 함께 나타난다.
ⓓ 백조목 변형(swan-neck deformity), 류마티스성 결절(관절이 튀어나옴)

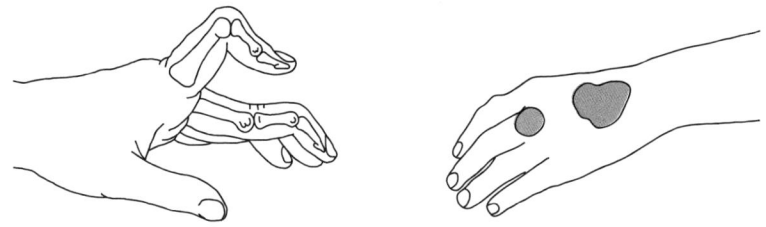

ⓔ 류마티스 인자 양성 : 초기에는 정상인 경우가 많아서 확진이 늦어질 수 있다.
ⓕ 염증 수치가 상승 : CRP, ESR, 백혈구

② 치료와 간호
ⓐ 스테로이드, 면역억제제 : 염증 완화
ⓑ NSAIDs, 진통제, 파라핀 치료
ⓒ 항류마티스 약물 : methotrexate
ⓓ 활막절제술, 관절낭절제술
ⓔ 아침에 강직 증상이 있을 때 따뜻한 물에 관절을 담그면 완화된다.
ⓕ 급성기에 통증이 심할 때는 침상에서 안정하면서 관절을 휴식시킨다. 단, 관절의 변화를 막기 위해 관절에 저항이 없는 등척성 운동과 큰 근육 위주의 수동적 관절 내 운동은 필요하다.

(4) 퇴행성 관절염(골관절염)

관절연골의 퇴행성변화로 골관절이 닳는 것인데 외상, 염증, 기형, 고령이 원인이다.

① 관절경검사
ⓐ 피부를 절개하여 무균적으로 내시경을 관절에 삽입해 직접 관찰하는 방법이다.
ⓑ 검사하기 전 자정부터 금식하고 전신 혹은 척추마취를 한다.

ⓒ 검사하고 하루 동안 압박붕대를 하고 얼음주머니를 적용하며 부종을 막기 위해 높게 올린다.
　　ⓔ 2~3일 동안 검사한 부위를 무리하게 움직이지 말고 휴식을 취해야 한다.
　　ⓜ 검사한 부위에 출혈과 감염, 운동능력이 떨어지는지 확인이 필요하다.
② 증상
　　㉠ 아침에 강직 증상이 느껴지지만 15분이 지나면 풀어진다.
　　㉡ 류마티스 관절염과 다르게 관절이 닳아서 발생하는 문제이므로 비대칭적으로 아픈 부위에 통증이 발생한다. 무릎, 고관절 같은 체중이 부하되는 큰 관절이 무리를 받게 되므로 퇴행이 잘 된다.
　　㉢ 전신 증상은 없으며 국소적으로 관절만 통증이 있다가 쉬면 통증이 완화된다.
　　㉣ 헤베르덴 결절(Heberden's node) : 반복되는 염증으로 인해 손가락의 말단 관절에 생긴 결절이다. 퇴행의 '헤'를 헤베르덴의 '헤'와 연관 지어 기억하자.

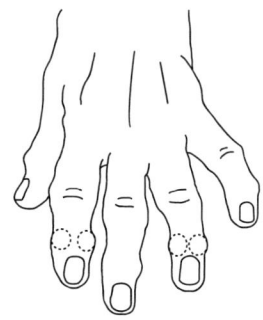

③ 치료와 간호
　　㉠ 관절성형술
　　㉡ NSAIDs, 진통제, 파라핀 치료
　　㉢ 강직이 있어 통증이 있다면 열요법이 도움이 되며 급성 염증 시에는 얼음주머니를 적용하기도 한다.
　　㉣ 수중운동, 산책과 같은 무릎에 체중 부하가 덜 가는 유산소 운동을 한다. 관절 주변의 근육을 단련시켜 통증을 완화시킬 수 있다.
　　㉤ 쪼그리고 앉는 자세, 계단 오르내리기 등 무릎을 과도하게 구부리는 자세는 퇴행성 관절염을 악화시킨다.

(5) 골다공증
뼈에서 칼슘이 빠져나와 골밀도가 낮아지고 골절이 쉽게 발생하게 되는 질환이다.
① 원인
　　㉠ 폐경으로 인한 에스트로젠 결핍 : 에스트로젠 역할은 파골세포 활성을 억제하는 것이다.
　　㉡ 부동, 영양부족, 노화, 술과 담배, 마른 체형

ⓒ 부갑상샘항진증 : 뼈에서 혈액으로 칼슘 유리
ⓔ 스테로이드 장기 사용 : 조골세포 생성 감소
② 증상
ⓐ 초기에는 특별한 문제가 없다가 서서히 압박골절 등의 골절 위험이 커짐
ⓑ 식욕부진, 허리 통증, 신장 감소
③ 치료와 간호
ⓐ 에스트로젠, 칼슘과 비타민 D 투여
ⓑ 체중이 부하되는 운동을 규칙적으로 하고 적정 체중을 유지하도록 한다.
ⓒ Bisphosphonate
- 골흡수(뼈 파괴) 억제제로 대표적인 약물은 Alendronate이다. 혈액이 뼈에 있는 칼슘을 흡수하는 것이므로 골흡수라고 부른다.
- 위장에 흡수가 잘되지 않으므로 식사 30분 전에 복용해야 한다.
- 식도염과 위식도 궤양이 발생할 수 있다. 예방을 위해 아침에 많은 물과 함께 복용하고 1시간 이상 앉거나 서 있도록 한다.
- 식이 : 칼슘과 비타민 D, 마그네슘, 단백질(적당한 근육 유지)

(6) 통풍(goat)

퓨린(단백질 대사물질) 대사의 문제로 인해 관절에 요산(퓨린 최종 대사물질)이 축적되면서 염증을 일으키는 질환이다.

① 증상
ⓐ 엄지발가락에 대부분 발생하며 바람(풍)에만 스쳐도 아프다고 할 정도로 극심한 통증을 호소한다.
ⓑ 통풍결절, 발적, 부어오름
② 치료와 간호
ⓐ 약물 치료
- Allopurinol : 요산생성 억제
- Colchicine : 염증 완화 통증 완화
- Probenecid : 요산배설 촉진(요산의 대부분은 소변으로 배출)
- 아스피린 금지 : 요산배설 저하
- 스테로이드 : 염증 완화
ⓑ 수분 섭취 권장
ⓒ 이불과 양말로 몸을 보호해 무언가 닿지 않도록 한다.
ⓓ 저퓨린식이 : 육류, 내장, 생선, 술에는 퓨린이 많이 들어 있으므로 피한다. 과일, 견과류, 야채, 유제품을 권장한다.
ⓔ 알칼리성 식품 : 소변이 알칼리화되면 요산이 더 잘 녹아 배출이 되기 쉽다.

ⓗ 얼음주머니를 적용하여 통증을 줄인다.
ⓘ 비만과 과체중은 통풍을 더 유발하므로 체중조절이 필요하다.

(7) 척추측만증(scoliosis)

① 원인 : 척추가 중심축으로부터 10° 이상 굴곡이 된 경우이다. 정확한 원인은 밝혀지지 않았지만 잘못된 자세, 청소년기 여학생의 빠른 성장, 뇌성마비 등의 질환이나 기형으로 인해 발생한다.

② 증상
　㉠ 서 있을 때 양쪽 어깨와 견갑골의 높이가 다르며 옆구리에 주름이 잡힌다.
　㉡ 양쪽 엉덩이의 높이가 달라 한쪽만 불룩 솟아 올라와 있고 비대칭적인 골반의 경사가 보인다.
　㉢ 앞으로 90° 구부렸을 때 등의 높이 차이가 있다(아담스 전방 굴곡 검사).

③ 치료와 간호
　㉠ 만곡이 20° 이하이면 주기적으로 방사선촬영을 하면서 측만도가 심해지는지 여부를 관찰한다.
　㉡ 20~40°이면 보조기를 착용하고 40° 이상이면 수술이 필요하다.
　㉢ milwaukee 보조기를 착용하기 시작하면 운동 시와 목욕 시를 제외하고는 늘 착용하도록 한다. 보조기는 치료의 목적이 아니라 척추 기형의 진행을 늦추기 위함이다.

(8) 수근관증후군(carpal tunnel syndrome)

손목을 많이 쓰는 직업군에게 흔하며 수근관(손바닥과 손목이 이어지는 부위)에 정중 신경이 압박되어 나타나는 증상이다.

① 증상
　㉠ Tinel 징후 양성 : 수근관을 가볍게 두드리면 정중 신경의 자극으로 첫 번째~네 번째 손가락의 절반까지 저린 증상이 있다.
　　[암기Tip] 손목을 두드리는 소리 "팅팅(tin tin)"
　㉡ Phalen검사 양성 : 양 손등을 마주 대고 손목을 90°로 굴곡시키면 정중 신경이 압박되어 팔목 부위가 저리고 감각이 무뎌진다.
　㉢ 손가락이 저린 증상과 함께 감각이 둔화되고 통증이 발생한다.
　㉣ 증상이 심해지면 팔과 어깨, 목까지 통증이 방사한다.

② 치료와 간호
　㉠ 부목이나 손목보호대를 하고 손목 움직임을 피한다.
　㉡ 얼음주머니 적용, 스테로이드, NSAIDs를 복용하여 통증을 완화한다.
　㉢ 수술 후 4~6주 동안 손목에 무리가 가는 무거운 물건은 들지 않는다.

(9) 염좌와 좌상

운동, 사고로 인해 흔히 발생하는 외상은 염좌와 좌상이다.

① 분류

염좌(sprain)	• 인대는 뼈와 뼈를 연결해주는 조직이고, 염좌는 인대가 찢어지거나 늘어져 발생하는 불편감이다. • 좌상보다 더 심한 통증, 움직임 제한, 멍, 부어오름이 나타난다. • 발목(발목 삐끗)과 허리(갑자기 무거운 것을 들 때), 목(삐딱한 자세로 잠을 잤을 때)에 잘 생긴다.
좌상(strain)	• 건(tendon)은 근육이 뼈에 붙을 수 있게 하는 조직이며 힘줄이라고도 불린다. • 근육과 건이 찢어지거나 늘어져 발생하는 불편감이다.

② PRICE 중재

P(Protection)	손상된 부위를 보호한다.
R(Rest)	손상된 부위를 움직이지 않고 쉬도록 한다.
I(Ice)	손상되고 1~2일 동안 얼음주머니를 적용하여 통증, 염증반응과 부종을 줄인다. 얼음주머니는 30분을 넘기지 않도록 한다.
C(Compression)	압박붕대, 깁스, 부목을 이용하여 손상된 부위를 압박하여 고정시킨다. 움직임을 막아 부어오르는 것을 막을 수 있다. 혈액순환의 이상이 없는지 수시로 확인이 필요하다.
E(Elevation)	손상된 부위를 심장보다 높게 올려 혈액순환을 촉진하고 부어오르는 것을 줄인다.

③ 진통제를 복용한다.

(10) 골절

① 증상
  ㉠ 움직이지 못하고 통증이 있으며 골절을 당한 부위의 외적인 모양이 변형되어 있다.
  ㉡ 염발음 : 부러진 뼈가 서로 부딪히면서 내는 소리이다.
  ㉢ 반상출혈, 근육경련
  ㉣ 부종(edema)과 종창(swelling) : 부종은 조직 내에 림프액 혹은 삼출물 등이 고인 것으로 피부를 눌렀을 때 푹 들어가는 것이 특징이며, 종창은 염증, 종양과 같은 문제로 국소적으로 부어오르는 것이다.

② 처치와 간호
  ㉠ 개방성 골절일 경우 피부를 뚫고 나온 뼈는 다시 밀어 넣지 않는다. 무균거즈나 무균포가 없다면 깨끗한 수건이라도 덮어 감염의 위험으로부터 보호하고 부목을 적용한다.
  ㉡ 골절을 당한 부위를 움직이면 조직이 손상되므로 움직이지 않도록 부목이 필요하다.
  ㉢ 골절당한 부위 말초의 순환, 운동, 감각을 확인한다.
  ㉣ 골절된 부위를 임의로 정복하거나 잡아당기지 않는다.
  ㉤ 지방색전증 : 사고 후 72시간 내에 색전증을 일으킬 위험이 높다. 골반, 대퇴부 골절이라면 골수에서 지방이 나와 혈액 속으로 흘러 들어가 혈관을 막는 것이다.

- 증상
  - 어느 혈관을 막았느냐에 따라 증상은 다양하다.
  - 폐의 혈관을 막으면 저산소증, 빈호흡, 호흡곤란, 실신이 발생하고 뇌혈관을 막으면 섬망, 의식 변화를 가져온다.
  - 피부의 혈관을 막으면 점상출혈이 발생, 심장의 혈관을 막으면 빈맥을 유발한다.
- 치료
  - 고농도의 산소 투여, 인공호흡기 사용
  - 스테로이드 : 뇌부종 감소와 혈소판 응집 감소, 염증 완화
  - 기관확장제, 헤파린, 진통제, 강심제
ⓑ 무혈성 괴사 : 대퇴경부 골절에서 많이 생기는데, 대퇴골두로 가는 혈관이 손상되어 혈액순환이 되지 않아 괴사되는 것이다.
ⓢ 구획증후군 : 구획은 구분되어 있다는 말인데, 사지는 여러 구획으로 나누어져 있고 구획 안은 근육, 뼈, 신경과 혈관이 밀집되어 있다. 골절이나 석고붕대 등으로 구획 내의 압력이 높아져 조직의 손상과 괴사가 발생한다. 통증, 감각 이상, 창백함, 맥박이 느껴지지 않는 특징이 있다.

③ 석고붕대
ⓐ 가렵다고 옷걸이 등을 석고붕대 밑에 넣어 긁으면 상처로 인해 감염 위험성이 높아진다.
ⓑ 석고붕대를 한 사지에 등척성 운동을 하여 근력이 빠지지 않도록 한다.
ⓒ 말초에 순환, 운동, 감각이 있는지 확인하고 모세혈관 충만 검사(손발톱을 눌렀다가 떼면 2초 내에 혈색이 돌아온다)를 한다. 이상이 있으면 순환이 안 되는 것이므로 즉시 석고붕대를 제거해야 한다.
※ 석고붕대를 제거해야 하는 상황 : 심한 통증(신경 손상), 청색증, 맥박 소실, 마비, 무감각
ⓓ 석고붕대를 한 부위는 부종을 막기 위해 높게 올리고 얼음주머니를 적용한다.
ⓔ 2시간마다 체위를 변경하여 석고붕대를 한 부위에 욕창이 발생하지 않도록 한다.
ⓕ 석고붕대는 실내 온도에서 자연스럽게 굳어야 한다. 담요를 덮거나 드라이를 적용하지 않는다.
ⓖ 석고붕대가 굳는 동안 후끈후끈한 느낌이 드는 것은 정상이다.
ⓗ 석고붕대의 가장자리는 피부에 자극이 되지 않도록 다듬어야 한다. 석고붕대가 굳는 동안 눌리지 않도록 주의한다.

④ 견인
ⓐ 추는 바닥과 침대에 닿지 않도록 하고 임의로 추를 들거나 빼지 않는다.
ⓑ 견인하는 말단에 순환, 운동, 감각이 있는지 확인한다. → CMS(Circulation · Motor · Sensory)
ⓒ 뼈가 돌출하는 부위에 견인 장치를 적용할 시 보호 패드를 대어 욕창을 방지한다.

ⓔ 견인을 적용하는 부위는 등척성 운동, 견인을 하지 않는 부위는 등장성 운동을 해서 근력이 유지되도록 한다.
ⓜ 견인하는 부위 말단은 약간 상승시킨다. 추의 무게로 인해 환자가 견인하는 방향으로 미끄러져 내려오는 것을 막아 견인력의 분산을 막기 위해서이다.
ⓗ 분류

피부 견인	• 피부에 부착성 테이프를 적용하여 추를 연결하여 당기는 방법이다. 단기적으로 적용한다.
	• 골절 치료를 본격적으로 시작하기 전에 부종을 줄이고 골절편 고정을 위해 사용한다. 골절편은 부러진 뼈 조각을 말한다.
	• 추의 무게는 2~4kg이다.
	• 개방성 상처가 있거나 테이프에 알레르기 반응이 보인다면 금기이다.
	• Buck's 견인 : 수평 견인, 8시간마다 붕대를 풀고 다시 감아야 한다.
	  Russell's 견인 : 수평 + 수직 견인
	  Bryant's 견인 : 3세 미만 대퇴골절 소아에게 적용하는 방법으로 고관절을 90° 굴곡시킨다.

골격 견인	• 뼈에 핀, 철사 등을 삽입하여 직접적으로 견인을 하는 방법으로 삽입된 부위의 무균 관리가 필요하다. • 견인 기간이 길어질 때 사용한다.

(11) 하지 절단

① 절단지 피부 관리
  ㉠ 따뜻한 물과 중성비누로 절단된 부위를 씻고 건조시키며 깨끗하게 관리한다.
  ㉡ 크림과 로션은 절단 부위에 바르지 않는다.
  ㉢ 절단한 면에 상처가 있는지 매일 관찰하고 의지(의수, 의족)에 절단면이 직접 닿지 않도록 한다.

② 절단지 모양 관리
  ㉠ 절단지의 모양은 원추형이 이상적이다.
  ㉡ 절단지 면의 성숙 촉진과 부종 방지를 위해 의지를 사용하지 않을 때는 압박붕대를 하고 있도록 한다.
  ㉢ 상처가 아물고 나서는 자주 절단면을 마사지해준다.

③ 관절 구축 예방과 운동 : 절단한 곳의 관절 구축이 오면 의지의 장착이 어렵고 보행하기도 힘들어지므로 구축되기 전에 미리 예방하는 것이 중요하다. 고관절과 슬관절이 굴곡되어 구축되거나 외전되어 구축되는 것을 막아야 한다. 말단이 절단되고 나면 밖으로 틀어지기 쉽다.
  ㉠ 복위 자세를 자주 취하여 자연스럽게 고관절과 슬관절이 바닥에 닿아 신전되도록 한다.
  ㉡ 절단된 다리에 베개를 받치지 않는다. 무릎이 구부러지면 쉽게 구축이 된다.
  ㉢ 외전되지 않도록 베개를 다리 사이에 넣지 않는다.
  ㉣ 의족에 적응할 때까지는 목발 보행이 필요하다. 목발 사용을 위해 이두박근과 삼두근 강화 운동을 지속적으로 한다.

ⓜ 수술하고 난 즉시 절단된 다리, 반대측 다리 모두 근력 강화 운동을 꾸준히 한다.
　　ⓗ 수술 후 1~2일 동안 부종을 막기 위해 붕대를 감고 절단한 다리를 거상하되 그 이후는 관절 구축을 막기 위해 높게 올리지 않는다.
④ **환상통** : 다리가 절단되었다는 것을 받아들이지 못하고 환상에 머무르게 된다고 생각해 보자. 절단면에 수개월 동안 환상통을 경험하게 되므로 필요시 진통제를 투약한다.

CHAPTER 07 적중예상문제

01 통풍 환자의 간호로 옳은 것은?

① Allopurinol은 요산의 배설을 촉진시키는 약물이다.
② Colchicine은 요산의 생성을 억제시키는 약물이다.
③ 육류와 내장이 들어간 음식은 피한다.
④ 체중과 통풍은 직접적인 관련이 없다.
⑤ 산성식품을 먹는다.

> **해설**
> ① Allopurinol : 요산 생성 억제
> ② Colchicine : 염증 완화, 통증 완화
> ④ 비만과 과체중은 통풍을 더 유발하므로 체중조절이 필요하다.
> ⑤ 알칼리성 식품 : 소변이 알칼리화되면 요산이 더 잘 녹아 배출이 되기 쉽다.

02 골절 후에 극심한 통증, 창백하고 감각이 떨어지고 맥박이 느껴지지 않는 합병증은 무엇인가?

① 구획증후군   ② 심부정맥 혈전증
③ 단순 혈액순환 장애   ④ 골관절염
⑤ 버거병

> **해설**
> 구획은 근육, 뼈, 신경과 혈관이 밀집되어 있는 곳인데 골절이나 석고붕대 등으로 구획 내의 압력이 높아져 조직의 손상과 괴사가 나타나는 증상이다. 통증, 감각 이상, 창백함, 맥박이 느껴지지 않는 특징이 있다.

03 퇴행성 관절염에서 나타나는 특징적인 증상은?

① swan-neck deformity   ② Heberden's node
③ 대칭적인 증상   ④ 작은 관절에 발생
⑤ 자기 전 강직

> **해설** 퇴행성 관절염(골관절염)
> • 아침에 강직 증상이 느껴지지만 15분이 지나면 풀어진다.
> • 무릎, 고관절 같은 체중이 부하되는 큰 관절에 비대칭적으로 침범한다.
> • 전신 증상은 없으며 국소적으로 관절만 통증이 있다가 쉬면 통증이 완화된다.
> • 헤베르덴 결절(Heberden's node)

정답 1 ③ 2 ① 3 ②

04 고관절 전치환술을 받은 환자의 간호로 옳은 것은?

① 다리는 내전을 유지한다.
② 낮은 의자에 앉도록 한다.
③ 침상에서 앉아서 바지를 갈아입는다.
④ 다리 사이에 베개를 끼운다.
⑤ 다리를 꼰 자세가 가능하다.

> **해설**　① 고관절 전치환술 후에는 외전을 유지한다.
> ② 높은 의자에 앉도록 한다.
> ③ 둔부 90° 굴절은 수술 4개월 후에 조금씩 시도한다.
> ⑤ 다리를 꼬는 행동은 인공관절이 빠질 수 있다.

05 석고붕대를 한 환자의 간호로 옳지 않은 것은?

① 석고붕대를 한 부위는 높게 올린다.
② 등장성 운동을 한다.
③ 석고붕대가 굳는 동안 후끈후끈한 느낌이 드는 것은 정상이다.
④ 말초에 심한 통증과 마비 증상이 보이면 석고붕대를 풀어야 한다.
⑤ 석고붕대가 굳는 동안 크래들을 적용한다.

> **해설**　등척성 운동을 한다.

06 견인에 대한 설명으로 옳은 것은?

① Bryant's 견인은 3세 미만 대퇴골절 소아에게 적용하는 방법으로, 고관절을 90° 굴곡한다.
② 뼈에 핀, 철사 등을 삽입하여 직접적으로 견인을 하는 방법은 피부견인이다.
③ 수평과 수직견인을 모두 할 수 있는 것은 Buck's 견인이다.
④ 피부견인은 견인 기간이 길어질 때 사용한다.
⑤ 견인을 적용하는 부위는 등장성 운동을 유지한다.

> **해설**　② 골격견인에 대한 설명이다.
> ③ Russell's 견인에 대한 설명이다.
> ④ 골격견인에 대한 설명이다.
> ⑤ 견인을 한 부위는 등척성 운동을 한다.

07 하지 절단 환자의 간호로 옳은 설명은?
① 복위 자세를 한다.
② 다리 사이에 베개를 넣는다.
③ 절단한 다리는 계속적으로 거상한다.
④ 절단된 다리에 베개를 받친다.
⑤ 절단한 다리 부위는 방사통이 생길 수 있다.

해설 ② 다리 사이에 베개를 넣으면 절단한 다리가 외전되므로 피한다.
③ 수술 후 1~2일 동안 부종을 막기 위해 붕대를 감고 절단한 다리를 거상하되 그 이후는 관절 구축을 막기 위해 높게 올리지 않는다.
④ 절단된 다리에 베개를 받쳐 무릎을 구부린 채 있지 않도록 한다.
⑤ 환상통이 발생한다.

08 인대가 찢어지거나 늘어져서 생기는 증상이며 발목과 허리에 호발하는 이것은?
① 좌상
② 염좌
③ 타박상
④ 종창
⑤ 자상

해설 좌상은 근육과 건이 찢어지거나 늘어진 상태이다.

09 척추측만증에 대한 설명으로 옳은 것은?
① 성장이 빠른 남학생에게 호발한다.
② 척추가 중심에서 30° 이상 굴곡된 상태이다.
③ 양쪽 엉덩이의 높이가 다르다.
④ 20° 이상 측만이 보이면 수술을 해야 한다.
⑤ 보조기는 수면을 취할 때는 빼고 있어도 된다.

해설 ① 성장이 빠른 여학생에게 호발한다.
② 척추가 중심에서 10° 이상 굴곡이 된 상태이다.
④ 40° 이상 측만이 보이면 수술한다.
⑤ milwaukee 보조기는 운동 시와 목욕 시를 제외하고는 늘 착용하도록 한다.

10 골다공증 약물 복용 시 주의점은?

① 위장장애가 심하므로 식후에 복용한다.
② 복용 후 1시간 이상 앉거나 서 있도록 한다.
③ 칼슘과 비타민 C를 함께 복용한다.
④ 크론병을 유발한다.
⑤ 취침 전에 복용한다.

> **해설** 골다공증 약물 복용 시 주의점
> • 골흡수(뼈 파괴) 억제제로 대표적인 약물은 Alendronate이다.
> • 위장에 흡수가 잘되지 않으므로 식사 30분 전에 복용해야 한다.
> • 식도염과 위식도 궤양이 발생할 수 있고 예방을 위해 아침에 많은 물과 함께 복용하고 1시간 이상 앉거나 서 있도록 한다.
> • 식이 : 칼슘과 비타민 D, 마그네슘, 단백질

11 염좌와 좌상이 있을 때 간호로 옳지 않은 설명은?

① 손상이 된 부위를 보호한다.
② 압박붕대, 깁스, 부목을 이용하여 손상된 부위를 압박하여 고정시킨다.
③ 얼음주머니를 적용하여 통증, 염증반응과 부어오르는 것을 줄인다.
④ 손상된 부위를 심장보다 낮게 위치하게 한다.
⑤ 손상된 부위를 움직이지 않고 쉬도록 한다.

> **해설** 손상된 부위를 심장보다 높게 올려 혈액순환을 촉진하고 부어오르는 것을 줄인다.

12 류마티스 관절염에서 볼 수 있는 증상은?

① 양쪽 관절의 대칭적인 부종
② Heberden's node
③ 저녁에 관절의 통증
④ 큰 관절에 침범
⑤ 국소적인 증상만 초래

> **해설** 류마티스 관절염
> • 자가면역질환으로 추정되며 40대 이상의 여성에게 호발한다.
> • 관절을 둘러싸는 활액막과 연골에 염증반응이 생긴다.
> • 조조강직, 작은 관절에서 통증이 시작되며 양쪽 대칭적이다.
> • 피로감, 식욕저하, 체중 감소, 미열, 염증수치 상승 등 전신 증상도 함께 나타난다.
> • 백조목 변형(swan neck deformity), 류마티스성 결절이 보인다.

13 강직성 척추염에 대한 설명으로 맞는 것은?

① 항암치료가 필요하다.
② 조조강직
③ 골연화증
④ 전신 통증
⑤ 등산, 역기 들기와 같은 운동을 한다.

> **해설** 강직성 척추염
> 원인은 알려져 있지 않은 만성 염증성 질환이다. 말 그대로 척추가 '강직'되어 대나무처럼 뻣뻣해지는 것이 특징이며, 특히 아침이 되면 강직과 요통이 심해진다. NSAIDs와 항류마티스 약물로 치료한다.

14 공을 차다가 넘어져 무릎의 통증을 호소하며 응급실에 온 환자의 전십자인대 손상유무를 확인하는 방법은?

① 호만징후검사　　② 팔렌검사
③ 라크만검사　　　④ 티넬검사
⑤ 팽륜징후검사

> **해설** 라크만검사(Lachman test)
> 환자를 눕히고 검사자가 한 손으로 엉덩관절을 40°로 굽히고 다른 한 손으로는 무릎 관절을 20~30° 정도로 만들어준다. 한 손으로 무릎을 받치고 한 손으로는 종아리 부위를 받치고 종아리를 받친 손으로 무릎 관절 위쪽으로 스트레스를 가했을 때 무릎의 움직임과 통증을 사정하는 방법이다.

정답　12 ①　13 ②　14 ③

15 줄넘기를 하다가 발목을 삐끗하여 정형외과에 갔는데 염좌라고 한다. 이때 초기 간호중재는?

① 뜨거운 물수건을 적용한다.
② 불편한 발목을 위로 올린다.
③ 천천히 걸어 다니도록 한다.
④ 불편한 발목을 마사지한다.
⑤ 얼음주머니를 1시간 동안 적용한다.

해설 염좌 초기에는 PRICE를 적용한다.

P(Protection)	손상된 부위를 보호한다.
R(Rest)	손상된 부위를 움직이지 않고 쉬도록 한다.
I(Ice)	손상되고 1~2일 동안 얼음주머니를 적용하여 통증, 염증반응과 부어오르는 것을 줄인다. 단, 얼음주머니의 적용은 30분을 넘기지 않도록 한다.
C(Compression)	압박붕대, 깁스, 부목을 이용하여 손상된 부위를 압박하여 고정시키면 움직임을 막고 부어오르는 것을 막을 수 있다. 혈액순환의 이상이 없는지 수시로 확인이 필요하다.
E(Elevation)	손상된 부위를 심장보다 높게 올려 혈액순환을 촉진하고 부어오르는 것을 줄인다.

16 통풍 환자가 먹어도 되는 음식은?

① 요거트
② 쇠고기
③ 막창
④ 고등어
⑤ 맥주

해설 통풍에는 육류, 내장, 생선, 술과 같은 퓨린이 많이 들어 있는 음식은 피하도록 하며 과일, 견과류, 야채, 유제품 등을 권장한다.

CHAPTER 08 내분비계

제1절 췌장

(1) 호르몬
　① 췌장의 α세포 : 글루카곤을 분비하며 혈당을 높인다.
　② 췌장의 β세포 : 인슐린을 분비하며 혈당을 낮춘다.

(2) 당뇨병
　① 구분
　　㉠ 제1형 당뇨병(IDDM ; Insulin Dependent Diabetes Mellitus) : 인슐린 의존형 당뇨병이며 소아에게 많이 발생하므로 소아형 당뇨라고도 부른다. 췌장의 β세포가 문제가 있어 인슐린이 분비되지 않아서 인슐린 치료가 절대적이다.
　　㉡ 제2형 당뇨병(NIDDM ; Non-Insulin Dependent Diabetes Mellitus) : 전체 당뇨 환자의 90% 이상이며 후천적인 요인으로 인슐린 분비가 떨어지거나 인슐린 저항성이 증가한 경우이다. 포도당을 세포 안으로 이동시켜 에너지로 사용하기 위해서는 인슐린이 필요하다. 그런데 비만, 과음, 흡연으로 인해 인슐린에 대한 반응이 떨어져 포도당이 세포 내로 들어가지 못해 혈당이 올라가게 된다. 이것을 인슐린 저항성이 높아졌다고 표현한다.
　② 증상 : 다뇨, 다갈, 다식, 체중 감소, 상처 치유가 늦어짐, 허약감, 감염에 취약해진다.
　③ 진단검사
　　㉠ 당화혈색소(HbA1c)
　　　• 최근 3개월의 평균 혈당 수치를 확인하는 검사로서 정상은 5.7% 이하여야 한다.
　　　• 6.5% 이상이면 당뇨로 진단한다.
　　㉡ 공복 혈당
　　　• 8시간 동안 음식물을 섭취하지 않은 공복 상태에서 측정한 검사이며 정상은 100mg/dL 이하여야 한다.
　　　• 126mg/dL 이상인 경우는 당뇨로 진단한다.
　　㉢ 식후 2시간 혈당
　　　• 식사를 하고 2시간 후의 혈당이며 정상은 140mg/dL 이하여야 한다.
　　　• 200mg/dL 이상이면 당뇨로 진단한다.

ㄹ C-peptide : 췌장의 β세포에서 인슐린이 분비할 때 함께 나오지만 분해되지 않고 혈액 안에 존재한다. 이 검사를 통해 췌장의 능력을 알 수 있다.

④ 합병증

ㄱ 저혈당(혈당이 70mg/dL 이하인 경우)
- 원인 : 인슐린이 과하게 투여되었거나 식사를 하지 않았을 때, 과한 운동을 하였을 때, 술을 과하게 먹었을 때 발생할 수 있다.
- 증상 : 뇌는 포도당을 에너지원으로 사용한다. 혈당이 떨어지면 두통, 피로감, 쇠약감, 의식 저하, 빈맥, 불안, 과민, 진전 증상이 발생한다.
- 치료와 간호 : 의식이 있다면 초콜릿, 과일주스 같은 당을 섭취하고 의식이 없다면 즉시 50% 포도당을 빠른 속도로 정맥으로 주입하거나 글루카곤을 근육주사한다.

ㄴ 당뇨병성 케톤산증(DKA ; Diabetic Ketoacidosis) : 인슐린이 부족하거나 급격한 스트레스나 질병에 노출되었을 때 고혈당과 케톤산증이 발생한다.
- 증상
  - 탈수 : 고혈당으로 인해 삼투압이 높아진다. 삼투압은 물의 농도가 낮은 곳에서 높은 곳으로 물이 이동하는 압력이다(물이 이동하여 희석을 시키는 것). 세포 내(혈당이 낮은 곳)에서 세포 외(혈당이 높은 곳)로 수분이 이동하여 소변 배출량이 많아진다. 탈수로 인해 피부가 건조해지고 따뜻해지고 체중 감소가 나타난다. 당뇨 환자 증상 중 다뇨가 발생하는 이유이다. 탈수가 심해지면 쇼크와 혼수까지 초래할 수 있다.
  - 대사산증(케톤산증) : 인슐린 부족 혹은 저항성 증가로 인해 포도당을 에너지원으로 사용하지 못 한다. 지방이 분해되면서 케톤(지방 분해산물)산증이 발생하고 케톤산증을 보상하기 위한 활동이 폐에서 일어난다. 케톤으로 인해 시큼한 과일 향(아세톤 냄새)이 나는 빠르고 깊은 형태의 Kussmaul 호흡을 보인다.
  - 고칼륨혈증 : 산증을 교정하기 위해 H^+가 세포 내로 들어가고 K^+가 세포 외로 나간다 (H^+와 K^+은 반대로 이동).
  - 칼륨과 나트륨 등 전해질 불균형으로 인한 오심과 구토, 복통
- 치료와 간호
  - 수액 공급 : 고혈당 감소, 탈수 교정, 신장 관류 회복
  - 속효성 인슐린 투여: 의식이 감소된 환자에게는 빠른 교정을 위해 정맥으로 투여한다. 이때 혈당이 급격하게 떨어지면 뇌부종(혈당이 떨어지면서 세포 외에서 세포 내로 수분이 빠르게 이동하므로) 발생의 위험이 있으므로 주의한다.
  - 저칼륨혈증 교정 : 속효성 인슐린으로 치료 중 저칼륨혈증이 발생할 수 있다. 인슐린이 포도당을 세포 내로 이동시킬 때 칼륨도 같이 이동한다.

ㄷ 고삼투성 고혈당(HHS ; Hyperosmolar Hyperglycemic Syndrome) : 소아에게는 드물고 중년 혹은 노년의 제2형 당뇨병 환자에게 많이 발생한다.

- 증상
  - 극심한 고혈당(DKA보다 더 높은 혈당)으로 인한 삼투성 다뇨 증상
  - 심한 탈수로 피부와 구강 건조, 저혈압을 야기한다.
  - 의식장애
  - 케톤산증은 거의 없다. 제1형 당뇨병에 비해 인슐린을 분비하는 능력이 남아 있어서 유리지방산(인슐린 부족으로 지방세포에서 분해된 물질이고 이후 케톤체를 만들어 냄)이 낮기 때문이다.
- 치료와 간호
  - 수액 공급 : 저혈압과 탈수를 교정하기 위해 생리식염수 혹은 저장성 생리식염수를 주입한다.
  - 속효성 인슐린을 주입하면서 전해질을 교정한다.

② 만성 합병증
- 당뇨병성 신경병증 : 신경이 손상되어 저린감과 찌르는 듯한 이상감각이 발생한다. 자율신경이 손상되면 기립성 저혈압, 빈맥, 소화불량, 변비와 설사 등이 생긴다.
- 당뇨병성 족부병변 : 당뇨를 가진 환자의 발에 생기는 문제 중에 궤양이 대표적이다.
- 대혈관 합병증 : 뇌혈관질환, 심장질환
- 미세혈관 합병증 : 당뇨병성 망막증이 가장 흔하며 당뇨병성 신장 질환도 발생 가능하다.

⑤ **치료와 간호**
  ㉠ 식이조절과 운동 : 당뇨를 진단받으면 일차적으로 식이조절과 운동을 병행하면서 생활습관을 교정하도록 한다.
  - 식품 교환표와 개인별로 작성된 계획표대로 식이조절을 한다.
  - 알코올은 저혈당을 일으키므로 금기이다. 간이 알코올을 분해하느라 글리코겐을 포도당으로 전환하는 역할을 하지 못한다.
  - 정상적인 체중을 유지해야 하며 영양분이 풍부한 음식을 규칙적으로 섭취해야 한다.
  - 고섬유질식이 : 섬유질은 소화를 더디게 하여 포만감을 느끼게 한다. 체중감소 및 콜레스테롤과 식후 혈당을 낮추는 데 도움이 된다
  - 탄수화물은 총 열량의 60%를 초과하지 않게 섭취한다. 단백질은 20~25%, 지방은 단백질보다 좀 더 적은 15~20%를 먹도록 한다.
  - 식사를 거르고 운동을 하면 저혈당에 빠지므로 운동하기 1~2시간 전에 식사를 하도록 한다.
  - 적절한 운동이 필요하다. 운동은 근육이 포도당을 사용하게 만들어 혈당을 떨어뜨리고 인슐린 저항을 감소시켜 포도당을 효과적으로 사용할 수 있게 만든다.
  ㉡ 인슐린
  - 적응증
    - 제2형 당뇨병 환자가 경구혈당강하제 치료, 식이조절, 운동을 하는데도 혈당 조절이 되지 않을 때

- 제1형 당뇨병 환자(췌장이 기능하지 않기 때문에 인슐린이 필수)
• 사용 시 주의점
  - 속효성 인슐린(RI)과 중간형 인슐린(NPH)을 구분해야 하는데 속효성은 빠른 시간 안에 효과를 나타내므로 'Rapid(빠른)', 중간형은 'Neutral(중립)'과 연관 지어 구분하자.
  - Lantus와 같은 지속형 인슐린은 24시간 동안 최고 작용 시간 없이 효과가 지속된다.
  - 인슐린 제품에 따라 냉장 혹은 실온 보관을 하는데 냉장 보관한 인슐린을 그대로 투여할 시 통증을 일으키므로 사용하기 5~10분 전에 미리 꺼내 두었다가 주사한다.
  - 속효성 인슐린은 정맥주사가 가능하며(빠른 속도로 혈당을 올려야 하는 상황) 맑은 색인 반면 중간형과 지속형은 뿌연 색인데 사용하기 전에 손바닥에 두고 굴리면서 약품을 충분히 섞어야 한다. 두 가지 인슐린을 섞어야 하는 경우라면 속효성 인슐린 → 중간형 인슐린 → 지속형 인슐린 순서로 섞는다. 속효성 인슐린은 고혈당 상태에서 혈당을 급하게 떨어뜨릴 때 사용하는 약물이다. 그런데 중간형 혹은 지속형 인슐린이 속효성 인슐린에 섞이게 되면 효과를 떨어뜨리기 때문이다.
  - 같은 부위에 반복적으로 주사하면 피하지방이 위축되어 효과가 떨어지므로 배꼽 주위(혈관과 신경이 풍부)를 피해 복부와 팔, 허벅지에 돌아가면서 주사하되 2.5cm 간격을 두어야 한다.
  - 인슐린은 주사하고 마사지하면 흡수가 빨라지므로 주의한다.
• 새벽현상 : 당뇨환자는 인슐린의 분비장애 혹은 인슐린 저항성으로 인해 간에서 포도당을 글리코겐으로 저장하는 능력이 떨어져 있다. 새벽 동안 고혈당이다가 아침 공복까지 고혈당이 확인되는 것으로 인슐린 용량을 증가할 필요가 있다.
• 소모기현상 : 경구혈당강하제나 인슐린의 용량이 높거나 저녁 식사를 먹지 않았거나 운동을 과하게 했을 때 발생한다. 포도당을 과하게 '소모'하여 새벽 2~3시에 저혈당이 발생한다는 것이 새벽현상과의 차이점이다. 혈당을 올리기 위한 보상작용으로 인해 아침 공복 혈당이 높게 나온다. 새벽의 저혈당을 예방하기 위해 인슐린 용량을 줄일 필요가 있다.
ⓒ 경구혈당강하제 : 제2형 당뇨병에 사용한다.
ⓔ 발 관리 : 당뇨병성 족부병변 예방을 위해 중요하다.
• 발톱은 일자로 자르며 임의로 티눈을 제거하는 등 상처를 유발하는 행동은 하지 않는다.
• 발가락 사이는 로션을 바르지 않고 타월로 두드리듯이 말려서 건조하게 유지한다. 습한 환경은 곰팡이가 서식할 확률이 높아진다.
• 슬리퍼를 신지 말고 잘 맞는 운동화 같은 편한 신발을 신고 집에서도 면양말을 착용한다.
• 상처가 있는지 수시로 확인하고 임의로 치료하지 않도록 한다.
• 차가운 온도에 장시간 노출되지 않도록 한다.
• 흡연은 혈관을 수축시키므로 금기이다.

제2절 부신

(1) 호르몬

① 부신피질

㉠ 염류코티코이드(mineralcorticoid)
- 알도스테론은 부신에서 분비되는 대표적인 염류코티코이드이다.
- 알도스테론은 신장의 원위세뇨관에서 나트륨은 재흡수하고 칼륨은 분비시킨다. 나트륨과 함께 수분도 축적되면서 체액량이 높아지고 고혈압을 초래할 수 있다.
- 스피로닥톤과 같은 칼륨보존이뇨제 투약이 필요하다.

㉡ 당류코티코이드(glucocorticoid)
- 코르티솔이 대표적이며 면역반응과 감염을 억제한다.
- 혈당 상승 : 간에서 글리코겐을 포도당으로 바꾸고 지방과 단백질을 분해시켜 포도당으로 바꾸어 혈당을 올린다. 쓰다가 남은 포도당은 지방과 단백질로 저장되는데, 이 과정을 막는다.
- 단백질 이화 : 피부와 팔다리 근육의 단백질을 포도당으로 전환시킨다. 피부가 약해지고 사지가 야위어 보이게 된다. 코르티솔이 포도당을 높이는 데 힘을 쓰기 때문에 이 과정 또한 포도당을 만들어 내기 위한 과정이라고 보면 된다.
- 초기에는 지방이 분해되지만 만성이 되면 지방이 축적된다.
- 스트레스에 반응하여 대응할 수 있는 힘을 준다. 코르티솔은 스트레스 호르몬이라고 한다. 혈당을 상승시키는 것이 당류코티코이드의 주된 임무인데, 스트레스에 반응하기 위한 에너지가 필요하다는 것과 연관시켜 이해하자.
- 칼슘이 흡수되려면 비타민 D가 필요한데, 당류코티코이드는 비타민 D의 기능을 막는다.
- 나트륨을 재흡수하면서 수분을 보유하고 칼륨의 배설을 증가시키는 것이 염류코티코이드와 같다.

㉢ 성호르몬(안드로젠) : 남녀 모두 부신피질에서 분비되며 고환과 난소에서 분비되는 양보다는 적다. 이차성징과 성욕에 관여한다.

② 부신수질 : 카테콜아민(에피네프린, 노르에피네프린)은 교감신경을 자극하여 심장수축, 혈관수축, 기관지확장 등의 반응을 일으킨다.

(2) **쿠싱증후군**

뇌하수체에 문제가 생겨 부신피질자극호르몬이 과하게 분비되거나 부신종양으로 당류코티코이드의 과량분비, 스테로이드호르몬 치료를 과하게 투여받은 경우 발생한다.

① 증상 : 당류코티코이드가 하는 일과 연관시켜서 생각하면 이해하기 쉽다.

㉠ 체중 증가와 부종, 고혈압(수분과 나트륨 정체)
　　㉡ 얼굴이 달덩이가 되면서 붉어지고 어깨부터 뒷목까지 지방이 축적되어 불룩해진다(moon face & buffalo hump). 또 복부비만으로 살이 트면서 보라색의 피부선이 생긴다.
　　㉢ 남성화, 탈모 : 쿠싱증후군은 코르티솔 외에도 안드로젠 수치가 상승한다. 여성은 남성화가 되고 얼굴과 몸이 털로 덮인다. 월경의 패턴도 변하게 된다.
　　㉣ 고혈당
　　㉤ 야윈 팔과 다리, 약한 피부 : 단백질이 과다하게 대사되면서 사지의 근육이 소모된다. 피부가 약해지고 탄력이 떨어지며 쉽게 멍이 들고 보라색의 피부선이 보인다.
　　㉥ 감염 : 면역반응이 억제되어 감염에 취약해지고 초기에 감염이 숨겨질 수 있다. 상처가 나도 쉽게 낫질 않는다.
　　㉦ 저칼륨혈증 : 나트륨은 보유하면서 칼륨은 배설된다.
　　㉧ 골다공증
② **치료와 간호**
　　㉠ 감염에 취약하기 때문에 사람이 많거나 위생이 불량한 곳에 노출되지 않도록 한다.
　　㉡ 고단백, 저지방, 저탄수화물, 저염, 저열량식이, 수분 제한이 필요하다.
　　㉢ 칼륨이 충분한 식품을 섭취한다.
　　㉣ 피부가 약해서 쉽게 손상되므로 부딪치지 않도록 하고 부드러운 칫솔 사용으로 출혈의 위험을 줄인다.
　　㉤ 골다공증으로 쉽게 골절이 생길 수 있으므로 사고가 생기지 않도록 주의한다.
　　㉥ 부신절제술 후 스테로이드 치료
　　　• 스트레스 정도에 따라 용량을 변경하는데 가급적이면 스트레스를 줄이도록 한다.
　　　• 위장장애를 일으키므로 공복에 복용하지 않는다.
　　　• 저염, 고칼륨, 고단백식이를 유지하며 운동을 병행한다.
　　　• 스테로이드호르몬은 불면증을 유발하므로 오후 늦게 투약하지 않는다.
　　　• 부신의 한쪽을 절제한 경우에는 남은 부신이 기능을 할 때까지 호르몬 치료를 받는다.

(3) 애디슨병

부신피질의 기능이 저하되어서 발생하는 질환이다.
① **증상**
　　㉠ 저나트륨혈증, 고칼륨혈증, 저혈압 : 염류코티코이드가 결핍되면서 나트륨과 수분이 배출되면서 저혈압이 생기고 칼륨은 추적된다.
　　㉡ 저혈당, 잦은 감염 : 당류코티코이드 부족
　　㉢ 성욕 감퇴, 전체적인 탈모, 불규칙한 월경 : 안드로젠 부족

② 부신 위기 : 스테로이드를 장기 복용하다가 갑자기 중단하였거나 부신 기능이 저하가 된 상태에서 극심한 스트레스에 노출이 되었을 때 발생한다. 의식 변화와 저혈압, 쇼크, 오심과 구토, 고칼륨혈증과 저나트륨혈증이 나타나는 위급한 상황이다.

② 치료와 간호
  ㉠ 당질코티코이드, 염류코티코이드를 보충한다.
  ㉡ 체중, I/O, V/S 측정
  ㉢ 저혈당 예방을 위해 고탄수화물, 고단백식이를 한다.
  ㉣ 오심과 구토, 식욕부진
  ㉤ 저혈압 고정을 위한 수액 투여

제3절 뇌하수체

(1) 호르몬
  ① 뇌하수체전엽
    ㉠ GH(성장호르몬)
      • 단백질 합성이 증가하고 세포와 골, 연조직의 성장을 촉진한다.
      • 과잉분비되면 어린이는 거인증, 성인은 말단비대증이 생긴다.
    ㉡ prolactin(유선자극호르몬)
      • 임신과 모유수유 기간에 젖샘이 모유를 생성하도록 자극한다.
      • 난포성장을 억제하므로 과잉분비 시 무배란과 월경장애를 일으킨다.
    ㉢ TSH(갑상샘자극호르몬) : 표적기관이 갑상샘이며 T_3와 T_4가 분비를 촉진시킨다.
    ㉣ ACTH(부신피질자극호르몬)
      • 표적기관이 부신피질이며 corticosteroid를 분비시킨다.
      • 과잉분비 시 쿠싱증후군을 야기한다.
    ㉤ FSH(난포자극호르몬)
      • 여성에게는 난포와 난자를 발달시키고 에스트로젠이 난포에서 분비되도록 촉진한다.
      • 남성에게는 고환에서 정자를 생성시킨다.
    ㉥ LH(황체형성호르몬) : 난소에서 에스트로젠과 프로제스테론을 분비시키고 배란을 유도한다.
  ② 뇌하수체 후엽 : 뇌하수체 전엽에서 나오는 호르몬은 많지만 뇌하수체 후엽 호르몬은 ADH와 oxytocin 두 가지이므로 전엽과 후엽 모두 외우지 말고 이것만 외워서 구분 지을 수 있도록 하자.

⑦ ADH(항이뇨호르몬) : 소변 배출량을 줄이는 호르몬이다. 원위세뇨관과 집합관에서 수분 재흡수를 증가시킨다. 혈압이 떨어질 때도 ADH가 분비되어 혈압을 유지시킨다.

요붕증 – ADH 부족	• 증상 : 하루 5L 이상의 다뇨, 저혈압, 빈맥, 수분이 부족해 고삼투압 유발(의식 변화), 소변 비중 저하 • 치료와 간호 – 탈수증상을 관찰하여 수분 공급, I/O와 체중을 확인한다. – Desmopressin 투여 – 이뇨를 유발하는 커피와 맥주, 차는 마시지 않는다.
항이뇨호르몬 부적절증후군(SIADH) – ADH 과잉분비	• 증상 : 수분 축적으로 인한 저나트륨혈증, 부종, 두통, 오심, 혼수, 뇌부종 • 치료 – 수분 섭취 500mL로 제한하고 I/O와 체중을 확인한다. – 나트륨 교정을 위해 3% NaCl을 정맥주사한다. – 이뇨제 : 나트륨과 칼륨 수치를 확인하면서 부족 시 보충해야 한다.

ⓒ Oxytocin(자궁수축호르몬) : 자궁을 수축시켜 분만을 진행시키고 만들어진 유즙을 배출시키는 호르몬이다.

(2) 뇌하수체절제술

뇌하수체종양을 제거하기 위해 코를 통해 구멍을 내어 진입하여 절제하는 방법이다.

① 두개내압 상승 : 머리를 30° 올리고 혈압상승과 서맥 증상을 관찰한다. 두개내압을 높일 수 있는 기침, 코 풀기는 금지이다.

② 뇌막염 : 목의 강직, 체온상승, 두통, 의식 변화

③ 뇌척수액 유출 : 코를 통해 구멍을 뚫고 들어가는 거라서 뇌척수액이 흘러나올 수 있는 위험이 있다. 뇌척수액에는 당이 포함되어 있으므로 검사를 통해 콧물과 뇌척수액을 가려낼 수 있다.

④ 비심지를 제거할 때까지는 입으로 숨을 쉬도록 교육한다.

⑤ 호르몬 대체요법 : 뇌하수체를 절제하였으므로 평생 호르몬을 투약해야 한다.

제4절 갑상샘

(1) 호르몬

① T_4와 T_3 : 대사호르몬, 스트레스호르몬

② 칼시토닌 : 뼈에서 칼슘이 혈액으로 빠져나가는 것을 막아서 혈중 칼슘 농도는 결국 떨어지게 된다. 부갑상샘저하증(hypoparathyroidism)의 역할과 헷갈리기 쉽다.

[암기Tip] 뼈는 칼슘이 너무 중요하므로 '칼'시토닌은 '칼'슘을 비축하기 위해 혈중으로 칼슘을 유리시키지 않는 것이라고 암기하자.

(2) 갑상샘항진증

20~40대 여성에게 많이 호발하며 그레이브스병(자가면역질환)이 대부분의 원인이다.

① **증상** : 전체적인 대사 활동이 높아지면서 발생하는 증상들이다.
  ㉠ 땀이 많이 나고 더위를 쉽게 느끼고, 피부가 따뜻하고 축축하다.
  ㉡ 식욕이 증가하나 살이 찌지 않는다.
  ㉢ 갑상샘이 위치한 부위의 목이 부어오른다.
  ㉣ 부정맥, 심계항진, 수면장애
  ㉤ 설사, 근무력증(대사율이 높아져 근육 파괴), 피곤함, 눈 돌출
  ㉥ 신경과민, 다뇨, 무월경, 성욕 감퇴
② **진단**
  ㉠ TSH(갑상샘자극호르몬) 감소 : T_3와 T_4가 많기 때문에 더 이상 자극을 받지 않는다.
  ㉡ T_3와 T_4 증가, 단백결합아이오딘 증가
③ **치료**
  ㉠ 약물치료
    • 갑상샘호르몬의 주원료인 아이오딘(요오드)의 이용을 차단한다.
    • 대표적인 약물은 Propylthiouracil(PTU, 안티로이드)이며 6주 이상 복용해야 효과가 나타나고 갑상샘호르몬 수치 검사를 주기적으로 검사해야 한다.
    • 18~24개월간 복용하고 수치가 정상화되면 중단이 가능하나 재발의 위험이 높다.
    • 부작용 : 무과립구증으로 인한 발열과 감염, 간 수치 상승
  ㉡ 방사성 아이오딘 치료
    • 갑상샘 암이거나 갑상샘항진증 약물치료에 부작용이 있거나 효과를 보지 못한 경우 2차 적으로 선택하는 치료방법이다.
    • 갑상샘은 호르몬을 만들기 위해 아이오딘을 선택적으로 흡수하는 기관이다. 방사성 아이오딘은 몸에서 나오는 아이오딘과 성분이 동일하여 복용하면 갑상샘에 축적된다. 축적된 아이오딘에서 방출되는 β선이 갑상샘 세포를 파괴한다.
    • 갑상샘에 축적되지 않은 방사성 아이오딘은 소변을 통해 대부분 배출되나 일부는 타액, 땀, 대변으로도 배출된다. 방사성 아이오딘 배출을 위해 3L 이상의 물을 마시도록 한다. 용변을 보고 나서 물은 두 번 이상 반복해서 내리도록 하고 침샘분비를 촉진하는 레몬주스와 같은 음료를 자주 마신다.
    • 방사성 아이오딘 치료 후 일정기간 몸에서 방사선이 나오게 되므로 2~3일 동안 1인실을 사용하고 다른 사람과 접촉을 피해야 한다. 모유수유는 금지이며 6개월 이상 피임을 해야 한다.
  ㉢ 갑상샘 절제술
    • 출혈과 부종으로 기도가 폐쇄될 위험이 있으므로 V/S 측정과 수술 부위를 직접 관찰해야 하며 응급으로 기관내삽관이나 산소를 공급할 장치가 준비를 해야 한다.

- 갑상샘에 회귀후두신경이 지나가는데 수술 중에 손상을 입는다면 말이 잘 나오지 않거나 쉰목소리가 나오게 된다.
- 수술 후 2~4일 후부터는 목을 서서히 돌리는 운동을 시작한다.
- 수술 중 부갑상샘이 손상당하면 저칼슘혈증이 생기게 된다. 부갑상샘호르몬은 칼시토닌과 반대로 혈중 내 칼슘 농도를 높이는 역할을 한다.
- 저칼슘혈증
  - Chvostek's sign : 얼굴을 자극하면 안면부에 불수의적인 근육경련과 수축이 온다.

    암기Tip 'ch'eek(뺨)의 ch-과 연관 지어 생각해 보자.
  - Trousseau's sign : 혈압 커프를 감아 압력을 가하면 팔과 손에 불수의적인 근육경련과 수축이 온다.
- 갑상샘 전체 절제수술을 하였다면 평생 갑상샘호르몬 투약이 필요하다.
- 고단백 고탄수화물, 무기질과 비타민식이, 수분을 충분히 섭취한다.
- 안구돌출이 심하면 머리를 올려 붓기를 줄이고 안대를 착용, 안구건조를 완화하기 위해 인공눈물을 넣는다.
- 갑상샘중독 위기
  - 갑상샘 항진 증상이 악화되면 갑상샘중독 위기 증상이 나타난다.
  - 빈맥, 부정맥, 심계항진, 복통, 고열, 불안, 발한, 의식 변화, 사망까지 초래한다.

(3) 갑상샘저하증

신생아에게 나타나는 갑상샘 저하증은 크레틴병, 성인에게 나타날 때는 점액수종이다. T_3와 T_4가 낮아지고 보상작용으로 TSH(갑상샘자극호르몬)는 높아지게 된다.

① 증상
  ㉠ 대사율이 떨어지면서 쉽게 피곤하고 추위를 쉽게 탄다.
  ㉡ 서맥이 나타나고 피부가 건조·창백해지고, 수분 배설이 느려지면서 부종, 체중 증가가 나타난다.
  ㉢ 장운동이 느려지면서 소화장애와 변비가 생긴다.
  ㉣ 기면, 멍하고 졸린 느낌, 의욕저하, 성욕감소가 나타난다.
  ㉤ 총콜레스테롤 및 중성지방과 LDL 콜레스테롤이 증가한다.

② 치료와 간호
  ㉠ 씬지로이드(levothyroxine)는 흡수가 힘든 약물이므로 공복에 복용하고 30분 동안 다른 약물 복용이나 음식 섭취는 하지 않는다. 기초대사를 올리는 과정에서 심장질환과 불안을 일으킬 수 있다. 혈중농도를 관찰하면서 씬지로이드의 적절한 용량을 유지한다.
  ㉡ 고섬유식이(변비완화), 저칼로리, 고단백식이를 섭취한다.

제5절 부갑상샘

(1) 호르몬 역할

① 뼈에서 칼슘을 유리시켜 혈중 칼슘 농도를 높이는데, 길항작용을 하는 인의 수치는 낮아진다.
② **골재흡수 촉진** : 뼈로부터 칼슘을 흡수하는 과정을 골흡수라고 한다. 결국 혈중 칼슘 농도가 높아지게 된다.
③ 파골세포(뼈를 '파'괴시키는 세포)와 조골세포(뼈를 만드는 세포)가 혈액에 있는 칼슘의 농도에 의해 균형을 맞추면서 뼈가 유지되고 있는데, 혈중 칼슘 농도가 낮아지면 높이기 위해 파골세포가 더욱 활성화되고 혈중 칼슘 농도가 높아지면 낮추기 위해 조골세포가 활성화된다.
④ 칼슘이 흡수되기 위해서는 비타민 D가 필요하다. 위(음식에 있는 비타민 D 흡수)와 신장(활성형 비타민 D로 전환)에서 비타민 D를 활성화하여 칼슘 흡수를 높인다.

(2) 부갑상샘항진증

① **증상**
   ㉠ 고칼슘혈증으로 심전도 변화를 가져오고 뼈(골다공증)와 신장의 손상으로 연결된다.
   ㉡ 변비, 식욕부진과 구토, 복통
   ㉢ 혈중 칼슘이 높아지면 근육과 신경의 흥분성이 떨어지며 반사반응이 떨어진다.
   ㉣ 심장과 혈관의 근육세포에 관여하는 이온이 칼슘이온이다. 고칼슘혈증은 고혈압과 부정맥을 야기한다.

② **치료와 간호**
   ㉠ 약물치료
      - 칼시토닌 : 골재흡수를 억제한다.
      - Furosemide(loop 이뇨제)는 칼슘 배설을 촉진시키는 약물이다.
      - Fosamax와 같은 골다공증 약물을 투약하여 골재흡수를 억제한다.
      - 칼슘과 인은 길항작용을 한다. 인을 섭취하게 되면 칼슘 흡수가 억제된다.
   ㉡ 칼슘은 소변으로 배출되는데, 요로결석 예방을 위해 수분을 하루 3L 이상 섭취하거나 수액을 공급한다.
   ㉢ 칼슘은 산성 상태에서 잘 녹기 때문에 산성 식품을 섭취한다.
   ㉣ 뼈에서 칼슘이 빠져나가 골절이 쉽게 일어나므로 사고를 당하지 않도록 주의한다.
   ㉤ 부갑상샘 제거술 : 갑상샘과 같은 부위이기 때문에 갑상샘 제거 수술 후 간호와 비슷하다.

CHAPTER 08 적중예상문제

01 당뇨에 대한 설명으로 옳은 것은?

① 인슐린 의존형 당뇨병으로 소아에게 많이 발생하므로 소아형 당뇨는 제2형 당뇨이다.
② 식후 2시간 후의 혈당이 135mg/dL이라면 당뇨를 의심할 수 있다.
③ 인슐린을 분비하는 췌장의 능력을 알 수 있는 검사는 D-dimer이다.
④ 케톤산증은 제1형 당뇨병에서 많이 발생하며 대사산증을 초래한다.
⑤ 속효성 인슐린의 대표적인 약물은 NPH이다.

> 해설 ① 인슐린 의존형 당뇨병은 제1형 당뇨이다.
> ② 식후 2시간 후 혈당이 200mg/dL 이상이면 당뇨로 의심한다.
> ③ C-peptide 검사이다.
> ⑤ 속효성 인슐린은 RI이며 NPH는 중간형 인슐린이다.

02 뇌하수체 전엽에서 분비되는 호르몬이 아닌 것은?

① 갑상샘자극호르몬
② 부신피질자극호르몬
③ 옥시토신
④ 성장호르몬
⑤ 난포자극호르몬

> 해설 옥시토신은 뇌하수체 후엽에서 분비되는 호르몬이다.

1 ④ 2 ③

03 뼈에서 칼슘을 유리시켜 혈중 칼슘 농도를 높이는 호르몬은?
① 칼시토닌
② 부갑상샘호르몬
③ 티록신
④ 성선자극호르몬
⑤ 부신피질자극호르몬

04 당뇨를 진단하는 데 중요하며 3개월 동안 평균 혈당 수치를 확인할 수 있는 혈액검사는?
① 당화혈색소
② C-peptide
③ 헤모글로빈
④ LDH
⑤ CK-MB

05 부갑상샘 절제술을 받은 환자의 볼을 손가락으로 자극하면 불수의적인 근육경련과 수축이 보인다. 이 증상은?
① 저칼슘혈증으로 인한 Chvostek's sign
② 고칼슘혈증으로 인한 Chvostek's sign
③ 저칼슘혈증으로 인한 Trousseau's sign
④ 고칼슘혈증으로 인한 Trousseau's sign
⑤ homan's sign

해설 부갑상샘은 뼈에서 칼슘을 유리하여 혈중농도를 조절하는 역할을 한다.
저칼슘혈증 증상
- Chvostek's sign : 얼굴을 자극하면 안면부가 불수의적인 근육경련과 수축이 온다.
- Trousseau's sign : 혈압 커프를 감아 압력을 가하면 팔과 손에 불수의적인 근육경련과 수축이 온다.

정답 3 ② 4 ① 5 ①

06 점액수종의 증상이 아닌 것은?
① 부종과 체중 증가
② 설사
③ 피곤함
④ 중성지방 증가
⑤ 추위에 민감해짐

해설 갑상샘 저하증 증상
- 대사율이 떨어지면서 쉽게 피곤하고 추위를 쉽게 탄다.
- 서맥이 나타나고 피부가 건조·창백해지고, 수분 배설이 느려지면서 부종, 체중 증가가 나타난다.
- 장운동이 느려지면서 소화장애와 변비가 새긴다.
- 기면, 멍하고 졸린 느낌, 의욕저하, 성욕감소가 나타난다.
- 총콜레스테롤 및 중성지방과 LDL 콜레스테롤이 증가한다.

07 뇌하수체전엽호르몬에 대한 설명으로 옳은 것은?
① 성장호르몬 – T_3 상승
② 프로락틴 – 모유 생성
③ 갑상샘자극호르몬 – 골과 연조직 성장
④ 난포자극호르몬 – 배란 유도
⑤ 부신피질자극호르몬 – 정자 생성

해설 ① 성장호르몬 – 단백질 합성을 촉진하고 세포와 골, 연조직 성장을 활성화한다.
③ 갑상샘자극호르몬 – T_3와 T_4가 분비를 촉진시킨다.
④ 난포자극호르몬 – 여성에게는 난포와 난자를 발달시키고 에스트로젠이 난포에서 분비되도록 촉진한다. 남성에게는 고환에서 정자를 생성시킨다.
⑤ 부신피질자극호르몬 – 표적기관이 부신피질이며 corticosteroid를 분비시킨다.

08 부신피질의 기능이 저하되어 저혈압, 고칼륨혈증, 저혈당을 유발하는 질환은?
① 쿠싱증후군
② 점액수종
③ 애디슨병
④ 요붕증
⑤ 그레이브스병

09 항이뇨호르몬 부적절증후군 환자의 간호로 옳은 것은?

① 수분 제한
② 고혈압 약물 투약
③ 혈액 투석
④ 수분 보충
⑤ 포도당과 속효성 인슐린 투여

해설 항이뇨호르몬 부적절증후군(SIADH) - ADH 과잉분비
- 증상 : 수분 축적으로 인한 저나트륨혈증, 부종, 두통, 오심, 혼수, 뇌부종
- 치료
  - 수분 섭취를 500mL로 제한하고 I/O와 체중을 확인한다.
  - 3% NaCl을 정맥주사한다.
  - 이뇨제 : 나트륨과 칼륨 수치를 확인하면서 부족 시 보충해야 한다.

10 쿠싱증후군에 대한 설명으로 옳지 않은 것은?

① 부신피질자극호르몬이 과하게 분비되거나 부신종양이 문제이다.
② 남성화, 탈모
③ 야윈 팔과 다리
④ 고칼륨혈증
⑤ 감염에 취약

해설 쿠싱증후군 증상
- 체중 증가와 부종, 고혈압(수분과 나트륨 정체)
- 얼굴이 달덩이가 되면서 붉어지고 어깨부터 뒷목까지 불룩해지며(moon face & buffalo hump), 복부비만과 살이 트면서 보라색의 피부선이 생긴다.
- 남성화, 탈모 : 안드로젠이 과다해지면서 여성은 남성화가 되고 얼굴과 몸이 털로 덮인다. 월경의 패턴도 변하게 된다.
- 고혈당을 초래하는데 인슐린 저항성이 높아지면서 혈당은 더욱 올라간다.
- 야윈 팔과 다리, 약한 피부 : 단백질이 과다하게 대사되면서 사지의 근육이 소모된다. 피부가 약해지고 탄력이 떨어지며 쉽게 멍이 들고 보라색의 피부선이 보인다.
- 저칼륨혈증 : 나트륨은 보유하면서 칼륨은 배설된다.
- 감염 : 면역반응이 억제되어 감염에 취약해지고 초기에 감염이 숨겨질 수 있다. 상처가 나도 쉽게 낫질 않는다.
- 골다공증

정답 9 ① 10 ④

CHAPTER 09 생식기계와 감각계

제1절 생식기계

(1) 유방암
  ① 원인
    ㉠ 에스트로젠에 장기간 노출 : 에스트로젠은 유관 상피세포를 증식시키는데, 이것이 암세포로 변이할 가망성이 높다.
    ㉡ 조기 초경과 늦은 폐경
    ㉢ 에스트로젠 투여, 피임약 복용
    ㉣ 출산을 한 적이 없거나 30세 이후 늦은 첫 아이 출산
    ㉤ 유전적 요인, 50세 이상의 여성
  ② 증상(유방 상부 외측에 호발)
    ㉠ 초기에는 통증이 없이 단단하고 불규칙한 모양으로 움직이지 않는 덩어리가 만져진다.
    ㉡ 피부가 두꺼워지고 거칠어지며 유두가 함몰되면서 피가 섞인 분비물이 나오기도 한다.
  ③ 진단과 치료
    ㉠ 유방촬영술, 생검(가장 정확함), CT, MRI를 통해 진단한다.
    ㉡ 부분 유방절제술, 변형근치절제술(흉근을 남기고 유방 전체 절제)을 시행한다.
    ㉢ 대표적인 유방암 치료제인 Tamoxifen은 항에스트로젠 약물이다.
    ㉣ 방사선 치료
      • 비누 사용 금지. 처방한 연고를 제외한 로션과 연고를 바르지 않고 건조하게 유지해야 한다.
      • 뜨거운 찜질과 얼음찜질, 햇빛, 찬바람에 직접적으로 노출되지 않도록 한다.
      • 치료선이 지워지지 않도록 주의한다.
      • 항암화학요법과 마찬가지로 오심과 구토, 설사, 구내염을 초래하므로 전해질불균형과 탈수가 있는지 관찰이 필요하다.
  ④ 유방암 수술 후 간호
    ㉠ 수술한 쪽 팔과 어깨 근육은 쉽게 위축 및 경축되고 림프 순환이 제대로 되지 않는다. 운동을 하지 않으면 환측 팔이 몸에 붙은 채로 머리가 환측으로 기울어지는 자세가 만들어지므로 운동이 필요하다.
    ㉡ 수술 직후 공을 이용하여 주먹을 쥐었다 폈다 하는 손 운동과 손목돌리기, 팔꿈치 굴곡과 신전운동을 한다. 적응이 되면 전완을 지나 어깨로 운동 범위를 넓혀 간다.

ⓒ 수술한 팔은 부종이 쉽게 오므로 환측 팔을 심장보다 높게 올리고 어깨 마사지와 어깨 올리고 내리기, 어깨 원 그리기, 팔돌리기 등 관절 내 운동을 한다.
　　　ⓔ 수건 혹은 막대 잡고 올리고 내리기, 벽오르기, 벽에 고정된 줄 돌리면서 어깨 회전 운동을 한다.
　　　ⓜ 림프절을 함께 제거한 경우에는 림프부종이 쉽게 찾아온다. 환측으로 무거운 물건을 들거나 꽉 끼는 옷, 반지 착용, 혈압 측정과 채혈은 하지 않는다.
　　　ⓗ 수술받은 부위가 감염되지 않도록 주의하고 환측 팔에 상처가 생기지 않도록 보호한다.
　　　ⓢ 환측은 건조하게 유지한다.
　　⑤ 유방자가검진
　　　㉠ 월경이 끝나고 3~4일째 되는 날에 검진하는데 호르몬의 영향을 덜 받아서 유방이 부드럽기 때문이다.
　　　㉡ 피임약을 복용 중이라면 위약이 끝나고 새로운 약을 시작할 때 검진한다. 그 이유는 피임약으로 인한 호르몬 영향을 피하기 위해서이다.
　　　㉢ 폐경이 되고 나서는 매월 정한 날짜에 검진한다.
　　　㉣ 유두에서 분비물이 나오는지, 유방의 피부 상태가 바뀌었는지, 유방에 덩어리가 만져지는지, 유방의 크기가 같은지, 겨드랑이에 만져지는 덩어리가 있는지를 확인하는데, 양쪽 유방을 동일하게 검진한다.

(2) **양성전립샘비대(BPH ; Benign Prostatic Hyperplasia)**
50대 이후 남성에게 흔하게 발생한다. 남성 호르몬 상승으로 전립샘 세포가 자극받아 크기가 커져 요도 주위를 압박하여 소변 배출이 어려운 질환이다.
　① 증상
　　　㉠ 배뇨 시작이 힘들고 배뇨곤란이 있어 힘을 주어야 한다. 방울방울 떨어지면서 소변이 나온다.
　　　㉡ 잔뇨감, 야뇨, 혈뇨, 긴급뇨, 신장기능부전(방광에 소변이 쌓이면서 신장 압박)
　② **진단** : 직장 수지검사(항문을 통해 전립샘 확인), 전립샘 초음파, 문진, 잔뇨량 측정 등
　③ **치료와 간호**
　　　㉠ 약물 : 안드로젠 억제제(전립샘 크기 감소)와 알파 교감신경차단제(전립샘과 방광 경부의 평활근 이완)를 복용한다.
　　　㉡ 경요도전립샘절제술(TURP)
　　　　가장 흔히 하는 수술 방법으로 요도를 경유하여 커진 전립샘을 제거하는 방법이다.
　　　　• 24시간 동안 침상에서 안정하며 유치도뇨관을 유지한다.
　　　　• 수술 후 2L 이상의 수분을 섭취하여 수술 부위에 혈액이 응고되지 않도록 한다.

- 방광세척 : 유치도뇨관을 유지하는 동안 멸균 생리식염수(등장성 용액)를 사용하여 무균법을 지켜 방광세척을 하면서 출혈 양상을 확인한다.
- 수술 후 2개월 동안 무거운 물건을 들거나 오래 앉아 있는 등 수술 부위에 힘이 들어가는 자세는 피하고 변비가 있다면 대변완하제를 복용한다.
- 1개월 동안 자극을 피하기 위해 성생활은 하지 않도록 하고 발기에는 문제가 없음을 알려 준다.

(3) 정관절제술

정관(정자가 지나가는 길)을 절단, 정자가 통과하지 못하여 정자가 없는 정액만 사정되게 하는 피임수술이다. 정관에 남아 있던 정자가 있으므로 정액검사를 하여 정자가 없다는 결과를 받기 전까지는 4~6주 동안 다른 피임을 병행해야 한다.

제2절 감각계(귀)

(1) 난청

① 감각신경성 난청 : 노화, 감염, 외상 등으로 인해 청신경에 문제가 생겨 난청이 발생한다.
② 전도성 난청(보청기 사용) : 기계적 전달의 장애이다. 중이염과 같은 문제로 외이나 중이로 전도되는 것에 문제가 생기는 것이다.
③ 검사

Weber test	Weber test는 난청이 전도성 문제인지 감각신경성 문제인지 구분할 수 있는 검사이다. 진동시킨 음차를 머리 중앙이나 이마 중앙에 두면 양쪽으로 동일하게 진동이 전달된다. 'W'는 중간을 기준으로 양쪽이 똑같기 때문에 양쪽에 전달하는 진동으로 검사하는 것으로 연관 지어 비교하자. • 전도성 난청 : 문제가 있는 귀가 더 크게 들린다. 머리 중앙에서 시작한 진동이 밖으로 빠져나가지 못하여 안에서 맴돌기 때문이다. • 감각신경성 난청 : 정상 귀 쪽에서 더 크게 들린다.

Rinne test	진동시킨 음차를 귀 뒤의 유양돌기에 대면 유양돌기를 통한 골전도가 일어난다. 소리가 멈추었다고 검사자가 표현하면 유양돌기에서 진동이 남은 음차를 떼내어 외이도 입구로 옮겨 소리가 여전히 들리는지(공기 전도) 확인한다. 전도성 장애가 없다면 골전도가 끝났더라도 공기를 통한 소리가 오래 남아 들린다. Rinne 검사가 정상이라면 양성이라고 표기한다.
	• 전도성 난청 : 골전도 > 공기전도(음성)
	  공기전도가 되는 길에 문제가 생겨 음차를 외이도 입구에 대었을 때 소리가 들리지 않는다.
	• 감각신경성 난청 : 골전도 < 공기전도(양성)
	  공기전도가 오래 들리지만 공기전도와 골전도가 모두 약하게 들린다.

④ 난청 환자는 고음을 인식하는 것이 더 어려우므로 고성을 지르지 않고 또박또박 간단하게 이야기한다.

(2) 만성중이염
① 증상 : 어지럼증, 두통과 이통, 난청, 악취가 풍기는 누런 분비물
② 치료와 간호
  ㉠ 고막절개술 : 고막을 약간 절개하여 중이에 고인 삼출물을 흡인한다. 중이 내외에 환기를 유지하고 압력을 조절하기 위해 고막환기관을 삽입하기도 한다.
    - 코를 풀 때는 한쪽씩 번갈아가면서 입을 벌리고 코를 풀어야 귀에 압력이 덜 가해진다.
    - 빨대 사용이나 발살바(Valsalva)법은 귀에 압력이 들어가므로 피하도록 한다. 변비가 있다면 대변완하제를 복용하여 배변 시 힘이 들어가지 않도록 한다.
    - 배액이 자연스럽게 되도록 솜을 약간 헐겁게 이도에 끼운다. 분비물을 자주 확인하고 물이 귀에 들어가지 않도록 주의한다.
    - 뇌가 가까이 위치해 있어 뇌막염, 유양돌기염 등의 합병증이 발생할 수 있다.
    - 수술 후 2~3주간 머리를 심하게 돌리거나 구부리지 않는다.

(3) 메니에르병
내이의 달팽이관(청력)과 전정기관(반고리관, 균형담당) 안에는 내림프액이 순환하고 있다. 내림프액이 과하게 생성되었거나 흡수가 되지 않아 압력이 높아져서 문제가 발생한다. 전정기관은 머리의 흔들림을 감지하고 균형을 유지하는 곳이다. 몇 바퀴 돌면 어지럽고 휘청거리지만 얼마 후 균형을 잡을 수 있는 것은 전정기관이 있기 때문이다.

① 증상
  ㉠ 이명, 어지러움, 난청(감각신경성), 구토, 귀가 꽉 차고 먹먹한 느낌이 든다.
  ㉡ 내림프액의 압력이 떨어지면 증상이 호전되었다가 또 반복한다.
② 진단
  ㉠ 청력측정검사
  ㉡ Romberg test : 양성
  ㉢ 전기안진(안구의 진동)검사 : 전정기능검사로 안구운동을 확인한다. 전정기관이 양쪽 눈을 똑같은 힘으로 안쪽으로 밀고 있기 때문에 안구진탕이 보이지 않는데 균형이 깨지게 되면 안구진탕이 보이게 된다.
③ 치료와 간호
  ㉠ 디멘히드리네이트(1세대 항히스타민제, 전정기능 억제), 신경안정제, 이뇨제와 혈관이완제(내림프액 압력 완화), 진토제, 스테로이드(자가면역 기전으로 간주)
  ㉡ 환측을 위로 하여 옆으로 누워 체온 정도의 이용액을 떨어뜨린다. 주입하고 5분가량 그 자세를 유지하여 약물이 흡수되도록 한다.

> [암기Tip] 3세 이하 유아는 후하방, 성인은 후상방으로 잡아당겨서 약물을 점적한다. 유'아'는 '아'래로 잡아당긴다고 구분하자.

ⓒ 어지럼증이 심각하다면 머리를 가급적 움직이지 말고 조용하고 어두운 곳에서 누워서 쉬도록 한다.
ⓔ 저염식이(내림프액의 양을 줄이기 위해), 금연과 금주, 스트레스 완화
ⓜ 약물 조절에도 실패하면 수술을 한다.

제3절 감각계(눈)

(1) **백내장(cataract)**

노화가 흔한 원인이며 수정체 속의 단백질이 변성되어 혼탁해져 통증은 없는 시력장애가 발생하는 질환이다. 수술이 유일한 치료이며 흔히 낭외 백내장 적출술을 하고 인공 수정체를 삽입하는 방법이다.

① **수술 후 간호** : 우선적으로 안압을 상승시키는 행위를 하지 않는 것에 초점을 맞춘다.
　ⓐ 머리를 30° 올린 자세로 있으며 옆으로 누울 때는 수술한 눈이 압력을 받지 않도록 위로 가도록 눕는다.
　ⓑ 머리를 숙이는 행동, 무거운 것을 드는 행동을 하지 않는다.
　ⓒ 변비가 있으면 복압이 들어가므로 대변완하제를 복용한다.
　ⓓ 기침과 재채기를 하면 안 되고 부드러운 음식을 먹도록 한다.
　ⓔ 안대를 착용하여 수술한 눈을 보호하고 시야를 가려서 안구가 움직이는 것을 막는다.
　ⓕ 출혈을 사정하기 위해 소독된 부위를 수시로 확인한다.
　ⓖ 퇴원 후에 2개월 동안은 무리한 활동은 하지 않는다. 장시간의 운전은 제한하고 밝은 빛이 눈에 직접적으로 노출되지 않도록 한다.

(2) **녹내장(glaucoma)**

방수는 눈에 영양분을 공급하고 안구의 형태를 유지시켜 주는 역할을 한다. 방수의 배출이 원활하게 되지 않으면 안압이 올라가서 시신경에 산소와 영양분을 공급해주는 모세혈관이 눌려 손상되는 질환이 녹내장이다(정상 안압 : 10~21mmHg).

① **방수의 생성** : 모양체(섬모체)에서 생성 → 후방을 지나 홍채와 수정체 사이를 통과하여 전방을 지나감 → 섬유주를 지나 쉴렘관을 통해 배출되어 혈액으로 합류

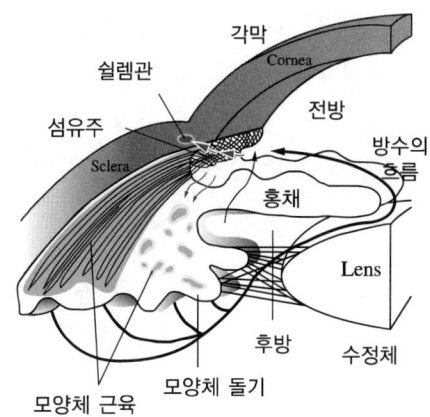

② 분류
    ㉠ 만성 광각형(개방각)
- 녹내장의 흔한 형태이며 방수가 유출되는 섬유주 부분은 열려 있으나 방수가 유출되는 데 장애가 있는 상황이다.
- 터널시야 : 주변부부터 서서히 시력 결손이 오면서 시력을 잃어간다.
- 초승달 모양의 암점, 과도한 눈물
- 밝은 곳에서 심하게 눈부셔하며 초기에는 어두운 곳으로 들어왔을 때 암순응이 어렵다.

    ㉡ 급성 협각형(폐쇄각)
- 협각, 폐쇄는 좁아지고 닫혔다는 말이다. 전방각(섬유주로 향하는 좁은 각)의 폐쇄로 방수 유출이 안 되는 상황이다.
- 안구 통증이 급속하게 느껴지며 두통과 구토를 유발한다.
- 안압이 30mmHg 이상으로 급속히 상승하면서 시력이 빠르게 사라진다.
- 앞이 흐리고 뿌옇게 보이며 조명을 보면 주위에 무지개 달무리가 보인다.

③ **진단** : 안압검사, 검안경검사(시신경 유두 함몰 정도 파악), 시야검사(시신경 손상 여부)

④ **치료와 간호**
    ㉠ 약물치료 : 안연고를 넣을 때는 내안각에서 외안각으로 결막 위에 도포하고 안약 용기는 안구에 직접 닿지 않도록 주의한다. 분비물을 닦아낼 때도 내안각(비루관 위치. 깨끗해야 함)에서 외안각의 방향으로 진행한다.
- β-차단제 : 교감신경 억제제로서 부교감신경의 효과를 볼 수 있다. 모양체에서 생성하는 방수 생성을 억제하는데 녹내장의 일차적 선택 약물로 많이 선택한다. Timolol, Carteolol 등이 있다.
- 부교감신경 작용제 : Pilocarpine이 대표적 약물이다. 모양체 근육을 수축시켜 섬유주와 쉴렘관을 넓혀 방수 배출이 잘되도록 한다. 동공을 축소시키므로 점안 후 1~2시간은 운전하지 않는다.

ⓒ 홍채 절개술(방수가 홍채와 수정체 사이를 통과하여 전방으로 가야 하기 때문), 방수가 배출되는 섬유주를 성형하거나 절제하는 수술을 하는데 흐린 시력, 망막박리와 감염 등의 합병증이 있을 수 있다.
ⓓ 스트레스, 변비, 무거운 물건 들기, 심한 노동 같은 안압을 상승시키는 행위는 하지 않는다.

(3) 망막박리

망막은 시세포가 분포되어 있어 받아들인 시각 정보를 뇌세포로 전달하는 중요한 역할을 하는 곳이다. '박리'는 벗겨진다는 말이다. 안구 내벽으로부터 망막이 떨어지면서 영양 공급이 이루어지지 않아 시세포의 기능을 상실한다.

① 원인
  ㉠ 열공성 망막박리가 가장 흔하다. 열공은 찢어지고 구멍이 생긴다는 말이다.
  ㉡ 염증, 사고, 고도근시(멀리 있는 것을 보기 위해 안구의 앞뒤가 지나치게 길어짐) 등이 원인이다. 안구가 사고로 손상당했다면 압박하지 않고 플라스틱 같은 것으로 눈을 덮고 신속히 병원으로 이동해야 한다.
  ㉢ 안구를 채우고 있는 끈적한 유리체가 노화되면서 액화된다(액화되면서 망막을 밀어서 붙어 있도록 하는 힘이 떨어짐).

② 증상
  ㉠ 통증이 없으며 실 모양이나 작은 점이 날아다니는 것처럼 보이는 비문증이 나타난다.
  ㉡ 머리를 좌우로 움직일 때 빛이 번쩍거리는 것처럼 느껴지는 광시증을 경험한다.
  ㉢ 열공된 주위로 망막박리가 확대되면서 커튼이 처지는 것처럼 주변부에서 중앙으로 시야가 가려지고 점차 시력이 흐려진다.

③ 공막버클링수술(공막돌륭술) : 망막박리가 된 부위에 버클(누르는 조각)을 대고 공막을 실리콘 밴드로 죄어 망막이 벽에 붙도록 만드는 수술이다.
  ㉠ 망막은 안구 안쪽에 위치한다. 떨어진 망막이 붙도록 눈 속에 가스를 주입하여 가스가 망막을 밀도록 하기 위해서 엎드린 자세나 고개를 숙인 자세를 취한다(가스는 가벼워서 위로 뜸).
  ㉡ 통증이 있으면 진통제, 오심과 구토가 있으면 진토제를 투여한다.
  ㉢ 독서, 바느질 같은 근거리 작업은 빠른 안구운동을 시키게 되므로 수술 후 2주 동안 피한다.
  ㉣ 눈에 자극이 갈 수 있는 무거운 물건을 든다거나 기침과 같은 행위는 피하도록 한다.
  ㉤ 모양근 마비제 : 안구의 휴식

제4절 감각계(피부)

(1) 바이러스로 인한 피부감염

   ① 대상포진(herpes zoster)

   ㉠ 원인 : varicella zoster virus

   수두를 일으키는 바이러스이다. 어렸을 때 감염되어서 바이러스가 잠복하고 있다가 발병하거나 대상포진 환자에게 감염되어 발생한다.

   ㉡ 증상
   - 신경을 따라 비대칭적으로 여러 개의 수포가 무리 지어 나타난다.
   - 수포에서 화농성으로 바뀌면서 가피가 만들어진다.
   - 극심한 통증

   ㉢ 치료 : 항바이러스 약물(Acyclovir)과 진통제를 투여한다.

   ② 단순포진(herpes simplex)

   단순포진은 대상포진에 비해 상대적으로 단순한 문제이다.

   ㉠ 원인 : herpes simplex virus

   ㉡ 증상 : 입술과 생식기, 피부 등의 수포, 통증, 가려움증이 있으며, 바이러스가 잠복해 있다가 반복적으로 재발하는 경향이 있다.

   ㉢ 치료 : 항바이러스 약물(Acyclovir)을 도포하거나 구강 투여한다.

(2) 접촉성 피부염

특정 물질에 피부가 접촉하고 나서 그 부위에 국소적으로 부종, 발진, 가려움이 발생한다.

> **더 알아보기**
>
> 첩포검사(path test)
> 접촉성 피부염을 일으키는 알레르기원을 찾기 위해 수많은 알레르기원 샘플이 묻은 테이프를 붙이고 48시간 후에 테이프를 떼어낸 자리에 피부 문제가 있는지 확인한다. 알레르기원을 확인하였다면 그것에 노출되는 것을 피해야 한다.

(3) 아토피 피부염

   ① 원인 : 알레르기 질환(혈청 IgE 상승)

   ② 증상 : 심한 소양증, 홍반성 발진, 장액성 삼출액, 두꺼워진 피부, 건선화

   ③ 치료와 간호

   ㉠ 알레르기원을 일차적으로 피해야 한다.

ⓒ 탈감작요법
- 알레르기를 일으키는 물질(항원)에 소량씩 노출시켜 적응하게 하여 알레르기 반응을 감소시키는 면역치료이다(설하투여 혹은 피하주사).
- 항원에 노출되면 아나필락시스 반응이 있을 수 있으므로 응급처치 준비가 되어 있어야 한다.
- 아나필락시스 대처 방법
  - 제1형 과민반응의 대표적인 유형이 아나필락시스이다.
  - 알레르기원에 노출되고 수분 안에 반응이 나타난다. 혈관이 확장되면서 저혈압과 쇼크가 발생하고 기관지 협착으로 인한 호흡곤란, 사망의 위험이 높다.
  - 즉시 기도를 유지하고 1 : 1,000 에피네프린 희석 용액을 0.3~0.5mL 근육주사(피하주사보다 효과가 빠름)하는데 필요시 반복투여하기도 한다.

ⓒ 국소용 스테로이드 크림 : 부종과 소양증 완화, 염증 감소
② 항히스타민제 복용 : 부종과 소양증 완화
알레르기 반응이 일어나면 화학물질인 히스타민이 분비되어 혈관을 확장하고 투과성이 증가하여 콧물, 발적, 부종, 두드러기가 나타난다. 기관지는 혈관과 반대로 수축을 일으켜 기관지경련과 천명음이 발생한다. 이런 히스타민의 반응을 막는 약물이 항히스타민제이다.
ⓜ 실내 온도를 서늘하게 유지한다. 급성기에는 냉습포를 적용하면 혈관이 수축되어 소양증과 부종 완화에 도움을 줄 수 있다.
ⓗ 긁어서 2차감염이 생기는 것을 막기 위해 손톱을 짧게 잘라야 한다.
ⓢ 목욕은 간단하게 하며 자극이 되는 비누와 거친 타월은 피한다. 목욕 후에는 충분히 보습을 한다.

(4) 옴
① 진드기가 손가락 사이, 겨드랑이, 배꼽 주변 등에 파고들어 굴을 만들고 알을 낳아 극심한 소양감(야간에 심해짐)을 유발하는 피부질환이다. 접촉으로 인한 전염성이 매우 강하다.
② 퍼메트린(오메크린), 크로타미톤(유락신), 벤질벤조에이트 약물을 사용한다. 머리와 얼굴을 제외한 건조한 몸에 바르고 약품별로 정해진 시간 후에 씻어내면 된다.

(5) 욕창
① 원인
㉠ 지속적인 압박, 마찰(끌리는 힘)
㉡ 응전력 : 피부의 한 층이 다른 한 층 위로 미끄러져 이동하면서 발생하는 압력인데, 예를 들어 앉아 있을 때 엉덩이가 미끄러지면서 발생하는 압력이다.

② 단계
  ㉠ 1단계 : 피부가 벗겨지지 않았고 빨갛게 변하여서 색이 돌아오지 않는다.
  ㉡ 2단계 : 살짝 벗겨졌고 부종이 보이지만 단시간에 회복될 수 있다.
  ㉢ 3단계 : 피부와 피하조직까지 침범하여 괴사와 삼출물도 보이게 된다.
  ㉣ 4단계 : 피부의 모든 층이 파괴되어 뼈, 근육까지 광범위하게 괴사가 일어났다.
③ 치료와 간호
  ㉠ 욕창 상처의 재생을 위해 수분, 고비타민, 고단백질식이를 한다.
  ㉡ 괴사 조직은 재생을 방해하므로 제거하고 난 후에 무균적인 습윤 드레싱을 유지한다.
  ㉢ 욕창 예방을 위해 2시간마다 체위 변경을 하고 대변과 소변으로 오염되거나 습하게 두면 안 된다.
  ㉣ 욕창이 이미 발생한 곳에 마사지하게 되면 조직이 파괴되므로 주의한다.
  ㉤ 환자를 옮기거나 자세를 취할 때 마찰력과 응전력이 발생하지 않도록 주의한다.
  ㉥ 공기침대와 같은 보조기구를 사용한다.

(6) 화상
① 손상 정도에 따른 분류
  ㉠ 1도 화상 : 표피만 손상되었고 통증, 부종, 발적만 있다.
  ㉡ 2도 화상(체표면의 20% 이상이라면 중증 화상으로 분류) : 표피 전체와 진피의 일부가 손상된 경우인데, 진피 손상 정도에 따라 표재성과 심재성(심부성)으로 나뉜다. 수포가 생기는 것이 특징인데 통증이 발생하고 감염의 위험이 커진다. 손상 정도에 따라 다르지만 상피세포의 재생능력이 남아 있으므로 회복 확률이 높다.
  ㉢ 3도 화상(체표면의 10% 이상이라면 중증 화상으로 분류) : 표피와 진피 전체, 피하조직까지 손상되고, 신경까지 파괴되어서 통증이 없으며 괴사가 진행되어 피부이식이 필요하다.
  ㉣ 4도 화상 : 피부의 전체, 뼈와 근육까지 손상되었다.
② 9의 법칙

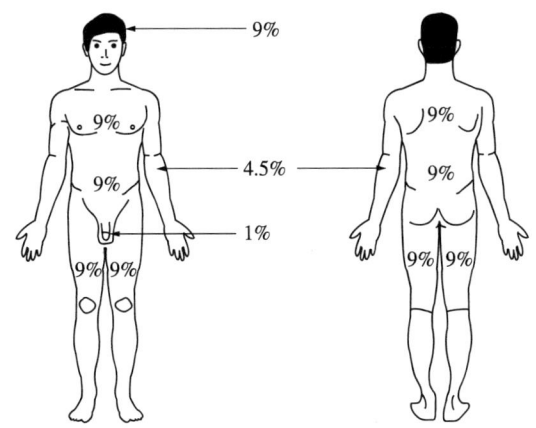

- 머리 : 9%
- 팔 각각 : 9%(팔 전면과 후면 각각 4.5%)
- 다리 각각(둔부 포함) : 18%(다리 전면과 후면 각각 9%)
- 몸통 앞쪽 : 18%
- 몸통 뒤쪽 : 18%
- 생식기 : 1%

③ 응급처치(중증 화상 환자 우선) : 화상 후 24~72시간

㉠ 기도(A) 확보 → 호흡(B) 확인 → 순환(C) 확인

㉡ 화상당한 사람의 옷을 벗기려고 하지 말고 찬물을 얼른 부어 우선 식힌다.

㉢ 불이 붙었다면 즉시 바닥에 몸을 구른다. 연기는 가벼워서 위로 올라가므로 바닥에 엎드려서 이동한다.

㉣ 얼음은 혈관을 수축시키므로 화상 부위에 직접적으로 사용하면 안 된다. 멸균 생리식염수에 적신 거즈로 화상 부위를 덮는다.

㉤ 화학약품으로 인해 화상을 입었다면 중화제를 사용하지 말고 즉시 세척을 통해 화학약품이 충분히 씻겨 나가도록 한다. 세척하는 동안 열이 소실되지 않도록 공기는 따뜻하게 유지하여 보온에 신경 쓴다.

㉥ 연기와 열을 흡입했다면 기도가 부어오르므로 기관 내 삽관을 하여 기도를 유지한다. 수일 내에 기도부종이 완화되므로 기관절개술은 우선적으로 고려하지 않는다. 쉰목소리, 호흡곤란, 검은 양상의 객담, 얼굴과 목의 화상 등이 있다면 호흡기 손상을 의심할 수 있다.

㉦ 저혈량성쇼크로 사망할 수 있으므로 수액을 즉시 공급하고 유치도뇨관을 삽입하여 소변 배설량을 확인해야 한다. 체액 중 수분 손실이 많아지므로 등장액 혹은 고장액(체액을 혈관 내로 유입)을 투여한다.

혈관의 직접 손상으로 모세혈관 투과성 증가 → 조직으로 수분과 단백질 이동 → 수포와 부종, 저단백혈증 → 혈액량과 신장으로 가는 혈류량, 심박출량 감소 → 저혈량쇼크와 핍뇨, 대사산증

㉧ 광범위한 화상인 경우 감염으로 인한 사망의 위험이 높아지므로 역격리가 필요하다.

㉨ 세포가 파괴되면서 세포 내의 칼륨이 밖으로 나와 고칼륨혈증을 초래한다.

㉩ 스트레스를 겪으면서 스트레스궤양(컬링궤양)을 겪게 되고 부신에서 호르몬(코르티솔)이 분비된다. 수분과 나트륨을 끌어당기지만 화상 부위에서 혈관에서 간질로 이동하면서 저나트륨혈증이 지속된다.

㉪ 이뇨기(48~72시간 후) : 체액이 다시 조직에서 혈관으로 유입되면서 소변량이 증가하고 부종이 감소한다. 나트륨 소실이 지속되면서 저나트륨혈증은 지속되나 칼륨은 다시 세포 내로 이동하면서 고칼륨혈증이 사라진다.

ⓒ 통증 조절
- 마약진통제를 사용할 정도로 중증 화상인 경우에는 통증 정도가 심각하다. 근육주사는 흡수가 제대로 되지 않은 채 조직에 남아 있다가 이뇨기에 한꺼번에 흡수될 우려가 있기 때문에 정맥주사로 투여한다.
- 마약진통제는 호흡을 억제하므로 주의가 필요한데 호흡곤란 개선을 위한 Naloxone과 같은 길항제의 준비가 필요하다.

④ **급성기와 재활기** : 무균적으로 화상드레싱을 하고 피부이식이 필요하기도 하다. 피부재생을 위해 고단백, 고칼로리, 고비타민식이를 제공한다.

CHAPTER 09 적중예상문제

01 방사선 치료를 받는 유방암 환자에게 교육해야 하는 내용은?

① 치료 부위는 보습 크림을 자주 발라 건조하지 않게 한다.
② 방사선 치료를 받고 나면 표시된 그림은 지워도 된다.
③ 치료받은 부위는 청결을 위해 깨끗하게 비누로 씻어야 한다.
④ 피부를 건조하게 유지한다.
⑤ 비타민 D가 중요하므로 햇볕에 직접적으로 노출시킨다.

> **해설** 방사선 치료
> • 비누 사용 금지. 처방한 연고를 제외한 로션과 연고를 바르지 않고 건조하게 유지해야 한다.
> • 뜨거운 찜질과 얼음찜질, 햇빛, 찬바람에 직접적으로 노출되지 않도록 하고 치료선이 지워지지 않도록 주의한다.

02 화상환자의 응급처치에 대한 설명으로 옳은 것은?

① 수포는 터뜨려서 항생제 연고를 도포한다.
② 얼음을 화상당한 부위에 직접 적용한다.
③ 화상당한 부위는 멸균 생리식염수로만 세척해야 한다.
④ 콧구멍이 검게 그을린 흔적이 보인다면 기도부종의 가능성이 있다.
⑤ 급성중증과민증으로 사망할 수 있다.

> **해설** ① 감염의 위험이 있으므로 수포는 절대 터뜨리지 말아야 한다.
> ② 얼음은 화상 부위에 직접 적용하면 손상이 될 수 있다.
> ③ 수돗물 세척도 가능하다.
> ⑤ 심한 화상은 저혈량쇼크를 가져올 수 있다.

03 백내장 수술 후 간호로 옳은 것은?

① 앙와위로 8시간 동안 누워 있어야 한다.
② 기침을 할 때는 수술한 눈을 베개로 누른다.
③ 백내장 수술 후 간호에서 가장 중요한 것은 출혈 예방이다.
④ 수술한 눈이 위로 가도록 옆으로 눕는다.
⑤ 머리를 감는 것은 수술 당일부터 가능하다.

> **해설** 백내장 수술 후 주의사항(안압 상승 예방에 초점)
> • 머리를 30° 올린 자세로 있으며 옆으로 누울 때는 수술하지 않은 쪽이 밑으로 가도록 한다.
> • 머리를 숙이는 행동, 무거운 것을 드는 행동을 하지 않는다.
> • 변비가 있으면 복압이 들어가므로 대변완하제를 복용한다.
> • 기침과 재채기를 하면 안 되고 부드러운 음식을 먹도록 한다.
> • 안대를 착용하여 수술한 눈을 보호하고 안구가 움직이는 것을 막는다.
> • 출혈을 사정하기 위해 소독된 부위를 수시로 확인한다.

04 유방암 수술 후 간호에 대한 설명으로 옳은 것은?

① 부종이 쉽게 오므로 수술한 팔은 심장보다 높게 올린다.
② 운동은 수술 부위에 손상을 주므로 피하도록 한다.
③ 수술 직후 벽 오르기 운동을 시작한다.
④ 환측으로 혈압 측정은 가능하다.
⑤ 환측 팔에 반지를 착용해도 된다.

> **해설** ② 수술한 쪽 팔과 어깨 근육은 쉽게 위축 및 경축되고 림프 순환이 제대로 되지 않는다. 운동을 하지 않으면 환측 팔이 몸에 붙은 채로 머리가 환측으로 기울어지는 자세가 만들어지므로 운동이 필요하다.
> ③ 수술 직후에는 공을 이용하여 주먹 쥐고 펴기부터 시작한다.
> ④·⑤ 환측에는 혈압, 채혈, 반지, 꽉 끼는 옷 모두 피한다.

05 메니에르병 환자의 간호로 옳은 것은?

① 병실은 밝게 유지한다.
② 머리를 움직이지 않도록 한다.
③ 염분이 많은 식사를 제공한다.
④ 적당한 소음은 도움이 된다.
⑤ 이용액을 떨어뜨리고 환측이 아래로 가도록 눕는다.

> **해설** ① 병실은 어둡게 유지한다.
> ③ 저염식이, 금연과 금주를 한다.
> ④ 소음 발생은 피한다.
> ⑤ 환측을 위로 하여 옆으로 누워 체온 정도의 이용액을 떨어뜨린다. 주입하고 5분가량 그 자세를 유지하여 약물이 흡수되도록 한다.

정답 3 ④ 4 ① 5 ②

06 성인 환자에게 이용액을 점적할 때 귀를 잡는 방향은?
① 후상방   ② 후하방
③ 전상방   ④ 전하방
⑤ 후하방

> 해설 3세 이하는 후하방으로 당긴다.

07 아토피 피부염에 대한 설명으로 옳은 것은?
① 탈감작요법은 아나필락시스 가능성이 있어 하지 않는다.
② 항생제 크림을 바른다.
③ 히스타민이 방출되어 혈관을 수축시키는 것에서 반응이 시작한다.
④ 피부는 건조하게 유지한다.
⑤ 실내 온도를 서늘하게 유지한다.

> 해설 ① 탈감작요법을 시도해 볼 수 있다.
> ② 스테로이드 크림을 바른다.
> ③ 히스타민이 분비되어 혈관을 확장하고 투과성이 증가하여 콧물, 발적, 부종, 두드러기가 나타난다.
> ④ 피부는 보습을 유지하도록 한다.

08 욕창 간호에 대한 설명으로 옳은 것은?
① 고탄수화물, 저단백질 식사를 한다.
② 건조한 상태를 유지하는 드레싱을 한다.
③ 환자를 밀듯이 끌어서 옮긴다.
④ 앉아 있는 자세를 오랫동안 유지한다.
⑤ 요실금으로 인해 욕창이 심해질 우려가 있다면 유치도뇨관을 고려한다.

> 해설 ① 고비타민, 고단백질 식사를 한다.
> ② 습윤 환경을 유지하는 드레싱을 한다.
> ③ 마찰력과 응전력은 욕창을 발생, 악화시킨다.
> ④ 2시간마다 체위 변경을 한다. 오래 앉아 있는 자세는 욕창 발생 위험을 높인다.

09 알레르기 질환은 어떤 면역글로불린이 상승하는가?

① IgG
② IgA
③ IgE
④ IgD
⑤ IgM

해설
- IgG : 태반을 통해 전달되는 유일한 면역글로불린
- IgA : 분비액에 존재하여 모유를 통해 전달되는 면역글로불린

10 만성중이염으로 인해 고막절개술을 한 후 간호는?

① 빨대를 사용해도 된다.
② 뇌막염의 합병증을 관찰한다.
③ 수술한 귀의 외이도에 솜을 깊게 빈틈없이 메운다.
④ 샤워할 때는 솜을 잠깐 빼도 된다.
⑤ 입을 닫고 코 양쪽을 한꺼번에 푼다.

해설 **고막절개술 후 간호**
- 수술 후에는 수술하지 않는 쪽이 아래로 가도록 눕는다.
- 코를 풀 때는 한쪽씩 번갈아가면서 입을 벌리고 코를 풀어야 귀에 압력이 덜 가해진다.
- 빨대 사용이나 발살바법은 귀에 압력이 가해지므로 피하도록 한다.
- 배액이 자연스럽게 되도록 솜을 약간 헐겁게 이도에 끼우고 분비물을 자주 확인하고 물이 귀에 들어가지 않도록 주의한다.
- 뇌가 가까이 위치해 있어 뇌막염 등의 염증 유발, 유양돌기염 등의 합병증이 발생할 수 있다.

정답 9 ③ 10 ②

CHAPTER 10 혈액계

제1절 혈액질환

(1) 빈혈

모든 빈혈은 유형별로 나타나는 특징을 제외하고는 증상이 비슷하다. 대부분의 빈혈이 헤모글로빈의 산소운반 능력이 떨어지면서 호흡곤란, 피로감, 심계항진, 창백함이 보인다.

① 재생불량성 빈혈
  ㉠ 원인 : 원인을 찾지 못하는 경우가 많으며 독성물질과 감염, 염색체 이상으로 발생하기도 한다. 골수에 문제가 발생하여 적혈구가 생성(재생)되지 못하여 발생하는 빈혈이다.
  ㉡ 증상 : 골수의 조혈모세포가 부족해 적혈구, 혈소판, 백혈구가 모두 감소하는 전혈구감소증이 나타난다. 적혈구 감소는 빈혈 증상, 백혈구 감소는 감염 위험, 혈소판 감소는 출혈 문제를 불러온다.
  ㉢ 치료와 간호(백혈병 환자 간호중재와 비슷함)
    • 감염과 출혈을 예방하는 간호를 한다.
    • 조혈모세포이식(골수이식) : 조혈은 피를 만들어 낸다는 말이고 '모'는 어머니(근원)를 뜻한다. 조혈모세포는 적혈구와 백혈구, 혈소판으로 분화하는 세포이다.
    • 면역억제제 : 활성화된 면역계가 조혈모세포를 파괴하는 것을 막기 위해 투여한다.

② 악성 빈혈
  ㉠ 원인 : 적혈구가 만들어지기 위해는 비타민 B_{12}가 필요하다. 회장에서 비타민 B_{12}가 흡수되기 위해서는 위에서 분비하는 내적인자와 결합해야 한다. 위에 문제가 생겨 내적인자가 분비되지 않거나 회장에 문제가 생겨 비타민 B_{12}가 흡수되지 않으면 악성 빈혈이 발생한다.
  ㉡ 증상
    • 신경계 문제 : 비타민 B_{12} 부족으로 인한 문제가 발생한다. 운동장애, 이상감각, 인지저하, 저림 등이 발생한다. 다른 빈혈에는 이 증상이 나타나지 않는다.
    • 피로감, 창백, 현기증, 두통, 심계항진
    • 위장관계 문제 : 소화불량, 위 점막 위축, 식욕부진, 오심과 구토, 변비나 설사
  ㉢ 치료 : Schilling test(비타민 B_{12}의 흡수 장애 테스트)에서 양성이 나오며 치료는 비타민 B_{12}를 근육으로 주사한다. 옛날에는 이런 주사가 없었기 때문에 고칠 수 없는 '악성'이라고 불리었다. 위에서 내인자가 분비되지 않는 상황이라면 경구약으로 복용해도 효과를 볼 수 없다.

③ 철분 결핍성 빈혈
  ㉠ 원인 : 인체에 저장된 철분이 적혈구를 만들어 내기에 충분하지 못하여 발생하는 빈혈이다. 철분의 섭취가 부족한 채식주의, 다이어트를 하는 경우, 만들어 내야 하는 적혈구가 많아지는 출혈이 원인이다.
  ㉡ 증상
    • 숟가락 모양의 손톱 : 손톱이 약하고 매끄럽지 않고 푹 파인 듯한 모양이다.
    • 이식증 : 식품이 아닌 흙과 같은 물질을 먹으려고 하는 행위
    [암기Tip] '철숟가락으로 흙을 판다'라고 암기해보자.
  ㉢ 철분제 관련 교육
    • 대변이 검은 색깔로 바뀌고 변비가 생길 수 있다.
    • 치아를 착색시키므로 액상인 경우 빨대를 이용한다.
    • 철분의 흡수를 도와주는 비타민 C를 복용한다.
    • 식후에 복용하면 흡수율이 떨어지므로 위장에 문제가 없다면 식전에 투여한다.
    • 철분주사를 근육으로 맞는 경우 Z track 기법을 사용하여 피부착색과 통증을 줄이도록 한다.
    • 헤모글로빈 수치가 지나치게 낮거나 경구용 철분제를 복용하지 못하는 경우에는 철분주사를 정맥으로 맞을 수 있다.
    • 계란 노른자, 붉은 고기, 간, 콩, 녹색채소 등 철분이 풍부한 음식을 섭취한다.

④ 거대 적아구성 빈혈
  ㉠ 원인 : 적혈구의 크기가 '거대'한 특징이 있다. 적혈구가 만들어지기 위해서 엽산과 비타민 B_{12}(부족 시 악성 빈혈 초래)가 필요한데 이것들이 부족하여 DNA 합성이 제대로 되지 않아 빈혈을 초래한다.
  ㉡ 진단 : 엽산과 비타민 B_{12} 중에 어느 것이 부족한지 확인하기 위해 schilling test를 하게 된다. 양성이면 악성 빈혈이며 음성이면 엽산 부족 빈혈을 의미한다.
  ㉢ 증상 : 엽산이 부족해서 생긴 빈혈이라면 신경계 증상을 제외하고 악성 빈혈과 증상이 유사하다.
  ㉣ 치료 : 엽산과 비타민 B_{12} 중에 어느 것이 원인이냐에 따라 치료도 달라진다. 엽산이 결핍이라면 양배추와 오렌지와 같은 엽산이 풍부한 음식을 섭취한다. 엽산 경구 복용이 힘들다면 근육주사도 가능하다.

⑤ 용혈성 빈혈
  ㉠ 적혈구가 수명을 다하지 못하고 일찍 파괴되는 빈혈이다.
  ㉡ Coomb's test(항글로불린 검사) : 자신의 적혈구를 파괴해야 하는 항원으로 인식하여 공격하는 항체를 확인한다.
  ㉢ 간과 비장의 역할이 커지면서 비대해진다. 파괴된 적혈구는 비장에서 처리되는데 간접빌리

루빈 형태로 간으로 이동하여 직접빌리루빈으로 변환한다. 그래서 혈중에 간접빌리루빈 농도가 증가하면서 황달이 보인다.
 ㉣ 직접빌리루빈은 urobilinogen으로 변환하여 소변으로 배설되기 때문에 신부전의 합병증도 높아진다.
 ㉤ 망상적혈구가 상승하는데, 골수에서 만들어 내는 미성숙한 적혈구이다. 출혈과 같은 이유로 적혈구 생성의 요구도가 높아지면 골수에서 그만큼 많은 적혈구를 만들어 내면서 망상적혈구도 생기게 된다. 망상 적혈구는 얼마 후 성숙적혈구로 바뀐다.
 ㉥ 치료 : 원인이 되는 문제를 치료하는 것이 우선이며 원인이 되는 질환에 따라 치료 방향도 달라진다. 수혈, 산소 공급, 비장 절제술, 스테로이드 치료 등이 있다.

(2) 백혈병(혈액암)

골수, 림프, 비장과 같은 조혈을 담당하는 기관에 발생하는 악성 종양이다. 혈구 세포들이 만들어지지 못하는 질환이다.

① 유형 : 골수검사를 통해 골수성 혹은 림프구성으로 나뉜다.
  ㉠ 급성 골수성 백혈병(AML) : <u>성인 백혈병의 대부분</u>을 차지한다. 골수에서 적혈구, 백혈구, 혈소판을 만들어 내는 조혈모세포가 악성 세포로 변하면서 전반적인 혈구의 기능과 숫자가 저하된다.
    • 감염, 출혈, 빈혈 문제와 심한 뼈 통증도 발생하고 간호도 여기에 초점을 맞추어야 한다.
    • 항암치료, 조혈모세포 이식
  ㉡ 급성 림프구성 백혈병(ALL) : <u>어린이에게 흔하게 발생하는 백혈병</u>이다. 림프구(T, B림프구와 NK림프구)를 만들어 내는 조혈모세포가 악성으로 바뀌어 과다 증식하면서 골수 공간을 차지하게 되면서 정상 세포의 발달이 방해받게 된다. 골수성 백혈병에 비해 뇌와 척수에 침범이 잦다.
    • 증상과 치료는 급성골수성 백혈병과 비슷하다.
  ㉢ 만성 림프구성 백혈병(CLL) : 노인에게 흔하게 발생하는 백혈병이다.
② 호중구 감소 : 호중구는 백혈구의 40~70%의 비율을 차지하며 감염을 방어하는 중요한 역할을 한다. 항암치료를 시작하면 암세포가 아닌 호중구와 같은 정상세포도 공격을 받게 된다는 것이 문제이다. 절대호중구수(ANC, Absolute Neutrophil Count)는 백혈구 중에서 호중구가 차지하는 비율을 말하는 수치로서 호중구가 낮다는 것은 감염에 상당히 취약해진다는 말이다. ANC가 500/mm^3 이하이면 심각한 감염의 위험 상태로 무균실에 역격리되어야 한다.
  ㉠ 원인 : 백혈병, 항암치료, 혈액암, 심한 감염 등이 있을 때 호중구가 감소한다.
  ㉡ 예방
    • 사람이 많은 곳, 익히지 않은 음식, 생과일과 생야채, 흙이 있는 생화는 감염의 위험이 있으므로 피한다.

- 가능한 침습적인 처치는 하지 않는다. 처치를 한다면 무균적으로 이루어져야 한다.
- 고비타민, 고탄수화물, 고단백식이를 한다.
- 기침, 호흡곤란, 배뇨 불편감, 발열, 피로감, 설사와 구토 등 감염의 증상이 있는지 확인한다.

(3) 림프종(혈액암)

① 호지킨병

㉠ 남성, 20대 초나 50대 이후에 호발하며 부엉이 눈과 닮은 Reed-Sternberg 세포가 보이는 특징이 있다. 림프구(B, T림프구와 NK세포)에 발생하는 악성 종양인데 B림프구에 침범하는 경우가 많다.

㉡ 증상과 치료
- 림프구가 모여 있는 림프절이 위치한 목, 겨드랑이 등의 국소적인 부위(전이가 흔하지 않음)에 무통성 림프절 비대가 보이는데 크기가 점점 커진다.
- 야간에 흠뻑 젖을 정도로 땀을 많이 흘리고 발열, 체중 감소 등이 나타난다.
- 방사선치료(국소적인 증상이므로), 항암치료를 시행한다.

② 비호지킨병

㉠ 남성, 50대 이후에 호발하며 호지킨 림프종보다 더 많이 발생한다. 호지킨병에 비해 악성 세포가 림프절을 여기저기 다니며 전이를 일으키며 예후가 좋지 않다. B림프구에 침범하는 경우가 흔하다.

㉡ 증상과 치료
- 침범한 림프절에 따라 증상이 다양하다. 호흡곤란, 침범한 팔다리와 얼굴의 부종, 복통 등이 나타난다.
- 무통성 림프절 비대가 보이고 점점 크기가 커진다.
- 전신에 퍼지므로 항암제치료를 우선적으로 한다.

(4) 파종혈관내응고(DIC ; Disseminated Intravascular Coagulation)

염증반응과 응고인자의 활성화는 연관이 있다. 패혈증, 수술과 외상, 양수색전증, 태반조기박리, 자궁 내 태아 사망, 종양 등으로 혈관 내에 이상 물질이 유입되어 전신에 뿌려지듯이 응고가 과도하게 일어난다. 혈관에 생긴 미세 혈전으로 인해 조직이 손상받게 된다. 혈액응고인자를 모두 써버리게 되고 결국 출혈이 발생하는데, 이때 혈전이 부서지면서 섬유소분해산물이 생긴다.

① 진단

㉠ 혈소판과 피브리노겐 감소가 출혈을 야기한다.

㉡ PT검사(혈액응고 시간)와 aPTT검사(혈액응고인자 기능 검사) 연장

㉢ 섬유소분해산물(혈전이 분해되면서 나오는 섬유소 물질)과 D-dimer(섬유소분해산물이 더 용해된 형태)는 증가한다.

② 증상
　㉠ 출혈 : 소변과 대변의 출혈, 반상출혈, 코피, 혈압 저하, 빈맥 등
　㉡ 혈전으로 인한 조직 손상 : 신부전, 뇌 혈류 차단으로 인한 의식 변화 등이 발생한다.
③ 치료
　㉠ 혈소판, 응고인자 등 수혈을 한다.
　㉡ 파종혈관내응고를 유발하는 원인 질병을 치료하도록 한다.
　㉢ 헤파린 투여 : 새로운 혈전 생성을 예방하는데, 기존의 혈전을 용해시키는 것은 아니다. 출혈 위험을 높일 수 있어 주의가 필요하다.

CHAPTER 10 적중예상문제

01 파종혈관내응고의 증상이 아닌 것은?

① 혈뇨
② 의식 변화
③ 신부전
④ 고혈압
⑤ 반상출혈

> 해설 파종혈관내응고는 처음에는 과한 응고가 생기다가 응고인자를 모두 써버리고 나면 출혈 증상이 생긴다. 출혈이 생기면 저혈압과 빈맥이 동반된다.

02 악성 세포가 림프절 여기저기를 다니며 전이를 일으키고, 무통성 림프절 비대와 호흡곤란, 복통을 유발하며 주로 B림프구에 문제가 생기는 이 질환은?

① 호지킨병
② 백혈병
③ 비호지킨병
④ 혈우병
⑤ 악성 빈혈

> 해설 호지킨병은 림프구가 모여 있는 림프절이 위치한 목, 겨드랑이 등의 국소적인 부위(전이가 흔하지 않음)에 무통성 림프절 비대가 보이는데 크기가 점점 커진다.

정답 1 ④ 2 ③

03 급성 림프구성 백혈병을 가진 환아가 호중구감소증을 보인다. 부모에게 알려 주어야 하는 사항으로 옳은 것은?

① 사람이 많은 곳에도 노출시키면서 외부 환경에 적응시킨다.
② 생과일을 먹으면서 비타민 공급에 신경을 쓴다.
③ 기침과 호흡곤란은 감염과 무방한 증상이다.
④ 침습적인 처치는 무균적으로 해야 한다.
⑤ 애완견과 생화는 감염 예방과 관련 없다.

> **해설** 호중구감소증 환자 교육 내용
> • 사람이 많은 곳, 익히지 않은 음식, 생과일과 생야채, 흙이 있는 생화는 감염의 위험이 있으므로 피한다.
> • 가급적 침습적인 처치를 하지 않는다. 처치를 한다면 무균적으로 이루어져야 한다.
> • 고비타민, 고탄수화물, 고단백식이를 한다.
> • 기침, 호흡곤란, 배뇨 불편감, 발열, 피로감, 설사와 구토 등 감염의 증상이 있는지 확인한다.

04 철분제에 대한 설명으로 옳은 것은?

① 설사가 있을 수 있다.
② 비타민 D를 함께 복용하도록 한다.
③ 위장장애가 심하므로 식후에 복용한다.
④ 철분주사를 근육으로 맞는다면 Z track 기법을 사용한다.
⑤ 철분 액상은 끈적하므로 빨대를 사용하면 안 된다.

> **해설** 철분제 관련 교육
> • 대변이 검은 색깔로 바뀌고 변비가 생길 수 있다.
> • 치아를 착색시키므로 액상인 경우 빨대를 이용한다.
> • 철분의 흡수를 도와주는 비타민 C를 복용한다.
> • 식후에 복용하면 흡수율이 떨어지므로 위장에 문제가 없다면 식전에 투여한다.
> • 철분주사를 근육으로 맞는 경우 Z track 기법을 사용하여 피부 착색과 통증을 줄이도록 한다.
> • 철분주사를 정맥으로 맞는 경우는 헤모글로빈 수치가 지나치게 낮거나 경구용 철분제를 복용하지 못하는 상황이다.
> • 계란 노른자, 붉은 고기, 간, 콩, 녹색 채소 등 철분이 풍부한 음식을 섭취한다.

05 위암으로 인해 위 전체 절제술을 한 환자에게 올 수 있는 빈혈은?
① 재생불량성 빈혈
② 악성 빈혈
③ 철분 결핍성 빈혈
④ 용혈성 빈혈
⑤ 거대 적아구성 빈혈

해설 적혈구가 만들어지기 위해는 비타민 B_{12}가 필요한데, 위에서 분비하는 내적인자와 결합하여 회장에서 비타민 B_{12}의 흡수가 이루어진다. 위에 문제가 생겨 내적인자의 결핍이 있거나 회장에 문제가 생길 경우 악성 빈혈이 발생한다.

정답 5 ②

CHAPTER 11 암, 노인, 자가면역질환

제1절 암환자 간호

(1) 악성 종양의 특징

① 피막에 싸여 있지 않아 빠르게 성장하고 주위 조직에 빠르게 침윤하면서 염증, 궤양, 괴사를 유발한다.
② 전이와 재발이 잘되며 여러 기관에 문제를 일으키고 예후가 나쁘다.
③ 양성 종양은 피막에 싸여 있어 모양이 일정하여 수술로 제거가 수월하나 악성 종양은 불규칙한 모양이며 제거가 힘들다.
④ 숙주인 인체에 항상 해가 되고 핵이 크다.
⑤ 미분화 : 악성 종양도 시작은 정상 세포에서 기원(분화)한다. 미성숙한 모양, 돌연변이 형태로 변하여 정상 세포와 거의 닮지 않았기 때문에 미분화라고 부른다.

(2) TNM stage

T(Tumor) 종양의 크기와 깊이	• T_x : 종양이 발견되지 않았다(X : 없다). • T_0 : 종양의 증거가 없다. • Tis : 상피세포내암, carcinoma in situ. in situ(제자리)를 줄여 → Tis • $T_1 \sim T_4$: 종양의 크기나 깊이의 차이
N(Node) 국소 림프절 전이	• N_x : 림프절 침범을 평가할 수 없다. • N_0 : 국소 림프절 침범이 없다. • $N_1 \sim N_3$: 국소 림프절 침범 개수의 차이
M(Metastasis) 원격 전이	• M_x : 전이를 사정할 수 없다. • M_0 : 전이되지 않았다. • $M_1 \sim M_3$: 전이가 멀리까지 퍼진 정도의 차이

(3) 항암화학요법 간호

항암제는 암세포뿐만 아니라 세포 분열이 빠른 정상 세포도 공격하기 때문에 부작용이 발생한다.

① 오심과 구토, 설사(위장 세포 공격)
  ㉠ 항구토제를 투여한다.
  ㉡ 식이량이 떨어지므로 고비타민, 고단백, 고열량식이를 섭취하되, 소량씩 자주 먹도록 한다.
  ㉢ 자극적인 음식은 피하고 오심이 있을 때는 크래커 같은 마른 탄수화물이 도움이 된다.
  ㉣ 항암제 투여 2~4시간 전에는 음식을 먹지 않는다.

② 구내염, 피부염(구강 세포와 피부 세포 공격)
　　㉠ 뜨겁거나 차거나 강한 자극을 주는 음식은 먹지 않는다.
　　㉡ 부드러운 칫솔이나 스펀지를 사용하고 따뜻한 소금물로 입을 헹구어낸다.
　　㉢ 피부에 자극을 주지 않도록 하고 적절한 피부 간호를 한다.
③ 탈모 : 항암화학요법 치료 후 머리카락은 다시 자란다는 것을 알려 준다.
④ 골수 기능 저하
　　㉠ 감염 예방(호중구감소증 가능)
　　　• 사람이 많은 곳, 익히지 않은 음식, 생과일과 생야채, 흙이 있는 생화는 감염의 위험이 있으므로 피한다.
　　　• 가급적 침습적인 처치를 하지 않는다. 처치를 한다면 무균적으로 이루어져야 한다.
　　　• 기침, 호흡곤란, 배뇨 불편감, 발열, 피로감, 설사와 구토 등 감염의 증상이 있는지 확인한다.
　　㉡ 출혈 예방 : 혈소판 감소로 인한 점상출혈, 코피, 대변과 소변과 구토물에서 출혈 증상 확인
　　㉢ 빈혈 : 현기증, 피로감, 창백

(4) 방사선요법 간호

① 방사선요법은 암세포 파괴, 암세포의 크기 증식 억제, 증상 완화의 목적으로 하게 된다. 탈모, 구토와 설사, 골수 기능저하, 음식을 씹어 먹기가 힘들어짐, 붉어지거나 따갑고 벗겨지는 피부문제, 피로감, 생식기 장애가 발생할 수 있다.
② 방사선 치료 부위에 표시한 마킹은 지워지지 않도록 하는데 문지르거나 비누칠과 뜨거운 물은 피하도록 한다.
③ 치료 부위를 햇빛에 바로 쐬거나 핫팩을 적용하거나 바람에 노출하지 않도록 한다.
④ 2차 감염이 되지 않도록 상처가 나지 않도록 주의하고 로션이나 연고를 임의로 바르지 않는다.
⑤ 피부에 자극받지 않도록 부드럽고 헐렁한 옷을 입어야 한다.
⑥ 구토와 오심이 있으면 항구토제를 처방받는다.

제2절 노인 간호

(1) 생리적 변화

① 심혈관계
  ㉠ 혈관과 심장, 심장판막의 탄력이 떨어지고 두꺼워지므로 고혈압 발생률이 높다.
  ㉡ 혈관이 좁아지면서 동맥경화 위험이 높아지고 좌심실이 비대해지면서 크기가 줄어들어 심박출량이 떨어진다.
  ㉢ 체중관리, 콜레스테롤과 염분이 많은 식이를 제한하고 꾸준한 운동을 해야 한다.

② 호흡기계
  ㉠ 폐혈관의 저항이 커지면서 폐동맥압이 증가한다. 폐순환이 제대로 되지 않아서 가스교환이 효과적으로 되지 않는다.
  ㉡ 호흡근을 효과적으로 쓰지 못해 분비물을 밖으로 뱉어 내는 능력이 떨어져 호흡기계 감염에 취약해진다. 폐렴과 독감예방접종을 하고 적절한 수분 섭취와 심호흡이 필요하다.
  ㉢ 폐가 강직되면서 호흡량이 감소되어 잔기량이 증가한다.

③ 소화기계
  ㉠ 소화기근육 운동감소로 소화불량, 변비, 위액 역류로 인한 가슴앓이, 연하곤란, 구토 등이 발생한다. 위산 감소와 혈액순환 감소로 약물의 흡수율이 떨어질 수 있다. 소량씩 자주 먹고 수분을 적절하게 섭취한다.
  ㉡ 맛에 대한 역치가 상승하여 강한 맛의 음식을 찾기 쉬우므로 조미료 사용을 자제한다.
  ㉢ 항문괄약근의 긴장이 떨어지면서 변실금이 발생한다.
  ㉣ 간의 해독 능력이 떨어지고 간으로 가는 혈액순환이 잘되지 않아 약물에 대한 독성반응이 증가한다. 노인에 맞는 적절한 용량의 약물을 사용해야 한다.

④ 근골격계
  ㉠ 척추전만증이 두드러지면서 무게중심이 엉덩이에서 몸통으로 옮겨가며 낙상 위험성이 커진다.
  ㉡ 골다공증
    • T score가 −2.5 이하이면 골다공증으로 분류한다.
    • 골다공증은 골절의 위험이 크므로 사고를 예방한다.
    • 체중이 부하되는 운동을 하면서 근골격계가 약해지는 것을 막는다.
    • 칼슘과 인이 포함된 음식이나 약, 비타민 D도 함께 복용한다.
    • 햇빛을 자주 쐰다. 고단백식이는 뼈에서 칼슘이 오히려 빠져나가기 때문에 적정한 양을 먹는다.
  ㉢ 추간판 간격이 좁아지고 척추가 압박되면서 키가 작아진다. 말초지방과 근육이 감소하여 팔다리의 두께가 얇아지고 근육주사의 흡수율이 떨어진다.

ⓔ 생활 속에서 꾸준하게 유산소운동과 근력운동을 하는데 차차 운동량을 늘리도록 한다.
　　ⓜ 연골이 마모되고 활액(관절을 부드럽게 함)의 양이 줄어들면서 퇴행성 관절염이 발생한다.
⑤ 피부
　　㉠ 피부 탄력이 줄어들고 표피는 얇아져서 자극에 쉽게 상처가 난다.
　　㉡ 멜라닌색소가 감소하면서 모발과 체모가 하얗게 변하고 빠지는 양이 많다.
　　㉢ 피부 건조가 심하며 손발톱은 두꺼워지고 쉽게 바스러진다. 따뜻한 물에 불리고 나서 손발톱을 정리하도록 한다.
　　㉣ 목욕을 자주 하면 피부 건조를 더 야기하므로 미지근한 물로 주 1~2회 씻고 충분한 보습을 한다. 피부에 자극이 가지 않는 중성비누를 사용하도록 한다.
⑥ 수면
　　㉠ 초저녁에 잠이 들었다가 야간에 수면장애를 겪는다. 이른 새벽에 깨어나다 보니 낮에 자는 시간이 많다. REM 수면이 줄어들고 NREM 3~4단계를 건너뛰면서 깊은 수면을 못 취한다.
　　㉡ 낮잠은 최소한으로 자도록 한다. 밤에는 은은한 조명을 켜고 소음에 노출되지 않도록 한다.
　　㉢ 규칙적인 수면 패턴을 유지하도록 하고 저녁에 수분 섭취를 자제하여 화장실에 가기 위해 깨는 일이 없도록 한다.
　　㉣ 침대 높이를 낮추고 침상 난간을 올려 낙상을 예방한다.
⑦ 감각계
　　㉠ 눈물의 감소로 안구건조증이 흔하다.
　　㉡ 수정체와 홍채근육의 탄력성이 줄어들면서 물체를 잘 보지 못하고 어두운 곳과 밝은 곳에 갔을 때 적응하기가 어렵다. 낙상 위험성이 높으므로 야간에 조명을 켜두어야 한다.
　　㉢ 색깔의 구분이 힘드니 선명한 색의 사물이나 환경을 제공한다.
　　㉣ 노인성 난청이 생기고 고음을 잘 듣지 못한다. 소리를 지르지 않고 얼굴을 보고 중저음으로 이야기한다. 반복하여 짧고 간결하게 설명하고 기다려주어야 한다.
　　㉤ 타액 분비가 줄면서 구강건조가 생긴다. 미뢰가 감소하면서 단맛과 짠맛의 역치가 높아진다. 조미료를 가급적 자제하고 양파, 마늘과 같은 천연재료로 향을 내도록 한다.
⑧ 비뇨 생식기계
　　㉠ 신장기능이 감소하면서 약물을 배설하는 능력이 떨어지기 때문에 약물이 축적된다.
　　㉡ 요실금, 야뇨증, 긴박뇨(불수의적인 방광 수축), 빈뇨, 잔뇨감이 있다. 화장실은 가급적 병실과 가까운 곳에 배치하고 야간 조명을 설치하며 손잡이와 미끄럼 방지 매트가 있어야 한다.
　　㉢ 제한이 없다면 수분을 충분히 섭취하여 신장기능이 유지되도록 한다.
　　㉣ 에스트로젠 저하로 질벽의 탄력성이 줄고 질분비물이 감소하면서 질이 건조해진다.

제3절 자가면역질환

(1) 전신홍반루푸스(SLE, 전신홍반성 낭창)

가임기의 젊은 여성에게 호발한다. B세포가 자기 신체를 항원이라고 잘못 인식하고 항체를 형성한다. 면역반응을 일으키면서 조직 손상과 염증을 일으킨다.

① **증상** : B세포가 어떤 신체 부위를 공격하느냐에 따라 다양한 증상이 생기는데, 악화와 호전을 반복한다.

  ㉠ 양쪽 얼굴에 불분명한 경계를 가진 나비 모양의 발진이 보이는데, 햇볕에 노출되면 증상이 심해진다. 생식기와 항문, 구강 점막에 궤양을 일으키는데 구강궤양이 흔하다.

  ㉡ 흉막과 심장막, 장막 같은 장기를 둘러싼 막에 염증을 유발한다. 심근염과 심낭염, 흉막염, 장염을 일으켜 호흡곤란, 흉통, 설사와 구토 등이 발생한다.

  ㉢ 중추와 말초신경을 침범하여 의식과 정신을 변화시키고 경련도 유발한다.

  ㉣ 신장 : 사구체신염을 유발하고 단백뇨, 혈뇨, 핍뇨가 나타난다.

  ㉤ 관절 : 관절의 열감과 통증, 부종, 관절의 변형을 초래한다. 염증이 사라지면 증상이 완화된다.

② **치료와 간호**

  ㉠ 스테로이드, NSAIDs, 면역억제제

  ㉡ 통증이 심할 때 냉요법 혹은 온요법을 적용한다.

  ㉢ 햇볕과 스트레스는 증상을 악화시키므로 피한다.

  ㉣ 피부가 건조해지지 않도록 충분한 보습을 유지한다.

  ㉤ 관절운동을 꾸준하게 하되 급성기에는 증상을 악화시키므로 쉬도록 한다.

CHAPTER 11 적중예상문제

01 노인 환자의 생리적 변화와 간호에 대한 설명으로 옳은 것은?

① 폐동맥압이 증가한다.
② 설사가 발생한다.
③ 류마티스성 관절염이 증가한다.
④ 노인과 의사소통 시 고음으로 또박또박 이야기한다.
⑤ 야간 수면장애가 흔하므로 낮에 수면을 충분히 취하도록 한다.

> **해설** ② 위장근육 운동저하로 변비가 발생한다.
> ③ 퇴행성 관절염이 증가한다.
> ④ 중저음으로 대화한다.
> ⑤ 낮잠은 최소한으로 자도록 하고 규칙적인 수면 패턴을 유지해야 한다.

02 골다공증에 대한 설명으로 옳지 않은 것은?

① 체중이 부하되는 운동과 근력강화운동은 도움이 된다.
② 햇빛에 자주 노출시킨다.
③ T score가 -2.5 이하면 골다공증이다.
④ 칼슘제와 비타민 C를 함께 복용한다.
⑤ 고단백식이는 오히려 뼈에서 칼슘을 유출시킨다.

> **해설** 칼슘제는 비타민 D와 함께 복용한다.

정답 1 ① 2 ④

03 양 볼에 나비 모양의 발진, 구강궤양, 호흡곤란, 설사와 구토가 생기는 이 질환은 무엇인가?
① 전신홍반루푸스
② 호지킨병
③ 다발성 골수종
④ 파종혈관내응고
⑤ 용혈성 빈혈

> 해설
> • B세포가 어떤 신체 부위를 공격하느냐에 따라 다양한 증상이 생기는데 악화와 호전을 반복한다.
> • 관절 통증과 변형, 사구체신염, 의식 변화와 경련, 호흡곤란과 흉통, 오심과 구토, 나비 모양의 발진, 구강과 생식기 점막궤양을 유발한다.

04 노인 환자 간호에 대한 설명으로 옳은 것은?
① 밤에는 수면을 방해하므로 모든 전등은 끄도록 한다.
② 목욕은 매일 해서 위생 관리에 신경을 써야 한다.
③ 노인은 호흡곤란이 쉽게 오므로 침상에서 등척성 운동만 한다.
④ 폐렴과 독감예방접종은 노인에게는 부작용이 심해 고려하지 말아야 한다.
⑤ 목욕 시 미지근한 물로 씻고 중성 비누 사용은 피부의 자극을 줄일 수 있다.

> 해설
> ① 밤에는 수면등을 켜서 낙상 사고를 방지한다.
> ② 목욕은 주 1~2회가량 하는데 자주 하면 피부 건조가 더 심해진다.
> ③ 꾸준히 유산소운동과 근력운동을 유지한다.
> ④ 폐렴과 독감예방접종을 권유한다.

05 항암치료를 하는 환자에게 대한 간호로 옳지 않은 것은?
① 뜨겁거나 차거나 강한 자극을 주는 음식은 먹지 않는다.
② 항구토제를 투여한다.
③ 코피, 대변과 소변과 구토물에서 출혈 증상을 관찰한다.
④ 고비타민, 고탄수화물, 고단백식이를 한다.
⑤ 항암제 투여 전에 식품을 충분히 먹도록 한다.

> 해설 항암제 투여 2~4시간 전에는 오심, 구토 예방을 위해 음식을 먹지 않는다.

모성간호학

CHAPTER 01	여성생식기
CHAPTER 02	임신기 여성간호
CHAPTER 03	분만기 여성간호
CHAPTER 04	문제를 가진 여성간호

CHAPTER 01 여성생식기

제1절 해부생리

(1) 생식기 구조

① 음핵 : 남성의 음경과 같은 발기조직으로, 혈관이 풍부하게 분포되어 있다.

② 바르톨린샘 : 질구 주위의 두 개의 분비샘으로 성적으로 흥분되면 점액질의 물질을 분비시켜 성교를 수월하게 해준다. 임균은 바르톨린샘에 주로 살고 있다.

③ 질

　㉠ 질벽은 가로로 주름이 잡혀 있는데 추벽이라 부른다. 중층편평상피세포로 구성되어 있어 편평하게 잘 늘어나기 때문에 분만에 용이하다.

　㉡ 유산간균 : 질 내 정상 상재균이다. 글리코겐을 분해하여 유산을 만들어 내기 때문에 산성(pH 4~5)을 유지할 수 있다. 이러한 산성 환경은 외부 세균이 질 내에 침입하는 것을 막아 줄 수 있다.

　㉢ 후원개 : 자궁경관이 질과 연결된 곳을 질원개라고 하는데 전원개와 후원개로 나뉜다. 전원개는 방광 쪽, 후원개는 직장 쪽에 위치하는데 후원개는 깊숙하고 길기 때문에 분비물이 잘 고인다. 그래서 자궁경부암 검사물을 후원개에서 채취(Pap smear)하는 것이다.

④ 자궁

　㉠ 방광과 직장 사이에 위치한 불수의적(의지로 움직일 수 없는) 근육층으로 이루어진 기관이며 교감신경의 지배를 받는다.

　㉡ 질과 직각을 이루면서 전경 전굴(앞을 향해 경사지게 기울어져 있음)의 상태이다.

　㉢ 임신 전에는 60g이던 자궁은 임신 말기에는 1kg이 넘는다.

　㉣ 자궁은 저부와 체부, 협부로 구분된다. 분만 후 자궁이 잘 수축되고 있는지를 자궁저부를 만져서 확인한다.

　㉤ 자궁경부의 편평원주상피접합점 : 질의 편평상피세포와 자궁의 원주상피세포가 만나는 부위로서 종양으로 발전할 수 있는 세포의 비정상적인 변화가 가장 잘 생기는 곳이다. 이 부위는 사춘기, 임신, 폐경을 겪게 되면서 호르몬의 영향을 많이 받기 때문이다.

　㉥ 자궁내막
　　• 재생층(기저층) : 자궁근육층에 인접해 있으며 탈락이나 증식 등의 변화가 일어나지 않는다.

- 기능층 : 아이가 착상할 수 있는 '기능'을 담당하는 곳으로 해면층(스펀지층)과 조밀층(치밀층)으로 구성되어 있으며, 나선동맥을 통하여 혈액을 공급받는다. 매달 월경주기를 겪으면서 두꺼워지고 탈락되고 다시 얇아지는 과정을 반복한다.

⑤ 난관
  ㉠ 난관, 자궁, 난소는 골반 안에서 인대에 의해 자리를 유지하고 지탱받고 있다.
  ㉡ 자궁 부분, 협부, 팽대부, 채부로 나뉜다. 수정이 일어나는 곳은 직경이 가장 넓은 팽대부이며 팽대부에서 수정한 수정란은 자궁으로 내려와서 착상한다. 그런데 자궁으로 오지 않고 팽대부에서 그대로 착상하게 되는 것을 자궁외임신이라고 한다.

(2) 호르몬 변화
  ① 성선자극호르몬
    ㉠ 시상하부 : 뇌하수체 전엽에 신호를 보낸다.
    ㉡ 뇌하수체 전엽
      • FSH(Follicle Stimulating Hormone, 난포자극호르몬)
        - 난소의 난포를 성숙시키고 에스트로젠(난포호르몬)을 분비한다.
        - 난포 성숙이 완료되면 LH를 분비한다.
      • LH(Luteinizing Hormone, 황체화호르몬)
        - 난포가 어느 정도 자라면서 에스트로젠의 자극을 받아 LH는 급상승한다.
        - 난자를 배란시키고 난자가 없어진 난포를 황체(누런 쭉정이 같은 모양)로 만든다(황체화).
        - 황체에서 에스트로젠과 프로게스테론 분비를 유지시킨다(프로게스테론 > 에스트로젠).
        - 에스트로젠과 프로게스테론이 충분하면 FSH와 LH는 억제된다(음성되먹이기 기전).
        - 황체호르몬은 프로게스테론이며 황체화 호르몬과 같은 것이 아니므로 혼동하면 안 된다. '황체화'는 말 그대로 황체를 만든다는 것이다.
  ② 월경주기 : 자궁내막은 호르몬의 변화로 인해 28일을 주기로 증식했다가 떨어지는 것을 반복한다.
    ㉠ 월경기
      • 월경이 시작하고 1~5일까지이다.
      • 자궁벽의 기능층이 떨어져 혈액에 섞여 배출이 되는 것이 월경, 즉 생리이다.
    ㉡ 증식기(난포기)
      • 월경이 끝나고 6~14일까지이며 난포가 성장(FSH의 자극)하면서 에스트로젠이 분비되어서 난포기라고도 부른다.
      • 월경기에 탈락되었던 자궁벽의 기능층이 빠르게 성장하면서 자궁내막이 두꺼워진다.
      • 배란 직전에 FSH와 LH 모두 상승된다.

ⓒ 분비기(황체기) : 임신을 준비하기 위한 프로게스테론이 본격적으로 분비되는 시기이다.
- 월경이 시작하고 14일이 되면 배란되는데 다음 월경 3일 전까지를 분비기라 한다. 배란되고 나면 분비되던 에스트로젠은 떨어질 뿐 소량씩 꾸준히 분비되고 있다.
- 난포는 황체로 바뀌고 프로게스테론(황체호르몬)이 분비되는데, 두꺼워진 자궁내막을 유지하면서 혈관과 분비선을 발육시켜 임신을 위한 준비를 한다(프로게스테론 = 임신유지호르몬).
- 황체에서는 에스트로젠도 약간 분비하면서 자궁내막을 더욱 두껍게 만들며 혈관과 선들을 증식하는데, 수분과 글리코젠(프로게스테론 영향)이 풍부한 이런 환경은 수정란이 착상하기에 안성맞춤이다.

ⓔ 월경전기
- 월경 시작 전 1~3일 동안이다. 수정이 되지 않으면 황체는 퇴화하고 더는 호르몬을 분비하지 않는다.
- 호르몬이 감소하면 자궁내막의 나선동맥과 분비선들이 위축되고 허혈 상태가 오면서 기능층이 떨어지기 시작한다. 이것이 월경혈(생리혈)이다. 이후 에스트로젠과 프로게스테론이 감소하면서 FSH와 LH는 다시 증가한다.

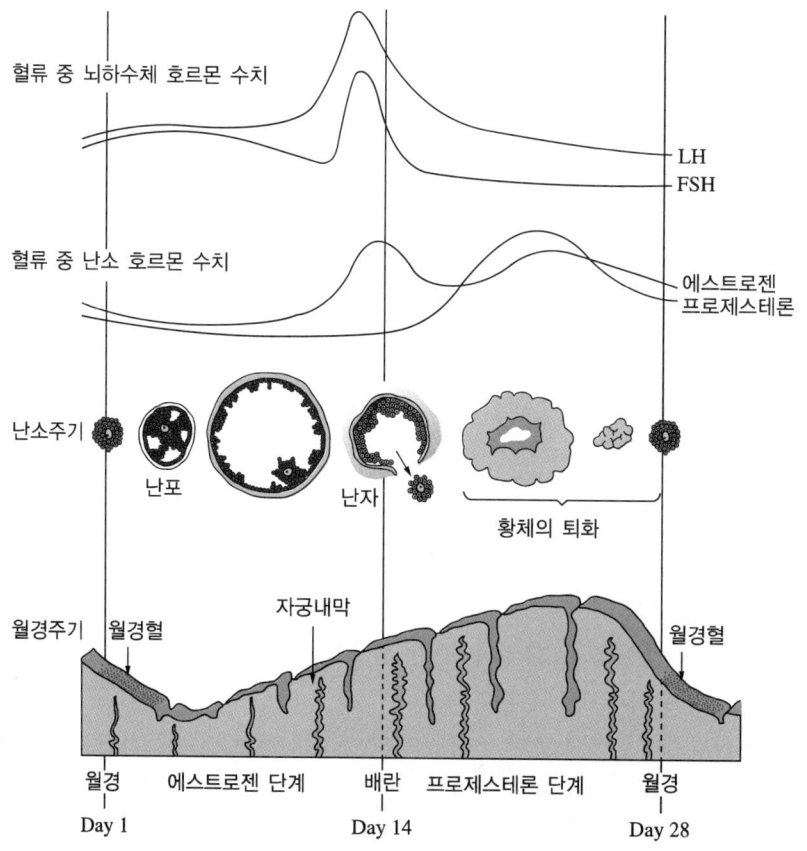

제2절 월경과 관련된 문제

(1) 월경 곤란증(생리통)
   ① 원발성(일차성)
      ㉠ 골반에 문제가 없이 단순히 월경이 일차적인 원인이다.
      ㉡ 배란 후에 수정이 안 되면 '프로'제스테론이 감소하는데 이때 '프로'스타글란딘(PG)이 증가한다. 프로스타글란딘은 자궁의 긴장과 수축을 유발하는 물질이며 이것이 생리통을 일으키는 원인이 된다.
      ㉢ NSAIDs는 프로스타글란딘 합성을 억제하는 진통제로 비스테로이드소염제라고 불린다.
      ㉣ NSAIDs에 반응이 없으면 경구피임약을 복용한다. 경구피임약은 에스트로젠과 프로제스테론의 결합 약물인데 이것을 복용하면 호르몬 변화로 인한 월경주기를 경험하지 않으므로 프로스타글란딘이 증가하지 않는다.
      ㉤ 복부 마사지, 복부에 더운 물 주머니 적용, 충분한 휴식과 운동
   ② 속발성(이차성) : 원인이 되는 질환이 따로 있다. 현재 나타나는 문제는 그 질환으로 인한 이차적인 문제이다.
      ㉠ 자궁근종, 자궁내막증 등 어떤 병변으로 발생하는 통증이다.
      ㉡ 원인을 치료해야 한다.
      ㉢ 생리 시작 7일 전부터 생리 후 며칠 동안 통증이 지속된다.

(2) 월경전증후군(PMS)
   ① 매 월경 일주일 전에 행동적, 신체적, 정서적으로 특징적인 증상이 나타났다가 월경이 시작하면 사라지는 증후군이다.
   ② 우울, 불안, 공격적, 소화장애, 두통, 유방 팽만감, 체중증가
   ③ 충분한 수면과 휴식, 스트레칭을 하고 과일과 채소, 비타민을 적절히 섭취한다. 카페인과 알코올은 금기이다.

CHAPTER 01 적중예상문제

01 질에 대한 설명으로 옳은 것은?

① 추벽이라고 불리는 가로 주름이 있다.
② 정상 상재균인 유산간균으로 인해 질 내는 알칼리 환경을 유지하고 있다.
③ Pap smear를 하는 곳은 전원개이다.
④ 원주상피세포로 구성되어 있어서 잘 늘어나기 때문에 분만에 용이하다.
⑤ 질은 배란을 하기 위한 기관이다.

> **해설**
> ② 질 내는 산성 환경이다.
> ③ Pap smear를 하는 곳은 후원개이다.
> ④ 중층편평상피세포로 구성되어 있다.
> ⑤ 배란을 하기 위한 기관은 난소이다.

02 자궁에 대한 설명으로 옳은 것은?

① 방광과 직장 사이에 위치하고 있는 수의적인 근육층이다.
② 부교감신경의 지배를 받는다.
③ 자궁수축 정도를 알 수 있는 곳은 자궁의 저부이다.
④ 자궁내막은 기능층과 기저층으로 구분되며 아이가 착상하는 곳은 기저층이다.
⑤ 자궁경부암이 호발하는 부위는 자궁내막이다.

> **해설**
> ① 자궁은 불수의적인 근육층이다.
> ② 자궁은 교감신경의 지배를 받는다.
> ④ 아이가 착상하며 해면층과 조밀층으로 구성되어 탈락과 재생이 반복하는 곳은 기능층이다.
> ⑤ 편평원주상피접합점이 자궁경부암이 호발하는 부위이다.

1 ① 2 ③ **정답**

03 수정이 이루어지는 곳은?

① 난관의 팽대부
② 난관의 채부
③ 난관의 협부
④ 난소
⑤ 자궁

04 배란이 되기 직전에 급상승하는 성선자극호르몬은 무엇인가?

① 황체호르몬
② 황체화호르몬
③ 난포호르몬
④ 갑상샘자극호르몬
⑤ 프로스타글란딘

해설 LH(Luteinizing Hormone, 황체화호르몬)
• 난포가 어느 정도 자라면서 에스트로젠의 자극을 받아 LH는 급상승한다.
• 난자를 배란시키고 난자가 없어진 난포를 황체로 만든다.
• 황체에서 에스트로젠과 프로제스테론 분비를 유지시킨다.

05 난포를 성숙시키며 에스트로젠을 분비하는 호르몬은 무엇인가?

① 황체호르몬
② 황체화호르몬
③ 난포호르몬
④ 난포자극호르몬
⑤ 프로스타글란딘

해설 FSH(Follicle Stimulating Hormone, 난포자극호르몬)
난소의 난포를 성숙시키면서 에스트로젠을 분비하고 난포 성숙이 완료되면 LH를 분비한다.

정답 3 ① 4 ② 5 ④

06 월경주기 중 증식기에 대한 설명으로 옳은 것은?

① 황체기와 같은 말이다.
② 자궁내막이 두꺼워지는 시기이다.
③ 월경 시작 전 1~3일간의 기간이다.
④ 배란이 되고 월경 3일 전까지의 기간이다.
⑤ 혈관과 선들이 증식하며 수분과 글리코겐이 풍부해진다.

> **해설**
> ① 증식기는 난포기와 같은 말이다.
> ③ 월경 시작 전 1~3일은 월경 전기이다.
> ④·⑤는 분비기에 대한 설명이다.

07 월경 5일 전에 신경이 예민해지고 작은 일에도 화가 치밀어 오르고 소화불량 증상도 있다고 여학생이 찾아왔다. 해 줄 수 있는 것은?

① 산부인과에 가서 자궁 검사를 하도록 권유한다.
② 청소년기 우울증이 의심되므로 정신의학과 방문을 권유한다.
③ 충분히 쉬면서 과일과 비타민을 먹도록 한다.
④ 월경이 시작해도 증상은 남아 있을 것이라고 감정 조절에 대해 교육한다.
⑤ 원발성 월경곤란증이 의심된다.

> **해설** 월경전증후군(PMS)
> • 매번 월경 일주일 전에 행동적, 신체적, 정서적으로 특징적인 증상이 나타났다가 월경이 시작하면 사라지는 증후군이다.
> • 우울, 불안, 공격적, 소화장애, 두통, 유방 팽만감, 체중증가
> • 충분한 수면과 휴식, 스트레칭을 하고 과일과 채소, 비타민을 충분히 섭취한다. 카페인과 알코올은 금기이다.

08 자궁근종, 자궁내막증, 폴립 등으로 인해 생리 전부터 생리 후까지 통증이 생기는 것을 무엇이라 하는가?

① 속발성 월경곤란증
② 원발성 월경곤란증
③ 일차성 월경곤란증
④ 월경전증후군
⑤ 다낭성 난포증후군

09 원발성 월경곤란증에 대한 설명으로 틀린 것은?
① 프로스타글란딘의 상승이 원인이다.
② 골반에 다른 문제는 발견되지 않는다.
③ NSAIDs를 복용한다.
④ 경구피임약은 원발성 월경곤란증에 사용하지 않는다.
⑤ 복부마사지와 핫팩을 적용한다.

해설 NSAIDs에 반응이 없으면 경구피임약을 복용한다. 경구피임약은 에스트로젠과 프로제스테론의 결합 약물인데 이것을 복용하면 호르몬 변화로 인한 월경주기를 경험하지 않으므로 프로스타글란딘이 증가하지 않는다.

10 성적으로 흥분하면 다량의 점액질을 분비시키고 임균이 주로 거주하는 이곳은?
① 질 후원개
② 바르톨린샘
③ 음핵
④ 자궁경부
⑤ 소음순

정답 9 ④ 10 ②

CHAPTER 02 임신기 여성간호

제1절 모체의 변화

(1) 생식기 변화

① 자궁(uterus)

㉠ 자궁수축(Braxton hicks contractions) : 무통성(통증이 없는)인 불수의적(본인 의지와 상관없는) 자궁수축이 임신 초기부터 있을 수 있다.

㉡ 자궁 크기 : 자궁은 임신 전에는 달걀 정도의 크기이다. 주수가 더해 갈수록 자궁이 커지고 자궁저부의 높이도 높아진다. 12주에는 치골결합 위에 올라오고, 36주가 되면 검상돌기 밑까지 올라온다. 38주 이후에는 아두가 골반으로 진입하면서 34주 높이로 자궁이 하강한다(초임부는 분만 2~4주 전, 경산부는 분만 직전).

㉢ 자궁 성장 : 프로제스테론과 에스트로젠의 영향으로 자궁으로 가는 혈관이 증식되고 자궁 근섬유도 증식한다. 탈락막(자궁내막)이 발달하는데 태반이 착상한 아래의 자궁내막을 기저탈락막이라고 한다.

㉣ 자궁경부와 협부 변화 : 임신 동안 혈액 공급량은 점차 증가하다가 임신 말기에는 모체 혈액의 1/6에 해당하는 혈액이 공급된다. 이러한 혈액 공급량 증가는 자궁경부와 협부의 변화를 가져온다.

• Hegar's sign : 임신 6주경 자궁협부가 부드러워진다.

　[암기Tip] Hegar's의 'h'를 협부의 'ㅎ'과 연관하여 외우자.

• Goodell's sign : 임신 6주경 자궁경부가 부드러워지며 mucus plug가 생긴다.

• mucus plug : 자궁경부가 점액 분비물로 채워지면서 세균이 자궁으로 침입하는 것을 막는 역할을 한다. mucus plug는 분만 전에 떨어져 나오는데 이를 이슬(show)이라 부른다.

• Chadwick's sign : 임신 6주경 자궁 혈류와 림프액의 증가로 자궁경부와 질 외음부 점막까지 자청색으로 변한다.

　[암기Tip] Chadwick's의 'ch'를 자청색의 'ㅊ'과 연관하여 외우자.

• 자궁경부 모양 변화 : 초산부는 자궁경부가 아주 작은 동그라미 형태이나 경산부는 옆으로 길쭉한 모양이다. 분만하면서 열상을 입은 자궁경부가 회복하면서 흔적이 남게 되는데 물고기 모양을 닮아서 fish mouth라고 부르기도 한다.

② 질(vaginal)
　㉠ 에스트로겐의 영향을 받아 글리코겐이 풍부해지는데 글리코겐은 곰팡이가 좋아하는 먹이이므로 칸디다와 같은 곰팡이 감염의 위험성이 커진다.
　㉡ Lactobacillus로 불리는 유산간균은 질에 상주하는 유익한 균인데 임신을 하면 증가한다. 유산간균의 대사물질이 <u>질의 산도를 산성(pH 4~5)으로</u> 유지하여 감염으로부터 보호한다.
　㉢ Chadwick's sign으로 질 내부가 자청색이다.
　㉣ 투명한 색의 냄새 없는 질 분비물(백대하)이 증가한다.
　㉤ 에스트로겐의 영향으로 질 점막이 비후(두꺼워짐)되고 근조직이 비대하고 길이가 증가한다. 임신 중 분비되는 호르몬의 영향으로 결체조직은 이완되어 태아 만출 시 수월하다.
③ 난소(ovary) : 배란은 더 이상 일어나지 않는다. 태반이 형성될 때까지는 에스트로겐과 프로제스테론이 황체에서 분비되고 태반이 형성된 <u>임신 12주 이후에는 태반에서 호르몬 분비</u>가 되면서 황체는 쇠퇴하게 된다.
④ 유방(breast)
　㉠ 몽고메리선 비대 : 유륜의 오돌토돌한 작은 돌기를 몽고메리선이라고 부른다. 이 선은 유두와 유륜을 촉촉하게 하고 감염을 막아 주는 미끈한 분비물을 형성한다. 비누로 닦지 말고 물로만 닦아 내도록 한다.
　㉡ 에스트로겐과 프로제스테론의 영향으로 유방이 커지고 혈관의 발달로 정맥이 보이기도 한다.
　㉢ 에스트로겐이 멜라닌색소를 침착(멜라닌세포는 에스트로겐수용체가 있음)시켜 유두와 유륜의 색깔이 짙어진다. 겨드랑이와 복부, 기미, 주근깨도 같은 이유이다.
　㉣ 유두를 짜면 유즙이 나온다.

(2) 소화기계 변화
① 위장관
　㉠ 임신 초기에 hCG호르몬의 영향으로 오심과 구토 등 입덧이 생기는데 임신 12주 전후에 사라진다. 하지만 이후에도 지속되는 경우는 임신 오조라고 부른다.
　㉡ 프로제스테론이 근육을 이완시키는 역할을 하면서 자궁이 커질 수 있게 된다. 위장의 근육에도 영향을 미치는데 장운동이 떨어지면서 변비와 치질, 소화불량을 초래하고 위 괄약근 이완으로 가슴앓이가 생긴다.
　㉢ 에스트로겐은 위의 염산 분비를 감소시켜 소화장애를 유발한다.
② 구강 : 잇몸이 쉽게 부어오르고 잇몸으로 가는 혈액량이 증가하여 충혈되고 작은 자극에도 잇몸 출혈을 일으킨다. 이런 환경은 치은염을 유발할 확률을 높인다.

(3) 근골격과 신경계 변화
① 복직근 이개 : 자궁이 커지면서 복부 근육이 늘어나고 양 복직근 사이가 벌어지게 된다.
② 요통 : 프로제스테론의 상승으로 인한 근육의 이완과 척추전만증이 원인이다.

③ 척추전만증 : 임신 개월 수가 증가하면서 배가 나오게 되며 무게중심이 앞으로 이동한다. 자연스럽게 허리를 뒤로 젖히려는 자세를 취하게 된다.
④ 수근관 증후군(손목터널증후근) : 말초가 붓고 정중신경을 압박하면서 손이 저릿하다. 무감각을 경험하는데 출산 후 붓기가 완화되면서 소실된다는 것을 알려 주고 불편한 팔을 들어 올려 쉬도록 한다.
⑤ 다리 경련 : 자궁이 골반으로 내려가는 혈관과 신경을 압박하면서 다리에 경련이 일어난다.

(4) 피부
① 임신선 : 튼살이라고도 불리며 처음에는 분홍색으로 보이던 복부, 유방, 엉덩이, 허벅지의 선이 임신 후반기에 은백색으로 바뀌는데 이는 영구적으로 남게 된다. 부신피질호르몬이 늘어나면 진피층의 콜라겐 섬유가 파괴되고 피부가 급속히 늘어나면서 콜라겐 섬유들 사이의 결합이 파괴되기 때문이다.
② 임신 중앙선 : 복부 중심에 세로로 짙은 선이 생기는데 흑선이라고 불린다. 에스트로겐의 상승으로 멜라닌 색소가 침착하기 때문에 발생한다.

(5) 호흡계
① 임신 24주 이후에 자궁이 커지면서 횡격막을 누르고 폐가 차지하는 공간이 좁아지면서 복식호흡으로 바뀐다. 보상작용으로 숨을 더 가쁘게 쉬게 된다.
② 자궁이 커지면서 검상돌기까지 올라오고 늑골 하각이 벌어진다. 에스트로겐의 영향으로 흉곽의 인대가 늘어나면서 흉곽의 둘레도 5~7cm 커지고 폐활량도 증가한다. 자궁이 폐를 압박하게 되는 임신 후반기에는 폐활량이 감소하게 된다.

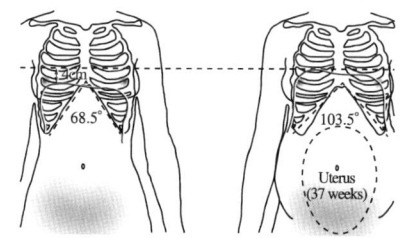

③ 임신부와 태반의 산소요구량 증대(20%)로 일회호흡량이 증가한다.
④ 프로제스테론이 직접 호흡중추를 자극해 환기를 유발(과도호흡)하여 이산화탄소 농도를 감소시킨다. 호흡알칼리증 상태를 초래하며 숨찬 증상을 느끼게 된다.

(6) 비뇨기계
① 방광
  ㉠ 빈뇨 : 자궁이 커지면서 방광을 누르게 되어 빈뇨 증상이 생긴다.
  ㉡ 요실금 : 자궁이 커지면서 골반 근육이 약해지고 방광에 지속적으로 압력을 가한다. 프로제스테론호르몬의 영향으로 근육이 이완되어 방광 근육과 요도, 골반 근육의 긴장이 떨어진다.

② 신장
　㉠ 사구체 여과율 증가 : 증가한 혈량으로 신장에 더 많은 혈액이 흘러들어 가게 되므로 사구체 여과율이 증가하고 따라서 소변량도 증가하게 된다.
　㉡ 세뇨관의 재흡수 능력 저하
　　• 자간전증이 아니라도 임신 후기에 단백뇨가 있을 수 있다. 하지만 하루에 300mg 이상의 단백뇨가 배출된다면 자간전증이 의심되며 24시간 소변검사를 통해 정확한 단백질 배출량을 확인해야 한다.
　　• 소변에 당이 소량 검출될 수 있다.
　㉢ 사구체 여과율이 증가하면서 신장의 크기가 커진다. 자궁 또한 커져서 요관의 일부가 눌리면서 눌리지 않는 쪽은 확장하게 된다(특히 오른쪽).

(7) 순환계
① 생리적 부종 : 손과 발등 말단이 부어오른다. 커진 자궁이 하대정맥을 누르고 발목이 더 많이 붓는다. 하지정맥압이 상승되면 치질과 정맥류를 유발한다.
② 자궁이 커지면서 횡격막이 상승되고, 심장에도 영향을 미쳐 심잡음이 있을 수 있다.
③ 혈압
　㉠ 호르몬의 영향으로 혈관이 확장되지만, 혈액량은 그 정도 증가하지 않아서 임신 초기에는 혈압이 약간 떨어질 수 있다.
　㉡ 임신 중기가 넘어가면 혈압이 회복된다.
　㉢ 혈압이 비정상적으로 오른다면 임신성 고혈압을 의심해야 한다.
④ 자세 : 임신 중기 이후에 똑바로 누우면 자궁이 혈관을 눌러서 순환을 막게 된다. 옆으로 눕는 자세(하대정맥이 오른쪽으로 약간 치우쳐 있으니 가급적 좌측위)를 취하도록 한다.
⑤ 혈액량 증가
　㉠ 태아 성장에 필요한 영양과 산소의 공급을 위해 임신 초기부터 혈액량이 증가한다. 임신 32주에는 혈액량이 1,500mL(임신 전 혈액량의 50%)까지 증가하게 된다. 이는 분만 중에 혈액 소실에 충분히 대비할 수 있게 한다.
　㉡ 심박출량이 증가
　　• 임신 32주경에는 혈액량이 30~50% 증가하여 최고치를 이룬다. 심질환이 있는 임부는 울혈심부전이 발생할 수 있어서 주의가 필요하다.
　　• 분만 후에 모체의 조직 내에 있던 수분이 순환계로 들어오면서 심박출량이 현저히 증가한다. 이 때문에 심장질환을 가진 임부는 분만 후 1~2일 내에 위험에 빠질 확률이 높다.
⑥ 혈구의 변화
　㉠ 임신 중에는 모체의 면역력이 저하되므로 생리적 백혈구 증가가 $15,000/mm^3$까지 있을 수 있다.

ⓛ 섬유소원(피브리노겐)과 혈액응고인자가 증가하고 혈액용해인자는 감소한다. 혈장량이 증가하고 혈액순환이 정체되어 심부정맥 혈전증과 폐색전증을 일으킬 위험이 있다.
ⓒ 생리적 빈혈 : 적혈구에 비해 혈장의 양이 더 많아지면서 농도가 묽어지며 빈혈이 발생한다.

(8) 내분비계
① 갑상샘
㉠ 태아는 임신 3개월까지는 스스로 갑상샘호르몬을 만들지 못하여 임부가 공급을 해주어야 하므로 모체의 갑상샘호르몬 수치가 상승한다. 임신 3개월 후에는 태아가 갑상샘호르몬을 생산하기 시작하면서 수치가 임신 전으로 돌아간다.
㉡ 태아에게 칼슘과 비타민 D를 공급하기 위한 요구도가 상승하여 부갑상샘 기능(뼈에서 혈액으로 칼슘 유리)이 항진된다.

② 태반호르몬
㉠ hCG(융모성선자극호르몬) : 소변이나 혈액을 통해 <u>임신 여부를 진단하는 호르몬</u>이다. 수정란이 착상되고 나서 태반의 합포체 영양막에서 생성되기 시작한다. 태반이 완성될 때까지 황체를 통해 프로제스테론과 에스테론이 분비되게끔 유지시키는 역할을 한다. 태반이 완성되고 나면 hCG호르몬 분비는 줄어든다.
㉡ 프로제스테론(황체호르몬) : <u>임신을 유지하는 중요한 호르몬</u>으로 자궁내막을 유지하고 자궁수축을 막아 유산을 방지한다. 태반이 완성되기 전에는 황체에서, 그 후에는 태반에서 분비한다.
㉢ 에스트로겐 : 자궁 내벽을 발달시키고 유방의 샘 조직을 증대하여 유즙을 분비할 수 있도록 준비하는 호르몬이다.
㉣ 태반 락토겐 : 모체의 탄수화물, 단백질, 지방의 대사에 관여하여 태아에게 영양분을 공급한다.
㉤ 릴락신 : 전신에 있는 관절을 이완시켜 주는 호르몬이며 분만을 수월하게 해준다. 치골통과 골반통, 사타구니 통증 등을 일으킨다.

③ 뇌하수체호르몬
㉠ 프로락틴
• 뇌하수체 전엽에서 분비되며, 유즙을 생성하고 분비시키는 호르몬이다.
• 프로락틴은 배란을 방해하므로 모유수유를 하는 동안 피임이 가능하다.
• 에스트로겐은 프로락틴 분비를 억제하여 임신 중에 젖분비를 막는다.
• 임신 초기에 유두를 짜면 유즙이 나오게 된다. 유두를 자극하면 뇌하수체 전엽에서 프로락틴이 더욱 자극된다.

ⓒ 옥시토신
　　　• 자궁을 수축시키는 호르몬이다. 임신 중에는 프로제스테론의 영향으로 옥시토신 호르몬의 분비가 억제된다. 임신 말기에 프로제스테론의 수치가 저하되면서 옥시토신이 분비되어 분만을 하게 된다.
　　　• 유두를 자극하면 뇌하수체 후엽에서 옥시토신이 분비되므로 임신 중에 유두를 자극하지 말아야 한다. 분만 후에 모유수유를 하면 자궁 회복이 촉진되는 것도 이러한 이유이다.
　　　• 옥시토신은 유두 주위의 근육을 수축시켜 모유를 밖으로 사출시킨다.
　　　　[참조] 프로락틴은 유즙을 생성하고 분비
　　　• 분만 후에도 옥시토신은 계속 분비되어 자궁을 수축시켜 출혈을 줄이면서 산후 회복을 돕는다.
　　ⓒ 성선자극호르몬(GnRH) : 임신 중에는 혈중에 프로제스테론과 에스트로젠은 충분하다. 음성되먹임 기전으로 FSH(난포자극호르몬), LH(황체형성호르몬)는 분비가 감소한다.
　　ⓔ 성장호르몬 : 성장호르몬 수치가 상승하며 단백질 합성을 촉진하고 태아의 조직과 기관이 성장하도록 도와주는 역할을 한다.
　④ 부신피질호르몬 : 임신하면 코르티솔(스테로이드), 알도스테론(임부의 부종), 안드로젠(임부의 털이 자라남)이 상승한다.

(9) 대사
　① 체중증가 : 자궁, 태반, 태아, 혈액량 증가, 유방 증가가 원인이다. 임신 전보다 11~16kg의 체중증가가 이상적이다.
　② 단백질 대사 : 태아를 발육시키고 태반과 자궁, 유방을 증대시킨다. 분만 후 회복에 단백질은 필수적이다.
　③ 탄수화물 대사
　　㉠ 태반락토겐과 프로제스테론은 인슐린 저항성을 높인다. 세포가 포도당을 에너지원으로 쓰기 위해서는 인슐린이 필요하다. 인슐린 저항성이 높아지면 인슐린이 포도당을 세포 안으로 끌고 들어가는 힘이 약해지고 혈중의 포도당이 상승하게 된다.
　　㉡ 췌장 기능이 정상인 임부라면 임신 중기 이후에 인슐린 분비가 증가하지만, 췌장의 기능이 약해진 산모는 인슐린 분비에 실패하고 임신성 당뇨를 진단받게 된다.
　④ 지방 대사
　　㉠ 에스트로젠이 증가하면서 콜레스테롤 수치가 상승하는데, 태아의 세포 성장을 위해 필요하다.
　　㉡ 임신 초기에는 지질이 감소되나 임신 8주부터는 지방이 축적된다.
　⑤ 비타민 요구량이 증가한다.
　⑥ 혈액량과 알도스테론이 증가하면서 수분이 축적되고 부종을 일으킨다.

제2절 임신 징후와 증상

(1) 임신의 징후

① 추정적 : 개인이 추측하는 것으로 단순히 임부 혼자 느끼는 것이다. 임신이 아닌 다른 문제로 인해서도 비슷한 경험을 느낄 수 있으므로 구분이 필요하다.
  ㉠ 피로감
  ㉡ 빈뇨 → 비뇨기에 문제가 있어도 빈뇨를 겪을 수 있다.
  ㉢ 유방이 민감해지고 팽만되는 느낌 → 생리 전이나 스트레스를 받아도 느낀다.
  ㉣ 입덧과 같은 오심과 구토 → 위장에 문제가 있어도 겪을 수 있다.
  ㉤ 태동 → 장 안에 지나가는 가스로 인해 비슷한 느낌을 겪을 수 있다.

② 가정적 : 눈에 보이는 것이 있다 보니 추정적 징후에 비해 임신이라고 가정이 가능한 상황이다. 하지만 임신이 아닐 때도 비슷한 증상이 있을 수 있으므로 의료진의 확인이 필요하다.
  ㉠ 복부가 커짐 → 가스가 복부에 차거나 비만일 때도 복부가 커진다.
  ㉡ 복부 촉진으로 태아가 확인되고 양수에 의한 태아 반동이 느껴진다. → 종양이 있을 수 있다.
  ㉢ 무통의 간헐적인 자궁수축 → 자궁 문제를 의심할 수 있다.
  ㉣ 자궁의 경부와 협부, 모양의 변화 → 자궁 문제를 의심할 수 있다.

③ 확정적 : 의사에 의해 검사 기구를 통해 객관적으로 임신이라고 확인받은 경우이다.
  ㉠ 도플러로 태아 심박동 감지
  ㉡ 기계로 태동 검사
  ㉢ 초음파로 태아 확인

(2) 임신 증상과 간호

① 임신 1기(~14주)
  ㉠ 증상
   • Chadwick's sign, Hegar's sign, Goodell's sign
   • hCG호르몬 상승으로 인해 4~6주에 오심과 구토와 같은 입덧 증상을 경험하는데, 아침에 심하다.
   • 무월경
   • 몽고메리선이 발달하고 유방이 부풀어 오르며, 유두와 유륜의 색이 짙어진다.
   • 빈뇨
   • 자궁이 커지기 시작한다.
   • 프로제스테론의 영향으로 기초체온이 약간 상승한다.

- 에스트로젠의 영향으로 타액이 과다하게 분비된다.
ⓒ 간호중재
- 입덧
  - 소량씩 자주 먹어서 공복이나 과식을 피하도록 한다.
  - 크래커와 같은 마른 탄수화물을 식전에 먹으면 도움이 된다.
  - 앉은 자세에서 먹도록 하며 자극적이고 기름진 음식은 피한다.
- 임부용 브래지어를 착용하고 유두는 비누를 쓰지 말고 물로만 세척하고 건조시킨다.
- 케겔 운동을 하고 빈뇨가 있으면서 요실금이 함께 있다면 패드를 착용해야 한다.
- 입안을 자주 헹구어 내어 구강 청결에 신경을 쓴다.

② 임신 2기(~26주)
  ㄱ 증상
  - 입덧이 없어진다.
  - 임신 16~18주 사이에 첫 태동을 느낀다.
  - 임신 중앙선, 임신선과 같은 피부의 색소 침착이 나타난다.
  - Braxton hicks contractions(무통성 자궁수축)가 보인다.
  - 태아심음을 들을 수 있다.
  - 프로락틴으로 인해 전초유가 만들어져서 유두를 짜면 유즙이 나온다. 유두를 자극하면 옥시토신이 분비되어 자궁수축을 유발할 수 있으므로 주의한다.
  - 부구감 : 자궁경부를 위 방향으로 밀어 올리면 양수에 떠 있는 태아가 붕 떴다가 내려오는 것이 느껴진다.
  - 자궁이 혈관과 신경을 누르면서 저혈압과 다리 저림이 발생한다.
  - 변비 : 자궁이 장을 누르고 프로게스테론이 장 근육을 이완시켜 운동을 저하시킨다.
  - 정맥류와 다리 부종 : 혈액량도 많아지고 자궁이 커지면서 하대정맥을 압박한다. 호르몬으로 정맥이 확장되고 판막의 기능이 떨어지는 것도 이러한 증상을 더하게 만든다.
  - 백대하
  - 가슴앓이와 변비 : 프로게스테론이 위장의 괄약근을 이완시키고 위장 운동이 줄었기 때문이다.
  ㄴ 간호중재
  - 천천히 움직이도록 하고 좌측위를 취해 순환을 촉진시킨다(대정맥이 오른쪽으로 치우쳐 있기 때문).
  - 정맥류 위험이 있다면 누워서 휴식을 취할 때는 다리를 올린다. 조이는 옷을 입거나 장기간 서 있는 것을 피하고 굽이 낮은 신발을 신는다.
  - 백대하가 있을 때 질 세척은 하면 안 되고 위생 관리에 신경을 쓴다.

- 가슴앓이가 있으면 식간에 처방받은 제산제를 먹고 자극적이고 기름진 음식을 피한다. 식후에는 앉아 있도록 하며 나비운동(양 발바닥을 붙인 채 손으로 잡고 앉아 상체를 앞으로 숙임)이 도움이 된다.
- 규칙적으로 배변과 운동을 하고 충분한 물과 섬유질을 섭취한다. 임의로 관장을 하거나 변비약을 복용하지 않는다.

③ 임신 3기(~분만)
  ㉠ 증상
  - 복부에 손을 짚어 태아의 머리와 등, 엉덩이를 만질 수 있다.
  - 하강감
    태아의 선진부가 진골반 속으로 하강하면서 자궁저부가 내려온다. 숨쉬기가 편해지고 위장장애는 완화되지만 골반 압박감이 든다.
  - 하지가 붓고 경련이 있을 수 있다. 커진 자궁이 신경과 혈관을 누르고 혈액 내 칼슘은 줄어들고(태아의 칼슘 요구도가 높아짐) 인이 상승하는 것도 원인이 된다.
  - 불면증
  ㉡ 간호중재
  - 다리에 불편감이 느껴지면 따뜻하게 보온하고 마사지를 한다.
  - aluminium hydroxide gel을 복용하여서 인을 배출하게끔 한다. 알루미늄염은 섭취 시 장에서 인산염과 결합하여 흡수되는 인의 양을 감소시킨다(칼슘과 인은 반대로 움직이는 경향이 있음).
  - 잠자기 전에 따뜻한 음료를 마시도록 하고 부드러운 등 마사지를 한다.
  - 허리통증에 단단한 매트리스, 굽이 낮은 신발, 온열주머니, 골반 흔들기 운동이 도움이 된다.

제3절 산전검사

(1) 방문 주기

임신 28주까지는 4주마다 1회 방문, 임신 36주까지는 2주마다 1회 방문, 그 이후에는 1주마다 1회 방문을 하도록 한다.

(2) 태아의 심음

태아의 정상 심음은 120~160회/분이다.

(3) 임신성 고혈압(PIH)

임신 20주 이후에 단백뇨는 없지만 6시간 간격으로 두 번 측정한 혈압이 140/90mmHg 이상 측정된 경우이다. 단백뇨와 부종이 같이 동반되면 자간전증을 진단받는다.

(4) 임신성 당뇨

임신 24~28주에 50g 포도당을 마시고 1시간 후에 혈당검사를 하여 140mg/dL 이상이면 임신성 당뇨를 의심한다. 의심되는 임부는 다시 100g의 포도당을 먹고 결과를 확인 후 진단을 내리게 된다.

(5) Rh 부적합 임신

① Rh^- 산모는 임신을 준비할 때 혈액에 Rh에 대한 항체가 있는지 확인해야 한다(Rh 항체는 태반을 통과함).
② Rh^- 산모가 Rh^+ 태아를 임신하면 임신 중에는 태아와 산모의 혈액이 섞이는 것이 아니기 때문에 항체가 만들어지지 않으므로, 첫째 아이는 무사하게 출산한다.
③ 첫째 아이를 분만하는 과정에서 태아의 혈액이 산모의 혈액에 일시적으로 섞이면서 모체에게 Rh 항체가 생긴다. 둘째 아이를 임신하면 만들어졌던 항체가 태반을 통과하여 태아에게 전달되어 문제가 발생한다.
④ Rh 항체가 생기는 것을 예방하기 위해 첫째 아이 임신 28주 차와 출산 후 72시간 내에 항D면역글로불린 주사(로감주사)를 맞아야 한다.
⑤ 임신 중에 Rh 항체 검사를 해 항체가 발견되면 유도분만을 해야 한다.
⑥ 분만을 하지 않았더라도 유산, 자궁 외 임신, 양수 검사, 태아 혈액 채취와 같이 태아의 혈액에 노출될 확률이 높은 경우에도 로감주사를 맞아야 한다.

(6) 분만예정일(EDC ; Estimated Day of Confinement)

네겔레법칙을 적용한다. 마지막 월경 시작일(LMP ; Last Menstrual Period)의 월에 -3(4월처럼 +9를 하면 한 해가 넘어가는 경우)이나 +9를 하고, 일에 +7일을 하면 분만예정일이 된다.

예 2022.3.20.이 LMP라면 2022.12(3+9).27(20+7)이 분만예정일이다.
　 2022.5.10.이 LMP라면 2023.2(5-3).17(10+7)이 분만예정일이다.
　 2022.5.25.이 LMP라면 2023.2(5-3).32(25+7)이 분만예정일인데 2월은 28일까지밖에 없으니 2023.3.4.(32-28)이 분만예정일이 된다.

(7) 예방접종

① MMR(홍역, 볼거리, 풍진), 수두백신과 같은 생백신은 태아에게 영향을 미치므로 임신 중, 임신을 준비하는 기간에는 금한다.
② Tdap(파상풍, 디프테리아, 백일해)은 사균이며 임신 27~36주 사이에 접종을 권고한다.

③ influenza 사백신 접종을 권고한다.

(8) 산과력 작성 방법

① 만삭은 37주 이후 출산, 조산은 20~37주 사이 출산, 유산은 20주 이전에 태아 사망
② 임신 수는 현재 임신도 포함하며 출산 여부와 무관하며 유산도 임신 수에 넣는다.
③ <u>쌍태아인 경우는 임신 수와 출산 수 모두 1로 기재</u>, 현재 살아 있다면 생존아는 2로 기재한다.
④ 출산 수는 임신 20~37주 사이의 조산부터 만삭 출산의 횟수를 더한 것을 말한다.

2자리	임신 수(gravida) / 출산(parity) 수 예 2/1이면 임신 2번, 출산 1번, 유산 1번
4자리 (TPAL)	만삭 분만(term birth) – 조산(preterm birth) – 유산(abortion) – 현재 생존아(living child) 예 1-2-1-1 → 만삭 분만 1번, 조산 2번, 유산 1번, 현재 생존한 아이는 1명
5자리 (GTPAL)	4자리 기재 방법에 총 임신 수가 더해진 방법이다.

제4절 고위험 임신

(1) 임신오조증

입덧은 임신 12주가 되면 사라지는데 이후에도 지속되어 탈수, 전해질 불균형을 초래하는 것을 임신오조증이라 부른다.

① 원인
  ㉠ hCG호르몬과 에스트로젠, 갑상샘호르몬의 변화
  ㉡ 다태아, 포상기태, 비만인 경우에 배 속 장기를 누름
  ㉢ 스트레스, 양가감정

② 증상
  ㉠ 전해질 불균형과 탈수가 생기며 교정하지 않으면 의식 저하 가능
  ㉡ 체중감소
  ㉢ 탄수화물 섭취가 부족하면 지방을 에너지원으로 쓰면서 산독증과 케톤뇨를 야기한다.

③ 치료와 간호
  ㉠ 먹을 수 있다면 고칼로리, 고비타민의 음식을 소량씩 자주 제공한다.
  ㉡ 기상 시 자리에서 일어나기 전에 크래커와 같은 마른 탄수화물을 섭취한다.
  ㉢ 억지로 먹지 않도록 한다. 금식하면서 수액과 TPN 같은 영양제로 수분과 전해질, 영양을 공급하는 것이 필요하다. 필요하다면 경관영양까지 고려할 수 있다.
  ㉣ 진토제를 사용한다.

(2) 자연적인 유산(abortion)

임신 20주 이내, 태아 체중 500g 이하에 임신이 종결되는 것이다.
① 절박 유산 : 출혈과 통증이 경하게 있으며 유산이 될까봐 임신부가 절박한 상태이다. 침상 안정을 하며 적절한 치료를 하면 임신을 유지할 수 있다.
② 불완전 유산 : 출혈과 통증이 심하다. 태아와 태반 일부가 불완전한 모양으로 열린 자궁경관으로 흘러나온다. 남은 태아와 태반 일부가 자궁에 남아 출혈과 감염을 일으키므로 소파술을 즉시 해야 한다.
③ 완전 유산 : 출혈과 통증이 경하다. 태아와 태반이 모두 배출이 되고 자궁경관이 닫혔다.
④ 불가피 유산 : 출혈과 통증이 심하다. 자궁 입구가 열렸고 양막이 파열되어 임신 유지가 안 되므로 불가피하게 소파술을 해야 한다. 태아와 태반 일부가 밖으로 나오는 불완전유산과 달리 불가피유산은 양수만 밖으로 흘러나오는 것인데 결국 태아가 생존할 수 없게 된다.
⑤ 계류 유산 : '계류'는 머물러 있다는 말이다. 자궁 입구는 닫혀 있고 태아가 사망하여 자궁 내에 남아 있는 경우이다. 약간의 질 출혈이 있을 수 있다. 유도분만하거나 소파술을 해야 한다. 파종성 혈액응고 장애(DIC)가 생길 수 있어 출혈의 위험이 있다. 파종성 혈액응고 장애가 발생하는 이유는 사망한 태아가 자궁 안에 머물면서 이물질이 혈관으로 유입되기 때문이다. 응고인자가 활성화된 후에 응고인자가 모두 고갈되며 출혈을 일으킨다.
⑥ 습관성 유산 : 3회 이상 습관적으로 자연유산이 반복하는 경우이다.

(3) 자궁경관무력증

임신 18~32주 사이에 자궁경관이 힘없이 열리고 통증 없이 태아와 태반이 '쑥'하고 배출되어 버리는 것이다.
① 원인 : 선천적으로 자궁 경관이 짧거나 자궁이 기형이 있는 경우이다. 후전천적으로는 경관에 상처가 있는 경우인데 과거 소파수술을 하거나 질식분만을 할 때 경관이 손상을 입은 경우이다.
② 치료와 간호 : 맥도날드술과 쉬로드카술을 하여 자궁 경부를 묶어두었다가 만삭이 가까워지면 봉합사를 제거하여 질식분만을 유도한다.
  ㉠ 맥도날드술 : 자궁경부를 복주머니처럼 당겨서 봉합사로 묶어주는 방식이며 봉합사가 질을 통해 보인다.
  ㉡ 쉬로드카술 : 자궁내구 쪽을 박리하여 봉합사가 자궁경부의 점막을 통과하여 경부를 묶는 방식이다. 맥도날드술에 비해 복잡하며 봉합사가 질에서 보이지 않는다.

(4) 자궁외임신

수정란이 자궁이 아닌 다른 곳에 착상을 하는 것이다.
① 원인
  ㉠ 자궁 내 장치(루프)가 있으면 자궁 내 착상을 방해하여 수정란이 엉뚱한 곳에 가서 착상하게 된다.

ⓒ 난관의 염증, 골반염증성 질환, 난관의 선천적인 문제 등으로 난관의 직경이 좁거나 막혀서 수정란이 자궁으로 이동을 못 하는 경우이다.
　　ⓒ 인공유산으로 인한 자궁 내 상처가 있거나 자궁내막증이 있는 경우 자궁 내 착상을 못 한다.
　② 증상
　　㉠ 수정란이 난관(특히 팽대부)에 잘못 착상하는 경우가 대부분이다.
　　ⓒ 수정란이 파열되기 전까지는 인지하지 못하며, 파열이 되면 날카롭고 상당한 통증이 복부의 한쪽에 나타난다(한쪽 난관에 착상하므로).
　　ⓒ 암갈색의 질 출혈이 있고 난관이 파열되었다면 복강 내에 혈액이 고이면서 배꼽 주변이 푸른색을 띠는데 이 증상을 Cullen's sign이라고 한다.
　③ 치료와 간호
　　㉠ 난관 파열 시 저혈량쇼크가 발생할 수 있으며 복강경수술을 해야 한다.
　　ⓒ 난관이 파열되기 전에 발견되었다면 MTX(Methotrexate)를 투여한다. 임신 초기에는 세포분열이 활발한데, 이때 필요한 성분이 엽산이다. MTX는 엽산의 작용을 방해하여 세포분열을 하지 못하게 하여 유산을 유도하는 것이다.

(5) 전치태반

태반이 정상적인 위치를 벗어나 자궁 내구에 자리를 잡게 되는 것을 전(앞)치(위치)태반이라고 한다. 임신 후반기로 갈수록 자궁이 커지면서 아래쪽에 자리 잡고 있던 태반이 위로 이동하는 경우도 있으므로 전치태반 진단은 임신 28~30주 이후에 한다.

완전 전치태반	자궁 내구를 '완전'히 덮은 경우로 제일 위험하다.
부분 전치태반	자궁 내구를 '부분'적으로 덮은 경우
변연 전치태반	태반 끝의 주'변'부(가장자리)가 자궁 내구를 일부 덮은 경우

① 원인
　　㉠ 다산부, 다태임신, 고령임신
　　ⓒ 제왕절개나 소파술, 유산의 경험이 있어서 자궁 내에 상처가 남은 경우이다.
② 증상 : 무통성 질출혈이 가장 큰 문제이다. 분만 후에도 출혈이 다량 발생할 수 있다. 자궁의 위쪽은 근육층이 두꺼워서 출혈을 방어할 힘이 있지만 자궁의 아래쪽의 근육층은 위쪽에 비해 얇아서 출혈에 대처하는 힘이 약하기 때문이다. 그리고 임신 중에도 출혈이 생길 수 있는데 분만이 임박하게 되면 자궁 경부가 조금씩 열리면서 태반이 자궁에 붙어있지 못하고 뜬 상태가 되면서 출혈이 발생하는 것이다. 이렇게 되면 태반으로 산소의 전달이 원활하게 되지 않아 태아의 자궁 내 성장지연과 태아의 저체중과 저산소증이 초래할 수 있다.
③ 치료와 간호
　　㉠ 침상 안정을 하고 내진은 태반을 자극하여 출혈을 일으키므로 절대 금지이다.
　　ⓒ 변연 전치태반은 질식분만을 시도해 볼 수 있지만, 대부분의 전치태반은 출혈 위험으로 제왕절개 분만을 한다.

(6) 태반조기박리

태반의 일부 혹은 전체가 박리(떨어짐)되는 것이다.

① 원인 : 자간전증이 있는 임부에게 호발하며 고혈압으로 자궁나선동맥의 순환에 문제가 생기고 탈락막이 괴사되면서 태반이 떨어지는 것이다.

② 증상
  ㉠ <u>심한 통증을 동반한 다량의 질 출혈</u>이 있다.
  ㉡ 자궁이 계속적으로 수축하면서 이완할 틈이 없으니 자궁이 긴장되어 판자처럼 단단해진다.
  ㉢ 외출혈 : 출혈이 자궁경관 밖으로 흘러나오는 경우이며 선홍색을 띤다.
  ㉣ 은닉출혈 : 출혈이 태반과 자궁벽 사이에 숨은 채로(은닉) 고이는 경우라서 조기발견이 어려울 수 있다. 고여 있다가 뒤늦게 나오는 혈액이라 암적색의 색깔을 띠고, 태아가 사망한 채 발견되는 경우도 있다.

③ 치료와 간호
  ㉠ 출혈이 심하지 않다면 질식분만, 응급상황이라면 제왕절개를 통해 분만한다.
  ㉡ <u>파종성 혈액응고 장애(DIC)</u>와 저혈량쇼크의 우려가 있으므로 수액요법을 받고 수혈을 준비한다.

(7) 포상기태

초기에 임신이 된 것은 맞았으나 융모막 융모(태반을 형성하는 자궁내막 조직의 융모)가 변성을 일으켜 수포성 낭포(포도송이 같은 모양)를 형성하며 자궁을 채워 수정란이 사라지는 것이다. 원인은 밝혀지지 않았다.

① 증상
  ㉠ 자궁의 크기가 주수에 비해 상당히 크다.
  ㉡ β-hCG호르몬이 비정상적으로 높으며 이로 인해 오심과 구토가 심하다.
  ㉢ 임신 초기에 자간전증(고혈압, 단백뇨, 부종) 증상이 발생한다.
  ㉣ 고약한 냄새가 나는 진갈색의 질 출혈이 보인다.
  ㉤ 수정란이 사라졌으므로 태아심음이 감지되지 않는다.

② 치료와 간호
  ㉠ 흡입 소파술을 시행하는데, 이때 출혈과 자궁 파열을 막기 위해 옥시토신을 주사해야 한다.
  ㉡ 포상기태가 자궁의 근육층까지 침범했다면 자궁절제술을 해야 한다.
  ㉢ 융모상피암으로 발전할 확률이 높아서 관찰이 필요하다. 융모상피암은 폐로 전이가 잘되기 때문에 흉부 엑스레이를 주기적으로 촬영한다.
  ㉣ 조직검사를 통해 융모상피암으로 진단되면 항암제 치료를 해야 한다.
  ㉤ β-hCG호르몬이 정상이 되고 난 후 1년 동안 피임을 해야 한다. 임신으로 인한 β-hCG호르몬 상승과 융모상피암으로 인한 β-hCG호르몬 상승이 헷갈리기 때문이다.

ⓑ β-hCG호르몬이 3회 연속으로 음성이 나올 때까지 1~2주 간격으로 검사를 계속한다. 이후 6개월 동안은 한 달에 한 번 검사, 이후 1년은 두 달에 한 번, 이후 6개월마다 추적검사를 한다.

(8) 자간전증

예전에 임신중독증으로 불리었다. 자간전증이 심해지면 자간증으로 발전하며 자간전증 초기에는 증상이 경하여 지각하지 못 한다.

> [암기Tip] '자' 식을 가진 엄마가 '간' 질을 하는 질병을 자간증이라 생각하고 자간전증은 자간증의 '전' 단계라 생각해보자.

① **증상** : 대표적인 3개 증상은 <u>고혈압과 단백뇨, 부종</u>이다.
  ㉠ 임신성 고혈압 : 임신 20주 이후에 혈압이 140/90mmHg 이상으로 측정되거나 임신 20주 이전 혈압보다 수축기 혈압이 30mmHg 이상 그리고 이완기 혈압이 15mHg 이상 상승한 경우이다.
  ㉡ 단백뇨 : 24시간 소변검사에서 단백질이 300mg 이상 확인된 경우이다. 신장의 기능이 떨어져서 단백뇨뿐만 아니라 핍뇨가 생기며 이는 부종을 더욱 야기한다.
  ㉢ 부종 : 고혈압은 혈관 수축과 경련을 일으키며 혈관 내피가 손상되고 혈관 밖의 조직에 세포외액이 많이 차오르게 된다. 혈액순환 장애로 인해 뇌(두통), 신장(단백뇨, 핍뇨), 간(우측 상복부 둔한 통증), 망막(희미한 시야와 망막출혈), 태반(태아 성장 지연)에 문제를 일으킨다.
  ㉣ 자간증으로 이완되면 수축기 혈압이 180mmHg 이상 올라가고 경련이 일어날 수 있다.
  ㉤ HELLP증후군 : Hemolysis Elevated Liver enzymes Low Platelets의 약자이다. 용혈, 간효소 증가, 저혈소판혈증을 의미한다. 손상되고 수축된 혈관을 지나가면서 많은 적혈구들이 파괴되는 용혈 현상이 일어나고 이것은 빌리루빈을 상승시켜 간 효소의 상승을 야기한다. 손상된 혈관에서 혈소판을 많이 소모하기 때문에 저혈소판혈증이 생긴다.

② **치료와 간호**
  ㉠ 경련을 예방하기 위해 조용하고 어두운 방에서 안정하도록 하며 방문객을 제한한다.
  ㉡ 절대안정을 하며 좌측위를 취해서 태반으로 혈액순환이 잘되도록 한다.
  ㉢ 고단백질(단백뇨), 저염식이(부종), 고섬유질(변비)식이를 한다.
  ㉣ 경련을 한다면 산소를 공급하고 흡인을 하여 이물질이 기도로 넘어가지 않도록 한다.
  ㉤ 황산마그네슘($MgSO_4$)
    • 경련의 예방을 위해 투약하는 약물이다. 중추신경계를 억제하여 경련의 가능성을 줄이고 평활근을 이완시키는데, 혈압을 떨어뜨리는 효과도 있다. 중독증상이 보이면 calcium gluconate를 정맥주사한다.

- 중독증상 : 저혈압, 슬개근 반사 소실, 소변량 감소, 호흡 감소, 맥박 감소, 태아심음 감소, 기면 상태, 운동실조
- ㉥ 혈압하강제(hydralazine) 사용 : 이완기압이 110mmHg 이상일 때 사용한다.

(9) 임신성 당뇨
임신 20주 이후에 당뇨라고 진단을 받더라도 출산 후에는 회복한다.
① 원인 : 프로제스테론과 태반락토젠호르몬이 <u>인슐린 저항성(포도당 인슐린에 자극하는 정도)</u>을 <u>올린다.</u> 임신 2기와 3기에 혈중 포도당이 높으니 인슐린 요구량은 올라가는데 췌장이 기능을 제대로 하지 못하면 임신성 당뇨가 초래된다.
② 검사
  ㉠ 24~28주 사이에 50g 경구포도당 용액을 섭취하고 1시간이 지나서 혈당검사를 한다. 혈중 포도당 농도가 140mg/dL 이상, 고위험 산모는 130mg/dL 이상이라면 두 번째 단계로 넘어간다.
  ㉡ 최소 8시간 이상 금식을 하고 식전 혈당을 측정한 후 100g 경구 포도당 용액을 섭취한다. 섭취 후 3시간 동안 매 시간마다(총 3번) 혈중 포도당 농도를 측정하여 2번 이상 정상보다 높게 나타난다면 임신성 당뇨라고 진단한다.
③ 영향

태아	• 고인슐린혈증 : 임부의 혈당이 높으면 더 많은 포도당이 태아에게 흘러들어 간다. 태아는 혈당을 낮추기 위해 인슐린을 분비하게 된다. • 거대아 : 고인슐린혈증은 태아의 세포 안으로 포도당을 적극적으로 이동시켜 거대아로 만든다. • 저혈당과 저칼슘혈증 : 고인슐린혈증이던 아기가 출산 후 공급받던 포도당이 끊어지면서 남아 있던 몸 안의 인슐린으로 인해 저혈당에 빠지게 된다. • 호흡곤란 : 고인슐린혈증은 계면활성제의 합성을 지연시켜 폐성숙이 지연된다. • 저칼슘혈증 : 분만이 가까워오면 당뇨병 임부는 고칼슘혈증이 되는데 이것이 태아의 부갑상샘 기능(혈중 칼슘 올림)의 저하증을 초래하게 되고 결국 저칼슘혈증이 된다. • 고빌리루빈혈증 : 간 기능 미숙으로 빌리루빈 배설 지연, 적혈구의 생존 기간 감소 • 선천적 기형
임부	• 포도당은 세균이 좋아하므로 감염에 취약(비뇨기 감염 많음)하며 특히 모닐리아성 질염이 흔하다. • 임신성 고혈압이 올 확률이 높아진다. • 양수과다증 : 양수 내 포도당이 증가하여 삼투압이 상승하여 수분을 끌어들인다. • 당뇨병성 신경병증, 당뇨병성 신증, 조기분만 • 케톤산증 : 인슐린이 결핍되어 포도당을 이용하지 못하면 지방이 사용되어 케톤이 생성된다. 임부와 태아에게 치명적인 결과를 가져올 수 있다.

④ 치료와 간호
  ㉠ 혈당을 많이 올리는 음식은 피하고 비당뇨성 임부와 동일한 영양을 섭취한다.
  ㉡ 경구용 혈당강하제를 복용하고 규칙적으로 운동을 한다. 운동은 포도당을 에너지원으로 사용하고 남은 포도당을 근육에 저장시켜 혈당을 조절한다.
  ㉢ 식전 혈당은 95mg/dL 이하, 식후 두 시간 혈당은 120mg/dL 이하를 목표로 잡고 규칙적으로 혈당을 4번 측정한다(아침 식전, 아침 식후 두 시간, 점심 식후 두 시간, 저녁 식후 두 시간).

(10) 심장질환

임신 28~32주에는 혈액량과 심박출량이 최고 40~50%까지 늘어나므로 심장질환을 가진 임부에게는 부담이 된다. 분만 후 1~2일 안은 조직 내 남아 있던 수분들이 혈관 안으로 들어오면서 심장의 부담이 증가하게 되므로 <u>가장 위험한 시기</u>이다.

① 치료와 간호
  ㉠ 감염되면 심장에 부담이 갈 수 있으므로 예방적 항생제를 투약한다.
  ㉡ 저염식, 고단백, 철분 보충식이를 한다. 염분은 수분을 끌어당겨 심장의 부담을 가중시키므로 저염식을 해야 한다. 고단백과 철분은 태아의 성장에 필요한 단백질과 산소를 충분히 공급하기 위해 필요하다.
  ㉢ 통증을 느끼고 복압이 올라가면 심장에 부담이 간다. 진통제를 분만 1기에 투여하고 복압이 올라가지 않도록 경막외 마취를 한다.
  ㉣ 자궁수축제가 필요하다면 옥시토신을 선택하고 methergine, ergonovine은 혈압을 상승시키므로 금한다.
  ㉤ 강심제를 복용하고 있던 임부는 임신 중에도 계속 투약한다.
  ㉥ 분만하면서 복압을 상실하게 되고 내장 혈관이 울혈이 되었다가 갑자기 심장유입량이 증가한다. 이를 막기 위해 복대를 해서 지지하도록 한다.

(11) 철분 결핍성 빈혈

① 원인
  ㉠ 임신하면 혈액량이 증가하는데, 혈장의 증가가 적혈구 증가보다 크기 때문에 농도가 옅어져서 빈혈을 야기한다.
  ㉡ 태아의 철분 요구량이 증가한다.

② 증상
  ㉠ 감염에 취약하고 임신성 고혈압에 걸릴 확률이 높아진다.
  ㉡ 자궁 내 태아 성장이 지연되고 유산, 조산을 할 수 있다.
  ㉢ 산후출혈이 있을 때 위험에 빠질 확률이 높다.

③ 치료와 간호
  ㉠ 산욕기까지 철분제를 복용한다. 철분제는 식전에 가장 흡수율이 좋고 비타민 C(철분흡수 도움)와 함께 복용하도록 한다. 식전에 복용하고 속쓰림이 심하다면 식후에 복용해도 된다.
  ㉡ 제산제, 우유에는 칼슘이 들어 있는데 칼슘은 철분의 흡수를 방해하므로 같이 먹지 않는다.
  ㉢ 철분제를 먹으면 변 색깔이 검은색으로 변화하며 변비와 위장장애가 생길 수 있음을 교육한다. 변비를 막기 위해 적절한 운동을 하고 고섬유질 음식과 충분한 수분을 섭취하도록 한다.

제5절 태아 건강 사정

(1) **태아 신체 사정**

① **제대** : 2개의 동맥(이산화탄소가 많은 정맥혈)과 1개의 정맥(산소가 많은 동맥혈)이 와튼 젤리에 싸여 있다. 동맥에 정맥혈이 흐르고 정맥에 동맥혈이 흐르므로 헷갈리지 않도록 한다.

② **양수** : 양수는 약알칼리(pH 7~7.7)이다. 태아는 양막에 싸여 있고 양막 안에 가득 든 양수에 태아가 떠 있다.
  ㉠ 양수는 완충작용을 하여 외부의 충격으로부터 태아를 보호한다.
  ㉡ 태아의 체온을 일정하게 유지시켜준다.
  ㉢ 분만할 때 자궁경관을 여는 데 도움을 준다.
  ㉣ 태아가 양수 안에서 자유롭게 노닐며 근골격계가 발달할 수 있다.
  ㉤ 태아의 소변과 여러 체액들이 양수에 떠다니며, 이것을 태아는 다시 삼킨다. 이렇게 태아가 삼키고 배설하면서 양수의 양이 유지가 된다.
  ㉥ 양수천자를 통해 태아의 기형과 질병 여부를 조기에 알 수 있다.

③ **태반**
  ㉠ 구조 : 무게는 350~750g 정도이며 태아 체중의 1/6가량이다. 임신기간 동안 크기가 커지다가 37주가 넘어가면 서서히 퇴화된다. 태반의 태아 측면은 양막에 덮여 있어서 매끈하고 붉은 혈관들이 많이 보이며, 모체 측면은 자궁에 붙어 있는 면으로 붉고 태반분엽이 15~20개 있어서 표면이 울퉁불퉁하다.
  • 탈락막 : 태반이 자궁내막에 붙어 있는 그 면이다.
  • 융모막 : 태아는 양막(양수와 태아를 싸고 있음)에 둘러싸여 있는데 융모막은 양막과 자궁 사이에 있는 막이다. 융모막에 있는 융모는 임부와 물질교환을 더욱 수월하게 하는 역할을 한다. 이 융모막에서 hCG호르몬이 분비된다.

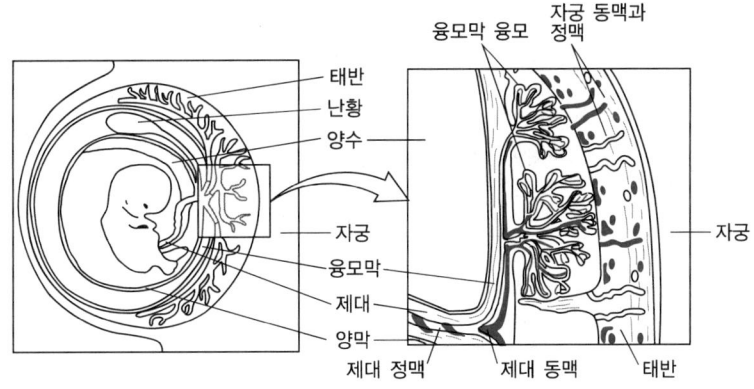

ⓒ 기능
- 물질교환 : 임부의 산소와 영양분을 태아에게 전달하고 태아의 이산화탄소와 노폐물을 임부에게 전달한다. 임부와 태아의 혈관은 연결되어 있지 않고 융모에 의해 분리되어 섞이지 않으며 물질만 교환한다는 것을 기억하자. 태아는 폐가 있으나 기능을 하지 않고 태반이 호흡 기능을 한다.
- 감염으로부터 보호
  - 면역글로불린을 태아에게 전달하며 세균은 태반을 통과하지 못하지만 크기가 작은 일부 바이러스는 태반을 통과할 수 있다. 그래서 임신기간에는 MMR과 수두 접종을 금지하는 것이다.
  - 매독균은 임신 20주 이후(태반막이 얇아짐)에는 태반을 통과하여 태아에게 전달되므로 그 전에 매독 치료를 해야 한다.
  - 카페인, 니코틴, 알코올은 태반을 통과하여 태아에게 악영향을 미치게 된다.

흡연	• 선천적 기형, 저체중, 성장 장애, 호흡기 질환, 태아돌연사증후군
알코올	• 태아알코올증후군 - 정신지체, 충동성, 주의집중이상, 행동장애 - 소뇌증, 심장기형, 척추기형, 두개안면기형 - 저체중과 비특이성 기형

- 호르몬 분비

프로게스테론	• 수정란 착상이 가능하도록 자궁내막을 준비시키며 착상 후에는 임신을 유지시켜 주는 중요한 호르몬이다. • 태반이 형성되는 12주 전까지는 황체에서 분비된다. • 평활근을 이완시킨다. 위장 괄약근이 이완되어 역류성 가슴앓이를 겪게 되며 위장의 연동운동을 떨어뜨려 변비가 생긴다. • 자궁내막을 유지하고 자궁수축을 억제한다. • 혈관을 이완·확장시켜 혈액이 정체된다. 하지에 부종이 오고 정맥류가 발생한다.
에스트로겐	• 태반이 형성되는 12주 전까지는 황체에서 분비한다. • 멜라닌자극호르몬을 분비시켜 임신선, 기미, 유두와 유륜 착색을 일으킨다. • 자궁과 유방과 유선을 증대시키고 혈액 공급을 촉진시킨다. 잇몸과 비점막의 충혈을 야기한다. • 태반에서 분비하는 에스트로겐은 에스트리올인데 이 수치를 확인하면 태반의 기능을 파악할 수 있다(에스트로겐은 에스트론, 에스트라디올, 에스트리올 세 종류로 나뉨). • 태아 상태를 반영하므로 임신 중 태아 검사에 이용한다. • 혈액 응고력을 증가시켜 대퇴성 혈전증 가망성을 높인다.
융모성선자극호르몬(hCG)	• 태반이 형성되기 전까지 황체에서 에스트로겐과 프로게스테론이 분비되도록 하는 역할을 한다. • 임신 초기에 소변을 통해서 검출되어 임신을 확인할 수 있다. • 임신 2~3개월까지 최고에 이르면서 입덧을 유발한다.
태반락토겐(hPL)	• 임부의 인슐린 저항을 증가(포도당 활용을 못 함)시키고 임부의 단백질 합성도 증가시킨다. • 임부의 신진대사를 촉진시켜 태아의 성장에 필요한 영양을 공급한다. • 임신 37주 동안 점차 증가하는데 태반의 크기와 비례한다.
릴락신	• 이완('릴랙스')시키는 호르몬인데 치골결합을 유연하게 하고 자궁경관을 부드럽게 만들어 개대하는 데 도움을 준다.

(2) 태아의 성장과 발달과정
  ① 수정~2주
    ㉠ 정자는 자궁 안에서 48~72시간 생존할 수 있다. 알칼리 환경에서 활동성이 높아지는데 자궁 내는 알칼리 환경이어서 난관 팽대부에 빠른 시간 안에 도착한다.
    ㉡ 수정란(접합자)은 난관의 섬모운동과 연동운동, 난관의 수축으로 자궁으로 이동하여 상실배를 거쳐 배포로 만들어져 착상하는데 수정에서부터 7~8일 정도 소요된다.
    ㉢ 상실배 : 수정란이 난관을 이동하면서 16~32개의 오디와 비슷한 과실 모양의 분할구를 형성한다.
    ㉣ 배포
      • 배포로 발전하여 착상되어야 드디어 임신이 된 것이다. 액체가 고인 배포 강(비어 있는)이라는 공간이 만들어진다.
      • 완전히 자궁내막에 매몰(영양배엽이 단백질과 세포분해 효소 분비)되어 착상이 완료될 때까지 7일 정도 소요된다.
      • 배포의 내층 세포는 배아를 형성하고 외층 세포는 영양 배엽으로 발전한다. 배포가 착상을 시도할 때 영양 배엽은 원시 융모를 형성한다. 원시 융모는 융모막 융모로 발전하고 이곳에서 융모성선자극호르몬(hCG)이 분비되어 임신 사실을 알게 된다.

    [암기 Tip] 아이(새끼)를 '배' 다 라는 말은 임신했다는 것이다.

  ② 2~8주
    ㉠ 배아(embryo) : 중요한 기관이 형성되는 시기이며 환경적인 영향으로 기형이 생길 수 있으므로 주의가 필요하다. 수정 3주 차부터 초기 배엽이 만들어진다.
      • 외배엽 : 피부, 손톱, 머리털, 중추신경계와 말초신경계이다. 겉에서 보이는 것들이 외배엽에 들어가고 뇌와 척수는 외부에 노출이 되어 손상을 쉽게 받을 수 있다고 기억하자.
      • 중배엽 : 근골격계(뼈와 근육, 장기를 보호하는 중간 역할), 골수, 결체조직, 심혈관계(모든 조직에 산소와 영양을 공급하는 중간 역할), 생식계, 신장
      • 내배엽 : 호흡기, 소화기, 방광, 요도
    ㉡ 태반이 형성되기 전까지 난황낭을 통해 영양분을 공급받는다. 간이 만들어져 조혈작용을 할 때까지 난황낭에서 혈액세포가 생성된다.
  ③ 9주 : 이때부터 태아라고 부른다.
  ④ 3개월
    ㉠ 태아의 <u>심장소리를 들을 수 있다.</u>
    ㉡ 신장에서 소변이 만들어진다.
    ㉢ 성 구분이 가능하다.

ⓔ 손발톱이 만들어지기 시작하고 뼈의 골화가 시작된다.
　　[암기Tip] 3(삼)-심장-소변-성별 모두 'ㅅ'으로 시작한다.
⑤ 4개월
　　㉠ 소변이 양수로 배출된다. [암기Tip] 소변을 싸(4)기 시작한다.
　　㉡ 머리카락과 솜털이 만들어진다.
⑥ 5개월
　　㉠ 솜털이 온몸을 덮고 태지를 만든다.
　　㉡ <u>태동을 느낄 수 있다.</u> 태아가 움직인다는 것은 뼈가 만들어졌다는 것이니 4개월쯤에 뼈가 완성된다고 이해해도 될 것이다.
　　　　[암기Tip] 태동을 느끼면 엄마는 놀라서 '오(5)'라고 외친다.
　　㉢ 췌장에서 인슐린이 만들어지기 시작한다.
⑦ 6개월
　　㉠ 폐포에서 계면활성제의 생산이 시작된다.
　　㉡ 태아는 외부 소리를 들을 수 있고 피부는 붉은색을 띠며 주름이 많다.
⑧ 7개월
　　㉠ 계면활성제가 더욱 생산되어 폐포가 성숙이 된다. 계면활성제는 폐포(숨을 쉬기 위해서는 폐포가 확장되어야 함)를 싸고 있는 막을 이루는 구성성분으로 폐포가 확장을 하기 위해 필수적인 요소이다. 7개월이 지나 태어나면 계면활성제가 충분하여 생존확률이 높아지기 때문에 예전에 '칠삭둥이'라고 불리는 아기들이 있었다. 계면활성제가 생기기 전에 태어난 미숙아에게는 계면활성제 치료가 필수이다.
　　㉡ 고환이 음낭으로 하강하기 시작한다.
⑨ 8개월
　　㉠ 피부는 쭈글쭈글하고 붉은 모습이다.
　　㉡ 피하지방이 쌓이기 시작한다.
⑩ 9개월
　　㉠ 폐가 충분히 성숙하였고 체중증가가 현저하다.
　　㉡ 솜털이 사라지기 시작하고 주름이 없어지며, 피부의 붉은 정도도 덜해진다.
⑪ 10개월
　　㉠ 태지로 덮여 있고 솜털이 거의 없다.
　　㉡ <u>IgG는 태반을 통과하는 유일한 면역글로불린</u>으로 임신 3기에 태아에게 전달되기 시작한다. 이전에 태어난 미숙아는 감염에 취약해지는 것이다. 10개월을 채우고 태어난 아기는 생후 6개월까지 IgG를 보유하고 있어서 감염으로부터 보호받을 수 있다.

(3) 태아 건강 사정

① **초음파** : 질식 초음파는 검사 전 방광을 비우고, 복식 초음파는 방광에 소변을 채워 검사한다. 방광에 차 있는 소변이 초음파를 잘 투과시켜 더 잘 보이게 하는 효과가 있기 때문이다. 임신 중반기부터는 양수가 충분히 채워지기 때문에 임부가 소변을 참을 필요가 없다.
  ㉠ 양수와 태반 등 태아를 둘러싼 환경을 사정한다. 양수과소증일 때 태아질식, 태아 성장 지연, 요로폐쇄증을 의심하고 양수과다증일 때 식도폐쇄, 수두증, 무뇌아를 의심할 수 있다.
  ㉡ 태아 기형과 다태아 여부를 확인한다.
  ㉢ 태아 자세, 크기, 위치, 태아 연령을 사정한다.

② **무자극검사(NST ; Non Stress Test)** : 임신 32주 이후에 하는 검사이다. 사람은 움직일 때 맥박수가 올라간다. 마찬가지로 태동이 보일 때 태아 심박수가 정상범위에서 올라가야 하는데 그것을 확인하여 태아의 안녕을 확인하는 검사이다.
  ㉠ 방법 : 반좌위를 취한 상태에서 왼쪽이 밑으로 갈 수 있도록 오른쪽 엉덩이 밑에 작은 베개를 대어준다. 벨트를 두 개를 두르는데 태아심음과 자궁수축(자궁저부)을 각각 확인하기 위함이다. 20~40분 동안 관찰하는데 임부는 태동이 느껴지면 버튼을 누르면 된다.
  ㉡ 태아 심박동수
    • 정상 : 120~160회/분
    • 서맥 : 100~110회/분 미만으로 맥박이 떨어지는 경우이다. 임부가 혈압이 낮거나 태아가 후기 저산소증 상태일 때, 제대로 인한 태아 압박일 때 나타난다. 옥시토신을 주입 중이었다면 즉시 중단하고 산소를 공급하는데 마스크로 5~10L를 적용하여 태아에게 산소가 전달하게끔 해야 한다.
    • 빈맥 : 160회/분 이상으로 빠른 경우이다. 태아가 저산소증, 감염된 상태이거나 임부가 갑상샘항진증일 때 나타난다.
  ㉢ 해석
    • 정상(반응) : 검사 시간 20분 동안 태동과 상관없이 태아 심박동 상승이 2회 이상 나타나는 것이다. 기준선보다 15회 이상의 상승이 15초 이상 지속되어야 한다.
    • 비정상(무반응) : 20분 검사해서 반응이 없으면 태아가 쉬고 있었을 가능성을 감안하여 한 번 더 측정한다. 그래도 반응이 없다면 발육지연, 태아산혈증, 태변착색, 양수과소, 태반경색을 의심할 수 있다.

③ **자궁수축검사(CST ; Contraction Stress Test)** : 자궁이 수축이 되었을 때 태반을 통해 태아에게 혈액이 제대로 전달되는지를 확인하여 자궁과 태반 사이의 순환 이상 여부를 확인할 수 있다. 자궁 내 성장지연, 태아 기능부전 등이 의심될 때 선택적으로 하는 검사이다. 옥시토신을 주입하여 자궁을 수축시켜 태아에게 스트레스를 주어 심박동을 확인한다.

㉠ 방법
  - 옥시토신을 투여하거나 유두를 자극하여 옥시토신을 분비하게끔 한다.
  - 벨트 두 개를 두르는데 태동과 자궁수축을 각각 확인하기 위함이다.
㉡ 해석
  - 조기 감퇴(조기 하강)
    - 자궁수축이 시작하면서 태아 심박동수가 떨어지는 그래프이다. 태아의 심박수 최저 하강지점과 자궁수축 최고점이 같다. 자궁수축이 정점을 찍기 전 '조기'에 태아 심박동수가 감퇴를 시작하는 것을 볼 수 있다.
    - 아두가 압박되면서 미주신경에 의한 부교감신경이 자극을 받는다는 것이다(태아일과성 서맥).
    - 정상이고 별다른 처치가 필요 없다.

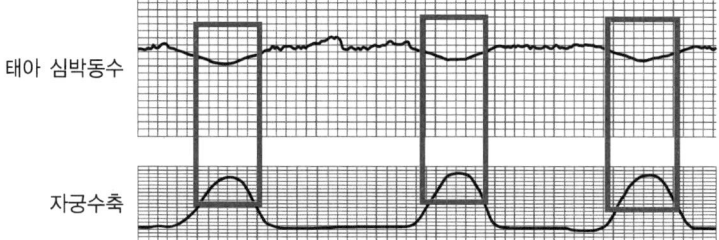

  - 후기 감퇴(후기 하강)
    - 10분 동안 세 번의 자궁수축과 함께 후기 감퇴가 동반되는 경우 비정상이다.
    - 자궁수축이 정점을 찍은 후에 바로 태아의 심박동수가 급격히 떨어지는 것이어서 후기 감퇴이다. 태아 심박동수 감소의 시작과 최저점, 회복점이 자궁수축과 동시에 일어나지 않고 지연되어 나타난다.
    - 자궁수축이 일어나는 동안 혈액과 산소가 태아에게 원활하게 공급되지 않는 태반관류 장애 상황이 의심된다.
    - 옥시토신 주입을 바로 중단하고 임부를 좌측위로 눕힌다. 산소를 공급하여 태아에게 산소가 전달되게 해야 한다. 후기 감퇴가 지속되면 제왕절개 분만을 해야 한다.

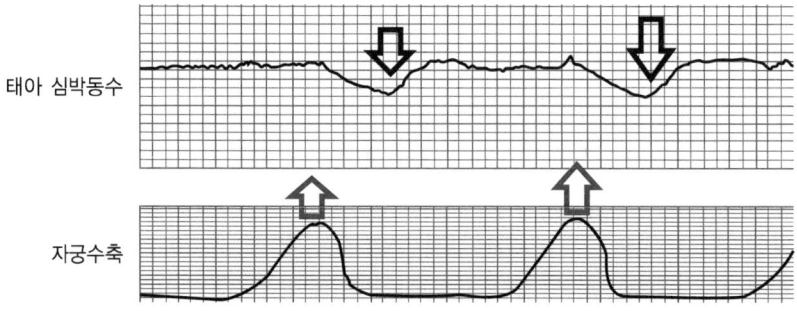

- 가변성 감퇴(가변성 하강)
  - 제대가 태아를 압박하는 상황이며 지속되면 태아질식(fetal distress)의 위험이 높아진다.
  - 제대가 압박을 받으면 태아에게 혈액이 가지 않으니 태아 심박동수가 저하된다.
  - 제대 압박이 이유니까 자궁수축 시점과 무관하게 태아 심박동수의 변화가 보인다.
  - 임부를 좌측위로 눕히고 골반을 높여(골반고위) 제대가 압박되는 것을 피한다. 산소를 공급하여 태아에게 산소가 전달되게 한다. 지속된다면 제왕절개 분만을 해야 한다.

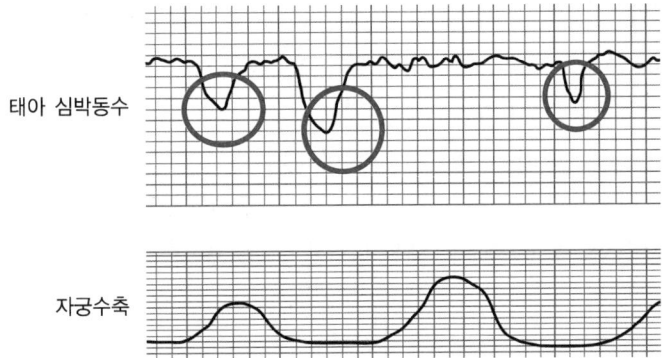

④ **삼중검사(triple marker test, 트리플 검사)**
  ㉠ 임신 15~22주 사이의 임부를 대상으로 하는 기형아 혈액 검사이다. 알파태아단백검사, 베타융모성선자극호르몬, 비결합 에스트리올 세 가지를 검사하므로 삼중검사라고 부른다. 검사를 통해 다운증후군, 에드워드 증후군, 신경관 결손증 여부를 밝혀낼 수 있다.
  ㉡ 삼중검사에서 이상소견이 보인다면 양수천자 검사를 해야 한다.
  ㉢ 알파태아단백검사(AFP ; Alpha-Fetoprotein)
    - 상승 시 무뇌아, 이분척추 등의 신경관 결손과 태아용혈성질환, 식도 폐쇄 등을 의심한다. 양수천자로도 할 수 있는 검사이다.
    - 감소 시 다운증후군, 태아 사망 등을 의심할 수 있다.
  ㉣ 베타융모성선자극호르몬(β-hCG) : 임신 2~3기에는 상대적으로 감소되어야 한다. 비정상적으로 증가한다면 포상기태, 다운증후군을 의심할 수 있다.
  ㉤ 비결합 에스트리올 : 정상 임신 과정에서 서서히 상승해야 하는데 수치가 저하된다면 다운증후군을 의심할 수 있다.
  ㉥ 삼중검사에 인히빈 A가 추가되면 쿼드검사이다. 인히빈 A는 항체와 태반에서 생성되는 물질이며 다운증후군이라면 이 수치가 정상의 2배이다.

⑤ **양수천자** : 양수에 있는 태아의 체세포를 채취하는 침습적인 검사이다. 천자한 곳에 출혈이 있을 수 있다. 태아의 폐성숙도, 유전적 질환 확인, 양막염을 진단하기 위해 시행한다.

㉠ 태변 착색 : 태변이 있다면 태아 산증, 태변흡입증후군, 태아심음 이상, 감염, 저산소증을 의심할 수 있다.
㉡ 폐성숙도검사 : 폐에는 계면활성제가 충분히 있어야 가스교환이 이루어지는데 부족하다면 태아가 호흡곤란에 빠진다.
- 레시틴(인지질)과 스핑고미엘린 비율(L/S Ratio) : <u>폐의 성숙도를 가장 정확히 알 수 있다.</u> 레시틴의 상승으로 비율이 2.0 이상이라면 계면활성제가 충분히 생성되었다는 것이다.
- shake test : 알코올 1cc에 양수 1cc를 섞어 흔들어 거품이 생긴다면 L/S 비율이 2.0 이상이라는 것이다.

⑥ 레오폴드 복부촉진법 : 태아의 태위와 태향을 확인할 수 있는 신체 검진 방법이다.

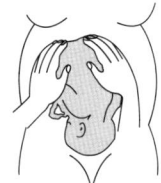	• 임부의 다리 쪽에 서서 자궁저부에 손을 댄다. • 자궁저부에 머리, 엉덩이, 어깨, 몸통 중 어느 부위가 있는지 만져서 확인하는 과정이다.
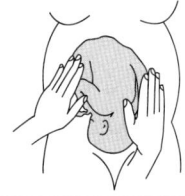	• 손바닥으로 태아의 양옆을 촉진하여 단단하고 편평한 등을 확인한다. • 태아심음은 태아가 구부리고 있는 자세이므로 등을 통해 청진할 수 있다. 둔위일 때는 앉아있는 자세이므로 엄마의 배꼽을 중심으로 위쪽에 심장이 위치하고, 두정위는 머리가 아래로 향하는 자세이므로 엄마의 배꼽을 중심으로 심장이 아래쪽에 위치하게 된다.
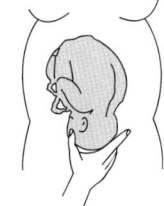	• 치골결합 바로 위의 하복부를 손가락을 이용하여 촉진한다. • 자궁저부에서 만져지는 부위와 치골결합 부근에서 만져지는 부위를 합해 태위와 태향을 결정한다.
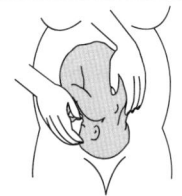	• 자세를 돌려 임부의 다리 쪽을 향해 보고 선다. • 치골결합을 좀 더 깊이 촉진하여 아두가 굴곡이 잘 되어 있는지와 하강 정도를 확인한다.

CHAPTER 02 적중예상문제

01 임신을 한 여성의 생식기 변화에 대한 설명으로 틀린 것은?

① 통증이 없는 무통성인 불수의적 자궁수축이 임신 초기부터 있을 수 있다.
② 임신 36주가 되면 검상돌기 아래까지 자궁저부가 올라왔다가 38주 이후 하강한다.
③ 자궁경부에 mucus plug가 생긴다.
④ 초산부의 자궁경부는 물고기 모양과 닮았다.
⑤ 유두는 물로만 씻어야 한다.

> **해설** 초산부는 자궁경부가 아주 작은 동그라미 형태이나 경산부는 옆으로 길쭉한 모양이다. 분만하면서 열상을 입은 자궁경부가 회복하면서 흔적이 남게 되는데 물고기 모양을 닮아서 fish mouth라고 부르기도 한다.

02 임신을 한 여성의 변화에 대한 설명으로 옳은 것은?

① 에스트로젠의 작용으로 근육이 이완되고 소화장애를 겪는다.
② 입덧이 일어나는 이유는 프로제스테론 호르몬의 영향이다.
③ 임신 24주 이후에 자궁이 커지면서 흉식 호흡을 한다.
④ 척추전만증이 생긴다.
⑤ 신장의 사구체 여과율이 감소하면서 부종을 유발한다.

> **해설** ① 프로제스테론의 효과이다.
> ② hCG호르몬의 효과이다.
> ③ 커지는 자궁이 횡격막을 누르면서 복식호흡을 하게 된다.
> ⑤ 혈액량이 많아지면서 사구체 여과율이 증가하고 소변량이 많아진다.

03 임신을 한 여성의 순환계 변화에 대한 설명으로 옳지 않은 것은?

① 임신 중기 이후에는 좌측위를 취하도록 한다.
② 백혈구가 조금 증가하는 것은 임신 중 있을 수 있다.
③ 생리적 빈혈이 생길 수 있다.
④ 임신 32주 이후에는 혈액량이 임신 전보다 50%까지 증가한다.
⑤ 커진 자궁으로 인해 상체에 부종이 심해진다.

> **해설** 커진 자궁이 하대정맥을 눌러 발목이 더 많이 붓는다. 하지정맥압이 상승하면 치질과 정맥류를 유발한다.

정답 1 ④ 2 ④ 3 ⑤

04 임신을 한 여성의 호르몬 변화에 대한 설명으로 옳은 것은?

① 임신기간 내내 갑상샘호르몬은 상승되어 있다.
② 임신 여부를 진단할 수 있는 호르몬은 태반락토겐이다.
③ 에스트로젠은 임신을 유지하는 중요한 호르몬으로 자궁수축을 막아 유산을 막는다.
④ 옥시토신으로 유즙이 생성되고 유두를 짜면 유즙이 나온다.
⑤ 유두를 자극하면 뇌하수체 후엽에서 옥시토신이 분비되어 자궁수축이 있을 수 있다.

해설
① 임신 3개월까지는 태아 스스로 갑상샘호르몬을 만들지 못하여 임부가 공급해주어야 하므로 이때 수치가 상승한다.
② hCG호르몬이다.
③ 프로제스테론에 대한 설명이다.
④ 프로락틴에 대한 설명이다.

05 확정적 임신 징후인 것은?

① 유방이 팽만되고 민감함
② 복부가 커져 있음
③ 태동
④ 무통의 간헐적인 자궁수축
⑤ 초음파로 태아 확인

해설 확정적 징후는 의료진에 의해서 객관적으로(검사 기계 사용) 임신이라고 확정받는 것이다.
①·③은 추정적 징후이다.
②·④는 가정적 징후이다.

06 임부에게 적용하는 간호에 대한 설명으로 옳지 않은 것은?

① 입덧이 있는 임부에게 식전에 크래커를 먹도록 한다.
② 백대하가 있을 때 질 세척을 하여 위생관리에 신경을 쓰도록 한다.
③ 충분한 물과 섬유질을 섭취한다.
④ 기름지고 자극적인 음식을 피한다.
⑤ 유두는 물로만 세척을 한다.

해설 질 세척을 하면 감염의 위험성이 높아지므로 금한다.

정답 4 ⑤ 5 ⑤ 6 ②

07 산전검사에 대한 설명이다. 옳은 것은?

① 임신 20주 이후에 단백뇨는 없고 6시간 간격으로 두 번 측정한 혈압이 140/90mmHg 이상이면 자간전증이다.
② Rh^+ 산모가 Rh^- 태아를 임신한 경우에는 모체에게 Rh^+항체가 만들어지지 않는다.
③ Rh^- 여성이 로감주사를 맞는 이유는 임부에게 혈전의 위험이 생기는 것을 막기 위해서이다.
④ MMR 접종은 임신 중에도 할 수 있다.
⑤ 임신 28주까지는 4주에 1회, 임신 36주까지는 3주에 1회 방문한다.

해설
① 임신성 고혈압에 대한 설명이다.
③ Rh^+에 대한 항체가 생기는 것을 예방하여 둘째 아이를 보호하기 위함이다.
④ MMR은 생백신이라 임신 중에는 금한다.
⑤ 임신 28주까지는 4주에 1회 방문, 임신 36주까지는 2주에 1회 방문, 그 이후에는 1주에 1회 방문을 하도록 한다.

08 2022년 3월 20일에 마지막 생리를 시작하여 3월 25일에 끝났다. 네겔레 법칙을 적용하여 분만예정일을 계산한다면?

① 2022년 12월 27일
② 2022년 11월 25일
③ 2023년 1월 3일
④ 2022년 11월 20일
⑤ 2023년 1월 1일

해설 생리 시작한 날을 기준으로 한다. 3월+9월, 20일+7일

09 만삭 분만 1번, 유산 2번, 조산 2번, 현재 생존한 아이 1명이라면 TPAL 산과력을 기록한다면?

① 1-2-1-1
② 1-2-2-1
③ 2-1-2-1
④ 1-1-2-2
⑤ 1-1-2-1

해설 '만삭 분만 - 조산 - 유산 - 현재 생존아'의 순서대로 기재한다.

정답 7 ② 8 ① 9 ②

10 태아와 태반이 모두 배출되고 자궁경관이 닫힌 채로 산부인과를 찾아온 여성이 있다. 이때 유산의 형태는?

① 완전 유산
② 불완전 유산
③ 절박 유산
④ 불가피 유산
⑤ 계류 유산

> **해설**
> - 절박 유산 : 출혈과 통증이 경하게 있으며 적절한 치료를 하면 임신을 유지할 수 있다.
> - 불완전 유산 : 출혈과 통증이 심하다. 태아와 태반 일부가 불완전한 모양으로 열린 자궁경관으로 흘러나오고 남은 태아와 태반 일부가 자궁에 남아 출혈과 감염을 일으키므로 소파술을 즉시 해야 한다.
> - 완전 유산 : 출혈과 통증이 경하다. 태아와 태반이 모두 배출이 되고 자궁경관이 닫혔다.
> - 불가피 유산 : 출혈과 통증이 심하다. 자궁 입구가 열렸고 양막이 파열되어 유산이 불가피한 상황이므로 소파술을 해야 한다.
> - 계류 유산 : 자궁 입구는 닫혀 있고 태아가 사망하여 자궁 내에 남아 있는 경우이다. 약간의 질 출혈이 있을 수 있다. 유도분만하거나 소파술을 해야 한다. 파종성 혈액응고 장애(DIC)가 생길 수 있어 출혈의 위험이 있다.
> - 습관성 유산 : 3회 이상 습관적으로 자연 유산이 반복하는 경우이다.

11 한쪽 배에 국한하여 날카로운 상당한 통증을 호소하면서 임부가 응급실에 왔는데 암갈색의 질 출혈이 다량 보였다. 의심되는 상황은?

① 자궁외임신
② 자궁경관무력증
③ 전치태반
④ 불완전유산
⑤ 태반조기박리

12 임신 3기에 선홍색의 질 출혈이 보이는데 통증은 없다고 한다. 이 상황에 대한 설명으로 옳은 것은?

① 태반조기박리가 의심되어서 제왕절개 준비를 한다.
② 전치태반이 의심되며 내진을 해서 자궁개대를 확인한다.
③ 임신 3기에 나타나는 정상적인 증상이다.
④ 전치태반이 의심되며 제왕절개 준비를 한다.
⑤ 자궁경관무력증으로 인한 증상이며 쉬로드카 시술을 준비한다.

> **해설** 전치태반
> - 임신 3~4기에 선홍색(태반혈관에서 자궁경관을 통해 바로 혈액이 흘러나오기 때문)의 무통성 질 출혈이 나타난다.
> - 침상 안정을 하고 내진은 절대금지이다.
> - 제왕절개를 통해 분만을 한다.

13 hCG호르몬 검사로 임신을 확인한 임부가 주수에 비해 너무나도 큰 배, 오심과 구토를 주 호소로 산부인과에 방문하였다. 이때 의심되는 상황은?

① 포상기태
② 태반조기박리
③ 양수과소증
④ 자간전증
⑤ 자궁외임신

해설 포상기태
- 착상 후 융모막 융모가 변성을 일으킨 경우이다.
- 자궁의 크기가 주수에 비해 상당히 크다.
- β-hCG호르몬이 비정상적으로 높으며 이로 인해 오심과 구토가 심하다.
- 수정란은 사라졌으므로 태아심음이 감지되지 않는다.

14 고혈압, 단백뇨, 부종이 주증상이며 경련을 일으킬 수 있는 것은?

① 자간전증
② 임신성 당뇨
③ 태반조기박리
④ 전치태반
⑤ 임신성 고혈압

15 제대와 태반에 관한 설명으로 옳지 않은 것은?

① 융모막은 양막과 자궁 사이에 있는 막으로서 융모가 있어 임부와 물질교환이 잘 일어나게 한다.
② 제대는 2개의 동맥과 1개의 정맥이 있으며 동맥에는 태아에게 공급하는 산소가 풍부하게 들어 있다.
③ 매독균은 임신 20주 이전에는 태반을 통과하지 못 한다.
④ 니코틴과 알코올은 태반을 통과하여 태아에게 문제를 일으킨다.
⑤ 임부의 인슐린 저항을 증가시켜 포도당수치를 올리는 태반호르몬은 태반락토겐이다.

해설 2개의 동맥(이산화탄소가 많은 정맥혈)과 1개의 정맥(산소가 많은 동맥혈)이 와튼 젤리에 싸여 있다.

정답 13 ① 14 ① 15 ②

16 태아의 발달에 대한 설명이다. 옳은 것은?

① 임신 5개월이 되면 태아의 태동을 느낄 수 있다.
② IgM은 태반을 통과하는 유일한 면역글로불린이다.
③ 임신 6개월이 되면 성 구분이 가능하다.
④ 외배엽, 중배엽, 내배엽으로 구분되어 발달하는 시기는 배포기이다.
⑤ 중배엽은 호흡기, 소화기, 방광 등의 기관이 발달한다.

해설
② IgG이다.
③ 임신 3개월이 되면 성 구분이 가능하다.
④ 배아기이다.
⑤ • 외배엽 : 피부, 손톱, 머리털, 중추신경계와 말초신경계
　　• 중배엽 : 뼈, 근육, 골수, 결제조직 심혈관계, 생식계, 신장
　　• 내배엽 : 호흡기, 소화기, 방광, 요도

17 자궁수축이 정점을 찍고 바로 태아의 심박동수가 급격히 떨어지는 현상이 10분 동안 세 번 반복된다면 의심되는 현상은?

① 후기 감퇴
② 가변성 감퇴
③ 조기 감퇴
④ 조기 하강
⑤ 후기 상승

18 양수천자를 하여 L/S 비율이 2.0 이상이 나왔다면 지금 상황은?

① 계면활성제가 충분히 잘 만들어지고 있다는 뜻이다.
② 스핑고미엘린이 상승했다는 뜻이며 만족스러운 결과이다.
③ 심장의 성숙도를 알 수 있는 검사이며 심질환이 의심된다.
④ 스테로이드 주사를 맞아서 폐성숙을 시킨다.
⑤ 양수에서 염증반응이 확인되었다.

해설
레시틴(인지질)과 스핑고미엘린 비율(L/S Ratio)
폐의 성숙도를 가장 정확히 알 수 있다. 레시틴의 상승으로 비율이 2.0 이상이라면 계면활성제가 충분히 생성되었다는 것이다.

19 제대탈출이 의심되는 상황이나 분만 후에 자궁 후굴이 발생한 산모에게 적합한 자세는?

① 반좌위　　　　　　　　　② 슬흉위
③ 앙와위　　　　　　　　　④ 변형된 트렌델렌부르크 자세
⑤ 잭나이프 자세

> **해설**　엉덩이를 높이 들어 올리는 슬흉위 자세를 취해 제대가 압박되는 것을 최대한 막을 수 있고 자궁 후굴이 왔을 때 자궁이 정상 위치로 돌아올 수 있도록 도와줄 수 있다.

20 성교 후 검사를 앞두고 있는 난임부부에게 적합한 설명은?

① 남성에게 실시하는 검사로서 2~3일 동안 정액을 배출시키지 않고 병원에 방문하도록 한다.
② 월경 2~3일 후 조영제를 자궁경관으로 주입하게 된다고 설명한다.
③ 검사하기 2~10시간 전에 성관계를 하고 병원에 오도록 한다.
④ 자궁경부를 통해 이산화탄소가스를 주입하게 된다고 설명한다.
⑤ 성교 시 윤활제를 사용해도 상관없다.

> **해설**
> ① 정액검사에 대한 설명이다.
> ② 자궁난관조영술에 대한 설명이다.
> ④ Rubin test에 대한 설명이다.
> ⑤ 윤활제를 사용하면 안 된다.

21 임신 39주 된 임부에게 시행한 레오폴드 촉진법을 통해 추측할 수 있는 태향은?

> 태아의 엉덩이가 자궁저부에서 만져진다. 임부의 오른쪽 배에서 태아의 등이 만져진다. 태아 머리의 튀어나온 부위가 모체의 골반의 앞쪽을 향해 있다.

① LOA(좌전방두정위)　　　　② ROA(우전방두정위)
③ LSA(좌전방둔위)　　　　　④ RSA(후전방 둔위)
⑤ ROP(우후방 두정위)

> **해설**　선진부가 후두골이며 모체 골반의 오른쪽 그리고 앞을 향해 위치하고 있다.

정답　19 ②　20 ③　21 ②

22. 입덧을 겪고 있는 임부에게 해줄 수 있는 간호는?

① 식전에 크래커를 먹도록 한다.
② 죽을 먹도록 한다.
③ 케이크, 초콜릿과 같은 열량을 낼 수 있는 간식을 먹도록 한다.
④ 식사를 한 번에 충분히 먹도록 한다.
⑤ 식사 후에 바로 누워 있도록 한다.

> **해설** 입덧을 겪는 임부의 간호중재
> • 소량씩 자주 먹고 공복이나 과식을 피하도록 한다.
> • 앉은 자세에서 먹도록 하며 자극적이고 기름진 음식은 피한다.
> • 마른 탄수화물을 식전에 먹으면 도움이 된다.

23. 자궁경관무력증을 진단받은 임신 24주의 임신부에 대한 설명으로 옳은 것은?

① 자궁경관이 비정상적으로 긴 경우에 발생한다.
② 극심한 통증을 느끼며 태아가 배출될 수 있다.
③ 맥도날드 수술이 필요하다.
④ Cullen's sign이 나타날 수 있다.
⑤ 태반이 자궁내구를 완전히 덮었다.

> **해설** ① 선천적으로 자궁 경관이 짧거나 자궁이 기형이 있는 경우이다.
> ② 무통성으로 태반과 태아가 배출될 수 있다.
> ④ 자궁외 임신이 되어 난관이 파열되었을 때 나타나는 증상이다.
> ⑤ 완전 전치태반에 대한 설명이다.

24 임신 27주 임부가 임신성 당뇨검사를 위해 50g 경구포도당 용액을 섭취하고 나서 혈당이 160mg/dL이 나왔다면 필요한 조치는?

① 정상 수치이다.
② 100g 경구포도당 용액으로 검사한다.
③ 50g 경구 포도당용액으로 2차 검사를 한다.
④ 혈당강하제를 처방한다.
⑤ 입원하여 추가 검사가 필요한 상태이다.

> **해설** 임신성 당뇨검사
> • 24~28주 사이에 50g 경구포도당 용액을 섭취하고 1시간이 지나서 혈당검사를 한다. 혈중 포도당 농도가 140mg/dL 이상, 고위험 산모는 130mg/dL 이상이라면 두 번째 단계로 넘어간다.
> • 최소 8시간 이상 금식을 하고 식전 혈당을 측정한 후 100g 경구 포도당 용액을 섭취한다. 섭취 후 3시간 동안 매 시간마다(총 3번) 혈중 포도당 농도를 측정하여 두 번 이상(식전, 식후 3번)이 정상보다 높게 나타난다면 임신성 당뇨라고 진단한다.

25 자간전증으로 입원한 임신 37주인 임부에게 투여될 약물은?

① 황산마그네슘 ② 혈압상승제
③ 항생제 ④ 진정제
⑤ 자궁수축제

> **해설** 황산마그네슘(MgSO₄)
> • 경련의 예방을 위해 투약하는 약물이다. 중추신경계를 억제하여 경련의 가능성을 줄이고 평활근을 이완시키는데 혈압을 떨어뜨리는 효과도 있다.
> • 저혈압, 슬개근 반사 소실, 소변량 감소, 호흡 감소, 맥박 감소, 태아심음 감소, 기면 상태, 운동실조 등 중독증상이 보이면 calcium gluconate를 정맥주사한다.
> • 고혈압 발생 확률이 높으며 혈압하강제를 사용하게 된다.

26 NST(무자극검사)를 시행한 후 태아에게 이상이 없다고 판단되는 상황은?

① 태아 심박동수가 98회로 규칙적으로 들릴 때
② 태동과 상관없이 태아 심박동 상승이 2회 이상 나타나는 경우
③ 기준선보다 15회 이상 상승이 30초 이상 지속될 때
④ 검사하는 동안 태동이 없을 때
⑤ 태아 심박동수가 200회가 넘어갈 때

> **해설**
> ② 정상인 경우 20분 동안 검사시간 동안 태동과 상관없이 태아 심박동 상승이 2회 이상 나타난다.
> ①·⑤ 태아 심박동수의 정상수치는 120~160회/분이다.
> ③ 기준선보다 15회 이상의 상승이 15초 이상 지속되어야 한다.
> ④ 20분 검사해서 반응이 없으면 태아가 쉬고 있었을 가능성을 감안하여 한 번 더 측정한다. 그래도 반응이 없다면 발육지연, 태아산혈증, 태변착색, 양수과소, 태반경색을 의심할 수 있다.

정답 24 ② 25 ① 26 ②

CHAPTER 03 분만기 여성간호

제1절 분만

(1) 분만의 5가지 요소(5P)
① 만출물(passenger) : 태아와 태반, 양수이다. 분만하면서 밖으로 나온다.
② 산도(passage way) : 질식분만을 할 때 태아가 이동하는 통로이다. 골반과 자궁경부, 질, 회음을 말한다.
③ 만출력(power) : 자궁이 수축하는 1차적인 힘과 임부가 힘을 주는 2차적인 힘이다.
④ 심리적 반응(psychological response) : 임부의 정서 상태와 주변의 지지 체계
⑤ 임부의 자세(position) : 임부가 적절히 취하는 자세

(2) 태아
① 아두

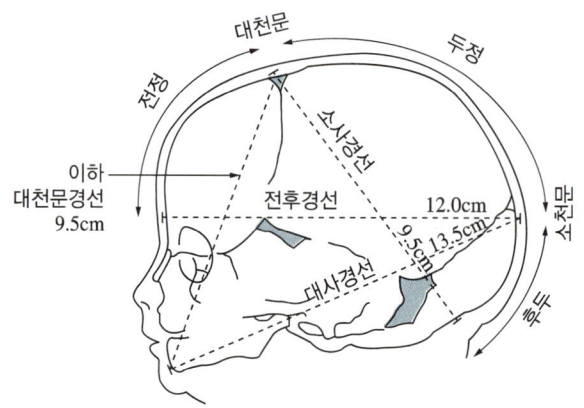

　㉠ 대횡경선 : 두정골의 양측 융기 사이의 거리를 대횡경선이라고 하며 두정골 사이의 봉합선을 시상봉합이라고 한다. 대횡경선이 골반 입구를 통과하면 진입을 한 것이다.
　㉡ 소사경선 : 가장 짧은 경선으로 태아가 턱을 가슴에 바짝 붙이고 굴곡하면서 골반을 통과하기 수월하다.
② 태향 : 태아 선진부와 모체 골반과의 관계, 즉 방향을 의미한다. 선진부는 모체의 골반에 먼저 들어가는 태아의 신체 일부를 부르는 말이다. 태아 선진부의 지적부위를 먼저 확인하고 나서 모체 골반의 왼쪽 혹은 오른쪽에 위치하는지 확인하고 모체 골반의 앞 혹은 뒤에 위치하는지 확인하여 정한다.

㉠ 태아 선진부의 지적부위 : 두정위일 경우는 후두골(Occipital, O), 둔위일 경우는 천골(Sacrum, S), 안면위일 경우는 턱(Mentum, M), 견갑위일 경우는 견갑골(Acromion process, A)이다.
㉡ 모체의 골반 왼쪽(L) 혹은 오른쪽(R)
㉢ 모체의 골반 앞(Anterior, A), 옆(Transverse, T), 뒤(Posterior, P)
　예) LOA : 가장 흔한 태향이며 태아의 후두골이 골반의 왼쪽에 위치하며 앞쪽을 향해 있다. 이 자세에서 태아 심박동은 모체의 왼쪽 하복부에서 느낄 수 있다. 태아 심박동은 태아의 등에서 듣는 것이므로 태아의 후두골의 위치를 찾으면 된다.
　　　ROP : 태아의 후두골이 골반의 오른쪽에 위치하며 뒤쪽을 향해 있다.
③ 태위 : 태아의 척추(장축)와 모체의 척추(장축)와의 관계를 말한다. 태아가 바로 섰는지 옆으로 누워 있는지 태아의 위치를 보는 것이다.
㉠ 종위 : '종'은 세로를 말한다. 태아의 척추가 모체의 척추와 나란히 있는 경우이며 둔위와 두정위이다. 임신의 대부분은 종위이다.
㉡ 횡위 : '횡'은 가로를 말한다. 태아의 척추가 모체의 척추와 직각을 이루는 경우로 태아가 옆으로 누워 있는 것이다.
④ 태세
㉠ 태아의 신체 각 부분과의 상호관계를 말한다.
㉡ 머리는 가슴에 밀착하고 척추는 굴곡되어 있으며 대퇴는 복부에 밀착되어 있는 'C' 모양의 완전 굴곡의 형태가 정상적인 태세이다.

(3) 골반

① 골반 입구 : 골반 입구를 기준으로 위는 가골반이고 아래쪽은 진골반이다. 아두가 진골반으로 들어가기 위해서는 골반 입구를 반드시 통과해야 한다. 골반 입구는 횡경선(양옆을 잇는 선)이 전후경선보다 길다.

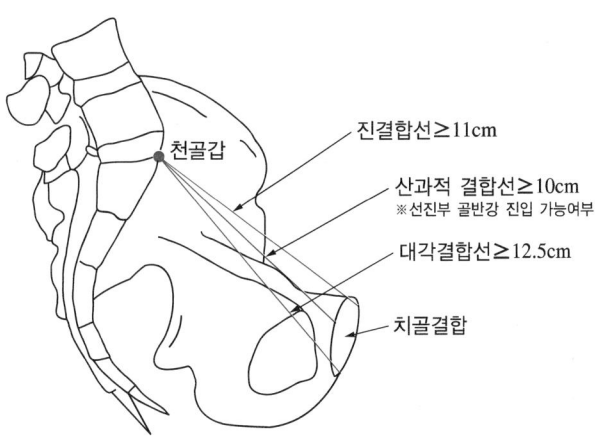

- ㉠ 골반의 대각결합선
  - 치골결합 하연에서 천골갑까지의 거리이며 대략 12.5cm이다.
  - <u>내진으로 측정을 하는</u> 길이라서 가장 중요하다. 무릎을 구부려 누운 상태의 임부의 질에 두 번째와 세 번째 손가락을 대각선 방향으로 밀어 넣어서 세 번째 손가락의 끝이 천골갑에 닿도록 위치한다. 손가락을 넣은 상태에서 치골결합의 하단에 닿는 손의 부분을 정확히 표시한 후 손가락을 빼내어 길이를 측정한다.
- ㉡ 골반의 진결합선(전후경선)
  - 치골결합 상연에서 천골갑까지의 거리이며 대략 11cm이다. 직접적으로 측정이 힘들어서 대각결합선 −1.5~2cm로 추정한다.
  - 태아의 선진부가 골반 입구를 통과하여 진골반 안으로 들어가기기 위해 통과해야 하는 가장 짧은 경선이다.

  [암기Tip] '진' 결합선 - '진' 골반

- ㉢ 골반의 산과적 결합선
  - 치골결합 내면에서 천골갑까지의 거리이다. 진결합선 −0.5cm로 추정하며 대략 10cm이다.
  - 실제 분만을 하는 동안에 가장 짧은 경선이다.

② 골반강
- ㉠ 골반 입구와 출구 사이의 공간을 골반강이라고 한다. 분만 과정에서 태아의 회전이 이곳에서 이루어진다. 골반 입구의 횡경선에 맞추어 들어갔던 태아가 골반강을 지나면서 회전을 하는데, 이유는 골반 출구의 전후경선에 맞추기 위해서이다.
- ㉡ 양쪽 좌골극 간의 길이는 골반강에서 가장 협소한 곳이며 정상 분만 여부를 결정할 수 있는 지표로 10cm 이상이어야 한다. 이 길이가 8cm 이하라면 제왕절개를 해야 하고 8~10cm 이하라면 난산이 된다.
- ㉢ 좌골극을 기준으로 태아 선진부의 하강 정도를 확인하기도 한다. 좌골 결절은 앉았을 때 바닥에 닿는 튀어나온 뼈이고 좌골극은 좌골 뒤에 뾰족하게 튀어나온 부분이다.

③ **골반 출구** : 양쪽의 좌골결절과 미골하단의 정점, 앞면의 치골결합의 하단을 연결하는 공간이다. 골반 출구를 통과하는 부위는 아두의 소사경선이다.

(4) **분만의 전구 증상**

① **양막 파수** : 양막이 파열되어 양수가 흘러나오는데 파수된 후에 분만이 진행되지 않는다면 자궁 내 감염의 위험이 커진다. 양수는 맑고 연한 노란색이며 알칼리 성분이어서 나이트라진 테스트(알칼리 : 청색)를 통해 양수 여부를 감별할 수 있다. 냄새나고 혼탁한 색의 양수는 감염을 의심할 수 있다.

② **이슬** : 경관을 막고 있던 점액마개가 약간의 혈액과 함께 섞여 나오는 것이다. 분만이 임박했음을 알리는 징후이다.

③ 태아 하강
　㉠ 태아의 선진부가 하강하여 자궁저부가 처지는 현상이다. 횡격막과 폐가 눌리지 않으니 호흡이 편해지지만 골반과 방광이 압박을 받으면서 다리 저림, 빈뇨, 질 분비물 증가가 보인다.
　㉡ 초산부는 분만 2~4주 전에, 경산부는 분만 직전에 태아 하강을 경험한다.
④ 가진통 : 불규칙한 자궁수축은 있으나 자궁경부가 소실되거나 열리지는 않는 단계이다.
　㉠ 가짜 진통이며 임신 중에 언제든 있을 수 있는 자궁수축이다.
　㉡ 진통이 불규칙적이고 진통 간격이 길다.
　㉢ 걸으면 통증이 줄어들고 시간이 흘러도 강도의 변화가 없다.
　㉣ 진통이 하복부에 집중된다.
　㉤ 자궁경부가 닫혀 있고 이슬이 비치지 않는다.
　[참조] 진진통
　　• 진짜 진통이고 분만이 임박했다.
　　• 진통이 규칙적이고 간격이 짧아진다.
　　• 시간이 갈수록 점점 강도가 심해지고 걸으면 진통이 심해진다.
　　• 진통이 등과 복부에 집중된다.
　　• 자궁경부가 열렸으며 이슬이 비친다.

(5) 분만 기전 7단계
태아 선진부가 산도를 통과하면서 가능한 저항을 적게 받기 위하여, 태아는 가장 작은 직경으로 스스로 자세를 바꾼다.
① 진입
　㉠ 골반 입구는 횡경선(모체의 왼쪽 골반과 오른쪽 골반의 직경)이 가장 길다. 아두가 골반 입구를 통과할 때는 옆으로 들어가게 된다.
　㉡ 초산부는 분만 2주 전, 경산부는 분만 시작과 함께 진입한다.
② 하강
　㉠ 자궁수축에 의해 태아가 골반 출구를 향해 내려가는 단계이다.
　㉡ 초산부는 분만 1기의 활동기 이후에 빠르게 진행되고 경산부는 진입과 동시에 하강이 일어난다.
　㉢ 좌골극을 향해 하강할수록 -5에서 -1로 표시하고 좌골극을 지나 하강할수록 +1에서 +5로 표시한다.
③ 굴곡
　㉠ 하강이 진행되면서 태아의 턱이 가슴에 바짝 붙는 굴곡이 일어나는 단계이다.
　㉡ 아두의 전후경선이 아니라 소사경선이 골반강을 통과하게 되어 골반을 통과하기가 수월해진다.

④ 내회전 : 모체의 골반 출구는 전후경선(치골결합과 엉덩이의 직경)이 가장 길어서 태아가 빠져 나오기 위해 회전을 해야 한다. 후두가 모체의 치골쪽으로 얼굴은 모체의 엉덩이 쪽을 바라보게 된다.
⑤ 신전 : 후두가 치골결합 하연 아래를 통과하면서 아두는 신전하고 마침내 밖으로 머리가 나오기 시작한다.
⑥ 외회전 : 아두가 만출된 후에 골반 입구에 진입된 그 상태로 다시 회전하는데 원래 자세로 돌아간다고 해서 '복구'라는 말로 표현하기도 한다.
⑦ 만출 : 앞에 있는 어깨가 나오고 뒤의 어깨가 나오고 나머지 신체부위가 만출된다.

제2절 분만의 단계

(1) 분만 1기 특징

자궁경부가 10cm까지 열리는 시간이며 초산부는 12~14시간, 경산부는 6~7시간이 걸린다.
① **자궁경부소실** : 자궁수축이 시작되면 자궁저부에서 아래쪽으로 근육이 수축하기 때문에 자궁 경부는 위쪽으로 당겨지면서 짧아지고 얇아지는데, 이를 소실이라 한다. 경산부는 자궁경부가 소실되면서 동시에 개대가 되어 분만이 빨리 진행된다.
② **자궁경부개대** : 양수와 태아 선진부의 압박 자궁 근육의 수축이 자궁개대를 시킨다. 10cm까지 열리면 완전개대이다. 완전개대를 하기 전까지 힘을 주면 자궁경부가 손상을 받기 때문에 힘을 주지 않아야 한다.

잠재기	• 자궁경부가 3cm까지 열리는 단계이다. 자궁경관은 소실되었다. • 가장 시간이 오래 걸리는 단계이다. 초산부는 8~10시간까지 소요된다. • 자궁수축 강도는 약하고 10~30초간 유지되며 수축 사이 간격은 5~30분이다. 집에서 일상생활을 가볍게 할 수 있는 정도이다. • 의사소통이 원활하게 가능하다.

활동기	• 자궁경부가 4~7cm까지 열리는 단계이며 걷기가 힘들어진다.
	• 통증(허리 집중)이 조금씩 심해지며 수축 사이 간격도 3~5분으로 짧아지고 수축 기간도 길어진다.
	• 의사소통을 하기 힘들어지며 통증으로 인해 얼굴이 달아오르고 구토의 가능성이 있으므로 금식을 한다.
	• 마약성 진통제(데메롤, 모르핀)
	  - 데메롤은 빈맥을 유발하므로 심장질환이 있는 임부에게는 투약하지 않는다.
	  - 태아의 호흡을 억제하므로 분만 초기와 분만 전 1~2시간 내에는 투여하지 않는다.
	  - 임부가 호흡곤란이나 저혈압이 있거나 태아 저산소증이 의심될 때는 금지이다.
	• 경막외 마취 : 자궁경부가 4~5cm 열렸을 때 척추의 경막외 공간에 약물을 주입하면서 감각신경을 차단하여 통증을 덜어준다. 저혈압과 방광에 소변이 정체되는 증상이 있을 수 있다.

이행기	• 자궁경부가 8~10cm까지 열리는 단계이며 시간이 가장 짧은 단계이다. • 통증의 강도가 강하며 수축 사이 간격이 2~3분으로 더 짧아지고 수축 기간도 최고 90초까지 길어진다. • 의사소통이 전혀 안 되고 불안에 휩싸여 있다. • 대변을 보고 싶은 것 같은 기분이 들면서 항문 쪽에 힘이 들어간다. • 과다 호흡이 일어난다. • 선진부 하강이 +2~+3까지 진행되었고 혈청 이슬의 양이 많이 보인다.

③ 불수의적인 자궁수축 : 분만이 진행될수록 강도가 강해지고 수축과 수축 사이 간격(통증 사이 간격)이 짧아지며, 수축 기간(통증을 느끼는 시간)은 길어진다.

(2) 분만 1기 처치와 간호
① 배설
㉠ 관장 : 장을 비워서 선진부 하강을 쉽게 해주고 분만 시 대변 배출로 인한 오염을 막을 수 있다. 질 출혈이 있거나 급속분만, 완전개대가 되었을 때, 진입되지 않은 두정위나 횡위일 때는 금한다.
㉡ 배뇨 : 방광이 팽만되어 있으면 분만이 지연되므로 3~4시간마다 배뇨하게 하고 필요하다면 도뇨를 한다.
② 잠재기에는 원한다면 걷도록 하고 활동기 이후에는 침상에 누워 있도록 한다. 태아에게 효과적으로 산소를 전달하기 위해 앙와위보다 좌측위를 취하는 것이 좋다.
③ 태아곤란증
㉠ 두정위 상태에서 태변을 배출한 경우이다.
㉡ 자궁수축 지속시간이 90초 이상이거나 자궁수축과 수축 사이 간격이 2분 이하인 경우
㉢ 태아 심박동수가 160회/분 이상이거나 120회/분 이하일 때
㉣ 자궁수축이 끝나고 난 후에도 태아 서맥이 30초 이상 지속되는 경우
㉤ 자궁 내압이 75mmHg 이상 시
㉥ 간호
 • 좌측위를 취해 자궁으로 가는 혈액순환을 촉진시킨다.
 • 옥시토신을 투여 중이었다면 중단한다.
 • 산모에게 산소를 투여하여 태아에게 전달되도록 한다.
 • 제대가 태아를 압박하는 것이 확인되면 다리를 높게 올려 압박을 감소시킨다.
④ 제대탈출이 보인다면 태아에게로 가는 혈액 공급이 멈추는 응급상황이며 제왕절개 분만을 해야 한다.

(3) 분만 2기 특징
자궁이 완전개대하고 <u>태아가 밖으로 나오기까지의 시기</u>이다. 자궁수축력이 80~100mmHg까지 올라간다.
① 팽윤(bulging) : 태아 선진부가 항문과 회음부를 압박하여 회음부가 '팽'팽하게 불룩 나오고 항문이 벌어지면서 전벽이 노출된다.
② 배림(appearing) : 자궁이 수축하면서 임부가 힘을 주면 질 입구에서 아기 머리가 보였다가 수축이 멈추면 아기 머리가 보이지 않는 것이다.

③ 발로(crowning)
  ㉠ '발'로의 '발'은 발사처럼 앞으로 나왔다는 의미이다. 아기 머리의 일부가 질 밖으로 나와서 왕관을 쓴 것 같은 모양을 보인다고 crown(왕관)이라 부른다. 배림과 달리 수축이 멈추었는데도 아기 머리가 들어가지 않고 왕관에 머리가 낀 것처럼 그대로 있다.
  ㉡ 아기 머리가 3~4cm 노출되었다면 이때 회음절개술을 한다.
  ㉢ 이 단계에서 힘을 주게 되면 회음부가 열상을 당하고 태아 머리가 혈종이 생길 수 있음을 알려주어야 한다.
    참조 힘 빼기 : 두 다리를 충분히 가슴 쪽으로 끌어 올려 흉식 호흡을 짧게 하도록 한다.

(4) 분만 2기 처치와 간호
  ① 초산부는 완전개대가 이루어지고 발로 초기에 분만실로 옮기고 경산부는 분만 진행속도가 빨라서 자궁경관이 7~8cm 개대되면 옮긴다.
  ② 힘주기
    ㉠ 자궁수축과 동시에 임부는 깊은 숨을 들이마시고 대변을 보는 것처럼 힘주는데, 성문을 열고 숨을 내쉬면서 힘을 주어야 한다. 숨을 마신 뒤 참는 Valsalva maneuver는 심혈관 압력을 올려서 태아 저산소증을 초래한다.
    ㉡ 힘을 주는 동안은 아기에게 산소가 가지 않으니 6~7초 이상 힘을 주지 않도록 한다.
    ㉢ 각 수축기에 3~5회 정도만 힘을 주고 수축과 수축 사이에는 힘을 주지 말고 최대한 호흡을 하여 아기에게 산소공급을 하도록 노력한다.
  ③ 회음절개술 : 질 입구와 항문 사이의 회음을 가로로 절개하는 것이다.
    ㉠ 절개술을 하지 않는다면 회음부 열상이 심해지고 항문까지 찢어질 위험이 있다.
    ㉡ 절개가 깨끗하게 되므로 회복속도 또한 빠르다.
    ㉢ 분만시간을 단축시킬 수 있다.
    ㉣ 방광과 직장을 지지하는 근육이 손상되어 방광과 직장이 제자리에 있지 못하고 탈출하여 아래로 처지는 방광류, 직장류를 막을 수 있다.
      • 정중회음절개술 : 항문에 가까운 절개방법이라 항문괄약근과 직장까지 찢어질 우려가 있으나, 출혈량이 적고 통증이 덜하며 쉽게 낫는다.
      • 중측방회음절개술 : 출혈량이 많고 통증이 심하여 쉽게 낫지 않는다.
    ㉤ 회음 열상
      • 1도 열상 : 질 점막과 피부까지 찢어짐
      • 2도 열상 : 1도 열상 + 회음체 근육까지 찢어짐
      • 3도 열상 : 2도 열상 + 항문괄약근까지 찢어짐
      • 4도 열상 : 3도 열상 + 직장까지 찢어짐

④ **리트겐 수기법** : 회음부 절개를 하고 나서 아두가 질 입구를 통과할 때 최소 지름이 먼저 통과하도록 의사가 손으로 조절하는 방법이다.

(5) 분만 3기 특징

태아가 질 밖으로 완전히 나오고 5~10분 후에 약한 진통이 시작한다. 태아가 만출되고 나면 자궁은 퇴축(임신 전 크기로 돌아가려는 반응)하기 시작하는데, 태반 크기는 그대로지만 자궁은 수축하니까 박리되는 것이다. 힘을 주면 <u>태반이 만출</u>된다.

① 태반박리 징후
  ㉠ 소량의 출혈이 보인다.
  ㉡ 제대가 질 밖으로 늘어진다.
  ㉢ 자궁이 공 모양으로 변하면서 자궁저부가 일시적으로 상승한다.

(6) 분만 3기 처치와 간호

① 태반 결손 유무 확인 : 태반은 태아 무게의 1/6가량이다. 무게를 재보고 모양도 관찰하여 태반이 모두 나왔는지 확인해야 한다. 태반의 일부가 자궁 안에 남아 있으면 자궁의 퇴축을 방해하여 산후출혈과 감염을 일으킨다.

② 자궁저부 마사지
  ㉠ 자궁저부가 단단해지기 전에 자궁 내에 남은 혈액을 배출시키고 자궁수축을 유도하기 위해 하는 마사지이다.
  ㉡ 한 손은 치골결합 상부에, 나머지 한 손은 자궁저부에 올리고 자궁이 단단하고 둥글게 될 때까지 부드럽게 마사지한다.
  ㉢ 강한 마사지는 자궁을 오히려 이완시켜 출혈을 일으키므로 주의한다.

③ 자궁수축 약물
  ㉠ 자궁 근무력증 과거력이 있는 임부
  ㉡ 양수과다, 다태아와 같이 자궁이 지나치게 늘어난 경우
  ㉢ 분만하는 데 오랜 시간이 걸린 경우(근육 이완)
  ㉣ 분만을 위한 진통제와 마취제를 과다하게 투여한 경우(근육 이완)
  ㉤ 자궁수축제를 사용하여 유도분만을 한 경우(출혈 위험)
  ㉥ 고령의 다산부와 같이 자궁이 많이 늘어난 경우
  ㉦ 옥시토신 : 분만 전에도 사용 가능하며 분만 후 자궁수축을 위해 사용하기도 한다. 저혈압과 빈맥, 항이뇨작용과 같은 부작용 관찰이 필요하다.
  ㉧ 에르고노빈, 메서진(methergine) : 태반이 만출되고 난 후 사용해야 한다. 투여 즉시 효과가 나타나며 말초혈관 수축 효과가 있어서 고혈압 환자에게는 금한다.

(7) 분만 4기 특징

분만하고 1~4시간까지이며 출혈이 일어나지 않고 회복하는 시간이다.

① 간호
- ㉠ 자궁 출혈이 있는지 수시로 확인하는데, 자궁저부가 물렁물렁하다면 자궁이 수축을 제대로 하지 못한다는 것이다. 자궁저부 마사지를 하여 혈액을 배출시키고 자궁수축을 도와준다.
- ㉡ 자궁저부는 분만하고 난 직후 제와부에서 2cm 아래 위치하는데 12시간이 지나고 나면 제와부에 위치한다. 이후 매일 1~2cm씩 하강하여, 분만하고 10일이 지나면 복부에서 만져지지 않는다.
- ㉢ 15분마다 패드를 확인하여 출혈 정도를 파악하고 회음절개를 했다면 봉합부위도 확인한다.
- ㉣ 자연 배뇨를 유도하여 방광이 팽만하지 않도록 한다. 방광의 팽만은 자궁의 수축을 방해한다. 배뇨에 어려움이 있다면 도뇨를 하여 감염을 막는다.

제3절 고위험 분만

(1) 제대탈출

제대가 선진부보다 앞부분으로 밀려나와서 선진부가 하강함에 따라 제대를 압박하는 것이다.

① 원인
- ㉠ 선진부가 진입하기 전에 조기파막
- ㉡ 양수과다증
- ㉢ 전치태반, 자궁 내 종양
- ㉣ 비정상적으로 제대가 길거나 조산아, 안면위나 견갑위 그리고 둔위와 같은 이상 태위

② 증상
- ㉠ 임부는 증상이 없다.
- ㉡ 제대가 압박되면서 태아가 질식하게 되는데 태아 전자감시기에서 자궁수축과 관계없이 맥박이 떨어지는 가변성 감퇴 현상이 보인다.
- ㉢ 질이나 경부에서 제대가 만져진다.

③ 치료와 간호
- ㉠ 골반 고위 : 엉덩이를 높이 들어 올리는 슬흉위 자세를 취해 제대가 압박되는 것을 최대한 막는다.
- ㉡ 제대 맥박과 태아심음 확인 : 질로 나온 제대를 밀어 넣으면 안 되며 소독장갑을 끼고 제대에서 맥박이 느껴지는지 확인한다.

ⓒ 제대가 밖으로 노출되었다면 건조되는 것을 막기 위해 소독된 생리식염수를 묻힌 거즈로 덮어준다.
ⓔ 모체에게 산소를 공급하여 태아에게 산소를 공급한다.
ⓓ 제왕절개 수술

(2) 조기파막

분만이 시작되기 24시간 전에 양막이 터지고 양수가 흘러나오는 상황이다.

① 증상
ⓐ 양수는 알칼리(pH 6.5~7.5)여서 nitrazine test를 하면 청색으로 변한다.
ⓑ 투명한 연노란색의 양수가 쏟아져 나온다.
ⓒ 양수가 빠져나가서 복부를 통한 태아가 더 잘 만져진다.
ⓓ 자궁 크기가 줄어든다.

② 치료와 간호
ⓐ 임신 37주 이후 : 자궁수축이 없다면 옥시토신을 사용하여 유도분만을 한다. 24시간이 지나면 융모양막염의 발생위험이 높아진다.
ⓑ 임신 37주 이전 : 조산의 위험이 높으니 절대안정을 하고 최대한 임신을 연장시킨다. 항생제를 투약하면서 감염을 예방한다.
ⓒ 제대가 탈출되어 압박이 되므로 태아의 상태를 잘 관찰해야 한다.
ⓓ 병리적 견축륜과 자궁파열
• 자궁 상부는 계속적인 수축과 견축으로 두꺼워지는 반면 하부는 늘어나고 얇아지면서 상부와 하부 사이에 반지 모양의 융기된 선이 생긴다.
• 태아 하강은 진행되지 않고 자궁이 파열될 수 있다.
• 모르핀으로 진정시킨 후 제왕절개를 해야 한다.

(3) 양수의 문제

양수는 태아가 삼켰다 소변으로 배출하면서 그 양이 일정하게 유지된다.

① 양수과다증 : 양수가 2L 이상인 상태로 임신 주수에 비해 자궁이 크다.
ⓐ 원인
• 식도 폐쇄, 위장관 폐쇄 등으로 양수를 삼키지 못하는 경우
• 무뇌증, 개방성 이분척추처럼 신경관 결손이 있는 경우
• 임신성 당뇨, 자간전증, 심장질환이 있는 경우
• 다태아
ⓑ 증상
• 하복부와 음부, 하복부의 부종 증가
• 양수가 많아서 태아심음을 측정하는 데 어려움이 있음

- 호흡곤란과 소화불량
ⓒ 처치와 간호
- 양수천자를 하여 감압을 시킨다.
- 양수가 많으면 양막이 조기에 파열되고 조산할 우려가 높아서 안정해야 한다.
② **양수과소증**: 양수가 500cc 미만인 경우이며 임신 주수에 비해 자궁이 작다면 의심해볼 수 있다.
㉠ 원인
- 양수가 조금씩 새는 경우
- 태아의 요로계에 문제가 있어서 삼킨 양수를 소변으로 배출시키지 못하는 경우
- 자간전증, 태반조기박리 등 태반의 문제로 태아의 성장에 장애가 와서 소변량이 줄어든 경우
ⓒ 치료와 간호
- 제대를 압박하여 태아가 질식할 수 있으므로 집중적으로 태아를 관찰한다. 양수과소증에서 자궁수축이 온다면 태아질식 위험이 더 높아진다.
- 양수지수(양수의 깊이)를 측정하여 5cm 미만이라면 제왕절개 분만, 유도분만을 한다.
- 수액을 통한 수분 공급을 늘리고 양막 내로 따뜻한 생리식염수를 보충시키는 양수주입술을 하기도 한다.

(4) 분만 시기의 문제

① **조기분만**: 임신 20~37주 사이에 분만하는 것으로 미숙아 관리가 필요하다.
㉠ 치료와 간호
- 임신기간을 연장시키도록 해야 한다.
- 좌측위를 취하여 자궁순환을 도모하고 절대안정을 하도록 한다.
- 절대안정을 하면서 변비, 소화장애, 혈전증 등의 합병증도 주의깊게 관찰한다.
- 성행위는 자궁에 자극을 주고 정액의 프로스타글란딘이 자궁을 수축시킬 수 있으므로 금한다.
- 폐성숙제 투여
  - 폐성숙 과정을 충분히 거치지 못한 미숙아는 호흡곤란 증후군을 겪게 된다. 임신 34주 이후에는 계면활성제가 충분하여 폐포가 성숙되었으므로 폐성숙제가 불필요하다.
  - 폐성숙을 위한 베타메타손, 덱사메타손과 같은 스테로이드를 투여하여 미숙아에게 생길 수 있는 여러 합병증을 예방할 수 있다.
  - 약물의 효과를 보기 위해서 분만 24시간 전에 맞아야 한다.

- 자궁수축억제제
  - 최대한 임신 기간을 끌기 위해서 자궁수축억제제를 투여한다. 태아가 분만하기 전에 자궁 안에서 충분히 폐 성숙(계면활성제 생성 촉진)을 유도하기 위해 스테로이드를 투여하게 되는데 자궁수축억제제는 스테로이드 효과를 보기까지 시간을 벌 수 있는 효과도 있다.
  - 태아 상태가 양호하고 양막이 파수되지 않았고 4cm 이상의 경관개대가 되지 않았고 경관 거상이 50% 미만인 경우일 때 가능하다.
  - 황산마그네슘 : 자간전증에서도 사용하는 약물이다.
  - 니페디핀 : 근육 수축에 필수이온은 칼슘이다. 세포막을 통해 칼슘이 유입되는 것을 억제하여 세포 내 칼슘의 농도를 떨어뜨려 자궁수축을 약화시킨다.
  - 리토드린(유토파) : 저혈압, 빈맥, 부정맥, 두통, 태아질식 등 부작용이 있을 수 있다.

② **과숙분만** : 재태기간이 42주 이상으로 지연된 분만이다.
  ㉠ 증상
  - 태반은 임신 38주가 지나면 노화가 시작되므로 산소와 영양소를 충분히 공급받지 못해 자궁 내 성장 지연, 신경학적 손상 등이 발생할 수 있다.
  - 태변을 싸고 흡입하여 호흡곤란을 일으킬 수 있다. 과숙아는 장운동이 자궁 안에서 시작하면서 태변을 배설할 확률이 높아진다.
  - 양수과소증을 초래하여 제대를 압박하고 태아질식이 올 수 있다.
  ㉡ 치료와 간호
  - 유도분만
  - 태변흡입 증후군 관찰, 양수과소증 예방, 좌측와위 유지

(5) 다태분만
① 자궁이 과도하게 커지면서 자궁 근육이 이완되어 분만 후 출혈의 위험이 크다.
② 조기분만, 난산의 가망성이 높다.
③ 기형, 제대탈출, 전치태반, 감염 합병증, 빈혈, 양수과다증의 가능성이 높다.
④ 혈액량이 과도하게 증가하면서 임부가 느끼는 심혈관계 부담감이 커진다.
⑤ 태아 위치 이상 : 둔위, 두정위, 견갑위, 안면위 등 태아가 각각 다른 태위를 취할 수 있다.

(6) 자궁 파열
분만하기 전에 자궁이 터지는 것인데 주로 협부나 체부에서 일어난다.
① 원인
  ㉠ 과거에 자궁 수술(제왕절개 포함)을 한 경험이 있는 경우

ⓒ 자궁수축제 약물을 무리하게 사용하거나 분만 중인 임부의 배를 과도하게 눌렀을 때 압력으로 인해 파열이 된다.
ⓒ 다산부 : 몇 번의 분만으로 자궁의 근육이 늘어나서 탄력성이 없는데 강한 수축이 온 경우
② 증상
㉠ 태아 사망률이 높다.
ⓒ 완전파열 : 자궁벽과 양막이 모두 터져 태아가 배 속에 노출되는 경우이다. 갑작스러운 극심한 통증이 느껴지면서 자궁수축은 더 이상 없고 질과 복강 안에 출혈이 생기면서 배가 불러온다. 임부는 쇼크가 오고 태아는 사망에 이를 확률이 높다.
ⓒ 불완전파열 : 자궁 근육까지만 찢어진 경우이다.
③ 치료와 간호
㉠ 자궁 수술을 한 경험이 있는 임부라면 자궁수축이 오기 전에 제왕절개를 한다.
ⓒ 자궁수축제를 이용한 유도분만 시에는 자궁의 수축 정도와 태아심음을 잘 관찰한다.
ⓒ 완전파열이 일어났다면 응급 제왕절개를 하여 태아를 분만시키고 필요하다면 자궁적출술과 수혈을 한다. 불완전파열인 경우에는 찢어진 자궁을 봉합하고 수혈을 하도록 한다.
㉣ 감염 예방을 위해 항생제를 투여한다.

(7) 급속분만
분만이 3시간 이내로 끝나는 경우이다.
① 원인
㉠ 자궁수축이 과도하게 강하고 산도의 저항이 비정상적으로 낮은 경우
ⓒ 태반조기박리
② 치료와 간호
㉠ 지나친 자궁수축으로 자궁파열의 위험이 크다.
ⓒ 태아 저산소증을 초래하거나 태아의 머리에 지나친 압력이 가해져 경막하출혈, 뇌손상을 입을 위험이 있다.
ⓒ 강한 자궁수축이 가해지고 출산하고 나면 탈진되어 자궁수축력이 약해져서 산후출혈의 위험이 높아진다.
㉣ 자궁과 산도의 열상이 생긴 곳에 높은 압력을 받은 양수가 혈관으로 들어가면 양수색전증을 일으킬 수 있다.
㉤ 급속분만하면서 신생아가 낙상하지 않도록 주의한다.

(8) 난산

만출력, 태아, 산도, 임부의 심리적 문제, 자세 이상으로 분만이 곤란해지는 상황이다.
① 만출력(자궁 기능 부전초래)
  ㉠ 고긴장성 자궁수축
    - 비정상적으로 강한 힘이 쉴 틈 없이 계속 가해지므로 태반을 통한 산소 전달이 되지 않아 태아가 분만 초기에 저산소증에 빠질 우려가 높다. 제왕절개가 필요하다.
    - 자궁경관의 개대도 비효과적이며 병리적 견축륜이 생길 수 있다.
    - 옥시토신 같은 자궁수축제는 절대 투여하면 안 된다. 진정제는 투여 가능하다.
    - 급속분만의 가망성이 높아서 자궁수축억제제를 투여한다.
    - 수축과 수축 사이 간격이 짧다 보니 이완기에 자궁 내압은 15mmHg 이상 상승한다.
  ㉡ 저긴장성 자궁수축
    - 다산부나 다태임신 양수과다와 같이 자궁이 늘어나서 수축이 약한 경우에 발생한다.
    - 분만 1기 활동기에 수축이 시작하지만 경관을 개대할 정도의 힘은 아니다.
    - 옥시토신 같은 자궁수축제를 투여하고 인공파막을 한다.
② 태아
  ㉠ 거대아, 다태임신, 태아 기형
  ㉡ 태위, 태향에 문제가 있는 경우이며 제왕절개를 해야 한다.
③ 산도
  ㉠ 골반이 작은 경우와 아두의 크기가 골반 크기보다 더 큰 경우에는 제왕절개를 해야 한다.
  ㉡ 자궁경관과 질, 회음에 문제가 있는 경우이다.
④ 심리적 : 정서적으로 지지해주는 가족이 있고 스트레스를 풀어줄 수 있는 사람이 있다면 분만에 도움이 된다.
⑤ 자세 : 쇄석위나 앙와위보다는 걷거나 쪼그려 앉을 때 중력의 효과로 분만이 수월하다.

(9) 유도분만

임신을 지속한다면 임부나 태아가 위험에 빠질 확률이 높아지거나 자궁 내에서 태아가 사망한 경우
① 금기
  ㉠ 자궁 수술을 했던 이력이 있는 임부는 자궁파열의 가망성이 높아진다.
  ㉡ 아두 골반 불균형, 태위 문제 등 질식분만이 힘든 경우
  ㉢ 전치태반
  ㉣ 태아곤란증이 있는 경우
  ㉤ 다태임신, 양수과다증 등 자궁 근육이 늘어난 경우 지나친 수축은 자궁파열의 가망성이 높아진다.

② 옥시토신은 자궁 근육을 직접 수축시키는 정맥주사 약물이며 태아에게는 영향을 미치지 않는다.
③ 옥시토신 주입 시 주의사항
   아래의 사유가 발생하면 옥시토신을 중단하고 제왕절개를 시행한다.
   ㉠ 항이뇨효과가 있어 수분중독을 일으키는데, 소변량이 감소하고 고혈압이 보이면 중단한다.
   ㉡ 지나친 수축은 후기 감퇴(자궁수축이 정점을 찍고 태아심음 감소)와 가변성 감퇴(자궁수축과 상관없이 태아심음 감퇴)를 가져와 태아곤란증을 가져온다.
   ㉢ 자궁수축이 90초 이상 길어지고 자궁수축 간격이 2분 이내로 짧아지며 자궁 내 압력이 75mmHg 이상 상승하면 태아 저산소증의 위험이 높으므로 중단한다.
   ㉣ 전두부 통증, 경련, 호흡곤란 등이 보이면 중단한다.

(10) 제왕절개 분만
① 수술 후 간호
   ㉠ 출혈 예방
      • 모래주머니로 수술부위를 압박하고 활력징후를 수시로 측정하여 저혈압이 있는지 관찰한다.
      • 부드럽게 자궁수축을 하고 필요하다면 자궁수축제를 투여할 수 있다.
   ㉡ 감염 예방
   ㉢ 조기이상 : 기침은 수술부위를 누른 상태에서 하고 심호흡과 침상에서 돌아눕기를 격려한다.
   ㉣ 배뇨 확인 : 24시간 유치도뇨관을 유지하고 제거한 후에는 자연 배뇨를 확인한다.
   ㉤ 영양과 수분을 적절히 공급한다.

CHAPTER 03 적중예상문제

01 분만의 5요소가 아닌 것은?

① 임부의 자세 ② 만출력
③ 만출물   ④ 산도
⑤ 위생

> **해설** 만출물, 산도, 만출력, 심리적 반응, 임부의 자세가 분만의 5요소이다.

02 태아의 후두골이 골반의 오른쪽에 위치하며 후두골은 뒤쪽을 향해 있는 경우 태향은?

① ROP ② AOP
③ LOP ④ LOA
⑤ SOP

> **해설**
> • 후두골 : occipital   • 오른쪽 : right
> • 후면 : posterior

03 대각결합선이 13cm이다. 골반의 진결합선은 얼마인가?

① 11cm   ② 14cm
③ 10cm   ④ 15cm
⑤ 9.5cm

> **해설** 진결합선 : 치골결합 상연에서 천골갑까지의 거리이며 대략 11cm이다. 직접적으로 측정이 힘들어서 대각결합선 -1.5~2cm로 추정한다. 그러므로 11~11.5cm가 된다.

04 내진으로 측정하는 골반의 길이로서 아주 중요한 이 선은?

① 대각결합선   ② 진결합선
③ 전후경선   ④ 산과적 결합선
⑤ 소사경선

> **해설** 대각결합선
> 무릎을 구부려 누운 상태의 임부의 질에 두 번째와 세 번째 손가락을 대각선 방향으로 밀어 넣어서 세 번째 손가락의 끝이 천골갑에 닿도록 위치한다. 손가락을 넣은 상태에서 치골결합의 하단에 닿는 손의 부분을 정확히 표시한 후 손가락을 빼내 길이를 측정한다.

정답 1 ⑤ 2 ① 3 ① 4 ①

05 자궁수축에 의해 태아가 골반 출구를 향해 내려가는 단계인데 좌골극을 중심으로 진행 정도를 파악하는 분만 단계는?

① 굴곡
② 내회전
③ 하강
④ 진입
⑤ 신전

해설 하강 단계
- 초산부는 분만 1기의 활동기 이후에 빠르게 진행되고 경산부는 진입과 동시에 하강이 일어난다.
- 하강 정도는 좌골극을 중심으로 하강하였으면 (+1~+5)까지 표시한다.
- 좌골극까지 내려오지 않았으면 (-1~-5)로 표시한다.

06 분만 1기에 대한 설명으로 옳지 않은 것은?

① 자궁경부가 10cm까지 열리는 시기이다.
② 초산부가 경산부보다 더 시간이 오래 걸린다.
③ 자궁경부가 4~7cm 열리는 단계는 활동기이며 이때 경막외 마취를 하거나 마약성 진통제를 주사한다.
④ 잠재기, 활동기, 이행기에 임부가 걸을 수 있으면 걷도록 한다.
⑤ 자궁수축 시간이 90초 이상으로 길면 태아곤란증을 의심할 수 있다.

해설 잠재기까지 가능하면 걸을 수 있으나 활동기 이후에는 침상에 누워 있어야 한다.

07 회음 열상과 회음절개술에 대한 설명으로 옳은 것은?

① 분만 3기에 이루어진다.
② 정중회음절개술은 출혈량이 많고 통증이 심하고 쉽게 낫지 않는다.
③ 회음 4도 열상은 질 점막, 회음체 근육, 항문괄약근, 직장, 요도까지 찢어진 것이다.
④ 회음절개술을 하면 방광류와 직장류를 막을 수 있다.
⑤ 중측방회음절개술은 항문에 가까운 절개술이다.

해설
① 분만 2기에 이루어지는 시술이다.
② 정중회음절개술 : 항문에 가까운 절개방법이라 항문괄약근과 직장까지 찢어질 우려가 있으나, 출혈량이 적고 통증이 덜하며 쉽게 낫는다.
③ • 1도 열상 : 질 점막과 피부까지 찢어짐
   • 2도 열상 : 1도 열상 + 회음체 근육까지 찢어짐
   • 3도 열상 : 2도 열상 + 항문괄약근까지 찢어짐
   • 4도 열상 : 3도 열상 + 직장까지 찢어짐
⑤ 중측방회음절개술 : 출혈량이 많고 통증이 심하여 쉽게 낫지 않는다.

08 분만 3기에 자궁이 물렁물렁하게 만져지고 산모의 의식과 혈압은 이상이 없다. 이때 간호사가 먼저 해야 하는 일은?

① 좌측으로 눕힌다.
② 자궁저부 마사지를 한다.
③ 정상적인 반응이다.
④ 배뇨 여부를 확인한다.
⑤ 수혈을 준비해야 한다.

> **해설** 태반이 배출되고 자궁수축이 이루어져야 하는데, 자궁수축이 되지 않았으면 물렁물렁하게 만져진다. 한 손은 치골결합 상부에 나머지 한 손은 자궁저부에 올리고 자궁이 단단하고 둥글게 될 때까지 부드럽게 마사지한다.

09 분만 단계와 특징이 올바르게 연결된 것은?

① 분만 1기 – 태아 만출
② 분만 2기 – 발로 때 힘을 주기
③ 분만 3기 – 자궁저부 마사지
④ 분만 4기 – 회음절개술
⑤ 분만 2기 – 자궁경부개대

> **해설**
> ① 분만 1기는 자궁경관이 10cm까지 열리는 단계이다.
> ② 분만 2기 발로에서 힘을 주면 회음부 열상과 태아 아두 혈종 가망성이 있다.
> ④ 분만 4기는 분만이 모두 완료되고 1~4시간 후이다.
> ⑤ 분만 2기는 태아가 만출하는 시기이다.

10 분만 간호로 올바른 설명은?

① 제대가 태아를 압박하는 것이 확인되면 반좌위를 취한다.
② 분만 2기에는 발살바법을 사용하면 안 된다.
③ 자궁수축과 수축 사이에 힘을 주어야 한다.
④ 고혈압이 있는 임부에게 에르고노빈 자궁수축제를 사용할 수 있다.
⑤ 자궁저부는 분만하고 나면 제와부 위에 위치한다.

> **해설**
> ① 다리를 올리는 자세를 취한다.
> ③ 수축과 수축 사이에는 충분히 숨을 쉬어야 태아에게 산소가 전달된다.
> ④ 에르고노빈과 메서진은 고혈압이 있는 임부에게는 금한다.
> ⑤ 자궁저부는 분만하고 나면 제와부 아래 2cm에 위치한다.

정답 8 ② 9 ③ 10 ②

11 자궁경부 밖으로 제대가 탈출한 것이 보일 때 간호사가 해야 하는 일은?
① 소독장갑을 끼고 제대를 밀어 넣는다.
② 소독장갑을 끼고 제대맥박을 느껴본다.
③ 질식분만을 유도한다.
④ 반좌위를 취해준다.
⑤ 제대가 질 쪽으로 더 밀려나오면 소독약을 바른다.

해설 ① 나온 제대를 다시 밀어 넣으면 안 된다.
③ 제왕절개를 해야 하는 상황이다.
④ 골반고위(슬흉위)를 취한다.
⑤ 제대가 밀려나왔다면 소독된 생리식염수를 묻힌 거즈로 덮는다.

12 양수가 흘러내린 것 같다는 임신 35주 임부에 대한 관리로 틀린 것은?
① 양수인지 확인하기 위해 나이트라진 테스트를 해서 붉은색인지 확인한다.
② 양수가 없다면 복부에서 태아가 더 잘 만져질 것이다.
③ 절대안정을 취하고 최대한 임신을 연장시킨다.
④ 항생제를 투약하면서 감염을 예방한다.
⑤ 제대탈출의 위험성이 높다.

해설 양수라면 나이트라진 테스트에서 청색을 띤다.

13 조기분만과 관련된 설명으로 틀린 것은?
① 임신 20~37주 사이의 분만이 조기분만이다.
② 폐성숙제를 투여하는데 베타메타손, 덱사메타손이 대표이다.
③ 최대한 임신기간을 연장시켜야 한다.
④ 리토드린을 투여하면 저혈압, 빈맥이 나타날 수 있으므로 주의한다.
⑤ 폐성숙제는 분만 직전에 맞아야 한다.

해설 폐성숙제의 효과를 보기 위해서는 분만 24시간 전에는 맞아야 한다.

14 옥시토신을 중단해야 하는 경우가 아닌 것은?

① 고혈압이 보인다.
② 소변량이 감소한다.
③ 자궁수축이 90초 이상 길어진다.
④ 전두부 통증을 호소한다.
⑤ 복부통증을 호소한다.

해설 옥시토신 중단 사유
- 항이뇨효과가 있어 수분중독을 일으키는데, 소변량이 감소하고 고혈압이 보이면 중단한다.
- 지나친 수축은 후기 감퇴(자궁수축이 정점을 찍고 태아심음 감소)와 가변성 감퇴(자궁수축과 상관없이 태아심음 감퇴)를 가져와 태아곤란증을 가져온다.
- 자궁수축이 90초 이상 길어지고 자궁수축 간격이 2분 이내로 짧아지며 자궁 내 압력이 75mmHg 이상 상승하면 태아 저산소증의 위험이 높으므로 중단한다.
- 전두부 통증, 경련, 호흡곤란 등이 보이면 중단한다.

15 분만 1기 진행이 정상적으로 진행된다면 자궁수축은 어떻게 나타나는가?

① 수축 기간은 길어진다.
② 수축강도가 점점 약해진다.
③ 자궁저부가 자궁하부보다 수축이 약하다.
④ 수축과 수축 사이 간격이 길어진다.
⑤ 자궁수축은 스스로 조절 가능하다.

해설
② 분만이 진행될수록 강도가 강해진다.
③ 자궁저부가 자궁하부보다 수축이 강하다.
④ 수축과 수축 사이 간격이 짧아지며, 수축 기간은 길어진다.
⑤ 자궁수축은 불수의적이다.

16 임신 39주 된 산모가 진통을 느껴 산부인과에 방문하였다. 산모를 사정한 결과가 아래와 같을 때 올바르게 해석한 것은?

| • 태향 : LOA | • 자궁경관개대 : 4cm |
| • 양수 나이트라진 테스트 : 청색 | • 선진부 하강 : +3 |

① 양막이 파열되지 않았다.
② 선진부에 태아의 엉덩이가 있다.
③ 좌골극을 기준으로 3cm 위에 있다.
④ 초산모라면 분만실로 급히 옮겨야 한다.
⑤ 태아의 후두골이 골반의 왼쪽에 위치하며 앞쪽을 향해 있다.

해설 양수는 알칼리이며 나이트라진 테스트에서 청색을 보이기 때문에 위 상황은 양막이 파열된 경우이다. 선진부는 태아의 머리이고 좌골극 기준으로 아래라면 (+), 위라면 (−)이다. 초산부는 진행속도가 느리므로 자궁경관이 10cm까지 열리고 나서 분만실로 이동하면 된다.

정답 14 ⑤ 15 ① 16 ⑤

17 분만 중인 초산부의 간호에 대한 설명으로 옳지 않은 것은?

① 분만 1기에 관장을 하는 이유는 대변 배출로 인한 오염을 막기 위해서이다.
② 좌측위를 취하도록 한다.
③ 경막외 마취를 한 산부의 혈압을 자주 측정하는 이유는 고혈압이 있을 수 있기 때문이다.
④ 초산부는 완전개대가 된 후에 분만실로 옮긴다.
⑤ 태반이 배출되고 난 후에는 자궁저부를 부드럽게 마사지한다.

> **해설** 자궁 경부가 4~5cm 열렸을 때 척추의 경막외 공간에 약물을 주입하면서 감각신경을 차단하여 통증을 덜어준다. 저혈압과 방광에 소변이 정체되는 증상이 있을 수 있다.

18 옥시토신으로 유도분만을 진행 중이던 산모에게 후기하강이 보였다면 우선적으로 조치해야 하는 것은?

① 옥시토신 용량을 올린다.
② 진행이 정상적으로 잘되고 있다.
③ 옥시토신을 중단한다.
④ 응급 약물과 기도삽관을 준비한다.
⑤ 즉시 응급 제왕절개를 준비한다.

> **해설** 후기 감퇴는 자궁수축이 일어나는 동안 혈액과 산소가 태아에게 원활하게 공급이 되지 않는 태반관류장애 상황이 의심된다. 임부를 좌측위로 눕히고 주입하던 옥시토신을 바로 중단하고 산소를 공급하여 태아에게 산소가 전달되게 해야 한다. 후기 감퇴가 지속되면 제왕절개 분만을 해야 한다.

19 질식분만을 하면서 회음절개를 한 산부가 통증을 호소한다면 어떤 간호를 해 줄 수 있는가?

① 옥시토신 투여
② 냉찜질 적용
③ 핫팩 적용
④ 진통제 복용
⑤ 슬흉위 자세

> **해설** 15분마다 패드를 확인하여 출혈의 정도를 파악하고 회음절개를 했다면 봉합부위도 확인한다. 또한 냉찜질을 적용하면서 통증을 완화시켜 준다.

20 임신 32주인 임부가 자궁수축이 찾아와서 유토파(리토드린)를 투여받고 있다면 간호사가 관찰해야 할 사항은?

① 고혈압
② 빈맥
③ 호흡곤란
④ 흉통
⑤ 의식 변화

해설 리토드린은 자궁수축 억제제이다. 저혈압, 빈맥, 부정맥, 두통, 태아질식 등 부작용이 있을 수 있다.

21 급속분만 3시간 뒤 산모에게 급작스러운 호흡곤란과 빈맥, 청색증이 나타난다면 어떤 것을 의심할 수 있는가?

① 산후감염
② 자궁파열
③ 양수색전증
④ 저혈량쇼크
⑤ 자궁이완

해설 자궁과 산도의 열상에 양수가 높은 압력을 받으면서 들어가면 양수색전증을 일으킬 수 있다.

22 분만 후 자궁 회복이 가장 느릴 거라고 예상되는 여성은?

① 30대 초산부
② 쌍둥이를 분만한 20대 초산부
③ 30대 경산부, 수유부
④ 20대 초산부, 수유부
⑤ 쌍둥이를 분만한 경산부, 비수유부

해설 자궁 회복은 초산부가 경산부보다, 수유부가 비수유부보다 빠르다.

정답 20 ② 21 ③ 22 ⑤

CHAPTER 04 문제를 가진 여성간호

제1절 산욕기 관련 문제

(1) 산욕기 합병증

① 산후출혈 : 질식분만을 하고 500cc 이상의 출혈이 있거나 제왕절개 분만 후 1,000cc 이상의 출혈이 있는 경우이다.
  ㉠ 원인
    • 조기 산후출혈(분만 24시간 이내)의 흔한 원인 : 자궁이완(자궁근무력증)
      - 다산부, 다태임신, 양수과다 등 자궁이 지나치게 늘어난 경우
      - 급속분만이나 분만이 지연된 경우
      - 자궁수축제, 마취제, 황산마그네슘 등의 약물을 주입한 경우
      - 자간전증, 전치태반, 융모양막염과 같은 자궁감염, 고 혹은 저 긴장성 수축으로 자궁근육이 피로한 경우
    • 후기 산후출혈(분만 24시간 후부터 6주까지)의 가장 큰 원인 : 자궁 내의 남은 태반조직
    • 산도 열상 : 고였다가 나오는 피가 아니어서 선홍색을 띤다.
  ㉡ 치료와 간호
    • 저혈량쇼크 : 출혈이 지속되면 혈압이 저하하고 맥박이 상승하며 의식이 변화하고 호흡곤란, 두통, 복부 통증이 나타난다. 옆으로 눕혀 하지를 올리고 굵은 바늘로 정맥을 확보해 수액을 빠르게 주입한다. 수혈과 고용량의 산소요법이 필요하다.
    • 자궁저부 마사지 : 치골상부와 자궁저부에 손을 올리고 조심스럽게 마사지한다. 강하게 마사지하면 자궁내번(뒤집힘)을 유발할 수 있고 오히려 이완되므로 주의한다.
    • 제왕절개 임부라면 수술부위에 모래주머니를 적용한다. 질식분만 임부가 자궁이 물렁하지 않은데도 출혈이 계속되면 질과 회음부의 열상과 봉합상태를 확인한다.
    • 자연배뇨 확인 : 산후 8시간 안에 배뇨해야 한다. 방광이 부풀면 자궁이 퇴축되는 것을 방해하고 복부 중앙선 옆으로 자궁이 밀릴 수 있다.
    • 자궁수축제 투여
      - 옥시토신 정맥주사
      - 메틸에르고노빈을 근육주사한다. 메틸에르고노빈은 혈관과 자궁 근육을 직접 수축시켜 혈압을 올리므로 자간전증, 고혈압 임부에게는 금한다.

- 옥시토신과 메틸에르고노빈에 반응하지 않으면 프로스타글란딘(PG, 생리통 원인물질)을 사용한다. 프로스타글란딘은 기관지수축을 일으키므로 천식이 있는 임부에게는 금기이다.
    - 모유수유를 하면 옥시토신이 분비하여 자궁수축에 도움이 된다.
    - 산도의 손상이나 잔류태반이 확인되면 즉시 수술적 치료가 필요하며 출혈이 멈추지 않으면 자궁적출술까지 고려해야 한다.
② 산후감염 : 분만하면서 손상된 조직에 연쇄상구균과 같은 세균이 침범하여 염증을 일으키는 것이다.
  ㉠ 증상
    - <u>분만 24시간이 지나서 38℃ 이상의 발열</u>이 이틀 이상 지속된다. 분만 후 24시간 동안은 신체 회복이 빨리 진행되면서 염증 없이도 열이 있을 수 있다.
    - 산욕기에 39℃ 이상의 발열이 있으면 언제든 산후감염으로 본다.
  ㉡ 간호
    - 조기이상을 격려하고, 불가능하면 침상에서 뒤집기와 자전거 타듯 발을 굴리는 운동을 한다.
    - 좌욕을 하고 멸균패드를 수시로 교환하여 위생관리를 한다.
    - 분만 후 1개월 동안 성생활과 질 세척을 금한다.
③ 자궁내막염
  ㉠ 원인
    - 자궁 내에 태반조각이 남아 있는 경우
    - 분만이 지연되었거나 내진을 많이 한 경우
    - 조기파수되고 분만이 지연된 경우
    - 제왕절개를 한 경우
  ㉡ 증상
    - 악취가 나는 분비물이 질에서 나온다.
    - 가장 흔한 산후감염이고 골반염을 일으키는 원인이 되기도 한다.
    - 분만 후 2~3일 후 38℃ 이상의 발열증상과 오한, 권태감, 식욕부진, 두통, 빈맥 등이 발생한다.
    - 자궁이 붓고 그 부위를 만지면 자극적으로 불편감을 느낀다.
  ㉢ 치료와 간호
    - 항생제를 투여한다.
    - 좌위 혹은 반좌위 : 상체를 올리면 감염이 위로 올라가는 것을 막고 오로를 아래로 배출하기가 수월하다.
    - 자궁수축제 : 자궁 내에 태반조각이 남아 있다면 배출할 수 있고 오로 배출도 촉진시킨다.
    - 고단백, 고비타민, 충분한 수분섭취를 한다.

④ 혈전성 정맥염 : 표재성 정맥, 심부정맥 모두 생길 수 있으며 심부정맥의 혈전은 폐색전증을 일으킬 위험이 있다. 임신 중, 분만 후(산욕 2주간 발생위험 높음) 언제든 발생할 수 있다.
  ㉠ 원인
    • 임신부는 혈액응고인자가 증가한다.
    • 혈액량이 늘고 커진 자궁이 하대정맥을 압박하여 하지에 정맥이 정체된다.
    • 분만 시 혈관이 손상되면 그 부위에 혈액응고인자들이 응집하게 되는데 이것이 혈전이다.
    • 제왕절개를 한 임부가 질식분만 임부보다 발생률이 높다.
  ㉡ 증상
    • 한쪽 다리가 붓고 피부가 창백하며 경직되고 통증이 있다.
    • 호만스 징후 양성 : 다리를 발등 쪽으로 굽히면 장딴지에 강한 통증을 경험한다.
    • 염증반응으로 발열, 권태감이 느껴진다.
  ㉢ 치료와 간호
    • 분만 후 조기이상, 하지의 적극적인 운동, 탄력스타킹이나 공기압박기를 사용한다.
    • 혈전형성의 가망성이 높은 임부는 헤파린과 같은 항응고제를 투여한다.
    • 다리를 꼬는 습관을 없앤다.
    • 혈전성 정맥염이 생긴 다리는 혈전이 떨어질 우려가 있기 때문에 걷기와 마사지는 금기이며, 침상에서 안정하면서 다리를 올리고 있도록 한다. 떨어진 혈전이 돌아다니면서 폐를 막으면 폐색전증, 뇌혈관을 막으면 뇌졸중, 심장을 막으면 심근경색 등 다양한 곳에서 문제를 발생하므로 이미 혈전성 정맥염이 발생하였다면 특별히 주의가 필요하다.
⑤ 폐색전증 : 하부 심부정맥에서 떨어진 혈전이 심장을 경유해 폐로 들어가는 폐동맥을 막은 경우이다.
  ㉠ 증상
    • 호흡곤란, 빈맥, 청색증, 의식소실
    • 폐로 혈액을 내보내는 심장의 우측에 저항이 커지게 된다. 폐색전증으로 인한 사망의 대부분은 우심부전에 의해서이다. 우측 심박출량이 감소하면 심실중격이 좌심실 쪽으로 치우쳐 전신으로 나가는 심박출량이 줄어들고 저혈압, 쇼크까지 초래한다.
  ㉡ 치료와 간호
    • 스트렙토키나제와 유로키나제와 같은 혈전용해제를 투여한다.
    • 항응고제를 투여하여 더 이상의 혈전이 생기는 것을 방지한다.
    • 저산소증에 대한 심폐소생술, 혈전제거술과 개심술을 한다.
    • 분만 후 초기에 발생위험이 높아서 누군가 옆에 있어야 한다.

⑥ 유선염(유방염)
  ㉠ 원인
    • 산후 2~4주에 많이 발생한다. 신생아의 입과 코에 있던 포도상구균이 젖을 먹이는 과정에서 모체의 유두와 유륜의 상처를 통해 침입하여 유선에 염증을 일으키는 질환이다.
    • 유방울혈이 심한 경우에 위험이 높아진다.
  ㉡ 증상
    • 유선염이 걸린 유방 한쪽에만 증상이 나타난다.
    • 유방 통증, 유방의 단단함, 발열, 권태감, 오한 전신통, 빈맥
  ㉢ 치료와 간호
    • 항생제 치료
    • 농양(배농술 필요)이 없다면 모유수유는 지속하고 아이가 젖을 먹지 않으려고 하면 계속 비워내야 한다. 젖이 차게 되면 염증이 더욱 심해지기 때문이다.
    • 아기가 유두에 상처를 내지 않도록 유륜까지 물려서 젖을 먹이는 습관을 들이도록 한다.
    • 온찜질을 적용하여 혈액순환을 촉진하고 통증도 완화시킨다.

제2절 산욕기 관리

(1) 산욕기 간호
  ① 모유수유
    ㉠ 옥시토신을 분비시켜 자궁을 회복시키므로 분만하고 최대한 빠른 시간 안에 젖을 물려 수유를 시도한다.
    ㉡ 수유할 때 손을 씻고 수유하기 전에는 온찜질을 하여 유선을 확장시켜 젖이 잘 돌게 한다.
    ㉢ 수유 후에는 남은 젖은 모두 짜서 젖을 비워야 유즙을 충분히 만들어 낼 수 있다. 냉찜질을 해서 유방을 진정시켜 붓는 것을 예방하며, 유두는 충분히 말려야 한다.
    ㉣ 수유는 양쪽 젖을 모두 물려야 하며 유두와 유륜(유즙이 유륜 아래의 관에 모여 있기 때문)이 모두 아기 입에 들어가도록 깊숙이 물린다. 유두만 물리게 되면 상처가 생겨 유선염의 발생이 높아진다.
    ㉤ 아기가 유방을 바라보도록 바짝 밀착시켜 안아서 아기 머리부터 다리까지 일직선이 되도록 한다.
    ㉥ 옆으로 누워서 수유한다면 아기를 안은 상태에서 상체를 올려서 흡인을 방지한다.
    ㉦ 유두는 물로만 씻어야 한다. 비누와 크림은 자극을 주어 유두에 상처를 줄 수 있다. 아이가 직접적으로 빠는 곳이 아닌 유방은 비누를 사용해도 가능하다.
    ㉧ 모유수유를 하는 동안은 320kcal를 더 섭취한다. 단백질 섭취 또한 25g가량 더 먹는다.
    ㉨ 수분 공급을 충분하게 한다.

ㅊ 초유 : 분만 2~3일부터 분비되는 진한 노란색의 젖이다. 많은 영양분과 IgA를 포함한 면역체를 함유하고 있다.

> [암기Tip] IgA : 'A'급 영양을 가진 모유에 들어 있다.
> IgG : 태아에게 직접 'G'o하기 위해 태반을 통과한다.
> IgE : 'E'mergency 위험이 있는 알레르기에 관여한다.

ㅋ 프로락틴호르몬 : 선방세포를 자극해 유즙을 생산시켜 분비하는 호르몬이다. 배란을 막아서 모유수유를 하는 동안은 월경을 하지 않는다.

> [참조] 옥시토신은 프로락틴이 만든 유즙을 밖으로 사출시키는 역할을 한다.

ㅌ 유선 : 15~20개의 젖샘엽으로 이루어져 있으며 이 젖샘엽은 소엽들로 구성되어 있다. 소엽 안의 선방세포에서 유즙이 만들어지는 것이다. 만들어진 유즙이 유관을 통해 유두를 통해 배출되는 것이다.

② **자궁 회복**
  ㄱ 자궁저부의 높이
   • 분만 직후에는 치골결합과 제와부 중간, 배꼽 아래 2cm에 위치한다.
   • 분만하고 12시간이 지나면 제와부 위치, 배꼽 아래 1cm까지 다시 올라온다.
   • 분만 24시간이 지나서는 하루에 1~2cm씩 하강하여 9일 후에는 더 이상 촉지가 안 된다.
   • 자궁은 초산부가 경산부보다, 수유부가 비수유보다 더 빨리 회복된다. 경산부는 자궁이 더 늘어나서이고 수유부는 옥시토신 효과로 인해서이다.
  ㄴ 오로 : 자궁퇴축이 이루어지면서 자궁내막에서 떨어져 나오는 분비물이다. 자궁 회복과 반대로 경산부가 초산부보다, 비수유부가 수유부보다 자궁퇴축이 느리니 오로의 양이 많다.
   • 적색오로 : 산후 1~3일, 혈액 성분이 많다 보니 육류의 비릿한 냄새가 난다.
   • 갈색오로 : 산후 4~10일, 장액이며 냄새가 없어야 한다.
   • 백색오로 : 산후 10일~3주, 양도 많이 줄었으며 백색을 띠며 냄새가 없어야 한다.

> [암기Tip] 피가 나는 상처가 생기면 초반에는 붉은 피가 나오지만 이후 지혈되면서 연갈색의 진물이 나온다. 자궁도 태반이 떨어져 나간 상처가 나아가는 과정이므로 비슷하다.

③ **산후우울**
  ㄱ 산후우울감
   • 많은 산모가 출산 후 2~3일 후 겪는 일시적인 우울한 기분이며 며칠이 지나면 사라진다.
   • 에스트로겐 감소에 따른 호르몬의 변화와 아기에 대한 양가감정으로 인해서이다.
   • 정상적인 반응임을 알려주고 지지해준다.
  ㄴ 산후우울증
   • 우울감보다 더 심한 형태이며 출산 후 4~6주 후에 발생한다. 회복하는 데 오랜 시간이 걸린다.
   • 산후우울감보다 더욱 복합적인 원인이다.

- 정신의학과 전문의와 상담하여 필요하다면 약물치료를 받아야 한다.
- 자살 혹은 타살의 위험이 크다.

(2) 피임

① 피임의 조건
  ㉠ 경제성 : 비용이 적게 들어야 한다.
  ㉡ 간편성 : 피임하는 방법이 간단해야 한다.
  ㉢ 확실성 : 피임 효과를 믿을 수 있다.
  ㉣ 안전성 : 피임 방법이 인체에 해를 끼치지 않아야 한다.
  ㉤ 수용성 : 피임을 하면서 성감을 떨어뜨리지 않아야 한다.

② 피임의 종류

일시적	경구 피임약	• 에스트로겐과 프로게스테론의 복합제로서 배란을 일으키지 않는다.
		• 피임약으로 사용하지만 월경과다나 월경곤란증을 겪는 사람도 사용 가능하다.
		• 경구피임약은 복용하는 시간을 지켜야 한다. 잊었을 경우 아래의 사항을 지킨다.
		  - 복용 시간 후 12시간이 경과하지 않은 경우 : 생각난 즉시 복용하고 다음 날은 정해진 시간에 복용한다. 피임 효과가 있으므로 추가적인 피임은 필요 없다.
		  - 복용 시간 후 12시간이 지난 경우 : 복용하지 말고 다음 날부터 복용하며, 피임 효과가 줄어들었을 수 있으므로 추가적인 피임이 필요하다.
		• 피임약은 얼마동안 복용 후 휴약 기간(위약 복용)을 가지게 된다. 휴약 기간 동안 위약을 먹는 이유는 피임약을 복용하는 시간 패턴을 잊지 않기 위해서이다.
		  피임약에는 프로게스테론이 들어가 있는데 약 복용을 멈추면 프로게스테론 농도가 감소하면서 자궁내벽이 허물어지면서 월경을 한다.
		  예 26일은 피임약 + 2일은 가짜약(위약)
		• 오심, 불규칙한 출혈, 구역감, 유방압통 등 부작용이 있다.
		• 뇌혈관 질환, 심장혈관 질환, 고혈압 고지혈증, 혈전성 정맥염 등의 문제가 있는 사람은 금한다. 경구피임약에 있는 에스트로겐(혈전형성 위험) 때문이다.
		• 흡연은 혈전증의 위험을 높이므로 절대 금지이다.

장기적	자궁 내 장치 (IUD)	• 정자가 난관에 도달하는 것을 막고 자궁내막에 약간의 염증을 일으켜 착상하지 못하도록 한다. • 피임 효과가 높으며 3~5년간의 피임 효과가 있다. • 부작용 : 월경량이 많아지고 생리통, 요통 등을 유발하므로 이런 불편감이 있던 사람은 금한다. 염증반응을 일으키는 것이므로 골반염증성 질환을 일으킬 가망성이 있다.
영구적	여성	난관결찰술, 난관절제술
	남성	• 정관절제술 • 정자가 정관 내에 남아 있으므로 수술하고 3개월 동안은 피임이 필요하다. 정자의 수명이 3개월이다. • 정액검사를 하여 정자가 나오지 않는다는 확인이 필요하다.
응급피임		• 고농도의 호르몬제제이며 수정란이 착상되기 전에 약물을 복용하는 것이 중요하다. 성관계 후 72시간 이내에 복용해야 하며 가급적 빠를수록 좋다. • 배란 억제, 정자의 자궁경부 통과 방해, 자궁내막에 착상 방해 • 부작용 : 오심과 구토, 어지럼증

제3절 난임 여성간호

부부가 정상적인 성생활을 하면서 피임을 하지 않는데도 불구하고 1년 이내 임신을 하지 못하는 경우이다.

(1) 남성의 난임 검사

2~3일 정액을 체외로 배출시키지 않은 상태에서 정액을 받아 검사한다. 난임 검사 중에서 가장 먼저 하게 되는 검사이다.

① 정상 수치
　㉠ 정액의 양은 1.5mL 이상이어야 한다.
　㉡ 정자의 수는 정액 1mL에 1,500만 마리 이상이 있어야 한다.
　㉢ 살아서 활발히 움직이는 정자가 40% 이상 되어야 한다.
　㉣ 정상 모양을 가진 정자는 4% 이상 되어야 한다.
　㉤ 살아 있는 정자의 수는 58% 이상 되어야 한다.
　㉥ 정액의 산도는 pH 7.2~8.0의 알칼리이다. 산성 환경인 질을 통과하면서 정자의 상당수는 죽게 되고 알칼리 환경인 자궁으로 통과하여 들어온 정자는 활동성이 커진다.

(2) 여성의 난임 검사

① 성교 후 검사
　㉠ 배란기에 하는 검사이다.
　㉡ 검사하기 2~10시간 전에 성관계를 하고 병원에 방문한다(성관계 후 간단한 샤워만 하기).
　㉢ 자궁경부 점액을 채취하여 점액의 상태도 확인하고 점액 안에 살아 있는 정자의 숫자와 활동성을 확인할 수 있는 검사이다.

② 자궁내막 생검
　㉠ 황체기에는 황체에서 분비하는 프로제스테론으로 자궁내막이 착상하기 쉽도록 두꺼워지는데 이 자궁내막 조직을 약간 떼어내 검사하는 법이다.
　㉡ 황체의 기능과 수정란 착상 가능 정도를 파악할 수 있다.

③ 자궁난관조영술
　㉠ 월경 2~3일 후(임신 가능성 있는 시기 피함)에 조영제를 자궁경관으로 주입하여 자궁과 난관을 촬영하여 난관과 자궁의 구조적인 문제가 있는지 확인할 수 있다.
　㉡ 조영제가 난관을 통과하면서 좁아진 난관을 넓혀주고 청소하며 섬모운동을 자극함으로써 난임을 치료하는 효과를 기대할 수 있다.

④ Rubin test : 자궁난관조영술은 조영제를 이용하지만 Rubin test는 이산화탄소 가스를 주입하여 난관이 개통되었는지 확인하는 검사이다. 정상이라면 이산화탄소가 뚫린 난관을 통해 복강으로 나와서 늑간신경을 자극해 견갑통을 느끼게 된다.

⑤ 경관 점액검사
　㉠ 배란기의 경관 점액은 정자가 통과하기 쉽도록 맑고 투명하다.
　㉡ 견사성은 길게 늘어나는 성질을 말한다. '견'인의 '견'과 같은 의미인데 끊어지지 않고 끌어당긴다는 말이다. 배란기의 경관점액은 견사성이 있어서 손으로 묻혀서 늘리면 최고 10cm까지 길게 늘어난다. 마치 날계란의 흰자를 만지는 느낌과 같다.
　㉢ 현미경으로 보면 양치엽(양치류 식물 잎사귀)의 형태를 띤다.
⑥ 기초체온 측정
　㉠ 아침에 눈을 뜨자마자 같은 공간, 같은 시간에 누워서 측정한다.
　㉡ 배란이 되고 프로제스테론의 영향으로 체온이 약간 내려간 후 24시간 이내 0.3~0.6℃ 상승한다.

제4절 생식기 질환을 가진 여성간호

(1) 자궁경부암
① 원인
　㉠ 사람유두종바이러스(HPV ; Human Papilloma Virus)
　㉡ 성관계를 일찍 가지거나 여러 사람과 성생활을 하는 경우
　㉢ 낮은 사회 경제적인 상태
　㉣ 흡연, 비위생적인 습관
② 증상
　㉠ 초기에는 증상이 거의 없다가 성교를 하고 나면 출혈이 보이기 시작한다.
　㉡ 체중감소, 식욕부진, 경부 궤양, 월경과다, 악취가 나는 질 분비물, 방광과 직장의 불편감
　㉢ 림프절까지 침범하면 하지의 부종과 통증, 요통이 나타난다.
③ 진단
　㉠ 자궁경부질세포펴바른검사(Pap smear)
　　• 질경과 면봉을 이용하여 편평원주상피세포 접합부와 후질원개에서 채취하여 도말검사하는 방법이다. 조기발견을 위해 많이 하는 검사이다.
　　• 검사 하루 전부터 성관계와 질 세척은 금한다.

- 결과

class Ⅰ	정상
class Ⅱ	염증으로 인한 이상 세포가 보인다.
class Ⅲ	암이 의심되는 세포가 있어서 정확한 검사가 필요하다.
class Ⅳ	강하게 암세포라고 의심되므로 추가 검사를 해야 한다.
class Ⅴ	암세포가 확실하다.

암기Tip class 4 결과는 강한 의심이므로 죽음(죽을 사) 것 같은 두려움을 느끼게 된다.

- 결과에 이상이 있으면 질확대경검사, 원추절제술, 생검 검사 등을 해야 한다.

ⓒ 질확대경검사
- 질확대경을 통해 자궁경부를 직접 확인하면서 조직생검검사(최종적 확진)도 하는 검사이다.
- 암세포로 의심되는 부위는 3~5% 초산(식초)을 바르면 하얗게 변하는 특징이 있다.

ⓒ 원추절제술 : 자궁경부를 원추 모양으로 잘라내는 간단한 시술로 진단과 동시에 치료도 가능한 방법이다. 시술 후 회복하는 속도가 빠르다.

ⓒ 쉴러 검사 : 조직생검검사를 하기 전에 부위를 정확하게 하기 위해서 아이오딘(갑상샘호르몬 성분)이 함유된 용액을 바른다. 암세포는 음성반응을 보이는데 당원질(글리코겐)이 없거나 적어 염색되지 않아 노란색을 띠게 된다.

④ 병기 분류

ⓒ 1기 : 자궁경부에만 머무르는 종양이다. 원추절제술, 자궁절제술, 방사선 치료를 한다.

ⓒ 2기 : 골반벽이나 질의 하부 1/3까지는 퍼지지 않았다.

ⓒ 3기 : 골반벽, 질 하부 1/3까지 퍼진 경우이다.

ⓒ 4기 : 진골반 밖 혹은 방광 혹은 직장 점막까지 퍼진 경우이다.

⑤ 수술

ⓒ 아전자궁절제 : 자궁만 들어내는 자궁적출술이다.
- 수술 후 조기이상을 격려한다.
- 유치도뇨관을 제거하고 자가배뇨를 확인하여 복부팽만을 예방한다.
- 복강경 수술을 할 때 이산화탄소를 복강에 주입하는데 가스가 어깨와 등으로 올라가서 견갑통이 발생할 수 있음을 알려주어야 한다.
- 출혈량, 섭취량과 배설량, 활력징후 확인
- 질은 남아 있으므로 성관계에 지장이 없음을 알려준다.

ⓒ 근치자궁절제 : 자궁과 자궁 근처에 있는 양쪽 난관과 난소, 자궁 주위 림프절과 인대, 질의 일부까지 절제한다.

(2) 자궁내막암

상당수가 선세포에서 발생하는 선암이며 주증상은 비정상적인 질 출혈이다.

① 원인
- ㉠ 에스트로젠 의존형(90% 이상)
    - 무배란 혹은 월경장애, 경구피임약 복용, 미산부(출산력이 없음) : 프로제스테론에 노출되는 시간이 적고 에스트로젠에 지속적으로 노출되면서 자궁내막이 증식한다.
    - 비만 : 복부 지방의 효소가 에스트로젠 유사물질을 만들어 낸다.
    - 폐경이 늦은 경우는 에스트로젠에 오랫동안 노출된다.
    - 타목시펜을 복용한 경우(유방암 치료제)
- ㉡ 에스트로젠 비의존형 : 원인이 다양하며 에스트로젠 의존형과 달리 자궁내막이 위축된다.

(3) 자궁근종

① 원인 : 에스트로젠의 노출로 인해 자궁 근육(평활근)에 생기는 양성종양이다. 에스트로젠이 많이 분비되는 가임기에는 크기가 커지지만 폐경기 이후에는 작아지거나 근종이 없어져야 한다. 폐경기에도 크기가 변하지 않는다면 양성이 아니라 악성일 가망성이 있다.

② 증상
- ㉠ 하복부가 부풀고 덩어리가 만져진다.
- ㉡ 방광과 장을 압박하면서 배뇨장애와 변비를 유발한다.
- ㉢ 월경과다(자궁근종이 자궁내막의 면적을 넓혀 출혈을 더욱 유발), 월경통, 부정 출혈(임신 기간과 무관한 출혈), 골반통(주변 장기 압박)
- ㉣ 정맥과 신경을 압박하여 혈액순환을 방해하여 정맥류, 다리 부종을 유발한다.
- ㉤ 무증상인 경우가 많다.

③ 분류
- ㉠ 근층 내 근종 : 자궁근종의 대부분이며 근육층 안에 근종이 있다.
- ㉡ 점막하 근종 : 자궁내막 바로 아래에 위치하는 근종으로 출혈의 위험이 높다.
- ㉢ 장막하 근종 : 자궁을 덮고 있는 복막 바로 아래에 위치하는 근종이다.

④ 치료와 간호
- ㉠ 근종 절제술, 자궁절제술
- ㉡ 피임약 복용, 선자극호르몬 길항제 주사 : 여성 호르몬의 분비를 억제

(4) 자궁내막증

자궁 안에 있어야 하는 자궁내막 조직이 자궁 밖(복막, 질, 방광 등)에서 보이는 질병인데 생리주기에 영향을 받는다.

① 원인 : 자궁내막 세포가 섞인 생리혈이 난관으로 거꾸로 흘러들어 가서 자궁 밖의 공간에 자궁내막이 생성된다는 이론이 유력하다.

② 증상
  ㉠ 생리주기에 따른 출혈, 염증, 유착이 반복되면서 생리통, 성교통, 골반통을 야기한다.
  ㉡ 난임을 일으키기 때문에 조기에 치료가 중요하다.

(5) 자궁내막증식증

자궁내막증과 구분해야 한다. 자궁내막이 비정상적으로 '증식'하면서 두꺼워지고 월경과다를 일으키는 질환이다.

① 원인 : 프로제스테론 없이 에스트로젠(자궁내막 증식)에 지속적으로 노출되면 발생한다. 무배란, 배란 장애, 폐경 후 에스트로젠 치료, 늦은 폐경, 비만과 관련이 있다.

② 치료
  ㉠ 자궁내막암으로 진전될 확률이 높아서 검사를 주기적으로 해야 한다.
  ㉡ 소파수술을 하고 자궁적출술도 고려할 수 있다.
  ㉢ 프로제스테론 호르몬 치료를 한다.

(6) 성병

① 후천성면역결핍증(AIDS) : HIV가 원인균이며 성적 접촉, 혈액 직접 접촉, 모유수유와 태반을 통한 직접 전달이 원인이다.

② 매독
  ㉠ 원인 : *Treponema pallidum*이 원인균이다. 태반, 혈액 등으로 인한 직접 접촉이다.
  ㉡ 단계

1기	• 무통성의 단단한 궤양(경성하감)이 생식기뿐만 아니라 다른 부위에도 생길 수 있다. • 출혈과 통증은 없이 단단하기만 한데, 6주가 지나면 자연적으로 사라진다. • 증상이 없다고 치료를 받지 않으면 2기로 진행된다.
2기	• 전염성이 강한 시기이다. • 혈액 내로 퍼져 림프절 비대, 반점, 근육통 등 전신 감염 증상이 나타난다. • 편평하고 피부가 올라온 듯하며 미끌미끌한 표면이 특징인 편평콘딜로마가 음부, 항문 등 피부의 습한 부위에 나타난다.
잠복기	• 1~2기에 치료하지 않으면 잠복기를 거친다. • 잠복기 초기에는 전염성이 남아 있으며 이 단계에서 치료를 하지 않으면 3기 매독으로 진행한다.
3기	중추신경계, 심혈관, 간, 뼈 등 다양한 장기에 고무종과 신경매독 같은 증상이 나타나고 경련과 마비도 생길 수 있다.

ⓒ 치료
- 성파트너와 함께 <u>페니실린으로 치료</u>를 받는다.
- 임신 5개월이 넘으면 매독균이 태반을 통과하기 때문에 매독 진단을 받자마자 가급적이면 빨리 치료를 시작해야 한다.

③ 임질

임균(*Neisseria gonorrhoeae*)이 원인이며 성관계를 통해 흔하게 감염되는 성병이다.

ⓐ 증상
- 무증상인 경우도 있다.
- 질 분비물이 늘어나며 진득하고 누런 양상을 띤다.
- 질염, 자궁경부염, 요도염(배뇨통, 배뇨불편감)을 일으킨다.

ⓑ 치료
- 성파트너와 함께 항생제 치료를 한다.
- 임신 중이라면 테트라사이클린은 태아 기형을 초래하므로 금한다.
- 질식분만인 경우 임균에 노출되었을 가망성을 고려해 신생아 안염 예방으로 1% 질산은, 0.5% erythromycin, 1% tetracycline을 눈에 도포한다.

④ 첨형콘딜로마 : HPV가 원인균으로 성기, 항문, 질벽에 사마귀 모양의 피부 문제가 생기면서 통증과 가려움증을 유발한다.

(7) 감염성 질병

① 칸디다 질염

ⓐ 원인

칸디다 알비칸스(*Candida albicans*)라는 곰팡이는 질 내에서 정상균과 균형을 맞추며 사는데 어떤 원인으로 과증식된 경우이다.
- 습한 환경, 꽉 끼는 옷을 장시간 입었을 때 호발한다.
- 곰팡이는 당을 좋아하기 때문에 당뇨가 있는 사람에게 호발한다.
- 항생제, 면역억제제, 스테로이드를 장기간 사용하면 질 속의 정상균도 억제한다.
- 임신, 경구피임약을 복용한 경우 호르몬의 변화로 질 내 균형이 망가진다.

ⓑ 증상
- 순두부 같은 모양에 냄새는 거의 없는 다량의 질 분비물
- 소양감, 배뇨통, 작열감, 외음부와 질의 부종, 자궁경부와 질의 발적

ⓒ 치료와 간호
- Nystatin과 같은 항진균제로 약물치료를 하는데 질정이나 질크림 경구약이 있다.
- 질세척 금지, 면으로 된 속옷을 입고 꽉 끼는 옷은 입지 않는다.

② 트리코모나스 질염
  ㉠ 원인 : 기생충인 트리코모나스 원충에 의해 생기는데 성교를 통해 전파된다.
  ㉡ 증상
    • 심한 악취가 풍기는 화농성의 진득한 분비물이 다량 나온다.
    • 소양증, 작열감, 통증
    • 트리코모나스 원충은 질 내 환경을 알칼리로 만들기 때문에 다른 질염이 동반되는 경우가 잦다.
  ㉢ 치료와 간호
    • 메트로니다졸(후라시닐)과 같은 항생제 약물치료를 한다. 수유부라면 수유 금지이다.
    • 재발이 잦기 때문에 성파트너도 함께 치료해야 한다.
    • 임신 중에 걸리면 조산, 저체중 출산, 신생아 호흡기 질환 등의 문제를 야기할 수 있다.
③ 골반염(PID ; Pelvic Inflammatory Disease)
  자궁이나 질에 있던 세균이 자궁을 벗어나 난관, 복강 등에 염증이 퍼진 경우이다.
  ㉠ 원인 : 임질균이 주요 원인이며 그 외 자궁 내 장치, 클라미디아균 등이 있다.
  ㉡ 증상
    • 골반통, 고열, 하복통
    • 악취가 나는 다량의 진득한 질 분비물, 배뇨불편감
  ㉢ 치료와 간호
    • 항생제를 투여한다.
    • 항생제 치료에 반응이 없으면 수술, 고름 제거를 위한 시술이 필요하다.
    • 수분공급, 안정, 영양공급을 한다.
    • 분비물 배출을 위해 반좌위나 좌위를 취한다.

(8) 자궁 탈수(자궁탈출증)

자궁경부가 질 입구로 내려와서 보이는 경우이다.
① 원인 : 자궁을 지지하는 인대의 문제이다. 다산부, 비만, 호흡기 질환으로 자주 기침하는 경우, 만성 변비 등이 원인이다.
② 증상 : 배뇨 시 불편감, 아래가 묵직하게 느껴지며 활동을 하는 오후에 심해진다.
③ 치료와 간호
  ㉠ 페서리 삽입 : 수술할 수 없는 경우에 페서리를 질 안에 밀어 넣어 자궁경부를 고정시킨다.
  ㉡ 자궁절제수술 : 질을 통해 자궁을 제거한다.
  ㉢ 케겔 운동

제5절 갱년기 여성간호

(1) 호르몬 변화

① 폐경 전기
㉠ 난포의 수와 크기가 감소하면서 에스트로젠 생성이 감소되고 인히빈 생성도 감소된다.
㉡ 음성되먹임 기전이 약화된다.
㉢ 에스트로젠이 감소하니 뇌하수체에서 FSH 분비는 증가하고 LH 분비는 감소한다. FSH는 분비되나 난소의 퇴화로 에스트로젠이 효과적으로 분비되지 않는다.
㉣ FSH의 자극으로 난포가 계속적으로 자극, 성숙되고 월경주기가 짧아지면서 난소 기능은 더욱 저하된다. 결국 무배란의 확률이 높아진다.

② 주폐경기 : 월경주기는 더욱 불규칙해지며 난포는 계속 소실된다.

③ 완전 폐경
㉠ 배란이 완전히 중단되며 에스트로젠과 프로제스테론이 완전 고갈된다.
㉡ 피드백 작용으로 FSH와 LH가 상승하고 오랜 시간이 지나면 이 수치는 내려간다.

(2) 근골격계 변화

① 에스트로젠은 골 형성을 촉진하는데 폐경이 되고 에스트로젠 수치가 저하되면서 골 소실이 빨라져 골다공증을 유발한다.
② 장내 칼슘 흡수 능력이 떨어지면서 혈중 칼슘 농도가 떨어진다. 보상작용으로 뼈에서 칼슘이 빠져나가며 골다공증을 가속화시킨다.
③ 체중이 적게 나가고 마른 체형, 운동을 하지 않고 흡연과 음주를 하는 사람은 골다공증에 더욱 취약하다.

(3) 비뇨생식계 변화

에스트로젠 저하로 인해 다양한 문제가 발생한다.
① 질은 산성이어서 감염으로부터 보호를 해주는 역할을 한다. 갱년기가 되면 질이 알칼리화가 되면서 감염에 취약해진다. 그리고 질 분비물도 줄어들어 성교를 할 때 통증이 유발되므로 윤활제가 필요하다.
② 외음부와 질이 위축된다. 질이 얇아지면서 쉽게 헐어서 위축성 질염을 유발하므로 에스트로젠 크림을 질 내에 도포한다.
③ 요도를 알칼리화하여 요도 감염에 취약해진다.

(4) 심혈관계 변화

① 에스트로젠이 콜레스테롤을 낮추는 역할을 하는데, 결핍이 되면 HDL(High-Density Lipoprotein) 콜레스테롤이 줄어들고 LDL(Low-Density Lipoprotein) 콜레스테롤이 높아진다. 흔히 말해 HDL 콜레스테롤은 좋은 콜레스테롤, LDL 콜레스테롤은 나쁜 콜레스테롤이라 부른다.

② LDL 콜레스테롤의 상승은 심혈관계 질환의 위험을 높인다.

③ 에스트로젠은 혈관의 균형을 조절하는데 이 수치가 감소하면서 모세혈관이 불규칙적으로 확장해 얼굴이 발갛게 달아오르며 후끈 달아오르는 느낌을 받는다. 갱년기에 가장 두드러진 특징이다.

④ 자율신경계의 불안정(혈관의 수축과 이완 장애)으로 답답하게 느껴지고 수면장애가 있으며 예민해진다. 또 추워졌다 더워졌다 하면서 체온 조절도 어려워진다.

⑤ **치료와 간호**

  ㉠ 심혈관계 질환, 암과 같은 금기가 아니라면 에스트로젠 호르몬 치료를 한다.

  ㉡ 식물성 에스트로젠 섭취 : 콩, 석류, 달맞이 꽃, 녹황색 야채 등

  ㉢ 칼슘 섭취 : 우유, 치즈, 멸치 등

  ㉣ 충분한 수분과 섬유질, 비타민을 섭취하고 지방 섭취를 제한한다.

  ㉤ 월경이 끝나고 1년 동안은 임신 가능성이 있으므로 주의해야 한다.

CHAPTER 04 적중예상문제

01 분만 24시간이 지나 38.5℃의 열이 있으면서 오로에서 냄새가 났다. 이때 의심되는 증상은?

① 산후감염
② 분만 48시간 내에는 열이 있을 수 있다.
③ 자궁수축 부전
④ 심부정맥
⑤ 산후출혈

해설 분만 24시간이 지나서 38℃ 이상의 발열이 이틀 이상 지속된다. 분만 후 24시간 동안은 신체적인 회복이 빨리 진행되면서 염증 없이도 열이 있을 수 있다.

02 혈전성 정맥염에 대한 설명으로 옳지 않은 것은?

① 임신 중, 분만 후 언제든지 발생할 수 있다.
② 혈액량이 늘고 커진 자궁이 하대정맥을 압박하는 것이 원인이다.
③ 혈전성 정맥염이 걸린 초기에는 걷는 운동을 하도록 한다.
④ 정맥염이 걸린 다리를 올린 채 쉬어야 한다.
⑤ 마시지는 금한다.

해설 혈전성 정맥염에 걸리기 전이라면 예방으로 조기이상을 하고, 걸린 후라면 침상 안정을 취해야 한다.

03 제왕절개를 마치고 침상에서 안정 중이던 산모가 갑자기 호흡곤란을 호소하며 급격하게 의식을 잃었다. 이때 의심되는 증상은?

① 폐색전증
② 저혈령상 쇼크
③ 폐렴
④ 급성중증과민증
⑤ 혈전성 정맥염

해설 폐색전증
- 하부 심부정맥에서 떨어진 혈전이 심장을 경유해 폐로 들어가는 폐동맥을 막는다.
- 폐색전증으로 인한 사망의 대부분은 우심부전에 의해서이다.

정답 1 ① 2 ③ 3 ①

04 선방세포에서 유즙을 생산시켜 분비를 하는 호르몬은 무엇인가?

① 옥시토신
② 프로락틴
③ 프로스타글란딘
④ 프로제스테론
⑤ 에스트로젠

> **해설** 프로락틴은 선방세포를 자극해 유즙을 생산시켜 분비하는 호르몬이다. 배란을 막아서 모유수유를 하는 동안은 월경을 하지 않는다. 반면 옥시토신은 프로락틴이 만든 유즙을 밖으로 사출시키는 역할을 한다.

05 출산 후 이튿날에 비릿한 냄새가 나는 붉은색의 질 분비물이 나왔다고 한다. 어떻게 해야 할까?

① 정상적인 오로의 단계임을 설명한다.
② 출혈이 의심되므로 의사를 부른다.
③ 비릿한 냄새가 나는 것은 염증을 의심해볼 수 있다.
④ 10일 정도 같은 양상의 배출물이 나올 것이라고 안심시킨다.
⑤ 적색오로 → 백색오로 → 갈색오로의 순서를 밟을 것이라고 알려 준다.

> **해설** 오로
> 자궁퇴축이 이루어지면서 자궁내막에서 떨어져 나오는 분비물이다. 자궁 회복과 반대로 경산부가 초산부보다, 비수유부가 수유부보다 자궁퇴축이 느리니 오로의 양이 많다.
>
> | 적색오로 | 산후 1~3일, 혈액 성분이 많다 보니 육류의 비릿한 냄새가 난다. |
> |---|---|
> | 갈색오로 | 산후 4~10일, 장액이며 냄새가 없어야 한다. |
> | 백색오로 | 산후 10일~3주, 양도 많이 줄었으며 백색을 띠며 냄새가 없어야 한다. |

06 자궁 내 장치피임법을 할 수 있는 여성은 누구인가?

① 월경량이 많은 여성
② 생리통이 심한 여성
③ 요통이 심한 여성
④ 골반 내 염증이 잦은 여성
⑤ 고지혈증 약을 복용 중인 여성

> **해설** 자궁 내 장치의 부작용
> • 월경량이 많아지고 생리통, 요통 등을 유발하므로 이런 불편감이 있던 사람은 금한다.
> • 염증반응을 일으키므로 골반 염증성 질환 가망성이 있다.

07 경구피임약의 복용법에 대한 틀린 설명은?

① 매일 같은 시간에 엄격히 지켜 복용해야 한다.
② 뇌혈관 질환이 있는 환자도 복용할 수 있다.
③ 흡연을 하는 사람은 복용할 수 없다.
④ 복용 시간이 지나 12시간이 경과했다면 다른 피임을 병행해야 한다.
⑤ 피임약은 위약을 복용하면서 프로제스테론 수치가 떨어지고 월경을 하게 된다.

> **해설** 뇌혈관 질환, 심장혈관 질환, 고혈압 고지혈증, 혈전성 정맥염 등의 문제가 있는 사람은 금한다. 경구피임약에 있는 에스트로젠(혈전 형성 위험) 때문이다.

08 배란이 되면 체온이 약간 내려갔다가 올라가는 원인이 되는 호르몬은?

① 프로제스테론
② 프로스타글란딘
③ 에스트로젠
④ 릴락신
⑤ hCG호르몬

> **해설** 배란이 되고 프로제스테론의 영향으로 체온이 약간 내려간 후 24시간 이내 0.3~0.6℃ 상승한다.

09 자궁경부암에 대한 설명으로 옳은 것은?

① HIV가 대부분의 원인이다.
② Pap smear를 하는 부위는 편평원주상피세포 접합부와 자궁내막이다.
③ 자궁경부암 2기는 골반벽 질 하부 1/3까지는 퍼지지 않은 경우이다.
④ 근치자궁절제는 자궁 체부와 경부를 절제하는 자궁적출술이다.
⑤ 아이오딘(요오드)을 조직생검을 할 부위에 바르면 암세포라면 짙은 갈색을 띤다.

> **해설** ① HPV가 원인이다.
> ② 질경과 면봉을 이용하여 편평원주상피세포 접합부와 후질원개에서 채취한다.
> ④ 아전자궁절제이다.
> ⑤ 암세포이면 음성반응을 보이며 노란색을 띤다.

정답 7 ② 8 ① 9 ③

10   자궁내막암으로 진전될 확률이 높아서 주기적으로 검사가 필요한 이 질환은?

① 자궁내막증식증
② 자궁내막증
③ 포상기태
④ 자궁근종
⑤ 위축성 질염

해설 자궁내막증식증
- 프로제스테론 없이 에스트로젠(자궁내막 증식)에 지속적으로 노출되면 발생한다.
- 무배란, 배란 장애, 폐경 후 에스트로젠 치료, 늦은 폐경, 비만과 관련이 있다.
- 소파수술 혹은 자궁적출술이 고려된다.

11   성병과 감염병에 대한 설명으로 옳은 것은?

① 매독은 임신 5개월 후에도 치료가 가능하지만 가급적 빨리 시작한다.
② 질식분만하는 태아에게 신생아 안염을 걱정하게 하는 원인균은 첨형콘딜로마이다.
③ 칸디다 질염은 당뇨가 있는 여성에게 호발한다.
④ 트리코모나스 질염은 순두부 같은 하얀 질 내용물이 다량 나온다.
⑤ 칸디다 질염은 메트로니다졸 치료를 한다.

해설
① 매독은 임신 5개월 전에 치료한다.
② 임균에 노출되었을 가망성을 고려해 신생아 안염 예방으로 1% 질산은, 0.5% erythromycin, 1% tetracycline을 눈에 도포한다.
④ 심한 악취가 풍기는 화농성의 진득한 분비물이 다량 나온다.
⑤ nystatin과 같은 항진균제로 약물치료를 하는데 질정이나 질크림 경구약이 있다.

12   편평하고 피부가 올라온 듯하며 미끌미끌한 표면이 특징인 편평콘딜로마가 음부, 항문 등 피부의 습한 부위에서 나타나고 전염성이 강한 이 질병은?

① 후천성면역결핍증
② 임질
③ 매독
④ 칸디다 질염
⑤ 트리코모나스 질염

13 갱년기 변화에 대한 설명으로 옳은 것은?

① 질과 요도가 알칼리로 변화하는 것은 프로제스테론 저하로 인해서이다.
② 위축성 질염이 생기고 항생제 연고를 질 내에 도포한다.
③ 에스트로젠 저하로 골 형성이 촉진되어 골다공증이 생긴다.
④ HDL 콜레스테롤은 높아지고 LDL 콜레스테롤이 낮아진다.
⑤ 자율신경계 불안정으로 답답함과 수면장애를 느끼게 된다.

> **해설**
> ① 에스트로젠 저하가 원인이다.
> ② 에스트로젠 크림을 도포해야 한다.
> ③ 골 소실이 골 형성보다 빨라진다.
> ④ HDL 콜레스테롤은 낮아지고 LDL 콜레스테롤이 높아진다.

14 갱년기 여성의 간호로 적절하지 않은 것은?

① 칼슘을 섭취하도록 한다.
② 콩, 석류와 같은 식물성 에스트로젠을 복용한다.
③ 성교통이 있다면 수용성 윤활제를 바른다.
④ 심혈관계 문제가 있는 여성도 에스트로젠 치료가 가능하다.
⑤ 폐경하고 1년 동안은 임신 가능성이 있다.

> **해설** 에스트로젠은 혈전의 위험을 상승시키므로 심혈관계 질병이 있는 경우는 금한다.

정답 13 ⑤ 14 ④

15 분만 후 3일이 지난 산모가 체온이 39℃, 맥박이 110회 체크되고 냄새나는 분비물이 나오며 복부를 만지면 자궁이 있는 부위가 민감하게 느껴진다면 어떤 간호가 필요한가?

① 앙와위
② 항생제 투여
③ 자궁이완제
④ 수분 섭취 제한
⑤ 조기 이상

> **해설** 자궁내막염을 의심할 수 있는 상황이므로 항생제 투여를 하고 좌위 혹은 반좌위를 취하게 한다. 자궁수축제를 투여해 자궁 내에 태반조각을 배출시키고 고단백, 고비타민, 충분한 수분을 섭취하게 한다.

16 분만 후 3시간이 지난 산모의 배꼽 주변에서 물렁물렁한 자궁이 만져지면서 질출혈이 계속되고 있다면 이때 추측할 수 있는 문제는?

① 자궁파괴
② 자궁이완
③ 산도열상
④ 자궁동맥 찢어짐
⑤ 자궁내막증

> **해설** 분만 후 자궁의 퇴축과 회복이 지연되면 물렁물렁하게 만져지게 되고 이때 질출혈을 확인할 수 있다.

17 분만하고 며칠이 지난 후 아기를 보면 두려운 감정과 미안한 감정이 동시에 들고 기분이 처지면서 우울한 기분을 자주 느낀다면 무엇을 의심할 수 있는가?

① 산후우울감
② 산후우울증
③ 조울증
④ 조현병
⑤ 공황장애

> **해설** **산후우울감**
> - 많은 산모가 출산 후 2~3일 후 겪는 일시적인 우울한 기분이며 며칠이 지나면 사라진다.
> - 에스트로젠 감소에 따른 호르몬의 변화와 아기에 대한 양가감정으로 인해서이다.
> - 정상적인 반응임을 알려주고 지지해준다.
>
> **산후우울증**
> - 우울감보다 더 심한 형태이며 출산 후 4~6주 후에 발생한다. 회복하는 데 오랜 시간이 걸린다.
> - 산후우울감보다 더욱 복합적인 원인이다.
> - 정신의학과 전문의와 상담을 하여 필요하다면 약물치료를 받아야 한다.
> - 자살 혹은 타살의 위험이 크다.

아동간호학

CHAPTER 01　성장과 발달
CHAPTER 02　아동의 발달단계 특징
CHAPTER 03　질환을 가진 아동간호 Ⅰ
CHAPTER 04　질환을 가진 아동간호 Ⅱ
CHAPTER 05　질환을 가진 아동간호 Ⅲ

CHAPTER 01 성장과 발달

제1절 성장과 발달

(1) 개념
① **성장** : 키가 자라고 몸무게가 증가하고 덩치가 커지는 <u>양적인 변화</u>(양은 눈으로 확인이 가능)를 말한다.
  예 성장호르몬이 과다하게 분비되면 거인증이 생긴다.
② **발달** : 언어와 운동 등의 광범위한 <u>질적인 변화</u>를 말한다.
  예 생후 12개월이 된 아이는 걸으려고 하며 알아들을 수 있는 단어 몇 가지를 말할 수 있다.
③ **성숙** : 기능과 기술이 정교해지고 수준이 높아지는 것을 말한다.
  예 피아노 건반을 손바닥으로 치던 아이가 손가락으로 누르는 것

(2) 성장발달의 원리
① **복합성** : 부모로부터 물려받은 유전적인 부분, 부모의 경제·사회적 위치, 부모의 가치관, 부모의 성격, 영양 상태 등의 환경이 복합적으로 아동의 발달에 영향을 미친다.
② **방향성**
  ㉠ 머리 → 몸 → 다리
    신생아는 머리가 크다. 아동은 머리가 먼저 발달하여 생후 3개월이 되면 머리를 드는 행동을 보인다. 이어 앉고 기어 다니고 마지막으로 다리가 최종 발달하여 걷게 된다.
  ㉡ 팔 → 손 → 손가락 방향, 즉 <u>중심에서 말초</u> 방향으로 발달한다. 몸통에서 가까운 쪽이 중심이다.
    예 아기에게 딸랑이를 흔들었을 때 처음에는 팔을 뻗어 잡으려고 하는 반응만 보이지만 점차 손으로 움켜잡고 손가락으로 피아노를 두드리는 행동까지 보이게 된다.
③ **개인차** : 같은 개월 수의 아기더라도 유전적 차이, 양육의 차이, 환경의 차이 등으로 <u>발달의 차이</u>가 생기게 된다.
④ **연속적** : 발달단계는 역행하지 않고 <u>순서대로 일어난다</u>.
  예 머리를 들고 앉고 기어 다니고 서고 걸어 다니는 단계를 밟으며, 거꾸로 진행되지 않는다.
⑤ **결정적 시기** : 어떤 발달이 이루어지기 위해서는 결정적인 시기(언어능력과 두뇌세포 발달을 결정하는 시기)가 있으며 이 시기를 놓치게 되면 발달이 힘들어진다.
  예 늑대소년은 언어를 습득해야 하는 시기에 늑대들과 살아서 늑대의 언어를 배웠고, 뒤늦게 인간의 언어를 배웠지만 습득하지 못했다.

⑥ 발달속도 : 영아기에 급격히 발달하게 되며 이후에는 발달속도가 더디어진다. 머리, 다리, 팔 등 신체의 각각의 부위는 발달속도가 다르다.

(3) 성장발달에 따른 아동의 놀이

영아기	• <u>단독놀이</u>를 하며, 자신의 몸을 탐색하고 관찰하며 단독으로 혼자 노는 모습을 자주 보인다. • 이 시기에는 딸랑이나 소리가 나는 장난감이 감각발달에 도움을 준다. 입으로 모든 것을 가져가는 시기이므로 큰 장난감을 쥐어 준다.
유아기	• 같은 공간에서 비슷한 장난감을 가지고 노는 다른 아동과 함께 있어도 서로에게 관심이 없이 혼자 노는 놀이 패턴을 <u>평행놀이</u>(평행하게 옆에 앉아 있지만 각자 논다)라고 한다. 옆의 아동이 놀이를 그만하면 함께 그만두는 행동을 보이기도 한다. • 밀고 당기고 끌면서 걸어 다닐 수 있는 장난감, 블록, 공, 자동차 등을 가지고 논다.
학령전기	• 다른 아동과 함께 블록을 쌓고 색칠을 하거나 소꿉놀이를 하는 <u>연합놀이</u>(목적이 없이 단순히 모여 함께 노는 형태)가 나타난다. • 엄마 아빠 흉내를 내는 역할놀이를 즐겨 하는데, 규칙과 목표는 없고 맥락이 없는 말과 행동을 보이기도 한다. 인형에게 우유를 먹이고 기저귀를 갈아 주는 모방놀이도 보인다.
학령기	• 목표와 규칙이 있는 <u>협동놀이</u>(마음과 힘을 하나로 모아 협동하여 목적을 이룬다) 패턴을 보이며 술래잡기, 피구, 보드게임, 축구 등을 한다. • 동성끼리 어울리고 소속감을 중요시하게 된다.

제2절 성장발달 이론

(1) 에릭슨의 사회심리발달 이론

에릭슨은 주 양육자와의 관계에 중점을 두었고 긍정적인 관계를 통해 발달과업을 획득해야 한다고 주장했다. 각 시기마다 성공적으로 획득해야 하는 것과 실패했을 때 겪게 되는 것을 기억해야 한다. 표의 나이는 만 나이이다. 만 나이로 통일되기 이전의 우리나라 기준으로 말한다면 유아기는 어린이집을 다니는 2~4세, 학령전기는 유치원을 다니는 5~7세, 학령기는 초등학교를 입학하는 8세부터이다.

영아기(0~1세)	신뢰감 vs 불신감	아기가 울 때 기저귀를 갈아 주고 수유를 하며 양육자가 정성으로 케어를 해 주어야 한다. 불편할 때 누군가 와서 돌봐 주는 것을 반복적으로 경험하면서 사람에 대한 신뢰를 가지게 된다.
유아기(1~3세)	자율성 vs 수치심	아기들이 자기주장을 펴고 "내가 할 거야" 하면서 스스로 하겠다고 떼를 쓰는 시기이다. 물을 엎지르면서 혼자 마시려고 하거나 양치질을 혼자 하려고 고집을 피우면서 부모와 부딪히게 된다. 이때 아기가 하려는 행동을 하지 못하도록 하거나 일방적으로 부모가 해 주려고 한다면 고집을 꺾으려는 부모의 행동으로 인해 아동은 좌절과 수치심을 느낀다.
학령전기(3~6세)	솔선감(주도성) vs 죄책감	주도적으로 옷을 골라 입고 대소변을 해결하며 유치원에 등원할 준비를 스스로 하기 시작하면서 주도성을 키우는 시기이다. 부모가 또래들과 비교를 하면서 압박을 하면 죄책감을 느낄 수 있다. 예 "언니가 되어서 왜 혼자서 그런 걸 못 해?"
학령기(6~12세)	근면성 vs 열등감	학교에 들어가서 규칙을 배우고 순응하며 학업과 교우관계에 열중하는 시기이다. 친구들과 스스로를 비교하면서 성적, 운동 등이 뒤처지면 열등감을 느끼게 된다.
청소년기(12~18세)	정체감 vs 혼돈감	자신이 누구인지 고민하는 단계이다.

(2) 프로이트의 성심리발달 이론

성적인 본능과 성감대를 언급하였으며 욕구의 충족 여부에 따라 성격형성에 영향을 미친다고 주장했다.

영아기 (0~1세)	구강기	입이 성감대이며 모든 것을 입으로 가져가서 빨려고 하는 시기이다. 갈증과 배고픔을 느끼면 모유나 젖병을 물리고 공갈 젖꼭지 등 입으로 빨 수 있는 것이 필요하다. 이 욕구를 충족시켜주지 못하면 추후에 지나친 수다를 하고 술과 담배에 의존하게 된다.
유아기 (1~3세)	항문기	대소변 훈련이 일어나는 시기이다. 대변을 참았다가 배설을 할 때 쾌감을 느끼게 된다. 대소변 훈련을 하는 동안 실수에 대한 부모의 지나친 꾸중과 깔끔함은 아동에게 결벽증을 가져올 수 있으니 주의해야 한다.
학령전기 (3~6세)	남근기	남근은 남성의 성기를 말한다. 성기를 만지면서 쾌감을 느끼는 단계이며 동성 부모를 자신과 동일시한다. 오이디푸스 콤플렉스(아들이 엄마를 사랑하면서 아빠를 미워하는 것), 엘렉트라 콤플렉스(딸이 아빠를 사랑하면서 엄마를 미워하는 것)가 보인다. 성정체감과 성역할이 형성되는 중요한 시기이다. 여자아이는 액세서리와 드레스에 관심을 가지고 남자아이는 총과 로봇에 관심을 가지면서 여자다움과 남자다움의 모습을 만들어간다.
학령기 (6~12세)	잠복기	잠복은 숨는다는 말인데, 성적인 욕구가 잠시 숨어 있으며 학교생활, 친구 관계에 집중을 하는 단계이다. 등교 거부(학교 공포증)가 있을 수 있는데 대부분 친구나 학습문제로 인한 스트레스가 원인이다. 증상이 가벼우면 학교에 가도록 하지만 증상이 심하다면 부모는 아동의 감정을 존중하고 강압적인 태도를 보이지 말고 이야기를 들어주면서 방법을 모색해야 한다. 이때 교사의 협조가 필요하다.
청소년기 (12~18세)	생식기	이성에 대한 성적 욕구가 생기며 성적인 충동을 조절하는 방법을 배워나가는 시기이다.

(3) 피아제의 인지발달 이론

아동은 자라면서 세상을 바라보고 사고하는 인지기능이 변화하게 되며 그런 변화를 단계별로 구분하였다.

감각운동기	영아기 (0~2세)	• 오감이 빠른 속도로 발달하는 단계이며 감각 경험을 통해 세상을 알아간다. 6개월이 지나면 대상 영속성을 획득하여 어떤 것이 눈앞에 보이지 않더라도 영원히 사라진 것이 아니라는 것을 알게 된다. 예를 들어 장난감을 이불 밑에 숨기면 대상 영속성이 발달한 아기는 이불을 들추어 장난감을 찾는 모습을 보인다. 암기Tip '영'아기- '영' 속성- '영' 원히 존재한다는 개념
전조작기	전개념기 (2~4세)	• 조작이라는 말은 논리적이고 문제해결을 위한 사고이다. 이 시기에는 아직 조작적인 사고를 할 수 없다. • 자기중심적 사고 : 다른 사람의 입장에서 생각하지 못한다. 　예 어린이집에 아이를 늦게 데리러 가면 엄마가 늦게 온 이유와 상관없이 울고 보챈다. • 물활론적 사고 : 모든 '물'체는 '활'동하며 살아 있다고 생각한다. 　예 인형에게 밥을 먹었냐고 인사하면서 놀아준다. • 상징적 사고 : 어떤 것에 가치와 상징을 두고 놀이를 한다. 　예 모래를 그릇에 담아서 수프라고 부르며 먹으려고 한다. • 비가역적 사고 : 사고의 흐름이 일방향적이며 거꾸로 생각하지 못한다. 　예 신발을 거꾸로 신어서 넘어지게 되었을 때 넘어진 이유가 신발을 잘못 신어서 그렇다는 것을 이해하지 못한다. • 마술적 사고 : 생각하는 대로 모든 일이 일어난다고 생각한다. 　예 동생이 아팠으면 좋겠다는 생각을 했는데 이튿날 동생이 입원하게 되면 본인이 만들어 낸 일이라 착각한다.
	직관적 사고기 (4~7세)	• 자기중심적 사고가 아직 남아 있으며 죽음에 대해 정확히 이해하지 못한다. 직관적 사고는 '직'접적으로 '관'찰한 것, 즉 눈에 보이는 것만 그대로 믿는 것이다. 예를 들어 사탕의 개수는 같지만 큰 그릇에 담은 사탕이 더 많다고 생각한다.

구체적 조작기	학령기 (7~12세)	• 구체적인 사고, 논리적 사고를 시작하는 시기이다. 　– 보존개념 : 모양이 바뀌어도 성질은 바뀌지 않고 보존된다는 것을 안다. 얼음이 녹으면 물이 된다는 것과 같은 음식이 다른 모양의 그릇에 담겨 있어도 양과 성질이 같다는 것을 이해한다. 　– 탈중심화 : 자기중심에서 벗어나며 사람마다 생각이 다를 수 있다는 것을 알고 다른 사람의 입장을 이해한다. 　– 가역적 사고방식 : 바꾸어 생각하고 거꾸로 생각할 수 있는 능력 　　예 1+2=3. 이것을 3은 1과 2의 합이라고 생각할 수 있다. 　– 서열화 : 크기가 큰 순서, 숫자가 작은 순서대로 나열이 가능하다. • 죽음은 불가역적이고 누구나 피할 수 없다는 것을 알게 된다.
형식적 조작기	청소년기 (12세~)	• 가설을 세우고 문제를 해결하려는 능력이 생긴다. 논리적이고 추상적인 사고, 타인 중심적 사고, 철학적 사고가 가능하다. 　예 고등학교를 졸업하여 대학교에 진학하지 않고 게임 회사를 만들어 성공하기 위해 계획을 짜본다.

(4) 콜버그의 도덕발달 이론

인습적이라는 말은 습관과 관습, 규칙과 권위를 존중하고 따른다는 것이다. 전인습적 단계는 이런 개념이 없고 단순히 칭찬과 벌만 생각한다. 후인습적 단계는 규칙, 관습 등을 뛰어넘어 스스로의 가치 기준을 적용하여 판단한다.

0~7세	전인습적 도덕수준	1단계	태어나서 얼마 동안은 도덕적인 개념이 전혀 없다가 부모에게 복종하고 벌을 받지 않기 위해 눈치를 보며 행동한다.
		2단계	나쁜 행동을 하면 반드시 처벌을 받고 착한 행동을 하면 보상을 받는다고 생각한다. 학령전기에 양심(하면 안 되는 일을 구분)이 생기기 시작하므로, 훈육이 필요하다. 입원을 하면 벌을 받는다고 생각하므로 충분한 설명과 전환요법이 필요하다.
7~12세 (학령기)	인습적 도덕수준	3단계	착한 어린이가 되고 싶어 하여 규칙에 순응한다. 예 어떤 행동을 하면 부모와 선생님에게 나쁜 아이라고 비난을 받을까봐 두려워한다.
		4단계	선생님 등의 권위를 인정하며 질서와 규칙을 알고 따르게 된다. 나쁜 행동은 규칙에 위배가 되기 때문에 처벌을 받아야 한다고 생각한다. 예 선생님을 존중하고 친구들과 어울리기 위해 교실 내 규칙을 지키려고 노력한다.
12세 이후	후인습적 도덕수준 (도덕성이 내면화)	5단계	개인의 가치와 권리를 지키기 위하여 법과 규칙을 따라야 하지만 수정도 가능하다고 생각한다. 예 아이를 살리기 위해 빵을 훔쳤다면 생명을 구하려고 한 일이므로 용서할 수 있다.
		6단계	자신의 양심(개인의 가치기준)에 따라 사건을 판단하고 법을 뛰어넘은 보편적이고 윤리적인 원리를 지향한다. 올바른 행위란 스스로의 양심에 의한 결정이다.

제3절 아동의 신체사정

(1) 특징
① 낯가림은 6개월에 나타나며 부모가 품에 안고 영유아 검진을 해야 한다.
② 유아기 아동은 청진기나 바늘을 뺀 주사기를 만질 수 있도록 허락하고 기구를 관찰할 수 있게 해준다. 영아기 아동보다 저항이 심해 울 수 있고 달래기가 힘들 수 있어 부모의 도움이 필요하다.
③ 학령전기 아동은 유아기 아동에 비해 원활한 대화가 가능하므로 적절한 칭찬을 하면서 흥미를 유발시켜 협조하게끔 할 수 있다.
④ 36개월까지 두뇌 성장발달의 지표는 두위이며 유아기까지 복부 근육의 미숙으로 볼록 나온 복부는 정상이다.

(2) 활력징후
① 호흡 : 7세 이하 아동은 흉근이 덜 발달되어 복식호흡을 하며, 1분 동안 측정한다.
② 맥박 : 2세 이하 아동은 심첨을 듣는데, 1분 동안 측정하며 불규칙하더라도 정상이다. 좌측 중앙 쇄골선에서 3~4번째 늑간이 만나는 곳을 청진한다.
③ 체온 : 체온이 높은 순서는 직장체온 → 구강체온 → 액와체온이다.
④ 혈압 : 혈압계 커프는 상완 중간지점에서 측정한 팔 둘레의 40~50%, 상박의 2/3를 덮어야 한다. 커프는 아동에게 적합한 것을 선택해야 하는데 너무 작은 커프는 혈압이 높게 나타난다. 작은 커프는 같은 크기의 공기를 넣어도 빵빵해지므로 압력이 많이 가해지고 혈압이 높아지는 것이다.

(3) 덴버 Ⅱ 발달검사(DDST)
① 출생~6세 아동까지 발달지연이 의심되는 아동을 선별하기 위한 검사일 뿐 지능을 알 수 있는 검사가 아니다.
② 사회성, 미세 운동, 언어, 전체 운동을 평가한다.
③ 검사일에서 생년월일을 빼서 연령선을 그어야 한다(검사일 – 생년월일).
　예 검사일 2017년 11월 18일, 생년월일 2016년 2월 25일 아기
　　18일 – 25일은 불가능하므로 30일을 빌려와서 계산하면 1년 8개월 23일(20개월 23일)이 나온다.
④ 분만예정일보다 2주 이상 차이로 조산하였을 경우 조산한 주일의 수만큼을 뺀 생활연령(교정 연령)을 계산해야 한다.
　생활연령 = (검사일 – 생년월일) – 조산한 주일의 수
⑤ 지연 없이 주의 항목 1개까지는 정상이며 1개의 지연이나 2개 이상의 주의가 나오면 재검사를 해야 한다.

⑥ P : Pass, F : Fail, R : Refuse

> **더 알아보기**
>
> 덴버검사 해석하는 방법
> 색깔이 칠해져 있는 부분은 75~90%의 아동이 해낼 수 있다는 말이며, 색깔이 칠해지지 않은 부분은 25~75%의 아동이 해낼 수 있다는 말이다.
>
>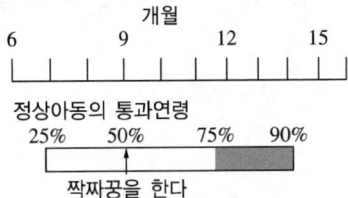
>
> ① 연령선보다 오른쪽에 있는 항목을 실패하거나 거부해도 아동은 정상으로 간주한다. 연령선의 오른쪽은 더 이른 개월 수(일찍 태어난 아기)를 말하고 왼쪽은 더 늦은 개월 수를 말한다. 생후 9개월은 생후 6개월보다 더 이른 개월 수이고 생후 6개월은 생후 9개월보다 늦은 개월 수이다. 더 일찍 태어난 아기들이 가능한 것을 하지 못한다 해도 정상이라는 말이다.
>
> ② 하얀 칸의 25~75% 부분에 연령선이 지날 경우 통과, 실패, 거부하는 것 모두 정상으로 간주한다.
>
>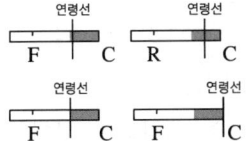
>
> ③ 색칠이 되어 있는 75~90% 부분에 연령선이 지나는데, 이 항목을 실패 혹은 거부하면 '주의'로 해석한다. 같은 개월 수의 아기 대부분이 해낼 수 있는 것을 실패한다면 주의해서 관찰할 필요가 있다. 늦더라도 해낼 여지가 있으므로 지연이 아니라 주의(C : Caution)라고 표시한다.
>
>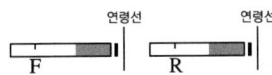
>
> ④ <u>연령선보다 왼쪽에 있는 항목을 실패하거나 거부하면 '지연'으로 해석한다.</u> 더 늦게 태어난 아기가 해내는 항목을 하지 못한다면 발달 지연을 의심할 수 있다. 진한 붉은 선을 그어서 지연을 표시한다.

(4) 비만도 체크

① 체질량 지수 BMI = 체중/신장^2

② 과체중은 85~95%, 비만은 95%를 초과한 경우이다.

③ 삼각근 두께 측정 : 캘리퍼를 이용해 팔 후면부의 피부를 집어서 지방의 양을 측정한다.

제4절 예방접종

(1) 백신의 종류

① 생백신 : 병원체를 인위적으로 약화시켜서 만든 백신이다. BCG, MMR, 수두가 그 예이다.
② 사백신 : 병원체를 비활성화한 백신이다. B형 간염, 폐렴구균, A형 간염, 폴리오, b형 헤모필루스 인플루엔자가 그 예이다.
③ 톡소이드 : 독소는 제거하고 항체를 생성시키는 항원성은 가지고 있는 백신이며 디프테리아, 파상풍이 예이다.

(2) 예방접종 전후의 주의사항

① 접종은 가능하면 오전에 한다. 오후에 아동의 상태를 관찰할 필요가 있기 때문이다.
② 접종하는 전날 목욕을 하고 당일은 목욕을 하지 않는다.
③ 예방접종 후에 아나필락시스 등의 부작용을 확인하기 위해 접종기관에 20~30분간 머물러야 한다.
④ 접종 당일에 열이 나는 경우는 접종하지 않는다.
⑤ 예방접종하고 2~3일간 관찰이 필요하며 엎드려서 재우지 않는다.
⑥ 예방접종 후에는 통증과 발적, 근육통, 권태감, 종창 등이 있을 수도 있다.

(3) 예방접종 금기 아동

예방접종은 투여하였을 때 인공능동면역반응을 일으키므로 면역과 관련한 문제가 있을 때는 투여할 수 없다.

① 백혈병 등의 악성 종양(면역이 저하되어 있어서 백신 자체가 문제가 될 수 있음)
② 면역억제 치료를 받고 있을 때와 면역 결핍성 질환을 가지고 있는 경우
③ 이전 예방접종 시에 과민 반응이 있었던 경우
④ 급성 열성 질환
⑤ 심혈관계, 간장, 신장 등에 질병을 가지고 있는 경우
⑥ 발진이 있거나 영양이 부족한 경우
⑦ 생백신 접종 후 4주 이내에 다른 생백신을 또 맞는 경우(생백신 접종은 4주 이상 간격을 두어야 함)
⑧ 최근 8주 이내에 수혈(면역거부반응 가능), 면역글로불린(면역에 관여하는 항체), 혈청 주사(면역을 높이기 위해 맞는 주사)를 맞은 경우

(4) 필수 예방접종 일정표

12개월을 기준으로 전후의 예방접종으로 나누어 기억해야 한다. 12개월 이전에는 부작용이 덜한 사백신을 접종하고 12개월 이후에는 생백신 접종을 한다는 차이가 있다.

출생~1개월 이내	• B형 간염 1차(생후 1주 이내, 모체가 B형 간염 항원 양성이라면 출생 후 12시간 내 백신과 면역글로불린을 동시에 접종해야 함) • BCG(생후 4주 이내)
1개월	• B형 간염 2차
2개월	• DTaP(디프테리아, 파상풍, 백일해) 1차 • 폴리오(IPV, 주사 형태) 1차 • 폐렴구균(PCV) 1차, Hib(b형 헤모필루스 인플루엔자, 뇌수막염) 1차 • 로타릭스(RV1) 1차, 로타텍(RV5) 1차
4개월	• DTaP(디프테리아, 파상풍, 백일해) 2차 • 폴리오(IPV, 주사 형태) 2차 • 폐렴구균(PCV) 2차, Hib(b형 헤모필루스 인플루엔자, 뇌수막염) 2차 • 로타릭스(RV1) 2차, 로타텍(RV5) 2차
6개월	• B형 간염 3차 • DTaP(디프테리아, 파상풍, 백일해) 3차 • 폴리오(IPV, 주사 형태) 3차 • 폐렴구균(PCV) 3차, Hib(b형 헤모필루스 인플루엔자, 뇌수막염) 3차 • 로타텍(RV5) 3차
6개월~12세	• 매년 인플루엔자 접종(매년 유행하는 독감 바이러스의 형태가 바뀜)
12~15개월	• MMR(홍역, 유행성이하선염, 풍진) 1차 ※ 홍역 유행 시 생후 6~11개월에 MMR 접종이 가능하며 12개월 이후에 일정에 맞추어 1차와 2차를 접종해야 한다. • 수두, Hib 4차, 폐렴구균 4차
12~23개월	• 일본뇌염(생백신) 1차 혹은 일본뇌염 1~2차(사백신) • A형 간염 1차 접종 후 6~12개월 후 2차 접종
15~18개월	• DTaP 4차
24~35개월	• 일본뇌염(생백신) 2차 혹은 일본뇌염(사백신) 3차
4~6세	• MMR 2차, DTaP 5차, 폴리오 4차
6세	• 일본뇌염(사백신) 4차
11~12세	• Td/Tdap 6차, 10년마다 재접종 • Td(파상풍 디프테리아)/Tdap(성인용 디프테리아, 파상풍, 백일해)을 우선 고려
12세	• 일본뇌염(사백신) 5차, 사람유두종바이러스(HPV)는 여아만 해당되며 1차 맞고 6개월 후 2차 접종

제5절 아동학대

(1) 아동학대
  ① 특징
    ㉠ 계절에 맞지 않는 옷을 입고 위생이 불량하다.
    ㉡ 유치원과 학교생활에 적응하지 못하고 위축된 모습을 보인다.
    ㉢ 신체에 이유 모를 멍과 상처들이 자주 확인되고 부모에 대한 지나친 두려운 감정을 표현한다.
  ② 간호 시 주의사항
    ㉠ 면담 시 편하게 얘기할 수 있는 분위기를 만들어준다.
    ㉡ 아동학대의 증거가 되는 사진 혹은 검체 등을 확보해야 한다.
    ㉢ 아동학대의 신고 절차를 이야기해주고 아동의 부모를 일방적으로 비난하는 행동은 피하고 객관적인 입장을 취한다.
  ③ 학대의 유형
    ㉠ 신체적 학대 : 고의적으로 아동의 신체를 때리거나 꼬집는 행위로 상해를 입히는 것
    ㉡ 정서적 학대 : 아동에게 언어폭력, 비인격적인 말을 함으로써 심각한 행동장애, 감정장애, 정신장애 등을 유발하는 것
      예) 너 같은 쓰레기를 내가 임신하지 말았어야 해
    ㉢ 성적 학대 : 아동을 대상으로 성폭력, 성폭행, 성추행을 하고 매춘 등을 하도록 하는 행위
    ㉣ 방임 : 아동에게 반드시 필요한 의식주와 보호 등을 제공하지 않고 방치하여 위험한 상황에 빠지게 하는 행위
      예) 쓰레기가 가득 쌓인 집에서 양육하고, 겨울인데 여름옷을 입혀서 내보내는 것
    ㉤ 유기 : 아동을 버리는 행위

CHAPTER 01 적중예상문제

01 아동에게 반드시 필요한 의식주와 보호 등을 제공하지 않고 방치하여 위험한 상황에 빠지게 하는 학대의 유형은?

① 신체적 학대
② 정서적 학대
③ 방임
④ 유기
⑤ 성적 학대

02 키가 자라고 몸무게가 증가하고 덩치가 커지는 양적인 변화를 (　)이라 하고 언어와 운동 등의 광범위한 질적인 변화를 (　)이라 한다.

① 성장, 발달
② 발달, 성장
③ 성숙, 발달
④ 발달, 성숙
⑤ 성장, 성숙

03 성장발달의 원리에 대한 설명으로 옳지 않은 것은?

① 성장발달은 복합적인 과정이다.
② 같은 개월 수라 하더라도 개인차가 있다.
③ 결정적인 시기가 있다.
④ 발달속도가 신체 부위마다 다르다.
⑤ 머리 → 다리 → 몸통의 순서대로 성장·발달한다.

　　해설　머리 → 몸통 → 다리의 순서대로 성장·발달한다.

정답　1 ③　2 ①　3 ⑤

04 늑대소년은 언어를 습득해야 하는 시기에 늑대들과 살아서 늑대의 언어를 배웠고 시간이 지나 구조되었지만 결국 인간사회에 적응하지 못했다는 이야기가 있다. 이 이야기를 통해 알 수 있는 성장발달의 원리는 무엇인가?

① 결정적 시기
② 퇴행
③ 복합성
④ 개인차
⑤ 방향성

해설 어떤 발달이 이루어지기 위해서는 결정적인 시기가 있다. 이 시기를 놓치게 되면 성장과 발달이 지연된다.

05 4세 유아에게 보이는 놀이패턴에 대한 설명이다. 맞는 설명은?

① 다른 아동과 함께 블록을 쌓거나 색칠을 하거나 소꿉놀이를 하는 평행놀이가 나타난다.
② 같은 공간에서 비슷한 장난감을 가지고 노는 다른 아동과 함께 있어도 서로에게 관심 없이 혼자 노는 놀이 패턴의 평행놀이가 보인다.
③ 자신의 몸을 탐색하고 관찰하며 노는 모습을 자주 보이는 단독놀이가 보인다.
④ 장난감, 블록, 공을 이용하여 협동놀이가 보인다.
⑤ 역할놀이를 즐기며 규칙과 목표는 없다. 인형에게 우유를 먹이고 기저귀를 갈아주는 모방놀이를 하지만 아직은 단독놀이의 모습이 자주 보인다.

해설 유아기에 같은 공간에서 비슷한 장난감을 가지고 노는 다른 아동과 함께 있어도 서로에게 관심이 없이 혼자 노는 놀이패턴을 평행놀이라고 하는데 옆의 아동이 놀이를 그만하면 함께 그만두는 행동을 보이기도 한다. 밀고 당기고 끌면서 걸어 다닐 수 있는 장난감, 블록, 공, 자동차 등을 가지고 논다.

06 생후 6개월 된 영아와 입원한 엄마가 아이가 손가락을 빠는 행동을 하지 못하도록 저지하는 모습을 보았다. 이때 간호사가 할 수 있는 말은?

① 감염의 우려가 높기 때문에 입으로 무언가를 빠는 행동을 하지 못하도록 설명한다.
② 영아기는 무엇이든 빨려고 하는 반사가 있는 것이 정상이며 손가락이 아니라 깨끗한 공갈 젖꼭지 같은 것으로 대체하도록 설명한다.
③ 손가락을 빨지 못하도록 팔꿈치 보호대를 권유한다.
④ 영아기 때 입으로 빠는 습관이 생기면 구강발육에 문제가 생기므로 빠는 행위는 하지 못하도록 알려준다.
⑤ 주 양육자와 애착이 문제가 있는 것은 아닌지 면밀히 관찰이 필요한 상황이다.

해설 프로이트는 이 시기를 구강기라 했으며 입이 성감대이며 모든 것을 입으로 가져가서 빨려고 하는 시기이다. 이 욕구를 충족시켜주지 못하면 추후에 지나친 수다를 하고 술과 담배에 의존하게 된다.

07 인형에게 인사를 하고 밥을 먹이는 행동을 하는 유아기 아이의 행동으로 알 수 있는 유아기의 특성은?
① 비가역적 사고
② 상징적 사고
③ 물활론적 사고
④ 자기중심적 사고
⑤ 미신적 사고

해설 모든 물체는 살아 있다고 느끼는 물활론적 사고방식이 두드러진다.

08 구체적·논리적 사고가 가능하고 보존개념을 가지게 되며 가역적 사고를 할 수 있는 구체적 조작기는 언제인가?
① 학령전기
② 학령기
③ 청소년기
④ 유아기
⑤ 청년기

09 자기가 잘못을 하여 벌을 받아 입원을 하는 거라고 우는 5세 아동을 보았다. 어떻게 해석해야 하는가?
① 주 양육자와의 애착관계가 의심이 되는 상황이다.
② 이 시기는 전인습적 도덕수준 단계이며 정상적으로 일어날 수 있는 반응이다.
③ 아동이 잘못한 것이 무엇인지 침착하고 친절한 말투로 물어보고 공감해준다.
④ 5세 아이는 인습적 도덕수준의 단계이며 착한 어린이로 보이고 싶은 마음이 우세하다.
⑤ 관심을 받기 위한 행동이므로 무관심하게 반응하도록 한다.

해설 나쁜 행동을 하면 반드시 처벌을 받고 착한 행동을 하면 보상을 받는다고 생각하는 전인습적 도덕수준의 단계이다.

10 아동의 신체를 사정할 때 설명으로 옳지 않은 것은?

① 낯가림은 6개월에 나타나며 부모가 품에 안은 채로 검진을 해야 한다.
② 유아기 아동은 영아기 아동보다 오히려 달래기가 힘들 수 있어 부모의 도움이 필요하다.
③ 학령전기 아동은 적절한 칭찬을 하면서 흥미를 유발시켜 협조를 하게끔 할 수 있는 시기이다.
④ 36개월까지 두뇌 성장발달의 지표는 두위이며 볼록 나온 복부는 진료가 필요하다.
⑤ 7세 이하 아동은 흉근이 덜 발달되어 복식호흡을 하며 1분 동안 측정한다.

해설 유아기까지는 복벽의 근육이 덜 발달되어 배가 볼록 나오는 것이 정상이다.

11 예방접종 전후에 대한 설명으로 옳은 것은?

① 접종은 가능하면 아이가 쉬고 난 오후에 하도록 한다.
② 접종하는 당일 오전에 목욕을 하여 깨끗한 상태에서 접종해야 한다.
③ 예방접종 후에 아나필락시스 등의 부작용을 확인하기 위해 접종기관에 20~30분간 머물러야 한다.
④ 예방접종 후에 통증과 발적, 근육통, 권태감, 종창이 있으면 즉시 병원으로 와야 한다.
⑤ 접종하는 날에 미열이 있어도 접종이 가능하다.

해설 ① 접종은 가능하면 오전에 하는데 오후에 아동의 상태를 관찰할 필요가 있기 때문이다.
② 접종하는 전날에 목욕을 하고 당일은 목욕을 하지 않는다.
④ 예방접종 후에는 통증과 발적, 근육통, 권태감, 종창 등이 있을 수도 있다.
⑤ 접종 당일에 열이 나는 경우는 접종하지 않는다.

12 생후 11개월이 된 아이가 접종을 완료했어야 하는 예방접종이 아닌 것은?

① DTaP 3차
② 폴리오 3차
③ 일본뇌염 1차
④ 폐렴구균 3차
⑤ 로타텍 3차

해설 일본뇌염은 12개월 이후에 맞는 예방접종이다.

13 홍역이 유행하는 시기에 10개월 아동의 엄마에게 적절한 설명은 무엇인가?

① MMR은 12개월 이후에 접종이 가능하니까 집에만 있도록 설명한다.
② MMR 접종은 가능하나 12개월 이후에 일정에 맞추어 다시 접종해야 함을 설명한다.
③ 12개월 이전의 아이는 홍역에 걸리지 않는다고 설명한다.
④ MMR은 홍역이 유행하는 시기에 접종하고 2차 접종은 4~6세에 접종하도록 한다.
⑤ MMR 접종은 가능하나 3개월 후에 2차 접종을 해야 함을 설명한다.

> **해설** MMR(홍역, 유행성이하선염, 풍진)
> • 1차 접종 : 12~15개월
> • 홍역 유행 시 생후 6~11개월에 MMR 접종이 가능하며 12개월 이후에 일정에 맞추어 1차와 2차를 접종해야 한다.

14 덴버 발달검사에 대한 설명으로 옳은 것은?

① 출생부터 6세 아동까지 발달과 지능의 지연 여부를 확인 가능하다.
② 연령선을 긋는 것이 중요한데 생년월일이 연령선이 된다.
③ 미숙아의 경우 4주 이상 차이로 조산이 된 경우에 조산한 주일의 수만큼을 빼서 연령선을 그어야 한다.
④ 연령선보다 오른쪽에 있는 항목을 실패하거나 거부해도 아동은 정상으로 간주한다.
⑤ 색칠이 되어 있는 75~90% 부분에 연령선이 지나는데 이 항목을 실패나 거부를 하면 '지연'으로 해석한다.

> **해설** ① 출생~6세 아동까지 발달지연이 의심되는 아동을 선별하기 위한 검사일 뿐 지능을 알 수 있는 검사가 아니다.
> ② 검사일에서 생년월일을 빼서 연령선을 그어야 한다.
> ③ 미숙아의 경우 분만예정일보다 2주 이상 차이로 조산하였을 경우 조산한 주일의 수만큼을 뺀 생활연령(교정연령)을 계산해야 한다.
> ⑤ 색칠이 되어 있는 75~90% 부분에 연령선이 지나는데 이 항목을 실패나 거부하면 '주의'로 해석한다.

정답 13 ② 14 ④

CHAPTER 02 아동의 발달단계 특징

제1절 신생아(출생~4주)

(1) 특징

① 출산 즉시 입과 코에 있는 이물질을 흡인하여 기도유지를 한다.
② 피하지방이 부족하여 열손실이 크므로 출산 후 보온을 유지해주어야 한다.
③ 임균은 질 안에 살고 있는 성병균이다. 자연분만할 때 아기의 눈이 임균에 노출될 가망성이 있는데 실명까지 초래할 수 있다. 임균이 있을 수 있다는 가정하에 0.5% 에리스로마이신 또는 1% 테트라사이클린 또는 1% 질산은 용액을 예방 목적으로 신생아의 눈에 점안하여 임균성 안염을 예방해야 한다.
④ 제대는 7일 전후로 탈락되는데 매일 75% 알코올로 소독해서 감염되지 않도록 한다. 제대를 통한 감염은 신생아에게 감염을 일으키는 통로가 되기 때문에 특히 주의가 요한다.
⑤ 생리적 체중감소 : 출생 시 체중의 5~10%는 줄어들 수 있는데 이는 정상적인 반응이다. 모체로부터 수동적으로 받던 호르몬이 없어지고 섭취하는 양은 적은데 배설량이 있다 보니 체중이 줄어들게 된다.
※ '생리적'이라는 단어가 앞에 붙으면 대부분 정상적인 반응이다.
예 3.2kg 출생 아기는 체중이 320g까지 빠질 수 있다.
⑥ 프로락틴 호르몬은 모체에게 유즙을 생성하게 하는 역할을 하는데, 태아에게도 전달되어 신생아는 성별 상관없이 마유, 즉 젖이 나오는 증상이 있다. 짜내지 말아야 하며 자연적으로 사라진다.
⑦ 청각이 예민하여 작은 소리에도 깨어나 놀라는 모로반사(놀라서 팔을 만세하는 것처럼 뻗는데 이걸 막기 위해 속싸개를 한다)가 나타난다.
⑧ 맛을 구분하는 능력은 태어나면서부터 가지고 있다.

(2) 수유

① 초유는 분만 후 2~3일 동안 나오며 진한 오렌지 주스와 같은 양상이며 면역체와 단백질, 무기질 등이 들어 있고 태변을 배설하는 데 도움을 준다.
② 모유수유는 누워서 먹이면 안 되고 양쪽 유방을 골고루 수유한다. 젖을 물릴 때 유두를 신생아의 입천장을 향하게 한 뒤 유륜까지 깊숙하게 물려야 한다. 유즙이 유륜 아래의 관에 모여 있으므로 아기가 유두만 물었을 때는 젖이 나오지 않는다. 유두는 비누를 바르면 안 되고

물로만 씻어야 하는 것이 중요하다. 유륜과 유두는 미끈미끈한 물질이 분비되고 있는데 이것으로 인해 피부가 보호되고 있는 것이다. 그런데 비누를 바르게 되면 이 물질이 씻겨져 나가 건조해지고 상처가 나기 쉬워져 젖을 물리는 과정에서 유선염을 초래할 확률이 높아진다.

(3) 신생아 신체사정

① **아프가 점수** : 출생 후 1분과 5분에 각각 측정하고 0~3점은 즉각적인 소생술, 4~6점은 중증도 곤란 상태, 7점 이상은 정상이다. 다섯 가지 항목이 0점부터 2점까지 구분되므로 총 만점은 10점이다. 신생아는 자궁 안에 있을 때 폐호흡을 하는 것이 아니라 제대를 통해 산소와 이산화탄소를 교환 받는다. 태어나는 순간 울면서 폐가 확장되어 폐호흡이 시작되므로 힘차게 울었는지 여부가 폐호흡을 판가름하는 기준이 되는 것이다. 금방 태어나서 꼼지락거리는 아기를 떠올리면서 아프가 점수 항목을 눈여겨서 보도록 하자.

구분	0	1	2
심박동수	없음	100회/분 미만	100회/분 이상
호흡	없음	느리고 약한 울음	힘찬 울음(폐호흡 시작)
피부색	창백하거나 푸른색	몸통은 분홍색, 사지는 푸른색	핑크색(혈액순환 양호)
반사반응	없음	약간의 찡그리는 정도	기침과 재채기를 함(입 안의 이물질을 제거하면서 반응 확인)
근긴장도	늘어져 있음	사지만 약간 굴곡	굴곡이 잘되며 움직임이 활발함

② **머리** : 머리가 신체에 비해 크며 대천문과 소천문이 있다. 아동에게 탈수가 있으면 천문이 일시적으로 움푹 들어갈 수 있다. 두개내압 증가의 문제가 있다면 천문이 불룩 튀어나오게 된다.
  ㉠ 대천문 : 생후 12~18개월에 닫히며 전두골과 두정골이 만나는 곳에 있으며 다이아몬드 모양이다.
  ㉡ 소천문 : 생후 2개월 전후에 닫히며 두정골과 후두골이 만나는 곳에 있으며 삼각형 모양이다.
  ㉢ 두혈종 : 분만하는 과정에서 혈관이 파열되어 생길 수 있다. 골막 아래에 혈종이 생기며 단단한 혹처럼 만져진다. 봉합선을 넘지 않고 경계가 분명하다. 2~3주가 지나면 흡수된다.
  ㉣ 산류 : 분만하는 과정에서 머리가 압박되어 두피 아래에 생기는 부종이다. 수일 안에 자연적으로 사라지는데, 봉합선과 관련 없는 부위라 봉합선 경계를 넘어서 부어오른다.

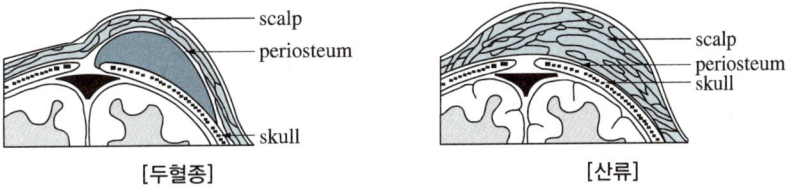

[두혈종] [산류]

  ㉤ 주형 : 질식분만하면서 머리가 눌려 봉합선이 겹쳐지지만 수일 후 소실된다.
③ **피부**
  ㉠ 전체적으로 핑크빛이지만 아기가 울 때 말단에 청색증이 일시적으로 보였다가 사라지는 것은 정상이다.

ⓒ 태지는 생후 며칠까지 피부를 덮고 있는 치즈 같은 하얀 분비물인데 자연적으로 떨어지도록 둔다.
ⓒ 솜털은 어깨와 등에 분포되어 있으며 태아기 때 32주 전후에 사라지며 미숙아인 경우에 솜털이 많은 양상을 보인다.
② 몽고반점, 딸기혈관종, 비립종 등은 자연적으로 소실된다.
⑩ 할리퀸 피부색 변화는 신생아를 옆으로 눕히면 혈관 확장 조절 미숙으로 인해 일시적으로 아래에 있는 몸의 반쪽은 붉은색, 위에 있는 몸의 반쪽은 창백한 현상을 말한다.
ⓑ 생후 2일이 지나면 많은 신생아가 생리적 황달 증상을 보이는데 이는 간이 미성숙하고 적혈구의 생존 기간이 짧기 때문에 일어나는 정상 반응이다. 병리적 황달이랑 비교하는 것이 중요하다.

구분	생리적 황달(정상 반응)	핵 황달(병리적 황달)
황달이 보이는 시기	생후 2~4일 후	생후 24시간 이내
간접빌리루빈	5mg/dL 이상	15mg/dL 이상
치료와 관리	자연적 소실, 치료 불필요	광선요법, 교환수혈

④ 생식기 : 남아는 잠복고환 여부를 확인한다. 여아는 갑작스러운 에스트로겐과 프로제스테론의 감소로 일시적으로 가성 월경이 있을 수 있으나 사라진다.
⑤ 태변
  ㉠ 태변은 모체의 배 속에 있을 때 만들어진 대변이며 <u>생후 24시간 안에</u> 태변을 봐야 한다. 암녹색에 끈적이고 냄새가 나지 않는 것이 특징이다.
  ㉡ 태변을 보지 않으면 항문 기형 혹은 직장 기형으로 배출에 문제가 있는지 의심해 봐야 한다.
  ㉢ 태변흡입증후군은 분만 중 혹은 임신 중에 태아가 태변을 싸서 흡입하는 것을 말한다. 자궁 안에서 아기가 태변을 싸고 흡입한 경우는 호흡곤란을 일으킬 수 있으므로 분만을 유도해야 한다.
⑥ 활력징후
  ㉠ 평균 혈압이 성인에 비해 낮으며 수축기 혈압 기준 60~80mmHg 사이에서 측정된다.
  ㉡ 맥박은 120~160회/분이며 울 때는 더 올라갈 수 있다. 불규칙한 맥박이 있을 수 있다.
  ㉢ 호흡은 30~60/분이며 <u>복식호흡</u>을 한다. 불규칙적인 호흡이 있을 수 있다.
  ㉣ 체온은 36.5~37℃이다.
⑦ 신생아 외이의 꼭대기는 눈높이에 있어야 하는데 아래로 처져 있으면 염색체 이상을 의심할 수 있다.

(4) 신경계 반사
① 모로반사 : 작은 자극에도 양팔을 위로 만세 하듯 놀라서 뻗는 모습을 보이는데 이 반응이 없다면 쇄골골절 혹은 뇌손상을 의심할 수 있다. 3개월이 되면 사라진다.

> [암기Tip] 놀랐을 때 "뭐?"라고 말하며 두 팔을 뻗는다. 모로반사 '모' 가 "뭐?"라는 발음과 비슷하다. 백일의 기적이라는 말이 있는데, 생후 3개월이 되면 아기의 모로반사가 없어지니까 작은 소리에도 예민하게 반응하지 않고 잠 자기 때문이다.

② 바빈스키반사 : 발꿈치에서 발가락 쪽으로 외측을 긁었을 때 발가락이 부채가 펴지는 것 같은 모습을 보인다. 12개월이 되면 사라진다. 성인이 되어서 이 반응이 보이면 뇌손상을 의심할 수 있다.

[암기Tip] 발가락 '바'와 바빈스키 '바'를 연관 짓고 12개월이 되면 '발'을 딛고 걸어 다니니 반사가 없어진다고 생각해보자.

③ 긴장성 경반사 : 누운 상태에서 머리를 한쪽으로 돌리면 같은 쪽 팔다리가 펴지는데, 펜싱하는 자세와 비슷해 펜싱반사라고 하기도 한다. 5개월 전후에 사라진다.

[암기Tip] 경반사의 '경'이 경추의 '경'과 같은데 목과 관련된 반사반응을 말한다.

④ 파악반사 : 손에 무언가 쥐여주면 꼭 잡는 반사가 있는데 3개월이 되면 사라진다.

[암기Tip] 아기들이 무언가를 '파악'하려고 하는 것처럼 주먹을 꼭 쥐고 있다. 아기들의 백일사진을 보면 부모의 손가락을 꼬옥 잡고 찍은 것들이 많은데 파악반사가 남아있기 때문에 가능하다.

⑤ 젖찾기반사 : 입 주위를 자극하면 자극을 준 쪽으로 입술을 돌리는 반사이며 3개월이 되면 사라진다.

⑥ 빨기 반사 : 무엇이든 입에 넣어서 빨려고 하는 반응이며 6개월이 되면 사라진다.

[암기Tip] 4~6개월이면 이유식을 시작하면서 다양한 맛을 느끼면서 빨기 반사가 사라진다.

⑦ 보행 반사 : 신생아를 안아 세워서 발바닥을 바닥에 닿게 하면 마치 걷는 것 같은 모습을 보인다. 1개월이 되면 사라진다.

(5) 고위험 신생아

① 신생아 용혈성 질환

㉠ Rh 부적합 용혈성 질환(태아 적아구증) : 태아 적아구증이라는 말은 태아의 적혈구가 '아구', 즉 어린 적혈구만 가득하다는 뜻이다. '아동'의 '아'처럼 어리다는 뜻이다.

- 임신하고 있는 동안 모체와 태아의 혈액은 섞이지 않고 필요한 물질만 태반을 통해 왔다 갔다 한다. 그런데 분만하는 과정에서 일시적으로 모체와 태아의 혈액이 섞일 수 있는데 모체가 Rh^-, 태아가 Rh^+인 경우 모체에게 Rh^+에 대한 항체가 생기게 된다.
- 첫 번째 아이는 안전하게 태어났으나 둘째 아이도 Rh^+라면 첫째 아이를 분만하면서 모체에 생긴 Rh^+ 항체가 태반을 통과해 둘째 태아를 공격하게 된다.
- 태아에게 들어간 Rh^+ 항체로 인해 성숙한 적혈구들이 파괴되면서 조혈 과정이 과하게 촉진이 되고 쓸모가 없는 어린 적혈구들만 가득 생기는데, 이를 태아 적아구증이라고 한다.
- Rh 항체가 생기는 것을 예방하기 위해 첫째 아이 임신 28주 차와 출산 후 72시간 내에 항D면역글로불린 주사(로감주사)를 맞아야 한다.

[참조] 모체가 Rh^+이고 태아가 Rh^-이면 감작이 될 항원이 없으므로 항체가 생기지 않는다.

㉡ ABO 부적합 용혈성 질환

- 모체가 O형이고 태아가 A형이나 B형일 경우에 자주 생긴다.

- O형인 모체는 혈장에 항체(α, β)를 가지고 있는데, 이것들은 태반을 통과하여 태아에게 전달되고 Rh 부적합증과 다르게 첫째 아이부터 문제를 일으킨다.

  [참조] A형 모체가 가진 항체 β와 B형 모체가 가진 항체 α는 O형 모체가 가진 α, β항체보다 크기가 커서 태반을 통과할 확률이 떨어진다.

② 고빌리루빈혈증
  ㉠ 고빌리루빈혈증 : 적혈구가 파괴되어 만들어지는 빌리루빈은 황달을 발생시킨다. 신생아는 태아기 때부터 적절한 산소분압을 유지하기 위해 적혈구의 수치가 높은 상태였으며 적혈구의 수명(정상 : 120일)도 짧다 보니 파괴되는 적혈구가 많은 것이다. 신생아는 빌리루빈을 배설하는 능력도 떨어지니 황달이 쉽게 생기게 된다.
  ㉡ 간접빌리루빈 수치가 5mg/dL 이상이면 황달이 있다고 말한다. 일반적으로 생후 2~3일 후에 많은 신생아에게 황달이 나타나지만 며칠 후 증상이 개선된다(생리적 황달).
  ㉢ 출생 후 24시간 이내 빌리루빈 농도가 15mg/dL 이상으로 올라가게 되면 병리적 황달이며 치료가 필요하다.
  ㉣ 광선요법
    - 빌리루빈 농도가 15mg/dL 이상 시 적용한다. 광선을 통해 간접빌리루빈을 분해해 배설을 시키는 역할을 한다.
    - 광선으로 열이 날 수 있으므로 체온을 확인해야 한다.
    - 옷은 모두 벗기되 안대를 하여 눈을 보호하고 생식기를 보호하기 위해 기저귀를 채운다.
    - 광선으로 수분이 증발되므로 수분을 보충하고 수유할 때는 잠깐 광선을 꺼도 된다.
    - 광선을 골고루 쬐기 위해 2시간마다 체위변경을 시켜주도록 한다.
    - 수유하는 동안에는 광선을 끄고 안대를 벗어도 된다.
    - 오일이나 로션을 바르고 광선요법을 받으면 광선을 과하게 흡수하여 피부가 손상될 수 있다.
    - 광선은 신생아에게서 50~70cm 떨어진 곳에서 적용되어야 한다.
③ 교환수혈 : 혈액에 문제가 발생하여 아기의 혈액을 새로운 혈액으로 교환을 해주는 작업이다. 예를 들어 병리적 황달(핵황달)을 빠른 시간 안에 개선하여야 할 필요가 있을 때 교환수혈을 한다. 병리적 황달을 방치하게 되면 뇌손상을 가져오기 때문이다.

(6) 미숙아

미숙아는 체중과 관련 없이 재태기간 37주 미만에 태어난 아기이다.

① 특징
  ㉠ 머리가 크며 몸통이 야위었다.
  ㉡ 관절이 구분되지 않고 개구리 손발과 비슷하다.

ⓒ 솜털이 많고 <u>태지는 거의 없으며</u> 피하지방이 덜 생성되어 피부가 투명하게 비치며 체온조절이 힘들다.
  ※ 태지 : 태아의 탈락된 상피세포와 피지선의 분비물이 섞인 것으로, 피부를 보호하는 역할을 한다. 미숙아는 피부가 성숙되지 않은 상태에서 태어나므로 태지가 적다.
ⓔ 반사반응이 약하고 신전이 된 자세이다.
ⓜ 여아는 음핵이 돌출되고 음순이 덜 발달되어 있으며 남아는 고환이 음낭으로 내려오지 않았다.
ⓗ 귀 연골이 발달이 미약하여 부드럽게 잘 접히는 것이 특징이다.
ⓢ 손바닥과 발바닥에 주름이 거의 없다. 주름은 손바닥과 발바닥이 굴곡 가능하게 만들어주는데, 미숙아는 이 주름이 생기기 전에 태어난다.

② 관리
  ㉠ 일차적으로 기도를 확보하며 호흡 양상을 관찰한다.
  ㉡ 감염에 취약하므로 손 씻기를 철저히 하고 보육기 안에 있는 미숙아는 가급적이면 최소한으로 만지도록 한다.
  ㉢ 보육기에 미숙아를 눕히기 전에 바닥을 따뜻하게 만들고 화상을 입지 않도록 온도를 확인해야 한다.
  ㉣ 보육기는 매일 소독수를 이용하여 청소하고 온도를 수시로 확인한다(30~32℃).
  ㉤ 미숙아는 칼로리 요구도가 높으므로 충족시켜주어야 한다.

제2절 영아(출생~생후 1년)

(1) 특징
  ① 1년이 되면 <u>출생 시 체중의 3배, 신장은 1.5배</u>가 된다. 출생 시에는 두위가 흉위보다 큰데 1년이 되면 흉위가 더 커지기 시작한다.
  ② 운동 발달
    ㉠ 3개월에 머리를 들 수 있다.
    ㉡ 7개월에 양육자의 말을 이해하기 시작하고 따라하기 시작한다. 이때 양육자가 말을 많이 걸어주면서 아기와 대화를 자주 한다면 아기의 언어발달에 큰 영향을 미치게 된다.
    ㉢ 12개월이 되면 "맘마", "할미", "엄마"와 같은 알아들을 수 있는 의미 있는 단어를 이야기한다.
    ㉣ 6개월에 구르면서 양팔을 뻗은 채 엎드려 있을 수 있다.
    ㉤ 8개월에는 도움이 없이 혼자 앉는다.
    ㉥ 9개월에는 기어 다닌다.
    ㉦ 10개월에는 잡고 서 있을 수 있다.

ⓔ 12개월에 걷기 시작한다.
③ 언어발달
㉠ 3개월에 옹알이를 시작한다.
㉡ 7개월에 양육자의 말을 이해하기 시작하고 따라 하기 시작한다. 이때 양육자가 말을 많이 걸어주면서 아기와 대화를 자주 한다면 아기의 언어발달에 큰 영향을 미치게 된다.
㉢ 12개월이 되면 알아들을 수 있는 의미 있는 단어를 이야기한다.

(2) 영양
① 4~6개월까지는 몸에 비축된 철분을 쓰지만 이후 고갈되어 고형식이(이유식)를 시작해야 한다.
② 쌀(철분 풍부) → 야채 → 과일 → 고기와 생선(단백질은 알레르기를 잘 일으킴) 순으로 한다.
③ 한 가지 재료씩 추가하며 5~7일 후에 다른 재료를 추가하는데 이유는 알레르기 반응을 확인하기 위해서이다.
④ 영양이 풍부한 이유식을 먼저 주고 나서 수유를 하도록 한다. 수유를 하고 배가 부른 상태이면 이유식에 대한 흥미가 없고 안 먹으려 할 수 있기 때문이다.
⑤ 생후 1년까지는 소금과 설탕 같은 조미료를 사용하지 않아야 하며 꿀(보눌리누스 식중독 위험), 달걀흰자(알레르기 위험이 높아서 돌 이후 제공), 생우유(장출혈 위험)는 금한다.
⑥ 질식의 위험이 있는 작은 땅콩 같은 간식은 주지 않는다.
⑦ 치아는 6개월이 되면 하악중절치부터 나기 시작하며 치아가 나기 시작하면 칭얼거리고 침을 흘리는 모습을 보인다. 이때 깨끗한 수건을 손가락에 말아 잇몸 마사지를 해주고 물고 뜯을 수 있는 장난감을 준다. 충치 예방을 위해 젖병을 문 채로 잠들지 않도록 한다.

[암기Tip] 6개월이 되면 아기에게 큰 변화가 보인다. 치아가 자라고 이유식을 먹게 된다. 눈의 균형이 맞춰지고 사시가 사라지며 낯가림이 생긴다. 안구의 균형이 맞춰지면서 엄마를 구분할 수 있게 된다고 생각해보자(치아-이유식, 사시 사라짐-낯가림).

(3) 사회 심리적인 변화
대상 영속성이 발달하면서 생후 6개월이 지나면 낯가림과 분리불안이 심해진다.
① 대상 영속성 : 대상이 눈에 보이지 않더라도 사라지지 않고 영원히 어딘가에 존재한다는 것을 인식하는 것이다. 까꿍놀이, 물건 감추고 찾기 놀이가 도움이 된다. 대상 영속성이 생기기 전의 아기를 어린이집에 맡기게 되면 아기가 엄마를 찾지 않지만 생후 6개월 이후에 아기를 어린이집에 맡길 때 자지러지게 우는 것은 낯가림과 분리불안도 있지만 엄마가 어딘가에 있다는 것을 알고 있기 때문이다.
㉮ 인형을 이불 안에 숨겨두면 영아기 초기에는 찾으려는 모습을 보이지 않던 아이가 서서히 찾는 모습을 보인다.
② 분리불안 : 정상적인 반응이며 대상 영속성이 생기면서 주 양육자가 사라지면 어딘가에 있다는 것을 알고 떨어지면 불안해하며 찾는 모습을 보인다.

㉠ 인형이나 담요와 같은 애착 물건을 주어 안심을 하도록 도와준다.
㉡ 아이 몰래 사라지면 안 된다. 돌아온다는 약속을 하고 나갔다가 돌아와서 다시 만나는 경험을 아이에게 반복적으로 노출시켜 안심시키도록 한다.

(4) 사고

잡히는 물건은 입에 넣으려 하기 때문에 삼킬 수 있는 작은 물건들과 목에 감길 수 있는 끈은 치우도록 한다. 기어 다니고 잡고 걸어 다니는 시기가 되면 활동반경이 넓어지는데 낙상사고로 인한 영아 사망률이 높으므로 늘 주의한다.

(5) 영아돌연사증후군
① 원인은 정확히 모르지만 대부분 자다가 갑자기 사망하는 경우이다.
② 예방하기 위해서는 아기와 함께 같은 침대에서 자지 말아야 한다. 부모에게 아이가 눌리는 사고를 막기 위해 아기의 침대에서 따로 재우도록 한다.
③ 엎드려서 재우지 말고 너무 푹신한 이불이나 인형은 아기의 얼굴이 묻힐 수 있으므로 피하도록 한다.
④ 잠을 자는 동안 아기를 덮칠 수 있으므로 아기의 주변에 물건을 두지 않는다.
⑤ 적절한 습도와 온도를 유지하고 수유를 하면서 잠들지 않도록 한다.

제3절 유아

(1) 특징
① 신체의 성장 속도가 영아기에 비해서 느려진다.
② **분노발작** : 스스로 무언가를 하려고 하는데 저지를 당했을 때 특히 나타나며, 소리를 지르고 머리를 잡아 뜯으면서 바닥에 드러누우며 심지어 기절까지 하는 아이도 있다. 아이가 관심을 받으려 하는 행동이기 때문에 진정될 때까지 부모는 무관심하게 대하며 지켜보기만 해야 한다.
③ **거부증** : 자기 고집의 한 가지 형태로 흔하게 "아니", "싫어"라는 말을 많이 하는데 자연적인 성장과정이다. "어떤 신발이 마음에 들어?"와 같이 아동이 스스로 선택하게끔 기회를 주는 것이 중요하다.
④ **의식적인 행동** : 예를 들어 애착 인형, 애착 이불인데 이러한 것들을 늘 끌어안고 다니며 심리적인 안정감을 느낀다. 이때 양육자는 이를 수용해주어야 한다.
⑤ **자기중심적 사고** : 다른 사람의 입장을 생각하지 못한다.
⑥ **훈육** : 잘못된 행동을 했다면 그 자리에서 즉시 훈육해야 하며 이때 양육자는 일관된 자세로 대해야 하며 부드럽지만 단호하게 긍정적인 문장으로 훈육한다.

예 너 또 이러면 나쁜 사람 된다. 혼날 줄 알아. → 네가 버릇없이 구는 이런 행동은 잘못된 거야.
※ 타임아웃 훈육 : 유아기 아이가 스스로 본인의 잘못에 대해 생각하고 진정할 수 있는 시간을 주는 방법인데 혼자 가만히 시간을 보내는 동안 양육자는 말을 걸지 말아야 하며 관심을 주지 않도록 한다.

(2) 대소변 가리기 훈련
① 대변은 12~18개월, 소변은 18~24개월에 가리기 시작한다. 하지만 그 개월수가 되더라도 아이가 대소변 훈련을 시작할 준비가 되어야 가능하므로 재촉하지 말아야 한다.
② 개인차가 있으며 아동이 말을 이해하고 대변과 소변이 보고 싶다는 느낌을 알아야 하고 참았다가 볼일을 볼 수 있는 괄약근 조절 능력이 있어야 하며 변기에 쭈그리고 앉는 것이 가능해야 한다.
③ 고무줄이 있는 바지를 입혀서 아이가 수월하게 입고 벗을 수 있어야 한다.
④ 대소변 가리기 훈련은 성격에 영향을 미치므로 실수를 하더라도 꾸짖지 말고 부드럽게 격려해 주는 것이 중요하다.

(3) 사고
유아기에는 호기심이 많으므로 사고가 많이 생긴다. 자동차 사고, 물놀이 사고, 질식 사고, 낙상 사고 등이 많이 일어나기 때문에 양육자의 관심이 많이 필요한 시기이다.

(4) 치아 관리
① 생후 18개월부터 칫솔질을 시작하고(어금니가 나는 시기) 첫 구강검진을 한다. 본격적인 칫솔질을 생후 18개월부터 시작한다는 것이고 아이가 유치가 나기 시작한 그 순간부터 엄마는 실리콘 손가락 칫솔을 사용하여 유치관리에 신경을 써야 한다. 그리고 아이한테 유아 전용 칫솔을 쥐어 주어 장난감처럼 가지고 놀면서 칫솔질에 익숙하게끔 해야 한다.
② 모든 유치가 자라나는 36개월쯤에 치과를 방문하여 유치의 전반적인 상태를 확인한다.
③ 불소가 함유된 치약은 삼킬 우려가 있으므로 불소가 들어간 물로 헹구는 정도로 한다.
④ 치아우식증 예방을 위해 젖병에 주스를 넣어 물린 채 자는 습관을 들이지 않도록 한다.

제4절 학령전기

(1) 특징
① 영유아기에 비해 성장이 느려진다.
② 근골격이 발달하면서 뛰어오르고 달리는 등의 운동기능이 발달하고 미세한 손 조작 운동도 발달한다.

③ 언어능력이 굉장히 발달하며 질문이 많아지며 말더듬 증상이 일시적으로 있을 수 있다. 이때 말더듬을 적절히 무시하는 것이 중요하며 지적을 하지 말아야 한다.
④ 상상하는 힘이 풍부하며 놀이와 그림 그리기를 통해 표현을 많이 한다. 현실과 상상을 구분하지 못하는 경우도 있는데 이때 꾸짖지 말도록 한다.
⑤ 밤에 잠을 자면서 흐느끼거나 울면서 소리를 지르는 야경증과 악몽이 있을 수 있다. 양육자가 옆에서 토닥거리며 다시 잠들 수 있도록 해주어야 한다.
⑥ 유아기의 연속선으로 호기심이 많으며 운동능력이 발달하고 모방심리가 있어서 사고의 위험성이 높다. 위험한 물건은 치우도록 하고 안전에 대한 교육을 해야 하는 시기이다.
⑦ 6개월마다 치과를 정기적으로 다니며 불소 관리를 받아야 한다. 올바른 칫솔질과 충치를 일으키는 음식물을 조절하는 습관을 들이도록 한다.

제5절 학령기

(1) 특징

① 유치가 영구치로 많이 교체되는 시기이며 6개월마다 치과 검진을 하면서 치아 관리를 받아야 한다. 충치를 유발하는 음식을 피하고 올바른 칫솔질과 치실 사용 습관을 들이도록 한다.
② 성장통이 있을 수 있고 저녁에 특히 근골격계 통증을 호소하는데 안정하고 따뜻한 찜질을 해주면 자연적으로 사라진다.

제6절 청소년기

(1) 특징

① 여자아이가 남자아이보다 성장이 빠르다.
② 남자아이는 가장 먼저 고환, 음경, 음낭이 커지면서 사정이 가능해지고 음모가 자라고 겨드랑이의 털과 수염이 자란다.
③ 여자아이는 가장 먼저 유방이 볼록 나오게 되며 초경이 시작되고 임신이 가능하다. 음모와 겨드랑이 털이 자라며 유방은 더욱 발달하고 골반은 옆으로 더 넓어지게 된다.
④ 이성에 대한 관심이 커져 이때 성교육이 필요하고 성과 자기 자신에 대한 혼란이 오는 시기이다.

CHAPTER 02 적중예상문제

01 신생아 케어에 대한 설명으로 틀린 것은?

① 청각이 예민하며 맛을 구분하는 능력은 태어나면서부터 가지고 있다.
② 임균에 노출이 되었을 가망성이 있기 때문에 0.5% 에리스로마이신 또는 1% 테트라사이클린 또는 1% 질산은 용액을 점안하여 임균성 안염을 예방해야 한다.
③ 출생 시 체중의 5~10%는 줄어들 수 있는데 이는 정상적인 반응이다.
④ 여아에게는 모체의 프로락틴으로 인해 마유가 나오는데 짜내지 말아야 하며 남아에게는 보이지 않는 현상이다.
⑤ 제대는 7일 전후로 탈락되는데 매일 75% 알코올로 소독을 해서 감염이 되지 않도록 한다.

해설 마유는 남아, 여아 모두에게 나타나는 정상적인 반응이다.

02 신생아가 3.4kg으로 태어났는데 며칠 후 3.2kg이 되었다고 걱정하는 산모에게 할 수 있는 간호사의 말은?

① 출생 시 체중의 5~10%는 줄어들 수 있는데 이는 정상적인 반응이니 걱정하지 않도록 이야기한다.
② 탈수 증상이 보이므로 진료를 보도록 한다.
③ 모유의 양이 줄어들었는지 다시 한번 모유 먹이는 방법을 확인해준다.
④ 신생아가 설사와 구토증상이 있는지 다시 확인한다.
⑤ 신생아의 체중감소는 심각한 문제이므로 소아청소년과 의사에게 보고한다.

해설 출생 시 체중의 5~10%는 줄어들 수 있는데 이는 정상적인 반응이다. 수동적으로 모체로부터 받은 호르몬이 없어지고 섭취하는 양은 적은데 배설량이 있다 보니 체중이 줄어들게 된다.

03 아프가 점수에 대한 설명으로 옳지 않은 것은?

① 아기가 태어나고 1분, 5분에 각각 측정한다.
② 0~3점은 즉각적인 소생술, 4~6점은 중증도 곤란 상태, 7점 이상은 정상이다.
③ 심박동수, 호흡, 피부색, 반사반응, 근긴장도 총 5가지를 확인하며 10점 만점이다.
④ 심박동수는 100회/분 이상이면 2점이고 심박동수가 없으면 0점이다.
⑤ 아기의 울음과 폐호흡은 관련이 없다.

해설 호흡은 힘차게 운다면 2점으로 카운트한다. 태어나고 울면서 동시에 폐호흡을 시작하게 된다.

1 ④ 2 ① 3 ⑤ **정답**

04 신생아의 특징에 대한 설명으로 틀린 것은?
   ① 두피 아래에 봉합선을 넘는 부종이 생기며 생후 3일이 지나면 흡수되는 것은 산류이며 분만 시 눌려서 있을 수 있는 증상이다.
   ② 태지는 생후 며칠까지 피부를 덮고 있는 치즈와 같은 하얀 분비물인데 자연적으로 떨어지도록 둔다.
   ③ 할리퀸 피부색 변화는 신생아를 옆으로 눕히면 일시적으로 아래에 있는 몸의 반쪽은 붉은색 위에 있는 몸의 반쪽은 창백한 현상을 말한다.
   ④ 생후 24시간 안에 황달이 생기는 것은 정상이다.
   ⑤ 생후 24시간 안에 태변을 보지 않는다면 항문 혹은 직장 기형이 의심된다.

   해설 생리적 황달은 생후 2~4일 후, 병리적 황달은 생후 24시간 이내 발생한다.

05 발꿈치에서 발가락 쪽으로 외측을 긁었을 때 발가락이 부채가 펴지는 것 같은 모습을 보이며 12개월이 되면 사라진다. 성인이 되어서 이 반응이 보이면 뇌손상을 의심할 수 있는 이 반사는?
   ① 모로반사
   ② 바빈스키반사
   ③ 파악반사
   ④ 긴장성 경반사
   ⑤ 젖찾기반사

06 Rh 부적합 용혈성 질환에 대한 설명으로 틀린 것은?
   ① 모체가 Rh^-, 태아가 Rh^+인 경우 모체에게 Rh^+에 대한 항체가 생긴다.
   ② 모체가 Rh^+ 태아가 Rh^-인 경우에는 모체에게 Rh^+ 항체가 생기지 않는다.
   ③ 둘째 아이부터 문제가 생기므로 둘째부터는 임신을 하지 않는 방법밖에 없다.
   ④ 성숙한 적혈구들이 파괴되면서 조혈과정이 촉진되고 어린 적혈구들만 가득 생기는데 이를 태아 적아구증이라고 한다.
   ⑤ Rh^+에 대한 항체가 생기는 것을 막기 위해 임신 28~32주 사이에 로감주사를 1차로 맞고 분만하고 72시간 내에 로감주사를 한 번 더 맞는다.

   해설 임신 28~32주 사이에 로감주사를 1차로 맞고 분만하고 72시간 내에 로감주사를 한 번 더 맞아서 Rh 부적합 용혈성 질환을 예방한다.

07 광선요법에 대한 간호로 옳지 않은 것은?

① 광선은 신생아에게서 50~70cm 떨어진 곳에서 적용되어야 한다.
② 로션을 피부에 바르면 자극이 될 우려가 있으므로 피한다.
③ 체위변경을 2시간마다 시켜주도록 한다.
④ 옷은 모두 벗기되 안대로 눈을 보호하고 생식기를 보호하기 위해 기저귀를 채운다.
⑤ 출생 후 24시간 이내 빌리루빈 농도가 8mg/dL 이상으로 올라가게 되면 병리적 황달이며 치료가 필요하다.

해설 빌리루빈 농도가 15mg/dL 이상이면 광선요법을 적용한다.

08 미숙아의 특징이 아닌 것은?

① 생식기는 여아는 음핵이 돌출되고 음순이 덜 발달되어 있으며 남아는 고환이 음낭으로 내려오지 않았다.
② 반사반응이 약하고 신전이 된 자세이다.
③ 귀 연골의 발달이 미약하여 부드럽게 잘 접히는 것이 특징이다.
④ 솜털이 많고 태지도 풍부하나 피부는 지방이 덜 발달되어 투명하게 비친다.
⑤ 손바닥과 발바닥에 주름이 거의 없다.

해설 미숙아는 태지가 거의 없다.

09 영아돌연사증후군을 막기 위한 방법이 아닌 것은?

① 아기와 함께 같은 침대에서 자지 말아야 한다.
② 너무 푹신한 이불은 피하도록 한다.
③ 잠을 자는 아기의 주변에 물건이 없도록 한다.
④ 수유를 하면서 잠이 들지 않도록 한다.
⑤ 침대 틀과 매트 사이에는 수건 등을 이용하여 틈을 모두 채운다.

해설 오히려 틈을 채운 수건이나 인형에 눌려 사망하게 될 수 있다.

10 신생아의 활력징후를 측정했는데 혈압이 84/54mmHg, 맥박이 158회, 호흡이 42회, 체온이 36.7℃로 측정되었다. 이때 간호사가 취해야 할 조치는?

① 쇼크증상이 의심되므로 주치의에게 즉시 보고를 한다.
② 신생아의 정상 활력징후이므로 별다른 조치가 필요치 않다.
③ 호흡을 진정시키기 위해 그네를 태우듯이 조심히 흔들어준다.
④ 호흡곤란의 증상이 보이므로 기관 내 삽관 준비를 서두른다.
⑤ 저혈압을 교정하기 위한 치료를 하는 데 최선을 다해야 한다.

> **해설**
> • 신생아는 평균 혈압이 성인에 비해 낮으며 수축기 혈압 기준 60~80mmHg 사이에서 측정된다.
> • 맥박은 120~160회이며 울 때는 더 올라갈 수 있다. 불규칙한 맥박이 있을 수 있다.
> • 호흡은 30~60회이며 복식호흡을 한다. 불규칙적인 호흡이 있을 수 있다.

11 생후 8개월이 된 영아에 대한 설명으로 옳은 것은?

① 모유도 먹지만 이유식을 시작하여 당근과 브로콜리가 섞인 쌀죽을 먹고 있다.
② 스스로 앉을 수 없고 입으로 무엇이든 가져가려고 하므로 사고의 위험성이 높다.
③ 옹알이를 시작한다.
④ 누구에게나 안겨서 관찰하며 때로는 웃는 모습을 보이기도 한다.
⑤ 엄마가 보이지 않아도 처음 본 누군가와 잘 지낼 수 있는 시기이다.

> **해설** 8개월 영아는 도움 없이 혼자 앉을 수 있으며 이후에 기어 다닌다. 옹알이는 3개월에 시작하여 8개월이면 어느 정도 양육자의 말을 이해하고 따라 하는 시기이다. 낯가림과 분리불안은 6개월이 지나면 심해진다.

12 이유식에 대한 설명으로 옳지 않은 것은?

① 생후 1년까지는 소금과 설탕 같은 조미료를 사용하지 않아야 한다.
② 4~6개월까지는 몸에 비축된 철분을 쓰지만 이후 고갈되어 고형식이를 시작해야 한다.
③ 모유수유를 하고 난 후에 이유식을 먹이도록 한다.
④ 꿀과 달걀흰자, 생우유는 돌 이후에 먹이도록 한다.
⑤ 이유식 재료는 한 가지씩 추가하여 5~7일 이상 알레르기 반응을 관찰하여야 한다.

> **해설** 이유식을 먼저 먹이고 수유를 한다.

정답 10 ② 11 ① 12 ③

13 분노발작을 보이는 아이를 보았을 때 간호사는 어떻게 행동해야 하는가?

① 아이가 관심을 받으려 하는 행동이기 때문에 진정될 때까지 무관심하게 대하며 지켜보기만 해야 한다.
② 인형을 주면서 관심을 돌려보기 위해 노력한다.
③ 아이의 감정을 존중해주며 포근하게 안아준다.
④ 잘못된 행동이라고 강력하게 대처를 하도록 한다.
⑤ 불안한 정서상태이므로 집으로 돌려보낸다.

> **해설** 분노발작
> 스스로 무언가를 하려고 하는데 저지를 당했을 때 특히 나타나며 소리를 지르고 머리를 잡아 뜯으면서 바닥에 드러누우며 심지어 기절까지 하는 아이도 있다. 아이가 관심을 받으려 하는 행동이기 때문에 진정될 때까지 부모는 무관심하게 대하며 지켜보기만 해야 한다(부모와 간호사의 대처가 같다).

14 아이가 15개월인데 대변을 가리는 것을 전혀 하지 못하고 변의와 요의를 정확하게 표현하지 못한다. 아이를 데리고 병원에 온 부모의 걱정을 들은 간호사는 어떻게 이야기해야 하나?

① 소아청소년과 전문의의 상담이 필요하다고 이야기한다.
② 15개월이면 너무 일찍 시도를 한 것이므로 24개월 이후에 하도록 이야기한다.
③ 개인차가 있으며 아동이 말을 이해하고 대변과 소변이 보고 싶다는 느낌을 알아야 하고 표현을 할 줄 알아야 훈련이 가능하다고 이야기한다.
④ 실수를 하게 되면 아이에게 호되게 지적하여 다시 한번 실수하지 않도록 하는 것이 중요하다.
⑤ 대변보다 소변을 더 빨리 가리기 시작한다고 설명을 해준다.

> **해설** 대변은 12~18개월, 소변은 18~24개월에 가리기 시작하지만 아이가 준비되어야 할 수 있다. 개인차가 있으며 아동이 말을 이해하고 대변과 소변이 보고 싶다는 느낌을 알아야 하고 참았다가 볼일을 볼 수 있는 괄약근 조절 능력이 있어야 한다. 성격형성에 영향을 미치는 훈련이므로 실수하면 부드럽게 격려하도록 한다.

15 유아의 치아관리에 대한 설명으로 옳지 않은 것은?

① 젖병에 주스를 넣어 물린 채 자는 습관을 들이지 않도록 한다.
② 모든 유치가 나는 36개월부터 칫솔질에 신경을 쓴다.
③ 36개월쯤에 치과를 방문하여 전반적인 상태를 확인해야 한다.
④ 불소가 들어간 물로 헹구어 치아우식증 관리를 한다.
⑤ 영구치에 영향을 미치므로 유치의 관리가 중요하다.

> **해설** 칫솔질은 18개월부터 시작하도록 한다. 삼킬 수 있으므로 불소가 함유된 치약은 피한다.

16 6세 여아에게 혈액검사를 할 때 어떻게 이야기하면 좋은가?

① "피검사 안 하면 혼내줄 거야."
② "하나도 안 아플 거야. 걱정 마."
③ "몸에 나쁜 세균이 있는지 찾아보려고 하는 거야."
④ "피검사 안 하면 주사 맞아야 해."
⑤ "징징거리면 겁쟁이가 되는 거야."

해설 병원에 가는 것에 대해 벌을 받는 것이라 생각할 수 있으므로 죄책감을 불러일으키는 말이나 거짓말은 하지 않아야 하며 어떤 검사인지 간결하게 이해하기 쉽도록 협조를 유도한다.

17 물건을 집어던지며 소리를 지르는 6세 아동에게 가만히 벽을 바라보고 앉아 5분 동안 생각하는 시간을 주는 훈육방법은 무엇인가?

① 타임아웃
② 학대
③ 감정조절법
④ 논쟁
⑤ 비판

해설 타임아웃 : 부모와 아이가 서로 시간을 두면서 감정을 조절하고 생각할 수 있는 시간을 가지는 방법이다.

18 학령전기 아동의 특징이라고 할 수 있는 것은?

① 상상력이 풍부하여 놀이와 그림을 좋아한다.
② 성장이 영유아기만큼 빠르다.
③ 자기중심적인 사고에서 완전히 벗어난다.
④ 숫자를 큰 순서에서 작은 순서로 배열할 수 있다.
⑤ 인형이랑 대화하지 않는다.

해설 ② 영유아기보다 성장이 느려진다.
③·⑤ 자기중심적인 사고와 물활론적 사고가 남아 있다.
④ 보존개념과 서열화는 학령기에 가능하다.

정답 16 ③ 17 ① 18 ①

19 3개월 영아에게 모빌을 보여주는 이유는 무엇인가?

① 독립심 증가
② 자기 판단력 증가
③ 의사소통 능력 증가
④ 감각 발달
⑤ 통합성 발달

> **해설** 자신의 몸을 탐색하고 관찰하며 노는 모습을 자주 보인다. 이 시기에는 딸랑이나 소리가 나는 장난감 등을 이용하여 감각 발달에 도움을 준다.

20 15개월 아동이 놀이하는 모습은?

① 술래잡기
② 아기 인형 기저귀 갈아주기
③ 유아용 쇼핑카트
④ 킥보드
⑤ 딸랑이

> **해설** 유아기에는 밀고 당기고 끌면서 걸어다닐 수 있는 장난감, 블록, 공, 자동차 등을 가지고 논다.

21 올바른 카시트 장착 방법은?

① 자동차 앞좌석에 자동차 뒤를 보도록 장착한다.
② 자동차 앞좌석에 자동차 앞을 보도록 장착한다.
③ 자동차 뒷좌석에 자동차 뒤를 보도록 장착한다.
④ 자동차 뒷좌석에 자동차 앞을 보도록 장착한다.
⑤ 자동차 뒷좌석에 엄마가 아기를 안고 벨트를 맨다.

> **해설** 자동차 뒷좌석에 자동차 후면을 보도록 아기를 카시트에 태워 앉히는 것이 충돌 시 아기의 충격을 줄일 수 있는 방법이다.

22 출생 시 체중이 3.4kg이었는데 이틀이 지나고 200g이 줄어들어서 산모가 걱정하고 있다. 간호사가 해줄 수 있는 말은?

① "정상적인 체중 감소이니 걱정 마세요."
② "정밀검사를 해봐야 할 것 같아요."
③ "모유수유로 부족하니 인공수유로 보충하세요."
④ "신생아 때는 체중이 줄어들면 발달장애가 옵니다."
⑤ "섭취량과 배설량을 정확히 측정해봐야 할 것 같아요."

> 해설 출생 시 몸무게보다 5~10% 줄어드는 생리적 체중 감소는 정상이다.

23 이유식을 시작한 영아에게 계란 흰자를 주지 않는 이유는 무엇인가?

① 노른자에 영양분이 더 많기 때문이다.
② 철분 공급이 우선이기 때문이다.
③ 알레르기를 일으킬 위험이 높다.
④ 흰자는 소화장애를 유발할 위험이 높다.
⑤ 노른자가 영아가 먹기에 수월하기 때문이다.

> 해설 계란 흰자는 알레르기를 유발하는 원인물질이 있다. 알레르기 예방을 위해 새로운 음식은 5~7일 후에 추가하도록 한다.

24 문제가 보이는 신생아는?

① 딸기 혈관종이 있는 신생아
② 놀라게 했을 때 사지를 펴지 않는 신생아
③ 울 때 말단에 청색증이 보였다가 사라지는 신생아
④ 치즈 같은 끈적한 물질이 주름진 곳에서 보이는 신생아
⑤ 귓바퀴의 높은 부분이 눈높이에 있는 신생아

> 해설 놀라는 자극을 주었을 때 사지를 펼치는 모로반사가 보이지 않아서 문제가 의심된다.

정답 22 ① 23 ③ 24 ②

25 애착 이불만 덮고 자려고 하는 유아의 행동 특성은?

① 분노발작
② 정서적 결핍
③ 의식주의
④ 거부증
⑤ 자기중심적 사고

해설 애착 인형, 애착 이불인데 이러한 것들을 늘 끌어안고 다니며 심리적인 안정감을 느낀다. 이때 양육자는 이를 수용해주어야 한다.

26 7개월이 된 아이가 칭얼거리면서 침을 흘리는 모습을 보인다고 걱정하는 부모에게 어떻게 교육을 해주면 될까?

① 정밀검사가 필요하다.
② 차가운 주스를 자기 전에 물리게 되면 숙면을 취할 수 있다.
③ 구강 내 염증이 있을 수 있으므로 소아치과에 방문하도록 한다.
④ 치발기나 수건을 손가락에 말아 잇몸마사지를 해주도록 한다.
⑤ 관심을 받으려고 하는 행동이므로 무시하도록 설명한다.

해설 치아는 6개월이 되면 하악 중절치부터 나기 시작하며 치아가 나기 시작하면 칭얼거리고 침을 흘리는 모습을 보인다. 이때 깨끗한 수건을 손가락에 말아 잇몸 마사지를 해주고 물고 뜯을 수 있는 장난감을 준다. 충치 예방을 위해 젖병을 문 채로 잠들지 않도록 한다.

27 생후 24개월 된 아이의 발달과정으로 보이는 것은?

① 밀고 끌면서 걸어 다닌다.
② 혼자서 자전거 페달을 굴리면서 다닌다.
③ 눈앞에서 인형이 사라지면 찾으려 하는 모습을 보이지 않는다.
④ 이유식을 먹지 않고 모유에 집착한다.
⑤ 그림 그리기를 하고 상상력이 풍부하다.

해설 생후 24개월은 유아기이다. 대상 영속성은 영아기 때 생긴다. 학령전기는 자전거 페달 굴리기에 능숙하고 상상력이 풍부해서 그림 그리기에 열중하는 시기이다.

28 초등학생이 등교할 시간이 되면 두통이 있다고 한다. 결석을 하고 집에서 쉬고 있으면 두통이 씻은 듯 사라진다고 한다면 부모에게 해줄 수 있는 이야기는?
① "두통에 대한 정밀검사가 필요해요."
② "증상이 가볍다면 학교를 계속 등교시켜 적응하도록 해야 합니다."
③ "아이의 두통호소를 존중해주어야 합니다."
④ "며칠 동안 쉬면서 아이의 상태를 지켜보세요."
⑤ "학교에서 부모님이 모르는 문제가 있지 않을까요?"

해설 학교 공포증에 대한 설명이다. 단순한 증상이라면 학교에 보내야 하며 심각하다면 교사의 협조를 받아 수업에 부분적으로 참여하도록 한다.

29 사춘기 남학생이 양쪽 유방이 비대칭적이어서 걱정을 하고 있다. 간호사가 해줄 수 있는 말은?
① "정밀검진을 받아봐야 할 필요가 있어요."
② "남성호르몬 치료를 받아야 할 것 같아요."
③ "그럴 수 있으니 걱정하지 마세요."
④ "체중관리를 좀 하셔야 할 것 같아요."
⑤ "최근에 술과 담배를 하셨나요?"

해설 사춘기 남학생에게서 여성형 유방이 생기는데 대칭 혹은 비대칭으로 나타난다.

30 사시가 의심된다는 이야기를 들은 4세 아동이 안과에 정밀검사를 왔다. 올바른 검진방법은?
① 두 눈에 펜라이트를 사용하여 불빛을 비추어서 각막의 한가운데 각막반사점이 맺히는지 확인한다.
② 색맹검사표를 가지고 색깔을 구분할 수 있는지 확인한다.
③ 안압검사를 한다.
④ 색각 검사표를 이용하여 숫자를 읽어보도록 한다.
⑤ 산동제를 점안 후에 검안경을 이용하여 검사한다.

해설 그 외 사시검사 중 차폐검사(가림검사)는 한쪽 눈을 가리고 가리지 않은 눈으로 물체를 보도록 하여 가리지 않은 눈이 움직이는지 확인하는 방법이다. 프리즘 검사는 사시각을 측정하는 방법이다.

정답 28 ② 29 ③ 30 ①

CHAPTER 03 질환을 가진 아동간호 Ⅰ

제1절 근골격계 질환

(1) 특징

① 충격을 받더라도 골막이 성인에 비해 단단하고 두껍고 뼈가 유연하여 한쪽은 부러지지만 반대쪽은 구부러지기만 하는 경우가 많다. 생목(살아 있는 나무)골절이라고 하는데, 질긴 나뭇가지가 반만 부러진 모습과 비슷하다.

② 골절되어도 치유되는 속도가 빠르지만 성장판이 손상받기 쉽고 성장에 문제가 생길 수 있다.

③ 성장판이 약하므로 골절되면 인대가 파열되기 전에 골단이 먼저 분리될 수 있다.

(2) 척추측만증(scoliosis)

① 원인 : 척추가 중심축으로부터 10° 이상 굴곡된 경우인데 정확한 원인은 밝혀지지 않았지만 잘못된 자세, 청소년기 여학생의 빠른 성장, 뇌성마비 등의 질환이나 기형으로 인해 발생한다.

② 증상

㉠ 서 있을 때 양쪽 어깨와 견갑골의 높이가 다르며 옆구리에 주름이 잡힌다.

㉡ 양쪽 엉덩이의 높이가 달라 한쪽만 불룩 솟아 올라와 있고 비대칭적인 골반의 경사가 보인다.

㉢ 앞으로 90°를 구부렸을 때 등의 높이에 차이가 있다(아담스 전방 굴곡 검사).

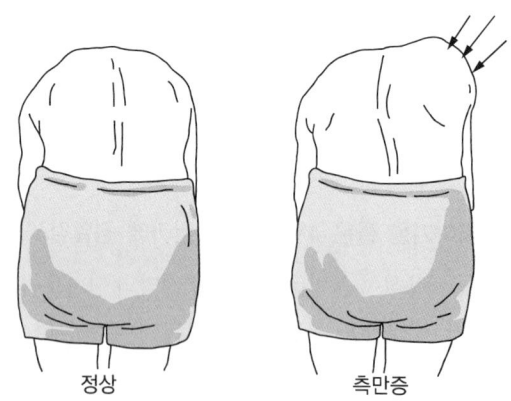

정상   측만증

③ 관리

㉠ 만곡이 20° 이하이면 주기적으로 방사선 촬영을 하면서 측만도가 심해지는지 여부를 관찰한다.

ⓒ 20~40°이면 보조기를 착용하며 40° 이상이면 수술이 필요하다.
ⓓ 보조기는 운동과 목욕을 할 때를 제외하고 늘 착용하도록 한다. 보조기는 치료의 목적이 아니라 척추 기형의 진행을 늦추기 위함이다.

(3) 골수염(osteomyelitis)
① 원인 : 수술, 외상, 감염 등의 원인으로 균이 혈액을 타고 골수로 침범하는 것이다.
② 증상 : 통증과 고열, 운동 범위 제한을 가져온다.
③ 관리 : 항생제, 수술 혹은 배액술, 통증 조절, 감염된 부위 체중 부하 금지(통증 유발), 고단백과 고칼로리식이 섭취를 해야 한다.

(4) 발달성 고관절 이형성증(developmental dysplasia of the hip)
고관절 이형성을 '이상하게 형성된' 고관절이라고 이해하자.
① 원인 : 고관절(골반과 대퇴골이 연결되는 부위)이 제대로 형성되지 않아 대퇴골이 완전히 빠지거나(탈구) 반 정도 빠져(아탈구) 발달에 문제를 일으킨다.
② 증상
  ⓐ 고관절이 골반에 제대로 고정되어 있지 않으니 환측 다리의 서혜부 주변 주름이 길고 깊다.
  ⓑ 대퇴골이 고관절에서 빠져 환측의 다리가 짧고 무릎을 세웠을 때 무릎 높이가 낮다.
  ⓒ 환측 다리를 밖으로 벌리면 대퇴골이 고관절을 자극하면서 고관절 부위에서 소리가 난다.
  ⓓ 탈구되면 양다리의 길이가 달라지므로 걸을 때 절룩거리게 된다.
  ⓔ 탈구가 있는 다리로 딛고 서면 탈구된 대퇴골이 위로 올라가 반대쪽으로 몸이 기울어진다.
③ 치료
  ⓐ 조기에 발견하여 치료하는 것이 중요하다.
  ⓑ 6개월 미만 영아에게 파브릭 보장구(Pavlik harness)를 장치한다. 보장구를 임의로 조절하거나 제거하지 않아야 하며 피부가 눌리지 않도록 보장구 안에 옷을 입히고 지나치게 눌리는 곳은 패드를 대어준다.
  ⓒ 석고붕대, 견인을 하는 방법도 있다.

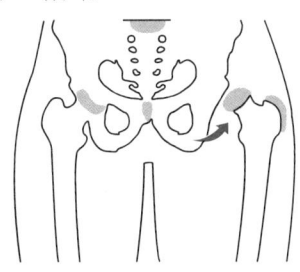

제2절 내분비계 질환

(1) 갑상샘저하증(크레틴병)
① 원인 : 선천적으로 갑상샘호르몬이 저하된 경우이다.
② 증상
　㉠ 신생아 시기에 조기발견과 조기치료가 중요하다. 적절한 시기를 놓치면 정신지체로 이어진다.
　㉡ 부모가 순한 아기라고 착각할 정도로 보채지 않고 자는 시간이 많다.
　㉢ 혀가 크고 밖으로 나와 있으며 반사반응이 늦고 피부가 차갑고 얼룩덜룩한 양상을 보인다.
　㉣ 얼굴이 크고 콧등이 낮으며 이마가 좁다.
　㉤ 뼈의 발육이 지연되어 대천문이 크다.
③ 진단 : 혈액검사를 통해 갑상샘호르몬 수치(T3, T4)를 확인하는데 TSH(갑상샘자극호르몬)는 증가하고 T3, T4(티록신)는 저하되어 있다. 갑상샘호르몬 수치가 저하되니 분비를 자극하기 위해 TSH가 증가하는 것이다.
④ 치료 : 갑상샘호르몬을 평생 투약하는 것이 중요하다.

(2) 소아 당뇨병(제1형, 인슐린 의존형)
① 원인 : 선천적인 문제로 갑자기 발병하며 췌장에서 인슐린 분비가 거의 되지 않는다.
② 증상
　㉠ 다음, 다뇨, 다갈, 다식
　㉡ 인슐린의 분비가 문제이므로 고혈당으로 인한 케톤산증이 쉽게 온다. 케톤산증은 인슐린 부족으로 포도당을 에너지원으로 쓰지 못하고 지방을 분해하면서 케톤이 형성되는 것이다.
　㉢ 케톤산증일 때 깊고 빠른 쿠스마울 호흡(과일의 신 냄새 같은 시큼한 향)이 나타난다.
③ 치료와 관리 : 식이요법과 경구용 혈당강하제는 불필요하며 평생 인슐린 주사가 필요하다.
④ 간호
　㉠ 고혈당과 저혈당의 증상과 대처방법을 교육한다.
　　• 어지럽거나 식은땀이 나는 저혈당 증상이 올 때는 사탕, 주스 등을 섭취하도록 설명한다.
　㉡ 체중조절, 규칙적인 운동과 식습관 조절을 하고 심한 운동을 피하도록 한다.
　㉢ 평생 인슐린을 주사해야 하므로 주사방법과 인슐린 보관방법을 교육하는 것이 중요하다.

[참조] 제2형 당뇨병
• 후천적으로 성인에게 많이 생기며, 비만이 원인인 경우가 많다.
• 발병 속도가 느리다.
• 췌장에서 인슐린을 분비하는 능력이 남아 있다. 운동과 식이요법, 경구용 혈당강하제를 1차적으로 시도하고 효과가 없으면 인슐린 주사를 사용하게 된다.

제3절 피부계 질환

(1) 기저귀 발진
　① 원인
　　㉠ *Candida albicans*와 같은 곰팡이균이 기저귀 발진의 원인이 되기도 하는데 이 곰팡이는 아구창(니스타틴 도포, 우유병 철저한 소독)을 일으키는 균이기도 하다.
　　㉡ 대변과 소변으로 인해 자극되어 수포·발진 형태로 피부 문제가 생기기도 한다.
　② 간호
　　㉠ 발진만 있을 때 기저귀를 열어서 공기 중에 최대한 노출시켜 깨끗하고 건조하게 유지시키는 것이 중요하다.
　　㉡ 피부가 겹치는 부위는 더 신경을 쓰되, 중성비누를 사용하고 수건으로 두드리듯이 닦아주어 자극이 가지 않도록 한다.

(2) 아토피 피부염
　① 원인 : 알레르기로 인한 염증성 피부질환이다.
　② 증상
　　㉠ 전신에 생길 수 있으나 특히 팔꿈치나 무릎 뒤처럼 피부가 접혀 닿는 부위에 호발한다.
　　㉡ 건조하고 거친 피부가 특징이며 소양감으로 인해 아동이 긁게 되면 2차 감염이 생기기 쉽다.
　　㉢ 발적, 수포, 삼출물, 가피
　③ 치료와 간호
　　㉠ <u>소양증 완화</u>가 일차적인 치료이자 간호이다. 서늘한 기온을 유지하고 헐렁한 면 옷을 입힌다.
　　㉡ 알레르기를 일으키는 유발원인(동물, 꽃가루, 털 인형)을 제거한다.
　　㉢ 목욕할 때 약산성~중성 비누(피부는 약산성을 유지해야 함)를 사용하고 수건으로 닦을 때도 문지르지 말고 자극 없이 두드리듯이 말린다.
　　㉣ 증상이 심하면 스테로이드 외용제를 처방받아 바르도록 한다.
　　㉤ 건조하지 않도록 충분한 보습과 적절한 습도를 유지하도록 한다.

제4절 비뇨기계 질환

(1) 급성사구체신염(acute glomerulonephritis)

① 원인 : 사구체(수분과 노폐물을 걸러 소변을 생성하는 기관)에 급성으로 염증이 오는 질환이다. 상기도 감염이 되고 2~3주 후에 합병증으로 발생하며 가장 흔한 원인균은 A군 용혈성 연쇄상구균이다. 연쇄상구균으로 항원 항체 반응이 일어나고 면역 복합체가 신장의 사구체를 손상시킨다.

② 진단

　㉠ 소변검사에서 혈뇨와 단백뇨가 확인된다.
　㉡ 신장 기능수치(Bun/Cr)가 증가한다.
　　• BUN(Blood Urea Nitrogen) : 간에서 단백질이 분해되면 요소질소가 생기고 대부분이 신장에서 제거된다. 혈액 속에 남아 있는 요소질소 양을 확인하면 신장기능을 확인할 수 있다.
　　• Cr : Creatinine은 근육에서 생성되는 노폐물이며 대부분 신장에서 제거된다.
　㉢ 백혈구와 ESR(Erythrocyte Sedimentation Rate, 적혈구 침강 속도)이 증가한다. → 염증반응이 있게 되면 적혈구가 서로 뭉치면서 무거워져 침강 속도가 빨라진다.
　㉣ ASO titer(Antistreptolysin-O titer)가 증가한다. → 연쇄상구균이 만들어 내는 독소는 스트렙토리신 O이다. 이 독소에 해당하는 항체를 검사하는 것이다. 즉, 연쇄상구균으로 인한 감염인지 확인할 수 있는 검사이다.

③ 증상

　㉠ 혈뇨와 단백뇨 : 입자가 큰 혈구와 단백질이 사구체를 통과(정상적인 상태라면 통과가 안 되어야 함)하면서 급작스러운 혈뇨와 단백뇨가 발생한다. 단백뇨는 저알부민혈증과 부종을 초래한다. 알부민은 혈장단백질이고 알부민이 혈관에서 조직으로 빠져나가는 수분을 보유시키는 역할을 한다. 알부민이 부족해지면 조직에 수분이 축적되어 부종이 생긴다.
　㉡ 사구체 여과율이 저하되면 노폐물을 걸러내는 능력이 떨어지고 수분이 정체되어 부종이 더욱 심해진다.
　㉢ 소변량이 줄고(핍뇨, 무뇨) 농도가 진해져 요비중(소변의 무게)이 증가한다.
　㉣ 소변량이 줄면서 수분이 정체되어 고혈압이 오게 된다.

④ 치료와 간호

　㉠ I/O(섭취량/배설량)와 체중, 혈압을 매일 측정한다.
　㉡ 고칼로리, 저단백식이(단백질이 분해되면 질소가 생기는데 질소는 신장을 통해 배출됨), 저염식이(싱겁게 먹어서 부종을 막아야 한다)를 한다.
　㉢ 부종이 심하면 수분을 제한하고 욕창의 위험이 높아지므로 체위변경에 신경을 쓴다.

ⓔ 부종 자체가 감염의 요인이 될 수 있다.
　　ⓜ 부종이 심하고 혈압이 높다면 이뇨제와 항고혈압제를 사용한다.
　　ⓗ 연쇄상구균의 감염을 막기 위해 상기도감염 환자와 접촉하지 않도록 주의한다.
　　ⓢ 면역억제제(연쇄상구균으로 인한 항원-항체 반응 억제), 항생제 치료를 한다. 치료 중 감염의 위험성이 높아지므로 예방과 관찰이 필요하다.

(2) 신증후군(nephrotic syndrome)
　① 원인 : 신장 자체의 문제나 다른 질환으로 인해 사구체의 모세혈관에 문제가 생겨 단백질이 소변으로 빠져나가면서 여러 가지 문제가 발생한다.
　② 증상

부종	• 체내 알부민(수분을 혈관 안에 잡아줌)이 떨어져 혈관 밖으로 수분이 빠져나가게 되면서 부종이 눈에 띄게 나타난다. 특히 아침에 눈이 많이 부어오르고 낮에는 전신으로 퍼지며 저녁이 되면 하지 부종이 심하다. • 저염식이를 하며 수분을 제한하고 필요시 이뇨제를 사용한다. • I/O와 체중을 매일 측정하고 부종 부위가 눌리지 않도록 신경을 써야 한다. • 부종 자체가 감염의 요인이 될 수 있다.
단백뇨	• 사구체를 통해 비정상적으로 단백질이 여과되고 저알부민혈증을 유발한다.
고지혈증	• 알부민이 저하되면 간에서 단백질을 만들어 내기 위해 노력하는데 이때 지단백도 함께 합성되면서 결국 LDL 콜레스테롤이 상승하게 된다.
저알부민혈증	• 소변으로 단백질이 소실되면서 결국에는 간에서 만들어 내는 알부민 합성능력까지 떨어진다.
과응고 상태	• 응고 단백질도 소실이 일어나면서 간의 응고 단백질의 불균형이 초래한다. • 신장 정맥에 혈전이 생기면서 옆구리 통증도 유발한다. • 심부정맥혈전증이 보이면 항응고제 치료를 하여 폐색전증을 예방해야 한다.

　③ 관리 : 스테로이드나 면역치료를 시행한다.

CHAPTER 03 적중예상문제

01 아동의 근골격 특징이 아닌 것은?

① 성장판은 강하므로 쉽게 골절되지 않는다.
② 성장판이 손상받으면 성장에 문제가 일어날 수 있다.
③ 골절되어도 치유되는 속도가 성인에 비해 빠르다.
④ 골막이 성인에 비해 단단하고 두꺼워서 쉽게 골절되지 않는다.
⑤ 뼈가 유연하여 한쪽은 부러지지만 반대쪽은 구부러지기만 하는 경우가 많다.

해설 성장판은 약하므로 골절이 돼도 인대가 파열되기 전에 골단분리가 먼저 될 수 있다.

02 척추측만증의 증상이 아닌 것은?

① 양쪽 엉덩이의 높이가 달라 한쪽만 불룩 솟아올라 있다.
② 앞으로 90° 구부렸을 때 등의 높이에 차이가 있다.
③ 서 있을 때 양쪽 어깨의 높이가 다르다.
④ 한쪽 옆구리에 주름이 유달리 심하게 잡힌다.
⑤ 골반의 경사가 대칭적이다.

해설 골반의 경사가 비대칭적이다.

03 척추측만증에 대한 설명으로 옳은 것은?

① 성장이 빠른 청소년기 남학생에게 많이 일어나며 자세가 문제이다.
② 만곡이 20° 이상이면 수술이 필요하다.
③ 보조기는 치료의 목적이며 운동, 목욕 시를 제외하고는 늘 착용해야 정상적인 척추 모습으로 회복한다.
④ 20° 이하의 만곡은 주기적으로 관찰만 해도 된다.
⑤ 양쪽 엉덩이의 높이가 달라 한쪽만 불룩 솟아올라 있는 것을 확인하는 아담스 검사를 시행한다.

해설 ① 성장이 빠른 청소년기 여학생에게 호발한다.
② 만곡이 40° 이상이면 수술해야 한다.
③ 보조기는 기형의 진행을 늦추어주는 것이다.
⑤ 아담스 검사는 등을 앞으로 90° 구부렸을 때 등의 높이에 차이가 있는 것을 보는 것이다.

정답 1 ① 2 ⑤ 3 ④

04 발달성 고관절 이형성증에 대한 설명으로 틀린 것은?
① 환측 다리의 서혜부 주변 주름이 길고 깊다.
② 환측의 다리가 짧고 무릎을 세웠을 때 무릎 높이가 낮다.
③ 6개월 이상의 영아에게 파브릭 보장구(Pavlik harness)가 가능하다.
④ 보장구 안에 옷을 입히고 지나치게 눌리는 곳은 패드를 대어준다.
⑤ 선천적으로 고관절 형성에 문제가 있어 발달에 지장이 되는 질환이다.

해설 파브릭 보장구는 6개월 미만 영아에게 사용하고 조기에 발견하는 것이 중요하다.

05 갑상샘저하증 아동에 대한 증상이 아닌 것은?
① 보채지 않고 자는 시간이 많다.
② 얼굴이 크고 콧등이 낮으며 이마가 좁다.
③ 대천문이 일찍 닫힌다.
④ 적절한 시기를 놓치면 정신 지체를 가지고 온다.
⑤ 혀가 크고 밖으로 나와 있으며 반사반응이 늦다.

해설 골격의 발달지연으로 대천문이 크다.

06 제1형 당뇨병에 대한 설명으로 옳은 것은?
① 식이요법과 경구용 혈당강하제는 불필요하며 평생 인슐린 주사가 필요하다.
② 비만이 직접적인 요인이다.
③ 발병 속도가 느리다.
④ 경구용 혈당강하제를 쓰는 경우가 많으며 필요시 인슐린 주사를 사용하기도 한다.
⑤ 케톤산증은 잘 찾아오지 않는다.

07 쿠스마울 호흡에 대한 설명으로 옳은 것은?
① 고혈당으로 인해 케톤산증이 왔을 때 생기는 호흡이며 과일의 신 냄새와 같은 향이 나타난다.
② 앉은 자세에서 엎드리면 호흡을 하기에 원활해진다.
③ 대사알칼리증이 왔을 때 특유의 냄새가 풍기는 호흡의 형태이다.
④ 당뇨가 있는 환자가 쿠스마울 호흡이 있을 때 혈당을 측정하면 저혈당이 눈에 띈다.
⑤ 제2형 당뇨병 환자에게 자주 나타나는 형태이다.

08 기저귀 발진 간호에 대한 설명으로 옳지 않은 것은?
① *Candida albicans*와 같은 곰팡이 균이 기저귀 발진의 원인이 되기도 한다.
② 발진이 생기게 되면 비누를 이용하여 씻기고 기저귀를 열어 건조시킨다.
③ 피부가 겹치는 부위는 더 신경을 쓰고 중성비누를 사용한다.
④ 수건으로 두드리듯이 닦아주어 자극이 가지 않도록 한다.
⑤ 대변과 소변으로 인해 자극되어 기저귀 발진이 일어나기도 한다.

해설 발진이 생기면 기저귀를 열어서 공기 중에 노출시켜 건조하게 유지하고 비누를 이용하여 씻지 않는다.

09 아토피 피부염을 가진 환아의 관리로 틀린 설명은?
① 털인형, 카펫, 애완견 등 알레르기를 유발하는 원인과의 접촉을 피한다.
② 증상이 심하면 항진균제를 처방받아 바르도록 한다.
③ 수건으로 닦을 때도 문지르지 말고 자극 없이 두드리듯이 말린다.
④ 서늘한 기온을 유지하고 헐렁한 면 옷을 입힌다.
⑤ 건조하지 않도록 충분한 보습과 적절한 습도를 유지하도록 한다.

해설 증상이 심하면 스테로이드 크림을 처방받아서 바르도록 한다.

10 상기도 감염이 되고 2~3주 후에 많이 발생하며 가장 흔한 원인균은 A군 용혈성 연쇄상구균인데 소변검사에서 혈뇨와 단백뇨과 확인되며 ASO titer가 증가하는 이 질환은?

① 급성사구체신염
② 급성 신부전
③ 신증후군
④ 쿠싱증후군
⑤ 수신증

11 급성사구체신염에 대한 설명으로 옳은 것은?

① 고칼로리, 고단백식이, 저염식이를 먹도록 한다.
② 부종으로 인해 피부가 손상될 위험이 있으므로 체위변경에 신경을 쓰도록 한다.
③ 부종이 심하고 혈압이 높아지면 항생제를 사용해야 한다.
④ 소변검사에서 혈뇨와 당이 확인된다.
⑤ 하기도 감염 후에 연쇄적으로 많이 발생하는 합병증이며 rhinovirus가 원인균이다.

해설 ① 저단백식이를 하는데, 단백질이 질소를 발생시켜 신장을 힘들게 하기 때문이다.
③ 부종이 심하고 혈압이 높다면 이뇨제와 항고혈압제를 선택적으로 사용할 수 있다.
④ 소변검사에서 혈뇨와 단백뇨가 확인된다.
⑤ 상기도 감염이 되고 2~3주 후에 많이 발생하며 가장 흔한 원인균은 A군 용혈성 연쇄상구균이다.

12 신증후군에 대한 설명으로 옳은 것은?

① 체내 알부민이 저하되고 부종이 눈에 띄게 나타난다.
② 가장 흔한 원인균은 A군 용혈성 연쇄상구균이다.
③ 저지질혈증도 함께 동반된다.
④ 일차적으로 이뇨제를 사용하고 면역억제 치료도 할 수 있다.
⑤ 세뇨관이 파괴되어 단백질이 소변으로 빠져나가는 것이다.

해설 ② 가장 흔한 원인은 사구체 신염이다.
③ 고지질혈증이 함께 동반된다.
④ 일차적으로 스테로이드 요법을 시작한다.
⑤ 사구체가 파괴되는 질환이다.

13 급성사구체신염의 증상이 아닌 것은?

① 혈뇨
② 단백뇨
③ 요비중 감소
④ 사구체 여과율 감소
⑤ 고혈압

> **해설** 소변량이 감소하면서 요비중이 증가하게 된다.

14 A군 용혈성 연쇄상구균이 만들어 내는 독소에 해당하는 항체를 검사하며 이 균에 감염되었는지 확인하는 검사는?

① BUN/Cr
② ASO titer
③ PPD test
④ ESR
⑤ CRP

> **해설** ① 신장 기능 수치
> ③ 결핵 반응 검사
> ④ 적혈구 침강 속도
> ⑤ 염증 수치

CHAPTER 04 질환을 가진 아동간호 Ⅱ

제1절 신경계 질환

(1) 수두증(hydrocephalus, 뇌수종)
① 원인 : 선천적인 결함, 뇌종양, 출혈 등이 원인이다. 뇌척수액의 생산·흡수 과정에 문제가 생겼거나 뇌척수액이 순환하는 길이 폐쇄되어 뇌에 뇌척수액이 많이 축적된 결과 뇌압이 올라가는 상태이다.
② 증상 : 두위 증가, 구토, 의식 변화, 경련, 천문 팽창, 일몰현상(해가 지는 것처럼 눈동자가 아래로 내려와서 흰자위가 보이는 것) 등이 있다.
③ shunt와 간호
  ㉠ shunt는 뇌척수액이 뇌에 고여 있지 않고 다른 곳에서 흡수될 수 있도록 길을 만들어주는 방법이다.
  ㉡ 뇌실-복강간 shunt와 뇌실-심방간 shunt가 있는데, 뇌실-복강간 shunt를 많이 한다. 보다 안전하고 막힐 우려가 적기 때문이다.

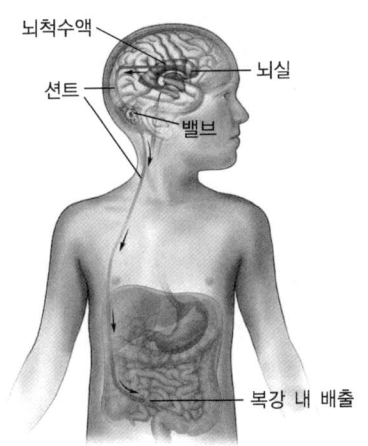

  ㉢ 수술 전에는 뇌압이 상승하는지 확인하면서 머리를 30° 상승시킨다.
  ㉣ 수술 후에는 뇌척수액이 빠르게 배액되는 것을 방지하기 위해 24~48시간 동안 앙와위로 눕힌다.
  ㉤ 수술 부위가 감염되는지 매일 확인한다.
  ㉥ 두개내압이 상승하는지 두위를 매일 측정하면서 관찰해야 한다.

(2) 뇌전증(간질)

발작이 반복적으로 일어나는 만성질환이다.

① 원인 : 유전, 분만 과정에서의 뇌손상, 선천적인 문제, 미숙아, 뇌의 기질적인 문제 등 다양한 원인이 있다. 뇌신경세포가 급작스럽게 과도한 전류를 발생시키면서 발작이 나타나게 된다.

② 증상

　㉠ 전신발작 : 발작을 일으키는 문제가 뇌의 일부에서 시작하여 뇌 전체로 퍼지면서 발생한 경우이다.
　　• 전신성 강직-간대성 발작(대발작) : 흔하게 떠올리는 발작의 형태이다. 갑자기 강직되어 의식을 잃고 쓰러진다. 이후 간대성 시기가 오고 호흡이 없는 상태에서 청색증을 보인다. 양측 상하지가 규칙적으로 근육의 수축과 이완을 반복하면서 온몸을 떨고 소변을 누는 경우도 있다. 발작 후 서서히 의식을 회복한다.
　　• 결신 발작(소발작) : 갑자기 하던 것을 멈추고 수 초간 의식을 잃었다가 돌아오기 때문에 알아차리기 힘들 수 있다.

　㉡ 부분발작 : 발작을 일으키는 문제가 뇌의 일부분에서만 발생한 경우이다.
　　• 복합부분발작 : 이유 없이 갑자기 멍해지는 의식의 저하가 있다. 물건이나 손가락을 만지작거리고 쩝쩝거리는 행동 등을 반복적으로 보이는 자동증을 보인다. 소아에게서 많이 발생하는 부분발작 형태이다.
　　• 단순부분발작 : 복합부분발작과 달리 의식이 바뀌지 않고 문제가 발생한 뇌세포가 위치한 뇌의 영역에 따라 증상이 나타나게 된다. 신체의 일부분이 갑자기 움직이거나 저릿한 느낌, 생소하거나 낯선 느낌, 불안감, 이전의 기억이 갑자기 떠오른다거나 어지러움, 구토, 식은땀, 현기증, 심계항진과 같은 자율 신경계 증상이 느껴진다.

③ 치료와 간호

　㉠ 발작이 일어날 때는 우선적으로 기도를 유지하는데, 손가락을 입에 넣으면 안 되고 고개를 옆으로 돌려서 입안의 내용물이 흘러나오도록 한다.
　㉡ 넥타이, 벨트 등을 느슨하게 풀어주고 주위에 위험한 물건이 있다면 치운다.
　㉢ 발작하는 환자를 안전한 곳으로 이동시키기 위해 끌지 않는다.
　㉣ 발작 중에 억제하거나 힘으로 누르지 않는다.
　㉤ 발작하는 시간을 확인하며 5분이 경과하였다면 병원 진료를 보도록 한다.
　㉥ 항경련제 : Phenytoin과 Carbamazepine이 대표적인 약물이다. 약물을 갑자기 중단하면 발작이 재발할 수 있으므로 임의로 중단하면 안 된다. 의사의 처방대로 정해진 시간에 복용하고, 약물을 줄이거나 끊을 때는 서서히 혈액 내 농도를 확인하면서 투여량을 줄이는 것이 중요하다.

(3) 열성 경련

① 원인 : 유전적으로 경련의 역치가 낮은 아이가 바이러스 감염이나 세균성 감염으로 열이 발생하는 경우가 대부분이다.

② 특징
  ㉠ 생후 6개월~3세 아동이 39℃ 이상 열이 오를 때 전신발작이 일어난다.
  ㉡ 열성 경련의 대부분은 신경학적 후유증을 남기지 않는다.
  ㉢ 열이 오르는 것을 막는 것이 중요하며 타이레놀 등의 해열제를 투여하고 수액을 준다.
  ㉣ 경련을 하는 도중에는 구강으로 먹이지 않는다.
  ㉤ 남아에게서 많이 발생하며 15분 내로 경련이 멈춘다.

(4) 뇌성마비(cerebral palsy)

① 원인 : 선천적, 출생 시 문제, 미숙아, 외상, 저산소증 등으로 인해 뇌가 손상을 받아 운동장애와 언어장애, 감각장애, 학습장애 등을 가져오는 질환이다. 경직성 뇌성마비가 흔하다.

② 증상
  ㉠ 목을 가누지 못하며, 발과 종아리 근육의 문제로 까치발로 걷고 몸에 힘이 없거나 뻣뻣하다.
  ㉡ 보행하기 힘들며 다리가 뒤틀리는 모습을 보인다.
  ㉢ 수의근(스스로의 의지로 조절하는 근육)을 조절할 수 있는 힘이 부족하다.

③ 관리
  ㉠ 재활치료와 보조기를 사용하면서 근육경직으로 인해 관절이 구축되는 것을 막고 근력을 강화해야 한다.
  ㉡ 경직을 완화하기 위해 근육이완제 같은 약물치료를 하며 관절구축이 심하여 골격 변형이 왔을 때는 수술을 하기도 한다.
  ㉢ 적절한 영양과 수분을 공급한다.
  ㉣ 장기적으로 계획을 짜고 아동의 발달단계에 맞는 적절한 자극과 활동을 제공한다.
  ㉤ 최대한 스스로 하도록 교육하고 격려하도록 한다. 조기발견과 조기치료가 중요하다.

제2절 종양 질환

(1) 소아백혈병

① 원인 : 급성 림프구성 백혈병이 가장 흔하고 정확한 원인은 없다. 골수의 정상혈액세포가 암세포로 바뀌는 병이다. 암세포들이 골수를 채우고 정상적인 적혈구, 백혈구, 혈소판의 숫자가 줄어들어 문제가 생긴다. 암세포들은 혈액을 타고 전신으로 퍼지게 된다.

② 증상
  ㉠ 적혈구가 감소하면서 어지러움, 창백함, 피로감을 호소한다.

ⓛ 혈소판이 감소하면서 잦은 코피와 점상 출혈, 멍 등의 증상이 생긴다.
ⓒ 백혈구(호중구)가 감소하면서 감염에 취약하고 발열 증상이 난다.
ⓔ 구토, 호흡곤란, 복통, 근골격계 통증이 있다.

③ **치료와 간호**
　ⓐ 항암제 : 암세포를 죽이기 위한 목적이지만 머리카락, 위벽세포, 구강세포처럼 빠르게 분열하는 정상세포도 파괴시키면서 구토와 머리카락 빠짐을 겪게 된다. 필요시 진토제를 투여하고 영양을 충분히 공급하여야 한다.
　ⓑ 조혈모세포 이식
　　• 조혈모세포는 혈액, 골수, 제대에 존재하며 적혈구, 백혈구, 혈소판을 만드는 세포이다.
　　• 조혈모세포는 아동의 것(자가조혈모세포이식)을 사용할 수 있고 조직적합항원(HLA)이 일치하는 다른 사람의 조혈모세포를 이식(동종 조혈모세포이식)할 수도 있다.
　　• 환아의 면역세포가 공여자의 조혈모세포를 거부하는 것을 막고 최대한 암세포를 제거하기 위한 목적으로 조혈모세포 이식 전에 고용량의 항암치료를 한다. 이 과정에서 정상세포도 상당히 파괴된다.
　ⓒ 이식편 대 숙주반응(이식편 vs 숙주)
　　이식편에 대한 숙주의 반응을 말한다. 이식 후에는 조혈모세포가 골수를 찾아가 자리를 잡게 되는데(생착 기간) 이 시기에 이식편 대 숙주반응이 나타나게 된다. 이 반응은 공여자의 면역세포가 이식받은 아동의 몸을 공격하는 것이다.
　　• 증상 : 발진증상이 제일 먼저 나타나고, 이어 설사, 구토, 식욕부진, 발열, 출혈 등의 부작용이 나타난다.
　　• 치료 : 사이클로스포린(면역억제제)과 프레드니솔론(스테로이드, 면역억제)을 사용할 수 있다.
　ⓓ 감염 예방을 위해 역격리가 필요하다. 의료진은 손 씻기를 철저히 하고 면회를 제한한다.
　ⓔ 출혈 예방을 위해 관장, 근육주사 등은 피하고 부드러운 칫솔을 사용하여 잇몸 출혈이 생기지 않도록 한다.
　ⓕ 충분한 수분공급, 고열량 고단백식이를 소량씩 자주 섭취하며 부드러운 음식 위주로 먹어서 출혈의 위험성을 방지한다.
　ⓖ 골수검사 : 아동은 흉골이 덜 발달되어 <u>장골능에서 검사한다</u>.
　ⓗ 조혈모세포를 이식하고 난 후에 면역억제제를 복용으로 인해 면역기능이 저하되므로 감염에 노출될 우려가 높다. 익힌 음식, 멸균처리가 된 음식을 먹어야 하고 통조림과 같이 밀봉 포장된 음식은 선택적으로 가능하며 조리 전과 식사 전 손 씻기가 중요하다. 피해야 할 음식으로는 껍질 째 먹는 채소와 과일, 제대로 익히지 않은 고기와 생선, 요구르트와 익히지 않은 유제품, 상온에 오랫동안 방치된 음식, 포장되지 않은 빵, 오징어와 새우, 꽃게, 젓갈과 내장 등이 있다.

(2) 신장모세포종(nephroblastoma, 윌름스 종양)
  ① 증상
    ㉠ '아'세포는 미숙한 단계에 있는 '어린' 세포인데 이 세포에 종양이 생긴 것으로, 아동에게 흔하게 생긴다. 신아세포는 신장의 일부를 구성하는 세포의 미성숙 단계이다.
    ㉡ <u>소아에게만 생기는 신장 종양이다.</u>
    ㉢ 복부 한쪽에 크고 단단한 덩어리가 만져진다. 신장에 생기는 것이기 때문에 복부 중앙선을 침범하지는 않고 국한적으로 복부 한쪽에 치우쳐 있다.
    ㉣ 악화되면 복통, 혈뇨, 고혈압(레닌의 과한 분비) 등이 생길 수 있다.
  ② 치료와 간호
    ㉠ 덩어리를 촉진하면 암세포가 퍼질 수 있기 때문에 복부를 만지지 않아야 한다.
    ㉡ 고혈압 여부를 지속적으로 관찰해야 한다. 수술 후에는 혈압을 관찰하고 감염과 출혈 여부를 확인한다.
    ㉢ I/O를 확인하고 장음과 복부팽만, 구토 여부 등을 확인한다.

(3) 신경모세포종(neuroblastoma, 신경아세포종)
  ① 특징 : 신경으로 성장하는 신경모세포에 생기는 악성 종양으로 영아기에 가장 흔히 발생하며 원인은 불명이다. 전신의 <u>교감신경계</u> 어느 부위에도 발생할 수 있으나 부신에서 가장 많이 발생하며 그 외는 교감신경절에서 생긴다.
  ② 증상과 치료
    ㉠ 부신에 생긴 신경모세포종인 경우는 배가 부르고 <u>복부의 중앙선을 넘는 단단한 덩어리</u>가 만져지며 촉진 시 통증은 없다.
      참조 신장모세포종은 복부 중앙선을 넘지 않는다.
    ㉡ 덩어리는 하지의 정맥과 림프관을 눌러 하지와 음낭의 부종을 가져오기도 한다.
    ㉢ 근골격계에 전이가 되면 통증, 보행장애가 생기며 척추에 신경모세포종이 생기면 하반신 마비를 가져온다.
    ㉣ 부신은 카테콜아민 호르몬(에피네프린, 노르에피네프린)을 분비하는 기관이며 신경모세포종이 이곳을 침범하면 카테콜아민이 상승하여 혈압이 올라가기도 한다.
    ㉤ 수술, 항암치료, 방사선요법으로 치료를 하나 예후가 좋지 않다.

제3절 전염성 문제

(1) 홍역(measles)
  ① 원인 : measles virus가 원인이며 비말감염, 직접접촉으로 전염된다. 옛날에는 한 아이가 홍역에 걸리면 온 마을에 곡소리가 난다고 했을 정도로 전염력이 높다.
  ② 격리 : 발진이 생기고 5일까지는 격리를 한다.
  ③ 증상
    ㉠ 전구기(카타르기) : 코플릭 반점(구강 내 점막의 병변), 발열, 기침, 콧물, 결막염
    ㉡ 발진기 : 귀 뒤와 얼굴에서 시작하여 몸통과 사지로 확산한다.
    ㉢ 회복기 : 발진이 생긴 순서대로 사라진다.
  ④ 치료와 간호
    ㉠ 보존적 치료를 하되 합병증으로 세균감염이 발생했다면 항생제를 사용하기도 한다.
    ㉡ 결막염으로 눈부심이 있을 수 있어 밝은 환경은 피하도록 한다.
    ㉢ 발진으로 소양증이 있다면 피부간호가 필요하다.
    [암기Tip] 홍역과 수두는 발진의 시작이 헷갈리므로 홍콩귀신으로 암기해보자. → 홍(홍역) 콩(코플릭 반점) 귀(귀 부근에서 시작) 신

(2) 풍진(rubella)
  ① 원인 : rubella virus이며 직접접촉, 호흡기로 전파된다.
  ② 특징 : 임신 3개월 내에 풍진에 걸리게 되면 태아 기형을 일으킬 확률이 높기 때문에 산전검사에 풍진항체검사가 포함되어 있다.
    [암기Tip] 풍진의 '풍'을 임신과 연관 지어 암기해보자. 임신을 하면 아이를 순풍순풍 건강하게 분만해야 한다.
  ③ 증상
    ㉠ 미열, 결막염, 식욕저하, 인후통
    ㉡ 얼굴에서부터 발진이 시작하여 몸통과 사지로 퍼지고, 생긴 순서대로 사라진다.

(3) 볼거리/이하선염(mumps, epidemic parotitis)
  ① 원인 : paramyxovirus가 원인이며 직접접촉, 비말감염에 의해 전파된다.
  ② 증상 : 이하선에 염증이 생겨 부어오르고(종창) 고열과 두통, 근육통이 발생한다. 이하선이 부어오르니 먹는 것 역시 문제가 발생하니까 식욕저하가 따라온다.
  ③ 격리 : 종창이 생기는 전후에 전염력이 높다.
  ④ 간호
    ㉠ 격리를 하고 대증요법을 한다.
    ㉡ 자극이 없고 부드러운 삼키기 쉬운 음식 위주로 먹도록 한다.
    ㉢ 드물게 뇌수막염, 고환염, 부고환염, 난소염, 청력장애, 심근염 등이 합병증으로 오기도 한다.

(4) 수두(chickenpox)

수(water)두는 물이 차는 수포를 만드는 전염병이다.

① 원인 : 수두대상포진 바이러스로 인해 생기는데 직접접촉, 비말감염에 의해 퍼진다.

② 격리 : 발진 1일 전~첫 수포 발생 후 6일까지 전염이 잘된다(일주일간 병원 격리).

③ 증상

  ㉠ 반점 → 구진(동그랗게 올라온 형태) → 수포(물이 참) → 농포(고름으로 변함) → 가피의 순서로 24시간 이내에 빠르게 진행되는데 가피가 생기면서 회복된다.

  ㉡ 반점이 몸통에서 시작되며 여러 형태의 발진이 관찰된다. 예를 들어 먼저 시작한 몸통에는 수포가 농포로 변해 있을 때 다리에는 뒤늦게 생기니 반점이 구진으로 바뀌고 있을 것이다.

④ 치료와 간호

  ㉠ 소양증이 두드러지는 특징이며 칼라민 로션을 바른다.

  ㉡ 격리하며 긁어서 2차 감염이 생기지 않도록 해야 한다. 손톱을 짧게 자르고 장갑이나 팔꿈치 보호대를 한다. 곰보자국이라고 하는 것이 수두로 인해 긁어서 난 흉터이며 그만큼 소양증으로 힘든 전염병이다.

  ㉢ 헐렁한 면으로 된 옷을 입히고 시원한 환경을 유지한다.

  ㉣ 피부가 건조하지 않도록 보습제를 자주 바른다.

  ㉤ 비누를 묻히지 않은 차가운 스펀지 목욕도 소양증 완화에 도움을 준다.

(5) 백일해(pertussis)

백 일 동안 기침을 해서 백일해라고 부른다. '해'는 기침을 뜻하는 말로, 진해거담제를 생각해보자.

① 원인 : *Bordetella pertussis*가 원인이며 접촉감염, 비말감염으로 퍼지고 전염력이 높다.

② 증상과 간호

  ㉠ 카타르기 : 콧물, 눈물, 기침, 미열, 결막염 등이 나타나며 이때 전염성이 가장 강하다.

  ㉡ 발작기 : 호기 시에 발작적으로 구토가 나올 때까지 기침을 심하게 한다. 구토가 잦기 때문에 소량씩 자주 먹여야 하는데, 금식으로 오해하면 안 된다. 기침하면서 가래가 다량 나오고 기침이 심하여 청색증까지 나타나기도 한다.

  ㉢ 격리해야 하며 적절한 습도를 유지하고 수분을 충분히 섭취하여 가래 배출을 용이하게 한다.

  ㉣ 항생제를 투여하며 기침으로 호흡곤란이 온다면 기도를 유지해야 한다.

(6) 성홍열(scarlet fever)

붉은색의 발진이 성성이(오랑우탄)의 색깔과 비슷하여 성홍열이라 부른다.

① 원인 : A군 베타 용혈성 연쇄상구균이 원인이며 비말감염, 직접접촉으로 전파된다.

② 증상

  ㉠ 갑작스럽게 고열과 발진, 구토, 두통, 인후통이 생긴다.

ⓒ 딸기 모양의 혀가 두드러진 특징이다.
③ 치료와 간호
ⓐ 치료는 페니실린을 투여한다.
ⓑ 인후통 시 진통제를 투약하고 충분한 수분을 섭취하고 삼키기 쉬운 자극 없는 부드러운 음식을 먹인다.

(7) **결핵(tuberculosis)**
① 원인 : *Mycobacterium tuberculosis*가 원인이며 직접접촉, 비말감염으로 전파된다.
② 증상
결핵이 침범한 장소에 따라 증상은 다양하나 폐결핵이 가장 흔하다.
ⓐ 기침과 가래
ⓑ 피로감과 식욕부진, 체중감소
ⓒ 미열, 불안, 발한
③ 진단
ⓐ 투베르쿨린 피부반응검사 : PPD를 전박 내측에 0.1mL를 피내주사하여 48~72시간 후에 부풀어 오르는 정도를 확인한다. 10mm 이상 커지면 양성이고 5mm 미만이면 음성이다. 5~9mm는 재검을 필요로 한다. 양성의 의미는 과거에 결핵에 감염된 적이 있다는 것이지 현재 활동성 결핵이라는 말은 아니다.
ⓑ 객담배양검사 : 활동성 결핵을 진단하는 데 있어 결정적인 검사이다.
ⓒ 흉부 엑스레이
ⓓ 인터페론 감마 분비검사 : 혈액 안에 있는 면역세포인 T림프구를 결핵균의 특이항원과 반응시킨다. 만약 결핵균에 감염됐다면 면역 반응물질인 인터페론감마가 생성된다. 이 검사로 잠복결핵환자를 찾아낼 수 있다.
④ 치료와 간호
ⓐ 활동성 결핵은 첫 2개월은 INH + RFP + EMB + PZA, 4개월은 INH + RFP + EMB를 복용하는데, 총 6개월 이상 걸린다(2HREZ/4HR(E)). 초기 치료 2개월 후에 약제 감수성 검사를 하여 INH와 RFP의 감수성이 확인된다면 EMB는 복용하지 않을 수 있다.
ⓑ 약 복용을 게을리하면 다제내성결핵이 되어 치료가 힘들어진다. 결핵약물은 내성이 쉽게 생기므로 병행요법으로 매일 복용해야 한다.
ⓒ INH의 주 부작용은 말초신경염인데 이를 방지하기 위해 Vit B_6를 복용한다. INH는 가족 중 활동성 결핵 환자가 있는 경우 예방 목적으로 복용하기도 한다.
ⓓ 결핵약물 복용 후 2주가 경과하면 전염력은 없는 걸로 판단되나 격리해제는 객담검사에서 더 이상 결핵균이 나오지 않아야 한다.
ⓔ 생후 1개월에 BCG접종을 하는데 이때 접종을 하지 못한 아동이라면 투베르쿨린 반응검사 결과 음성인지 확인하고 나서 접종이 가능하다.

제4절 인지적 문제

(1) **다운증후군**
   ① 원인 : 21번 염색체가 하나 더 있어서 <u>염색체가 총 47개</u> 있는 경우이다. 노산일수록 발생 확률이 높아진다.
   ② 증상
      ㉠ 머리의 크기가 작고 둥글고 납작한 얼굴 모양에 양쪽 눈 사이가 넓다.
      ㉡ 눈꼬리가 치켜 올라가고 코는 넓고 낮으며 혀를 늘 내밀고 있다.
      ㉢ 넓고 짧은 목을 가진다.
      ㉣ 손은 작고 손가락은 짧으며 손바닥에는 일자 손금이 있다.
      ㉤ 근긴장도가 낮으며 선천적인 심장병을 가지고 있는 경우가 많고 호흡기와 위장계 문제를 일으킬 확률이 높다.
      ㉥ 지능이 낮다.
   ③ 간호
      ㉠ 소량씩 자주 먹이고 혀가 밖으로 나와 있어 섭취하기가 힘들다면 혀 뒤에 음식물을 넣어준다.
      ㉡ 근긴장도가 낮아서 변비가 잘 오므로 충분한 수분과 섬유질 음식을 섭취한다.
      ㉢ 적절한 습도를 유지한다.
      ㉣ 아동이 스스로 할 수 있는 일은 하게끔 한다.

(2) **자폐스펙트럼장애(ASD ; Autism Spectrum Disorders)**
   ① 특징
      ㉠ 사회적 상호작용, 의사소통의 어려움이 있고 어떤 행동을 반복적으로 하며 충동적인 행동을 하고 관심이 어느 한 곳에만 집중되어 있다.
      ㉡ 정상이었던 영아가 12~18개월 이후에 서서히 행동이 나타난다.
   ② 관리
      ㉠ 증상을 완화하는 데 목표를 두어야 하며 가족을 의지하며 안전하고 편안함을 느끼는 환경을 제공해야 한다.
      ㉡ 다양한 놀이요법과 미술치료 등이 증상 완화에 도움이 된다.

| 제5절 | **혈액 관련 문제** |

(1) **혈우병(hemophilia)**
    ① 원인 : 유전적인 문제이며 혈액의 응고인자(8번 부족은 A형 혈우병, 9번 부족은 B형 혈우병)가 부족해서 발생하는 질환이다. 유전인자를 가진 어머니로부터 전달되는데, X 염색체 열성 유전이기 때문에 주로 아들에게 나타난다. 여성은 X 염색체가 2개이기 때문에 보인자가 될 확률이 높지만 엄마가 혈우병(2개의 X가 모두 문제)이라면 태어나는 남자아이는 100% 혈우병이다.
    ② 증상
        ㉠ 이유 없는 멍이 자주 생기며 혈뇨, 코피 등의 출혈증상이 있다.
        ㉡ 관절, 특히 무릎관절에 출혈을 일으키고 통증을 유발하며 운동이 제한된다.
        ㉢ 근육과 관절의 잦은 출혈이 근육 위축과 관절 파괴를 가져온다. 관절이 회복되면서 더 많은 혈관이 증식하는 과정을 거치는데, 이때 또 출혈이 생긴다면 출혈이 이전보다 쉽게 발생하게 된다.
        ㉣ 혈액검사를 통해 응고시간이 지연되고 aPTT가 지연되는지 확인한다. aPTT는 내인계 응고인자 8번, 9번, 11번, 12번의 스크리닝 검사이다.
    ③ 치료와 간호
        ㉠ 출혈을 막기 위해 부드러운 칫솔을 사용하고 과도한 운동과 부딪히는 일은 피해야 한다.
        ㉡ 혈액응고인자를 투여받는다.
        ㉢ 출혈이 발생하면 얼음팩을 적용하고 압박하여 지혈하도록 하며 필요시 지혈제를 주사해야 한다.
        ㉣ 아스피린은 출혈을 야기할 수 있으므로 진통해열제로 사용하지 않는다.
        ㉤ 관절 염증을 감소시키기 위해 스테로이드를 사용한다.

(2) **철분결핍성빈혈(iron-deficiency anemia)**
    ① 원인
        ㉠ 미숙아로 태어나서 저장된 철분 양이 부족한 경우
        ㉡ 이유식을 통하여 철분을 보충해야 하는데 적절하게 공급되지 않은 경우
        ㉢ 출혈
    ② 증상 : 창백하고 현기증이 있으며 기운이 없다.
    ③ 치료와 간호
        ㉠ 철분제 복용을 하면 변비와 검은 대변이 보일 수 있으며 수분 섭취를 격려해야 한다. 치아를 검은색으로 착색시키므로 빨대나 약물 점적기를 이용해야 한다.
        ㉡ 철분제 복용 시 비타민 C는 철분의 흡수를 도와주므로 오렌지주스 등과 함께 복용한다. 반면 우유는 철분의 흡수를 방해하므로 같이 먹지 않도록 한다.

ⓒ 철분제 주사는 자극이 심하므로 Z track 방법으로 근육주사한다.
ⓔ 철분제는 위장장애를 일으킬 수 있고 식사의 영향을 받으므로 식간에 복용하는 것이 좋다.

(3) **특발성 혈소판 감소성 자반증**
① 원인 : 혈소판이 감소되어 출혈증상이 생기는 질병이며 특정 원인이 없고 대부분 몇 개월 이내 호전된다.
② 증상 : 혈뇨, 토혈, 하혈, 점막출혈, 점상출혈, 반상출혈(점상출혈보다 더 큰 형태), 잦은 멍 등이 증상이다.
③ 치료와 간호
ⓐ 면역글로불린(일차적인 치료방법이며 혈소판 파괴를 막고 혈소판 숫자를 올림)을 투여하거나 스테로이드(면역글로불린에 반응이 없을 때)를 투여한다.
ⓑ 위의 방법이 다 효과를 보지 못하고 출혈이 지속된다면 혈소판을 파괴시키는 비장을 절제하는 수술을 받기도 한다.
ⓒ 과격한 운동을 피하고 부딪치는 일이 없도록 하며 출혈을 일으킬 수 있는 근육주사, 변비, 아스피린 복용 등을 피하도록 한다.

CHAPTER 04 적중예상문제

01 수두증에 대한 설명으로 옳지 않은 것은?

① 선천적인 결함, 뇌종양 등의 원인으로 인해 뇌척수액이 뇌에 많이 축적되어 뇌압이 올라가는 상태이다.
② VP shunt를 하는데 수술 후에는 뇌압이 올라가므로 좌위 자세를 취한다.
③ 구토, 의식 변화, 경련, 천문의 팽창, 일몰현상이 나타난다.
④ 두개내압이 상승하는지 두위를 매일 측정하면서 관찰해야 한다.
⑤ 수술 전에는 뇌압이 상승하는지 확인하면서 머리를 30° 올린 자세를 유지한다.

> **해설** 수술 후에는 뇌척수액이 빠르게 배액되는 것을 방지하기 위해 24~48시간 동안 앙와위로 눕힌다.

02 뇌전증 환자를 발견했을 때 간호는?

① 발작하는 환자는 안전한 곳으로 서둘러 이동해야 한다.
② 주위에 다칠 만한 물건이 있는지 확인하고 치운다.
③ 발작 중에 근골격계에 문제가 있을 수 있으므로 조심스럽게 팔다리를 억제한다.
④ 기도를 유지하기 위해 손가락을 이용하여 혀를 당겨야 한다.
⑤ 뇌전증으로 인하여 약물을 복용하고 1년 이상 발작이 없다면 중단해도 된다.

> **해설** ① 발작하는 환자는 이동하지 않는다.
> ③ 발작 중에 억제를 하거나 힘으로 누르지 않는다.
> ④ 기도를 유지하는 데 손가락을 입에 넣으면 안 되고 고개를 옆으로 돌려서 입안의 내용물이 흘러나오도록 한다.
> ⑤ 약물을 갑자기 중단하면 발작이 재발할 수 있으므로 의사의 처방대로 서서히 혈액 내 농도를 확인하면서 투여량을 줄여야 한다.

03 공여자의 면역세포가 이식받은 아동의 몸을 공격하며 발진, 식욕부진, 설사, 구토 등의 부작용을 일으키는 이 반응은 무엇인가?

① 항원항체반응
② 이식거부반응
③ 이식편 대 숙주반응
④ 면역세포반응
⑤ 알레르기 반응

정답 1 ② 2 ② 3 ③

04 소아백혈병에 대한 설명으로 옳지 않은 것은?
① 급성 림프구성 백혈병이 가장 흔하고 정확한 원인은 없다.
② 항암제를 투여하는데, 구토와 머리카락 빠짐 등이 발견되면 거부반응이므로 항암제를 즉시 중단한다.
③ 환아의 면역세포가 공여자의 조혈모세포를 거부하는 것을 막고 최대한 암세포를 제거하기 위한 목적으로 조혈모세포 이식 전에 고용량의 항암치료를 한다.
④ 이식편 대 숙주반응이 보이면 사이클로스포린과 프레드니솔론을 사용할 수 있다.
⑤ 아동은 장골능에서 골수검사를 시행한다.

해설 구토와 머리카락 빠짐 등은 항암제를 복용하면서 일어나는 부작용이며 진토제를 복용하고 가발을 권유한다.

05 소아에게만 생기는 신장종양이며 복부 한쪽에 크고 단단한 덩어리가 만져지고 복부 중앙선을 침범하지 않는 이 질환은 무엇인가?
① 신장모세포종
② 신경모세포종
③ 급성신부전
④ 신증후군
⑤ 급성사구체신염

해설 신장모세포종(윌름스 종양)
아세포종(blastoma)은 어린아이에게 많이 발생하며 전구세포의 악성 종양이다. 악화되면 복통, 혈뇨, 고혈압(레닌의 과한 분비) 등이 생길 수 있다.

06 열성 경련에 대한 설명으로 옳지 않은 것은?
① 남아에게서 더 많이 발생한다.
② 생후 6개월~3세 사이의 아동이 많이 발생한다.
③ 심각한 신경계 문제를 일으키기 때문에 응급실에 방문하도록 한다.
④ 고열이 나지 않도록 우선 열을 떨어뜨린다.
⑤ 15분 이상 경련이 일어나면 병원에 방문해야 한다.

해설 대부분 15분 안에 끝나며 신경계 문제를 크게 일으키지 않는다.

정답 4 ② 5 ① 6 ③

07 홍역에 대한 설명으로 옳지 않은 것은?
① 전구기에 코플릭 반점이 나타나며 이 반점이 나타날 때 가장 전염이 잘된다.
② 발진이 생기고 5일까지 격리해야 한다.
③ measles virus가 원인이며 비말감염, 직접접촉으로 전염된다.
④ 발진이 귀 뒤와 얼굴 부근에서 시작하여 몸통과 사지로 확산한다.
⑤ 발진이 난 순서대로 사라진다.

> 해설 전염이 잘되는 시기는 발진이 생기고 5일까지이며 격리해야 한다.

08 임신부가 이 병에 걸리게 되면 태아 기형을 일으키는 이 질환은 무엇인가?
① 홍역
② 풍진
③ 수두
④ 백일해
⑤ 매독

09 수두에 대한 설명으로 옳은 것은?
① 전염이 잘되는 시기는 발진이 생기고 5일까지이며 격리해야 한다.
② 소양증이 두드러지는 특징이며 스테로이드 크림을 바르고 따뜻하게 한다.
③ 반점 → 농포 → 수포 → 구진 → 가피의 순서로 진행된다.
④ 반점이 얼굴에서부터 시작하여 온몸으로 퍼진다.
⑤ 수두대상포진 바이러스로 인해 퍼지며 직접접촉, 비말감염으로 퍼진다.

> 해설
> ① 발진 1일 전~첫 수포 발생 후 6일까지 전염이 잘된다.
> ② 칼라민 로션을 바르고 시원하게 유지한다.
> ③ 반점 → 구진 → 수포 → 농포 → 가피
> ④ 반점은 몸통에서부터 시작한다.

10 A군 베타 용혈성 연쇄상구균이 원인이며 비말감염, 직접접촉으로 전파된다. 딸기 모양의 혀가 두드러진 특징이고 갑작스러운 고열이 오는 이 질환은?

① 백일해
② 홍역
③ 수두
④ 폐렴
⑤ 성홍열

11 결핵에 대한 설명으로 옳지 않은 것은?

① *Mycobacterium tuberculosis*가 원인이며 직접접촉, 비말감염으로 전파된다.
② PPD를 전박 내측에 0.1mL를 피내주사하여 48~72시간 후에 부풀어 오르는 정도를 확인한다. 10mm 이상 커지면 양성이고 5mm 미만이면 음성이다.
③ 인터페론 감마 분비검사는 활동성 결핵을 감별하기 위한 유일한 검사방법이다.
④ 생후 1개월에 BCG접종을 하는데 이때 접종을 하지 못한 아동이라면 투베르쿨린 반응검사 결과에서 음성을 확인한 후 접종이 가능하다.
⑤ 결핵약물 복용 후 2주가 경과하면 전염력은 없는 걸로 추정된다.

해설 인터페론 감마 검사는 잠복결핵을 확인하기 위한 검사이다.

12 결핵약 중에서 말초신경염이 부작용이며 예방하기 위해 비타민 B_6를 복용해야 하는 이것은?

① INH
② RFP
③ PZA
④ SM
⑤ EMB

정답 10 ⑤ 11 ③ 12 ①

13 다운증후군의 특징이 아닌 것은?

① 눈꼬리가 치켜 올라가고 코는 넓고 낮으며 혀를 늘 내밀고 있다.
② 머리의 크기가 작고 둥글고 납작한 얼굴 모양에 양쪽 눈 사이가 넓다.
③ 넓고 짧은 목을 가진다.
④ 지능에는 영향을 미치지 않는다.
⑤ 선천적인 심장병을 가지고 있는 경우가 많으며 호흡기와 위장계 문제를 일으킬 확률이 높다.

> **해설** 지능저하를 초래한다.

14 사회적 상호작용, 의사소통의 어려움이 있고 어떤 행동을 반복적으로 하며 충동적인 행동을 하고 관심이 어느 한 곳에만 집중되어 있다. 12개월 이후에 서서히 증상이 나타나는 이 질환은 무엇인가?

① 다운증후군
② ADHD
③ 자폐스펙트럼장애
④ 뇌성마비
⑤ 소아우울증

> **해설** **자폐스펙트럼장애**
> 정상이었던 영아가 12~18개월 이후에 서서히 행동이 나타난다. 증상을 완화하는 데 목표를 두어야 하며 가족을 의지하며 안전하고 편안함을 느끼는 환경을 제공해야 한다. 다양한 놀이요법과 미술치료 등이 증상 완화에 도움이 된다.

15 혈우병에 대한 설명으로 옳지 않은 것은?

① 아스피린은 출혈을 야기할 수 있으므로 진통해열제로 사용하지 않는다.
② 관절 염증을 감소시키기 위해 스테로이드를 사용한다.
③ 혈액검사를 통해 응고시간과 aPTT가 단축되는지 확인한다.
④ 필요시 지혈제를 주사해야 한다.
⑤ 부드러운 칫솔을 사용하고 과도한 운동과 부딪히는 일은 피해야 한다.

> **해설** 응고시간과 aPTT가 지연된다.

16 철분결핍성 빈혈에 대한 관리로 옳은 것은?

① 우유는 철분의 흡수를 촉진하므로 함께 복용한다.
② 철분제를 복용하면 설사를 유발하고 점액성 대변을 볼 수 있다.
③ 식사의 영향을 받으므로 식전에 복용한다.
④ 철분이 적절하게 공급되지 않았거나 미숙아로 태어난 경우에 나타난다.
⑤ 비타민 B_{12}의 부족으로 나타난다.

해설
① 오렌지주스 등의 비타민 C가 철분흡수를 촉진한다.
② 철분제는 변비를 유발하고 변을 검게 만든다.
③ 식간에 복용한다.
⑤ 악성 빈혈이다.

정답 16 ④

CHAPTER 05 질환을 가진 아동간호 Ⅲ

제1절 심혈관계 문제

(1) 심실중격결손
   ① 원인 : 심실(우심실, 좌심실) 사이의 중격결손이 있는 심질환이며 가장 흔한 선천적 심장 기형이다.
   ② 증상
      ㉠ 결손이 작고 증상이 없다면 그냥 살아도 되지만 결손이 크다면 울혈심부전을 야기하며 호흡곤란이 생기고 심잡음이 생기게 된다.
      ㉡ 좌심실은 심장에서 전신으로 혈액을 내보내는 곳이고 우심실은 폐로 혈액을 내보내는 곳이다. 내보내는 기능에 결손이 생겨 심장에 피가 고이고 울혈심부전이 생긴다.
   ③ 치료 : 자연적으로 막히는 경우도 있지만 결손이 크다면 수술을 해야 하며 디곡신, 이뇨제 복용으로 증상 조절이 가능하다.

(2) 팔로4징후
   ① 증상 : 다음의 4대 징후로 인해 산소가 전신에 전달되는 것이 어려워지면서 청색증이 유발된다. 배변하거나 울거나 수유를 하는 등 힘이 많이 들어가는 상황에서 청색증이 심해진다. 증상들은 모두 연속적으로 서로가 원인이 되어 도미노처럼 발생하므로 상상하면서 순서대로 읽어 내려가보자.
      ㉠ 심실중격결손
         • 전신 혹은 폐로 혈액을 분출해야 하는 좌심실과 우심실 사이에 결손(구멍)이 생긴다.
         • 우심실의 정맥혈(이산화탄소 풍부)과 좌심실의 동맥혈(산소 풍부)이 섞인다.
      ㉡ 대동맥우위
         • 대동맥이 좌심실에서 동맥혈을 가지고 나가야 하는데, 우심실까지 걸쳐 있는 상황이다.
         • 우심실의 이산화탄소가 많은 혈액이 대동맥으로 흘러들어 가서 조직에 공급된다.
      ㉢ 폐동맥협착
         • 대동맥이 우심실을 침범한 상태라 대동맥에 밀린 폐동맥이 좁아진다.
         • 폐동맥은 이산화탄소가 가득한 정맥혈을 폐로 가져가서 산소로 바꾸어야 하는데, 이 과정이 방해받게 된다.

② 우심실비대
- 폐동맥이 우심실에서 혈액을 가지고 폐를 향해 나가야 하는데 좁아진 바람에 우심실에 혈액이 정체된다.
- 압력을 받은 우심실은 비대해진다.

② 간호와 관리
㉠ 청색증 발작이 있을 때는 즉각적으로 슬흉위를 취하거나 웅크리고 앉게 한다. 이유는 대퇴정맥을 통해 귀환하는 혈액량을 막아서 심장의 부담을 줄여주기 위함이다.
㉡ 산소를 주고 호흡을 진정시키기 위해 모르핀을 투여하기도 한다.

(3) 가와사키병(Kawasaki disease)
① 원인 : 4세 이하의 아동에게 발생하는 원인 불명의 혈관염이자 급성 열성 피부 점막 림프절 증후군이다.
② 증상
갑자기 증상이 나타나며 약물치료에 반응하지 않는 고열이 5일 넘게 지속된다.
㉠ 붉은 입술과 딸기 모양의 혀가 보인다.
㉡ 손발이 부어오르고 회복기를 거치면서 표피가 일어나서 떨어져 나간다.
㉢ 온몸에 발진이 생긴다.
㉣ 양쪽 안구결막이 충혈된다.
㉤ 목 림프절이 부어오른다.
③ 진단
㉠ 진단을 위한 특정 검사가 있는 것은 아니다.
㉡ 5일 이상의 고열과 함께 위 증상 5가지 중에서 4가지 이상이 보이면 가와사키라고 진단한다.
④ 특징
㉠ 가와사키병은 심장에 염증을 일으켜 관상동맥류(늘어지고 직경이 커짐)를 일으킨다.
㉡ 혈소판 증가로 인한 혈전이 관상동맥류를 협착 혹은 파열시켜 급사를 일으킬 위험을 높이므로 심장 검사가 필요하다.
⑤ 치료와 간호
㉠ 백혈구, ESR, CRP 등의 염증반응이 상승하고 혈소판이 증가(심장혈관에 혈전 합병증 야기)한다.
㉡ 일차적으로 고용량의 면역글로불린(비정상적인 면역반응 치료)과 아스피린(관상동맥의 혈전 막힘 예방) 치료를 시작해야 한다.
※ 아스피린 부작용 : 출혈 가능성 증가, 과호흡, 이명, 오심과 구토
[참조] 아스피린은 라이(Reye) 증후군을 일으킬 위험이 높아 소아에게는 처방하지 않지만, 가와사키병은 바이러스로 인한 감염이 아니므로 처방을 허용한다.

ⓒ 부종이 있는 부위는 누르지 않도록 주의하고 고열로 인한 탈수를 예방하고 부드러운 음식을 제공하도록 한다.
ⓔ 회복기에 떨어져 나가는 표피를 인위적으로 뜯거나 로션을 바르지 말아야 한다.

(4) 급성 류마틱열(acute rheumatic fever)

① 원인 : <u>A군 베타 용혈성 연쇄상구균의 감염</u>으로 선행감염(인두염, 중이염 등)이 일어나고 이 균에 대한 자가면역반응이 일어난다. 연쇄상구균에 대한 항체가 생기고 신체의 조직을 손상시키며 증상이 나타난다.

② 증상 : 염증이 어느 부위에 생기느냐에 따라 증상이 다양하게 나타난다. 공통적으로 염증이다 보니 고열이 발생한다.
ⓐ 주로 심장을 침범하여 <u>심장염을 유발</u>하고 승모판막에 영구적인 손상을 입히기도 한다.
ⓑ <u>관절</u>, 호흡계, 신경계 등을 침범하기도 한다.
ⓒ 피부를 침범하면 <u>무통성의 결절</u>이 만져지고 <u>신경계를 침범하면 무도증</u>이 나타난다. 무도증은 불수의적·불규칙적으로 팔다리가 움직여지는 증상이다.
ⓓ 소양증이 없는 <u>변연성 홍반</u>이 생긴다.
ⓔ ASO(Antistreptolysin O) 수치 증가 : A군 베타 용혈성 연쇄상구균이 생성하는 효소인 streptolysin O에 대한 항체가 ASO이다.

③ 치료와 간호
ⓐ 원인균을 제거하기 위해 페니실린 치료를 시작한다. 증상이 없어지더라도 치료기간을 지키는 것이 중요하다.
ⓑ 심장 판막에 침범 시 스테로이드(항염증 작용)를 사용한다.
ⓒ 관절염과 관절통 발생 시 아스피린(항염증 작용)을 보편적으로 사용하며, NSAIDs를 복용하기도 한다.
ⓓ 심부담을 줄이기 위해 침상안정과 산소요법을 적용한다.
ⓔ 발열이 있다면 수분을 섭취하고 적절한 영양을 공급해야 한다.

④ 류마티스성 심질환 : 급성 류마틱열과 관련된 대표적인 합병증이며 판막의 변형을 가지고 오는 것이 특징이므로 감염 이후에 3~5년 동안 관찰해야 한다.

제2절 소화기계 문제

(1) 탈수

① 영유아에게 탈수가 쉽게 오는 이유
  ㉠ 소변을 농축시키는 신장의 기능이 미숙하기 때문이다.
  ㉡ 탄수화물, 단백질, 지방 등 영양분은 대사가 되면서 수분이 필요한데 영유아는 발달속도가 빠르고 세포 외액의 비율이 높으며 대사율이 높기 때문에 수분이 많이 필요하다.
  ㉢ 체중에 비해 체표면적이 넓어 열 소실률이 높고 수분이 그만큼 증발하게 된다.

② 증상
  ㉠ 설사로 인해 항문 주위 피부가 손상되었다면 피부간호가 필요하다.
  ㉡ 피부와 구강 내 점막이 건조하며 체중이 감소되고 천문이 움푹 들어간다.
  ㉢ 소변량이 줄어들고 진해지며 맥박은 약하고 빠르게 뛰고 혈압이 떨어지기도 하며 요비중이 증가(소변이 농축되고 무거워짐)한다.
  ㉣ 근본적으로 탈수를 일으키는 구토와 설사 같은 원인을 치료해야 하며, 구강 섭취가 가능하면 경구 재수화 용액을 마시게 하는데 이것은 탈수 교정에 적합한 충분한 전해질과 수분으로 구성되어 있는 제품이다.
  ㉤ 구토와 설사가 심하고 구강 섭취가 힘들다면 전해질 균형을 위해 전해질과 수액을 공급해야 한다.

(2) 구토(vomiting)

구토의 양상에 따라 원인이 다르며 그에 따른 치료를 한다.

① 원인
  ㉠ 초록색 구토물 : 하부 장관이 막혀 담즙(초록색, 십이지장에 담즙이 분비되는 개구부가 위치)이 장 아래로 내려가지 못하고 구토물과 함께 위로 나오기 때문에 초록색을 띠게 된다.
  ㉡ 대변 냄새가 나는 구토물 : 복막염이나 장폐색으로 대변이 직장으로 내려가지 못하고 고여 냄새가 난다.
  ㉢ 사출성 구토(투사성 구토) : 뿜어내듯이 구토물을 쏟는 것인데 유문(위에서 십이지장으로 내려가는 곳)이 협착되어 십이지장으로 내려갈 수 없어서 위에 고여 있다가 토하거나, 두개내압이 상승된 경우이다.
  ㉣ 선홍색 구토물 : 구강이나 식도 어딘가에 출혈이 있고 소화되지 않은 혈액(위장으로 들어가 소화가 되면 색깔이 짙은 갈색으로 바뀜)이 구토물과 나오는 것이다.

② 치료와 간호
  ㉠ 옆으로 돌아눕게 해서(측위) 기도로 구토물이 흡인되는 것을 막는다.
  ㉡ 구토가 심하면 탈수와 대사알칼리증(토하면서 위산이 계속 나오기 때문) 가망이 있으므로 수액과 전해질 보충이 필요하다.

ⓒ I/O와 V/S을 자주 측정하고 아이가 먹을 수 있다면 수유는 유지하며 위에 자극을 줄 수 있는 음식물은 섭취하지 않는다.
ⓔ 소량씩 자주 수유하고 증상이 완화되면 양을 늘려간다.
ⓕ 탈수와 전해질 교정을 위해 경구용 재수화용액을 줄 수 있다.

(3) 설사(diarrhea)

① 원인 : 설사를 일으키는 원인은 다양하다.
  ㉠ 항생제를 오래 사용한 경우 정상 세균층이 파괴가 되어서 설사를 유발한다. → 유산균 권장
  ㉡ 바이러스나 박테리아 감염
  ㉢ 음식 알레르기, 정서적인 스트레스, 식이문제
  ㉣ 중금속 문제

② **간호**
  ㉠ 감염병의 우려도 있기 때문에 원인이 밝혀지기 전까지는 격리하고 손 씻기를 철저히 하며 배설물 처리에 주의한다.
  ㉡ 필요시 금식을 해야 하며 탈수 증상을 관찰하고 경구섭취가 힘들다면 전해질과 수액을 정맥으로 공급해야 한다.
  ㉢ 항문 주위 피부가 손상되었다면 피부간호가 필요하다.
  ㉣ I/O와 V/S을 자주 측정하고 설사를 유발하는 유산균 음료와 야채, 과일은 피하도록 한다.
  ㉤ 대사산증 증상을 확인하고 교정한다. → 대사산증을 보상하기 위해 과호흡이 발생할 수 있다.
  ㉥ 경구용 재수화용액(oral rehydration solution)을 먹여 탈수와 전해질 불균형을 교정한다.
  ㉦ 모유수유 아기는 모유를 중단할 필요가 없다.

(4) 구순과 구개열

① 원인 : 입술과 입천장이 덜 붙어서 생기는 선천적 안면 기형 중에 하나이다.
② **치료와 간호**
  ㉠ 구순과 구개열이 있는 아동은 빠는 힘이 약하고 질식의 위험이 있지만 수유가 가능하다. 앉는 자세와 가깝게 상체를 세워서 먹이면 중력의 힘으로 구개열을 통해 음식물이 들어가는 것을 막을 수 있다. 모유수유를 한다면 젖을 최대한 깊이 물려 유방이 구개열을 막도록 한다.
  ㉡ 인공수유를 한다면 특수 젖병을 사용하는데 빠는 힘이 아니라 잇몸과 혀로 누르는 것만으로 수유가 가능한 젖꼭지이다.
  ㉢ 교정 수술 후에는 봉합 부위에 자극이 가지 않도록 하는 것이 중요하다. 봉합 부위에 압력이 가해지지 않도록 노리개 젖꼭지나 빨대는 사용하지 않는다.

② 적절한 습도를 유지하고 분비물로 인하여 흡인이 생기는 것을 막고 옆으로 눕혀서 분비물이 흘러들어 가지 않도록 한다.
⑩ 수술부위 자극을 피하기 위해 팔꿈치 보호대를 적용하는데 1~2시간마다 풀어야 한다.
⑪ 구순열 수술 후에는 똑바로 눕거나 분비물을 배출시키기 위해 옆으로 눕는 자세를 취하고 <u>구개열 수술 후에는 복위를 취해서 분비물이 입 밖으로 배출될 수 있도록 해야 한다.</u>

(5) **식도기형**
① **원인** : 선천적 기형이며 식도만 폐쇄되거나 기도와 식도가 구멍이 뚫려 연결되거나(가장 흔함) 구멍과 식도 폐쇄가 동시에 일어나기도 한다.
② **증상** : 음식물이 뚫린 구멍을 통해 기도로 넘어가므로 흡인성 폐렴이 발생하고 기침, 청색증, 질식반응이 있다.
③ **치료와 간호**
  ㉠ 수시로 분비물을 흡인하고 고개를 옆으로 돌려서 눕혀주어야 한다. 금식하고 반좌위로 앉혀두는데 위 분비물이 역류하여 기관으로 들어가는 것을 막기 위해서이다.
  ㉡ 수술로 교정하는 방법밖에 없다. 수술하고 나서는 호흡과 피부색, V/S을 자주 관찰한다.
  ㉢ 수술부위가 아물 때까지 위관영양을 얼마 동안 유지한다. 빨고 삼키는 욕구를 충족시켜주기 위해 노리개 젖꼭지를 계속 물리도록 한다.
  ㉣ 비위관을 제거하고 나서는 소량씩 천천히 수유량을 조금씩 늘려간다.

(6) **비대날문협착증(hypertrophic pyloric stenosis)**
① **원인** : 유문이 선천적으로 막히거나 좁아져서 소장으로 위 내용물이 내려가지 못하는 질환이다.
② **증상**
  ㉠ 내려가지 못하고 고인 위 내용물을 분수처럼 토하는 <u>분출성 구토</u>(소장으로 내려가는 곳이 막혔으니 <u>초록색 담즙이 올라오지 않음</u>)가 생긴다.
  ㉡ 구토 후에는 위가 모두 비어버린 상황이라 먹으려고 보채는 모습을 보인다.
  ㉢ 구토가 지속되면 소변량과 체중이 줄어들고 피부와 점막이 건조해지는 등의 탈수증상이 일어난다.
  ㉣ 우상복부에 올리브 모양의 덩어리가 만져지는데 이것은 두꺼워진 유문근육이다.
③ **치료와 간호**
  ㉠ 두꺼워진 유문근을 절개하는 수술을 해야 한다. 수술 전에 금식하며 구토로 인한 탈수와 대사알칼리증을 수액요법으로 먼저 교정한다.
  ㉡ 비위관을 삽입하여 감압시킨다.
  ㉢ 수술 후에는 소량씩 수유량을 늘려간다.

(7) 영아산통(colic)
① 원인 : 정확한 원인은 찾기 힘드나 소화능력의 미성숙함으로 인한 복부 불편함으로 보인다. 하루 3시간 이상, 최소 일주일에 3회 이상 증상이 있으면 영아산통을 의심하며 <u>출생 4개월 이후가 되면 자연적으로 없어진다.</u>

② 증상
　㉠ 생후 4개월 이하의 영아가 특히 저녁부터 새벽까지 심하게 우는데 달래지지 않고 몇 시간이 지나면 저절로 울음을 멈추는 것이 특징이다.
　㉡ 팔을 가슴에 바짝 붙이고 다리를 복부 쪽으로 끌어당기면서 고통스러운 듯 운다.

③ 치료와 간호
　㉠ 수유 후에는 트림을 시켜 위의 공기를 빼주고, 인공수유를 한다면 젖병에 공기가 들어가지 않도록 한다. 공기가 위에 차게 되면 위가 부풀게 된다. 신생아와 영아는 위의 분문 괄약근(위와 식도 사이의 괄약근)이 성숙하지 않아 쉽게 이완되어 역류가 일어나기 쉽다. 역류가 된 위 내용물이 기도로 넘어가면 폐렴, 기도 폐쇄로 인한 사망 등의 문제를 일으키므로 주의해야 한다.
　㉡ 부드럽게 복부를 마사지하며 따뜻하게 감싸주고 스트레스를 받지 않도록 자극이 없는 환경을 만들어준다. 천천히 그네를 태워주듯이 안고 부드럽게 흔들어준다.
　㉢ 소량씩 자주 먹여 부담을 줄여주고 아기를 눕힌 자세가 아니라 앉힌 자세에서 수유하여 공기가 들어가는 것을 막는다.

(8) 장중첩증(intussusception)
첩첩산중(여러 산이 겹쳐 있다)이라는 말처럼 장중첩은 장이 겹쳐 있다는 말이다.

① 원인 : 회장이 상행 결장 속으로 굵기의 차이(소장과 대장이 만나는 곳)로 말려서 들어간 질환이며 원인은 불명확하다.

② 증상
　㉠ 다리를 배로 끌어당기며 심하게 울다가 잠잠해지기도 해서 영아산통과 자칫 혼동될 수 있다.
　㉡ 우상복부(회장과 상행결장이 만나는 곳보다 위로 접혀서 들어갔으므로)에 <u>소시지 같은 덩어리</u>가 만져진다. 장이 밀려 들어갔으니 만지면 올록볼록 길쭉한 소시지처럼 느껴진다.
　㉢ 장이 접혀 눌리고 있으므로 혈액순환이 되지 않아 장 괴사로 인해 혈액이 섞인 끈적한 대변을 보거나 구토하기도 한다.
　㉣ 결장에 문제가 있어 내려가지 못하므로 담즙이 섞인 구토를 한다.
　㉤ 치료가 늦어지면 괴사되고 사망까지 갈 수 있다.

③ 치료와 관리
　㉠ 장중첩증 초기라면 공기 혹은 바륨을 항문을 통해 밀어 넣어 겹친 장을 밀어서 펴내는 공기정복술 혹은 바륨정복술을 하기도 한다.

ⓒ 이 방법이 통하지 않고 쇼크, 천공 등을 초래하면 수술을 하여 직접 장을 풀어주거나 괴사된 부위를 잘라내기도 한다.
ⓓ 직장체온 측정은 금기이다.

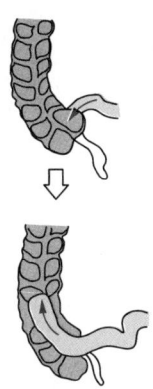

(9) 선천거대결장증(congenital megacolon, 히르슈스프룽병)

① 원인 : 신경절세포는 장의 이완과 관련된 운동을 하는 세포이다. 이 세포가 장의 어딘가에서부터 생성되지 않아서 그 이하로 장이 이완되지 않아 음식물이 내려갈 수 없게 된다(음식물이 이동하기 위해서는 장이 수축과 이완을 반복해야 함). 대부분이 직장과 S상 결장에 신경절세포가 발달하지 않아 문제가 발생한다.

② 증상
   ㉠ 태변 배출이 지연되며 초록색(담즙)의 구토를 하고(장의 하부로 담즙이 내려가지 못해서) 배가 부르다.
   ㉡ 신경절세포가 없는 부분의 수축과 이완이 되지 않으므로 신경절세포가 있는 장이 하는 일이 많아지면서 거대해진다.
   ㉢ 신경절세포가 없는 장 혹은 직장은 일을 하지 않고 매우 좁아져 있으니 변비가 심하고 가늘고 악취가 심한 대변이 리본 모양으로 배설된다(조금 흘러내려 온 대변이 매우 좁은 장 하부를 통해 쥐어짜듯이 나오기 때문).
   ㉣ 내려가지 못한 대변 덩어리가 좌측 아래(S상 결장이 위치)에서 묵직하게 느껴진다.

③ 진단 : 바륨관장, 단순복부촬영, 직장내압검사

④ 치료와 간호
   ㉠ 수술하기 전에 비위관을 삽입해서 복부팽만을 줄인다.
   ㉡ 신경절세포가 없는 장은 제거하고 장루를 만들었다가 추후에 수술을 하는데, 상태에 따라 장루를 만들지 않고 바로 수술할 수도 있다.

ⓒ 등장성관장(생리식염수)을 하여 대변을 배출시킨다.

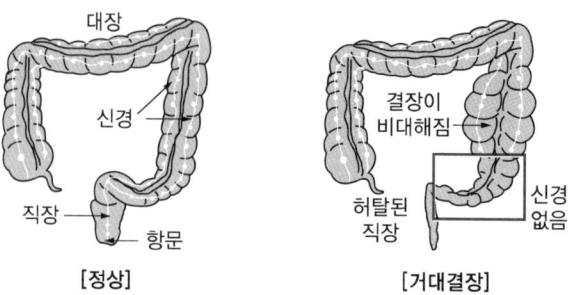

[정상] [거대결장]

(10) 급성충수염(acute appendicitis)

① 원인 : 분석(단단해진 대변)이 충수돌기 안을 막거나 협착, 꼬임, 염증변화 등으로 인해 발생한다.

② 증상

　ⓐ 미열

　ⓑ 오심과 구토, 설사

　ⓒ 우하복부 통증(McBurney's point)에 반동압통(눌렀다가 뗄 때 통증유발)이 특징적이며 충수돌기염 초기에는 배꼽 주위나 상복부에서 통증이 느껴진다.

　ⓓ 빈맥, 불안, 빈호흡

③ 진단 : 초음파, CT, 복부촉진, 백혈구 증가

④ 치료와 간호

　ⓐ 항생제 치료, 진통제 투여, 충수돌기 절제술을 시행한다.

　ⓑ 수술 전에는 금식하고 수액요법을 한다.

　ⓒ 수술 후에는 연동운동이 돌아올 때까지 금식하고 조기이상을 권유한다.

(11) 탈장(hernia)

① 횡격막 탈장

　ⓐ 특징 : 횡격막에 개구부가 있어 복강의 장이 흉강 속으로 탈출하여 폐를 압박하는 것이다.

　ⓑ 증상 : 폐를 압박하여 호흡곤란, 청색증, 빈맥, 빈호흡이 있고 압박받은 폐의 폐음이 감소된다.

　ⓒ 치료와 간호

　　• 수술을 해야 한다.

　　• 반좌위 상태에서 침범된 쪽의 폐가 아래로 가도록 옆으로 누워서 침범받지 않은 폐가 확장이 잘되도록 해야 한다.

② 서혜부 탈장

　ⓐ 복막에 개구부나 약한 곳이 있어 복강의 장이 서혜부로 탈출하는 것이다. 고환이 음낭으로 내려간 후에 막혀야 하는데 그 길이 뚫려 있어 장이 그 길로 빠져나오기도 한다.

ⓒ 증상
- 눌러도 통증은 없다.
- 기침을 하거나 울 때 복압이 올라가 촉진이 쉬워진다.
- 음낭으로 내려오게 되면 음낭이 불룩하게 올라온다.
- 손가락으로 누르면 다시 들어가기도 한다. 이것이 들어가지 않고 끼어버리면 튀어나온 장이 괴사되어 장천공이 발생할 가능성이 높은데 이것을 감돈탈장이라고 한다.

ⓒ 치료와 간호
- 근본적인 치료는 수술을 해야 한다.
- 복압을 주는 자세와 상황을 만들지 않으며 머리를 낮추는 자세는 도움이 된다.

제3절 호흡기계 문제

(1) **영유아 호흡기 특징**
① 기도가 성인에 비해 좁아서 쉽게 기도가 폐쇄되며 호흡곤란이 쉽게 온다.
② 흉부의 근육과 횡격막의 발달이 약해서 효과적인 흉식 호흡이 힘들어 호흡곤란이 쉽게 온다.
③ 면역력이 약해 감염에 취약하다.
④ 폐포의 면적이 작아서 호흡을 효과적으로 하기 힘들다.
⑤ 아동에게 흔한 상기도 감염은 급성 인두염, 편도염, 중이염이며 하기도 감염은 세기관지염(가장 흔한 하기도 감염)과 폐렴이다.

(2) **급성 코인두염(acute nasopharyngitis)**
① 원인 : rhinovirus가 흔한 원인이며 코와 인두에 바이러스 감염을 일으키는데 흔히 감기라고 보면 된다.
② 증상
  ㉠ 콧물, 코막힘(바이러스가 혈관의 투과성을 증가시켜 콧물이 늘고 부종을 일으킴), 재채기
  ㉡ 발열
  ㉢ 구토와 설사
  ㉣ 천명음, 식욕저하
③ 치료와 간호
  ㉠ 비강 내 부종을 줄이기 위해 약물을 투약한다.

ⓒ 발열과 통증이 있으면 해열진통제를 투약한다.
　　　Reye증후군을 일으킬 위험이 높기 때문에 아스피린은 금지한다. Reye증후군은 수두와 인플루엔자 같은 바이러스 질환을 앓고 있거나 앓은 후에 아스피린을 복용하면서 간과 뇌에 문제가 생기는 것을 말한다.
　　ⓒ 분비물이 많으므로 상체를 높이고 습도와 수분을 적절히 제공한다(분비물 배출 용이).
　　ⓔ 분비물로 인해 다른 사람에게 전파가 되지 않도록 주의한다.

(3) 편도염(tonsillitis)

편도는 입이나 코로 들어오는 세균과 바이러스의 감염을 일차적으로 막아주는 중요한 기관이다. 아동은 감염에 취약하여 편도가 하는 일이 많으므로 아동의 편도는 성인에 비해 크며 12세가 되면 성인의 크기가 된다.

① 원인 : 바이러스와 세균성 감염이다. 상기도 감염을 동반하기도 한다.

② 증상
　　㉠ 삼키기 어렵고 인후통을 호소한다.
　　㉡ 편도가 부어서 숨을 쉴 때 힘들어하기도 한다.

③ 치료와 간호
　　㉠ 항생제 치료
　　㉡ 삼키기 쉽도록 부드러운 음식을 제공한다.
　　㉢ 적당한 습도를 유지하고 식염수를 따뜻하게 만들어 목구멍에 함수하면 통증 완화에 도움을 준다.
　　㉣ 열이 있으면 해열제를 복용한다.
　　㉤ 항생제 치료에 반응하지 않고 편도 근처가 부어올라 호흡곤란을 호소하고 삼키기가 힘들면 편도절제술이 필요하다.
　　※ 편도절제술 금기 아동 : 백혈병, 혈우병, 급성 감염, 활동성 결핵에 걸린 상태
　　㉥ 수술 후 간호
　　　• 수술 후 분비물이 흡인되는 것을 막기 위해 옆으로 돌아눕는 자세, 가능하면 엎드려 눕는 자세를 해야 한다.
　　　• 편도절제술을 하고 흔히 발생하는 합병증은 출혈이다. 목 뒤로 삼키는 모습이 계속 보이거나 피를 뱉어내면서 안절부절못하고 청색증이 보이면 출혈이 의심된다. 심한 출혈 시 맥박이 증가하고 혈압이 떨어진다.
　　　• 통증이 있으면 진통제를 복용하고 ice collar를 대어주고 따뜻한 생리식염수로 함수한다.
　　　• 음식을 섭취하는 것이 힘들어 소량씩 자주 부드럽고 뜨겁지 않은 음식(식힌 미음과 죽)을 먹어야 하며 삼키는 과정에서 출혈을 일으킬 수 있다. 출혈과 혼동이 될 수 있는 붉은 계통의 음식은 먹지 않도록 하고 과일주스는 수술 직후에는 목에 자극을 줄 수 있으므로 피한다.

- 칫솔질, 빨대, 공갈 젖꼭지, 기침은 수술 부위에 자극을 주므로 피해야 한다.
- 진통제로 사용 가능한 아스피린은 출혈을 일으키므로 금지한다.

(4) 중이염(otitis media)
① 원인
  ㉠ 아이를 눕혀서 수유했을 경우(인두에 고여서 문제가 됨)
  ㉡ 호흡기 감염에 걸리고 난 후 합병증으로 발생한다.
  ㉢ 양쪽 콧구멍을 막고 코를 강하게 푸는 습관 ; 코는 귀와 연결되어 있어서 강한 압력을 가하면 중이에 영향을 미친다.
  ㉣ *Streptococcus pneumoniae*, *Haemophilus influenzae* 감염이다.
  ㉤ 영유아가 중이염이 잦은 이유는 이관이라 불리는 <u>유스타키오관(중이와 인두를 연결하는 관)</u>이 짧고 넓으며 경사가 완만해서 원인이 되는 물질에 중이가 쉽게 노출되기 때문이다.

② 증상
  ㉠ 아픈 귀를 자꾸 비비며 칭얼거리고 귀를 잡아 뜯으려는 행동을 보인다.
  ㉡ 발열
  ㉢ 조기에 치료하지 않으면 청력이 상실될 우려가 있다.
  ㉣ 구토와 설사

③ 치료와 간호
  ㉠ 일차적으로 항생제를 투여한다.
  ㉡ 반복되는 만성 중이염이라면 고막을 절개하고 삼출액을 제거하기 위한 관을 삽입하는 수술을 하기도 한다.
  ㉢ 아이를 눕힌 자세에서 수유하지 않도록 한다.
  ㉣ 필요시 해열제를 복용한다.
  ㉤ <u>아프지 않은 귀가 밑으로 가도록 눕는다.</u> 아픈 귀가 밑으로 가게 되면 압력이 가해져서 통증이 생긴다. 중이염 수술을 한 경우는 수술한 귀가 밑으로 가도록 눕는다(삼출물 배출 촉진).

(5) 급성 인두염(acute pharyngitis)
① 원인 : 인두는 음식물과 공기 모두 통과하는 곳이므로 감염에 취약한 곳이다. <u>A군 베타 용혈성 연쇄상구균</u>, 바이러스로 인해 겨울에 많이 생긴다.

② 증상
  ㉠ 초기에 열이 나고 기운이 없다.
  ㉡ 인두가 붓고 인후통이 있다.
  ㉢ 삼키기가 힘들고 삼킬 때 통증이 있어서 침을 많이 흘리게 된다.

③ 치료와 간호
　㉠ 연쇄상구균은 페니실린에 반응하니 페니실린으로 치료를 시작하고 바이러스 감염인 경우는 대증요법을 한다.
　㉡ 인후통이 있다면 진통제를 복용하고 적절한 습도를 유지하고 ice collar를 해준다.
　㉢ A군 베타 용혈성 연쇄상구균에 감염되었을 때는 류마틱열, 급성사구체신염, 중이염, 폐렴 등을 유발하므로 잘 관찰해야 한다.
　㉣ 따뜻한 생리식염수로 함수하면 인후통 개선에 도움이 된다.
　㉤ 삼킬 때 통증이 있으므로 뜨거운 음식은 피하고 부드럽고 식힌 음식을 주도록 한다.

(6) 크룹(croup)
① 원인 : 후두에 일어나는 염증을 말하며 바이러스(흔한 원인) 혹은 세균에 의해 감염이 생긴 질환이다. 급성 후두개염, 급성 경련성 후두염, 급성 후두기관 기관지염, 세균성 기관염 모두 크룹에 포함된다.
② 증상
　㉠ 발열
　㉡ 야간에 특히 개가 짖는 것 같은 컹컹거리는 소리의 기침을 한다.
　㉢ 성대가 자극받아 목소리가 쉰다.
　㉣ 후두의 부종이 심하며 호흡곤란이 나타나고 흡기(들이마시는 숨) 시 천명음(기도가 좁아지면서 나는 마치 휘파람 같은 쌕쌕거리는 소리)이 들린다. 차갑고 충분한 습도를 제공하면 도움이 된다.
　　참조 천식은 호기에 천명음이 들린다.

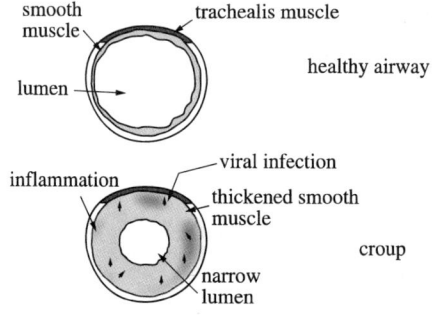

③ 크룹 비교

구분	급성 후두개염	급성 후두 기관 기관지염
원인	후두개염은 세균(*Haemophilus influenzae*)으로 후두개에 염증이 생겨 붓게 되는 질환으로, 급작스럽게 발생하는 <u>응급상황</u>이다. 후두개는 기도의 입구에 위치하고 있으며 후두개에 문제가 생기면 기도로 공기가 들어가지 못하므로 위험해진다.	원인은 대부분 바이러스이며 크룹 중에서 <u>가장 흔한 유형</u>이다. 후두, 기관, 기관지의 염증을 말한다. 급성 후두개염에 비해 서서히 진행된다.
증상	• 고열이 있으면서 인후통이 있다. • 삼키는 것을 어려워하고 침을 삼키지 못하고 흘린다. • 말하는 것이 어려워지며 기도가 좁아져 특히 흡기 시 호흡곤란이 심해지다가 청색증이 생기게 된다. • 숨을 쉬지 못하니 안절부절못하는 모습이 보인다. • 후두개에 염증이 발생하면서 끈적한 분비물이 분비된다.	• 미열이 시작되다가 기도가 좁아지면서 흡기 시 쌕쌕거리는 소리가 난다. • 개가 짖는 듯한 기침과 가래가 있으며 불안정한 모습을 보인다.
치료와 간호	• 기도폐쇄가 심각해지면 <u>기도삽관 혹은 기관절개술</u>을 해야 하는 상황이 올 수 있다. • 세균 배양검사를 하기 위해 설압자를 이용해 목을 자극하면 기도 완전 폐쇄가 올 수 있으므로 금지이다. • 스테로이드를 사용하여 후두개의 부종을 없애고 항생제를 치료해야 한다. • 앉아 있는 자세가 숨을 쉬는 데 도움이 된다. • *Haemophilus influenzae* 세균에 대한 항생제 치료를 시작한다. • Hib백신(*Haemophilus influenzae*로 인한 후두개염 예방) • 아트로핀은 항콜린성약물(부교감신경 차단)로, 혈관을 수축시키면서 분비물이 나오지 않게 된다. 후두개염은 염증으로 발생한 분비물을 뱉어내도록 유도해야 하므로 아트로핀은 금지이다. • 분비물을 배출하기 위해 기침을 해야 하는데 코데인과 같은 아편제는 기침반사를 억제하기 때문에 금기이다.	• 아동이 스트레스를 받아 우는 상황이 되면 증상이 심해지므로 편안한 분위기를 만들어준다. • 스테로이드 치료(항염증, 후두기관기관지 부종 완화) • 에피네프린 네뷸라이저(후두기관기관지의 부종을 완화하고 점막의 혈관을 수축) • 크룹 텐트(고농도의 습도를 유지시켜 기관지 확장에 도움)에 들어가 있도록 한다. • 찬 습기를 마시게 되면 혈관이 수축하고 부종을 완화시킬 수 있다. • 바이러스로 인한 질환이므로 항생제 치료는 불필요하다.
	정상 후두개 후두개염	

(7) 천식(asthma)
① 원인 : 알레르기 질환이며 기도가 과민반응을 보이며 증상을 일으킨다.
② 증상
    ㉠ 흡기보다 호기 시 천명음이 잘 들리며 숨을 쉬지 못하니 불안해한다.
    ㉡ 발작적이고 요란스러운 소리의 기침을 하며 염증과 부종으로 가래가 늘어난다.
    ㉢ 숨을 쉬지 못해 누워 있지 못하여 앉아서 앞으로 구부리는 자세를 취하려고 한다.
    ㉣ 밤에 천식 증상이 더 심해진다.
    ㉤ 알레르기 증상이 일어나면 호산구가 증가한다.
③ 치료와 간호
    ㉠ 꽃가루, 집먼지, 진드기 등의 알레르기원에 접촉하지 않는 것이 가장 중요하다.
    ㉡ 갑작스러운 일교차로 찬바람에 노출되면 증상이 심해지므로 추운 날에는 보온에 신경을 쓴다.
    ㉢ 호흡곤란 시에는 반좌위를 취하고 산소를 공급하며 적절한 습도를 제공해주어야 한다.
    ㉣ 흡입제의 사용방법을 교육하며 운동 전에 흡입제를 미리 사용하는 것도 방법임을 설명해준다.
    ㉤ 알레르기 유발인자에 조금씩 인위적으로 노출시키면서 적응하는 탈감작치료를 시도하기도 한다.
    ㉥ 급성 발작에는 우선적으로 약물요법을 해야 한다. 천식치료 흡입제를 사용하는데, 일반적으로 일정한 양만큼만 흡입이 가능한 MDI(Metered-Dose Inhaler) 형태를 많이 사용한다.
        • corticosteroid : 기도 염증을 감소시켜 점액 생성을 줄이고 기관지의 과민반응을 줄이는 역할을 한다. 스테로이드형 흡입제는 구강 내 염증을 일으키므로 흡입을 하고 나서 입을 헹구는 것이 중요하다. 예 budesonide(pulmicort)
        • 기관지 확장제 : 비스테로이드이며 기관지 근육을 이완시켜 기관지를 확장시킨다.
            예 ipratropium(atrovent)

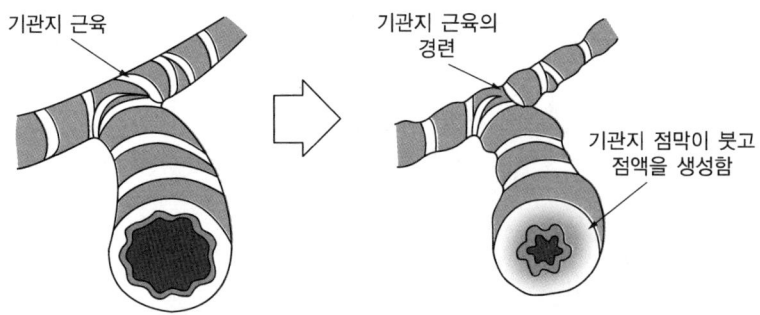

(8) 이물질 흡인
    ① 원인 : 영유아기에는 물건을 입으로 가져가 빨거나 넣으므로 동전, 건전지, 땅콩 같은 작은 것들이 흡인될 가망성이 높다.
    ② 증상
        ㉠ 숨을 쉬지 못하면서 청색증이 오고 흡기 시 천명음이 들린다.
        ㉡ 구역질과 기침이 동반된다.
        ㉢ 빠른 조치가 취해지지 않으면 의식이 없어지고 사망에까지 이른다.
    ③ 간호
        ㉠ 손가락으로 이물질을 빼내기 위해 입에 넣으면 목 뒤로 더 깊이 넘어가기 때문에 금기이다.
        ㉡ 응급처치는 1세 이하 영아는 머리를 몸통보다 낮추어 견갑골 사이에 등을 강하게 두드린다. 1세 이상 아동은 뒤에서 안아 강하게 위로 밀어 올려 이물질을 배출시키는 하임리히 요법을 해야 한다.
        ㉢ 응급처치로 해결되지 않으면 후두경 검사나 기관지경 검사를 통해 이물질을 제거해야 하므로 신속히 병원으로 와야 한다.

CHAPTER 05 적중예상문제

01 팔로4징후에 속하는 것이 아닌 것은?

① 심실중격결손
② 심방중격결손
③ 대동맥우위
④ 폐동맥협착
⑤ 우심실비대

02 가와사키병일 때 치료는 어떻게 이루어지는가?

① 아스피린은 출혈을 야기하므로 금기이다.
② 면역글로불린과 아스피린으로 시작한다.
③ 부종을 없애기 위해 이뇨제를 일차적으로 사용한다.
④ 세균감염으로 인한 질병이므로 항생제를 사용한다.
⑤ 스테로이드를 사용하여 염증반응을 약화시킨다.

> **해설** 혈전예방을 위한 아스피린과 비정상적인 면역반응을 줄이기 위한 면역글로불린을 사용한다.

03 약물치료에 반응하지 않는 고열, 딸기 모양의 혀, 손발의 부종, 온몸의 발진과 안구의 충혈이 있는 이 질환은 무엇인가?

① 가와사키병
② 팔로4징후
③ 성홍열
④ 급성 류마틱열
⑤ 수두

1 ② 2 ② 3 ①

04 급성 류마틱열의 치료와 관리에 대한 설명으로 옳지 않은 것은?
① 원인균을 제거하기 위해 세팔로스포린계 약물을 사용하고 치료기간을 준수한다.
② 심장 판막에 침범 시 스테로이드를 사용한다.
③ 관절염과 통증에 아스피린을 복용한다.
④ A군 베타 용혈성 연쇄상구균이 원인이며 심질환 가능성으로 3~5년은 추적이 필요하다.
⑤ 발열이 있을 수 있으며 수분과 적절한 영양이 필요하다.

해설 A군 베타 용혈성 연쇄상구균은 페니실린 치료에 반응한다.

05 무도증, 관절염, 심장염, 변연성 홍반을 일으키는 질환으로 인두염 혹은 중이염이 걸리고 나서 합병증으로 발생하는 이 질환은 무엇인가?
① 급성 류마틱열
② 팔로4징후
③ 심판막 손상
④ 류마티스관절염
⑤ 가와사키병

해설
- 급성 류마틱열 : A군 베타 용혈성 연쇄상구균의 감염으로 선행감염(인두염, 중이염 등)이 일어나고 이 균에 대한 자가면역반응이 일어난다. 연쇄상구균에 대한 항체가 생기고 이것이 신체의 조직을 손상시킨다.
- 류마티스성 심질환 : 급성 류마틱열과 관련된 대표적인 합병증이며 감염 이후에 3~5년 동안 관찰을 해야 한다. 심염이 오면서 판막의 변형을 가지고 오는 것이 특징이다.

06 비대날문협착증에 대한 설명으로 옳지 않은 것은?
① 우상복부에 올리브 모양의 덩어리가 만져진다.
② 담즙이 섞인 구토물이 보이는 것이 특징이다.
③ 유문이 선천적으로 막히거나 좁아져서 소장으로 위 내용물이 내려가지 못하는 질환이다.
④ 유문근을 절개하는 수술을 해야 한다.
⑤ 구토 후에는 위가 모두 비어버린 상황이라 먹으려고 보채는 모습을 보인다.

해설 유문에서 위 내용물이 아래로 내려가지 못하고 구토하는 것이므로 담즙이 섞여 있지 않다.

정답 4 ① 5 ① 6 ②

07 영아산통에 대한 설명으로 옳지 않은 것은?

① 돌 이전의 영아가 저녁부터 심하게 울기 시작하는데 몇 시간 울고 그치는 특징을 보인다.
② 급성 위장질환으로 수술이 필요한 상황이므로 즉시 응급실로 간다.
③ 출생 후 4개월이 지나면 자연적으로 사라지는 것이 대부분이다.
④ 수유 후에는 트림을 시켜 위의 공기를 빼주고 인공수유를 한다면 젖병에 공기가 들어가지 않도록 한다.
⑤ 눕힌 자세가 아니라 앉힌 자세에서 수유한다.

> **해설** 소화능력이 미성숙하여 일어나는 불편감이다.

08 우상복부에 소시지 같은 덩어리가 만져지고 다리를 배로 끌어당겨 심하게 우는 이 질환은 무엇인가?

① 장중첩증
② 유문협착증
③ 괴사성장염
④ 선천거대결장증
⑤ 탈장

> **해설** **장중첩증**
> • 회장이 상행 결장 속으로 굵기의 차이로 말려서 들어간 질환이며 원인은 불명확하다.
> • 다리를 배로 끌어당기며 심하게 울다가 잠잠해지기도 해서 영아산통과 자칫 혼동될 수 있다.
> • 우상복부에 소시지 같은 덩어리가 만져진다.
> • 장괴사로 인해 혈액이 섞인 끈적한 대변을 보거나 구토하기도 한다.
> • 담즙이 섞인 구토를 하며 사망까지 갈 수 있다.

09 변비가 심하고 가늘고 악취가 심한 대변이 리본 모양으로 배설된다. 그리고 초록색의 구토를 하는 양상을 보인다면 무엇을 의심할 수 있는가?

① 장중첩증
② 유문협착증
③ 괴사성장염
④ 선천거대결장증
⑤ 탈장

> **해설** **선천거대결장증**
> • 신경절세포가 장의 일부에서부터 생성되지 않아 그 이하로 장이 이완되지 않아 음식물이 내려갈 수가 없게 된다. 대부분이 직장과 S상 결장에 신경절세포가 발달하지 않는다.
> • 태변 배출이 지연되고 초록색(담즙)의 구토를 하고 배가 부르며 신경절세포가 있는 장이 거대해진다.
> • 변비가 심하고 가늘고 악취가 심한 대변이 리본 모양으로 배설된다. 묵직한 대변 덩어리가 좌측 아래(S상 결장이 위치)에서 느껴진다.

10 급성충수염에 대한 설명으로 옳은 것은?

① 우하복부통증에 눌렀을 때 극심한 통증을 호소한다.
② 충수돌기염 초기에는 배꼽 주위나 상복부에서 통증이 느껴지기 때문에 초기에 충수돌기염이라고 판단하기에 애매할 수도 있다.
③ 탈장으로 인하여 충수돌기에 염증이 온 경우이다.
④ McBurney's point는 충수돌기가 있는 자리이며 좌하복부이다.
⑤ 수술을 하지 않아도 항생제 치료로 호전되는 경우가 많다.

해설
① 반동압통이 있는데 눌렀다가 떼어낼 때 통증이 있다.
③ 분석, 협착, 꼬임으로 인한 염증성 질환이다.
④ 충수돌기는 우하복부에 있다.
⑤ 수술이 필요한 경우가 대부분이다.

11 구개열 수술 후 간호에 대한 설명으로 옳지 않은 것은?

① 복위를 취해준다.
② 노리개 젖꼭지를 제공하여 심리적 안정감을 느낄 수 있도록 한다.
③ 팔꿈치 보호대를 적용하는데 1~2시간마다 풀어야 한다.
④ 교정 수술 후에는 봉합 부위에 자극이 가지 않도록 하는 것이 중요하다.
⑤ 똑바로 눕거나 분비물을 배출시키기 위해 옆으로 눕는 자세를 취한다.

해설 노리개 젖꼭지나 빨대는 수술부위에 자극을 주므로 피한다.

12 초록색의 구토물이 나온다면 이유가 무엇인가?

① 상부 위장관이 막힌 경우이다.
② 초록색은 대변을 몸 밖으로 배출하지 못해 오랫동안 고인 경우이다.
③ 담즙으로 의심되며 하부장관이 막혀서 구토물과 함께 나오는 경우이다.
④ 두개내압의 상승이 의심되는 상황이다.
⑤ 유문협착증인 경우에 주로 나타나는 구토 형태이다.

정답 10 ② 11 ② 12 ③

13 영유아 호흡기 특징에 대한 설명으로 바른 것은?

① 영유아 시기에는 흉식 호흡이 일어난다.
② 면역력이 약한 시기이므로 감염에 취약하다.
③ 기도의 직경은 성인과 비슷하나 예민하게 반응하여 기관지 경련이 자주 일어난다.
④ 폐포의 면적이 성인에 비해 커서 효과적인 가스교환이 힘들다.
⑤ 아동에게 흔한 상기도 감염은 세기관지염이며 실제 아동에게 많이 발생한다.

> **해설** ① 영유아 시기에는 흉근이 덜 발달되어 복식호흡이 일어난다.
> ③ 기도의 직경은 성인에 비해 좁아서 기도가 쉽게 폐쇄된다.
> ④ 폐포의 면적이 성인에 비해 작아서 효과적으로 하기가 힘들다.
> ⑤ 세기관지염은 대표적인 하기도 감염이다.

14 편도절제술을 하고 난 후에 적절한 간호는?

① 수술 후에 복위로 누워 있으면 호흡곤란을 유발하므로 금기하는 자세이다.
② 흔히 발생하는 합병증은 감염이며 발열이 있는지 수시로 확인하고 필요시 항생제를 처방해야 한다.
③ 수술부위에 통증을 호소하면 타이레놀과 아스피린을 교차로 복용하도록 한다.
④ 수술 후의 아동의 심리적 안정을 위해 공갈 젖꼭지를 물리도록 하여 빠는 자극을 충족시켜준다.
⑤ 기침과 칫솔질과 빨대는 수술부위에 압력을 주므로 금기이다.

> **해설** ① 수술 후에 복위(엎드린 자세)나 옆으로 눕는 자세로 누워 분비물을 배출시킨다.
> ② 흔히 발생하는 합병증은 출혈이다.
> ③ 아스피린은 출혈을 일으키므로 금기이다.
> ④ 공갈 젖꼭지는 수술부위에 압력을 주므로 금기이다.

15 소아의 중이염에 대한 설명으로 옳은 것은?

① 영유아가 중이염이 잦은 이유는 유스타키오관이 좁고 길어 중이에 쉽게 노출되기 때문이다.
② 중이염에 걸렸으면 아픈 귀가 밑으로 가도록 누워야 통증을 줄일 수 있다.
③ 수유를 하는 습관과는 상관이 없다.
④ 중이염은 바이러스에 감염되어 생기는 경우가 대부분이므로 항생제는 필요치 않다.
⑤ 조기에 치료를 하지 않으면 청력이 상실될 우려가 크다.

> **해설** ① 유스타키오관이 짧고 넓고 경사가 완만한 것이 소아의 특징이다.
> ② 중이염에 걸렸으면 아픈 귀가 위로 가도록 누워야 압력이 가지 않아 통증이 덜하다.
> ③ 수유를 할 때 누워서 먹이면 중이염에 잘 걸린다.
> ④ 중이염은 대부분 세균으로 인한 감염, 호흡기 감염으로 인한 합병증, 수유 습관 등으로 인해 발생하며 일차적으로 항생제를 사용한다.

16 급작스럽게 발생하는 응급상황이며 세균으로 인해 발생한다. 고열이 발생하며 흡기 시 호흡곤란이 발생하고 청색증이 있다. 설압자로 기도를 자극하면 안 되고 기도삽관 혹은 기관절개술이 필요할 수 있는 이 질환은 무엇인가?

① 급성 후두개염
② 급성 후두 기관 기관지염
③ 급성 기관지 경련
④ 급성 폐렴
⑤ 급성 천식

17 천식의 치료와 간호로 틀린 것은?

① 천식은 세균으로 인한 감염으로 많이 발생하므로 일차적으로 항생제를 사용해야 한다.
② 알레르기원에 접촉하지 않는 것이 가장 중요하다.
③ 호흡곤란 시에는 반좌위를 취하고 산소를 공급하며 적절한 습도를 제공해주어야 한다.
④ 급성발작 시에는 스테로이드와 에피네프린과 같은 약물요법을 먼저 사용한다.
⑤ 탈감작치료를 시도하기도 한다.

해설   천식은 알레르기로 인한 질환이며 근본적이고 가장 중요한 것은 알레르기원에 노출되지 말아야 한다.

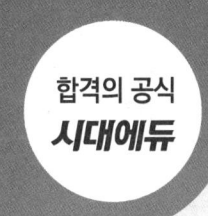

교육이란 사람이 학교에서 배운 것을 잊어버린 후에 남은 것을 말한다.

– 알버트 아인슈타인 –

PART 04

지역사회 간호학

CHAPTER 01	지역사회와 지역사회간호
CHAPTER 02	지역사회간호이론
CHAPTER 03	사회보장제도와 보건의료전달체계
CHAPTER 04	일차보건의료
CHAPTER 05	모자보건사업, 노인보건사업과 만성질환
CHAPTER 06	역학
CHAPTER 07	가족과 인구
CHAPTER 08	학교보건과 보건교육
CHAPTER 09	환경관리
CHAPTER 10	산업간호와 재난관리

CHAPTER 01 지역사회와 지역사회간호

제1절 지역사회

(1) 정의
지리적 경계 또는 공동가치와 관심에 의해 구분되는 사회집단으로 이들은 서로를 알고 사회작용을 하면서 특정 사회구조 내에서 기능하며 규범, 가치, 사회제도를 창출한다(WHO).
예 서울, 대구와 같은 지리적 경계 혹은 공동관심에 의해 모인 동호회 같은 집단이 지역사회의 예이다.

(2) 구분
① 구조적 지역사회 : 같은 구조(틀) 안에 모여 있는 집합체를 말한다. 공간적으로 가깝고 빈번한 교류가 일어나는 가족과 이웃, 지리적으로 공간이 구분되어 있는 서울, 대구와 같은 지정학적 공동체, 같은 문제로 같은 시간을 보내는 문제해결 공동체도 구조적 지역사회에 들어간다.
   예 알코올중독자 모임, 마약중독자 모임, 이웃, 가족, 같은 직장, 같은 학교
② 기능적 지역사회 : 어떤 기능(목적 달성)을 하기 위해 모인 공동체이다. 같은 목표를 가진 사람들이 모여 있기 때문에 목표가 성취되면 사라지는 유동적인 특징이 있다.
   예 난임 모임에 정보를 교류하고 임신을 하기 위한 목적으로 들어왔고 임신이 된다면 그 모임에서 빠지게 된다.
③ 감정적 지역사회 : 같은 감정을 공유하고 친목을 도모하기 위한 공동체이다.
   예 동호회, 동창회

(3) 기능
① 경제적 기능 : 모임이 있으면 교류를 통하여 소비가 일어나게 된다. 주민들이 모여 만든 특산물 판매처 같은 모임은 자체적으로 물자와 서비스를 생산하고 분배시키는 기능을 한다.
   예 가족은 가족원들이 함께 돈을 모으고 함께 소비를 한다.
② 사회화 기능 : 지역사회마다 고유의 색깔이 있으며 비슷한 가치를 추구하고 행동 패턴이 생겨나고 유지되는 곳이다.
   예 유기견을 위한 봉사단체는 동물의 생명에 대해 가치를 높이 두고 유기견을 위해 시간을 들여 봉사하는 것에 의미를 둔다.
③ 사회통제/통합의 기능 : 지역사회 자체적으로 만든 규율에 순응하며 통합한다.
   예 소속된 회사의 규칙을 받아들이고 통제받으며 일하게 된다.

제2절 지역사회간호

(1) 지역사회간호의 정의

간호제공 및 보건교육을 통해서 지역사회의 <u>적정기능 수준의 향상</u>에 기여하는 것을 궁극적 목표로 하는 과학적 실천이다.

예 당뇨병이 있지만 교육을 통해 생활습관을 교정하고 운동을 하며 즐겁게 살아간다면 적정기능 수준이 높은 상태라고 할 수 있다.

(2) 건강에 대한 정의

질병이 있더라도 스스로의 문제를 해결할 수 있는 능력이 있다면 적정기능 수준이 높고 건강한 상태라고 할 수 있다. 건강에 대해 WHO는 질병이나 불구가 없을 뿐만 아니라 <u>신체적, 정신적, 사회적, 영적으로 완전히 안녕한 역동적 상태</u>라고 하였다. 역동적이라는 말은 고정되지 않고 긍정적이든 부정적이든 환경에 영향을 받으며 변화된다는 말이다.

예 예전에는 고혈압이 있으면 건강하지 않다고 생각했지만, 지금은 고혈압이 있어도 운동하고 식이 관리하며 사회생활을 이전처럼 하고 살아간다면 건강한 상태라고 부를 수 있다.

(3) 지역사회간호사의 역할

① **직접간호제공자** : 기본적인 간호, 의사소통 기술, 보건교육, 직접간호기술, 면담과 상담 같은 <u>문제해결을 위한 가장 오래된 역할</u>이다.

② **의뢰자** : 대상자의 문제해결에 도움이 될 만한 기관이나 사람에게 <u>의뢰하는</u> 일이다.
   예 장루수술을 받은 환자를 영양사에게 의뢰하여 상담을 받도록 하는 일

③ **협력자** : 대상자의 문제해결을 위해 <u>다른 부서의 건강 요원들과 협력하는</u> 일이다.
   예 고관절 수술을 한 환자가 가정에 있어서 재활치료사와 협력하는 것

④ **조정자** : 대상자의 문제를 해결할 수 있는 서비스 혹은 사업을 <u>기획하고 관리하고 인력을 배치</u>하는 등의 일이다.
   예 독거노인을 방문하였는데 물리치료와 치과치료가 필요하다면 지원을 받을 수 있도록 알아보고 조정하는 역할

⑤ **변화촉진자** : 대상자를 <u>바람직한 방향으로 변화시키기</u> 위해 동기를 부여하고 대처능력을 증진시키는 역할이다.
   예 당뇨 관리 교육을 통해 대상자가 주도적으로 당뇨 셀프케어에 대한 자신을 가지고 살아가는 것

⑥ **교육자** : 문제를 확인하고 <u>스스로 문제를 해결하는 능력을 키우도록 교육을 통해 도와주는</u> 일이다.
   예 분만을 앞둔 임산부를 대상으로 올바른 산후조리에 대한 교육을 한다.

⑦ **옹호자(대변자)** : 옹호한다는 말은 편을 들어준다는 말이다. 대상자의 입장을 어떤 기관에 대변하고 권리를 찾도록 도와주는 일이다. 제도나 법, 이용할 수 있는 서비스를 모르는 대상자에게 정보를 전달하고 혜택을 받을 수 있도록 해주고 의사결정에 도움을 준다.

㉠ 노인장기요양보험의 혜택을 받을 수 있는 대상자임에도 불구하고 이용을 하지 못하고 있다면 이와 관련된 정보를 주어 권리를 찾도록 도와준다.

⑧ **상담자** : 대상자가 문제를 확인하고 의사결정을 잘할 수 있도록 도와주는 역할이다. 문제를 스스로 해결할 수 있도록 하는 것이 목표이다.

(4) 지역사회간호 과정

사정	• 자료를 수집하고 분석하며 간호기준과 지침을 확인하는 과정이다. • 지역적인 문제 혹은 제도적으로 해결할 수 없는 간호문제가 있을 수 있으므로 사정 단계에서 간호기준과 지침을 먼저 확인해야 한다.
진단	• 자료를 바탕으로 도출된 문제 중에서 진단을 내리고 우선순위를 정한다. • 오마하진단 분류체계는 지역사회간호진단 시 가장 활용도가 높다. • 오마하진단 분류체계 지역사회간호사가 문제를 해결하기 위해 많이 사용하고 있다. 대상자의 문제를 파악하고 그 문제가 속해있는 영역을 알아내고, 문제를 찾고 관련 있는 증상과 징후를 연결 지으면 된다. 각각의 영역과 관련된 문제는 정해진 틀이 있으므로 찾아서 연관 지으면 된다. 수정 인자는 대상이 누구인지(개인, 가족, 지역사회) 얼마나 심각한지(건강증진, 잠재적 손상, 실제적 손상)를 조사하면 된다. ㉠ 영역 - 문제 　환경영역 - 위생, 주거, 수입, 이웃과 직장안전 등 　심리사회영역 - 대인관계, 정서적 안정, 학대, 사회접촉 등 　생리 영역 - 인지, 통증, 의식, 시각, 질환 등 　건강관리행위영역 - 수면과 휴식, 개인위생, 투약, 영양 등 ㉡ 증상과 징후 　각각의 문제에 해당하는 증상과 징후들이 378개가 있다. 영역과 문제를 찾으면 문제와 연관되는 증상과 징후를 연결하면 된다. 예를 들어 수입의 증상과 징후는 필수품 구입 곤란, 부적절한 금전 관리 등이며 주거의 증상과 징후는 구조적 불량, 부적절한 냉방과 온방, 가파른 층계 등이다. 　㉠ 영양결핍이 문제라면 건강관리행위 영역에 들어가고 증상과 징후는 체중감소, 섭취량의 부족, 탈수 등이 있을 수 있다. 개인의 실제적 손상(탈수와 체중감소가 있으므로 실제적 손상)이다.
계획	• 목표를 세우고 간호방법을 선택하고 계획을 세운다. • 이 단계에서 평가에 대한 계획을 미리 세운다는 것을 기억하자.
수행	계획한 활동을 수행한다.
평가	평가를 실행한다.

[암기Tip] 사, 진, 계, 수, 평 → 사진기(계)를 수평으로 들고 찍어야 한다.

① 자료수집 방법

㉠ 직접적인 방법(일차적인 자료) : 설문지 조사, 참여 관찰, 정보원 면담, 차창 밖 조사 등 지역사회간호사가 현장에서 직접 수집하는 방법이다.

• 참여 관찰 : 지역사회 행사에 직접 참여를 해서 관찰하면서 자료를 모으는 방법이다.
• 정보원 면담 : 이장이나 동장 같은 인물을 통해 자료를 모으는 방법이다.
• 차창 밖 조사 : 자동차를 타고 다니면서 차창 밖을 보면서 주택 노후 상태, 지역사회 의료기관 분포와 교통수단 등을 관찰하는 것으로, 지역사회 전반에 대해 간단하고 빠르게

파악이 가능한 방법이다.
ⓒ 간접적인 방법(이차적인 자료) : 보건소 가정방문 기록, 통계자료, 논문이 그 예이며 만성질환 유병률과 발생률, 급성질환 발생률과 같은 지표는 지역사회 주민의 건강상태를 파악할 수 있는 데이터이다. 기존의 자료를 활용하는 것이니 간호사가 시간과 노력을 아낄 수 있다.

② **자료분석** : 직간접적인 방법으로 모은 자료를 분석하는 단계이다.
ⓐ 분류 : 자료를 관련 있는 것끼리 분류하여 묶는 단계이다.
   예 최근 몇 년 동안 암 환자가 많이 발생한 지역이 있다면 암의 종류별로 직업별로 나이별로 동네별로 분류하여 묶어야 한다.
ⓑ 요약 : 분류하여 묶은 자료를 요약하여 그림, 표, 그래프로 만드는 단계이다.
   예 암의 종류별로 직업별로 나이별로 동네별로 분류한 자료를 기반으로 그래프를 만들어 한눈에 보기 쉽게 만든다.
ⓒ 확인과 비교 : 요약하여 정리가 된 자료들을 과거와 비교하거나 다른 지역, 다른 집단과 비교하여 분석하는 단계이다. 비교하는 과정에서 모아온 자료의 부족한 점이 나온다면 보안할 수 있다.
   예 연도별로 암 발생률과 근접하는 지역의 암 발생률을 비교하면서 확인하다 보니 암을 유발하는 인자를 방출하는 산업단지의 자료가 없다는 것을 알게 되어 자료를 보완하게 되었다.
ⓓ 결론 : 모든 확인절차를 거친 후에 최종적으로 결과를 도출하는 단계이다.
   예 몇 년 전에 들어온 공장에서 배출하는 매연이 암 유발인자라는 것을 알게 되었다.

③ **간호목표를 세울 때 유의사항**
SMART 방식으로 목표를 세운다. S(Specific, 구체적), M(Measurable, 측정가능), A(Achievable, 달성가능), R(Relevant, 관련성), T(Time-bound, 기한)
ⓐ 지역사회의 문제와 관련이 있는 목표여야 한다.
   예 욕창 문제를 가진 가족, 모유수유 방법이 궁금한 임산부 등 지역사회의 요구에 맞추어 목표를 세운다.
ⓑ 측정이 가능하고 관찰이 가능한 목표여야 한다.
   예 '인슐린 주사를 복부에 주사할 수 있다' 등 수행 가능 여부를 확인할 수 있어야 한다.
ⓒ 대상자가 실현 가능한 목표여야 한다.
   예 무의식 환자의 가족인 80대 노모에게 대상자의 엉덩이 욕창을 소독하는 것을 교육하는 것은 부적합하다.
ⓓ 구체적인 목표로 기한이 정해있어야 한다.
   예 1개월 안에 기관절개튜브를 통한 흡인이 가능하다.

④ **사업과정에 따른 간호평가**
ⓐ 구조평가 : 사업에 투입되는 인력, 시간, 기술, 시설 등이 적절했는지를 평가하는 것이다.

㉮ 교육을 맡는 강사의 자질, 교육하는 장소와 위치, 교육하는 시간, 교육자료와 전달매체의 적절성의 평가
　ⓒ 과정평가 : 계획대로 잘되어가고 있는지, 일정에 차질이 없는지 사업의 진행과정을 평가하는 것이다.
　　　㉮ 교육하는 당일에 실내온도는 적절했는지, 소음은 없었는지, 전달매체는 문제없이 잘 작동했는지 여부를 확인하는 평가
　ⓒ 결과평가 : 사업의 목적과 목표의 달성 정도, 즉 결과를 파악하는 것으로 수치화를 통해 사업의 적합도도 파악할 수 있다.
　　　㉮ 심폐소생술 교육을 받은 대상자가 마네킹에 심폐소생술을 할 수 있는지 성취도 평가

⑤ 체계 모형의 관점에 따른 간호평가
　㉠ 투입된 자원에 대한 평가 : 사업을 하기 위해 투입된 자원들을 평가하는 것이다. 예를 들어 방문간호사의 방문 횟수와 소요한 시간, 차량 이동 시간, 투입된 재료비이다.
　㉡ 사업의 진행에 대한 평가 : 사업이 차질 없이 원활하게 진행이 되었는지를 평가하는 것이다. 예를 들어 가정간호를 하는 동안 불친절과 전문성 부족으로 인해 불만이 나왔다면 원인을 파악하여 사업의 수정이 필요하다.
　㉢ 목표 달성 정도에 대한 평가 : 측정 가능한 숫자로 평가가 이루어져야 한다.
　　　㉮ 인슐린 주사 교육을 들은 100명의 대상자 중에 95%가 제대로 주사할 수 있었다.
　㉣ 사업의 효율성에 대한 평가 : 적은 비용으로 최대의 효과를 냈다면 효율성이 높은 사업이라고 할 수 있다.
　㉤ 사업의 적합성에 대한 평가 : 사업의 취지와 목표가 대상자가 요구에 적합했는지 여부를 말한다. 사업을 기획할 때 지역사회 주민의 요구도를 조사하는 이유이기도 하다. 예를 들어 노인(당뇨)과 청소년(피임), 워킹맘(발달단계별 육아)은 관심사가 다르므로 그에 맞추어 사업을 기획해야지 적합성이 높아지게 된다.

(5) 보건 사업을 위한 분석
① SWOT : 사업을 계획할 때 내부와 외부 요인을 평가하여 조직의 잠재력을 평가할 수 있는 방법이다. 보건사업을 기획할 때 많이 사용하는 분석방법으로, 관계되는 모든 사람이 참여하여야 한다.

내적인 면(변화 가능)	외적인 면(통제 어려움)
강점(S, Strength) 조직이 가지고 있는 인적 자원과 질, 가치관, 자본 등의 강점이다. ㉮ • 공정한 인사고과제도와 승진제도를 갖추고 있다. 　• 최신의료기기와 전문의료진을 갖추고 있다. 　• 함께 일할 간호사들이 자신감과 서비스정신을 가지고 있다.	기회(O, Opportunities) 외부에서 조직에게 미치는 긍정적인 환경이다. 경쟁사의 이전, 규제 완화, 주민들의 적극성, 언론 노출 기회 등이다. ㉮ • 사무실이 위치한 지역이 노인 인구가 많아서 방문간호사 업에 적당하다. 　• 고령화로 인해 건강기능식품에 대한 관심과 수요가 높아진다. 　• 대출 금리가 낮아져서 초기 창업비용 부담이 덜어졌다.

내적인 면(변화 가능)	외적인 면(통제 어려움)
약점(W, Weakness) 조직이 가지고 있는 자본 부족, 인력 부족, 의지 부족 등의 약점이다. 예 • 노후된 시설과 의료장비 　• 불친절로 인한 지역사회 내 나쁜 평가 　• 직원 간의 갈등과 인원 부족	위협(T, Threats) 외부에서 조직에 피해를 끼치는 부정적인 환경이다. 경쟁업체가 생기는 것, 감염병 유행, 대출 금리 인상 등이다. 예 • 사무실이 위치한 인근에 방문간호센터가 3군데 있다. 　• 감염병 유행으로 방문간호를 꺼린다. 　• 저출산으로 산부인과, 어린이집, 유치원의 수요층이 감소한다.

강점, 약점, 기회, 위협 분석이 끝났다면 이것으로 전략을 구상해본다. 약점을 보완하여 위협에 대비하는 전략(WT), 약점을 개선하여 기회를 잡는 전략(WO), 강점을 살려 위협을 줄이는 전략(ST), 강점을 최대한 살려 기회를 포착하는 전략(SO)을 세울 수 있다.

- SO(강점 + 기회) 전략 : 최신의료기기와 전문의료진이 기술을 앞세워 방송에 출연하는 기회를 잡아서 마케팅을 한다.
- ST(강점 + 위협) 전략 : 기존의 환자들에게 맞춤형 서비스와 혜택을 제공하여 개원예정인 병원으로 이탈하는 것을 막는다.
- WO(약점 + 기회) 전략 : 노후된 시설과 의료장비를 대대적인 인테리어 공사를 하고 최신 장비로 교체하여 마케팅의 기회를 잡는다.
- WT(약점 + 위협) 전략 : 노후된 시설과 의료장비를 대대적인 인테리어 공사를 하고 최신 장비로 교체하여 개원 예정인 병원으로 환자가 이탈하는 것을 막는다.

② BPRS(Basic Priority Rating System) : 보건사업 기획 시 <u>우선적으로 할 사업을 선정할 때 활용하는</u> 방법이다. 보건소에서는 이미 BPRS 기준을 널리 사용하고 있다. 문제의 크기와 심각한 정도, 사업의 효과를 공식에 넣어 점수화한다. 공식은 BPRS = $(A + 2B) \times C$이다. 점수가 높을수록 우선순위가 높다. A는 문제의 크기, B는 문제의 심각도, C는 사업의 효과인데, 문제의 크기 → 문제의 심각도 → 사업의 효과 순서대로 중요도가 커진다. 사업을 했을 때 얼마나 지역사회에 긍정적인 효과를 미치는지를 가장 중요하게 생각한다는 말이다.

㉠ 문제의 크기(A) : 만성질환은 유병률, 급성질환은 발생률을 파악하여 점수화한다.
㉡ 문제의 심각도(B) : 주관적인 판단이 들어갈 수 있다. 긴급성, 중증도, 경제적 손실 정도, 사회에 미치는 영향을 파악한다.
㉢ 사업의 효과(C) : 주관적인 판단이 최대한 들어가지 않도록 객관성을 가지고 평가할 수 있는 도구가 필요하다.

예	영유아 대상 사업	노인 대상 사업
	문제의 크기 9, 문제의 심각도 8, 사업의 효과 7 → BPRS = $(9 + (2 \times 8)) \times 7 = 175$	문제의 크기 6, 문제의 심각도 10, 사업의 효과 8 → BPRS = $(6 + (2 \times 10)) \times 8 = 208$

노인 대상 사업이 영유아 대상 사업보다 우선순위가 높다.

제3절 지역사회 자원의 활용

(1) 지역사회 자원 활용의 원칙
① 가장 가까운 것부터 이용한다.
　예 동네 보건소, 동네 정신건강센터, 교회
② 가족이 이미 가지고 있는 자원부터 활용한다.
　예 자녀, 이웃, 친구
③ 쉽게 이용 가능한 자원을 활용한다.
　예 살고 있는 지역의 자원봉사자, 장애인지원서비스

(2) 건강관리실과 가정방문간호의 비교
① 건강관리실 : 보건실과 같은 고정된 건강관리실과 이동식 건강관리버스와 같은 형태가 있다.
　㉠ 조건 : 건강관리실은 대상자가 쉽게 접근할 수 있는 곳(종교나 정치와 관련이 없는 곳)에 설치되어야 하고 상담을 할 수 있는 공간이 별도로 필요하다.
　㉡ 장점 : 건강관리실에 있는 시설과 자료를 이용할 수 있고 비슷한 문제의 대상자들과 정보교류도 가능하다. 상담실이 있다면 조용한 환경에서 환자를 사정하고 간호할 수 있다. 대상자가 찾아오는 것이므로 시간과 비용이 절약된다.
　㉢ 단점 : 대상자가 실제 거주하는 환경의 파악이 힘들어서 적합한 교육이 이루어질 수 없다. 거동이 힘든 대상자는 접근성이 떨어진다. 대상자가 건강관리실의 분위기가 불편해 편하게 이야기하지 못할 수 있다.
② 가정방문간호 : 대상자의 자발적인 의지가 필요하며 간호를 할 때는 대상자를 참여시켜야 한다. 가족이 가진 강점과 문제점을 모두 파악하고 간호과정에 가족이 참여하게 하는 게 중요하다.
　㉠ 필요성 : 고령화로 인해 만성질환자, 장기 입원환자가 늘어나면서 의료비 지출이 문제가 되고 있어 의료비를 절감시키고 의료기관을 효율적으로 이용할 필요가 생겼다. 또 다른 이유는 가족의 기능이 예전보다 약화되었기 때문이다.
　㉡ 장점 : 거동이 불편한 대상자도 간호를 받을 수 있으며 가족 전체를 중심으로 관리가 가능하다.
　㉢ 단점 : 비슷한 문제를 가진 다른 사람과 교류가 힘들고 건강관리실의 시설과 자료의 이용에 제한이 있다. 대상자의 가정에 찾아가고 시간을 들여야 한다. 가정의 환경에 따라 집중이 안 될 수 있다.

② 방문 순서

영유아 → 청소년 → 노인 → 성인	질병과 감염에 취약한 대상부터 방문한다.
집단 → 개인	집단에 문제가 생겼다는 것은 전파력이 있다는 것이다.
비감염 → 감염	타인에게 감염을 일으킬 수 있기 때문에 감염환자는 제일 마지막에 방문한다.
급성질환 → 만성질환	만성질환은 이미 대상자가 병에 적응하여 자가간호가 가능한 상황이 많으나 급성질환은 문제가 발생할 위험이 높기 때문이다.
문제 있는 대상자 → 건강한 대상자	문제를 가진 대상자를 먼저 방문하여 도와주어야 한다.
경제력이 낮은 사람 → 경제력이 높은 사람	경제력이 높은 사람은 만약의 경우에도 이용할 수 있는 자원이 많기 때문이다.

⑩ 가정방문간호의 여러 가지 형태

가정간호	• 입원환자의 입원기간을 단축시키고 환자와 가족들이 집에서 관리를 받을 수 있는 환경을 만들어서 국민 의료비를 절감시키겠다는 목적이다. 의사의 처방에 따른 처치와 간호와 투약, 상담을 한다. • 인력 : 의료기관에 소속된 가정전문간호사
방문건강관리사업	• 보건소에 등록된 기초생활수급자 또는 차상위계층을 대상으로 하는 무료사업이다. 상담, 만성질환 관리, 영양 교육 등을 서비스한다. • 인력 : 보건소에 근무하는 보건의료전문인력
방문간호	• 노인장기요양보험법에 의해 등급 판정을 받은 가정에 있는 사람을 대상으로 한다. 의사가 작성한 방문간호지시서에 있는 내용을 바탕으로 가정에서 처치, 상담, 투약하는 업무를 한다. • 인력 : 장기요양기관에 소속된 2년 이상의 경력이 있는 간호사 혹은 3년 이상의 경력이 있는 간호조무사 중 교육을 700시간 이수한 자

(3) 사례관리

① 개념 : 병원뿐만 아니라 지역사회에서 간호사는 다양한 사례를 접하게 되고 사례관리자로서의 역할도 해야 한다. 지역사회 간호사는 대상자를 위해 자원을 동원하고 다양한 전문가와 네트워크를 형성하여 조력하는 옹호자, 교육자 역할을 하는 것이 중요하다.

예 가정전문간호사가 사회적 서비스를 받지 못하고 있는 독거노인을 방문하게 되었다. 이 노인을 위해 국민건강보험공단을 통해 장기요양등급을 받게 하고 행정복지센터를 통해 이용 가능한 서비스를 연계해준다.

② 사례관리 과정 : 대상자 선정 → 대상자의 요구 사정 → 목표와 계획 수립 → 실행 → 점검 → 평가와 종결

③ 특징

㉠ 사례관리자는 대상자의 요구가 목표에 도달하고 평가에 만족스러울 때까지 꾸준하게 지속적으로 관찰해야 한다.

㉡ 대상자는 신체적, 정신적, 사회적으로 다양하고 복합적인 문제를 가지고 있으므로 포괄적이고 통합적으로 접근해야 한다.

㉢ 같은 문제더라도 개개인의 욕구는 다양하므로 개별적으로 접근하여 적합한 서비스를 제공해야 한다.

(4) 대상자를 의뢰할 때 주의점

지역사회에 있는 많은 대상자와 가족들은 이용할 수 있는 자원이 많음에도 불구하고 몰라서 이용하지 못하는 경우가 많다. 지역사회 간호사는 대상자의 사정과 상황에 맞추어 보건소, 요양원, 방문간호센터 등 다양한 곳에 의뢰해주는 역할도 해야 한다.

① 의뢰하기 전에 대상자와 가족에게 기관과 절차에 대해 충분히 설명해주고 동의를 받아야 한다.
　예 가정에 있는 독거노인을 요양원에 입소시키기 위해 충분히 사전에 설명하고 독거노인에게 동의를 받아야 한다.

② 의뢰할 때는 개인을 대상으로 해야 한다.
　예 요양원 입소가 필요한 독거노인이 있다면 그때마다 의뢰하여 해결해야지 한 달 단위로 의뢰할 건수를 모아서 하지 말라는 말이다.

③ 의뢰하기 전에 간호사는 미리 의뢰할 기관과 연락하여야 한다.

④ 대상자와 가족이 이용하기 편리하도록 거주하는 곳을 중심으로 기관을 우선적으로 알아보아야 한다.

CHAPTER 01 적중예상문제

01 어떤 목적을 달성하기 위해 모인 공동체이며 목표가 달성되면 지역사회로서의 의미가 사라지게 되는 지역사회의 형태는?

① 구조적 지역사회
② 기능적 지역사회
③ 감정적 지역사회
④ 경제적 지역사회
⑤ 목적형 지역사회

해설 기능적 지역사회는 어떤 기능(목적 달성)을 하기 위해 모인 공동체이다. 같은 목표를 가진 사람들이 모여 있기 때문에 목표가 성취되면 사라지는 유동적인 특징이 있다.

02 가정전문간호사가 장루를 가진 환자를 방문하였다. 장루 주머니 교환을 하지 못하는 대상자에게 교육을 함으로써 대상자와 가족이 스스로 장루를 관리하는 능력을 키울 수 있도록 하는 지역사회간호사의 역할은 무엇인가?

① 상담자
② 대변자/옹호자
③ 교육자
④ 관리자/조정자
⑤ 협력자

해설 교육자의 역할은 문제를 확인하고 문제해결을 스스로 하는 능력을 키우도록 교육을 통해 도와주는 일이다.

정답 1 ② 2 ③

03 지역사회간호과정 중 목표를 세울 때 유의해야 할 점은?

① 측정이 가능하고 관찰이 가능한 목표를 세워야 한다.
② 대상자의 수준보다 높은 목표를 설정하여 대상자의 동기가 유발되도록 한다.
③ 대상자가 가진 문제와 관련이 없더라도 간호사가 필요하다고 판단되면 목표로 설정한다.
④ 지역사회간호의 목표는 간호제공자가 실천이 가능하여야 한다.
⑤ 간호의 목표는 측정이 불가능한 것이므로 계획의 단계부터 성과 위주여야 한다.

> 해설 대상자가 실천이 가능한 현실적인 목표, 지역사회의 문제와 관련이 있는 목표를 세워야 한다.
> 목표는 측정이 가능하고 관찰이 가능해야 한다.

04 사업의 목적과 목표의 달성 정도를 파악하는 것으로 사업의 적합도를 파악할 수 있는 평가방법은 무엇인가?

① 절대평가
② 과정평가
③ 목표평가
④ 결과평가
⑤ 상대평가

05 지역사회의 정의에 대해 바른 설명은?

① 지리적 경계 혹은 공동가치 등에 의해 구분되는 사회집단으로 구성원 간 사회작용이 일어나지 않는 집단이다.
② 같은 감정을 공유하고 친목을 도모하기 위한 공동체는 기능적 지역사회라고 부르는데 동호회가 그 예이다.
③ 지리적 경계 혹은 공동가치 등에 의해 구분되는 사회집단으로서 규범, 가치, 사회제도를 창출하는 공동체이다.
④ 같은 구조 안에 모여 있는 집합체로서 지리적으로 구분되어 있는 서울, 부산과 같은 지역사회를 감정적 지역사회라고 일컫는다.
⑤ 동호회, 동창회와 같은 모임은 어떤 목적을 이루기 위한 공동체가 아니므로 지역사회라고 부르기는 힘들다.

> 해설 ① 지역사회를 이루는 구성원 간에 상호작용이 일어난다.
> ② 감정적 지역사회에 대한 설명이다.
> ④ 구조적 지역사회에 대한 설명이다.
> ⑤ 동호회, 동창회 등은 감정적 지역사회에 들어간다.

3 ① 4 ④ 5 ③

06 입원환자의 입원기간을 단축시키고 환자와 가족들이 집에서 관리받을 수 있는 환경을 만들어서 국민 의료비를 절감시키겠다는 목적으로 방문간호를 하는 것은 누가 하는 일인가?

① 가정전문간호사
② 방문간호사
③ 방문간호조무사
④ 방문건강관리사업팀
⑤ 보건소 공중보건의

07 방문간호사가 가정을 방문하는 순서는?

> ㉠ 에이즈 환자가 있는 가정
> ㉡ 활동성 결핵 환자가 있는 가정
> ㉢ 10개월 영아가 있는 가정
> ㉣ 임신 9개월 임부가 있는 가정

① ㉢ → ㉣ → ㉠ → ㉡
② ㉢ → ㉣ → ㉡ → ㉠
③ ㉣ → ㉢ → ㉠ → ㉡
④ ㉣ → ㉢ → ㉡ → ㉠
⑤ ㉢ → ㉠ → ㉣ → ㉡

해설 영유아 → 청소년 → 노인 → 성인의 순서, 비감염 → 감염, 집단 → 개인, 급성질환 → 만성질환 순서로 방문한다. 활동성 결핵 감염환자는 마지막에 방문하고 10개월 영아가 제일 취약하기 때문에 먼저 방문한다.

정답 6 ① 7 ①

08 건강관리실에 대한 설명으로 옳은 것은?

① 건강관리실은 대상자가 쉽게 접근할 수 있는 곳에 설치해야 한다.
② 상담할 수 있는 공간은 없어도 되며 필요시 가정에 방문한다.
③ 건강관리실의 장점은 가정이 아니어서 부담 없이 본인의 이야기를 터놓을 수 있다는 것이다.
④ 건강관리실은 고정된 건강관리실의 형태만 있으며 이동이 필요한 경우는 보건소를 통해 간호사가 가정방문을 해야 한다.
⑤ 종교나 정치와 관련이 있는 곳에 설치하면 지역주민들이 부담 없이 이용할 수 있다.

해설 건강관리실은 고정된 형태와 이동식 형태가 있다. 대상자가 쉽게 접근할 수 있는 곳에 위치해야 하며 별도의 상담공간이 있어야 한다.

09 설문지 조사, 참여 관찰, 정보원 면담, 차창 밖 조사 등의 직접적인 자료수집과 통계자료나 논문을 통한 간접적인 자료수집이 일어나는 지역사회간호 과정의 단계는?

① 평가
② 수행
③ 진단
④ 계획
⑤ 사정

해설 자료수집은 사정 단계에서 이루어진다.
- 직접적인 방법(일차적인 자료) : 설문지 조사, 참여 관찰, 정보원 면담, 차창 밖 조사 등 지역사회간호사가 현장에서 직접 수집하는 방법이다.
- 간접적인 방법(이차적인 자료) : 보건소 가정방문 기록, 통계자료, 논문이 그 예이며 만성질환 유병률과 발생률, 급성질환 발생률과 같은 지표는 지역사회 주민의 건강상태를 파악할 수 있는 데이터이다.

10 지역사회간호 과정의 순서로 옳은 것은?

① 사정 → 계획 → 진단 → 수행 → 평가
② 사정 → 진단 → 계획 → 수행 → 평가
③ 진단 → 사정 → 계획 → 평가 → 수행
④ 계획 → 사정 → 진단 → 평가 → 수행
⑤ 진단 → 계획 → 수행 → 사정 → 평가

11 보건소에서 주민들을 대상으로 사업을 하기 전에 SWOT 분석을 하였다. 기회요인에 해당하는 것은?

① 보건소 직원의 적극적인 성향
② 보건소로 갈 수 있는 대중교통이 편리함
③ 감염병의 유행
④ 지역사회 주민들의 소극성
⑤ 보건소의 위생상태

> **해설** ① 강점요인
> ③ 위협요인
> ④ 위협요인
> ⑤ 약점요인

12 지역사회 행사에 직접 참여하여 지역사회 주민들이 심각하게 여기고 해결하고 싶어 하는 문제를 조사하는 자료수집 방법은?

① 차창 밖 조사　　　　② 참여 관찰
③ 정보원 면담　　　　④ 설문조사
⑤ 상담

> **해설** 참여 관찰 : 지역사회 행사에 직접 참여해서 관찰하면서 자료를 모으는 방법이다.

정답 10 ② 11 ② 12 ②

CHAPTER 02 지역사회간호이론

제1절 베티 뉴먼의 건강관리체계이론

(1) 개념

① 인간은 총체적, 역동적인 존재로 환경과 접해 있고 환경의 영향을 받는 <u>개방체계</u>이다.
② 환경은 스트레스로 이루어져 있으며 내적 환경과 외적 환경으로 구분된다. 인간은 생리적, 심리적, 사회문화적, 발달적, 영적인 변수로 구성된 존재이다.
③ 건강이란 기본구조와 방어선들이 스트레스로부터 안정상태를 유지하는 것이다.

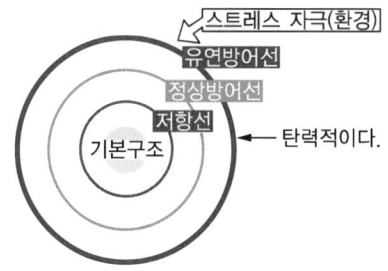

(2) 이론의 구성요소

① **유연방어선** : 환경에 일차적으로 영향을 받으며 <u>환경에 따라 수축하고 확장(의지와 관련 없는)</u>하는, 유연하게 바뀌는 방어선이다. 영양이 불균형하거나 수면장애가 심할 때 스트레스에 취약해지며 유연방어선은 얇아지고 정상방어선이 위협받게 된다. 의료기관의 분포, 의료의 질, 보건의료체계는 유연방어선에 포함된다.
  예 어느 마을에 병원이 없거나 의료의 질이 떨어지는 병원밖에 없다면 그 마을의 주민들은 질병이라는 스트레스에 취약해진다. 반대로 의료기관이 풍부하게 분포된 대도시는 이러한 스트레스를 덜 받는다.

② **정상방어선** : 오랫동안 건강을 유지해 온 <u>문제해결 능력(의지가 필요)</u>이며 정상적인 반응의 범위이자 평형상태를 뜻한다. 유전적 요인, 건강 생활습관(흡연, 음주, 운동)과 태도, 일상적인 대처유형 등이 영향을 미친다.
  예 건강수준, 소득수준, 생활양식, 주거와 고용상태 등은 안정적일수록 문제를 해결하는 능력이 높아진다. 소득과 교육수준에 따라 건강증진행위에 투자하는 확률이 높다.

③ 저항선 : <u>기본구조를 지키는 최후의 선</u>이고 가장 내적인 부분이다. 저항선이 뚫리게 되면 기본구조가 손상을 받게 된다. 인간이 가지고 있는 면역체계, 가치관과 신념, 지역사회 주민의 결속력과 유대관계가 포함된다.

　　예 7살 자녀가 격리가 필요한 감염병에 걸렸다면 사실을 통보하고 격리해야 한다. 하지만 부모가 그런 가치관이 없거나 이웃을 생각하는 유대관계가 없다면 속이고 등원시켜 감염병이 퍼지게 된다. 결국 기본구조(유치원)는 파괴된다.

④ 기본구조 : 체계가 생존하기 위한 필수적인 요건이다.

(3) 예방활동

① 1차 예방활동 : 증상이 아직 없는 상태이다. 스트레스에 취약해지지 않도록 관리를 통해 <u>유연방어선을 강화하여 정상방어선을 보호</u>한다.

　　예 충분한 영양섭취와 적절한 수면

② 2차 예방활동 : 증상이 생기기 시작했고 저항선까지 침범한 상황이다. 저항선을 지키기 위해 <u>조기발견하여 조기치료</u>하는 것이 중요하다.

　　예 속쓰림이 있으면 위내시경을 하여 조기치료를 한다.

③ 3차 예방활동 : 저항선을 이미 뚫고 들어와 기본구조에 손상이 왔다. 재활을 통해 기본구조를 재구성한다.

　　예 뇌경색으로 오른쪽 편마비라면 재활을 통해 남아 있는 기능을 최대한 유지한다.

제2절 로이의 적응이론

(1) 간호의 목표

인간은 환경으로부터 지속적으로 자극을 받게 되며 이 자극에 대해 대처기전을 활용하는데, 이에 적응하거나 적응하지 못하게 된다. 간호는 자극을 줄여주거나 <u>적응할 수 있도록 도움을 주는</u> 데 목적이 있다.

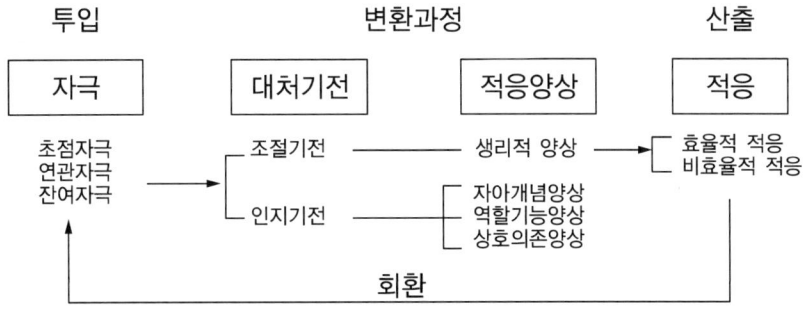

(2) 자극

인간에게 영향을 미치는 모든 상황 혹은 내적인 변화를 말한다.
① **초점자극** : 인간의 행동에 가장 <u>직접적으로 미치는 자극</u>이다.
예 임신과 출산, 면접
② **연관자극** : 관련자극이라고도 한다. 초점자극을 제외한 다른 요인인데 현재의 상태에 영향을 미칠 수 있는 요소이다.
예 시험을 앞두고 교통사고로 인해 입원한 상황
③ **잔여자극** : 간접적으로 영향을 미치는 신념, 성격, 과거의 경험이다.
예 인내심이 부족하고 불안감이 높은 감정과 성격의 소유자

(3) 대처기전

① **조절기전** : 자극이 투입되면 내분비계, 정신계, 자율신경계 등 신체적인 조절이 시작된다.
예 임신이라는 자극이 투입되면 호르몬의 변화가 생기고 혈액량이 증가한다.
② **인지기전** : 인지적 정보처리, 학습, 정서 등을 통한 대처기전, 자아개념, 역할기능 등과 관련된다.
예 출산을 하면 엄마라는 역할에 대해 긍정적으로 생각하고 신생아 양육에 대한 교육을 듣는다.
③ **적응**
㉠ 생리적 적응 : 수분과 전해질, 호르몬, 배설, 영양 등 생리적으로 적응하게 된다.
㉡ 역할의 적응 : 사회에서 주어진 역할에 따른 적응 예 엄마, 학생
㉢ 상호관계의 적응 : 타인과의 상호작용을 통한 관계에 적응하는 것이다.
예 직장에서의 인간관계, 친구관계
㉣ 자기개념의 적응 : 자신에 대한 신념과 느낌, 즉 자기 정체성의 통합이라고 볼 수 있다.
예 대기업 직원에서 아이를 키우는 엄마로 변화된 삶을 긍정적으로 받아들인다.

제3절 오렘의 자가간호이론

(1) 자가간호

개인이나 지역사회가 자신의 삶, 건강, 안녕을 유지·증진하기 위해 시도하고 수행하는 행위이다. 인간은 누구나 자가간호의 요구(자신을 돌보고자 하는 필요와 요구)와 자가간호의 역량(자신을 돌보는 능력)을 가지고 있고 자가간호의 요구가 역량보다 높아지게 되면 자가간호 결핍이 일어나는 것이다.

예 다이어트를 하려는 스스로의 요구도는 높으나 식욕을 조절하는 통제력이 없다면 결국 실패한다.

(2) 자가간호 요구상황

① **건강이탈 자가간호 요구** : 일반적인 자가간호는 문제가 없지만 건강에서 이탈된 상황, 즉 질병 혹은 사고가 발생하여 이와 관련된 자가간호 요구가 생긴 상황이다.

예 수술부위 상처 관리, 장루 주머니 관리

② **일반적 자가간호 요구** : 휴식, 수면, 식사, 물 등과 같이 건강과 상관없이 모든 사람이 공통으로 가지는 자가간호 요구이다.

③ **발달적 자가간호 요구** : 발달과정에 따른 과업을 이루기 위한 자가간호 요구이다.

예 출산을 하면서 신생아를 육아하는 방법, 사춘기 자녀를 둔 부모의 교육

(3) 자가간호 결핍

자가간호 요구가 자가간호 역량보다 높아지면 부족함과 어려움이 생기는데 이를 자가간호 결핍(부족함)이라 한다. 대상자의 이런 자가간호 결핍을 채울 수 있도록 체계적인 간호를 해야 한다.

예 뇌졸중으로 인해 오른쪽 편마비가 왔고 화장실을 가고 싶지만(자가간호 요구) 혼자서 이동이 힘들어서(자가간호 역량) 도움이 필요한 상황이다.

(4) 간호의 목표

자가간호 결핍이 있는 대상자의 자가간호 요구를 저하시키거나 자가간호 역량을 높여서 이 결핍을 감소시키는 것이 목표이다.

① **전체적 보상체계** : 전적으로 대상자를 도와주는 간호이다.

예 중환자실의 환자

② **부분적 보상체계** : 건강이탈 자가간호 요구에 있어 대상자를 도와주면서 함께하는 간호이다.

예 당뇨를 가진 대상자가 발에 상처가 있어서 소독이 필요한 경우

③ **교육적 보상체계** : 자가간호 요구를 충족시킬 수 있는 자원은 가지고 있지만 지식이나 기술 획득에 교육이 필요한 경우이다.

예 당뇨병이 있는 남성이 부인이라는 자원을 가지고 있다면 부인과 환자를 대상으로 당뇨발 간호방법과 인슐린 주사방법을 교육한다.

제4절 펜더의 건강증진모형

건강증진행위에 영향을 미치는 요인을 설명하는 모형이다. 건강증진행위를 유지하고 환경을 수정하는 데 있어 인간의 능동적 역할을 강조한다.

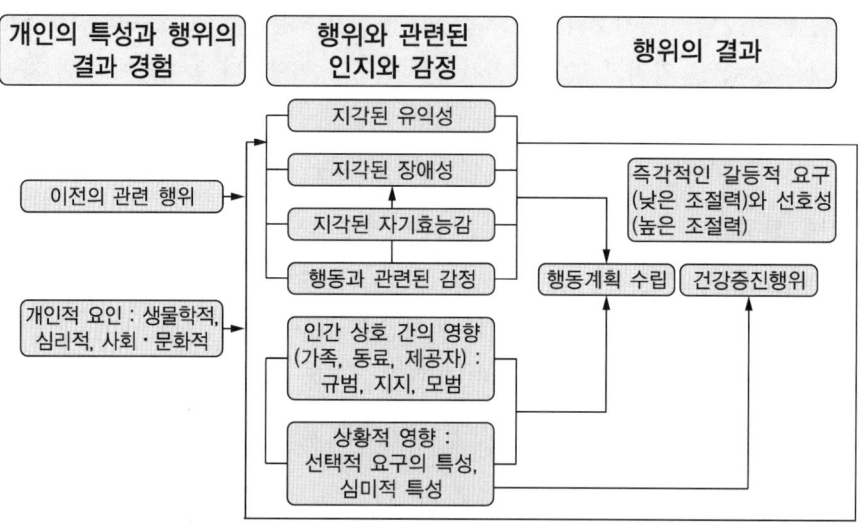

[수정된 펜더의 건강증진모형]

(1) 건강증진모형의 개념

① 개인의 특성과 경험 : 습관이 된 이전의 행위와 나이, 운동능력, 자존감, 인종, 민족 교육수준, 사회경제적 상태에 따른 개인적 요인이다.

　예 운동하는 습관이 있고 교육수준과 경제적인 능력이 높으면 건강을 증진하는 행위에 관심이 많다.

② 행위와 관련된 인지와 감정 : 변화가 가능한 요인이므로 간호중재의 핵심이 된다.

　㉠ 지각된 유익성 : 행위에 대해 개인이 얻을 수 있는 이득인데, 피로감이 줄거나 긍정적인 사회작용, 금전적인 효과 등의 유익함이다.

　　예 운동을 시작했는데 상쾌한 기분이 들고 담뱃값을 아끼게 된다.

　㉡ 지각된 장애성 : 행위를 하려는 데 있어 불편함과 어려움을 느끼는 장애이다.

　　예 운동회원권 비용, 술자리 모임에 참석할 수 없는 것

　㉢ 지각된 자기효능감 : 자기 스스로 잘해낼 수 있다는 능력이 있다는 자기믿음 혹은 신념이 자기효능감이며 이것이 높으면 지각된 장애가 줄어든다.

　　예 3개월 안에 체중 5kg을 뺄 수 있다는 자기효능감이 높으면 친구와의 술자리 유혹도 거절이 가능하다.

ⓒ 행동과 관련된 감정 : 행위를 함으로써 느끼는 감정이다.
  예 운동이라는 행위를 하는 동안과 하고 난 후의 뿌듯한 성취감 혹은 불편감
ⓓ 인간 상호 간의 영향 : 다른 사람의 태도와 행위들로 인해 영향을 받는다.
  예 술과 담배를 하는 친구의 모임이 잦다면 유혹에 쉽게 넘어가게 된다.
ⓔ 상황적 영향 : 행위를 촉진 혹은 저해할 수 있는 상황을 말한다.
  예 여자 친구와 이별하게 되면 술과 담배를 다시 접하게 될 수 있다.
③ 행위의 결과
  ㉠ 행동계획을 수립 : 건강증진행위를 하기 위한 구체적인 계획을 짜게 된다.
  ㉡ 즉각적인 갈등적 요구와 선호
    • 갈등적 요구 : 본인의 의지와 무관하고 조절하기 힘든 예상치 못한 상황이며 건강행위에서 이탈하게 한다.
      예 아이가 아파서 운동을 하지 못하는 경우
    • 갈등적 선호 : 본인의 의지가 중요하며 개인의 선호(좋아하는 것)에 의해 발생하는 상황이고 건강행위에서 이탈하게 한다.
      예 운동을 해야 하는데 친구가 만나자고 하는 경우, 야식을 먹자는 유혹이 있는 경우
  ㉢ 건강증진행위 : 운동, 올바른 식습관, 스트레스 조절과 같은 행위

제5절 체계이론

(1) 개념
① 체계는 다양한 형태로 정보와 에너지, 자원, 정보를 교환하는 존재이며 환경과 상호작용하는 요소들의 집합체로서 부분의 합보다 크다.
  예 가족을 체계로 본다면 가족은 학교, 직장, 친척 등 외부의 환경과 영향을 주고받는 개방체계이다. 가족이라는 체계는 서로에게 에너지를 주고받으며 영향을 받는 복합적인 존재이기 때문에 부분의 합보다 크다고 표현한다.
② 체계의 에너지와 관련된 용어
  ㉠ 엔트로피 : 체계 내부에서 상호작용이 감소하면서 질서가 없어지고 유용한 에너지가 감소하는 것을 말한다.
    예 부부싸움을 자주 하는데 사춘기 자녀와 의사소통마저 단절된 상태
  ㉡ 네겐트로피 : 체계 내부에 에너지가 유입되면서 체계 내부의 유용하지 않은 에너지가 감소하는 것이다.
    예 부부싸움이 잦은 가족이라는 체계가 부부 상담소를 찾아 관계가 회복되어 자녀와의 관계도 개선되는 것

(2) 체계이론을 통한 간호 목표달성 과정

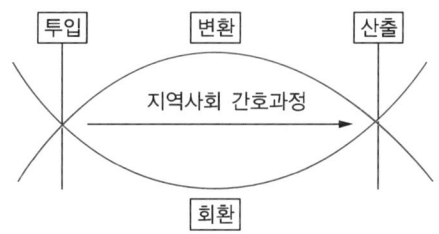

① 투입 : 체계는 자원과 에너지를 필요로 하며 이것들이 투입되는 과정이다.
    예 가정전문간호사가 장루 주머니를 가지고 퇴원한 환자의 가정에 방문을 한다면 투입되는 에너지는 간호사와 장루 주머니 교육을 위한 자료집이다.
② 변환 : 체계 내에서 에너지가 산출물로 변환되는 과정인데 변환과정에서 간호과정이 적용된다.
    예 가정에 방문한 가정전문간호사는 3주간의 가정방문을 하여 교육을 한다.
③ 산출 : 변환과정을 통해 나오는 결과물을 말한다.
    예 3주간의 장루 관리 교육을 받은 대상자가 장루 주머니 교체를 스스로 한다.
④ 회환 : 피드백 과정이다. 산출의 일부가 재투입되는 과정이다.
    예 장루 주머니 교체를 아직 어려워한다면 부분적인 교육이 다시 이루어지게 된다.

제6절 PRECEDE-PROCEED 모형

(1) PRECEDE 단계

보건교육을 계획하기 위해 여러 가지 요인들을 사전에 조사하는 단계이다.

① 1단계 사회적 사정 : 건강 수준의 향상과 삶의 질은 뗄 수 없는 관계이다. 삶의 질을 파악할 수 있는 행복지수, 삶의 만족도, 실업률, 고용률, 범죄율 등을 조사하는 것이다.
    예 냉난방이 제대로 되지 않는 열악한 곳에서 영양섭취도 제대로 하지 못하는 삶을 살아간다면 건강이 악화될 위험이 높아진다.
② 2단계 역학적 사정 : 사회적 사정을 통해 도출된 문제 중에서 건강문제와 관련이 있는 것을 파악한다. 흡연, 운동부족 등 생활습관과 주거하는 곳 혹은 직장의 환경, 유전적인 부분까지 사정한다.
③ 3단계 교육 및 생태학적 사정 : 건강행위에 영향을 미치는 요인을 찾는 단계이다.
    ㉠ 성향요인 : 내재된 요인으로 성격, 지식과 태도, 가치관 등이다.
        예 성격이 활동적이고 건강에 가치를 두는 사람이라면 건강증진행위를 할 확률이 높다.

ⓒ 강화요인 : 사회적 지지체계나 보건의료 제공자에 의한 긍정 혹은 부정적인 반응인데 행위가 지속되게 하거나 없어지게 하는 요인이다.

예 금연을 하려고 하지만 흡연을 하는 친구들에 의해 유혹을 받는 것, 긍정적이고 희망적인 메시지를 주는 의사에게 진료를 보게 되면 질병 관리에 대해 자신감이 생기는 것

ⓒ 가용요인 : '가용'이라는 단어는 이용하는 것을 말하는데 지역사회 자원과 개인의 자원과 기술 등이 포함된다.

예 병원에 쉽게 접근할 수 있거나 아파트 단지 안에 헬스장이 있어서 운동을 쉽게 할 수 있는 여건이라면 가용할 수 있는 자원이 많다고 할 수 있다.

④ 4단계 행정적·정책적 사정 및 중재 설계 : 보건교육 프로그램을 만드는 데 있어 행정적·정책적으로 이용 가능한 자원과 장애를 검토하는 단계이다.

예 예산, 시설, 장애요인, 정책적인 부분

(2) PROCEED 단계

① 5단계 수행 : 계획한 대로 프로그램을 진행하고 모니터링한다.
② 6단계 과정평가 : 프로그램이 진행되는 과정이 차질 없이 잘 진행되었는가를 평가한다.
③ 7단계 영향평가 : 프로그램(투입)을 통해 대상자에게 얼마나 영향(결과)을 미쳤는지를 평가한다.
④ 8단계 결과평가 : 영향평가보다 장기적인 관점이며 영향을 받은 대상자의 삶의 질을 평가한다.

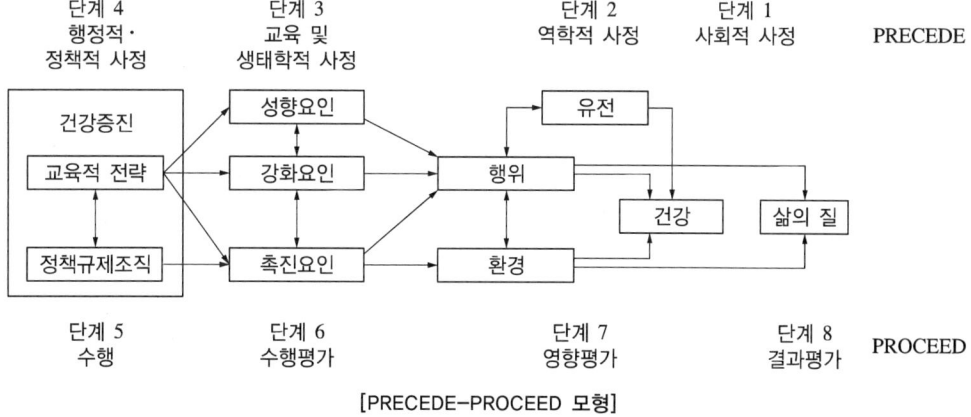

[PRECEDE-PROCEED 모형]

적중예상문제

01 인간은 방어선과 생리적, 심리적, 사회문화적, 발달적, 영적인 변수로 구성된 존재이다. 건강은 기본구조와 방어선들이 스트레스로부터 안정상태를 유지하는 것이다. 이 이론은 무엇인가?

① 베티 뉴먼의 건강관리체계이론
② 로이의 적응이론
③ 오렘의 자가간호이론
④ 펜더의 건강증진모형
⑤ 체계이론

02 인간은 환경으로부터 지속적으로 자극을 받게 되며 이 자극에 대해 대처기전을 활용하며 그에 다른 반응이 나타나고 피드백을 통해 다시 자극으로 투입이 된다. 간호목표는 적응상태를 유지하는 것이다. 이 이론은 무엇인가?

① 베티 뉴먼의 건강관리체계이론
② 로이의 적응이론
③ 오렘의 자가간호이론
④ 펜더의 건강증진모형
⑤ 체계이론

03 건강증진행위에 개인의 특성과 경험, 건강증진행위와 관련된 인지와 감정 등이 영향을 미친다. 이러한 건강행위를 유지하고 환경을 수정하는 데 있어 인간의 능동적 역할을 강조한 이 모형은 무엇인가?

① 베티 뉴먼의 건강관리체계이론
② 로이의 적응이론
③ 오렘의 자가간호이론
④ 펜더의 건강증진모형
⑤ 체계이론

1 ① 2 ② 3 ④

04 뉴먼의 건강증진모형의 구성요소 중에서 환경에 일차적으로 영향을 받으며 탄력적으로 바뀌는 방어선이다. 수면, 영양, 의료기관의 분포, 보건의료체계는 어디에 해당되는가?

① 유연방어선
② 정상방어선
③ 기본구조
④ 체계
⑤ 체외환경

해설 유연방어선
환경에 일차적으로 영향을 받으며 환경에 따라 수축하고 확장하는, 유연하게 바뀌는 방어선이다. 영양이 불균형하거나 수면장애가 심할 때 스트레스에 취약해지며 유연방어선은 얇아지고 정상방어선이 위협을 받게 된다.

05 로이의 적응이론에서 인간은 환경으로부터 늘 자극을 받고 살아간다. 간접적으로 인간에게 영향을 미치는 신념과 성격, 과거의 경험은 어떤 자극에 들어가는가?

① 초점자극
② 연관자극
③ 잔여자극
④ 환경자극
⑤ 내부자극

해설
• 초점자극 : 임신과 같이 인간의 행동에 가장 직접적으로 미치는 자극이다.
• 연관자극 : 초점자극을 제외한 다른 요인인데 교통사고처럼 현재의 상태에 영향을 미칠 수 있는 요소이다.
• 잔여자극 : 간접적으로 영향을 미치는 신념, 성격, 과거의 경험이다.

06 개인이나 지역사회가 자신의 삶, 건강, 안녕을 유지 증진하기 위해 시도하고 수행하는 행위를 말한다. 인간은 누구나 (　)의 요구와 (　)의 역량을 가지고 있다. 이것은 무엇인가?

① 자가간호
② 자기효능감
③ 자아인식
④ 자기개념
⑤ 자기만족

정답 4 ① 5 ③ 6 ①

07 펜더의 건강증진모형에서 간호중재의 핵심이 되는 건강증진행위와 관련된 인지와 감정 중 금주를 하고 다이어트를 하려고 하는데 친구의 모임에 참여를 하지 못함으로써 느껴지는 외로움과 갈등은 어디에 들어가는가?

① 지각된 유익성
② 지각된 장애성
③ 지각된 자기효능감
④ 지각된 불편감
⑤ 행동과 관련된 감정

해설
- 지각된 유익성 : 행위에 대한 개인이 얻을 수 있는 이득인데 담뱃값을 줄이는 것이 예이다.
- 지각된 장애성 : 행위를 하려는 데 있어 불편함과 어려움을 느끼는 장애인데, 운동권을 끊기 위한 회원비가 예이다.
- 지각된 자기효능감 : 자기 스스로 잘해낼 수 있다는 능력이 있다는 자기믿음 혹은 신념이 자기효능감이며 이것이 높으면 지각된 장애가 줄어든다.
- 행동과 관련된 감정 : 행위를 함으로써 느끼는 뿌듯함, 불편감과 같은 감정이다.
- 인간 상호 간의 영향 : 친구나 동료들의 태도와 행위로 인해 영향을 받는다.
- 상황적 영향 : 부모의 사망, 애인과의 이별 등 행위를 촉진 혹은 저해할 수 있는 상황을 말한다.

08 체계이론에 대한 설명으로 옳지 않은 것은?

① 체계 내부에서 상호작용이 감소하면서 질서가 없어지고 유용한 에너지가 감소하는 것을 엔트로피라고 한다.
② 체계 내에서 에너지가 산출물로 변환되는 간호과정의 단계는 산출과정이다.
③ 지역사회간호사, 의료기관, 주민자치센터, 봉사단체 등은 투입되는 요소이다.
④ 투입, 변환, 산출 과정을 통해 나오는 산출의 결과물이 재투입되는 과정을 회환이라고 한다.
⑤ 체계는 정보와 에너지, 자원과 정보를 교환하는 존재이며 환경의 영향을 받는 개방체계이다.

해설 간호과정이 적용되는 단계는 변환과정이다.

09 PRECEDE-PROCEED 모형에 대한 설명이다. 대상자가 이용할 수 있는 지역의 의료기관의 분포와 질, 주거지에 쉽게 이용할 수 있는 운동센터, 도서관, 행정복지센터 등을 알아보는 것은 무엇인가?

① 강화요인
② 가용요인
③ 성향요인
④ 환경요인
⑤ 접근요인

10 베티 뉴먼의 건강관리체계이론에 대한 설명이다. 옳지 않은 것은?

① 저항선이 뚫리지 않도록 조기발견하여 조기치료를 하는 것이 2차 예방활동이다.
② 저항선은 기본구조에서 가장 가까운 방어선이며 이 방어선이 뚫리게 되면 기본구조가 손상받게 되고 손상받은 기본구조가 재구성되는 것이 3차 예방이다.
③ 인간이 오랫동안 건강을 유지해 온 문제해결능력이며 정상적인 반응의 범위는 유연방어선이다.
④ 인간은 총체적이고 역동적인 존재이며 환경의 영향을 받는 개방체계이다.
⑤ 기본구조는 유연방어선 - 정상방어선 - 저항선의 삼중 방어선으로 보호되고 있다.

해설 정상방어선에 대한 설명이다.

정답 9 ② 10 ③

CHAPTER 03 사회보장제도와 보건의료전달체계

제1절　사회보장제도

(1) 정의

국민이 어떤 위험한 일을 당했을 때 국가로부터 보호받고 최소한의 인간다운 생활을 보장받을 수 있도록 필요한 서비스와 소득을 <u>사회가 보장하는</u> 제도이다. 이때 위험이란 출산, 실업, 질병, 사망, 장애 등 예견하지 못하는 것들을 말한다.

(2) 사회보장제도의 분류

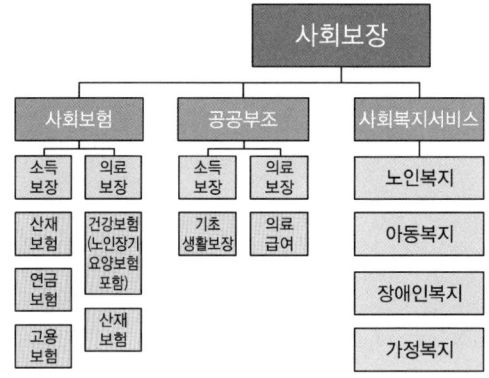

① **사회보험** : 말 그대로 보험이며 근로자와 고용주라면 <u>의무가입</u>이다. 일정금액을 매월 납입하면서 만약의 위험에 대비하는 것인데 의료를 보장하는 형태, 소득을 보장하는 형태가 있다.
　㉠ 산재보험(의료보장, 소득보장) : 산재는 산업재해에 대비한 보험이다. 직장에서 근무하다가 재해를 당해서 일을 하지 못하게 되었을 때 근로자와 그 가족의 생활을 보장하기 위해 의무적으로 가입하는 보험이다.
　　예 근무 중에 발목골절을 입게 되면 병원에서 치료하는 비용(의료보장)과 일을 하지 못하게 된 근로자와 가족을 위한 보상금(소득보장)을 받게 된다.
　㉡ 연금보험(소득보장) : 퇴직 후 소득이 없을 때 매월 일정금액의 연금을 받으면서 생활이 가능할 수 있도록 소득을 보장하는 보험이다.
　㉢ 고용보험(소득보장) : 근로자가 직장을 갑자기 잃게 되는 경우에 구직하는 일정기간 동안 실업급여를 지급해줌으로써 소득을 보장해준다.

ⓔ 건강보험(의료보장) : 갑작스러운 질병이나 사고로 인해 병원을 이용할 때 가계에 과도한 부담이 되지 않고 적절한 의료서비스를 받을 수 있도록 해주는 제도이다.
② **공공부조** : 저소득계층의 <u>최저생활을 보장</u>하기 위한 제도이며 '부조'라는 뜻이 도와준다는 말이다. 국가가 전액을 부담한다.
  ㉠ 의료급여 1종, 2종(의료보장) : 입원하거나 외래진료를 볼 때 개인부담이 없거나 적은 비용을 납부하게 함으로써 의료서비스를 받을 수 있도록 해준다. 의료보험(사회보험)과 의료급여(공공부조)는 별개이니 혼동하지 말자.
  ㉡ 기초생활보장(소득보장) : 최소한의 인간다운 생활을 할 수 있도록 교육급여(학교 입학금, 수업료 지원), 출산과 장례를 치를 때 지원금, 주거급여 지원 등을 지원해주는 제도이다.
③ **사회서비스** : <u>도움이 필요한 취약 대상</u>에게 인간다운 삶을 보장하기 위해서 장애인복지, 아동복지, 노인복지 등으로 상담, 재활, 정보제공 등을 하는 서비스이다.
  예 발달장애 부모심리상담, 아동청소년 심리지원서비스, 저소득 중증장애인 전세금지원

제2절 의료보장

(1) 특징

건강보험, 산재보험, 의료급여의 형태로 의료보장이 이루어지며 우리나라는 <u>사회보험형</u>이다. 정부 기관이 아닌 보험자가 내는 <u>보험료로 의료를 보장</u>하고 <u>재정의 일부를 정부가 부담</u>한다. 급여의 형태는 <u>현물급여와 현금급여</u>로 나뉜다.
① **현물급여** : 국민이 직접 현금을 받는 것이 아니라 의료서비스를 받는 것이다.
  예 입원을 해서 100만원의 진료비가 나왔다면 환자가 지불하는 돈은 20만원이지만 100만원만큼의 의료서비스를 받는 것이다.
② **현금급여** : 현금을 직접 지원받는 것인데, 장기요양기관을 이용할 수 없는 지역에 산다면 특별현금급여라는 명목으로 노인을 돌보는 가족에게 지원을 하는 것이 그 예이다.

(2) 국민건강보험제도의 특징

① **강제가입** : 강제로 가입시켜 국민 누구나 질병이나 사고로 인한 급작스러운 부담을 갖지 않도록 하기 위한 목적이다.
② **소득비례의 원칙/소득재분배원칙** : 소득에 비례하여 수입이 많은 사람은 많이 내고 적게 버는 사람은 적게 내도록 한다. 세금을 많이 낸 사람의 돈이 기초생활이 부족한 사람들에게 재분배, 즉 나누어지게 되는 것이다. 이렇게 함으로써 전 국민 누구나 의료를 보장받도록 하자는 취지이다.

③ **균등수혜** : 보험료를 많이 내는 사람이나 적게 내는 사람이나 건강보험을 적용받는 것은 똑같다.
　　예 소득과 상관없이 입원하게 되면 20%를 부담하는 것은 똑같다.
④ **단기보험** : 1년마다 보험료가 달라지므로 단기보험이라고 부른다.
⑤ **제3자 지불형식** : 의료공급자는 병원, 의료이용자(수요자)는 환자, 보험자는 국민건강보험공단이다. 병원은 병원비를 환자에게 받고 나머지는 국민건강보험공단(제3자)에 청구하여 받게 된다.

(3) 국민 의료비 상승과 해결책

① 국민 의료비 상승 원인
　㉠ 국민의 생활수준이 올라가면서 건강에 관심을 많이 가지게 되었다.
　㉡ 전 국민이 건강보험 혜택을 받다 보니 본인 부담금이 적어서 병원을 쉽게 찾아가고 심지어 병원 쇼핑을 하는 사람들도 생겨났다.
　㉢ 의료기술이 발달하면서 노인 인구는 증가하고 그만큼 만성질환자의 수와 유병률도 높아서 의료비가 증가하게 되었다.

② 해결책
　㉠ 본인 부담률을 인상시켜 진료가 정말 필요한 사람이 병원을 찾도록 해야 한다.
　㉡ 사후결정방식(행위별수가제)을 <u>사전결정방식(포괄수가제)으로 바꾸어야 한다</u>. 행위별수가제는 의사의 자율권이 보장되면서 필요한 처방을 낼 수 있게 되면서 의료의 질은 높아졌지만 의료비 상승을 가져왔다. 행위별수가제를 사후결정방식이라고 한다. 사후는 '일(처치, 검사)이 발생하고 난 다음'이라는 뜻인데 의사가 처방을 주고 처치를 이미 다 받고 난 후에 진료비를 납부하는 것이다. 그러므로 얼마를 지불하게 될지 미리 알 수 없다.
　㉢ 일차 의료 중심의 의료제도로 개편하여 예방에 초점을 맞추어 건강을 증진하도록 한다.

(4) 의료급여

의료급여는 생활이 어려운 저소득 계층의 의료제공을 위해 도입된 제도이며 1종과 2종이 있다.

(5) 산재보험

근로자가 근로 중에서 재해를 당하게 되었을 때 의료비와 소득을 보장받도록 하는 제도이다.

제3절 보건의료전달체계

(1) 정의

WHO 정의에 의하면 국가가 국민의 건강을 회복하고 유지하며 증진시키기 위하여 행하는 모든 활동을 국가보건의료체계라고 하였다. 의료가 필요한 국민에게 효율적으로 의료서비스가 전달되기 위한 시스템이라고 생각하면 되는데 이런 시스템은 국가별로 다르다.

(2) 체계를 구성하는 요소

① **보건의료 자원개발**
  ㉠ 지적 자원 : 의료기술, 의료지식, 정보
  ㉡ 인적 자원 : 보건의료를 제공하는 의사, 간호사, 물리치료사 간호조무사 등의 보건의료인력
  ㉢ 물적 자원 : 의료기기와 장비, 의료물품과 약품

② **자원의 조직적인 배치** : 인력, 시설, 장비 등이 조직적으로 배치되어야 효과적으로 의료서비스를 이용할 수 있다. 전국에 골고루 자원이 배치되어 소외되는 지역이 없어야 한다. 1~3차 의료기관별로 자원을 다르게 배치하여 효율적으로 국민이 이용할 수 있도록 해야 한다. 3차 의료기관을 이용하려면 1~2차 의료기관의 진료의뢰서가 있어야 가능한 절차도 조직적이라고 할 수 있다.

③ **보건의료 제공**
  ㉠ 의료기관별로 보건의료서비스가 다르다.
    • 1차 의료기관 : 의원, 한의원, 치과의원 등 아플 때 일차적으로 방문하게 되는 의료기관이다.
    • 2차 의료기관 : 의원급에서 해결이 되지 않고 검사를 위한 장비와 입원실이 갖추어진 병원이다.
    • 3차 의료기관 : 대형 종합병원이며 2차 의료기관보다 더욱 전문적인 검사와 의료서비스를 받을 수 있다. 예외인 경우를 제외하고 1~2차 의료기관에서 받은 소견서가 있어야 진료가 가능하다.
  ㉡ 질병 예방의 범위에 따라 보건의료서비스가 다르다.
    • 1차 예방 : 증상과 질병이 없는 상태이며 꾸준하게 건강증진을 위한 활동을 하는 것이다.
      예) 예방접종, 운동, 스트레스 관리, 좋은 식습관, 충분한 수면
    • 2차 예방 : 증상이 있을 때 조기에 검사하여 발견하고 조기치료를 하는 것이다. 고혈압과 당뇨가 있는 사람이 식이요법과 운동요법을 하는 것도 2차 예방에 들어간다. 식이요법을 하는 것은 건강을 관리하여 병의 진행을 조기에 예방하자는 취지이기 때문이다.
      예) 속쓰림이 지속된다면 위내시경 검사를 하여 위염이라고 진단을 받으면 적절한 치료를 받아 질병이 악화되는 것을 막는다.

- 3차 예방 : 질병을 이미 진단받은 상태이다. 관리하여 질병 진행을 막고 후유증을 최소화하여 악화되는 것을 막는다.

  예 뇌졸중 환자의 재활치료, 당뇨 환자의 혈당관리

④ **경제적 지원** : 의료서비스 체계가 유지되고 운영되기 위해서는 자금(돈)이 있어야 한다. 의료기관을 운영하는 유지비와 인건비 등이 필요한데 이런 것들은 국민이 지불하는 건강보험료, 개인이 지불하는 진료비, 기업의 보조금, 기부 등으로 운영된다.

⑤ **보건의료 정책과 관리** : 어떠한 정책이 만들어지기까지 의사결정과정과 지도력이 필요하다.

  예 건강보험 산정특례 대상 지원 확대, 국가 건강검진 검사 비용 지원 강화 등은 세금으로 하는 일이기 때문에 의사결정과정과 협의가 필요하다.

(3) 보건의료전달체계의 유형

① **자유방임형** : 한국과 미국, 일본이 자유방임형을 채택하였다. 방임의 뜻은 간섭하지 않고 내버려둔다는 말이다. 정부의 통제는 최소한이며 민간주도형으로서 국민의 자유로운 선택을 존중한다.

  ㉠ 장점 : 의료기관을 국민이 스스로 선택하고 그에 따라 의료의 질이 높아지며 의료인의 재량권이 높아진다.

    예 병원의 수입이 높아질 수 있고 갖가지 검사도 가능하니 정확한 진단을 내릴 수 있는 확률도 높아진다. 이는 의료서비스의 질의 상승을 가져온다.

  ㉡ 단점 : 지역적 그리고 사회적으로 불균형이 생긴다. 대도시에만 의료기관이 몰리게 되고 경제적인 수준에 맞는 의료기관을 이용하게 된다. 비효율적인 이용(과잉처방, 병원 쇼핑, 유명한 병원으로 환자가 몰림)이 의료비 상승을 부추긴다.

② **사회보장형** : 영국과 캐나다가 사회보장형을 채택하였다. 개인의 자유는 어느 정도 존중해주면서 보건의료서비스를 국가가 주도하여 무료로 보장해준다는 것이다. 주거지를 중심으로 주치의를 선택할 수 있고 비용을 부담하고 사립 병원을 이용할 수 있는 자유도 있다.

  ㉠ 장점 : 주치의에게 무료로 진료를 보는 시스템이며 치료뿐만이 아니라 예방을 포함한 서비스를 받을 수 있고 의료의 형평성이 보장된다.

  ㉡ 단점
  - 의료의 질이 떨어질 수 있으며 의료조직이 형식적이고 관료적이고 복잡하다.
  - 예약을 해야 진료를 볼 수 있으며 예약 변경 시 복잡하다.

③ **사회주의형** : 북한, 중국 같은 공산주의 국가가 사회주의를 채택했다. 사회주의는 국민 개인의 자유를 중요시하지 않고 사회 전체의 이익을 중요하게 생각한다. 사회'주의'를 자유가 일제 허락하지 않은 공산'주의'와 묶어서 기억해보자.
   ㉠ 장점 : 의료자원과 의료서비스의 분포와 기회를 공평하게 무료로 제공하는 제도이며 형평성이 높다는 장점이 있다.
   ㉡ 단점 : 개인의 자유가 존중되지 않고 의료의 질이 낮다.

(4) **진료비 지불제도**

입원해서 치료를 받으면 20%는 환자가 납부를 하고 80%는 의료기관이 건강보험심사평가원(심평원)에 청구를 하는 과정을 거친다. 건강보험심사평가원은 청구 건에 대해 심사를 해서 적정성을 평가해 지급한다. 이 과정에서 건강보험심사평가원(보험자)과 의료기관(의료공급자) 간에 분쟁이 발생되는데 의료기관은 청구한 것에 대해 대부분을 받으려고 하기 때문이다.

① **행위별수가제** : 한국이 시행 중인 지불제도이다. 의료인이 제공한 진료행위를 항목별로 가격을 책정하여 진료비를 지급하는 제도이다. 사후결정방식이다. 진료를 받으러 갔을 때 의사가 어떤 검사 처방을 입력했느냐에 따라 환자가 내야 하는 진료비가 달라진다. 이미 일(처방과 검사)이 발생하고 난 뒤(검사를 모두 받고 난 후) 진료비가 결정된다.

   [암기 Tip] '사후'라는 말을 '이미 일이 발생하고 난 뒤'라는 뜻이다.

   ㉠ 장점 : 의사의 자율권이 보장되고 필요한 처방(행위)을 낼 수 있으니 의료의 질이 높아진다.
   ㉡ 단점 : 의사가 더 많은 수입을 위해 예방보다는 치료에 치중하다 보니 과잉진료가 발생하고 결국 국민의료비가 증가하게 된다. 진료비를 청구하고 심사하는 과정이 복잡해진다. 이 말은 진료를 본 의사는 국민건강보험공단(심평원)에 돈을 받기 위해 청구를 하지만 공단에서는 과잉진료가 아니었는지를 따져서 돈을 지급하기 때문에 분쟁이 생길 일이 많다는 것이다. 진단명을 조작할 수 있는 여지가 있어 감시가 필요하다.

② **상대가치수가제** : 상대적인 개념의 가치를 계산하는데, 예를 들어 편도제거술보다 심장 개흉술이 상대적으로 가치가 높고 점수가 많이 산정된다. 행위별수가제에 포함된 개념이며 우리나라에서 현재 시행 중인 수가제이다. 행위별수가제의 단점을 보완하기 위해 의료서비스의 진료과목·직종 간 기여 정도 등의 항목별 불균형을 합리적으로 하기 위해 만든 수가제이다. 소요되는 시간과 노력에 따른 의료인의 업무량, 인건비와 재료비, 위험도, 자원의 양을 고려해 산정한다.

> 행위별 상대가치점수(점) × 환산점수(1점당 원) × 의료기관 종별가산율(%)

③ **인두제** : 영국에 도입된 제도이다. 의사가 맡은 환자 숫자(인두 = 사람 머리)에 따라 보수를 받는데 환자의 진료 여부와는 상관이 없다. 대표적인 나라가 영국이다.
  ㉠ 장점 : 진료 여부와 관계없이 보수를 받다 보니 내원을 줄이기 위해 예방에 중점을 두게 된다.
  ㉡ 단점
    • 진료 여부와 관계 없이 수입은 같으므로 형식적인 과소치료가 있을 수 있다.
    • 신의료기술의 적용이 지연될 우려가 높다.
    • 상태가 안 좋은 환자는 기피하고 전문의에게 의뢰하는 경우가 잦다.
④ **봉급제** : 의료서비스의 양이나 환자 수와 상관없이 일정한 봉급(월급)을 받는 것이다. 더 높은 보수를 받기 위해 승진에 관심이 많고 봉급만 받으면 되니 형식적으로 진료하거나 관료적이다.
⑤ **포괄수가제** : 안과, 이비인후과, 외과, 산부인과 4개 진료과의 백내장수술, 편도수술 및 아데노이드수술, 항문수술, 탈장수술, 맹장수술, 제왕절개 분만, 자궁 및 자궁부속기 수술(악성종양 제외) 등 7개 질병군이 해당된다. 행위별수가제와 같이 하나하나 계산하는 것이 아니라 포괄하여 묶어 계산한다. 우리나라에서 시행 중이며 <u>사전결정방식</u>이다. 입원하기 전에(일이 발생하기 전) 진료비가 결정되어 있다는 말이다.

  [암기Tip] '사전'이라는 말을 '일이 발생하기 전'이라는 뜻이다.

  ㉠ 장점
    • 환자는 지불해야 하는 액수를 대략 알 수 있다.
    • 진료비가 표준화되어 있고(이미 금액이 정해져 있으므로) 의료공급자도 불만이 없고 청구와 심사과정이 간단하다.
    • 행위별수가제로 인한 과잉진료와 의료비 급증 등의 문제를 개선할 수 있다.
  ㉡ 단점
    • 이윤을 남기기 위해 진료를 최소화하여 의료의 질이 떨어질 수 있다.
    • 진단명을 조작할 수 있는 여지가 있어 감시가 필요하다.
      예 항문수술을 행위별 수가제로 청구할 수 있는 진단명으로 조작을 하는 것을 말한다.
    • 의료현장의 다양한 상황이 반영되어 있지 않다.
      예 같은 제왕절개 분만이지만 산모의 상태에 따라 중증도가 다르고 처치가 추가로 들어갈 수 있는데 병원 입장에서는 손해를 볼 수 있다.
⑥ **신포괄수가제** : 행위별수가제와 포괄수가제의 단점을 보완하여 나온 것이 신포괄수가제라고 보면 된다. 신포괄수가제는 행위와 치료재료·약제를 포괄항목과 비포괄항목으로 구분해서 포괄항목에 해당되면 포괄수가제로 지불하고, 비포괄항목에 해당되는 부분은 행위별수가제를 적용한다.

⑦ **총액계약제** : 보험자(국민건강보험공단)와 의료공급자(의사)가 의료서비스에 대한 한 해의 총액(진료비)을 계약(협의)하고 사전에 결정된 진료비 총액을 지급하는 방식이다. 행위별 수가제는 의사가 진료를 한만큼 공단에 청구하여 심사를 거쳐 돈을 받게 되는데 총액 계약제는 처음부터 청구할 수 있는 돈을 정해버리므로 과잉진료가 없어지는 장점은 있다. 총액을 정하는 과정에서 분쟁이 있을 수 있고 진료비가 억제되는 대신 과소진료를 하거나 중증환자를 기피하는 현상이 발생할 수 있다. 진료를 열심히 한다고 해도 이미 진료비의 총액이 결정되어 있기 때문에 소극적이기 쉽다.

CHAPTER 03 적중예상문제

01 우리나라의 사회보장제도에 대한 바른 설명은?

① 실업, 질병 같은 위험으로부터 국민을 보호하고 국민의 삶의 질을 향상시키는 데 필요한 서비스와 소득을 사회가 보장하는 제도이다.
② 사회보험은 저소득층을 위한 제도로서 의료급여와 기초생활수급자가 있다.
③ 산재보험과 연금보험, 고용보험, 건강보험, 노인장기요양보험은 사회서비스에 들어가며 위험으로부터 보호하기 위한 제도이다.
④ 전 국민은 평등한 의료의 보장을 받기 위하여 모두 건강보험으로 적용받는다.
⑤ 사회보험은 형평성을 위해 매월 일정금액을 소득에 상관없이 납입한다.

> **해설**
> - 의료급여와 기초생활수급자 서비스는 소득의 기준에 해당하는 저소득층에게 주는 혜택이며 공공부조라고 한다.
> - 산재보험, 연금보험, 고용보험, 건강보험은 사회보험에 들어간다.
> - 사회보험은 소득에 비례하여 지급한다. 전 국민이 평등한 의료를 보장받기 위해 건강보험과 의료급여 제도가 있다.

02 우리나라의 의료보장제도에 대한 바른 설명은?

① 건강보험, 산재보험, 의료급여의 형태로 의료 보장이 이루어지며 우리나라는 사회주도형이다.
② 보험료로 의료를 보장하고 재정의 일부를 정부가 부담한다.
③ 건강보험은 강제가입이며 소득과 상관없이 전 국민이 공평하게 보험료를 납부한다.
④ 공평하게 보험료를 납부하니까 건강보험도 균등하게 수혜를 받는다.
⑤ 의료공급자는 병원, 의료소비자는 환자, 국민건강보험공단은 보험자이다. 병원비는 환자와 보험자를 통해서 받게 되는데 이 제도를 간접지불방식이라고 한다.

> **해설** 우리나라는 사회보장형이며 제3자 지불형식을 취한다. 건강보험료는 소득에 비례하여 납부하게 되지만 건강보험의 혜택은 균등하게 적용받는다.

정답 1 ① 2 ②

03 행위별수가제에 대한 설명을 옳은 것은?
① 어떤 질병으로 진료하였는지에 따라 미리 결정된 진료비만 지급하는 제도이다. 진료비가 표준화되어 있고 청구와 심사가 간단하다.
② 서비스 양이나 환자 수와 상관없이 일정한 보수를 받는 것이며 더 높은 보수를 받기 위해 승진에 관심이 많고 형식적으로 진료하거나 관료적이다.
③ 제공받은 의료서비스만큼 진료비를 지불하는 방식으로 의사의 재량권이 크다. 금액을 많이 지불하면 높은 질의 의료서비스를 받을 수 있고 의료인의 자율성이 보장되어 의료의 수준이 높아진다.
④ 행위와 치료재료·약제를 포괄항목과 비포괄항목으로 구분해 포괄항목에 해당되면 포괄수가제로 지불하고, 비포괄항목에 해당되는 부분은 행위별수가제를 적용해 지불하는 혼합 방식으로 운영된다.
⑤ 보험자와 진료자가 의료서비스에 대한 한 해의 진료비를 대략 협의하고 사전에 결정된 진료비 총액을 지급하는 방식이다.

해설 ① 포괄수가제에 대한 설명이다.
② 봉급제에 대한 설명이다.
④ 신포괄수가제에 대한 설명이다.
⑤ 총액계약제에 대한 설명이다.

04 우리나라의 보건의료전달체계에 대한 설명으로 옳은 것은?
① 개인의 자유는 어느 정도 존중해주면서 보건의료서비스를 무료로 국가가 주도하여 보장해주는 사회보장형이다.
② 정부의 통제는 최소한이며 민간주도형으로서 국민의 자유를 최대한 존중하는 자유방임형이다.
③ 자유방임형이며 영국과 캐나다, 한국이 이러한 형태를 취한다.
④ 사회주의형이며 의료자원과 의료서비스의 분포와 기회를 공평하게 무료로 제공하는 제도이며 형평성이 높다는 장점이 있다. 단 개인의 자유가 존중되지 않고 의료의 질이 낮다.
⑤ 사회보장형이며 주치의에게 진료를 보는 시스템으로 치료뿐만 아니라 예방을 포함한 서비스를 받을 수 있다. 단점은 의료의 질이 떨어질 수 있으며 의료조직이 관료적이다.

해설 ① 사회보장형에 관한 설명으로 한국은 자유방임형이다.
③ 자유방임형을 채택한 나라는 한국, 미국, 일본이다. 영국과 캐나다는 사회보장형이다.
④ 사회주의형에 관한 설명으로 한국은 자유방임형이다.
⑤ 사회보장형을 채택하는 나라는 영국과 캐나다이다.

정답 3 ③ 4 ②

05 국민보건의료비가 증가하는 요인과 억제방안에 대한 설명으로 옳은 것은?

① 최근 사고가 급증하면서 병원진료와 수술을 받는 환자가 많아져 국민보건의료비가 증가한다.
② 전 국민이 건강보험 혜택을 받다 보니 병원을 쉽게 찾게 되고 인구가 노령화되고 만성질환 환자가 많아져 의료비가 증가하게 된다.
③ 국민보건의료비를 억제하기 위한 방법 중 하나로 사전결정방식을 사후결정방식으로 바꾸어야 한다.
④ 2차 병원 중심의 의료제도로 개편하여서 3차 병원을 이용하지 않고 2차 병원에서 수술과 진료를 하도록 해야 한다.
⑤ 급성질환을 겪게 되는 환자들이 많아져서 의료비가 증가한다.

> **해설** 국민보건의료비를 억제하는 방법에는 사후결정방식을 사전결정방식으로 바꾸고 본인 부담률을 인상시키는 방법이 있다. 그리고 1차 의료 중심의 의료제도로 개편하여 예방에 초점을 맞추어야 하는데 보건소, 의원, 보건진료소 등이 그 대상이다.

06 보험자와 진료자 간에 사전에 결정된 진료비 총액을 지급하면서 과소진료가 생길 우려가 있는 이것은 무엇인가?

① 총액계약제
② 신포괄수가제
③ 인두제
④ 봉급제
⑤ 상대가치점수제

> **해설** 총액계약제
> 보험자(국민건강보험공단)와 의료공급자가 의료서비스에 대한 한 해의 총액(진료비)을 계약(협의)하고 사전에 결정된 진료비 총액을 지급하는 방식이다. 총액계약과정에서 분쟁이 있을 수 있고 진료비가 억제되는 대신 과소진료를 하거나 중증환자를 기피하는 현상이 발생할 수 있다.

07 보건의료를 구성하는 요소에 대한 설명이다. 의료기관 인력과 의료기술, 의료기관 시설과 여러 가지 검사 장비는 어디에 포함이 되는가?

① 보건의료 제공
② 자원의 조직적인 배치
③ 보건의료 자원개발
④ 경제적 지원
⑤ 보건의료 정책과 관리

> **해설**
> - 보건의료 자원개발 : 의료기술과 지식, 정보, 인력, 기기와 장비, 약품 등이 보건의료자원이다.
> - 자원의 조직적인 배치 : 인력, 시설, 장비 등이 조직적으로 배치되어야 효과적으로 의료서비스를 이용할 수 있다.
> - 보건의료 제공 : 의료기관(1, 2, 3차) 예방 범주(1, 2, 3차)에 따라 보건의료제공은 달라진다.
> - 경제적 지원 : 국민이 지불하는 건강보험료, 개인이 지불하는 진료비, 기업의 보조금, 기부 등으로 운영된다.
> - 보건의료 정책과 관리 : 어떠한 정책이 만들어지기까지 의사결정과정과 지도력이 필요하다.

08 장기요양기관을 이용할 수 없는 벽지와 오지에 사는 대상자들을 돌보는 가족에게 지원해주는 급여의 형태가 무엇인가?

① 현물급여
② 현금급여
③ 사회급여
④ 장기요양급여
⑤ 한지급여

해설
- 현물급여 : 국민이 직접 현금을 받는 것이 아니고 의료서비스를 받는 것이 현물급여이다.
- 현금급여 : 현금을 직접 지원받는 것인데 장기요양기관을 이용할 수 없는 지역에 산다면 특별현금급여라는 명목으로 노인을 돌보는 가족에게 지원을 하는 것이 그 예이다.

09 공장에서 작업을 하다가 다리가 골절되는 사고를 당해서 3개월간 입원치료를 하게 되었다. 이때 지원받을 수 있는 보험의 형태는 무엇일까?

① 의료급여
② 산재보험
③ 노인장기요양보험
④ 고용보험
⑤ 사회복지서비스

해설 근로자가 근로 중에 재해를 당했을 때 의료비와 소득을 보장받도록 하는 제도이다.

10 사회보장제도에서 소득을 보장해주는 사회보험은 무엇인가?

① 의료급여
② 건강보험
③ 산재보험
④ 노인장기요양보험
⑤ 노인복지서비스

해설 소득을 보장해주는 사회보험은 산재보험, 연금보험, 고용보험이다.

정답 8 ② 9 ② 10 ③

CHAPTER 04 일차보건의료

제1절 알마아타 선언

1978년에 열린 일차보건의료에 대한 국제회의이다. 세계인의 건강 보호와 증진, 건강 불평등의 해소를 위한 일차보건의료 전략 적용이 논의되었다.

(1) 특징

일차보건의료라고 하면 보건진료소와 보건소를 떠올려보자. 의료혜택을 받지 못하는 지역에 살거나 경제적 능력이 없는 국민도 건강권이 있기 때문에 그들을 일차적으로 지키기 위한 의료시스템이라고 생각하면 된다.

① **접근성** : 지역주민이 쉽게 접근할 수 있는 경제적(부담 없이 이용할 수 있는), 지리적(벽지 오지에 있는 주민들도 이용할 수 있는) 위치에 있어야 한다.

② **수용 가능성** : 지역주민이 쉽게 수용할 수 있는 방법으로 사업이 제공되어야 한다.
  예 노인이 대상이라면 노인이 관심 있어 하는 주제와 쉽게 이용할 수 있는 매체를 활용하여 이해하기 쉽게 설명해야 한다.

③ **주민의 적극적인 참여** : 일차보건의료가 잘 이루어지기 위해 가장 중요한 부분이다. 주민이 보건진료소를 이용하지 않고 멀리 떨어진 병원으로만 간다면 보건진료소가 존재할 이유가 무색해진다. 자생적 주민조직을 활용하여 위원회를 만들고 보건 요원을 양성하여 배치하며 사회지도층의 적극적인 참여가 필요하다.

④ **지불부담능력** : 지불능력이 없는 사람들도 부담 없이 이용할 수 있는 비용이어야 한다.

(2) 일차보건의료(primary health care)의 필수 내용

① 지역사회가 가지고 있는 주요 건강문제와 예방(중점을 두는 부분) 및 관리에 대한 교육
  예 어촌의 해녀라면 잠함병이 주요 건강문제일 것이며 그들의 요구에 맞는 교육을 한다.

② 식량공급

③ 안전한 식수공급

④ 가족계획을 포함한 모자보건사업
  예 임신 시기와 영유아 시기에 건강을 관리한다면 평생의 건강습관에 좋은 기초를 다질 수 있다.

⑤ 감염병 예방접종

⑥ 풍토병 예방과 관리
　예 풍토병이란 특정 지역에만 있는 병이다. 농촌에는 진드기로 인한 질병과 사고가 많다.
⑦ 통상(흔하게 볼 수 있는) 질환과 상해의 치료
⑧ 필수의약품 공급
　예 감기약, 고혈압약, 진통제, 당뇨약 등

제2절　일차보건의료기관

(1) 보건소
　① 설치기준 : 시군구별로 1개소씩 설치한다. 다만 시장·군수·구청장이 지역주민의 보건의료를 위해 특별히 필요하다고 인정하면 추가로 설치할 수 있다.
　② 보건소의 업무
　　㉠ 보건의료 관련 기관, 단체, 학교, 직장과 협력체계를 구축한다.
　　㉡ 보건의료인 및 보건의료기관 등에 대한 지도, 관리 육성과 국민보건 향상을 위한 지도 관리
　　　예 의료기관과 약국을 점검하여 의료법 준수 여부와 약품의 유효기간을 확인한다.
　　㉢ 감염병 예방업무
　　　예 예방접종, 결핵관리실
　　㉣ 모성과 영유아 건강증진
　　　예 태교교실, 출산준비, 육아강좌
　　㉤ 여성, 노인, 장애인 등 취약계층의 건강유지·증진
　　　예 독거노인방문, 장애인가족프로그램
　　㉥ 정신건강증진 및 생명존중에 관한 사항
　　　예 치매조기검진, 우울증 상담, 자살예방사업
　　㉦ 지역주민 진료, 건강검진, 만성질환 관리
　　　예 금연관리, 고혈압 교실, 만성질환 검사
　　㉧ 국민건강증진, 구강건강, 영양관리사업
　　　예 비만, 금연, 절주, 운동, 정기적인 영양교육, 보충식품지원, 불소도포사업, 노인틀니지원
　　㉨ 난임예방
　　　예 난임부부 시술비 지원
　　㉩ 가정과 사회복지시설 방문 보건의료
　　　예 취약계층 가정방문

(2) 보건지소
① 설치기준 : 보건소가 설치된 읍면을 제외한 읍면마다 1개소씩 설치한다. 다만 시장·군수·구청장이 지역주민의 보건의료를 위해 특별히 필요하다고 인정하면 추가로 설치할 수 있다.

(3) 보건진료소
간호사가 간단한 진료와 약 처방이 가능하므로 보건'진료'소라고 기억하자. 보건진료소는 운영협의회를 설치하여 보건사업 추진을 위한 주민의 의견을 반영하고 정보를 공유하는 등 지역주민이 진료소 운영에 직접 참여하도록 해야 한다.

① 설치기준 : 의료취약지역(인구 5천명 미만)에 설치하며 농어촌 등 보건의료를 위한 특별조치법의 지배를 받는다.

② 보건진료 전담공무원의 자격 : 간호사 또는 조산사로서 24주 이상의 직무교육을 받아야 하며 시장·군수·구청장과 특별자치시장과 특별자치도지사의 지도·감독을 받는다.

③ 보건진료 전담공무원의 업무
　벽지와 오지 등 의료취약지역에서 일하는 것이나 분만, 환자이송, 응급처치 등 보건소에서 하지 않는 업무들을 해야 한다는 차이가 있다.
　㉠ 외상 등 흔히 볼 수 있는 환자의 치료와 응급처치
　㉡ 질병과 부상의 악화를 막기 위한 처치
　㉢ 환자의 이송
　㉣ 질병과 부상의 상태를 판별하기 위한 진찰과 검사
　㉤ 정상분만의 분만 도움
　㉥ 만성병 환자의 요양지도 및 관리
　㉦ 예방접종
　㉧ 위의 업무에 필요한 의약품 투여
　㉨ 모자보건 업무
　㉩ 환경위생 및 영양개선
　㉪ 질병예방에 관한 업무
　㉫ 주민의 건강에 관한 업무를 담당하는 사람에 대한 교육과 지도
　㉬ 그 밖의 주민의 건강증진과 관련된 업무

제3절 국민건강증진종합계획(2021~2030년)

(1) 제5차 국민건강증진종합계획(HP2030) 기본틀

모든 사람이 평생 건강을 누리는 사회

건강수명 연장, 건강형평성 제고

기본원칙
1. 국가와 지역사회의 **모든 정책** 수립에 건강을 우선적으로 반영한다.
2. **보편적인 건강수준의 향상**과 **건강형평성 제고**를 함께 추진한다.
3. **모든 생애과정과 생활터**에 적용한다.
4. **건강친화적인 환경**을 구축한다.
5. **누구나 참여**하여 함께 만들고 누릴 수 있도록 한다.
6. **관련된 모든 부문**이 **연계**하고 **협력**한다.

 건강생활 실천　　 정신건강 관리　　 비감염성 질환 예방관리

① 금연　　　　　　⑥ 자살예방　　　　⑩ 암
② 절주　　　　　　⑦ 치매　　　　　　⑪ 심뇌혈관질환
③ 영양　　　　　　⑧ 중독　　　　　　⑫ 비만
④ 신체활동　　　　⑨ 지역사회 정신건강　⑬ 손상
⑤ 구강건강

 감염 및 기후변화성 질환 예방관리　　 인구집단별 건강관리　　 건강친화적 환경 구축

⑭ 감염병 예방 및 관리　　⑰ 영유아　　　㉔ 건강친화적 법제도 개선
⑮ 감염병 위기 대비·대응　⑱ 아동·청소년　㉕ 건강정보 이해력 제고
⑯ 기후변화성 질환　　　　⑲ 여성　　　　㉖ 혁신적 정보기술의 적용
　　　　　　　　　　　　　⑳ 노인　　　　㉗ 재원마련 및 운용
　　　　　　　　　　　　　㉑ 장애인　　　㉘ 지역사회 자원 확충 및 거버넌스 구축
　　　　　　　　　　　　　㉒ 근로자
　　　　　　　　　　　　　㉓ 군인

[출처 : 보건복지부]

중요한 것은 <u>건강수명 연장과 건강형평성</u> 제고 두 가지이다. 우리나라는 기존의 70.4세의 건강수명을 2030년까지 73.3세로 연장하는 것을 목표로 하고 있다. 건강수명이라 함은 건강에 문제가 없이 살아가는 수명을 말한다. 그리고 소득 간, 지역 간에 건강의 형평성을 확보하는 것이 목표이기도 하다. 건강형평성이란 건강에 있어 집단 간에 불공평한 차이 없이 균형을 유지하는 것이다.

적중예상문제

01 일차보건의료에 대한 설명으로 옳은 것은?

① 치료에 중점을 두고 있으며 지역주민 스스로의 문제해결 능력을 키우는 것이 목표이다.
② 지역주민이 누구나 쉽게 접근할 수 있는 접근성이 중요하다.
③ 일차보건의료는 간호제공자가 중심이다. 지역사회 주민의 참여가 이루어지면 일차보건의료가 효과적으로 이루어지지 못한다.
④ 일차보건의료의 중요성에 대한 국제회의가 1978년에 열렸는데 이를 베를린 선언이라고 한다.
⑤ 일차보건의료는 지역사회 주민의 지불부담능력과는 관련 없이 접근이 수월하고 수용이 가능한 방식으로 서비스가 이루어진다.

> **해설**
> • 일차보건의료는 예방에 중점을 두고 있으며 지역사회 주민이 중심이다.
> • 접근성, 수용가능성, 주민의 적극적 참여, 주민의 지불부담능력이 중요한 특징이다.
> • 일차보건의료와 관련한 국제회의는 알마아타 선언이다.

02 보건소의 업무에 대한 설명으로 옳은 것은?

① 모성과 영유아의 건강증진을 도모한다.
② 가정에 방문하는 간호는 가정전문간호사의 영역이므로 보건소에서 하지 않는다.
③ 정상분만이면 분만개조를 하고 진찰과 검사까지 가능하다.
④ 난임부부 시술비 지원은 시장·군수·구청장이 하는 일이며 보건소에서는 홍보만 담당한다.
⑤ 독거노인 등의 취약계층을 방문하여 적극적인 치료가 이루어지도록 병원과 연계한다.

> **해설** 보건소의 업무
> • 보건의료 관련 기관, 단체, 학교, 직장과 협력체계를 구축한다.
> • 보건의료인 및 보건의료기관 등에 대한 지도, 관리 육성과 국민보건 향상을 위한 지도 관리
>   예 의료기관과 약국을 점검하여 의료법 준수 여부와 약품 유효기간을 확인
> • 감염병 예방업무 예 예방접종, 결핵관리실
> • 모성과 영유아 건강증진 예 태교교실, 출산준비, 육아강좌
> • 여성, 노인, 장애인 등 취약계층의 건강유지·증진 예 독거노인방문, 장애인가족프로그램
> • 정신건강증진 및 생명존중에 관한 사항 예 치매조기검진, 우울증 상담, 자살예방사업
> • 지역주민 진료, 건강검진, 만성질환 관리 예 금연관리, 고혈압 교실, 만성질환 검사
> • 국민건강증진, 구강건강, 영양관리사업
>   예 비만, 금연, 절주, 운동, 정기적인 영양교육, 보충식품지원, 불소도포사업, 노인틀니지원
> • 난임예방 예 난임부부 시술비 지원
> • 가정과 사회복지지설 방문 보건의료 예 취약계층 가정방문

정답 1 ② 2 ①

03 의료취약지역에 설치하며 농어촌 등 보건의료를 위한 특별조치법의 지배를 받는 이것은 무엇인가?
   ① 보건지소   ② 보건진료소
   ③ 보건소   ④ 건강관리센터
   ⑤ 정신건강보건센터

04 일차보건의료서비스의 필수내용이 아닌 것은?
   ① 식량공급   ② 감염병 예방접종
   ③ 통상적인 질환과 상해의 치료   ④ 전문의약품 공급
   ⑤ 모자보건사업

   해설 일차보건의료서비스의 필수내용
   - 지역사회가 가지고 있는 주요 건강문제와 예방(중점을 두는 부분) 및 관리에 대한 교육
   - 식량공급
   - 안전한 식수공급
   - 가족계획을 포함한 모자보건사업
   - 감염병 예방접종
   - 풍토병 예방과 관리
   - 통상(흔하게 볼 수 있는) 질환과 상해의 치료
   - 필수의약품 공급

05 보건진료소의 업무에 대한 설명으로 옳지 않은 것은?
   ① 환자의 이송
   ② 모자보건업무
   ③ 환경위생 및 영양개선
   ④ 고위험 분만의 도움
   ⑤ 질병과 부상의 상태를 판별하기 위한 진찰과 검사

   해설 보건진료소의 업무
   - 외상 등 흔히 볼 수 있는 환자의 치료와 응급처치
   - 질병과 부상의 악화를 막기 위한 처치
   - 환자의 이송
   - 질병과 부상의 상태를 판별하기 위한 진찰과 검사
   - 정상분만의 분만 도움
   - 만성병 환자의 요양지도 및 관리
   - 예방접종
   - 위의 업무에 필요한 의약품 투여
   - 모자보건 업무
   - 환경위생 및 영양개선
   - 질병예방에 관한 업무
   - 주민의 건강에 관한 업무를 담당하는 사람에 대한 교육과 지도
   - 그 밖의 주민의 건강증진과 관련된 업무

정답 3 ② 4 ④ 5 ④

CHAPTER 05 모자보건사업, 노인보건사업과 만성질환

제1절 모자보건사업

(1) 정의

모성과 영유아(아동간호학의 영유아와 달리 모자보건법의 영유아는 출생 후 6년 미만)에게 전문적인 보건의료서비스 및 그와 관련된 정보를 제공하고 모성의 생식건강관리와 임신, 출산, 양육 지원을 통해 이들이 신체적 정신적 사회적으로 건강을 유지하게 하는 사업이다(모자보건법).
예) 임산부 산전·산후관리, 영유아 예방접종, 건강검진, 신생아 관리, 결혼 전 건강계획, 출산 조절 상담, 학령기와 사춘기 보건관리

(2) 산전관리

① 목적 : 임산부의 주기적인 건강검진을 통해 임신으로 인한 문제를 조기에 발견하고 관리하여 모성의 건강과 안전을 지키고 건강한 아이를 출산하게 하는 것이 목적이다.

② 임산부의 정기검진 : 임산부의 정기검진은 너무 중요하므로 법적으로도 일하는 여성에게 휴가를 주게끔 정해져 있다.
  ㉠ 7개월까지 4주마다 1회
  ㉡ 8~9개월까지 2주마다 1회
  ㉢ 10개월에는 1주마다 1회
  [암기 Tip] 아기 천(7)사(4)를 빨(8)리(2) 보고 싶(10)다.

③ 산전관리 기본검사
  ㉠ 소변검사와 초음파를 통해 임신을 진단받음
  ㉡ 임신 8~12주
    • 혈액과 소변검사를 통해 풍진 항체가 있는지 확인한다. 임신 초기에 풍진 감염 시 기형아 확률이 높아서 임신 전에 풍진 항체 검사를 해야 한다.
    • 임신 3개월까지는 엑스레이 촬영을 하지 않는다.
    • 매독이 발견되면 즉시 페니실린 치료를 시작해야 한다.
    • 임신 시에는 수두, MMR 등의 생백신 예방접종은 태아에게 영향을 미치기 때문에 금기이다.
  ㉢ 임신 15~20주 기형아 검사

ⓔ 임신 24~28주 임신성 당뇨검사

　　　임신 20주 이후에 당뇨병이 발생하는 경우가 있지만 출산 후에는 대부분 정상으로 돌아온다.
　　　임신성 고혈압과 조산이 올 수 있으며 태아의 기형과 신생아 저혈당, 거대아 확률이 높다.

　④ 고위험 임산부 관리

　　고령 임산부, 분만의 경험이 많은 경산부, 저소득층 임산부, 유전적 소인이 있는 임산부가 대상이다.

　⑤ 임산부 유방관리(임신 6개월 이후)

　⑥ 철분제와 엽산제 지원

　⑦ 산전 운동과 영양관리

(3) 영유아 예방접종

　① 예방접종 전 주의사항

　　㉠ <u>접종 전날에 목욕을 시킨다.</u>
　　㉡ 깨끗한 옷으로 입히고 오전 중에 예방접종을 한다. 오후에 부작용을 관찰하기 위해서이다.
　　㉢ 아기 상태를 가장 잘 아는 보호자가 데려간다.
　　㉣ 예방접종을 확인하기 위해 모자보건수첩이나 아기수첩을 가져간다.
　　㉤ 접종하는 당일에 열이 나면 예방접종을 미루도록 한다.
　　㉥ 접종을 한 아기의 관찰을 위해 예방접종을 하지 않는 다른 아이는 데려가지 않는다.

　② 예방접종 후 주의사항

　　㉠ 접종 기관에 30분 정도 머무르면서 아나필락시스 반응이 있는지 관찰해야 한다.
　　㉡ 접종 당일은 목욕을 시키지 말고 최소한 3일 동안은 관심을 가지고 관찰해야 한다.
　　㉢ 접종 당일과 이튿날은 과격한 운동이나 놀이는 피하도록 한다.
　　㉣ 접종 부위에 발적이나 통증 부종이 있을 수 있으며 이때는 찬 물수건을 대어준다.
　　㉤ 아기를 재울 때는 똑바로 눕혀서 재우도록 한다.
　　㉥ 예방접종 후 최소한 3시간은 주의 깊게 관찰한다.

　③ 예방접종의 금기사항

　　㉠ 면역억제 치료 중이거나 면역 결핍성 질환이 있는 경우(예방접종은 인공능동면역인데 면역
　　　이 억제되면 항체가 생성되는 과정이 억제된다)
　　㉡ 감마글로불린이나 혈청주사를 맞았거나 수혈받은 경우
　　㉢ 악성 종양이 있는 경우
　　㉣ 급성 열성질환, 급성 심혈관계 질환, 급성 간장질환, 급성 신장질환
　　㉤ 홍역, 볼거리 수두 감염 후 1개월이 경과하지 않은 경우
　　㉥ 예방접종 후 경련을 일으킨 과거력이 있는 경우
　　㉦ 접종 전 1년 이내에 경련이 있는 경우
　　㉧ 과거에 알레르기 반응을 유발했던 백신을 맞는 경우

(4) 모자보건이 중요한 이유

① 모자는 전체 인구의 절반 이상이며 지역사회와 국가에 미치는 영향력이 크다.
  ㉠ 모성 : 넓은 의미는 15~49세 가임기, 좁은 의미는 임신하고 출산 후 6개월~1년 미만의 여성
  ㉡ 아동 : 넓은 의미는 생후부터 15~18세, 좁은 의미는 생후~미취학 아동
② 다른 사업에 비해 적은 비용으로 건강증진에 기여하는 정도가 크다. 산모가 출산 전후에 문제가 없다면 건강한 아기를 출산하고 아기는 건강한 어른으로 자랄 수 있는 확률이 높아지기 때문이다.
③ 다음 세대의 인구 자질에 영향을 주며 건강육성의 기초를 다질 수 있다. 건강한 아이는 건강한 어른으로 자라서 다시 건강한 아이를 태어나게 만든다.
④ 영유아와 임산부는 감염과 질병에 취약한 계층이다. 이때 치명적인 질병을 앓게 된다면 평생에 영향을 끼치는 문제가 생길 우려가 높다.

(5) 모자보건 관련 주요지표

① **영아 사망률** : 국가의 보건 수준을 알 수 있는 지표인 영아 사망률이 높다는 것은 국민의 보건 수준이 낮다는 것으로 해석할 수 있다. 영아기는 아이가 급속도로 발달하는 단계이다. 이때 위생적인 수유와 적절한 이유식(영양) 공급, 필수 예방접종 등이 필요한데 이것들은 부모가 가진 건강과 위생에 대한 개념에 영향을 받는다. 예를 들어 위생개념이 없는 부모라면 오염이 된 젖병으로 아이에게 수유하여 질병을 발생시키기 때문이다(비교 : 신생아 사망률은 국가 보건수준과 관련이 없으므로 헷갈리면 안 된다. 신생아가 사망하는 이유의 대부분은 선천적인 문제, 출생 시 손상으로 발생하기 때문이다).

> 출생 후 1년 미만 영아 수/특정 연도 총 출생아 수×1,000

② **주산기 사망률** : 임신 28주 이후의 조산은 산모와 태아의 건강 문제로 인해 발생하는 경우가 많다. 그리고 생후 일주일 내 사망하는 초신생아는 산전 관리가 제대로 되지 않았거나 출생 시 문제, 선천적인 문제로 사망한다.

> 같은 해의 임신 28주 이후 사산아 수 + 생후 1주 내 신생아 사망자 수/특정 연도 총 출생아 수×1,000

③ **모성 사망비** : 출생한 아기 10만 명당 임신과 출산으로 인해 사망한 모성 사망자 수를 말한다.

> 해당 연도의 모성 사망자 수/특정 연도 총 출생아 수×1,000,000

④ **알파 인덱스** : 값이 1에 가까울수록(분모가 크다 = 신생아 사망자 수가 많다) 영유아 보건 수준이 높다는 것이다. 신생아 사망률은 부모의 보건 수준과 관련이 없으므로 영아 사망률에 비해 신생아 사망률이 높을 때 건강 수준이 높다고 표현한다. 신생아는 선천적인 문제로 인해 사망하는 경우가 많고 위생과 보건 등 외부 환경의 요인을 덜 받는다. 하지만 영아가 사망하는 경우는 환경의 영향을 많이 받기 때문이다.

> 특정 연도 영아 사망자 수/특정 연도 신생아 사망자 수×1,000

제2절 노인보건사업

(1) 노인인구 증가

① 문제 : 우리나라는 출산율은 낮고 노인인구가 증가하는 문제를 가지고 있다. 노인인구 증가는 노인부양과 관련된 문제와 노인부양비와 노인의료비의 상승(만성질환이 많다)을 가져오게 된다.
  ㉠ 고령화사회 : 65세 이상 인구가 전체 인구 대비 7% 이상인 경우
  ㉡ 고령사회 : 65세 이상 인구가 전체 인구 대비 14% 이상인 경우
  ㉢ 초고령사회 : 65세 이상 인구가 전체 인구 대비 20% 이상인 경우(2025년 한국의 상황)

② 노인인구 증가 이유
  ㉠ 보건의료기술이 발전하여 수명이 늘어났다.
  ㉡ 전반적인 생활수준이 향상되었으며 건강에 대한 관심이 커졌다.

(2) 제4차 치매관리종합계획(2021~2025)

치매환자가 가족이 살던 곳에서 안심하고 지낼 수 있도록 지원하기 위한 계획을 수립하여 시행 중이다.

① 단기 보호를 함께 제공하는 주야간센터를 증설한다.
② 치매 가족 휴가제를 도입한다. 장기요양등급을 받은 대상자라면 월 한도액과 관계없이 1년에 8일까지 돌봄을 맡길 수 있다.
③ 장기요양기관 치매 전담실을 확충한다. 이곳에는 치매 대상자를 위한 환경과 치매 전문교육을 받은 전문 인력이 배치된다.
④ 치매 안심병원을 지정한다.
  예 인천광역시립 노인치매 요양병원
⑤ 치매전문교육을 표준화하고 전문성을 높인다.
⑥ 치매가족 상담 수가를 도입한다. 치매환자를 돌보는 가족에게는 돌봄 기술, 치매 증상에 대한 행동 지침 등 교육과 상담이 장기간 필요하다.
⑦ 치매환자 쉼터 이용 대상을 확대한다. 쉼터는 경도 치매환자가 전문적인 인지재활 프로그램, 운동치료, 미술치료와 돌봄·보호를 제공받는 곳이다.
⑧ 초기 치매환자를 집중 관리하고, 맞춤형 서비스 계획을 수립한다.

(3) 노인장기요양보험제도

① 대상자 : 65세 이상 노인 또는 65세 이하이더라도 치매, 뇌혈관성 질환, 파킨슨 등의 노인성 질병을 가진 자 중 6개월 이상 혼자서 일상생활을 수행하기 어렵다고 인정된 자가 장기요양등급을 받고 장기요양급여를 제공받도록 하는 제도이다. 65세 이상의 일상생활이 혼자 가능한 노인은 혜택을 받는 데 제한이 있다.

② 특징

   ㉠ 국민건강보험공단이 주체이나 건강보험제도와 별도로 운영된다. 건강보험제도는 주로 의료기관에서 진료와 치료를 받는 환자들이 대상이나, 노인장기요양보험제도는 장기요양기관을 통해 서비스와 요양을 받는 노인성 질병을 가진 자가 대상이다.

   ㉡ 의료보험 수급권자 역시 국가 및 지방자치단체의 부담으로 노인장기요양보험의 적용대상이 된다. 형편이 어려운 노인이나 돌봄이 필요한 노인성 질병을 가진 사람도 대상이어야 하기 때문이다.

   ㉢ 장기요양인정 절차

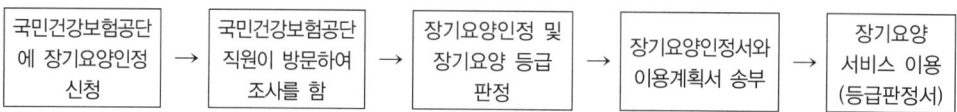

   • 장기요양 등급은 1~5등급 + 인지지원 등급이다. 1등급으로 갈수록 전적으로 다른 사람의 도움이 필요한 와상 상태이다. 등급은 장기요양인정점수(신체, 인지, 행동변화, 간호처치, 재활 영역)를 바탕으로 판정된다.

   • 장기요양인정서에는 판정받은 장기요양 등급과 유효기간(2년)이 명시되어 있다. 장기요양 이용계획서에는 이용 가능한 월 한도액과 받을 수 있는 서비스에 대해 안내되어 있다.

③ 장기요양서비스의 종류

   ㉠ 재가급여 : '재가'라는 말은 집에서 머문다는 뜻이다. 즉, 대상자가 집에서 머물면서 이용하는 서비스를 말하며 수급자 부담이 15%이다.

   예) 방문요양서비스, 방문목욕서비스, 주야간보호서비스, 단기보호서비스, 방문간호서비스

   ㉡ 시설급여 : 노인의료복지시설에 대상자가 입소를 하여 받는 서비스이며 수급자 부담이 20%이다.

   예) 노인요양시설, 노인전문요양시설 : 요양원이라고 생각하면 된다. 노인요양시설(요양원)은 비위관 교체, 유치도뇨관 교체 등의 처치를 가정전문간호사가 와서 해야 하지만 노인전문요양시설은 근무하고 있는 간호사가 자체적으로 처치를 해도 상관없다.

   ㉢ 특별현금급여 : 장기요양서비스를 받을 수 없는 지역(벽지, 오지)에 거주하는 대상자는 가족이 돌봄을 제공하면서 특별히 현금으로 가족요양비를 받는 것이다.

(4) 노인보건복지서비스 종류

① **재가**노인복지시설(장기요양보험 등급) : 노인성 질환을 가진 노인이 심신에 상당한 장애가 있고 일상생활이 힘들어 요양이 필요하여 집(재가)에서 지내며 서비스를 받는 시설이다.
   ㉠ 방문요양서비스 : 가정에 있는 대상자에게 요양보호사가 방문하여 일상생활과 가사 등을 도와주는 서비스를 제공한다.
   ㉡ 단기보호서비스 : 월 15일 이내의 단기간의 돌봄이 필요한 노인을 입소시켜 서비스를 제공한다. 예 4박 5일 입소
   ㉢ 주야간보호센터 : 주간 혹은 야간에 돌봄이 필요한 노인을 대상으로 서비스를 제공한다.
   ㉣ 방문목욕서비스 : 집에 있는 대상자를 요양보호사가 직접 방문하여 목욕서비스를 제공한다.
   ㉤ 방문간호서비스 : 집에 있는 대상자를 방문간호사 혹은 방문간호조무사가 방문하여 방문간호지시서에 따라 간호, 상담, 진료 보조 등을 하는 서비스이다.

② **노인주거복지시설** : 독립생활이 가능한 건강한 노인들이 모여서 생활하는 주거 공간이다.
   ㉠ 양로시설(10인 이상) : 급식 + 일상생활 편의시설
   ㉡ 노인공동생활가정(5~9인) : 가정과 같은 공간 + 급식 + 일상생활 편의시설
   ㉢ 노인복지 주택 : 가정처럼 독립생활 + 편의시설

③ **노인의료복지시설**(장기요양보험 등급) : 노인성 질환을 가진 노인이 심신에 상당한 장애가 있고 일상생활이 힘들어 요양이 필요하여 입소하여 지내는 곳이다. 질환을 가지고 있으며 <u>투약이나 처치</u>가 필요한 대상자들이다.
   ㉠ 노인요양시설(10인 이상) : 급식 + 요양 + 일상생활 편의시설
   ㉡ 노인요양공동생활가정(5~9인) : 가정과 같은 공간 + 급식 + 요양 + 일상생활 편의시설

④ **노인여가복지시설** : 집에서 지내는 건강한 노인들이 여가를 위해 방문하는 공간이다.
   ㉠ 노인복지관 : 교양, 취미생활, 소득보장, 질병예방과 같은 여러 서비스를 제공하는 시설이다.
   ㉡ 경로당 : 친목도모, 취미활동, 공동 작업장을 운영한다.
   ㉢ 노인교실 : 취미생활, 여러 학습프로그램을 운영한다.

제3절 만성질환

(1) 특징
  ① 3개월 이상에 걸쳐 악화와 호전이 반복되지만 결국 악화 쪽으로 가게 된다.
  ② 여러 가지 원인이 있으나 직접적인 원인을 이야기하기는 힘들다. 기능장애가 있고 장기간의 관리가 필요하다.
  ③ 유병률이 발생률보다 높다. 유병률은 축적된 환자의 숫자 모두를 말하고 발생률은 새로 발생한 환자의 숫자이다. 생명이 연장되면서 만성질환을 가진 채로 오래 살기 때문에 유병률이 높아지게 된다.
  ④ 집단 감염처럼 집단적인 성질이 아니며 개인적이고 산발적으로 발생한다.
      예 고혈압이 특정 지역에 집중해서 생기는 것이 아니며 같은 고혈압을 가진 사람이더라도 본인이 관리하는 정도에 따라 예후가 달라지기 때문에 개인차이가 있다.

(2) 만성질환 관리
  ① 가정간호
      ㉠ 입원환자의 입원기간을 단축시키고 환자와 가족들이 집에서 관리를 받을 수 있는 환경을 만들어서 국민 의료비를 절감하겠다는 목적이다. 의사의 처방에 따른 처치와 간호와 투약, 상담을 한다.
      ㉡ 인력 : 의료기관에 소속된 가정전문간호사
  ② 방문건강관리사업
      ㉠ 보건소에 등록된 기초생활수급자 또는 차상위계층을 대상으로 하는 무료사업이다. 상담, 만성질환 관리, 영양교육 등을 서비스한다.
      ㉡ 인력 : 보건소에 근무하는 보건의료전문인력
  ③ 방문간호
      ㉠ 노인장기요양보험법에 의해 등급을 판정받은 가정에 있는 사람을 대상으로 한다. 의사가 작성한 방문간호지시서에 있는 내용을 바탕으로 가정에서 처치, 상담, 투약하는 업무를 한다.
      ㉡ 인력 : 장기요양기관에 소속된 2년 이상의 경력이 있는 간호사 혹은 3년 이상의 경력이 있는 간호조무사 중 교육을 700시간 이수한 자

CHAPTER 05 적중예상문제

01 국가 간에 건강과 보건수준을 비교할 수 있는 대표적인 지표는 무엇인가?
① 주산기 사망률
② 모성 사망비
③ 영아 사망률
④ 알파 인덱스
⑤ 신생아 사망률

02 알파 인덱스에 대한 설명으로 옳은 것은?
① 분자는 특정 연도 영아 사망자 수이며 분모는 특정 연도 신생아 사망자 수이다.
② 알파 인덱스가 1에 가까울수록 영아 사망자 수가 높다는 것이다.
③ 산모와 태아의 건강상태를 알 수 있는 지표이다.
④ 국가 간에 건강과 보건수준을 비교할 수 있는 대표적인 지표이다.
⑤ 특정 연도의 모성 사망자 수가 분자이며 특정 연도 총 출생아 수가 분모이다.

> **해설** 값이 1에 가까울수록(분모가 크다) 영유아 보건수준이 높다는 것이다. 신생아는 선천적인 문제로 인해 사망하는 경우가 많고 위생과 보건 등 외부 환경의 요인을 덜 받는다.
> ③ 주산기 사망률에 대한 설명이다.
> ④ 영아 사망률에 대한 설명이다.

03 임신 8개월 임신부는 산전관리를 위한 정기검진을 몇 주마다 가야 하는가?
① 1주마다
② 4주마다
③ 2주마다
④ 3주마다
⑤ 8주마다

> **해설**
> • 7개월까지 4주마다 1회
> • 8~9개월까지 2주마다 1회
> • 10개월에는 1주마다 1회

정답 1 ③ 2 ① 3 ③

04 영유아 예방접종 전의 주의사항으로 옳은 것은?

① 접종하는 당일 오전에 목욕을 시키도록 한다.
② 오전 중에 예방접종을 하도록 한다.
③ 예방접종을 하지 않는 아이도 데려가서 영유아가 안정하도록 한다.
④ 접종하기 전에 고열이 있어도 접종한다.
⑤ 예방접종을 확인하기 위한 아기수첩은 별도로 가지고 가지 않아도 된다.

해설
- 접종 전날에 목욕을 시킨다.
- 접종한 아기의 관찰을 위해 예방접종을 하지 않는 다른 아이는 데려가지 않는다.
- 접종하는 날에 열이 있으면 접종하지 않는다.
- 아기수첩은 별도로 가지고 가서 예방접종 스케줄을 확인한다.

05 모자보건사업이 중요한 이유로 옳지 않은 것은?

① 모자는 전체 인구의 절반 이상이며 지역사회와 국가에 미치는 영향력이 크다.
② 다른 사업에 비해 적은 비용으로 건강증진에 기여하는 정도가 크다.
③ 다음 세대의 인구 자질에 영향을 주며 건강육성의 기초이다.
④ 영유아와 임산부는 감염과 질병에 취약한 계층이다.
⑤ 사업에 투입되는 인력과 비용이 상당하지만 평생 건강의 밑거름이 되는 중요한 시기이므로 중요하다.

해설 모자보건사업은 다른 사업에 비해 적은 비용으로 큰 효과를 볼 수 있다.

06 노인장기요양보험제도의 서비스를 받을 수 있는 대상자는?

① 50세의 파킨슨 질환을 앓고 있는 남자로서 6개월 이상 혼자서 일상생활이 어려운 자
② 68세의 노인인데 혼자서 일상생활이 가능한 자
③ 45세의 뇌혈관성 질환을 진단받고 혼자 일상생활이 가능한 자
④ 65세 이상의 뇌혈관성 질환 진단을 1개월 전에 진단받은 자
⑤ 65세 이하이더라도 노인성 질병을 가진 자면 일상생활 수행 여부와 상관없이 대상자이다.

해설 65세 이상 노인 또는 65세 이하이더라도 치매, 뇌혈관성 질환, 파킨슨 등의 노인성 질병을 가진 자 중 6개월 이상 혼자서 일상생활을 수행하기 어렵다고 인정된 자가 대상이다.

정답 4 ② 5 ⑤ 6 ①

07 10인 이상의 노인성 질환을 가진 노인이 입소하여 요양하는 곳은?

① 노인요양공동생활가정
② 노인요양시설
③ 양로시설
④ 노인복지관
⑤ 노인복지주택

> **해설** 노인의료복지시설
> • 노인성 질환을 가진 노인이 일상생활이 힘들어 입소하여 급식과 일상생활, 요양 등의 서비스를 받는 곳이다.
> • 노인요양공동생활가정과 노인요양시설이 있다.
>   – 노인요양시설 : 10인 이상 입소, 급식 + 요양 + 일상생활 편의시설
>   – 노인요양공동생활가정 : 5~9인 입소, 가정과 같은 공간 + 급식 + 요양 + 일상생활 편의시설

08 집에서 대상자가 머물면서 이용하는 서비스이며 수급자는 15%의 부담을 하면 이용 가능한 이것은 무엇인가?

① 방문목욕
② 경로당
③ 양로시설
④ 노인전문요양시설
⑤ 특별현금급여

> **해설**
> • 재가급여(개인부담 15%) : 방문목욕, 방문요양, 방문간호 등의 서비스
> • 시설급여(개인부담 20%) : 주야간센터, 단기보호센터, 노인의료복지시설 등

09 노인성 질환을 가진 노인이 심신에 상당한 장애가 있고 일상생활이 힘들어 요양이 필요하여 입소하여 받을 수 있는 노인보건복지서비스는 무엇인가?

① 재가노인복지시설
② 노인여가복지시설
③ 노인의료복지시설
④ 노인주거복지시설
⑤ 노인전문복지시설

> **해설** 노인보건복지서비스
> • 재가노인복지시설 : 노인성 질환을 가진 노인이 심신에 상당한 장애가 있고 일상생활이 힘들어 요양이 필요하여 집(재가)에서 지내며 서비스를 받는 시설이다.
> • 노인주거복지시설 : 독립생활이 가능한 건강한 노인들이 모여서 생활을 하는 주거 공간이다.
> • 노인의료복지시설 : 노인성 질환을 가진 노인이 심신에 상당한 장애가 있고 일상생활이 힘들어 요양이 필요하여 입소하여 지내는 곳이다. 질환을 가지고 있으니 의료적인 투약이나 처치가 필요한 대상자들이다.
> • 노인여가복지시설 : 집에서 지내는 건강한 노인들이 여가를 위해 방문하는 공간이다.

정답 7 ② 8 ① 9 ③

10 저출산과 노인인구 증가로 인해 한국은 위기를 겪고 있다. 65세 이상의 노인이 전체 인구의 20%를 차지하는 사회가 2025년에 다가올 예정인데, 예상되는 2025년 사회를 일컫는 용어는?

① 고령화사회
② 초고령사회
③ 저출산위기사회
④ 고령사회
⑤ 노인부양붕괴사회

11 만성질환에 대한 설명으로 옳은 것은?

① 6개월 이상에 걸쳐 악화와 호전이 반복되는 만성질환이다.
② 여러 가지 원인이 복합적으로 작용하며 기능장애가 발생하고 장기간의 관리가 필요한 질환이다.
③ 만성질환은 집단적이고 산발적인 특징이 있으며 조기에 치료해야 하는 것이 중요하다.
④ 발생률이 유병률보다 높은 질환이다.
⑤ 의학기술이 발달되면서 만성질환은 최근 감소하는 추세이다.

> **해설** 만성질환
> • 3개월 이상에 걸쳐 악화와 호전이 반복되는 질환이다.
> • 개인적이고 산발적인 특징이 있으며 유병률이 발생률보다 높다.
> • 의료기술이 향상되면서 수명이 길어지고 만성질환자가 증가하는 추세이다.

12 장기요양기관에 소속된 간호사가 요양등급 판정을 받은 환자의 가정에 방문하는 서비스이다. 의사가 방문간호지시서를 발급하고 간호사는 지시서에 나와 있는 처치의 한도 내에서 간호를 한다. 이 직종에서 일하는 간호사는 누구인가?

① 가정전문간호사
② 보건소 방문건강관리 간호사
③ 방문간호센터의 방문간호사
④ 국민건강보험 공단 소속 요양직 간호사
⑤ 노인전문간호사

CHAPTER 06 역학

제1절 역학의 역할

(1) 역학의 개념

역학(疫學, epidemiology)은 말 그대로 전염병을 연구하는 학문이다. 하지만 질병뿐만 아니라 질병과 관련된 사건(백신 사망, 수혈 사망) 또한 조사의 대상이 된다. 인간이나 동물에게 집단 전염병이 발생하였을 때 질병의 인과 관계와 발생 정도, 분포도 등을 연구하는데 이를 역학조사라고 한다. 역학조사를 통하여 <u>원인을 규명하고 감염병 전파를 예방하며 감시·관리</u>할 수 있게 된다.

예 활동성 결핵 환자가 발생하였다면 자택이나 병원에서 격리한다. 함께 사는 동거인과 같은 공간을 사용하였던 접촉자들에게 결핵 검사를 받도록 한다. 이렇게 하면서 결핵이 퍼지지 않도록 조치하는 것이다.

(2) 역학의 역할

① 원인을 밝히는 역할을 하는 데 가장 중요한 부분이다.
   예 감염병으로 인해 사망한 것으로 추정되는 사망자는 원인 규명을 위해 사체를 해부할 수 있다.
② 질병의 발생 분포와 유행을 확인하고 모니터링 하는 역할을 한다.
   예 신종 해외 감염병이 대규모로 유행하면 지역마다 매일 발생 환자가 어느 정도인지 대중매체를 통해 확인할 수 있다. 이를 바탕으로 의료기관과 의료인력을 준비하도록 한다.
③ 보건사업 기획과 평가를 하는 근거 자료가 된다.
   예 보건소는 길거리에서 사람들에게 결핵의 증상과 예방방법에 대해 포스터를 부착하고 전단지를 나누어주며 홍보하는 사업을 펼치고 평가받게 된다.
④ 연구 전략을 개발하는 역할을 한다.
   연구전략은 어떤 사건이나 질병을 알아보기 위한 방법을 말한다. 질병 발생의 원인을 파악하고 조사하여 유행을 감시하고 통제하고 예방하기 위해 연구가 필요하다.
   예 HIV감염환자의 치료제와 백신에 대한 연구

(3) 역학조사의 단계

① **진단확인** : 제일 먼저 이루어지는 단계이다.
② **유행확인** : 발생 빈도를 파악해서 유행이 얼마나 되었는지 확인하는 단계이다.
③ **유행기술** : 감염병이 언제 시작되었고 어느 지역에서 유행하고 있으며 감염병을 앓고 있는 환자들의 특성은 어떠한지 기술하는 단계이다.
④ 가설설정 → 가설검정 → 관리대책 수립과 보고서 작성

제2절 역학조사 연구의 형태

(1) 역학 연구 방법

역학적 연구는 실험 연구와 관찰 연구로 크게 나뉜다.

① 실험 연구 : 실험을 하듯이 결과에 미치는 원인을 통제하는 것이다.
  예 다이어트를 하는 여성들을 대상으로 카복시를 적용한 그룹과 적용하지 않는 그룹을 비교해 본다.

② 관찰 연구 : 원인이 되는 것을 통제하지 않는 것이다. 기술역학과 분석역학으로 나뉜다.
  예 담배가 원인이라면 흡연을 통제하지 않고 그냥 관찰하면서 연구한다.
  ㉠ 기술역학 : 기술(description), 즉 서술한다는 뜻이다. 어떤 사건에 대해 관찰하여 기록하는 방법이다.
    예 활동성 결핵 환자가 A 지역에서 많이 발생하고 있는데, 특히 A 지역의 B 동네에서 발생률이 높다고 한다.
  ㉡ 분석역학 : 특정 요인과 질병 발생 사이의 원인과 결과를 분석하여 검증하는 연구를 말한다. <u>환자-대조군 연구, 코호트 연구, 단면연구</u>가 대표적인 분석역학이다.
    예 A 공장에서 빈혈에 걸린 근로자들이 5년 동안 다수 발생하는데 원인이 수은이라고 추정이 된다. 이를 검증하고 싶다면 분석역학이 필요하다.

(2) 분석역학의 분류

① 환자-대조군 연구(후향식 연구)의 특성
  ㉠ 질병을 가진 자(환자군) vs 질병을 가지지 않은 자(대조군)
  ㉡ 대조군은 질병이 없는 것을 제외하고는 최대한 환자군과 조건이 유사해야 한다.
  ㉢ 후향식 연구이다. 어떤 원인으로 인하여 질병이 발생했을 거라는 가정하에 <u>과거에 어떤 위험요인에 노출되었느냐</u>를 역추적하는 것이다. 거꾸로 가기 때문에 '후향식'이다.
  ㉣ 기억에 의존하기 때문에 원인과 결과를 확인하는 것이 어렵다.
  ㉤ <u>희귀 질병의 연구</u>에 적합하다. 왜냐하면 희귀 질병은 모집이 힘든데 이 연구는 이미 환자군으로 모집하여 연구를 시작하기 때문에 진행이 수월하기 때문이다.

> 연구를 시작하면서 폐암 환자를 환자군으로 모집하고 질병이 없는 사람을 대조군으로 정한다. 폐암을 일으키는 원인이 담배라고 가정하고 노출 유무에 대해 과거를 조사해간다.

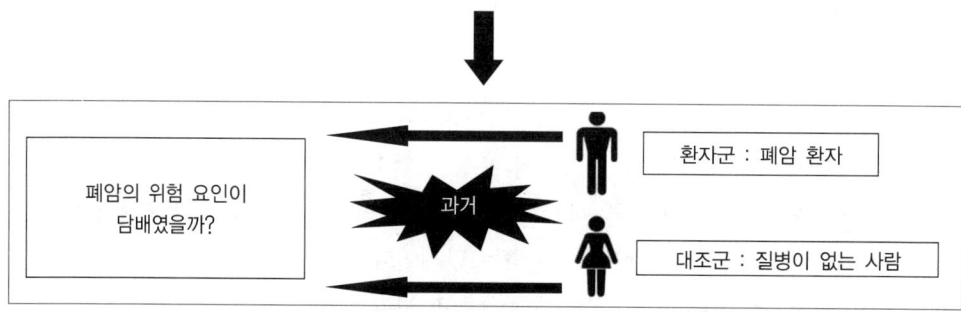

② **코호트 연구(전향식 연구)의 특성** : 코호트라는 단어는 동일한 특성을 가진 집단을 말한다. 비슷한 직업에 종사하는 근로자, 특정 나이의 결혼한 사람들, 같은 학교에서 같은 교육을 받는 학생들이 예이다.
  ㉠ 특정 요인에 노출된 자(환자군) vs 특정 요인에 노출되지 않은 자(대조군)
  ㉡ 질병이 없는 동일한 집단이 앞으로 살아가면서 위험요인에 노출 여부에 따라 어떻게 미래가 바뀌는가를 추적 관찰하여 연구하는 것이다. 미래를 향해 나가는 연구니 '전향식'이다.
  ㉢ 시간이 오래 걸리고 비용이 많이 들며 중간에 탈락자가 생길 수 있다.
    예 같은 초등학교에서 같은 교육을 받은 학생들을 대상으로 부모의 경제적 지원과 사교육이 미치는 영향을 30년 동안 추적조사하는 연구이다. 30년이라는 시간 동안 변수가 크다.

> 20대의 비슷한 사무직에 종사하는 코호트 집단을 선정한다. 이들은 질병이 없는 상태이며 흡연을 제외하고 조건이 비슷하다. 흡연의 폭로 여부에 따라 미래에 폐암이 걸리는지 추적해간다.

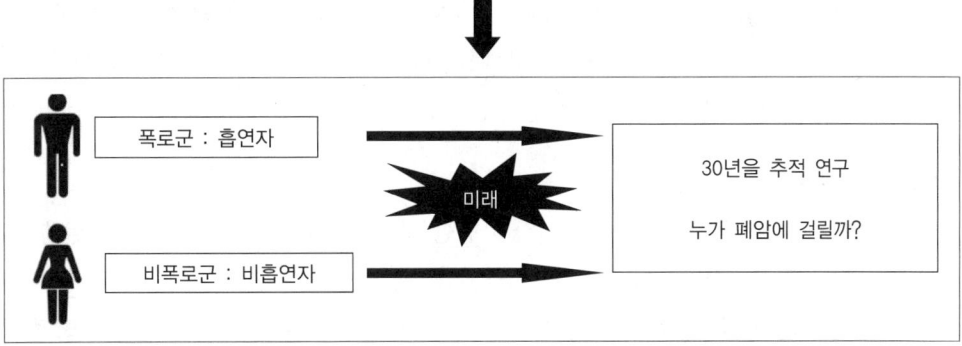

③ **단면 연구의 특성** : 사과를 잘라 단면을 보면 사과 속의 모든 것을 알 수 있다. 문제가 발생한 집단을 대상으로 조사하여 노출 유무와 질병 유무를 조사하는 연구 방식이다. 어느 시점의 집단을 대상으로 질병을 조사하는 것이기 때문에 유병률을 알아낼 수 있다.
  예 6개월간 A 대학병원 소아과 외래 아이들을 대상으로 빈혈과 사회인구학적 변인을 조사한다. 그 결과 소득이 낮은 중산층 이하의 집단에서 빈혈을 가진 아이가 많이 발생한다는 결론에 이르렀다.

제3절 질병발생의 모형

(1) 질병 생태학적 모형

질병을 일으키는 3대 요소는 숙주, 병원체, 환경이며, 이 세 가지가 평형을 이루면 질병이 발생하지 않지만 균형이 깨지면 질병이 발생한다.

① 숙주 : 병원체가 기생하며 사는 인간, 동물과 같은 생명체이며 병원체에게 영양분을 공급한다. 인종, 나이, 생활습관과 영양상태, 개인위생, 유전적 요인, 건강상태와 같은 숙주의 상태가 질병 발생에 영향을 미친다.

   예) 담배를 많이 피우고 식사를 챙겨 먹지 않고 스트레스에 취약하고 잠을 이루지 못하는 사람은 질병에 걸릴 확률이 높다.

② 병원체 : 질병을 일으키는 모든 원인으로 박테리아, 바이러스, 곰팡이 등이 있다.

③ 환경 : 숙주를 둘러싸고 있는 모든 것이다. 경제학적·사회학적 환경(열악한 거주지에 살면 질병에 취약하다), 직장 내 환경(유해물질에 노출되는 공장), 동식물·미생물 등의 생물학적 환경(진드기에 노출되기 쉬운 농촌일) 등이다.

(2) 거미줄 모형

질병은 어느 한 가지가 원인이 아니라 다양한 원인들이 거미줄처럼 연결되어 발생한다는 모형이다. 만성질환을 설명할 때 적합한 모형이다.

   예) 70세 노인이 뇌졸중이 왔다면 스트레스, 담배, 불규칙한 식습관, 오래된 당뇨 중에 어떤 것이 원인이라고 말할 수 없다.

(3) 수레바퀴 모형

숙주와 환경 사이의 관계를 설명하는데, 질병은 숙주와 환경이 서로 상호작용하면서 발생한다고 말하는 모형이다. 숙주가 수레바퀴의 중심축이 되며 숙주요인을 유전적인 요인과 유전적이지 않은 요인으로 나누었다. 숙주를 둘러싼 환경이 바퀴가 된다. 환경은 생물학적 환경, 사회경제적 환경, 물리적 환경으로 나뉜다. 질병에 따라 수레바퀴 각각의 영역 크기가 달라진다. 쯔쯔가무시병에 걸렸다면 생물학적 환경의 크기가 커지고 열사병에 걸렸다면 물리적 환경의 크기가 커진다.

제4절 감염성 질병

(1) 전파 과정

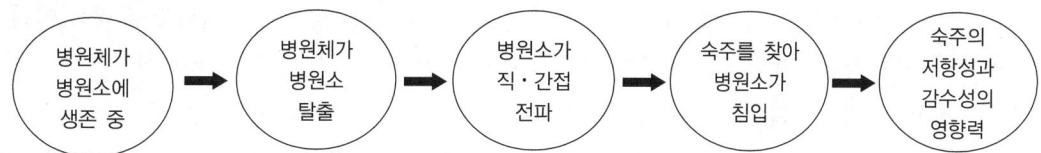

① **병원체** : 병의 원인이 되는 몸뚱이(體)이다. 감염성 질환을 유발하는 바이러스, 박테리아, 세균과 같은 원인 물질이다. 이들은 숙주에 기생하여 사는 것이 대부분이며 숙주의 영양공급을 받지 않고는 며칠 살지 못한다.

② **병원소** : 병의 원인이 되는 장소이다. 감염병에 걸린 사람, 말라리아 모기, 일본뇌염 모기, 장티푸스에 오염된 물, 파상풍균이 있는 흙 등이 예이다.

③ **탈출** : 병원체가 병원소에서 어떤 경로를 통해 탈출하여 벗어나는 과정이다. 기침을 통해서 인간 병원소에서 바이러스가 탈출하거나 항문을 통해 대변으로 탈출하거나 모기의 입을 통해서 말라리아균이 탈출하는 것이 예이다.

④ **전파** : 탈출한 병원체가 또 다른 숙주에게 침입하기 전에 전파되는 과정이다.
  ㉠ 직접 전파 : 기침을 통한 비말감염, 성교를 통한 감염, 상처를 통해 직접 전파되는 감염이다.
  ㉡ 간접 전파 : 전파가 되는 과정에서 매개물을 통해 전파되는 것이다.
    ㉮ 수족구에 감염된 아이의 장난감, 엘리베이터 버튼에 묻은 독감 바이러스

⑤ **침입** : 새로운 숙주에 병원체가 침입하는 것을 말한다. 녹슨 못에 찔린 상처를 통해 파상풍균이 들어온다거나 오염된 음식물을 입으로 먹어서 A형 간염에 걸린다거나 독감이 걸린 환자가 기침을 하여 코를 통해 독감 바이러스가 들어오는 것을 침입이라고 한다.

⑥ **새로운 숙주의 면역력(저항성)과 감수성** : 새로운 숙주에 침입한 병원체는 숙주를 감염시키는데, 이때 숙주의 면역력과 감수성에 따라 감염되는 정도가 달라지게 된다.
  ㉠ 면역력 : 저항성과 같은 말이다. 면역력이 높은 사람은 병원체가 침입하더라도 감염을 일으키지 않거나 증상이 약하다. 면역력(저항성)이 높을수록 질병에 잘 걸리지 않는다.
  ㉡ 감수성 : 감수성은 외부의 자극을 받아들이는 것을 말하는데 "감수성이 예민하다"는 말은 자극을 쉽게 받는다는 말과 같다. 즉, 감염병에 있어 감수성은 '병원체를 쉽게 받아들인다'라는 말이다. 감수성이 높다는 것은 감염이 쉽게 된다는 것이며 그만큼 질병에 취약하다는 것이다.

(2) 현성감염과 불현성감염

병원체가 새로운 숙주에 침입하여 현성감염 혹은 불현성감염의 양상으로 나타난다.

① **현성감염** : 병의 성질(특징)이 현재 나타나서 진행 중인 감염, 즉 증상이 보이는 감염을 말한다. 독감 바이러스가 숙주에 침입하여 기침, 콧물, 발열 등의 증상이 나타나고 홍역 바이러스가 숙주에 침입하면 발진, 소양증, 발열이 나타나는 것을 현성감염이라고 한다.

② **불현성감염** : 병의 성질(특징)이 나타나지 않는 감염, 즉 질병을 일으키지 않는 무증상 감염을 말한다. 독감 바이러스가 침입하여 감염은 되었지만 증상이 전혀 나타나지 않는 상태이다. 병원체가 소량인 경우, 병원체가 약한 경우, 숙주의 면역력이 뛰어난 경우이다.

> **더 알아보기**
>
> 병원체와 숙주 사이의 관계 지표
> - 감염력 : 감염을 일으키는 힘을 말하며 현성감염과 불현성감염을 모두 포함한다.
>   예 30명이 수업을 들었는데 독감 양성 환자가 1명 있었다. 이틀 후 독감 검사를 학생들에게 했을 때 양성 환자가 10명 나왔다. 10명 중에 기침과 인후통이 있는 학생은 7명(현성감염), 증상이 없는 학생은 3명(불현성감염)이다.
>   독감 바이러스가 10명의 학생을 감염시킬 정도의 감염력이 있었던 것이다.
> - 병원력 : 증상이 있어 '병원'에 가게 하는 힘을 말한다. 즉, 감염자 중에서 증상이 발현하는 현성감염자를 만들어내는 것이다.
> - 독력 : 현성감염자 중에서 증상이 '독'하고 심각하여 사망 혹은 중환자가 된 경우를 말한다.

(3) 감염병 전파를 차단하는 방법

① **병원소 제거** : 병원체가 살고 있는 병원소를 제거하는 것이 가장 근본적이고 확실한 방법이다. 말라리아 모기를 박멸하거나 A형 간염에 오염된 음식물을 폐기하고 조류독감에 걸린 닭을 살처분하는 것이 그 예이다. 하지만 인간이 병원소인 경우에는 한계가 있다. 이때는 병원소를 격리하게 되는데 코로나 양성 환자를 바이러스 전파력이 약해질 때까지 격리하는 것이 그 예이다.

② **환경 위생 관리** : 바이러스가 묻은 걸로 의심되는 환경에 소독약을 뿌리고 엘리베이터 버튼을 소독약으로 닦는 것, 손소독을 하는 것, 수질검사를 주기적으로 하고 염소를 이용하여 소독하는 방법 등이 병원체의 전파를 막는 방법이다.

③ **감염력 감소** : 병원체가 감염을 일으키는 힘을 약화시키는 것이다. 결핵 환자가 결핵약을 복용하면 감염력이 떨어지고, 일정기간 병원소(사람)를 격리하는 것도 감염력을 떨어뜨리는 방법이다.

④ **숙주의 면역력(저항성) 높이기** : 예방접종을 하거나 주기적인 운동을 통한 체력관리와 충분한 휴식, 올바른 영양습관 등은 면역력을 높일 수 있는 방법이다.

⑤ 역학관리 : 감염병 환자가 발생하였다면 겹치는 동선을 파악하여 접촉자를 색출하고 조기에 검사하게 하여 조기치료하고 확산을 막는다.
　예 활동성 결핵 환자와 같은 공간에 있었던 사람들의 흉부 엑스레이를 촬영하고 증상을 조사하여 결핵 전파를 막는다.

(4) 면역

'자연'과 '인공', '능동'과 '수동'의 의미를 먼저 이해하자. '자연'은 인위적인 것이 아니라는 것이며 '인공'은 사람이 인위적으로 만들어 낸 약품과 같은 것을 떠올리면 된다. '능동'은 스스로가 알아서 활동하는 것이고 '수동'은 일방적으로 받기만 한다는 의미이다.

선천적 면역		태어나면서부터 선천적으로 가지고 있는 면역체계이며 개인차가 있다. • 피부의 보호 작용 : 상처가 나지 않는 한 일차적으로 유해물질이 피부에 들어오지 못하게 막는다. • 기관 내 섬모 활동 : 외부의 유해물질을 밖으로 밀어낸다. • 비강 내 털 : 외부의 유해물질이 코 안으로 들어오는 것을 막는다. • 단핵구, 호중구, 호산구, 호염기구
후천적 면역	자연능동면역	독감 혹은 홍역과 같은 질병을 직접 앓으면서 항체를 직접 만들어 내는 과정이다.
	자연수동(피동)면역	자연적으로 면역체를 일방적으로 받는 과정이다. 태반이나 모유를 통해서 엄마의 면역체를 받는 것을 말하는데 엄마의 면역체는 인공적인 것이 아니다.
	인공능동면역	인공적인 제품으로 인체에서 스스로 항체를 만들어 내는 면역반응이다. 백신을 맞아서 항체가 만들어지는 과정이다. 　예 자연능동면역은 독감을 앓고 항체를 얻는 것이고 인공능동면역은 독감백신 주사를 맞고 항체를 얻는 것이다.
	인공수동(피동)면역	인공적으로 만들어진 면역체를 일방적으로 받는 과정이다. 녹슨 못에 찔렸을 경우에 파상풍 주사를 맞거나 B형 간염 항체가 없는 상황에서 B형 간염 환자의 바늘에 찔리면 면역글로불린 주사를 맞는 것이다.

제5절 역학적 측정지표

(1) 발생률

① 정의
  ㉠ 일정기간에 새로 발생한 환자의 수를 말하며 이미 그 질병에 걸린 환자는 분모에서 제외된다.
  ㉡ 1차 예방을 잘 지키면 건강한 생활습관을 유지하게 되므로 질병의 발생확률이 떨어지고 이것은 발생률 저하로 이어진다.

> 새로 발생한 환자의 수/발병 위험에 노출이 된 인구수

  ㉣ 100명이 사는 마을에 고혈압 환자가 2021년도에는 10명이고 2022년도에는 5명이 추가로 발생하였다면 2022년도 고혈압 발생률은 5/90(100명-기존 환자 10명)이 된다.

② 특징
  ㉠ 질병의 원인을 찾아낼 수 있는 지표이다. 연령별, 지역별, 나라별로 같은 기간의 특정 질병 발생률을 비교해 원인을 비교·분석한다.
  ㉡ 급성질환 같은 경우 발생률이 유병률보다 높고 만성질환과 달리 이환기간이 짧다. 이환기간은 질병을 앓고 있는 기간을 말하는데 이환 기간이 짧다는 것은 금방 회복하거나 금방 사망하는 것이고 만성질환처럼 축적되는 환자가 많지 않다.
    ㉣ 급성충수염에 걸리면 수술을 하고 금세 회복하기 때문에 이환기가 짧다.

> 유병률 = 발생률 × 이환기간(이환기간이 짧을수록 유병률과 발생률은 비슷해진다)

  ㉢ 질병에 걸릴 확률을 알 수 있다. 발생률은 새로 발생한 환자의 수를 말하는데 지난달에 비해 이번 달에 감염병이 폭발적으로 발생률이 높아졌다면 본인이 걸릴 확률이 높아진다는 말이다.

(2) 유병률

① 정의 : '유병'이라는 단어는 병이 있다는 말인데, 기존에 질병을 가지고 있던 환자도 모두 포함한다. 2차 예방을 잘하면 조기에 발견하고, 조기에 치료를 해서 완치되면 유병률이 낮아진다.

> 기존의 환자의 수와 발생한 환자의 수/특정 시점의 전체 인구수

  ㉣ 100명이 사는 마을에 고혈압 환자가 21년도에는 10명이고 2022년도에 5명이 추가로 발생하였다면 2022년도에 고혈압 유병률은 15(기존의 10명 + 신규환자 5명)/100이 된다.

② 특징
  ㉠ 만성질환은 유병률이 높아진다. 회복이 되지 않고 오랜 기간 동안 질병을 가지고 있기 때문이며 이환기간이 길다는 말과 같은 의미이다.

ⓒ 유병률은 발생률과 이환기간의 영향을 받게 된다. 발생률이 높다고 해서 직접적으로 유병률까지 높다고 말할 수는 없지만 빈번하게 발생하는 질환일수록 이환기간이 길어질 수 있는 확률 또한 높아지게 된다. 이환기간이 길다는 것은 사망할 때까지 가지고 간다는 말이므로 이환기간이 길수록 유병률이 높아진다는 말이다.

ⓒ 유병률이 높다고 해서 발생률이 높은 것이 아니다. 단순히 의학기술이 발달되어 생존기간이 길어져서 환자가 사망하지 않고 축적되어 유병률이 높을 수 있기 때문이다.

ⓔ 유병률이 낮다는 것은 질병의 심각성이 낮아 금방 치유되거나 반대로 치명률이 높아 사망하는 환자가 많아서 축적되는 환자가 없다는 것이다.

ⓜ 의료기관과 의료인력 등 질병을 관리하기 위한 정보를 제공하는 자료가 된다.
  예 당뇨 유병률이 높은 도시라면 당뇨를 전문으로 하는 의사를 많이 배치하고 당뇨 관련 교육과 행사도 많이 열게 된다.

(3) 지표가 갖추어야 할 조건

타당도 (높아야 함)	민감도	검사를 했을 때 얼마나 정확하게 결과를 보여주느냐를 보는 것이다. 질병을 가진 환자를 대상으로 검사를 했을 때 실제 환자라고 판정하는 정확도를 말한다. 민감도가 높다는 것은 정확도가 높다는 것이다. 예 독감 환자를 대상으로 독감 검사를 했을 때 양성이라고 나오는 정확도이다. 민감하게 반응한다는 것은 바이러스 수치와 상관없이 정확하게 양성을 보여준다는 것이다.
	특이도	질병이 없는 사람을 대상으로 검사를 했을 때 정상이라고 판정하는 정확도를 말한다. 특이도가 높다는 것은 정확도가 높다는 것이다. 예 독감이 아닌 환자를 대상으로 독감 검사를 했을 때 음성이라고 나오는 정확도
	예측도	검사를 해서 질병이 의심된다고 나왔을 때 실제 질병이 있을 확률은 양성 예측도, 검사를 해서 질병이 의심되지 않는다고 나왔을 때 실제 질병이 없을 확률은 음성 예측도를 말한다.
신뢰도 (높아야 함)		동일한 대상에게 동일한 방법으로 반복 측정하였을 때 같은 결과가 나온다면 신뢰도가 높다고 할 수 있다. 같은 시간에 같은 대상에게 매일 검사를 했는데 결과가 달라진다면 측정자의 숙련도가 영향을 미친다고 볼 수 있다.

[암기 Tip] 예측도라는 말은 검사를 통해 얼마나 병을 찾아낼 수 있는지 예측 가능한 정도를 말한다. 민감도는 코로나바이러스감염증-19와 같이 검사 키트를 통해 진단하는 것을 생각해 보면 수월하다. 단 하나의 바이러스가 있더라도 예민하게 감지하여 키트에 두 줄이 나오게 할 수 있다면 그 검사 키트는 민감도가 높다고 할 수 있다.

예

구분	유방암 진단	이상 없음	계
유방촬영술 이상 있음	100명	10명	110명
유방촬영술 이상 없음	30명	500명	530명

- 민감도 : 100(진단을 받은 사람 중 검사에 이상 보임)/130(진단을 받은 사람)×100
- 특이도 : 500(진단을 받지 않은 사람 중 검사에 이상 없음)/510(진단을 받지 않은 사람)×100
- 양성 예측도 : 100(검사에 이상을 보이는 사람 중 진단을 받은 사람)/110(검사에 이상이 보이는 모든 사람)×100
- 음성 예측도 : 500(검사에 이상이 없는 사람 중 진단을 받지 않은 사람)/530(검사에 이상이 없는 모든 사람)×100

CHAPTER 06 적중예상문제

01 병원소에 대한 설명으로 옳은 것은?

① 감염성 질환을 유발하는 바이러스, 박테리아, 세균과 같은 원인 물질이다.
② 인간, 동물, 토양, 공기, 물과 같은 생물 혹은 무생물적인 것들이 병원소가 될 수 있다.
③ 병원체는 숙주에게 기생을 하면서 살아야 하기 때문에 오직 인간만 병원소가 될 수 있다.
④ 병원소는 숙주를 둘러싸고 있는 모든 것을 말한다.
⑤ 병원체에서 병원소가 탈출하여 감염병이 전파되는 것이다.

> 해설 병원소는 병원체가 머무는 장소를 말한다. 병원체는 바이러스, 박테리아, 세균과 같은 원인 물질이다. 병원소에는 인간, 동물과 같은 생물학적 병원소와 토양과 공기, 장난감과 같은 무생물학적 병원소가 있다. 병원소에서 탈출한 병원체는 새로운 숙주를 찾아 침입한다.

02 면역에 대한 설명으로 옳은 것은?

① 선천적으로 가진 면역은 개인차가 없다.
② B형 간염의 면역글로불린은 인공수동면역이다.
③ 태반이나 모유를 통해서 모체의 면역체를 받는 것은 자연능동면역에 들어간다.
④ 후천면역 중 인체에서 어떤 자극으로 인해 스스로 면역체를 만들어 내는 과정은 수동면역이다.
⑤ 독감이 유행하는 가을에는 독감예방접종을 권유한다. 독감예방접종과 같은 백신을 맞고 스스로 항체를 만들어 내므로 자연능동면역에 들어간다.

> 해설 선천면역은 개인차가 있다. 백신과 같은 인공적인 물질을 접종하면서 인체에서 스스로 항체가 생성되면 인공 + 능동면역이다. 면역글로불린은 만들어진 항체를 주입하는 것이며 면역글로불린을 맞는다고 해서 인체에서 추가로 항체가 만들어지는 것이 아니기 때문에 인공 + 수동면역이다.

1 ② 2 ②

03 질병을 가진 환자를 대상으로 검사를 했을 때 실제 환자라는 것을 다시 한번 증명해주는 검사 기구의 정확도를 일컫는 단어는 무엇인가?
① 신뢰도 ② 예측도
③ 측이도 ④ 민감도
⑤ 현성감염률

해설 타당도
- 민감도 : 질병을 가진 환자를 대상으로 검사를 했을 때 실제 환자라고 판정하는 정확도를 말한다. 민감도가 높다는 것은 정확도가 높다는 것이다.
- 특이도 : 질병이 없는 사람을 대상으로 검사를 했을 때 정상이라고 판정하는 정확도를 말한다. 특이도가 높다는 것은 정확도가 높다는 것이다.
- 예측도 : 검사를 해서 질병이 있다고 나왔을 때 실제 질병이 있을 확률은 양성 예측도, 검사를 해서 질병이 없다고 나왔을 때 실제 질병이 없을 확률은 음성 예측도를 말한다.

04 병원체와 숙주의 관계에 대한 설명으로 옳은 것은?
① 현성감염자 중에서 증상이 심각하여 사망하거나 중증환자로 분류되는 지표를 도수율이라고 한다.
② 병원체가 새로운 숙주에 침입하면 현성감염 혹은 불현성감염을 나타내는데 질병과 관련된 증상이 나타나는 감염을 현성감염이라고 하며 이는 병원력과 연관이 깊다.
③ 감염병 환자와 접촉해 현성감염을 일으키는 사람의 숫자가 감염력이다.
④ 감염자 수 중에서 현성감염자의 수는 독력을 말한다.
⑤ 숙주에 병원체가 침입하면 숙주의 저항성과 감수성에 따라 감염 여부가 결정되는데 저항성과 감수성이 높을수록 질병에 취약하다.

해설 ① 독력을 말한다.
③ 현성감염과 불현성감염을 모두 포함해야 한다.
④ 병원력을 말한다.
⑤ 저항성이 낮고 감수성이 높을수록 질병에 취약하다.

05 독감이 유행하는 시기에 독감 환자가 다녀간 곳에 소독약을 뿌리고 엘리베이터 버튼을 소독약으로 닦고 손소독을 철저히 하는 습관을 들이는 것은 어떤 차단방법인가?
① 숙주의 면역력 높이기
② 역학관리
③ 병원소 제거
④ 환경 위생 관리
⑤ 감염력 감소

해설 감염병 전파 차단하는 방법
- 병원소 제거 : 병원체가 살고 있는 병원소를 제거하는 것이 가장 근본적이고 확실한 방법이다.
- 환경 위생 관리 : 바이러스가 묻은 걸로 의심되는 환경에 소독약을 뿌리는 등 병원체의 전파를 막는 방법이다.
- 감염력 감소 : 병원체가 감염시킬 수 있는 힘을 약화시키는 것이다. 결핵약 복용이 예이다.
- 숙주의 면역력(저항성) 높이기 : 충분한 휴식과 올바른 영양습관 등은 면역력을 높일 수 있는 방법이다.
- 역학관리 : 접촉자를 색출하고 조기에 검사하게 하여 조기치료하고 확산을 막는다.

06 동일한 특성을 가진 집단을 모집하여 향후에 위험요인에 노출되는 여부에 따라 질병이 발생하는지 추적하여 조사하는 방법이다. 이러한 연구방법은?
① 단면조사 연구
② 코호트 연구
③ 환자-대조군 연구
④ 생태학적 연구
⑤ 기술역학

07 질병을 일으키는 병원체에 대한 설명으로 옳은 것은?
① 병원체는 오로지 세균, 리케차, 바이러스 등의 생물학적인 것만 해당된다.
② 숙주에 병원체가 침입하면 모두 질병에 걸린다.
③ 병원체는 물리적, 화학적, 영양적, 심리적, 생물학적 다양한 원인들을 모두 일컫는 말이다.
④ 숙주에게 질병을 일으키는 데 병원체의 숫자는 무관하다.
⑤ 숙주의 저항성과 감수성은 병원체가 숙주에게 질병을 일으키는 데 중요하지 않다.

해설 질병을 일으키기 위해서는 병원체의 숫자와 적절한 침입경로가 중요하며 숙주의 저항성이 낮고 감수성이 높다면 질병에 취약하다. 이 말은 병원체가 숙주에 침입한다 하더라도 숙주의 상태에 따라 질병이 걸리지 않을 수 있다는 것이다.

08 질병은 다양한 원인들이 연결되어 발생한다는 모형이며 만성질환을 설명할 때 적합하다. 이 모형은 무엇인가?
① 수레바퀴 모형
② 거미줄 모형
③ 질병 생태학적 모형
④ 지렛대 모형
⑤ 체계 모형

09 환자-대조군 연구에 대한 설명으로 옳은 것은?

① 전향식 연구이다.
② 기술역학에 들어간다.
③ 과거에 어떤 위험요인에 노출되었는가를 추적하는 검사방법이다.
④ 동일한 특성을 가진 집단을 모집하여 어떤 위험요인에 폭로되었는지 여부를 두고 조사하는 방법이다.
⑤ 시간이 오래 걸리고 비용이 많이 들고 탈락자가 많이 발생한다.

> **해설** 환자-대조군 연구는 분석역학에 들어간다. 그 외의 설명은 코호트 연구이다.

10 위암 환자를 대상으로 검사를 했을 때 실제 위암을 가지고 있다고 판정되는 정확도를 무엇이라고 하는가?

① 양성예측도　　② 음성예측도
③ 신뢰도　　　　④ 민감도
⑤ 특이도

> **해설** 민감도
> 질병을 가진 환자를 대상으로 검사를 했을 때 실제 환자라고 판정하는 정확도를 말한다. 민감도가 높다는 것은 정확도가 높다는 것이다.

11 동일한 대상에게 동일한 방법으로 반복적으로 측정 시 같은 결과를 보여주는 지표가 무엇인가?

① 신뢰도　　② 예측도
③ 타당도　　④ 민감도
⑤ 특이도

12 유병률에 대한 설명으로 옳은 것은?

① 일정기간에 새로 발생한 환자의 수를 말한다.
② 만성질환일수록 유병률이 낮아지는 경향을 보인다.
③ 일정기간 축적되는 환자의 수를 말하며 기존의 질병환자의 숫자도 포함한다.
④ 유병률이 높다는 것은 발생률이 높다는 것과 같은 의미이다.
⑤ 질병의 원인 파악에 도움이 되는 지표이다.

> **해설** 유병률은 일정기간 축적되는 신환자와 구환자의 합(분자)을 말한다. 질병의 원인 파악에 도움이 되는 것은 발생률이다.

CHAPTER 07 가족과 인구

제1절 가족

(1) 특징

① 감정적으로 서로 유대가 깊은 일차적인 집단이다.
② 원한다고 해서 가족이 될 수 있는 것이 아닌 운명적이고 자연적인 폐쇄집단이다.
③ 혼인신고, 출생신고 등의 형식을 통해 엮어진 형식적인 집단이다.
④ 부모 혹은 자녀와 함께 사는 혈연집단이다.
⑤ 서로가 깊은 애정으로 결합되어 분열이 쉽지 않은 공동사회 집단이다. 가족 중 한 명에게 어떤 일이 발생하면 다른 가족이 공동으로 책임지고 같이 문제를 해결한다.

(2) 기능

① 사회화의 기능 : 자녀가 자라면서 가지게 되는 습관, 행동, 가치관 등은 부모의 양육방식에 큰 영향을 받게 된다. 사회생활을 하는 데 필요한 규칙과 책임, 의무 등을 가족이라는 틀 안에서 배워나간다.
② 애정과 성기능 : 가족은 서로 애정이 바탕에 깔린 일차적인 집단이다. 부부사이의 성관계를 통해 성적인 욕구를 충족시키며 임신을 한다.
③ 경제적 기능 : 가족은 함께 재산을 모으고 소유하며 경제적인 활동을 한다.
④ 정서적 안정의 기능 : 가족은 서로에게 정서적인 안정을 제공해주는 쉼터의 역할을 한다.

(3) 듀발의 가족 발달단계

① 특징

㉠ 핵가족을 기본 형태로 설명했다(부부-자녀).
㉡ 가족은 발달단계가 있으며 단계마다 달성해야 하는 과업이 있다.
㉢ 첫째 아이를 기준으로 생활주기를 분류하였다.

신혼기	결혼~첫아이 출산 전	결혼에 적응하고 부부관계를 밀접하게 한다. 친척 관계에 적응하고 자녀 출산에 대비한다.
양육기	첫아이 출산~30개월	임신과 자녀 양육 문제에 대비한다.
학령전기	첫아이 30개월~6세	자녀들을 사회화시키고 영양 관리를 하며 자녀 간의 갈등과 경쟁을 조절해야 한다. 사회화한다는 것은 타인과 함께 어우러져 지내는 방법과 의사소통하는 기술, 허락되지 않는 행동과 허용되는 행동을 구분할 줄 아는 것이다.

학령기	첫아이 6~13세	자녀들의 사회화를 지속하고 학업 성취, 가족 내 전통, 규칙과 규범을 확립하고 가르친다.
청소년기	첫아이 13~19세	자녀들의 성문제와 독립성 증가로 인한 충돌에 대비해야 한다. 안정된 결혼관계를 유지하고 직업이 안정되는 시기이다.
진수기	첫 자녀부터 마지막 자녀까지 독립을 하는 가족	자녀들이 출가하며 빈 둥지 증후군이 생긴다. 새로운 흥미와 취미 등이 필요한 시기이며 성인이 된 자녀와 자녀의 배우자와의 관계를 확립해야 한다.
중년기	부부만 남고 은퇴하기까지	경제적으로 풍요한 시기이며 출가한 자녀와 관계를 유지해야 한다.
노년기	은퇴하고 부부 사망 때까지	건강문제가 발생하며 사회적 지위가 약해지고 줄어든 수입에 대비해야 한다. 배우자를 상실하게 된다.

(4) 가족 사정 원칙

① 가족의 형태는 다양하고 변화한다.
  예 한부모가정, 다문화가정의 다양한 형태가 있고 시간(자녀가 자랄수록)과 상황(이혼, 질병)에 따라 기능은 변한다.
② 가족의 문제는 도미노와 같으며 서로에게 영향을 미치게 된다.
  예 엄마가 아프면 자녀들이 돌봄을 받지 못하며 가족 전체에 문제가 생기게 된다.
③ 가족은 서로가 서로에게 성격과 인성, 사회화를 형성하게 된다.
④ 가족은 개방체계로서 둘러싼 환경과 수많은 영향을 주고받는다. 사이비 종교에 빠진 부모로 인해 가정이 파탄나는 것이 한 예이다. 그러므로 가족을 둘러싼 이웃, 복지센터, 종교 집단 등 다양한 곳에서 정보를 조사할 필요가 있다.
⑤ 가족의 문제뿐만 아니라 강점을 함께 사정한다. 가족의 문제를 해결해 나가야 하는 주체는 결국 가족이기 때문에 강점 사정이 중요하다.
⑥ 취합한 가족과 관련된 정보는 비밀을 유지한다.
⑦ 최종 목표는 결국 가족들이 스스로 문제를 해결하도록 도와주는 것이다.
  예 당뇨가 있는 어머니를 위해 아들이 저혈당 교육을 들어 저혈당 발생 시 스스로 대처하여 상황이 악화가 되는 것을 막게끔 해야 한다.

(5) 가족 사정 도구

① **가계도** : 가족들의 관계를 한눈에 파악할 수 있도록 도식으로 만든 것이다. 가족의 나이, 질병상태, 사망 여부를 파악할 수 있다.
② **가족밀착도** : 가족 구성원들 사이의 친밀하여 밀착된 정도를 표식을 통해 한눈에 파악할 수 있다.
③ **외부체계도** : 가족을 둘러싼 교회, 학교, 회사 동료와 같은 외부체계들과 가족 구성원과의 관계를 도식으로 만든 것이다.
④ **사회지지도** : 가족 중에서 가장 지지가 필요한 취약한 사람을 중심으로 가족과 외부와의 관계를 도식으로 만든 것이다.
⑤ **가족연대기** : 가족의 역사 중에 가족에게 영향을 주었던 중요한 사건을 시간의 흐름대로 열거하는 방식이다. 가족 구성원의 문제 발생과 사건의 관련성을 파악할 수 있다.

제2절 인구

(1) 인구 관련 지표

① **조출생률** : 1년 동안 인구 1,000명당 출생자 수를 말한다. 중앙인구(매년 7월 1일 시점의 인구)가 분모이기 때문에 노인과 어린이 등도 포함되어 정확도가 떨어질 수 있다.

> 연간 총출생아 수/연 중앙인구 × 1,000

② **일반출생률** : 1년 동안 임신이 가능한 여성 1,000명당 출생자 수를 말하며 분모가 가임 여성(임신이 가능한 여성)이기 때문에 조출생률보다 정확하다.

> 연간 총출생아 수/가임연령(15~49세) 인구수 × 1,000

③ **합계출산율** : 한 여성이 평생 '합'한 가임 기간 동안 출산할 것으로 기대되는 출생아 수이며 국가별 출산율을 비교할 수 있다.

  예) 2022년 한국의 합계 출산율은 0.78이다. 가임 여성 한 명이 평생에 걸쳐 아이 한 명을 채 낳지 않는다는 것이며 심각한 저출산의 상황임을 알 수 있다.

④ **조사망률** : 1년 동안 인구 1,000명당 사망자 수를 말한다.

> 연간 총사망자 수/연 중앙인구 × 1,000

⑤ **비례사망지수** : 1년 동안 총사망자 중에서 50세 이상의 사망자 수를 말한다. 비례사망지수가 높을수록 보건수준이 높다는 말이다(단순히 고령으로 인해 사망했을 것으로 추정하기 때문이다).

> 같은 해 50세 이상 사망자 수/특정 연도 사망자 수 × 100

⑥ **성비** : 여자 100명에 대한 남자의 숫자를 말한다. 예전에는 남아선호사상이 강했으며 그로 인해 남아의 숫자를 중요시해서 성비도 남자의 숫자를 알기 위함이었다. 1차 성비는 태아 성비, 2차 성비는 출생 시 성비(미래 인구 예측 가능), 3차 성비는 현재 인구 성비를 나타낸다.

> 남자 수/여자 수 × 100

  예) 총출생아가 180명이고 여아가 100명일 때의 성비는 남아가 80명이므로 80/100 × 100 = 80이다. 총출생아가 100명이고 여아가 60명일 때의 성비는 남아가 40명이므로 40/60 × 100 = 반올림해서 67이다.

⑦ **부양비** : '부양'이라는 단어는 말 그대로 돌보아준다는 것이다. 생산인구(일을 할 수 있는 인구)에 대한 비생산인구(돌보아주어야 하는 인구)의 비이며 <u>사회경제적 구성을 나타내는 지표</u>이다. 생산인구는 15~64세의 경제활동이 가능한 인구를 말하며 비생산인구는 0~14세의 유년인구와 65세 이상의 노인인구를 말한다.

- 총부양비 = 0~14세 인구 + 65세 이상 인구/15~64세 인구 × 100
- 유년부양비 = 0~14세 인구/15~64세 인구 × 100
- 노년부양비 = 65세 이상 인구/15~64세 인구 × 100

⑧ **노령화지수** : 유소년인구 100명당 65세 이상 노인인구의 비를 말하는데 높을수록 노인이 많다는 말이다.

   예 2022년 기준 한국의 노령화지수는 152이다. 유소년 100명당 노인은 152명이라는 말이며 노인인구가 월등하게 많다는 것을 보여준다.

65세 이상 인구/0~14세 인구 × 100

(2) 인구 구조

① **피라미드형** : 출생률과 사망률이 모두 높은 인구 증가를 보이는데 출생률이 사망률보다 2배 이상 초과한다. 후진국에서 많은 형태이며 의료가 낙후되어 오래 살지 못하고 그에 반해 출산을 많이 한다(다산다사).

② **종형** : 적게 출산하고 의료의 발달로 적게 사망하는 소산소사의 형태이며 인구증감이 정지된다. 선진국에서 많이 나타나며 출생률이 사망률의 2배와 같아진다(종 모양은 위보다 아래가 더 넓어 안정적이다). 노인인구가 서서히 많아지면서 노인인구와 관련된 문제들이 나타나기 시작한다.

   [암기Tip] '종(종형)' '소(소산소사)' 리 울려라 종소리 울려

③ **항아리형(방추형)** : <u>대한민국의 인구구조</u> 형태이다. 출생률이 사망률보다 훨씬 낮은 인구감퇴형으로 심각한 노인문제가 발생하며 국가 경쟁력이 약화된다. 종형과 다른 점은 출생률이 눈에 띄게 줄어든다는 것이다.

   [암기Tip] 대 '한' 민국의 인구형태 '항' 아리(반복되는 '하')

④ **별형** : 도시형 인구구조이며 인구 전입으로 청장년층의 비율이 높다.

   [암기Tip] 도시에 연예인(스타, 별)이 많이 산다.

⑤ **호리병형(표주박형)** : 농촌형 인구구조이며 전출로 젊은 층의 생산인구는 줄어들고 노년층 비율이 높아진다.

(3) 저출산·고령사회 기본계획(2021~2025년)

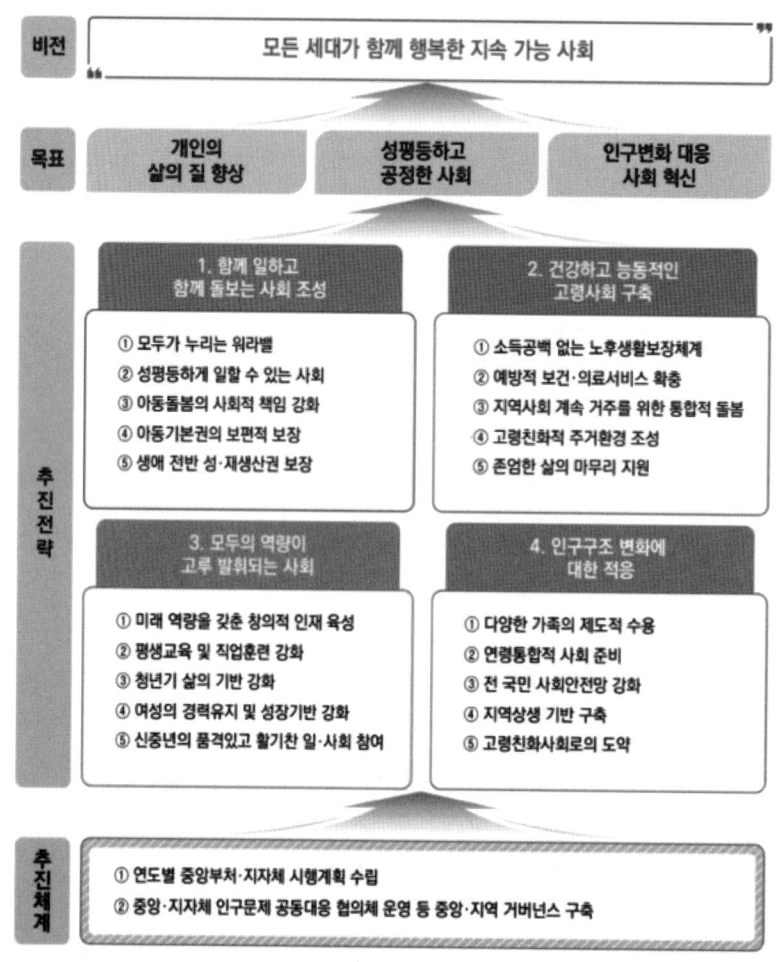

[출처 : 보건복지부]

우리나라는 심각한 저출산이 문제되고 있으므로 여성들이 출산할 수 있도록 다양한 정책과 계획을 국가에서는 만들고 있다. 2021~2025년까지의 기본계획은 육아의 부담이 가장 큰 임신 출산 전후에 그 부담을 덜어주는 데 집중되어 있다. 육아휴직 확대, 영아기 집중 투자, 국공립 어린이집의 온종일돌봄 지원, 다자녀가구 지원, 고령화 대책 등이 주요내용이다.

CHAPTER 07 적중예상문제

01 가족에 대한 설명으로 옳은 것은?
① 가족은 이차적인 집단이며 외부 환경에 자극을 받고 변화하는 집단이다.
② 부모 혹은 자녀와 함께 구성된 혈연집단이고 비형식적인 집단이다.
③ 가족은 시간의 흐름에 따라 발달단계가 있으며 발달단계에 따른 과제가 있다.
④ 첫 자녀부터 마지막 자녀까지 독립을 해서 떠나가는 단계이며 부모는 빈 둥지 증후군이 생길 수 있는 단계는 중년기이다.
⑤ 노년기는 경제적으로 풍요한 시기이며 출가한 자녀와 관계를 유지해야 한다.

> **해설** ①·② 가족은 일차적인, 형식적인 집단이다.
> ④ 진수기에 대한 설명이다.
> ⑤ 중년기에 대한 설명이다.

02 가족 사정에 대한 설명으로 옳은 것은?
① 가족으로부터 취합한 정보는 여러 부서에 공유하여 공개함으로써 효과적으로 관리가 가능하다.
② 가족 사정을 하여 간호하는 최종 목표는 가족들이 기관 등 지역사회의 도움을 받아 문제를 잘 해결하도록 하는 것이다.
③ 가족의 문제는 외부 환경보다 가족의 본질적인 것이므로 가족구성원에게만 정보를 취합하도록 한다.
④ 가족의 형태는 다양하며 지역사회간호사는 이러한 다양성을 인정하고 시간의 흐름에 따라 가족의 발달과제는 변화한다는 것을 알아야 한다.
⑤ 가족 어느 한 개인의 문제는 다른 가족에게 영향을 미치는 일이 없으므로 그 개인을 둘러싼 환경을 조사하는 것에서부터 조사한다.

> **해설** 가족과 관련된 자료는 수집하여 비밀 유지를 해야 한다. 가족 간호의 최종 목표는 가족이 스스로 문제를 해결하는 능력을 키우도록 하는 것이며 이를 위해 취약점뿐만 아니라 강점도 사정하는 것이다. 가족 어느 개인의 문제는 도미노현상처럼 다른 가족에게도 영향을 미친다.

정답 1 ③ 2 ④

03 가족 밀착도에 대한 설명으로 옳은 것은?
① 가족들의 관계를 한눈에 파악할 수 있도록 도식으로 만든 것이다.
② 가족 구성원들 사이의 친밀한 관계 정도를 표식을 통해 한눈에 파악할 수 있다.
③ 가족 중에서 가장 지지가 필요한 취약한 사람을 중심으로 가족과 외부와의 관계를 도식으로 만든 것이다.
④ 가족의 역사를 순서대로 열거하면서 가족 구성원들에게 미친 영향을 알아보는 것이다.
⑤ 가족을 둘러싼 외부체계들과 가족 구성원과의 관계를 도식으로 만든 것이다.

04 듀발의 가족 발달단계에 대한 설명이다. 틀린 설명을 한 것은?
① 핵가족을 기본 형태로 설명을 한다.
② 가족은 시간의 흐름에 따라 발달단계를 거치며 단계마다 달성해야 하는 과업이 있다.
③ 진수기 단계는 은퇴하고 부부가 사망할 때까지이다.
④ 첫 자녀를 기준으로 생활주기를 대부분 분류하였다.
⑤ 자녀들의 성문제와 독립성 증가로 인한 충돌에 대비해야 하는 시기는 첫 자녀의 학령기 때이다.

해설 진수기에는 첫 자녀부터 마지막 자녀까지 독립을 하는 시기로, 새로운 흥미와 취미 등이 필요하며 성인이 된 자녀와 자녀의 배우자와의 관계를 확립해야 한다.

05 비례사망지수에 대한 설명으로 옳은 것은?
① 비례사망지수가 높을수록 보건수준이 높다는 말이다.
② 1년 동안의 총사망자 중에서 60세 이상의 사망자 수를 말한다.
③ 여자 100명에 대한 남자의 숫자를 말한다.
④ 비례사망지수가 높다는 것은 노령화지수가 높다는 말과 같다.
⑤ 생산인구에 대한 비생산인구의 비를 말한다.

해설 비례사망지수
1년 동안 총사망자 중에서 50세 이상의 사망자 수를 말한다. 비례사망지수가 높을수록 보건수준이 높다는 말이다.

같은 해 50세 이상 사망자 수/특정 연도 사망자 수 ×100

06 인구정지형이며 출생률이 사망률의 2배와 같아지며 노인인구 증가 대책이 대두가 되는 선진국의 모형은 무엇인가?

① 피라미드형
② 종형
③ 항아리형
④ 별형
⑤ 표주박형

해설
- 피라미드형 : 출생률과 사망률이 모두 높은 인구 증가를 보이는데 출생률이 사망률보다 2배 이상 초과하는 후진국형이다.
- 종형 : 적게 출산하고 의료의 발달로 적게 사망하는 소산소사의 형태이며 인구증감이 정지된다. 선진국에서 많이 나타나며 출생률이 사망률의 2배와 같아진다.
- 항아리형(방추형) : 대한민국의 인구구조 형태이다. 출생률이 사망률보다 훨씬 낮은 인구감퇴형으로 심각한 노인문제가 발생하며 국가 경쟁력이 약화된다.
- 별형 : 도시형 인구구조이며 인구 전입으로 청장년층의 비율이 높다(예 서울).
- 호리병형(표주박형) : 농촌형 인구구조이며 전출로 젊은 층의 생산인구는 줄어들고 노년층 비율이 높아진다.

07 저출산 고령사회 기본계획에 대한 설명으로 옳은 것은?

① 비전은 젊은 세대의 혼인율을 올려서 인구가 증가하는 사회를 만드는 것이다.
② 여성이 출산 후에 집에서 육아하면서 행복하게 아이를 키우는 것을 목표로 한다.
③ 저소득층 노인들이 인간다운 삶을 살 수 있도록 생계를 보장해주는 것이 목적이다.
④ 함께 일하고 함께 돌보는 사회를 조성하고 성평등하게 일할 수 있는 사회와 아동 돌봄의 사회적 책임을 강화하자는 전략이다.
⑤ 노인의 역량을 강화하여 일자리를 떠나지 않고 행복한 노후를 보내도록 하는 것이 목적이다.

08 유소년 인구 100명당 65세 이상 노인인구의 비를 말하는 이것은 무엇인가?

① 노년부양비
② 유소년부양비
③ 노령화지수
④ 총부양비
⑤ 비례사망지수

정답 6 ② 7 ④ 8 ③

09 가임 여성 1,000명당 연간 총출생아 수를 말하는 지표는 무엇인가?

① 일반출생률
② 조출생률
③ 연간출생률
④ 합계출산율
⑤ 신생아출산율

해설
- 조출생률 : 1년 동안 중앙 인구 1,000명당 출생자 수를 말한다.
- 일반출생률 : 1년 동안 임신이 가능한 여성 1,000명당 출생자 수이다.
- 합계출산율 : 가임기간 동안 한 여성이 출산할 것으로 기대되는 출생아 수이며 국가별 출산율을 비교할 수 있다.

10 총부양비의 지표로 옳은 것은?

① 65세 이상 노인인구/0~14세 인구×100
② 0~14세 인구+65세 이상 노인인구/15~64세 인구×100
③ 65세 이상 노인인구/15~64세 인구×100
④ 0~14세/15~64세×100
⑤ 남자 수/여자 수×100

해설
① 노령화지수
③ 노년부양비
④ 유년부양비
⑤ 성비

CHAPTER 08 학교보건과 보건교육

제1절 학교보건

(1) 학교보건의 필요성
① 학생과 교직원은 전체 인구의 1/4에 해당된다.
② 다른 사람에게 교육받은 내용을 간접적으로 전파할 수 있다.
  예 보건교사에게 교육받은 유인물을 학생이 부모님에게 전달하고 부모가 유인물을 통해 정보를 습득하는 것이 간접교육이다.
③ 집단생활을 하므로 질병에 대한 감수성이 높은 취약집단이다.
  예 학생들은 교실에서 서로 밀접 접촉하는 시간을 많이 가지므로 감염병이 쉽게 퍼진다.
④ 호기심도 있고 배우려는 의욕이 강한 시기이다.
  예 성교육, 금연교육 등 학생이 필요로 하는 교육을 한다면 받아들이는 정도가 높다.
⑤ 건강에 대한 신념 태도 등 평생의 건강과 관련한 기초를 형성하는 시기이다.
  예 흡연, 음주, 성교육

(2) 보건교사
① 보건교사의 배치기준 : 대학을 제외한 모든 학교는 보건교사를 두어야 하며 36학급 이상의 학교는 두 명의 보건교사를 배치해야 한다.
② 보건교사의 직무
  ㉠ 학교보건계획의 수립(자문은 학교의사와 학교약사에게 받음)
    예 건강검사 실시 계획, 미세먼지 대응 계획, 보건교육 계획
  ㉡ 학교 환경위생의 유지·관리 및 개선에 관한 사항
    예 공기청정기와 정수기 등의 필터 관리, 학교 공기질 측정
  ㉢ 학생과 교직원에 대한 건강진단의 준비와 실시에 관한 협조
    예 학생 건강검진 기관 선정과 계약
  ㉣ 각종 질병의 예방처치 및 보건지도
  ㉤ 학생과 교직원의 건강관찰과 학교의사의 건강상담, 건강평가 등의 실시에 관한 협조
    예 교직원 결핵검진 여부 확인
  ㉥ 신체가 허약한 학생에 대한 보건지도
  ㉦ 보건지도를 위한 학생가정 방문

ⓒ 교사의 보건교육 협조와 필요시의 보건교육
ⓩ 보건실의 시설·설비 및 약품 등의 관리
　예 보건실 약품 및 비품 구입과 관리, 보건실 시설 점검과 관리, 구급함 관리
ⓧ 보건교육자료의 수집·관리
　예 보건소식지와 감염병 관련 가정통신문 발송
㉮ 학생건강기록부의 관리
- 입력은 담임이 하고 보고·관리는 보건교사가 한다.
㉯ 다음의 의료행위(간호사 면허를 가진 사람만 해당한다)
- 외상 등 흔히 볼 수 있는 환자의 치료
　예 화상, 개방창상, 발열, 식중독, 눈에 이물질이 들어간 경우, 염좌
　　코피(비출혈)는 머리를 앞으로 숙여 코피가 목 뒤로 넘어가는 것을 막아야 하며 목으로 넘어가는 피는 뱉어내도록 한다. 콧등을 꼭 눌러 지혈하고 얼음주머니를 적용한다. 멎지 않으면 솜 혹은 바셀린 거즈로 틀어막는다. 그래도 멈추지 않으면 병원으로 간다.
- 응급을 요하는 자에 대한 응급처치
- 부상과 질병의 악화를 방지하기 위한 처치
- 건강진단 결과 발견된 질병자의 요양지도 및 관리
㉰ 위의 의료행위에 따르는 의약품 투여
㉱ 그 밖에 학교의 보건관리
　예 학생 및 교직원의 등교 중지와 휴교는 학교장이 결정하는 일이다. 예방접종 완료 여부 검사와 학생 및 교직원의 보건관리, 신체검사 실시의 의무, 심폐소생술 등 응급처치 교육 실시는 학교장에게 있다. → 보건교사의 직무라고 혼동하지 말자.

(3) 학생건강검사

건강검사 결과를 입력하고 건강을 지속적으로 관찰하는 것은 담임교사이다. 교실에서 학생들의 건강을 밀접하게 파악하고 관리할 수 있는 사람이 담임교사이기 때문이다. 건강검사 결과를 관리하고 보고하는 것은 보건교사가 하는 일이다.

초등학교·중학교·고등학교 전 학년	신체발달상황	키와 몸무게를 측정하여 비만도를 조사한다.
	건강조사	식생활, 위생, 수면, 가족의 흡연과 음주, 안전의식 등, 학대, 학교 폭력 등 전반적인 건강상태와 건강습관을 설문지 양식으로 조사한다.
	정신건강상태	학생이나 부모님이 가정에서 설문지를 통해 ADHD, 우울, 자살 욕구 등을 조사한다. 최근에는 학생들이 느끼는 자살충동경험과 무기력감 수치가 높아지고 있는데 이러한 통계를 통해 문제를 밝혀내고 해결하기 위한 노력과 정책이 따라오게 된다.
초1, 초4 중1, 고1	건강검진	생애주기별 건강검진 대상자이다. 3년마다 시행하며 해당되는 학년은 신체의 발달상황, 건강조사, 건강검진 모두 검진기관(지정된 병원)에서 한꺼번에 시행하게 된다.
		흉부 엑스레이는 중1, 고1만 해당된다.
		비만 학생 혈액검사는 초4부터 시작한다.

초5부터 중·고등학생	신체능력검사	신체를 얼마나 잘 쓸 수 있는지 그 능력을 확인하는 검사이며 체력검사와 같은 말이다. 달리기, 오래달리기와 같은 운동을 통해 측정한다.
초등학생 전 학년	구강검사	지정된 치과에서 검진한다.

(4) 교육환경보호구역

① 절대정화구역 : 학교 출입문으로부터 직선거리로 50m까지이다.

② 상대정화구역 : 학교 경계 등으로부터 직선거리로 200m까지인 지역 중 절대정화구역을 제외한 곳이다.

③ 교육환경보호구역에 허가되지 않는 시설 : 대기오염물질 배출시설, 폐수처리시설, 가축분뇨 배출시설, 분뇨처리시설, 악취배출시설, 소음진동배출시설, 폐기물처리시설, 가축 사체와 오염물건 등의 소각매몰지, 도축업, 화장시설, 가축시장, 청소년유해업소, 제한상영관, 총포 또는 화약류 저장소, 감염병 격리소와 진료소, 고압가스와 도시가스 등 충전 저장하는 시설

제2절 보건교육

(1) 목적

① 교육을 통해 개인이나 집단이 지식과 태도, 행위를 바람직한 방향으로 변화시켜 <u>적정기능 수준의 건강을 향상시키기</u> 위함이다.

② 보건교육은 단순하게 지식을 전달하는 것이 목적이 아니며 대상자가 교육받은 내용을 꾸준하게 실천해서 건강을 관리하는 수준을 높이는 것이다.

(2) 학습이론

① 행동주의 학습이론 : 교육을 통해 행동이 변화하려면 반복적인 환경의 노출이 있어야 하며 학습이 더욱 효과적으로 이루어지려면 보상(강화)이 필요하다. 개에게 종소리(환경)를 들려주고 먹이(보상)를 제공하는 것을 반복적으로 학습하게 하면 종소리만 들어도 개는 침을 흘리게 된다. 인간이 외부의 반복되는 자극만으로도 학습이 이루어질 수 있는 단순한 존재라고 생각한 이론이다.

② 인본주의 학습이론 : 타인에 의해 강제적으로 이루어지는 학습보다 자발적으로 이루어지는 자기주도적인 학습이 더욱 효과적이라고 말하는 이론이다. 교사는 권위적인 존재가 아니라 조력자의 역할만 해도 충분하다.

③ 인지주의 학습이론 : 행동주의에서 말하는 것처럼 학습자를 단순한 존재가 아니라 외부에서 들어오는 자극을 능동적으로 처리하는 과정을 거치는 복잡한 존재라고 이야기한다. 단순하게 지식을 머릿속에 넣는 것에서 끝나는 것이 아니라 내적인 사고과정을 거쳐서 배운 지식을 응용하고 활용하게 되는 것이다.

④ 구성주의 학습이론 : 학습자가 지식 그 자체를 단순히 습득하는 것이 아니라 학습자 개인에 의해 지식이 구성되는 것이다. 같은 정보이지만 사람에 따라 다르게 해석하여 이해하는 것도 개인마다 다르게 구성되기 때문이다. 학습자는 능동적인 존재이며 교육자는 학습자에게 지속적으로 동기를 부여하고 피드백을 제공하여 지식을 구성하게끔 도와주어야 한다.

(3) 보건교육의 순서

① 교육 요구 사정 및 지침과 기준 확인 : 교육을 시작하기 전에 교육을 받을 대상자가 원하는 건강요구(청소년은 피임, 노인은 퇴행성 관절염)를 사정하는 것은 중요하다. 교육하기 위한 기관과 지역, 장소와 강사에 대한 지침 등의 확인이 필요하다.
　예 인원수에 맞는 강당을 예약하고 주제와 강사료에 맞는 강사를 알아보는 것이다.

② 학습목표 설정 : 학습자 위주로 구체적인 행위로 한 목표 안에는 한 가지 성과만 기술하도록 한다.
　예 인슐린 주사 교육을 받고 스스로 복부에 주사를 놓을 수 있다.

③ 학습내용 선정
　예 인슐린 주사 교육을 이해하기 위한 내용을 구성한다.

④ 교육방법과 매체 선정
　예 인슐린 주사 교육을 하기 위해서 시범과 인슐린 주사 실물을 선정한다.

⑤ 교육시간 배정

⑥ 평가 계획 : 대상자가 교육을 듣고 목표 수행 가능 정도를 평가한다.

⑦ 계획서 작성

(4) 보건교육을 할 때 고려할 사항

① 지역사회 주민의 요구나 흥미를 파악해야 한다.
　예 노인이 원하는 주제와 청소년이 원하는 주제가 다르다.

② 나이, 교육수준, 경제력에 맞게 보건교육을 한다.
　예 노인에게 영어와 스마트폰을 쓰면서 교육을 한다면 이해하기가 어렵다.

③ 다른 분야와 협조적인 노력이 필요하다.
　예 주제에 따라 재활치료사와 함께 프로그램을 운영할 수도 있다.

④ 보건교육 학습 내용은 쉬운 것에서 어려운 것으로 진행한다.

⑤ 구체적인 것에서 추상적인(상상하는) 방향으로 진행한다.
　예 유치도뇨관을 보여주고 삽입하는 과정을 그림으로 보여주는 방법이다.

⑥ 친숙한 것에서 낯선 방향으로 진행한다.
　예 간단한 상처 소독법을 배우고 욕창을 소독하는 방법을 교육한다.

⑦ 단순한 것에서 복잡한 방향으로 진행한다.

⑧ 과거 내용에서 최신 내용으로 진행한다.
  예 과거의 상처 드레싱하는 방법을 설명한 후 현재 시판되고 있는 드레싱 제품의 편리성을 설명한다.

(5) 보건교육 단계
① **도입** : 교육을 시작하기 전에 분위기를 유도하는 시간이다. <u>동기를 유발</u>하고 호기심을 유발해 긴장을 풀도록 도와주는 단계이다.
  예 흡연 교육을 시작하기 전에 교육 내용과 관련된 재미있는 사건을 이야기해주며 긴장을 풀어준다.
② **전개** : 실제로 교육이 이루어지는 시간이다.
③ **요약정리** : 교육한 내용을 최종 정리하는 단계이다.
  예 교육내용을 퀴즈로 내거나 요약해주는 것

(6) 보건교육의 방법
① **상담** : 대상자와의 신뢰 관계 형성이 중요하다. 스스로 문제를 알아가고 문제해결 방법 또한 상담을 통해 스스로 찾을 수 있다.
② **강의** : 많은 사람을 대상으로 단시간에 교육이 가능하다. 단 개인차를 고려할 수 없으며 집중이 안 될 수도 있고 학습효과가 떨어질 수 있다.
③ **분단토의(와글와글 학습법)** : 여러 분단(무리)으로 나누어 와글거리며 분단끼리 토론하는 방법이며 인원이 많아도 참여할 기회가 주어진다.
④ **심포지엄** : 사회자부터 청중들까지 모두 전문가이다 보니 깊은(심) 이야기를 나눌 수 있다. 심포지엄과 배심토의를 헷갈리면 안 된다.
  [암기Tip] '심'은 깊다는 뜻으로 '심포지엄'의 심과 연관 지어 암기해보자.
  예 신종 해외 감염병이 국내에 유입되어 확산될 때 각 부서 전문가들이 모여 대책을 토론하는 것
⑤ **패널토의(배심토의)** : 청중은 전문가가 아니며 의견이 대립되는 전문가들이 청중 앞에서 토론하는 방식이다. 반대의 의견을 주장하다 보니 사회자의 조율과 대화기술이 중요하다.
  [암기Tip] 반대의 이야기를 하는 사람에게 "배신이야"라는 말을 쓰곤 한다. '배신'을 '배심'으로 연관 지어 암기해보자.
  예 신포괄수가제의 형평성에 대한 논란
⑥ **시범** : 실물을 사용하여 실제로 사용하는 방법을 보여주는 방법이며 흥미를 유발할 수 있고 보건교육을 할 때 많이 쓰이는 방법이다. 다만 소수에게만 이용이 가능하고 비용이 많이 든다.
  예 간호대생이 실습 중에 서로에게 실제 주사를 놓아 보면서 교육받는 것
⑦ **시뮬레이션** : 가상의 상황을 연출하여 활동에 참여시켜 대상자가 문제를 해결해보도록 하는 방법이며 흥미와 동기를 유발할 수 있다. 하지만 시간과 비용이 많이 든다는 단점이 있다.
  예 화재나 지진의 상황을 리얼하게 연출하여 체험해보는 것

⑧ **브레인스토밍** : 머릿속에서 폭풍(브레인스토밍)이 일어나는 것처럼 기발한 생각들을 서로 토의하는 방식이며 토론을 성공적으로 마치기 위해서는 기술이 필요하다.
⑨ **프로젝트** : 대상자가 목표에 걸맞게 스스로 자료를 수집하고 계획하고 문제해결에 필요한 것들을 학습하게 하는 방법이다.

(7) 보건교육 방법을 선택할 때 고려할 사항

① **교육의 내용** : 보건교육의 내용이 지식적인 내용인지 기술습득을 하기 위한 내용인지, 전문적인 수준을 필요로 하는지 여부에 따라 보건교육의 방법이 달라진다. 지식을 요구하는 것이면 강의, 기술을 요구하는 것이면 시범이 적합하고 일반적인 수준이면 강의, 전문적인 수준이면 심포지엄이나 패널토의가 적합하다.
② **교육을 받는 인원 수** : 시범과 시뮬레이션은 소수의 인원에게 가능하다.
③ **보건교육의 자원 확보 정도** : 교육이 이루어지는 장소, 교육을 하는 강사, 교육을 하는 시간, 교육을 하기 위한 매체 등이 자원이다. 장소가 좁다면 시뮬레이션과 시범은 부적합하고 강의를 하려면 발표자료를 보여주기 위한 매체가 확보되어야 한다.
④ **보건교육을 듣는 대상자의 기대** : 교육을 듣는 대상자의 기대에 부흥해야 한다.
　예 인슐린 주사방법에 대해 들으러 온 사람이라면 주사를 놓는 방법에 대한 교육을 듣고 싶어 하고 기대한다.

(8) 보건교육 매체

보건교육 매체는 보건교육을 효과적으로 하기 위해 이용하는 도구이다. 교육 주제에 가장 어울리고 안전하고 쉽게 사용할 수 있는 매체여야 하며 무엇보다 학습자에게 적합해야 한다.
예 노인에게 인슐린 주사방법을 교육할 때는 컴퓨터로 영상을 보여주는 것보다 실물을 가지고 직접 시범하는 것이 적합하다.
① **실물** : 실제 물건이며 교육받은 내용을 즉시 현장에서 활용할 수 있다. 비용이 많이 들고 보관이 어렵다는 단점이 있을 수 있다.
　예 infusion pump 교육
② **모형** : 실물과 비슷한 효과를 얻을 수 있는 물건이며 비용이 많이 든다.
　예 심폐소생술 인형, 모형 자동차, 모유수유를 위한 아기 인형
③ **대중매체** : 다수의 사람에게 동시에 많은 정보를 빠른 시간에 전달 가능하다. 긴급하게 알려야 할 중대한 문제 같은 경우는 대중매체가 효과가 높다.
　예 독감이 확산되는 시기에 전파를 막는 방법
④ 칠판, 인쇄물, 그림, 포스터 게시판 등 여러 매체가 있다.

(9) 보건교육 평가

① **평가시기에 따른 평가** : 보건 교육 시작 전, 교육 진행 중, 교육 종료 후의 시기로 나뉜다.
　㉠ 진단평가 : 교육 시작 전, 대상자의 지식수준(사전지식)과 흥미, 동기 등을 진단하는 단계이다.
　　例 영어 학원에 처음 왔을 때 오게 된 동기와 흥미 정도를 확인한 후에 레벨테스트를 통해 반이 정해지는 것과 같다.
　㉡ 형성평가 : 보건교육을 하는 중간과정에서 피드백을 주기 위한 평가이다.
　　例 쪽지시험을 통해 교육을 잘 따라오고 있는지 확인하는 것이다.
　㉢ 총괄평가 : 보건교육을 마치고 총괄적으로 학습목표를 얼마나 성취했는지 확인하는 평가이다.
　　例 기말고사와 같은 한 학기의 총괄평가를 말한다.

② **평가기준에 따른 평가** : 절대적인 기준이 있는지 유무에 따라 평가가 달라진다.
　㉠ 절대평가 : 미리 도달해야 할 목표를 정해두는 것이며 목표 이하는 기준에 부합하지 못한 것으로 판정한다.
　　例 80점 이하는 불합격
　㉡ 상대평가 : 다른 사람에 비해 나의 위치가 상대적으로 결정되는 것이다.
　　例 10명 중에 상위권 3명만 합격이라면 그해에 어떤 사람들이 몰려 있느냐에 따라 합격 여부가 판가름 난다.

③ **성과수준에 따른 평가** : 보건교육이 효과적으로 잘 이루어졌는지 평가하기 위한 성과수준을 측정하는 항목들이 다르다.
　㉠ 투입평가 : 투입된 것들이 적절했는지를 평가하는 것이다.
　　例 교육을 한 강사, 교육 장소
　㉡ 과정평가 : 계획한 대로 진행되었는지를 평가하는 것이다.
　　例 교육이 이루어지는 동안 소음, 온도의 적합성, 만족도 조사, 대상자 참여율
　㉢ 성과평가 : 교육과정을 통해 얼마나 목표를 이루었는지를 평가하는 것이다.
　　例 인슐린 주사를 스스로 주사 가능하게 하는 목표 성취도 확인

CHAPTER 08 적중예상문제

01 보건교사에 대한 설명으로 옳은 것은?

① 36학급 이상의 학교는 한 명 이상의 보건교사를 반드시 두어야 한다.
② 학생의 건강을 지속적으로 관찰해야 할 의무가 보건교사에게 있다.
③ 학생건강기록부 입력은 담임이 하고 관리는 보건교사가 한다.
④ 학생과 교직원의 건강진단 준비와 실시를 직접 주도한다.
⑤ 흔하게 볼 수 없는 환자의 치료 역시 포괄적으로 해야 할 의무가 있다.

> **해설**
> - 36학급 이상의 대학교를 제외한 모든 학교는 두 명 이상의 보건교사를 두어야 한다.
> - 보건교사는 건강진단의 준비와 실시를 협조하는 역할을 하며 외상 등 흔하게 볼 수 있는 환자의 치료를 한다.
> - 학생의 건강을 가까이에서 지속적으로 관찰하는 자는 담임교사이다.

02 학생건강검사에 관한 설명으로 옳은 것은?

① 건강검사는 신체발달상황, 신체능력검사, 정신건강 상태 검사, 건강검진, 건강조사 등이 있다.
② 건강검사 결과 입력과 건강의 지속적인 관찰은 보건교사의 의무사항이다.
③ 초1, 초4, 중2, 고2는 생애주기별 건강검진 대상자이다.
④ 신체능력검사는 키와 몸무게를 측정하는 것이다.
⑤ 건강조사는 사춘기인 중1, 고1만이 대상자이다.

> **해설**
> - 건강검사 결과 입력과 건강의 지속적인 관찰은 담임교사의 역할이다.
> - 초1, 초4, 중1, 고1은 지정된 검진기관에서 신체능력검사를 제외한 모든 건강검사를 실시한다.
> - 키와 몸무게 등은 신체발달상황 검사이고 건강조사는 전 학년 모두 실시한다.

정답 1 ③ 2 ①

03 학교 보건교사의 배치기준은?
① 대학을 제외한 모든 학교는 보건교사를 두어야 하며 36학급 이상의 학교는 두 명의 보건교사를 배치해야 한다.
② 대학교에도 보건교사 한 명을 반드시 두어야 한다.
③ 대학을 제외한 모든 학교는 보건교사를 두어야 하며 18학급 이상의 학교는 두 명의 보건교사를 배치해야 한다.
④ 보건교사의 배치기준에 학급의 숫자는 무관하게 한 명을 의무배치하면 된다.
⑤ 36~48학급에 해당되는 학교는 두 명의 보건교사를, 48학급 이상 학급은 세 명의 보건교사를 둔다.

04 상대정화구역에 설치 가능한 업소는?
① 가축분뇨배출시설
② 가축시장
③ 편의점
④ 화장시설
⑤ 분뇨처리시설

해설 교육환경보호구역에 허가되지 않는 시설
대기오염물질 배출시설, 폐수처리시설, 가축분뇨배출시설, 분뇨처리시설, 악취배출시설, 소음진동배출시설, 폐기물처리시설, 가축 사체와 오염물건 등의 소각매몰지, 도축업, 화장시설, 가축시장, 청소년유해업소, 제한상영관, 총포 또는 화약류 저장소, 감염병 격리소와 진료소, 고압가스와 도시가스 등 충전 저장하는 시설

05 학교보건의 필요성에 대한 설명이다. 틀린 것은?
① 학생과 교직원의 숫자가 전체 인구의 1/4에 해당된다.
② 학교는 집단생활을 하는 곳이며 감수성이 낮은 취약집단이다.
③ 호기심과 배우려는 의욕이 강하다.
④ 평생의 건강과 관련한 기초를 만드는 중요한 시기이다.
⑤ 다른 사람에게 교육받은 내용을 간접적으로 전파할 수 있다.

해설 학생들은 집단생활을 하며 감수성이 높은 취약집단으로 들어간다.

정답 3 ① 4 ③ 5 ②

06 보건교육을 할 때 고려할 점으로 옳은 것은?

① 보건교육은 지역사회 주민의 요구나 흥미와 상관없이 지역사회의 큰 이슈를 주제로 한다.
② 나이와 교육수준, 경제력과는 상관없이 보건교육 제공자의 수준에 맞추어서 시행한다.
③ 최신 내용을 먼저 알려주고 과거의 내용을 이야기해주면 이해가 더 쉽다.
④ 단순한 것에서 복잡한 것으로 진행한다.
⑤ 추상적인 것에서 구체적인 것으로 진행한다.

> **해설** 보건교육은 지역사회 주민의 요구나 흥미를 우선 파악해야 하며 주민의 나이와 경제수준, 경제력을 고려해야 한다. 과거 내용에서 최신 내용으로 교육을 하고 구체적인 것에서 추상적인 것으로 진행한다.

07 보건교육을 할 때 분위기를 유도하고 동기를 유발하는 단계는?

① 도입
② 전개
③ 요약정리
④ 계획
⑤ 평가

> **해설** 보건교육 단계
> • 도입 : 교육을 시작하기 전에 분위기를 유도하는 시간이다. 동기를 유발하고 호기심을 유발해 긴장을 풀도록 도와주는 단계이다.
> • 전개 : 실제로 교육이 이루어지는 시간이다.
> • 요약정리 : 교육한 내용을 최종 정리하는 단계이다.

08 청중은 전문가가 아니며 의견이 대립되는 전문가들이 토론하는 방식은 어떤 교육방법인가?

① 배심토의
② 시뮬레이션
③ 심포지엄
④ 강의
⑤ 브레인스토밍

09 미리 도달해야 할 목표를 정해두고 목표 달성 정도를 평가하는 보건교육 평가방법은 무엇인가?

① 상대평가
② 절대평가
③ 형성평가
④ 총괄평가
⑤ 진단평가

해설 보건교육 평가
- 평가시기에 따른 평가
  - 진단평가 : 교육 시작 전, 대상자의 지식수준(사전지식)과 흥미, 동기 등을 진단하는 단계이다.
  - 형성평가 : 보건교육을 하는 중간과정에서 피드백을 주기 위한 평가이다.
  - 총괄평가 : 보건교육을 마치고 총괄적으로 학습목표를 얼마나 성취했는지 확인하는 평가이다.
- 평가기준에 따른 평가 : 절대적인 기준이 있는지 유무에 따라 평가가 달라진다.
  - 절대평가 : 미리 도달해야 할 목표를 정해두는 것이며 목표 이하는 기준에 부합하지 못한 것으로 판정한다.
  - 상대평가 : 다른 사람에 비해 나의 위치가 상대적으로 결정되는 것이다.
- 성과수준에 따른 평가 : 보건교육이 효과적으로 잘 이루어졌는지를 평가하기 위해서는 성과수준을 측정하는 항목들이 다르다.
  - 투입평가 : 투입된 것들이 적절했는지를 평가하는 것이다.
  - 과정평가 : 계획한 대로 진행이 되었는지를 평가하는 것이다.
  - 성과평가 : 교육과정을 통해 얼마나 목표를 이루었는지를 평가하는 것이다.

10 실생활에서 즉시 교육내용을 활용할 수 있는 장점이 있지만 비용이 많이 들고 보관이 어려운 단점이 있는 실물의 예는?

① 인형
② 제세동기
③ 포스터
④ 비디오 시청
⑤ 방송

해설 실물
실제 물건이며 즉시 교육받은 내용을 현장에서 활용할 수 있다. 비용이 많이 들고 보관이 어렵다는 단점이 있을 수 있다.

11 가상의 상황을 연출하여 활동에 참여시켜 대상자가 문제를 해결해보도록 하는 방법이며 흥미와 동기를 유발할 수 있다. 하지만 시간과 비용이 많이 든다는 단점이 있는 이것은?

① 시뮬레이션
② 시범
③ 모형
④ 실습
⑤ 브레인스토밍

12 학생들의 건강을 보호하고 증진시키기 위해 모든 구성원들이 학교의 물리적·사회적 환경과 학교보건서비스, 학교보건정책에 노력을 기울이는 것을 무엇이라고 하는가?

① 건강증진학교
② 건강도시
③ 건강운동프로그램
④ 국민건강증진종합계획
⑤ 건강수명

> **해설** 학교 스스로 학교의 총체적인 건강수준을 진단하고 학교건강증진을 위해 전체 교직원·학부모·지역사회가 협력하여 학교의 건강문제를 스스로 해결해 나갈 수 있는 풍토를 조성하고, 역량을 강화하는 데 그 목적을 두고 있다.

13 보건교사가 상담을 통해 보건교육을 할 때 장점은?

① 다른 보건교육에 비해 효과가 높다.
② 대상자와 신뢰관계가 없어도 진행할 수 있다.
③ 많은 사람을 대상으로 교육한다.
④ 개인차를 고려할 수 없다.
⑤ 분단을 나누어 토론하는 방법이다.

> **해설** 대상자와의 신뢰관계 형성이 중요하다. 스스로의 문제를 알아가고 문제해결 방법 또한 상담을 통해 스스로 찾을 수 있으며 교육의 효과가 높다.

14 노인들에게 퇴행성 관절염 통증을 완화하는 운동을 보여주기 위해서 적합한 방법은?

① 강의식
② 분단토의
③ 역할극
④ 시범
⑤ 시뮬레이션

> **해설** 실물을 사용하여 실제로 사용하는 방법을 보여주는 방법이며 흥미를 유발할 수 있고 보건교육을 할 때 많이 쓰이는 방법이다.

정답 12 ① 13 ① 14 ④

15 다른 사람의 생각을 듣고 비판하는 능력을 키울 수 있고 청중은 전문가가 아닌 이 토의는?
① 배심토의
② 심포지엄
③ 강의
④ 분단토의
⑤ 브레인스토밍

해설 배심토의(패널토의)
- 청중은 전문가가 아니며 의견이 대립되는 전문가들이 청중 앞에서 토론하는 방식이다.
- 반대의 의견을 주장하다 보니 사회자의 조율과 대화기술이 중요하다.

16 지역사회 주민을 대상으로 보건교육을 하고자 할 때 주민들이 원하는 교육주제에 대해 주민들과 함께 논의한다면 이때 적용한 일차보건의료의 기본 원칙은?
① 지불부담능력
② 주민의 적극적인 참여
③ 접근성
④ 수용 가능성
⑤ 윤리적 타당성

해설 일차보건의료의 기본원칙 : 접근성, 수용 가능성, 주민의 적극적인 참여, 지불부담능력 등

CHAPTER 09 환경관리

제1절 대기의 영향

(1) 공기

공기는 산소(21%), 질소(78%), 탄산가스(1%)로 구성되어 있다.

① 이산화탄소 : 탄산가스와 비슷한 말이며 실내 공기오염의 판정기준이다. 0.1%가 넘어가면 환기 상태가 불량하다는 의미이다.

② 일산화탄소 : 무색무취의 맹독성이다. 혈색소와 결합하는 능력이 뛰어나고 저산소증을 초래하여 중추신경계에 문제를 일으킨다. 헤모글로빈과 결합력이 산소에 비해 250배 이상 강하다.

③ 암모니아 : 무색이며 자극적인 유독가스로 호흡기 문제, 눈자극, 두통과 구토를 유발한다.

④ 황산화물 : 탄소를 태울 때 발생하며 아황산가스가 대표적이고 산성비의 원인이 된다. 아황산가스는 인체에 치명적인 독성이 있는 물질이다. 산성비는 pH 5.6 이하이며 금속을 부식시키고 식물의 피해를 가져온다.

(2) 기후

① 온열조건 : 따뜻하게 느껴지기 위해서는 기온, 기습(습도), 기류(공기의 흐름), 복사열(태양의 적외선 열)이 복합적으로 작용해야 한다.

② 쾌감대 : 옷을 입고 바람이 없는 상태에서 쾌적하게 느끼는 상태인데 온도는 17~18℃, 습도는 60~65%이다.

③ 감각온도 : 인체가 느끼는 체감온도라고 하며 기온, 기습, 기류가 복합적으로 작용하여 느껴지는 온도감각이다. 옷, 계절, 성별, 연령에 따라 느끼는 것이 다르나 100% 습도, 무풍 상태에서는 동일한 온감을 느낀다.

④ 불쾌지수 : 기온과 기습의 영향으로 느껴지는 불쾌한 정도를 지수로 나타낸 것이다.

(3) 지구온난화

주범은 이산화탄소이다. 석탄의 사용은 문명의 발전을 가져왔지만 대기 중 이산화탄소 농도를 높여 지구온난화의 주범이 되었다. 이산화탄소 외에도 이산화질소, 메탄, 오존도 온실효과를 가중시킨다. 오존은 강한 자외선에 의해 생성되는 물질이다. 이런 온실효과는 엘니뇨현상과 라니냐현상을 가져온다.

제2절 물의 영향

(1) 수돗물의 정수과정

침전 → 폭기 → 여과 → 염소 소독

① 침전 : 일차적으로 부유물(이물질)을 침전하는 곳인데 중력의 힘으로 자연 침강이 된다.
② 폭기 : 물속에 공기를 주입한다. 나쁜 가스와 냄새를 제거하고 산소를 증가시킬 수 있다.
  [암기Tip] '폭'발적으로 공'기'를 넣는다.
③ 여과 : 침전과정에서 제거되지 않는 작은 불순물을 모래로 된 여과지를 통해 거른다.
④ 염소 소독 : 강한 산화력이 있으며 상수의 소독에 많이 쓰이는 방법이다. 가정에 물이 공급되는 과정에서 미생물이 번식할 우려가 있으므로 잔류염소가 필요하다. 최근에는 염소 소독 대신 오존 소독을 하는 경우도 늘고 있다.

(2) 수질검사 기준

① 일반 세균은 1mL 중 100CFU를 넘으면 안 된다.
② 대장균은 분변 오염의 지표로서 100mL에서 검출되면 안 된다.
③ 수소이온 농도는 pH 5.8 이상 8.5 이하이다.
④ 색도(물의 착색 정도)는 5를 넘으면 안 된다.
⑤ 냄새와 맛은 소독으로 인한 냄새와 맛 이외에는 있으면 안 된다.

(3) 수질오염 지표

① DO(Dissolved Oxygen, 용존산소) : 물에 녹아 있는 산소의 양이다. 산소는 물의 자정작용이나 수중에 사는 생물들에게는 필수적인 것이다. DO가 높다는 것은 물에 산소가 많고 깨끗하다는 말이다. 오염이 된 물에서 DO가 낮아지는 이유는 오염된 물에서 번식하는 미생물들이 산소를 많이 소비하기 때문이다.
  ㉠ 얕은 물이고 유속이 빠른 경우는 DO가 높다. 고인 물이 썩는다는 말이 있듯이 빠른 속도로 흐르는 물은 오염될 확률이 낮다.
  ㉡ 온도가 높아지면 DO가 낮아진다. 물이 따뜻해지면 세균이 번식할 확률이 높아지고 세균 때문에 산소가 부족해진다.
  ㉢ 염분이 낮고 기압이 높을 때는 DO가 올라간다. 염분이 높으면 소금이 물에 많이 녹아 있어서 산소가 비집고 들어갈 틈이 없기 때문에 DO가 낮아진다. 그리고 기압이 높은 곳은 지구 표면과 가까운 깊은 바다인데 깊은 바다에는 산소가 풍부하고 오염이 덜 되어 쉽게 볼 수 없는 다양한 생물들이 살아갈 수 있는 환경이 만들어지는 것이다.

② BOD(생물학적(biochemical) 산소요구량) : 물에 있는 유기물질(폐수는 수질오염의 주 원인 물질)이 미생물에 의해 분해되어 깨끗해지는 데 필요한 산소요구량이다. 유기물질이 높으면 박테리아 등을 증식시켜 용존 산소를 떨어뜨리고 결국 자정 능력을 상실하게 된다. BOD가 높다는 것은 분해해야 할 유기물질이 많다는 것이고 이 말은 오염이 심하다는 말이다.
③ COD(화학적(chemical) 산소요구량) : 산화제에 의해 유기물질을 분해해 물을 깨끗하게 만드는 데 필요한 산소요구량이다. COD가 높다는 것은 분해해야 할 유기물질이 많다는 것이고 이 말은 오염이 많이 되었다는 말이다.

제3절 식중독의 영향

(1) 세균성 식중독
① 감염형
  ㉠ 살모넬라 식중독 : 6~9월에 발생하며 한국에서 가장 흔한 감염형 식중독으로, 계란, 두부, 육류 등의 음식물 혹은 대소변에 오염된 음식물이 원인이다.
    [암기Tip] 계란을 살살 조심히 만져라.
  ㉡ 장염 비브리오 식중독 : 바닷물 또는 덜 조리된 해산물을 통해 감염된다.
    [암기Tip] 해산물은 아주 '비'려요!
  ㉢ 병원성 대장균 식중독 : 환자나 동물의 분변을 통해 오염된 식품이나 조리기구를 통해 감염된다.
    [암기Tip] 대장균은 분변 오염의 지표죠?
② 독소형 : 세균이 증식하면서 독소를 만들어 낸 식품을 섭취하여 발생한 식중독이다.
    [암기Tip] 톡(독) 쏘는 포도(포도상구균) 웰치스(웰치균) 보틀(보툴리누스)~!
  ㉠ 포도상구균 식중독 : 봄과 가을에 흔하게 발생한다. 한국에서 가장 흔한 독소형 식중독으로 황색포도상구균이 원인이다. 오염된 도시락과 김밥 섭취, 화농성 피부질환(포도상구균 감염)을 가진 사람이 조리했을 때 발생할 수 있는 감염병이다.
    [암기Tip] 우리나라는 포도가 맛있다. 봄과 가을은 포도와 김밥 도시락을 싸서 놀러가기 좋은 계절이다.
  ㉡ 웰치균 식중독 : 육류와 어패류가 흔한 원인이다.
    [암기Tip] 감염형 식중독과 독소형 식중독을 구분해야 한다. "웰치스 포도 보틀은 톡(독소) 쏜다."로 외워보자.
  ㉢ 보툴리누스 식중독 : *Clostridium botulinum*의 신경독소에 의해 신경마비가 일어나는 식중독이다. 주로 보관 상태가 나쁜 통조림, 소시지 섭취를 통해 감염된다.
    [암기Tip] 보톡스를 맞으면 신경과 근육이 부분 마비된다. '보'툴리누스와 '보'톡스를 연관 지어 암기해보자. 그리고 보'툴'리누스와 '통'조림을 연관시키자.

(2) 노로바이러스 식중독
급성 위장관염을 일으키는데, 식품을 매개로 한 집단 식중독이며 <u>겨울</u>에 호발한다.

(3) 자연독 식중독
① '조'개 : '미'틸로톡신
② '버'섯 : '무'스카린
③ '감'자 : 솔'라'닌
④ '굴' : '베'네루핀
⑤ '복'어 : '테'트로도톡신

> **암기Tip** 조미료로 버무러진 감자라면을 먹고 굴욕적인 배가 되어 복대를 한다.

제4절 주거 공간의 영향

(1) 군집독
군집독을 '군'중이 '집'합하여 '독'가스를 만들어낸다고 생각하자. 이산화탄소와 관련이 있으며 많은 사람이 모여 있는 환기가 안 되는 실내에서 불쾌감, 오심, 현기증, 두통 등이 나타나는 현상이다. 이때는 실내에서 밖으로 나오면 증상이 사라진다. 복잡한 지하철에서 사람들 틈에 끼어 있다 보면 어지럽고 토할 것 같은 기분을 느끼는 것이 군집독 증상이다.

(2) 새집 증후군
새집에서 나오는 화학물질로 인해 거주자가 피부염, 어지러움, 불안증 등에 시달리게 되는 것인데 대표적인 화학물질은 포름알데하이드이다.

(3) 빌딩 증후군
공기가 오염된 건물 안에 있을 때는 두통과 현기증, 피로감 등을 호소하다가 건물 밖으로 나가면 괜찮아지는 증상이다.

제5절 환경영향평가

어떤 사업이 환경과 교통, 인구에 미치는 영향이 어느 정도인지 평가하여 그 영향을 최소화하는 방법을 마련하기 위함이다.
예 신도시가 조성되거나 큰 규모의 시설이 만들어질 때 환경영향평가를 실시하고 난 후 사업이 확정된다.

CHAPTER 09 적중예상문제

01 대기오염에 관한 설명으로 옳은 것은?

① 대기는 산소와 질소와 일산화탄소로 구성되어 있다.
② 이산화탄소는 혈색소와 결합하는 능력이 뛰어나다.
③ 일산화탄소는 실내 공기오염의 판정기준이다.
④ 지구온난화의 주범은 이산화탄소이며 그 외에 이산화질소, 메탄, 오존 등이 있다.
⑤ 황산화물은 무색이며 자극적이고 유독가스를 풍긴다.

해설
① 대기는 산소, 질소, 탄산가스로 구성되어 있다.
② 일산화탄소에 대한 설명이다.
③ 이산화탄소에 대한 설명이다.
⑤ 암모니아에 대한 설명이다.

02 정수과정과 수질 관리에 대한 설명으로 옳은 것은?

① 물에 대장균은 1mL 중 100CFU를 넘으면 안 된다.
② 수소이온 농도는 pH 5.8 이상 8.5 이하이며 색도는 5를 넘으면 안 된다.
③ 수돗물에는 어떠한 냄새와 맛도 있으면 안 된다.
④ 상수 소독에 많이 쓰이는 약품은 황산이다.
⑤ 여과과정은 물속에 공기를 주입하는 과정으로 나쁜 가스와 냄새를 제거하고 산소를 증가시킨다.

해설
① 일반 세균은 1mL 중 100CFU를 넘으면 안 된다.
③ 냄새와 맛은 소독으로 인한 냄새와 맛 이외에는 있으면 안 된다.
④ 상수 소독에 많이 쓰이는 약품은 염소이다.
⑤ 물속에 공기를 주입하는 과정은 폭기과정이다.

정답 1 ④ 2 ②

03 수질오염지표에 대한 설명으로 옳은 것은?
   ① DO는 용존산소를 말하며 얕은 물이고 유속이 빠른 경우는 DO가 높다.
   ② DO는 온도가 높아지고 염분이 높을수록 높아진다.
   ③ BOD는 화학적 산소요구량이며 높을수록 깨끗한 물이라는 것이다.
   ④ COD가 높다는 것은 오염되지 않고 깨끗한 물이라는 것이다.
   ⑤ DO가 높다는 것은 오염된 물이라는 것이다.

   해설 DO는 온도가 낮고 염분이 낮을수록 높아진다. 유기물질이 산화제에 의해 유기물질을 분해하는 데 필요한 산소량은 COD이다. DO가 높다는 것은 깨끗한 물이다. COD가 높으면 유기물질에 의해 오염된 물이다.

04 식중독에 대한 설명으로 옳은 것은?
   ① 계란, 두부, 육류 등의 음식물이나 대소변이 원인인 식중독은 포도상구균 식중독이다.
   ② 보툴리누스 식중독은 *Clostridium botulinum*의 신경독소에 의해 신경마비가 일어나는 식중독이다.
   ③ 포도상구균 식중독은 감염형 식중독으로서 도시락과 김밥 등이 원인 물질이다.
   ④ 식품을 매개로 한 집단 식중독이며 겨울에 호발하는 식중독은 살모넬라 식중독이다.
   ⑤ 굴로 인한 식중독의 원인은 미틸로톡신이다.

   해설 ① 살모넬라 식중독에 대한 설명이다.
   ③ 포도상구균은 독소형 식중독이다.
   ④ 노로바이러스 식중독에 대한 설명이다.
   ⑤ 굴로 인한 식중독의 원인은 베네루핀이다.

05 많은 사람이 모여 있는 환기가 안 되는 실내에서 느껴지는 불쾌감, 오심, 현기증, 두통 등이 나타나는 현상을 무엇인가?
   ① 새집 증후군
   ② 빌딩 증후군
   ③ 군집독
   ④ 엘니뇨현상
   ⑤ 열섬현상

정답 3 ① 4 ② 5 ③

06 환경과 교통, 인구에 미치는 영향을 평가하여 환경에 미치는 영향을 최소화하는 방법을 마련하기 위한 목적인 이것은 무엇인가?

① 환경영향평가
② 환경자율평가
③ 환경규제평가
④ 미래환경평가
⑤ 환경건설평가

07 바닷물 또는 덜 조리된 해산물을 통해 감염이 되는 식중독은 무엇인가?

① 포도상구균 식중독
② 보툴리누스 식중독
③ 병원성 대장균 식중독
④ 장염 비브리오 식중독
⑤ 살모넬라 식중독

> **해설**
> ① 포도상구균 식중독 : 한국에서 가장 흔한 독소형 식중독이며 봄과 가을에 흔하다.
> ② 보툴리누스 식중독 : *Clostridium botulinum*의 신경독소에 의해 신경마비가 일어나는 식중독이다. 보관상태가 나쁜 통조림, 소시지 섭취를 통해 주로 감염된다.
> ③ 병원성 대장균 식중독 : 환자나 동물의 분변을 통해 오염된 식품이나 조리기구를 통해 감염된다.
> ⑤ 살모넬라 식중독 : 6~9월에 발생하며 한국에서 가장 흔한 감염형 식중독이다. 계란, 두부, 육류 등의 음식물 혹은 대소변에 오염된 음식물이 원인이다.

08 지구온난화의 주범이며 실내 공기오염의 판정기준인 이것은 무엇인가?

① 일산화탄소
② 암모니아
③ 메탄
④ 오존
⑤ 이산화탄소

09 수돗물의 정수과정 중 모래로 된 여과지를 이용하여 작은 불순물을 거르는 이 과정은 무엇인가?
① 염소 소독
② 침전
③ 여과
④ 폭기
⑤ 침강

해설   침전 → 폭기 → 여과 → 염소 소독
• 침전 : 일차적으로 부유물(이물질)을 침전하는 곳인데 중력의 힘으로 자연 침강이 된다.
• 폭기 : 물속에 공기를 주입한다. 나쁜 가스와 냄새를 제거하고 산소를 증가시킬 수 있다.
• 여과 : 침전과정에서 제거되지 않은 작은 불순물을 모래로 된 여과지를 통해 거른다.
• 염소 소독 : 강한 산화력이 있으며 상수의 소독에 많이 쓰이는 방법이다.

10 식중독과 식중독을 일으키는 원인을 연결한 것이다. 맞는 것은?
① 포도상구균 - 도시락과 김밥
② 보툴리누스 - 계란, 두부, 육류
③ 장염 비브리오 - 통조림
④ 복어 - 미틸로톡신
⑤ 버섯 - 베네루핀

해설   ② 보툴리누스 : 보관 상태가 나쁜 통조림, 소시지
③ 장염 비브리오 : 덜 조리된 해산물
④ 복어 : 테트로도톡신
⑤ 버섯 : 무스카린

정답   9 ③   10 ①

CHAPTER 10 산업간호와 재난관리

제1절 산업간호

(1) 산업간호의 목표

1950년 ILO와 WHO의 합동위원회에서는 아래와 같이 정의하였다.
① 근로자가 정신적, 육체적 또는 사회적으로 건강을 고도로 유지·증진하는 것이다.
② 사업장의 환경관리를 철저히 하여 유해요인에 기인한 손상을 사전에 예방하는 것이다.
③ 합리적인 노동조건을 설정하여 건강유지를 도모하는 것이다.
④ 정신적·육체적 적성에 맞는 직종에 종사하게 함으로써 사고를 예방하고 작업능률을 최대한 올리는 것을 기본목표로 한다.

(2) 보건관리자(산업간호사)의 직무 (산업안전보건법)

① 자주 발생하는 가벼운 부상에 대한 치료와 의약품 투여
② 응급처치와 의약품 투여
③ 부상과 질병의 악화 방지를 위한 처치와 의약품 투여
④ 건강진단 결과 발견된 질병자의 요양 지도와 관리, 의약품 투여
⑤ 환기장치와 배기장치 등 설비의 점검과 지도, 조언
⑥ 사업장 순회점검과 지도, 조치건의 : 보호구 착용 여부, 현장 청결상태, 작업자세, 소음 발생 상태 등
⑦ 산업재해 발생의 원인 조사, 분석, 지도와 조언 : 사고 내용 확인하여 대처방법 모색, 예방 위한 교육
⑧ 산업재해 발생의 통계 유지, 지도와 조언
⑨ 위험성 평가에 관한 지도와 조언 : 유해한 화학물질, 직무스트레스, 근골격계 부담 작업
⑩ 업무 수행 내용의 기록과 유지, 보건교육, 보건에 관한 지도와 조언
⑪ 물질 안전 보건 자료의 게시 또는 비치, 지도와 조언 : 화학물질을 안전하게 사용하기 위한 제품명과 취급주의, 사고 시 응급처치 방법 등을 기재한 자료
⑫ 보호구 구입 시 적격품 선정에 관한 지도와 조언

(3) 건강진단
① 일반건강진단 : 근로자 5인 이상의 사업장에는 사무직은 2년에 1회, 비사무직은 1년에 1회 실시한다. 간호사는 1년에 1회 일반건강검진을 받는다.
② 배치전건강진단 : 특수건강진단 대상 업무에 종사할 근로자를 현장에 배치하기 전에 적합성 평가를 위해 사업주가 실시하는 건강진단이다.
③ 특수건강진단 : 유해인자의 독성 가망성이 높은 특수한 현장에서 일하는 근로자가 대상이다. 배치전건강진단을 받고 나서 배치 후에 특수건강진단을 받게 된다. 야간근무(나이트근무를 고정으로 하는 간호사), 나이트로벤젠, 가솔린, 수은, 구리, 납, 분진, 유해 광선, 진동 등 특수하고 유해한 환경에 노출되어 일하는 근로자라면 지정된 의료기관에서 주기적으로 특수건강진단을 받아야 한다. 노출되는 인자에 따라 특수건강진단 목록과 검사주기가 다르다.
④ 수시건강진단 : 특수건강진단 대상 업무에 종사하는 근로자가 건강에 이상이 생겼을 때 하는 건강진단이다. 사업주가 필요할 때마다 수시로 실시하는 검사라고 생각하면 된다.
⑤ 임시건강진단 : 특수건강진단 대상 업무 현장에서 직업병 유소견자가 여러 명이 발생하여 고용노동부 장관의 명령에 따라 사업주가 실시해야 하는 건강진단이다.

[참조] 수시는 근로자 한 명, 임시는 근로자 여러 명 대상

구분	건강진단 결과 내용
A	가장 우수한 성적의 건강한 근로자이다.
C_1	직업성 질병으로 진전될 우려가 있다.
C_2	일반 질병으로 진전될 우려가 있다.
D_1	직업성 질병 유소견자이다.
D_2	일반 질병 유소견자이다.
R	평가 곤란 혹은 질병이 의심되어 2차 건강진단을 다시 받아야 하는 대상자이다.

[암기Tip] C(concern, 우려되다), D(danger, 위험하다), R(repeat, 다시 하라). 영어 단어와 상황을 연관시켜 기억하자. 건강진단의 목적이 직업성 질병을 조기 발견하기 위한 것이니 '1'이 들어간 것이 직업병이라고 생각하자.

(4) 직업병
① VDT증후군 : 컴퓨터를 장기간 사용할 때 생기는 문제이며 근육계 증상, 눈의 피로증상, 피로감, 불안과 같은 정신신경장애가 생긴다.
② 열사병 : 체온을 조절하는 중추인 시상하부가 고열로 인해 손상당한 것이다. 시상하부는 항상성을 조절하는 부위인데 이곳이 손상당하면 더운 줄 모르고 땀을 흘리지 않으며 물을 마시지 않는다. 사망 위험성이 높으며 40°C가 넘는 고열과 혼수, 경련, 피부 건조(땀이 나지 않음)가 대표적이다. 얼음물에 들어가는 등 즉시 체온을 떨어뜨리는 처치가 필요하다.

[암기Tip] 열사병의 '사'를 '사'망과 연관 지어 기억하자.

③ 열경련 : 땀을 많이 흘려서 전해질 균형이 깨지고 근육이 통증성 경련을 일으키는 것이다. 생리식염수를 즉시 혈관으로 투여하거나 염분을 구강으로 보충한다.

④ **열피로** : 고온에 오랫동안 노출되면서 혈관이 피로를 받아 늘어났다고 생각하면 된다. 혈관이 늘어나서 순환하는 혈액량이 떨어지니 전신이 피로해지고 머리에도 혈류량이 부족해지니 현기증이 발생하고 결국 혈압이 떨어진다. 휴식을 취하고 수액을 혈관으로 주어 피로한 혈관에 탄력을 주어 혈압을 올려주어야 한다.

⑤ **잠함병(감압병)** : 잠수부와 해녀가 많이 걸린다.
  ㉠ 원인 : 깊은 바다와 같이 고기압 환경에서 일하다가 기압이 낮은 수면으로 갑자기 올라왔을 때 인체 내에 있던 질소가 기포로 변해 미세혈관을 막으며 문제를 일으킨다. 바다 밑은 중력의 영향을 더 많이 받으므로 기압이 높다.
  ㉡ 증상 : 기포로 변한 질소가 어디를 막았느냐에 따라 증상이 다양하게 나타난다. 관절통(관절강으로 이동), 비감염성 골 괴사(혈관이 막혀 뼈에 혈액 공급 차단), 내이와 미로의 장애로 청각 장애와 어지러움, 중추신경계(뇌혈관을 막은 경우)와 호흡기계 문제(폐를 막은 경우), 피부 소양증 등이다.
  ㉢ 예방 : 감압병을 막기 위해서는 천천히 수면으로 올라오면서 압력변화에 적응해야 한다.

⑥ **중금속 문제**

납	납은 페인트의 주성분이며 분진의 형태로 호흡기를 통해 흡수된다. 배기장치를 설치하고 밀폐해야 하며 개인 보호구를 착용해야 한다. 가루 형태의 납 페인트를 반죽 형태로 교체하고 분진 발생을 억제하기 위해 바닥에 물을 뿌리는 것도 도움이 된다. 빈혈이 나타나고, 소변 중 코프로포르피린이 검출되며 구강 치은에 납이 침착된 자국이 보인다. 신경 및 근육장애와 중추신경계 장애도 나타난다.
수은	실온에서 액체 상태로 존재하는 금속이다. 폐에 흡수되므로 보호 마스크를 써야 한다. 구내염(잇몸염증), 정신 증상, 두통과 구토, 복통, 설사를 유발한다. 급성 중독 시 우유와 계란 흰자(수은과 단백질 결합하여 침전)를 먹여야 한다. 미나마타병과 연관시켜 문제에 많이 나온다. **암기Tip** 수(수은)미(미나마타)감자로 외우자.
카드뮴	뼈의 통증, 골연화증을 유발하며, 구토와 설사 위장염, 신장기능장애가 생긴다. 이타이이타이병의 주범이다. **암기Tip** '카드뮴'의 '카'를 기억하여 칼슘과 연관 지어 암기해보자. 뼈 통증이 너무 심해서 "이따위(이타이)로 아프다니!"라고 외워보자.
크롬	비중격천공과 심한 신장장애를 일으킨다. **암기Tip** 코(크)-비중격 천공

⑦ **진폐증** : 분진에 의해 발생한 폐질환

⑧ **자외선** : 비타민 D를 형성하며 강한 살균 효과가 있다. 결막염, 백내장, 피부 홍반을 일으킨다.
  암기Tip 선글라스(결막염, 백내장)와 선크림(피부홍반)은 자외선이 강한 여름에는 필수이다.

⑨ **참호족(침수족)** : 낮고 습한 환경에 발이 오랜 시간 노출되면서 직접적으로 발이 손상당하는 것이다. 신발은 발이 조이지 않아야 하며 신발 안은 습하지 않아야 한다.

⑩ **소음** : 영구적인 소음성 난청은 대칭적으로 발생하는 경향이 있으며 예방이 가장 중요하다.

(5) 작업환경 관리방법

① **대치** : 가장 근본적인 방법으로 독성이 약한 물질로 바꾸거나 시설이나 공정을 바꾸는 것이다.
  예) 페인트를 분무 방식이 아니라 전기 흡착식으로 바꾸는 것

② 환기 : 유해물질을 밖으로 배출시키는 환기구 등의 장치를 설치하여 유해물질을 제거하는 방법이다.

③ 격리 : 유해물질과 작업자 사이에 시간과 거리, 장벽을 두고 안전거리를 확보하는 것이다.
예 개인 보호구 착용, 수동작동에서 원격조정으로 변경, 인화성 물질 간에 콘크리트 벽 설치

(6) 산업 재해 데이터

① 도수율(빈도율) : 총근로시간 동안 재해가 얼마나 빈번하게 일어났는지 확인하는 빈도수 확인 방법으로서 재해 발생 상황을 파악하는 표준 지표로 국가 간이나 작업장 사이의 비교 지표로 많이 사용한다.

$$도수율 = 재해\ 건수 / 연근로시간\ 수 \times 1,000,000$$

② 건수율 : 근로한 시간은 계산하지 않고 일하는 근로자 1,000명당 재해 건수가 몇 건이 발생하였는지를 확인하는 지표이다.

$$건수율 = 재해\ 건수 / 평균근로자\ 수 \times 1,000$$

③ 강도율 : 재해의 강도와 손상의 정도, 재해의 규모를 파악할 수 있다. 사고의 강도가 커질수록 작업손실 일수는 커진다.

$$강도율 = 작업손실일수 / 연근로시간\ 수 \times 1,000$$

[암기Tip] 도수율과 건수율 모두 재해건수를 알기 위한 목적이다. 도(도수율)시(시간)에 사는 건(건수율)강한 사람(근로자)의 재해 건수

제2절 재난관리

(1) 재난의 유형

① 자연재난 : 태풍, 지진, 홍수 등의 자연적인 현상으로 일어나는 재난이다.
② 사회재난 : 교통사고, 해상사고, 화재 등으로 인해 발생하는 재난이다.
③ 특수재난 : 테러, 시위, 총기 난사와 같은 불특정 다수에 대한 범죄 행위이다.
④ 인적재난 : 안전불감증, 인간의 실수로 인해 일어나는 재난이다.

(2) 재난관리 과정 4단계

1단계(예방)	• 재난 발생 전이다. • 위기 요인을 분석하여 미리 제거하고 감소시켜야 한다. 안전 관련법과 건축법 등을 제정한다. • 안전교육과 안전점검을 실시한다. • 지진으로 인한 피해를 막기 위해 지진 대피 훈련을 하고 붕괴의 위험이 있는 건물을 미리 점검한다.
2단계(대비)	• 재난 발생 전이다. • 재난이 생겼을 때의 상황에 즉각적으로 대비할 수 있도록 준비한다. 비상통신체계와 비상경보 구축, 재난대응계획 수립 등이 그 예이다.
3단계(대응)	• 재난이 발생한 상황이다. • 신속하게 대처하여 피해를 최소화하도록 총력을 다한다. 환자 중증도를 분류하여 긴급 구조 활동을 펼친다. 재난 환자 수용과 간호, 후송조치를 하고 응급의료체계를 운영한다.
4단계(복구)	• 재난이 발생한 후의 상황이다. • 재난으로 인해 발생한 피해를 복구시켜야 한다. 재난으로 인해 발생 우려가 있는 감염병을 예방한다. 보상금 지급, 이재민 지원, 잔해물 제거, 시설 복구 등이 이루어지며 이재민의 심리상담도 필요하다.

[암기Tip] 3단계를 기준으로 재난 발생 전후이다. "올해가 삼(3)재(재난발생)라서 재난을 당했나 보다."

(3) 재난 시 중증도(triage) 분류

1순위(빨강)	사고로 생명을 위협받는 상태가 되었지만 빠른 처치가 이루어지면 생존할 확률이 높은 환자를 말한다. 예) 심한 출혈 환자
2순위(노랑)	부상이 심하긴 하지만 당장 빠른 처치가 이루어지지 않더라도 생명에 지장이 없을 것으로 판단되는 환자를 말한다. 예) 출혈이 심하지 않은 상태의 환자
3순위(초록)	간단한 처치가 필요하거나 혹은 다음날 병원에 방문해도 되는 환자를 말한다. 예) 간단한 골절
4순위(검정)	사망자, 소생이 불가능한 자를 말한다.

[암기Tip] 신호등이 바뀌는 순서를 생각해보자. 빨강(건너면 위험) → 노랑 → 초록(안전). 검정(장례식 옷 색깔)

CHAPTER 10 적중예상문제

01 특수건강진단 대상 업무에 종사할 근로자에 대해 배치하기 전에 적합성 평가를 위해 사업주가 실시하는 건강진단은 무엇인가?

① 배치전건강진단
② 임시건강진단
③ 수시건강진단
④ 특수건강진단
⑤ 일반건강진단

02 건강진단 결과를 받았는데 D_1이라고 나왔다면 어떤 상황인가?

① 건강한 근로자
② 직업성 질병으로 진전될 우려가 있는 자
③ 직업병 유소견자
④ 일반 질병 유소견자
⑤ 2차 건강진단이 필요한 자

해설	구분	건강진단 결과 내용
	A	가장 우수한 성적의 건강한 근로자이다.
	C_1	직업성 질병으로 진전될 우려가 있다.
	C_2	일반 질병으로 진전될 우려가 있다.
	D_1	직업성 질병 유소견자이다.
	D_2	일반 질병 유소견자이다.
	R	평가 곤란 혹은 질병이 의심되어 2차 건강진단을 다시 받아야 하는 대상자이다.

정답 1 ① 2 ③

03 40℃가 넘는 고열과 혼수, 피부 건조, 경련이 발생하는 열성질환은 무엇인가?

① 열사병
② 열경련
③ 열피로
④ 열허탈
⑤ 열쇼크

해설
- 열사병 : 체온을 조절하는 중추인 시상하부가 고열로 인해 손상당한 것이다. 사망의 위험성이 높으며 40℃가 넘는 고열과 혼수, 경련, 피부 건조(땀이 나지 않음)가 대표적이다. 즉시 체온을 떨어뜨리는 처치가 필요하다.
- 열경련 : 땀을 많이 흘려서 전해질 균형이 깨지고 근육이 통증성 경련을 일으키는 것이다. 생리식염수를 즉시 혈관으로 투여하거나 염분을 구강으로 보충한다.
- 열피로 : 고온에 오랫동안 노출되면서 혈관이 피로를 받아 늘어났다고 생각하면 된다. 순환하는 혈액량이 떨어지니 머리에도 혈류량이 부족해진다. 혈압이 떨어지고 현기증이 있으며 전신이 피로해진다. 휴식을 취하고 수액을 혈관으로 투여해야 한다.

04 유해물질과 작업자 사이에 시간과 거리, 장벽을 두고 안전거리를 확보하여 근로자의 건강을 지키는 관리방법은?

① 환기
② 격리
③ 대치
④ 세척
⑤ 제거

해설
- 대치 : 가장 근본적인 방법으로 독성이 약한 물질로 바꾸거나 시설이나 공정을 바꾸는 방법이다.
- 환기 : 유해물질을 밖으로 배출시키는 환기구 등의 장치를 설치하여 유해물질을 제거하는 방법이다.
- 격리 : 유해물질과 작업자 사이에 시간과 거리, 장벽을 두고 안전거리를 확보하는 것이다.

05 골연화증과 구토, 설사, 위장염 등의 증상이 두드러지게 나타나는 중금속은 무엇인가?
  ① 수은
  ② 카드뮴
  ③ 칼슘
  ④ 납
  ⑤ 망간

  해설
  - 카드뮴 : 뼈의 통증, 골연화증을 유발한다. 구토와 설사 위장염과 복통도 증상이다.
  - 수은 : 실온에서 액체 상태로 존재하는 금속이다. 폐에 흡수가 되며 보호 마스크를 써야 한다. 구내염(잇몸염증), 정신 증상, 두통과 구토, 복통, 설사를 유발한다. 급성 중독 시 우유와 계란 흰자(수은과 단백질 결합하여 침전)를 먹여야 한다.
  - 납 : 빈혈, 소변 중 코프로포르피린이 검출되며 구강 치은에 납이 침착된 자국이 보인다. 호흡기로 흡수되므로 개인 보호구를 착용하고 가루 형태의 납 페인트를 반죽 형태로 교체하며 배기 장치를 설치하고 밀폐해야 한다.

06 도수율을 말하는 지표로 옳은 것은?
  ① 재해 건수/평균근로자 수×1,000
  ② 재해 건수/연근로시간 수×1,000,000
  ③ 작업손실일수/연근로시간 수×1,000
  ④ 재해 건수/사고를 당할 위험이 높은 근로자 수×1,000
  ⑤ 작업손실일수/평균 근로자 수×1,000

07 재난관리 과정 중에서 비상 통신체계와 비상경보 구축, 재난대응계획 수립을 하는 단계는?
  ① 대비
  ② 예방
  ③ 대응
  ④ 복구
  ⑤ 준비

  해설 대비는 재난이 생겼을 때의 상황에 즉각적으로 대비할 수 있도록 준비를 하는 단계이다.
  재난관리 과정 : 예방 → 대비 → 대응 → 복구

정답 5 ② 6 ② 7 ①

08 부상이 심하긴 하지만 당장 빠른 처치가 이루어지지 않더라도 생명에 지장이 없을 것으로 판단되는 환자는 몇 순위의 분류체계인가?

① 1순위
② 2순위
③ 3순위
④ 4순위
⑤ 5순위

해설
- 1순위(빨강) : 사고로 생명을 위협받는 상태가 되었지만 빠른 처치가 이루어지면 생존할 수 있는 확률이 높은 환자를 말한다.
- 2순위(노랑) : 부상이 심하긴 하지만 당장 빠른 처치가 이루어지지 않더라도 생명에 지장이 없을 것으로 판단되는 환자를 말한다.
- 3순위(초록) : 간단한 처치가 필요하거나 혹은 다음날 병원에 방문해도 되는 환자를 말한다.
- 4순위(검정) : 사망자, 소생이 불가능한 자를 말한다.

09 재난관리 3단계라고 선포가 되었다면 어떤 것들이 이루어지는가?

① 재난 발생 전이며 재해 예방교육과 위험한 시설물 수리 등을 해야 한다.
② 재난 발생 전이며 이재민을 위한 시설과 긴급통신수단 등 재해의 대비 계획을 세워야 한다.
③ 재해를 대응하는 단계이며 환자 중증도를 분류하고 응급의료체계를 가동한다.
④ 재해복구 및 회복을 하는 단계로서 이재민을 지원하고 잔해물을 제거한다.
⑤ 재해복구가 거의 끝이 난 상태이며 재발되지 않도록 교육한다.

해설

1단계(예방)	• 재난 발생 전이다. • 위기 요인을 분석하여 미리 제거하고 감소시켜야 한다. 안전 관련법과 건축법 등을 제정한다. • 안전교육과 안전점검을 실시한다. • 지진으로 인한 피해를 막기 위해 지진 대피 훈련을 하고 붕괴의 위험이 있는 건물을 미리 점검한다.
2단계(대비)	• 재난 발생 전이다. • 재난이 생겼을 때의 상황에 즉각적으로 대비할 수 있도록 준비한다. 비상통신체계와 비상경보 구축, 재난대응계획 수립 등이 그 예이다.
3단계(대응)	• 재난이 발생한 상황이다. • 신속하게 대처하여 피해를 최소화하도록 총력을 다한다. 환자 중증도를 분류하여 긴급 구조 활동을 펼친다. 재난 환자 수용과 간호, 후송조치를 하고 응급의료체계를 운영한다.
4단계(복구)	• 재난이 발생한 후의 상황이다. • 재난으로 인해 발생한 피해를 복구시켜야 한다. 재난으로 인해 발생 우려가 있는 감염병을 예방한다. 보상금 지급, 이재민 지원, 잔해물 제거, 시설 복구 등이 이루어지며 이재민의 심리상담도 필요하다.

정신간호학

- CHAPTER 01 정신간호의 개요
- CHAPTER 02 정신장애를 가진 대상자간호
- CHAPTER 03 정신장애 치료와 관리

CHAPTER 01 정신간호의 개요

제1절 신경전달물질

(1) 도파민

뇌신경세포의 흥분을 전달하는 신경전달물질이다. 의욕과 흥미, 동기를 부여하며 성취감에 영향을 미친다. 운동신경을 조절하기도 한다.
① **증가** : 조현병, 강박증, 조증
② **저하** : 파킨슨(치료제가 도파민), 우울증, 추체외로 반응

(2) 세로토닌

트립토판을 재료로 하며 뇌와 위장관에서 생성된다. 기분, 식욕, 기억력, 수면, 운동능력 등 인체의 다양한 영역에 영향을 미치는 신경전달물질이다.
① **증가** : 조현병, 조증, 불안
② **저하** : 우울증, 수면장애, 자살, 불안

(3) 노르에피네프린

도파민으로부터 합성되며 교감신경이 자극을 받으면 생성되는 호르몬이다. 운동, 스트레스, 집중이 필요한 상황에 분비된다.
① **증가** : 조현병, 조증, 불안
② **저하** : 우울증

제2절 정신건강의 이론적 모형

(1) 정신건강의 정의

정신이 건강하다는 것은 정신질환의 유무로 판단하는 것이 아니다. 문제가 있더라도 환경에 적응하고 자신을 객관적으로 바라보며 현실을 지각하고 자율적으로 살아가는 상태이다.

(2) 이론적 모형

이상행동을 유발하는 원인들에 대한 다양한 이론이 있다.

① 정신분석 모형(Freud)
- ㉠ 각각의 발달단계에 지나친 갈등을 겪으면서 해결에 어려움을 느끼고 이러한 정신에너지가 불안으로 고착된다. 이 불안을 다루는 방법이 비효과적으로 나타나는 증상이 이상행동이다.
    - 예 구강기 때 빠는 욕구에 대한 결핍이 있었던 사람은 성인이 되어 알코올에 의존하는 방법으로 불안을 해소하려고 한다.
- ㉡ 치료와 간호
    - 전이 : 대상자가 치료자에게 느끼는 긍정 혹은 부정의 감정이다. 치료자는 이런 감정을 읽고 분석해야 한다.
        - 예 대소변 훈련을 강박적으로 행했던 엄마에 대한 분노로 인해 엄마와 비슷한 대상에게 부정적 감정을 느낀다.
    - 저항 : 대상자가 숨기고 두려워하는 감정을 읽고 분석한다.
    - 자유연상, 꿈 분석 : 꿈은 숨기고 싶은 욕망이 가득한 무의식 세계이다. 꿈을 분석해서 내적 갈등을 밝힌다.

② 실존적 모형(Glasser, Carl Rogers)
- ㉠ '실존'을 자신의 '존'재를 잃어버리는(실) 것으로 이해하자. 다른 사람의 요구에 굴복만 하면서 환경을 스스로 조절할 수 없다면 고립감, 불안, 좌절감을 겪게 되면서 이상행동이 나타난다.
- ㉡ 치료와 간호 : 대상자가 자기 가치를 느끼고 삶의 의미를 되찾도록 해준다.

③ 사회적 모형(Caplan)
- ㉠ 빈곤, 낮은 교육, 가정불화 등 사회적으로 처한 상황이 이상행동을 나타나게 한다.
- ㉡ 치료와 간호 : 전문가, 비전문가들이 가정방문과 같은 지역사회 활동을 통해 대상자에게 직간접적으로 도움을 준다.

④ 대인관계 모형(Peplau, Sullivan)
- ㉠ 인간은 사회적 존재이며 다른 사람과 관계를 맺음으로써 사회화가 형성된다. 이런 사회화를 제대로 성취하지 못하면 이상행동이 나타난다.
- ㉡ 대상자와 치료자가 서로 신뢰하는 관계를 맺음으로써 대상자는 안정감을 느끼고 재교육을 하는 계기가 된다.

제3절 정신 분석 접근

(1) 성격의 구조

① 이드(id) : 쾌락과 원초적인 본능을 추구하는 비언어적이고 비과학적이며 비논리적인 영역이다. 합리적이지도 체계적이지도 않는 일차적 사고과정(현실을 고려하지 않는 공상, 상상)에 의해 움직인다. 아기들의 본능에 의한 행동을 보면 태어날 때부터 가지고 있는 것이라 추측이 가능하다. 성욕을 추구하는 에너지인 리비도 역시 이드에 포함되어 있다(본능을 조절하지 못한 성범죄자).

② 자아(ego) : 생후 4개월이 넘으면 발달하기 시작한다. 본능에 따라 행동하기 전에 이차적인 사고(구체적인 현실적인 사고)를 한다. 이드와 초자아 사이의 조정자이며 불안으로부터 자아를 보호하기 위해 방어기전을 사용한다.

③ 초자아(super ego) : 이드와 자아보다는 늦은 유아기에 발달하게 된다. 부모를 포함한 환경의 영향을 받아 양심을 느끼고 도덕적인 기준을 배워나간다. 그래서 유아기는 옳고 그름에 대한 훈육을 시작하는 시기이다. 초자아의 대부분은 무의식의 영역에 들어간다. 초자아가 미성숙하게 발달된 사람은 주위 사람에게 옳지 않은 행동으로 피해를 끼치면서도 스스로 자각을 하지 못한다.
  ⊙ 반사회적인 성격 : 성범죄자처럼 초자아가 이드의 충동을 조절하지 못하는 상황
  ⓒ 불안, 죄의식, 위축 : 초자아가 이드를 지나치게 조절하는 상황이다. 스스로에게 엄격한 잣대를 들이대면서 통제와 비판을 한다.

(2) 의식구조

① 의식(conscious) : 현재를 지각하고 있는 부분이며 깨어 있을 때만 작용한다. 합리적으로 사고하여 신중하게 행동하도록 한다. 자아와 초자아의 일부가 포함되며 옳고 그른 것을 구분한다.

② 전의식(pre-conscious) : 의식의 전단계이다. 의식과 무의식의 중간에 위치하는데, 주의를 집중하면 의식될 수 있는 구간이다. 예를 들어 아주 오래전 만났던 것 같은 사람을 멀리서 보게 되었다. 그 사람에 대한 기억과 감정을 떠올리기 위해 노력한 끝에 알은척을 할 수 있는 경우이다.

③ 무의식(unconscious) : 근본적으로 깊이 억압되어 있는 욕망, 감정, 경험, 본능적인 충동 등이 있다. 이드, 자아, 초자아가 모두 포함된 영역이다.

(3) 방어기전

자아가 불안에 대처하여 자아를 보호하기 위해 동원하는 갖가지 심리적인 전략이다.

① 보상 : 어느 한 부분의 부족한 부분을 대체하기 위해 다른 분야에서 우월해지는 것이다.
　　예 키가 작은 학생이 운동은 못하지만 공부를 잘하는 경우이다.

② 부정 : 고통스럽고 현실로 받아들이기 힘든 일을 무의식적으로 인정하지 않는 것이다.
　　예 배우자가 갑자기 사망했는데 받아들이지 못하는 것이다.

③ 억압 : 받아들이기 힘든 감정이나 생각, 경험을 무의식적으로 억누르는 것이다.
　　[암기Tip] '압'은 강하게 누른다는 뜻이다. 무의식으로 억누르기 위해서는 억제에 비해 강한 힘이 필요하다고 생각해보자.
　　예 어린 시절 성폭행을 당했던 경험이 있었고 뚜렷하게 기억을 하지 못한다. 하지만 성폭행 단어를 듣게 되면 불안을 느끼게 된다.

④ 억제(성숙) : 받아들이기 힘든 생각과 감정을 의식적으로 잊으려고 노력하는 것이다.
　　예 화가 나지만 마음속으로 숫자를 세면서 감정을 누르도록 노력하는 것이다.

⑤ 승화(성숙) : 사회적으로 용납할 수 없는 행동과 충동을 용납할 수 있는 활동으로 방향을 바꾸어 건전하게 표현하는 것이다.
　　예 분노를 드럼을 치거나 권투를 하면서 해소하는 것이다.

⑥ 투사 : 자신의 욕구와 충동, 마음을 다른 사람 탓으로 돌려 불안을 줄이기 위한 심리이다.
　　[암기Tip] 투수의 예처럼 '투'는 던진다는 뜻이다. 타인에게 탓을 돌려 던진다고 생각해보자.
　　예 알코올 장애 환자가 자신이 술을 먹은 것은 가족의 잘못이라고 말한다.

⑦ 전치 : '치'사하게 자기보다 약한 사람이나 물건을 향해 분노 등의 감정을 표출하는 것이다.
　　예 회사에서 기분이 나쁜 일이 있으면 가족들에게 화풀이를 한다.

⑧ 합리화 : 받아들이기 힘든 결과에 대해 그럴듯한 이유를 붙여서 정당화하는 경우이다.
　　예 면접에 탈락하고서 합격하고 싶지 않았던 곳인데 오히려 다행이라고 말하는 상황이다.

⑨ 퇴행 : 불안한 마음을 피하고 싶어 과거의 발달 수준으로 돌아가는 것인데 스트레스 상황이 없어지면 회복된다.
　　예 동생이 태어났을 때 부모의 관심을 받고 싶어서 대소변을 가리지 못하는 경우이다.
　　[참조] 고착 : 회복이 되지 않는다. 대소변 훈련기에 꾸지람을 지나치게 많이 받은 경우 결벽증으로 고착될 우려가 있다.

⑩ 취소 : 과거의 잘못한 어떤 것에 죄책감을 느끼고 취소하고 싶은 마음에 하는 행동이다.
　　예 부인을 폭행하고 나서 돈을 주거나 옷을 사주는 행동을 하는 경우이다.

⑪ 동일시 : 다른 사람의 어떤 행동이나 태도, 성격을 자신의 것으로 만드는 행동이다.
　　예 아이가 부모의 모습을 닮아가는 것이며 인격발달의 초석을 다지게 된다. 어린이들의 모습을 보면 부모의 말투가 보인다.

⑫ 전환 : 심리적인 갈등이 감각기관과 수의근(의지로 조절하는 근육)의 증상으로 나타나는 것이다.
　　예 시험을 앞두고 공부를 하며 스트레스를 받던 학생이 오른쪽 팔의 마비가 오는 상황이다.
⑬ 신체화 : 심리적인 갈등이 <u>감각기관과 수의근을 제외한 신체 부위</u>에 증상으로 나타나는 것이다. 검사를 하면 이상이 없어서 꾀병이라고 오해를 받을 수 있다.
　　예 등교하는 시간에 배가 아프고 어지럽다고 이야기하는 경우이다.
⑭ 격리 : 견딜 수 없는 고통스러운 상황은 의식에 있지만 감정은 무의식에 격리시켜버린다.
　　예 사랑하는 사람이 교통사고로 사망했는데 무덤덤한 표정으로 조용히 장례를 치른다.
⑮ 해리 : 인격의 일부가 자기 통제를 벗어나 독립적인 기능을 하는 것이다.
　　[암기 Tip] '해지'의 예처럼 '해'는 풀린다는 뜻으로 인격이 일부가 풀려버린다고 생각해보자.
　　예 다중인격, 지킬박사와 하이드, 몽유병
⑯ 함입 : 남에게 향한 분노와 화를 자신에게 향하게 하여 깊숙이 빠져버리는 것이다.
　　예 분노를 자해로 표출하거나 고립을 하는 것이다.

제4절 치료적 인간관계

(1) 간호사의 요건

① 자기인식 : 상대방을 이해하기 위해 먼저 치료자 자신을 알고 이해해야 한다. 치료적 인간관계에 있어 치료자는 자기 자신을 도구로 이용해야 하기 때문이다.
② 공감 : 상대방을 이해하고 느낌과 감정을 공유하는 능력이다.
③ 윤리의식, 치료적 의사소통 기술, 이타주의, 가치관, 윤리의식, 신뢰감

(2) 치료적 인간관계의 단계

① 상호작용 전 단계 : 간호사가 자기 자신을 분석하는 단계이다. 자신이 가진 선입견과 편견, 두려움 등을 확인한다.
② 초기 단계(오리엔테이션)
　㉠ 대상자의 이름을 파악하고 간호사 자신을 소개한다.
　㉡ 수용적이고 개방적인 의사소통 기법을 활용하여 협력적인 관계를 형성한다.
　㉢ 대상자를 <u>일관성</u> 있게 대하는 것이 중요하다. 신뢰감을 형성하도록 노력한다.
　㉣ 면담 시간, 시작과 종결 날짜, 면담 장소, 치료 계획에 포함되는 구성원(가족, 의료진) 등을 계약한다.
　㉤ 계약하는 내용에는 간호진단, 목표, 계획 등이 포함되며 종결에 대한 예고를 하여 대상자가 종결에 대한 준비를 할 수 있는 시간을 준다.

③ 활동 단계
  ㉠ 초기 단계보다 서로가 조금 편한 단계이다.
  ㉡ 초기 단계에서 세운 목표를 달성하기 위해 활동을 하는 단계이다.
  ㉢ 치료자는 대상자가 자신의 감정을 충분히 표현할 수 있도록 격려해야 한다.
  ㉣ 대상자의 행동 변화를 촉진하고 불안을 극복하고 안정감을 가질 수 있도록 도와야 한다.
④ 종결 단계
  ㉠ 목표를 세우고 계획하였던 내용을 얼마나 이루었는지 평가한다.
  ㉡ 종결한다는 것은 대상자가 스트레스를 받을 수 있는 상황이라는 것을 간호사가 알고 있어야 한다.
  ㉢ 대상자가 감정을 표현하고 이별에 적응할 수 있도록 지지해준다.

(3) 치료적 인간관계의 장애요인

① 전이(대상자 → 치료자) : 대상자의 무의식 속 과거의 경험과 감정이 치료자에게 옮겨져 치료자를 미워하거나 집착하는 등 부적절한 반응을 보이는 것이다.
  예 과거에 사랑했던 여자와 비슷하게 생긴 간호사에게 집착하는 상황이다.
② 역전이(치료자 → 대상자) : 치료자의 무의식 속 과거의 경험과 감정이 대상자에게 옮겨져 대상자를 미워하거나 집착하는 등 부적절한 반응을 보이는 것이다.
  예 엄마에게 버려졌던 치료자가 자녀를 버리고 가출을 했던 대상자를 향해 혐오하고 증오하는 마음을 가지는 상황이다.

(4) 치료적 의사소통

① 경청 : 치료적 의사소통에서 가장 기본적이고 중요한 부분이다.
② 침묵 : 생각할 수 있는 시간을 주는 것인데 대상자가 불안하고 불편하게 느낄 수 있다.
③ 명료화 : 대상자의 말을 제대로 이해하지 못했거나 확인이 필요한 부분을 명확하게 하기 위함이다.
  예 대상자 : "딸이 간호사예요. 내일 홍콩에서 결혼한대요."
     간호사 : "따님이 내일 홍콩에 간다는 이야기가 무슨 말인지 다시 말씀해주시겠어요?"
④ 반영 : 거울에 비추듯 대상자의 느낌과 생각을 표현하여 자기 이해를 하고 생각할 수 있는 기회를 준다. 대상자의 자세, 목소리, 눈빛 등에서 나타나는 감정을 읽어 반영해주도록 한다.
  예 "입원하고 가족들이 한 번도 면회를 오지 않는 걸 보니 날 버렸나봐요."
    → 내용반영(재진술과 비슷) : "가족들이 입원하고 나서 한 번도 찾아오지 않았다는 말이군요."
    → 감정반영 : "가족들이 입원하고 나서 한 번도 찾아오지 않아 버림받은 슬픈 기분이 드는군요."
⑤ 재진술 : 대상자가 말한 내용을 치료자의 표현 방식으로 재진술함으로써 치료자 스스로 잘 이해하고 있는지 확인 가능하다. 대상자의 말을 잘 듣고 있다는 것을 알려줄 수 있다.

예 대상자 : "나는 할 수 있는 게 없어요. 실패 투성이입니다."
　　간호사 : "실패를 많이 하다 보니 할 수 있는 게 없다고 생각하는 거군요."
⑥ **직면** : 대상자의 말과 행동이 모순된다는 것을 알려주기 위함이다.
　　예 "봉사활동에 참석하겠다고 약속을 하셨는데 세 번이나 참석하지 않았어요."
⑦ **개방적 질문** : 대상자가 자신의 생각과 감정을 풍부하게 표현하는 기회를 주기 위함이다.
　　예 "오늘 아침에는 기분이 어떤가요?"
⑧ **수용** : 대상자가 표현하는 상황을 비판하지 않으며 감정을 인정해주는 방법이다.
　　예 대상자 : "엄마를 때린 아빠를 증오해요. 죽이고 싶어요."
　　간호사 : "죽이고 싶을 만큼 증오하는 감정이 드는 것을 이해합니다."

(5) 비치료적 의사소통

① **일시적 안심** : 문제가 있는데도 대상자의 감정을 존중하지 않고 아무런 문제가 없다고 이야기하는 것이다.
　　예 "모든 게 다 잘될 겁니다. 걱정하지 마세요."
② **충고** : 대상자의 문제에 대한 해결책을 내놓거나 충고하는 것이다.
　　예 "내가 당신이라면 그렇게 행동하지 않았을 겁니다."
③ **주제회피** : 간호사가 듣기 싫거나 불안 등의 감정을 겪고 싶지 않아서 고의적으로 대화의 초점을 돌리는 것이다.
　　예 (통증에 대해 이야기하는 대상자에게 갑자기) "오늘 아침 식사는 맛있었나요?"
④ **이중구속** : 간호사의 말과 행동이 모순되어 대상자에게 혼란을 가져온다.
　　예 지루한 표정을 하고 "너무 재미있는 이야기인데요?"라고 말하는 경우

CHAPTER 01 적중예상문제

01 자신을 버리고 간 엄마를 보면서 증오심이 들고 위해를 가하고 싶은 충동이 들지만 이것을 억누르는 도덕적인 기준은 무엇인가?

① 자아
② 초자아
③ 이드
④ 의식
⑤ 전의식

> **해설**
> - 이드(id) : 쾌락과 원초적인 본능을 추구하는 영역이다. 비언어적이고 비과학적이며 비논리적인데 합리적이지도 체계적이지도 않는 일차적 사고과정에 의해 움직인다.
> - 자아(ego) : 본능에 따라 행동하기 전에 이차적인 사고를 한다. 이드와 초자아 사이의 조정자이며 불안으로부터 자아를 보호하기 위해 방어기전을 사용한다.
> - 초자아(super ego) : 남근기부터 부모를 포함한 환경의 영향을 받아 양심을 느끼고 도덕적인 기준을 배워나간다.

02 깨어 있는 영역이고 합리적으로 사고하여 신중하게 행동하도록 하는 이 영역은?

① 의식
② 전의식
③ 무의식
④ 이드
⑤ 초자아

> **해설**
> - 의식(conscious) : 현재를 지각하고 있는 부분이며 깨어 있을 때만 작용한다. 합리적으로 사고하여 신중하게 행동하도록 한다. 자아와 초자아의 일부가 포함되며 옳고 그른 것을 구분한다.
> - 전의식(pre-conscious) : 의식의 전단계이다. 의식과 무의식의 중간에 위치하는데 주의를 집중하면 의식될 수 있는 구간이다.
> - 무의식(unconscious) : 근본적으로 깊이 억압되어 있는 욕망, 감정, 경험, 본능적인 충동 등이 있다. 이드, 자아, 초자아가 모두 포함된 영역이다.

03 어린 시절 학대를 당했을 때의 기억을 잊어버렸지만 뉴스에서 학대와 관련된 사건을 들으면 불안과 공포가 느껴진다. 이 사람이 사용한 방어기전은?

① 억제
② 억압
③ 투사
④ 합리화
⑤ 전치

> **해설**
> 억압 : 받아들이기 힘든 감정이나 생각과 경험을 무의식적으로 억누르는 것이다.

정답 1 ② 2 ① 3 ②

04 자신이 대마를 상습적으로 하면서 교통사고까지 저지르게 된 것은 부인이 외도를 해서 벌어진 일이라고 한다. 이 사람이 사용한 방어기전은?
① 전치
② 승화
③ 퇴행
④ 부정
⑤ 투사

해설 투사 : 자신의 욕구와 충동, 마음을 다른 사람 탓으로 돌려 불안을 줄이기 위한 심리이다.

05 대상자와 치료적인 인간관계를 만들어가는 과정에 대한 설명으로 옳지 않은 것은?
① 인간관계를 만들기 전에 치료자 본인이 가진 선입견과 편견, 두려움 등을 확인한다.
② 초기 단계에 면담 시간, 시작과 종결 날짜, 면담 장소, 치료 계획을 논의하고 계약한다.
③ 활동 단계에 들어가면 종결에 대한 예고를 미리 하여 대상자가 준비를 할 시간을 준다.
④ 활동 단계는 초기 단계에서 세운 목표를 달성하기 위해 활동을 하는 단계이다.
⑤ 종결 단계는 목표를 세우고 계획하였던 내용을 얼마나 이루었는지 평가한다.

해설 종결에 대한 예고는 초기 단계에서 계약을 할 때 언급해야 한다.

06 "제가 잘 이해를 못 했는데 프랑스에 갔다는 말이 무슨 말인지 다시 이야기해주시겠어요?" 치료자는 어떤 의사소통 기법을 이용하는 것인가?
① 반영
② 재진술
③ 명료화
④ 직면
⑤ 수용

해설 명료화 : 대상자의 말을 제대로 이해하지 못했거나 확인이 필요한 부분을 명확하게 하기 위함이다.

07 뇌신경세포의 흥분을 전달하는 신경전달물질이다. 의욕과 흥미, 동기를 부여하며 성취감에 영향을 미치는 이것은 무엇인가?

① 코르티솔
② 세로토닌
③ 도파민
④ 노르에피네프린
⑤ GABA

08 세로토닌에 대한 설명으로 옳은 것은?

① 증가하면 우울증과 수면장애가 유발된다.
② 저하하면 조증과 강박장애가 유발된다.
③ 기분, 식욕, 기억력, 수면, 운동능력 등 인체의 다양한 영역에 영향을 미친다.
④ 도파민으로부터 합성되며 교감신경이 자극을 받으면 생성되는 호르몬이다.
⑤ 중뇌에서 분비되며 카테콜아민 중 하나이다.

> **해설** ① 세로토닌이 증가하면 조현병, 조증, 불안 등이 유발된다.
> ② 세로토닌이 저하하면 우울증, 수면장애, 자살 등이 유발된다.
> ④ 노르에피네프린에 대한 설명이다.
> ⑤ 도파민에 대한 설명이다.

09 영유아기에는 주 양육자와 학령기 때는 친구와 관계를 맺음으로써 사회화가 형성되는데 이것에 실패하면 이상행동이 나타난다는 이 이론은?

① 대인관계 모형
② 사회적 모형
③ 실존적 모형
④ 정신분석 모형
⑤ 분리개별화이론

CHAPTER 02 정신장애를 가진 대상자간호

제1절 이상 행동

(1) 사고장애

① 사고과정의 장애

㉠ 사고의 비약 : 많은 생각들이 지나치게 빨리 떠오르다 보니 한 가지 이야기에서 다른 이야기로 빠르게 진행된다. 목적에서 벗어나 엉뚱한 결론에 도달한다.

[암기 Tip] 비행기의 '비'처럼 빠른 속도로 날아오른다는 뜻이다.

예) 어제 장을 보러 가다가 교통사고가 났었는데요. 얼마나 허리가 아프던지. 며칠 전에는 주유소를 찾지 못해서 한참을 헤맸어요.

㉡ 우회증 : '우회'라는 말은 곧바로 가지 않고 멀리 돌아간다는 말이다. 목표에 도달하기는 하나 불필요한 이야기로 빠졌다가 다시 돌아오게 된다.

예) 오늘 영어학원을 등록했어요. 예전에 수학학원에 간 적이 있었는데 다니기 싫어 한 달도 못 다녀서 엄마가 속상해하셨어요. 그러고 보니 과학학원도, 미술학원도…. 이번에는 잘해보려고 합니다.

㉢ 지리멸렬 : 전혀 논리적이지 않고 앞뒤가 맞지 않는 말들을 횡설수설하는 경우이다.

예) 경찰청에서 불이 났다고 연락이 와서 병원에 왔어요.

㉣ 말비빔 : 이해하기 힘든 이말 저말을 모두 다 섞어서 비벼버리는 것이다.

예) 너는 너는 대장간에 참새가 영어 영어 영어

[참조] 음연상 : 음이 비슷한 단어를 의미 없이 나열한다(예) 대구, 대머리, 대나무).

㉤ 연상의 이완 : 이완, 즉 생각의 끈이 느슨하게 풀려버리는 것이다. 한 생각이 연결성이 적은 다른 주제로 이동하는 것이다.

예) 바나나를 생각하니 노란 색깔이 생각이 나네요. 그러고 보니 노란 참외가 생각이 나는데요. 노란 참외에서 벌레가 한 마리 나왔거든요. 그 벌레는 무엇이었을까요?

② 사고내용의 장애

망상이 적어도 1개월 이상 지속되면 망상장애라고 한다.

㉠ 피해망상 : 다른 사람이 본인을 고의적으로 괴롭히고 싫어하여 피해를 준다는 망상의 형태이다.

예) 지나가는 사람과 눈이 마주쳤는데 본인을 무시한다고 생각하여 '묻지마 범죄'가 일어난다.

ⓒ 관계망상 : 일상생활에 일어나는 모든 것들이 본인과 관계가 있다는 망상의 형태이다.
　　　　⑳ 옆 테이블에서 이야기하는 사람들이 자기에 대해 이야기를 하고 있다고 생각하고 사람들이 자신을 지켜보고 있다고 생각한다.
　　ⓒ 과대망상 : 자신을 과장하여 표현하며 자신은 아주 위대하고 훌륭하며 재력을 가지고 있다고 여기는 망상의 형태이다.
　　　　⑳ 그 모임의 사람들은 모두 나 보려고 오는 거야. 내가 재력과 능력을 갖추고 있다는 걸 부러워하거든. 내가 없으면 모임은 없어져.
　　② 색정망상 : 유명한 사람이나 주위에 영향력이 있는 사람이 자신을 사랑하고 있다고 사고를 하는 형태이다.
　　③ 질투망상 : 근거가 없는데도 배우자나 애인이 다른 사람과 성적인 관계나 정서적인 관계를 가지고 있다고 집착하며 증거를 찾으려 하는 망상의 형태이다.
　　④ 강박사고 : 의지와 상관없이 어떤 생각이 반복적으로 떠오르는 사고 형태이다.
　　　　⑳ 편의점에 아무렇게나 진열된 음료수를 보고 불안함을 느끼고 정돈하고 싶은 생각이 드는 것

③ 사고형태의 장애
　　㉠ 신어 조작증 : 본인만 아는 새로운 단어를 만들어 내는 것이다.
　　　　⑳ 커스 아세요? 커스는 세상에서 제일 고소한 커피라는 말이에요.
　　ⓒ 자폐적 사고 : '자폐'는 스스로 자신을 가두는 것을 말한다. 자기만의 세계에 갇혀 살며 외부의 현실에는 전혀 관심이 없고 무시한다.
　　　　⑳ 다른 사람과 대화하지 않고 혼자 중얼거리는 모습을 보인다. 어느 하나에 과하다 싶을 정도로 집착한다.
　　ⓒ 마술적 사고 : 어떤 생각이나 말, 태도, 습관 등이 초자연적인 방법으로 실현될 수 있다고 생각한다.
　　　　⑳ 붉은 속옷을 입으면 아들을 임신할 수 있다는 사고를 가지고 있다.
　　② 일차적 사고 : 욕구충족 과정에서 현실을 전혀 고려하지 않고 상상으로 욕구를 충족하려는 비논리적·무의식적 사고이다.
　　　　⑳ 배고픔의 욕구를 충족시키기 위해 상상을 하며 만족하는 것에서 끝나는 것이 일차적 사고방식이다. 하지만 구체적으로 음식을 생각하여 요리를 하는 것은 이차적 사고이다.

(2) 지각장애
① 착각(illusion) : 실제로 자극이 있으며 뇌에서 해석을 잘못하는 경우이다.
　　⑳ 검은 고양이를 무서워하는 사람이 검은 비닐봉지를 보고 놀라는 상황이다.
② 환각(hallucination) : 자극의 유무에 따라 착각과 구분된다. 실제 자극이 없는데도 자극이 있는 것처럼 지각하는 것이다.

㉠ 환청 : 환각 중에 가장 흔하며 소리 자극이 없는데도 자신에게만 들리는 소리이다.
  예 '옆 사람이 너를 죽이려고 하고 있어. 먼저 죽여라'라는 환청에 타해를 할 수 있다.
㉡ 환시 : 실제 시각 자극이 없는데도 자신에게만 보이는 현상이다.
  예 집 천장에서 피가 떨어지고 있다고 한다.
㉢ 환촉 : 실제 촉각 자극이 없는데도 자신만 느끼는 상황이다.
  예 큰 벌레가 배 위에서 기어다닌다고 하며 소름 끼친다고 한다.
㉣ 환후 : 실제 냄새가 나지 않는데도 자신만 느끼는 상황이다.
  예 아무 냄새가 나지 않는 곳에서 대변 냄새, 담배 냄새 등의 냄새가 난다고 한다.
㉤ 환미 : 실제 미각 자극이 없는데도 맛을 느낀다고 이야기한다.
  예 물을 마시면서 독극물 맛이 난다며 소리를 지른다.

(3) 정동장애

① 조현병 증상과 함께 뚜렷한 기분 증상(우울, 조증)이 동반이 되는 경우를 조현정동장애라고 한다.
② **변연계** : 불쾌감, 분노, 만족감, 행복, 쾌감 등 감정을 느끼고 표현하고 조절하는 대뇌의 한 부분인데 특히 편도체가 이러한 감정에 관여한다. 변연계의 해마는 기억을 관장하는 곳이다.
  ㉠ 정동(affect) : 외적인 표현으로, 다른 사람의 눈으로 파악이 가능하다. 말하지 않아도 표정과 행동을 보고 감정을 알아챌 수 있는 이유가 정동이 있기 때문이다. 기쁠 때 웃고 박수치는 모습, 슬플 때는 눈물을 흘리는 모습 등이 정동의 예이다.
    • 부적절한 정동 : 표현이 상황과 기분, 생각과 일치하지 않는다.
      예 친한 친구의 장례식에서 웃고 있다.
    • 정동 둔마/정동 상실 : 감정 표현의 강도가 '둔'하거나 더 심하면 감정이 없는 사람처럼 보이는 상실의 상태이다.
      예 사랑하는 사람이 죽었는데 슬퍼하는 반응 없이 이야기하고 표정을 짓는 것
    • 불안한 정동 : 감정 표현이 빠르고 쉽게 변하는 상태이다.
  ㉡ 기분(mood) : 주관적으로 경험하는 감정상태이다. 기분과 감정은 분리된 개념이 아니다. 감정이 오랜 시간 지속되는 경우를 기분이라고 표현할 수 있다. 예를 들어 누군가가 어깨를 치고 갔을 때 불쾌한 감정이 들고 그것이 하루 종일 지속되면 기분이라고 표현할 수 있다.
    • 들뜬 기분 : 다행감, 고양감(의기양양), 기고만장(우쭐대고 오만방자함), 황홀감
    • 우울한 기분 : 불쾌감, 멜랑콜리아(극심한 우울, 극심한 절망)

- 무쾌감 : 오락, 영화, 음악, 애인과의 스킨십 등 일반적인 사람들이 쾌감을 느끼고 즐거워하는 것에 그러한 감정을 전혀 느끼지 못한다.
    ㉢ 감정(emotion) : 자연적이고 본능에 가까운 공포심, 불안, 흥분, 분노 등을 말한다.
- 양가감정 : 같은 대상에 대해 반대되는 감정과 생각이 떠오르는 것이다.
    예 아이를 너무 사랑하지만 귀찮고 미운 감정도 든다.
- 공포감 : 어떤 대상에 대해 근거 없이 두려워하고 공포감을 느끼는 것이다.
    예 광장공포(마트, 기차역), 폐쇄공포(엘리베이터, MRI 기계), 대인공포, 고소공포
- 죄책감, 불안, 수치심, 초조, 긴장, 두려움

(4) 행동장애

① **과잉행동** : 과도하게 행동하는 것이다.
    예 ADHD 아동은 잠시도 앉아 있지 못하고 교실을 누비고 다니며 충동적이며 큰 소리로 떠든다.

② **과소행동** : 하고 싶은 것이 없고 사고와 말, 동작 등이 모두 저하된 상태인데 심해지면 활동이 아예 없어질 수 있다.
    예 사람들과 어울리지 않고 과업을 수행하지 못한다.

③ **거부증** : 말을 하지 않거나 음식을 거부하거나 치료를 거부하는 등 모든 것을 거부하는 자세를 취한다.

④ **강박행동** : 불합리적인 행동이라는 것을 알면서도 반복적으로 행동하는 것이다. 강박사고와 동반된다.
    예 손 씻는 행위, 흐트러짐 없이 일렬로 진열하는 행위

⑤ **반복행동**
    ㉠ 강직증 : 가장 심한 반복행동장애이다. 일정한 자세를 한 채 강직되어 움직이지 않는다.
    ㉡ 기행증 : '기'이하고 괴이한 표정과 '행동'을 습관적으로 반복하는 행위
        예 얼굴을 찡그리거나 대화 시에 특유한 손짓을 반복한다.
    ㉢ 상동증 : 의미 없이 항'상' '동'일한 행동을 하는데 무의식적인 긴장을 해소하기 위한 목적이다.
        예 손을 흔들거나 복도를 왔다 갔다 걸어다니고 옷을 입었다 벗었다가 하는 반복행동을 한다.
    ㉣ 납굴증 : 납처럼 단단한 형상으로 구부러지는 것이다. 마치 관절 인형처럼 팔과 다리를 구부려놓은 대로 꼼짝하지 않고 있다.
    ㉤ 보속증 : 뇌손상이 있다는 것이 상동증과 차이점이다. 새로운 동작과 답변을 하고 싶지만 반복하게 되는 것이다. 예를 들어 모든 질문에 이름으로 답한다.

제2절 조현병 스펙트럼

(1) 정의(DSM-5 진단기준)
① 망상, 환각, 혼란스러운 언어, 혼란스러운 행동 및 긴장성 행동, 음성증상 중 두 가지 이상이 한 달가량 지속된다. 증상 중 한 가지 이상은 망상, 환각, 혼란스러운 언어를 포함한다.
② 발병 후 직업, 대인관계, 자가간호의 주요 영역 중 한 가지 이상 현저한 저하가 있다.
③ 조현양상장애 : 조현병 증상이 6개월 이하인 경우 조현양상장애라고 하며 6개월이 넘으면 조현병이라고 부른다.
④ 단기 정신병적 장애 : 정신병적 증상이 갑자기 발생했다가 1개월 안에 사라지는 유형이다.

(2) 원인
① 생물학적 원인
  ㉠ 유전적 요인
  ㉡ 신경 전달물질 요인 : 도파민 과잉 분비, GABA 감소, 노르에피네프린 활성, 비정상적인 세로토닌 활성
  ㉢ 신경 발달적 요인 : 출생 시 외상, 출생 전 산모의 인플루엔자 감염이나 영양불균형 혹은 흡연과 음주
② 심리적 요인 : 영유아기에 느낀 부정적인 심리적 갈등과 결핍의 경험은 심리적으로 취약한 성인으로 자라게 한다.
③ 사회 문화적 요인 : 낮은 교육수준, 가난한 환경, 지속되는 스트레스, 부모의 부적절한 양육

(3) 증상
① 양성증상 : 사람들의 주의를 끌 만큼의 과도하고 특이한 행동과 사고를 한다. 보통 사람들에게는 없는 괴이한 증상을 보인다.
  ㉠ 망상
  ㉡ 환각 : 환청 다음에 환시가 가장 많이 일어나며 그 외 환촉, 환후 등이 있다.
  ㉢ 와해된 언어와 사고 : 와해된다는 말은 깨져서 흩어진다는 말이다. 지리멸렬, 말비빔, 우회증, 사고의 이탈, 신어 조작증, 사고 차단, 연상이완, 음송증(말이나 구절반복), 함구증이 예이다.
  ㉣ 와해된 행동 : 거부증, 기행증, 상동증, 자동증(명령에 기계적으로 복종하는 것), 이상하고 괴이한 행동과외모, 비위생적인 외모
  ㉤ 정동불일치 : 상황과 전혀 맞지 않는 부적절한 감정 표현을 하는 것이다.
    例 누군가의 고통스러운 모습을 보면서 웃고 있는 상황

② 음성증상
  ㉠ 보통 사람들에게는 있는데 조현병을 가진 자는 부족하거나 없는 것이다. 양성증상보다 경과와 예후가 나쁘다.
  ㉡ 정동둔마, 주의력 결핍, 무의욕증, 대인관계와 사회성 부족, 무쾌감 등이다.

(4) 약물치료
  ① 정형적 약물
    ㉠ 도파민 수용체를 차단하는 약물이며 양성증상에 효과적이지만 부작용이 심하다.
    ㉡ 약물 종류 : Chlorpromazine, Haloperidol
    ㉢ 부작용
      • 추체외로 증상(EPS) : 좌불안석, 무표정(얼굴 근육 경직), 틱과 같은 움직임, 비정상적인 보행, 구부정한 자세
      • 자율신경계 부작용 : 입마름, 변비, 소변 정체, 기립성 저혈압, 무월경, 시력장애, 초조함, 서맥
  ② 비정형적 약물
    ㉠ 양성증상과 음성증상에 모두 효과적이다. 도파민 수용체와 세로토닌 수용체에 결합하여 뇌신경 전달물질의 작용을 차단한다.
    ㉡ 약물 종류 : Risperidone, Quetiapine, Olanzapine
    ㉢ 부작용 : 추체외로 증상은 덜하나 과도한 식욕과 비만을 초래하여 당뇨병을 유발한다.

(5) 간호중재
  ① 환각에 대한 중재
    ㉠ 대상자와의 신뢰관계를 쌓는 것이 중요하다.
    ㉡ 만약 대상자가 환청이 들린다고 하면 간호사는 환청이 들리지 않는다고 명확하게 이야기하며 논쟁을 하지 않는다.
    ㉢ 환각의 내용과 빈도수를 사정하고 그로 인한 자해 혹은 타해의 위험성을 관찰한다.
    ㉣ 자해와 타해의 위험성이 보인다면 가능성이 보이는 물품은 치우고 필요하다면 격리나 신체 억제(최후의 수단)를 할 수 있다. 자극이 될 수 있는 소음과 활동참여를 제한할 수 있다.
    ㉤ 환각의 내용은 들어주지만 내용보다는 대상자가 느끼는 불안, 두려움과 같은 감정을 파악하도록 한다.
    ㉥ 환각에서 벗어날 수 있도록 운동, 음악 등으로 관심을 돌릴 수 있도록 한다.
  ② 망상에 대한 중재
    ㉠ 오해를 유발하는 지나친 친절과 접촉, 속삭이는 듯한 행동은 하지 않는다.

ⓒ 대상자가 느끼는 감정은 인정하되 망상의 내용에 대해 묻지 말고 논리적으로 설명하지 말고 단순하고 명료하게 이야기하도록 한다.
ⓒ 자해와 타해의 위험성이 있는지 사정하고 안전한 환경을 만들어주도록 한다.
ⓔ 대상자와의 신뢰관계가 중요하다.
ⓜ 망상에서 벗어날 수 있도록 현실적인 이야기를 하고 다른 곳에 관심을 돌리도록 한다.
③ 생각하고 느끼고 경험하는 것에 대해 말이나 그림으로 표현하도록 격려한다.
④ 대상자와 대화를 할 때는 간결하고 명확한 문장을 사용해야 하며 치료적 의사소통 기법을 활용한다.
⑤ 자가간호중재
ⓐ 낮에는 운동과 활동참여를 유도해 밤에 수면을 취할 수 있도록 도와준다.
ⓑ 불량한 위생 상태라면 스스로 관리할 수 있도록 지속적인 격려와 확인이 필요하다.
ⓒ 병원 음식을 거부한다면 집에서 가지고 온 음식이나 간식을 먹도록 한다.
⑥ 약물의 부작용이 있는지 관찰하며 약물의 중요성에 대해 대상자에게 교육하고 입원한 환자는 약물을 잘 복용하는지 확인이 필요하다.

제3절 우울장애

(1) 원인
① 스트레스 : 사건과 사고, 역할변화, 상실에 대한 스트레스의 개인 취약 정도와 관련 있다.
② 학습된 무력감(실패를 계속 경험하며 주어진 환경에서 벗어나기 힘들다고 느낌)을 경험한 사람
③ 자존감이 낮고 대인관계를 잘하지 못하고 의존적이며 강박적이고 스스로에게 엄격한 잣대를 대는 성격
④ 부정적인 사고와 부정적인 평가
⑤ 분노의 화살을 본인에게 향하게 하는 사람(방어기전-함입)
⑥ 유전적 요인
⑦ 노르에피네프린과 세로토닌, 도파민의 결핍, 코르티솔의 과다분비
⑧ 내분비장애, 신체리듬의 변화(밤낮이 바뀌었거나 수면부족)

(2) 유형(DSM-5 진단기준)

① 주요 우울장애
　㉠ 여성에게 더 호발한다.
　㉡ 우울한 기분, 흥미나 즐거움의 감소, 체중과 식욕의 감소나 증가, 수면장애, 초조 또는 지체, 기력저하 또는 피로감, 무가치감 또는 죄책감, 집중력과 사고력 감퇴, 죽음과 자살에 대한 생각 중에서 5가지 이상(우울한 기분 또는 흥미나 즐거움의 감소가 포함)이 2주 이상 매일 지속될 때이다.

② 지속성 우울장애
　㉠ 식욕부진 또는 과식, 수면장애, 기력저하 또는 피로감, 자존감 저하, 집중력과 사고력 감퇴, 절망감 중에서 두 가지 이상이 증상이 있어야 한다.
　㉡ 경조증, 조증 삽화는 없고 2년 동안 거의 매일, 하루의 대부분이 우울해야 한다.

③ 파괴적 기분조절장애
　㉠ 6세 이전과 18세 이후에는 진단되지 않는다.
　㉡ 빈번한 분노발작이 일주일에 3번 이상 발생하고 분노발작 사이의 기분이 과민하고 화가 나 있는 상태이다. 최소한 1년 이상 지속된다.

④ 월경 전 불쾌감장애 : 월경이 시작하기 며칠 전부터 정서적으로 불안하고 과민하다. 안절부절, 주의집중 곤란, 수면장애, 식욕변화, 유방 통증 등이 나타난다.

⑤ 갱년기 우울증
　㉠ 40대 후반기 여성, 50대 후반의 남성에게 갱년기가 오면서 시작된다.
　㉡ 내분비와 생식선 감퇴로 인한 자율신경계 불균형으로 초래된다고 추정된다.
　㉢ 불안, 공허함, 염세적인 생각(부정적이고 세상을 원망하는 생각), 죄책감, 식욕과 체중변화, 집중력과 사고력 감퇴 등이 온다.

⑥ 산후우울증 : 출산 2~12주 사이에 나타나는 우울증인데 호르몬이나 역할변화로 인해 나타난다.

(3) 증상

① 무기력하고 자존감이 낮으며 사회적으로 고립되어 지낸다. 대인관계가 없으니 말수가 줄어들고 개인위생에 신경 쓰지 않으며 공격성을 보이기도 한다.
② 피로감을 쉽게 느끼고 우울하고 외롭다. 불안, 낙담, 절망, 무가치감 등의 부정적인 감정을 느낀다.
③ 자기비하, 자살, 혼돈, 집중력 저하, 흥미 상실, 강박적 사고, 자기의심, 염세적 사고를 한다.
④ 수면장애, 무월경, 식욕저하 혹은 과다, 체중변화, 어지러움, 피로, 허약, 소화불량, 졸리는 기분

(4) 약물치료

① 선택적 세로토닌 재흡수 억제제(SSRI ; Selective Serotonin Reuptake Inhibitors)
   ㉠ 세로토닌 결핍이 원인이므로 세로토닌의 재흡수를 막아 신경전달체계에 세로토닌이 오랫동안 머무르게 한다.
   ㉡ 약물은 Prozac, Zoloft, Escitalopram, Paroxetine 등이 있다.

② 삼환계 항우울제(TCA)
   ㉠ 세로토닌과 노르에피네르핀의 재흡수를 막는다. 졸리는 부작용이 강하여 수면제로 사용하기도 한다.
   ㉡ 약물은 Doxepine, Amitriptyline, Clomipramine 등이 있다.

③ 모노아민 산화효소 억제제(MAO inhibitors)
   ㉠ 도파민, 노르에피네프린, 세로토닌은 아민류의 신경전달물질이다. 반응을 일으키고 나서 MAO에 의해 분해된다. 이것들이 분해되지 않고 오래 남게 하기 위해 MAO 억제제를 투여하는 것이다.
   ㉡ 티라민이 포함된 맥주, 된장, 치즈, 김치, 훈제 어류와 같은 숙성한 음식을 먹으면 고혈압성 위기를 겪을 수 있다. 왜냐하면 티라민은 혈관을 수축시키는 아민계열의 물질인데 MAO 억제제가 티라민의 분해까지 억제하여 혈압을 올리기 때문이다.
   ㉢ 약물은 Aurorix, Hydrazide 등이 있다.

(5) 간호

① 자살 예방
   ㉠ 가능성이 있는 물건은 치우고 혼자 두지 않고 병실 확인을 자주 한다.
   ㉡ 자존감을 증진시키고 인내심을 가지고 환자의 이야기를 들어주며 따뜻하고 수용적인 자세를 가진다.
   ㉢ 급성기에는 1:1로 관찰하고 자살을 암시하는 말이나 표정, 행동을 잘 알아차리도록 한다.
   ㉣ 우울증이 심했던 대상자가 갑자기 호전된 듯 보이면 더욱 주의가 필요하다. 죽음에 대한 양가감정이 있는데 죽고 싶은 욕구도 높지만 문제를 해결할 다른 방법을 찾기를 원하기도 한다.

② 의사소통
   ㉠ 모든 것이 다 잘될거라는 일시적인 안심과 낙천적인 태도와 말투는 피한다.
   ㉡ 쾌활한 목소리가 아닌 차분하고 따뜻하고 편안한 태도로 대상자와 대화한다.
   ㉢ 대상자가 말하지 않더라도 자주 찾아가서 옆에 있어 준다.
   ㉣ 과도한 칭찬과 위로, 동정은 대상자에게 오히려 절망감을 안겨주게 된다.
   ㉤ 감정을 표현할 수 있도록 공감하고 들어주며 개방적 질문을 하도록 한다.
   ㉥ 목표를 이룰 수 있는 간단한 작업을 하면서 문제해결을 통해 자존감을 증진시키도록 한다.
   ㉦ 부정적이고 왜곡된 사고를 현실성 있고 긍정적인 사고로 바꿀 수 있도록 노력한다.
   ㉧ 약물의 중요성에 대해 교육하고, 입원한 환자라면 약물을 잘 복용하는지 확인한다.

제4절 양극성장애

(1) 원인
내재가 된 우울에 대한 저항으로 방어하는 행동이 나타나는데 이것이 조증이다.
① 유전적 요인
② 반복적으로 스트레스 요인에 노출
③ 도파민과 노르에피네프린, 세로토닌이 증가하면 조증, 감소하면 우울증

(2) 유형
① Ⅰ형 양극성장애
  ㉠ 조증과 우울증이 교대로 나타나거나 간헐적으로 조증이 나타나는 경우이다. 1주 이상 지속되는 한 번 이상의 조증이 있는 경우도 진단이 가능하다.
  ㉡ 조증의 증상(조증 삽화) : 조증은 말 그대로 조급하고 분주하게 보이는 증상이다. 탈수, 영양결핍, 과대망상, 들뜨거나 과민한 기분, 자존감 증가, 사고비약, 주의산만, 말이 과도하게 많음, 수면 부족, 충동구매, 성적 문란 등 도발적이고 높은 쾌락 활동에 지나치게 몰두하고 목적 지향적 활동 등의 행동을 한다. 이러한 증상으로 사회생활과 직업활동에 영향을 미친다.
② Ⅱ형 양극성장애
  ㉠ 조증은 없으며 최소 한 번 이상의 경조증과 우울증이 번갈아 나타나며 우울증이 주를 이룬다. Ⅰ형보다 조기에 발견될 수 있다. 우울증으로 시작하게 되면 우울증으로 진단받기 쉽다.
  ㉡ 경조증의 증상(경조증 삽화) : 조증보다 가벼운 증상이 보인다.
③ 순환성장애
  2년 이상 경조증과 경우울증이 계속적으로 반복되는 것이다. 가벼운 형태의 Ⅱ형 양극성장애라고 보면 된다.

(3) 약물치료
① lithium carbonate(리튬 카보네이트) : 리튬은 기분 안정제로서 모든 양극성장애의 치료약물로 사용하며, 특히 조증 삽화를 진정시키고 예방하는 효과가 있다.
② 항경련제 : 항경련제이지만 기분을 조절하는 효능도 있다. 약물은 Carbamazepine, Sodium valproate 등이다.

(4) 간호중재
① 자극이 될 만한 환경과 소음에 노출되지 않도록 한다.
② 자해와 타해의 위험이 있다면 안정제 투여, 격리와 억제를 할 수 있다. 공격의 위험성을 사전에 감지하고 활동을 통해 에너지를 발산할 수 있도록 한다.
③ 주의 집중이 힘듦으로 단순하고 금방 이룰 수 있는 목표의 과업을 주며 격려와 피드백을 준다.
④ 자극이 될 수 있으므로 다른 사람과 어울리는 모임에 참석할 것을 강요하지 말아야 한다.
⑤ 간결하고 명확한 답변을 한다. 대상자가 감정을 표현할 수 있도록 해주며 수용적이고 일관성 있는 태도가 중요하다.
⑥ 대상자와 논쟁을 피하고 비판, 판단하는 말은 하지 않는다.
⑦ 수면을 취할 수 있는 조용하고 어두운 환경을 제공하고 수분 섭취를 충분히 하도록 한다.
⑧ 영양분이 충분한 음식을 먹도록 하고 카페인과 알코올은 먹지 않도록 한다.

제5절 불안장애

(1) 개념
① 불안으로 인해 일상생활과 사회생활에 지장을 초래하면 불안장애로 발전한다.
② 현실감각을 잃은 것은 아니다. 스트레스에 대해 주관적으로 느껴지는 막연하고 불쾌하며 두려운 감정을 느낀다.

(2) 원인
① 주양육자의 불안이 영아에게 전달되기도 한다. 양육과정에서 낮은 자존감과 불안, 갈등, 부정적 자기인식이 생긴 것이 원인이다.
② 정신적 충격을 받은 사고나 극심한 스트레스
③ 유전적 요인
④ 피해망상과 같은 잘못되거나 왜곡된 사고패턴
⑤ 이드와 초자아가 갈등을 겪으면서 자아가 위협을 받을 때
   예 이드는 엄마를 때린 아버지를 죽이고 싶은 충동을 느끼게 하지만 초자아는 살인을 하면 안 된다고 막는다. 자아는 아버지를 볼 때마다 이드와 초자아 사이에서 불안, 증오, 혼란에 빠진다.
⑥ 노르에피네프린의 증가, 세로토닌 결핍, GABA(신경의 흥분을 조절) 감소

(3) 불안의 단계

① 경증도 불안
  ㉠ 일상생활을 하면서 느껴지는 불안감이며 동기부여를 하는 긍정적 효과도 있다.
  ㉡ 시험을 치는 전날처럼 집중력이 증가되고 감각이 민첩하게 반응하나 신체적인 증상은 없다.

② 중증도 불안
  ㉠ 자신이 불안하게 느끼는 자극에만 집중되어 있다. 그 외의 자극에는 집중하지 못하고 오히려 차단되는 선택적 부주의가 나타난다.
    예) 면접에 들어가기 전 연습에 몰두하느라 자신의 번호가 불리는데도 모르고 있는 상황
  ㉡ 식은땀과 근육 긴장 등의 신체적 증상이 나타난다.
    암기 Tip 경증 '도' 불안과 중증 '도' 불안~! 이 정 '도'는 적당한 긴장과 자극을 줄 수 있다. 중증도 불안부터는 심각해진다.

③ 중증 불안
  ㉠ 불안을 주는 자극 때문에 집중하기 힘들고 모든 지각영역(시각, 후각, 청각, 시각, 미각)이 현저하게 축소된다. 사소한 일에도 실수가 잦아진다.
  ㉡ 신체적 증상이 증가하며 식욕부진, 빈뇨, 안절부절, 과도한 발한, 몸 떨림, 과도한 몸 움직임, 호흡 증가 등의 반응이 나타난다.

④ 공황 불안
  ㉠ 극심한 불안상태이며 질식감, 가슴통증, 호흡곤란을 경험한다.
  ㉡ 순간적인 정신증적인 상태이며 논리적인 사고력이 떨어지고 통제력을 잃게 된다.
  ㉢ 자해와 타해의 위험이 크므로 중재가 필요한 단계이다.

(4) 유형(DSM-5 진단기준)

① 공황장애
  ㉠ 반복되는 극심한 불안으로 인해 사회생활에 어려움을 겪는 것이다. 갑자기 발병하며 10분 이내 최고조에 이르렀다가 소실된다. 아래의 증상 중 네 가지 이상이 있으면서 공황발작의 재발에 대한 염려를 한다면 공황장애라고 부른다.
  ㉡ 증상 : 식은땀, 질식감, 떨리거나 화끈거림, 구역질, 가슴통증 혹은 불쾌감, 손발 또는 몸이 떨림, 현기증, 심계항진, 숨 막히는 느낌, 마비 또는 저린 감각, 비현실감 또는 이인증, 죽을 것 같은 공포, 통제력을 잃거나 미칠 것 같은 느낌

② 광장공포증 : 광장은 넓어서 사람들이 많이 모이는 곳을 말한다. 대중교통을 이용할 때, 시장이나 공원과 같은 트인 공간, 백화점과 영화관 같은 장소, 집 밖에서 혼자 있을 때, 군중 속에 있을 때 공포와 불안을 느끼는 경우가 두 가지 이상이면 진단을 내린다. 공황장애와 함께 나타나는 경우가 많다.

③ **범불안장애** : '범'은 넓다는 말이다. 일상생활 중에 과도한 걱정과 불안이 6개월 이상 지속된다. 수의근과 자율신경계의 긴장증상이 나타나는데 안절부절, 피로감, 불면증, 짜증, 근육의 긴장(두통, 근육통), 집중하기 어려운 증상 중 세 가지 이상이 있으면 범불안장애라 진단한다.

(5) 간호중재
① 대상자 옆을 지켜주고 조용하고 차분한 태도로 대한다. 안전하게 보호해준다는 확신을 준다.
② 자극을 주지 않는 조용하고 친숙하고 안전한 환경에 있도록 한다.
③ 대상자와 신뢰관계를 형성하는 것이 중요하고 대상자가 본인의 감정을 표현할 수 있도록 한다.
④ 불안장애라면 항불안제 약물 복용의 중요성에 대해 교육하고 입원환자라면 복용을 잘하는지 확인한다. 벤조디아제핀제(Xanax, Valium, Ativan), Indenol(심장질환 약이지만 심장 두근거림을 완화하고 진정시켜주는 효과), 항히스타민제(부작용이 진정이며 이를 활용), 항우울제 등이 쓰인다.

제6절 강박장애

(1) 개념(DSM-5 진단기준)
① 의지와 무관하게 강박사고와 강박행동을 반복하게 되는 장애이며 세로토닌의 결핍이 원인이다. 초자아가 강한 성격(완벽주의, 도덕주의)의 대상자가 발병하기 쉽다.
② **강박사고** : 반복적이고 지속적인 사고, 충동 또는 심상으로 대상자에게 불안과 고통을 초래한다.
　　예) 잠을 자다가도 출입문이 잠겨 있는지, 주차한 자동차는 제대로 잠겨 있는지 불안한 것
③ **강박행동** : 강박사고를 행동을 통해 약화시키려고 노력하는 것이다. 이것을 하지 않으면 더욱 불안해진다.
　　예) 잠을 자다가도 일어나서 출입문과 자동차를 확인하는 것, 물건을 일렬로 정돈하는 것

(2) 증상
① 강박사고와 강박행동을 억제하려고 하지만 쉽지 않고 억제하려 하면 더욱 불안해진다.
② 방어기전
　㉠ 반동형성 : 사회적으로 받아들일 수 없는 충동이나 감정을 반대로 드러내는 것이다.
　　　예) 평소 증오하던 후배를 만나면 오히려 더욱 친절하게 대하는 것이다.
　㉡ 격리 : 기억은 남아 있지만 감정은 무의식으로 밀어 넣어버리는 것이다.
　　　예) 아무렇게나 진열된 음료수를 보고 일렬로 진열하고 싶은 불안감이 느껴지지만 그 감정을 격리시켜 버리고 표현을 하지 않는다.
　㉢ 취소 : 용납하기 힘든 말이나 행동을 했을 때 그것을 무효화하기 위한 노력이다.

예 누군가의 손을 잡았을 때 손을 반복적으로 씻는 행위는 손을 잡았다는 사실을 취소하고 싶은 방어기전이다.

(3) 간호중재
① 강박행동을 억제하면 불안 정도가 더 심해지므로 허용한다. 하지만 그 정도가 건강을 해칠 정도라면 제한한다.
② 수분 섭취, 영양분 섭취, 손 씻기 등의 강박행위로 인한 피부보호, 피로예방을 한다.

제7절 외상과 스트레스장애

(1) 유형(DSM-5 진단기준)
① **외상후 스트레스장애(PTSD)** : 사건(성폭행, 재난 등)에 노출 후 1개월 이상 증상이 있어 일상생활이 힘들다면 PTSD라 정의한다. 증상이 4주 이내에 끝나면 급성 스트레스장애, 4주가 넘어가면 PTSD가 된다.
  ㉠ 증상
   - 사건회피 : 사건과 관련된 기억을 지우려 하고 대화를 피한다.
   - 재경험 : 반복적인 악몽, 회상, 플래시백
     ※ 재경험 시 괴로워한다.
   - 인지와 감정의 부정적 변화 : 흥미감소, 타인에 대한 무관심, 망각
   - 과한 각성 : 자기파괴, 수면장애, 놀람, 경계, 과민행동과 분노
  ㉡ 간호중재
   - 조기에 개입하여 일상생활에 복귀하도록 노력한다.
   - 사건으로 인한 감정을 말로 표현하도록 격려하고 경청하고 수용하는 자세를 가진다.
   - 비합리적 사고와 믿음을 현실적이고 객관적으로 바라볼 수 있도록 한다.
     예 익사 직전에 구조되었던 대상자가 세면대의 고인 물에 빠져 죽을 것 같다고 할 때 현실을 인식할 수 있도록 도와준다.
② **반응성 애착장애** : 아이의 양육자가 아이를 잘 돌보지 못함으로써 아이에게 발생하는 장애이다. 아이 양육자를 주 치료대상으로 가족치료가 필요하다.
  ㉠ 다른 사람과 관계를 맺지 못하고 위축된 모습을 보인다.
  ㉡ 무감동, 부적절하고 느린 반응, 신체적 정서적 발달장애
  ㉢ 아이를 위한 안전하고 건강한 환경을 조성하도록 한다.

제8절 신체증상 관련 장애

(1) 유형

① 신체증상장애
  ㉠ 마치 꾀병을 부리는 것처럼 불편감이 느껴져 검사하면 원인을 찾을 수 없다. 이러한 불편감이 만성으로 진행되면 신체증상장애라고 한다. 감각기관과 수의근을 제외한 모든 곳에서 증상이 있을 수 있다.
    예 등교 전에 두통이 있다는 아이, 원인 모를 가슴 답답함과 두통
  ㉡ 검사는 최소화하고 대상자가 감정을 표현할 수 있도록 돕는다.

② 전환장애(히스테리신경증)
  ㉠ 검사에는 이상이 없다. 대상자에게 내재된 불안과 심한 스트레스가 감각기관이나 수의적운동의 문제로 나타나는 것이다.
  ㉡ 팔이나 다리의 마비, 언어장애, 시력이나 청력의 장애, 연하곤란 등이 나타난다. '전환'이라는 단어는 다른 방향으로 바꾼다는 뜻으로 스트레스가 신체의 특정한 부위의 증상으로 바뀌어서 나타나는 것이다.
  ㉢ 1차적 이득은 극적인 증상으로 내적인 긴장을 풀 수 있고 2차적 이득은 타인에게 관심과 보호를 받는 것에 만족감을 느낀다. 그래서 다른 사람들이 볼 때 증상을 더욱 심하게 호소하는 특징을 보인다. 만족스러운 무관심이 생길 수 있는데 본인에게 일어난 마비와 감각기관장애에 대해 오히려 걱정하지 않는 모습을 보이는 것이다.

③ 질병불안장애
  ㉠ 자신이 심각한 질병에 걸렸다는 근거 없는 걱정과 불안, 공포를 경험하는데 이런 증상이 6개월 이상 지속되면 질병불안장애라고 한다. 검사로 이상이 없다는 것을 확인해도 믿지 않고 이 병원 저 병원을 다닌다.
  ㉡ 스트레스가 유발인자이다. 자존심이 낮고 자기비하가 심한 사람의 경우 타인에게 표현하지 못한 공격심과 증오가 이런 장애로 나타난다.
  ㉢ 질병 불안 행동은 무의식적으로 나타난다.
  ㉣ 대상자가 표현하는 증상호소와 감정을 수용하고 주기적인 검사를 함으로써 대상자의 욕구를 충족시킨다.

④ 허위성장애 : 관심을 끌 목적으로 신체적, 정신적 증상을 허위로 만들어 호소하는 것이다.

(2) 간호중재

① 대상자가 느끼는 신체적인 증상에 대해 무시하지 않는다. 하지만 증상에 초점을 맞추지 말고 내면의 불안과 두려움과 같은 감정을 표현할 수 있도록 수용적인 자세를 취한다.
② 대상자가 신체적인 증상에 지나치게 몰두하면 이차적인 이득(타인의 관심)을 최소화하기 위해 사무적이고 일관적인 태도를 취한다.

③ 신체적 증상에만 몰입하지 않도록 집단 활동, 운동, 오락 등에 참여시켜 관심을 돌릴 수 있도록 한다.

제9절 인격장애

(1) 유형

① **A군 인격장애** : Alone(혼자) 단어와 연관지어 보자. 주위 사람에게 관심이 없고 불신을 가지며 고립되어 지낸다.
  ㉠ 편집성 인격장애

   암기Tip '집'요하게 의심을 놓지 않는 사람으로 연관 지어 생각해보자.

   - 다른 사람에 대해 지속적으로 의심과 불신, 피해망상을 가지고 살아가며 자신을 이용하기 위해 계획을 짜고 있다고 여기는 장애이다.
   - 다툼이 잦고 작은 일에도 크게 화를 내고 원한을 가지고 복수하려 한다. 건조하고 감정이 없는 사람처럼 비친다.
   - 사람들이 자신에게 해를 끼치려 한다고 여기며 적대감을 가지고 따뜻한 말과 관심을 위협적으로 받아들인다.
   - 대상자와 신뢰관계를 형성하는 것이 중요하다. 의심이 많기 때문에 사전에 정확하게 설명해야 한다. 지나친 친절과 호의와 관심은 의심을 사기 때문에 피하도록 한다.
  ㉡ 조현성(분열성) 인격장애
   - 대인관계를 피하고 감정 표현도 하지 않으며 타인에게 무관심하며 공감능력도 떨어진다.
   - 은둔형 외톨이이며 자신만의 세계에 갇혀 산다.
   - 관심, 재미, 즐거움이 없으며 타인의 칭찬과 비난에도 관심이 없다.
  ㉢ 조현병(분열형) 인격장애
   - 독특한 생각, 상상, 행동을 한다. 예를 들어 외계인, 텔레파시, 악마와 같은 주제에 몰입하는 마술적 사고를 하고 괴상하게 꾸미고 행동을 한다.
   - 타인을 의심하며 타인과 관계를 갖지 못한다.

② **B군 인격장애** : Boring(지루한, 지친) 단어와 연관지어 보자. 감정기복이 심하고 주변 사람들을 지치게 하며 부정적으로 영향을 미치는 유형이다.
  ㉠ 반사회적 인격장애
   - 사이코패스, 소시오패스가 속하며 묻지마 범죄와 관련이 있고 사회적 규범을 무시하고 거짓말을 쉽게 하며 타인의 감정을 공감하지 못하고 죄책감도 느끼지 못한다.

- 겉으로는 매력적이고 똑똑해 보이지만 내면은 불신과 거짓으로 차 있으며 충동적이고 공격적이다.
- 치료가 어려운 유형이며 치료자가 위험에 빠지지 않도록 주의하며 사무적인 태도를 유지한다.

ⓒ 경계성 인격장애
- 경계선이 없는 모호한 정신질환이며 정체성이 뚜렷하지 않고 자신에 대한 평가가 계속 바뀐다. 감정기복이 심한 것이 특징인데 경계선을 두고 왔다 갔다 넘나든다고 생각하자.
- 버림받지 않을까 두려움을 가지고 있다. 버림받지 않기 위해 집착하고 노력하며 대인관계가 힘들다.
- 충동적(성적문란, 과소비, 난폭운전)이며 분노가 폭발하고 타인을 붙들어두기 위해 자해와 위협을 하기도 한다.
- 불안정한 대인관계를 하며 공허감(자신의 존재에 대한 가치를 느끼지 못함)을 늘 가지고 살면서 자살시도를 자주 한다.
- 학대 경험 등 부모와의 비정상적인 관계가 원인이 된다.
- 치료자는 안정적인 자세와 현실 지향적으로 접근한다.

ⓒ 히스테리성 인격장애
- 희('히')극을 찍는 배우처럼 행동하는 사람이다. 연극성 인격장애라고도 부르며 타인의 관심을 끌기 위해 애를 쓰고 과장한다. 외향적이며 연극 같은 행동과 말을 한다.
- 허영심이 많고 자기 과시를 좋아한다. 매력적으로 보이며 사람의 마음을 움직이게 하나 깊은 인간관계는 유지하지 못한다.
- 성적인 매력을 풍기기 위해 그런 분위기를 연출하지만 이성 관계에 곧 싫증을 내버린다.
- 상대방을 조종하기 위해 거짓말을 하고 자신의 목적을 이루기 위해 이용하기도 한다.

ⓔ 자기애적 인격장애
- 다른 사람보다 본인이 우월하다는 생각에 강한 자부심을 가지고 살며 이미지 관리에 신경을 많이 쓴다.
- 성공에 대한 욕망, 명예욕이 강하고 다른 사람에게 지속적인 관심과 존경을 받으려 하고 스스로 자격이 충분하다고 생각한다.
- 대인관계에 있어 오만방자한 모습을 보이고 자신은 특별한 존재라 여기고 대우를 받으려 한다.

③ C군 인격장애 : Concern(두려움, 걱정) 단어와 연관지어 보자. 근심 걱정이 많고 쉽게 불안해하는 유형이다.

㉠ 회피성 인격장애
- 자존감이 낮고 다른 사람의 눈치를 보고 불편한 이야기를 하는 것을 극도로 싫어한다. 남들에게 주목받는 것을 싫어하고 '회피'하는 것이 특징이다.

- 대인관계를 원하지만 사람들에게 거절당하고 비판을 받는 것에 극도로 예민하게 반응하고 견디지 못한다. 혼자 지내는 시간이 많고 극소수의 자신을 수용하는 사람과 선택적으로 관계를 맺는다.
- 내면이 불안감으로 가득하며 비난받는다고 오해하기도 한다. 대화할 때 공감이 중요하다.

ⓒ 의존성 인격장애
- 다른 사람들에게 의존하고 보호받으려는 욕구가 강하여 무리한 요구도 거절하지 못하고 받아들인다.
- 누군가에게 의존하려 할 때 거부당하면 금방 포기하고 의존할 다른 대상자를 찾는다.
- 자신에 대한 믿음과 확신이 없고 낮은 자존감을 가지고 있으며 자책하는 경향이 강하다.
- 간호사에게 의존하려는 행동을 보이면 부드러운 태도로 허용하지 않아야 한다.

ⓒ 강박성 인격장애
- 모든 것이 완벽해야 한다는 완벽주의 성향을 가지고 있다.
- 처음부터 끝까지 본인이 통제해야 하기 때문에 누군가에게 위임을 하지 않는다.
- 실수를 할까 두려워 결정을 못 한다.
- 일에만 지나치게 몰두하고 융통성이 없다. 형식적이고 지나친 엄격함으로 대인관계가 원활하지 않다.
- 자신과 타인에게 지나치게 도덕적인 잣대를 들이댄다.

(2) 간호중재
① 경청하며 일관성 있는 모습으로 따뜻하고 안정된 환경을 제공한다.
② 바람직하지 않은 행동을 했을 때는 사무적이고 단호한 태도를 취한다.
③ 분노, 불안 등 내면의 감정을 표현할 수 있도록 격려하고 수용한다.
④ 프로그램 참여를 유도한다. 타인과 교류하면서 작은 목표를 이루는 성취감을 느끼도록 한다.

제10절 해리장애

학대, 충격적인 사고 등 잊고 싶은 정서적인 트라우마를 겪고 난 후에 그 기억들을 지우고 싶은 자기 자신을 보호하는 과정이다.

(1) 개념
① 생각, 기억, 의식, 행동이 통합되지 못하고 단절된 상태이다.

② 해리성 기억상실(잊고 싶은 기억을 통째로 지워버리는 것), 이인증(자기 자신이 다른 사람처럼 느껴지는 기분), 해리성 정체성 장애(다중인격)가 있다.
③ 트라우마를 겪고 난 후에 많이 발생하며 이런 경험을 억압하고 도피하기 위해 방어기전을 사용하면서 해리장애가 발생한다.
④ 증상 : 비현실감, 열등감, 불안, 두려움, 왜곡된 사고

(2) 간호중재
① 자극이 없는 안전하고 따뜻한 환경을 제공하고 수용적인 자세를 취한다.
② 사건에 대한 이야기와 감정을 표현할 수 있도록 격려한다.

제11절 성 관련 장애

(1) 유형
① 성도착장애
  ㉠ 소아성애장애 : 13세 이하의 아동을 대상으로 성적 공상이나 성행위를 6개월 이상 반복적으로 하는 경우이다.
  ㉡ 성매물장애 혹은 물품음란장애 : 여성의 속옷, 스타킹과 같은 물건에 대해 성적흥분을 느끼고 수집하고 집착하는 경우이다.
  ㉢ 접촉마찰장애 혹은 마찰도착장애 : 사람이 분주한 버스나 지하철에서 일어난다. 모르는 사람에게 자신의 성기나 신체 일부를 동의를 받지 않고 접촉하고 문지르면서 성적흥분을 느끼는 경우이다.
  ㉣ 성적가학장애 : 채찍질, 결박하기, 라이터로 화상 입히기 등 상대방에게 굴욕감과 고통을 가하면서 성적흥분을 느끼면서 성행위를 하는 것이다.
  ㉤ 성적피학장애 : 맞거나 결박당하는 등 상대방에게 굴욕감과 고통을 당하는 과정에서 성적 흥분을 느끼며 성행위를 하는 것이다.
  ㉥ 관음장애 : 다른 사람이 목욕하거나 옷을 벗거나 성행위를 하는 모습을 몰래 보면서 그 대상자와 성행위를 상상하며 성적흥분을 하는 경우이다.
  ㉦ 의상전환장애 혹은 복장도착장애 : 이성의 옷을 입으면서 성적흥분을 느끼는 경우이다.
② 성기능장애
  ㉠ 성욕이 없거나 부족한 상태이며 성적인 행동을 혐오하여 회피하기도 한다.
  ㉡ 조루증 : 질에 삽입하고 1분을 넘기지 못하고 사정을 함으로써 서로 절정감과 만족감을 얻지 못하는 것이다.

- ㉢ 발기장애 : 정신적 혹은 육체적인 원인으로 인해 발기가 되지 않거나 유지가 되지 않는 것이다. 남성은 반복되는 실패로 성행위를 피하게 된다.
- ㉣ 성교통 : 성교를 하기 직전, 하는 중, 하고 난 후에 생식기에 느껴지는 통증인데 심리적인 문제를 유발하는 경우가 흔하다.

③ 성불쾌감(성불편증)
- ㉠ 성불쾌감은 더 이상 장애라고 분류되지 않으며 불쾌감이라 칭한다.
- ㉡ 해부학적으로 가지고 태어난 성별에 대해 강한 혐오감과 불쾌감을 가지고 있다. 반대 성이기를 강렬하게 원하며 심지어 반대 성이라고 주장하기도 한다. 반대 성의 옷을 입고 반대 성의 역할을 하며 반대 성의 사람과 어울리려 한다. 어렸을 때 본인의 성에 맞는 장난감과 놀이를 거부한다. 성인이 되어 성전환 수술을 시도한다.

(2) 간호중재
① 역전이 반응이 일어나지 않도록 주의하고 대상자를 있는 그대로 수용하고 객관적인 태도로 대화한다.
② 사무적인 태도로 경청하고 개방적이고 과잉반응을 보이지 않도록 한다.
③ 지시적이고 비판적인 태도를 취하지 않는다.
④ 성에 대한 잘못된 태도와 믿음을 긍정적인 성적 태도로 바꿀 수 있도록 지지한다.

제12절 물질 및 중독 관련 간호

(1) 알코올 관련 장애
과도한 장기간의 알코올 섭취로 인해 신체적, 정신적으로 알코올에 의존하게 된다. 문제가 발생하고 사회활동과 대인관계에 지장이 생겨 치료가 필요한 상태이다.

① 방어기전
- ㉠ 합리화 : 본인이 술을 마신 것에 대해 정당화한다. '부인이 외도해서, 결혼식이라, 장례식이라서'라는 등의 이유를 대면서 어쩔 수 없었다고 한다.
- ㉡ 투사 : '친구가 권해서, 자식이 속을 썩여서'라는 등의 다른 사람의 탓으로 돌린다.
- ㉢ 부정 : 술을 마시지 않았다고 하며 술병도 본인의 것이 아니라고 하면서 부인하는 것이다.

② 증상
- ㉠ 알코올 금단 증상 : 알코올을 갑자기 끊게 되면 불안, 식욕부진, 진전, 두통, 오심, 빈맥, 불면증 등이 있다. 48시간이 지나면 서서히 없어진다.

- ⓒ 진전섬망(delirium tremens)
    - 심각한 알코올 금단 증상이다. 알코올을 끊고 48시간 전후에 발생하여 <u>48~72시간에 가장 심각</u>하다.
    - 진전(마그네슘 부족 시 심해짐), 구토, 심각한 초조, 혼돈, 지남력 상실, 환각(벌레가 기어가는 것 같다는 환촉, 환시, 환청), 언어장애, 고혈압, 빈맥, 체온상승, 과다환기 등의 증상이 있다.
- ⓒ 베르니케 증후군(Wernicke syndrome)
    - <u>티아민(비타민 B_1) 결핍</u>이 원인이다. 알코올 장애는 대부분 부실한 영양 상태에서 술만 마시는 경우가 많아 티아민의 섭취도 부족할뿐더러 간의 기능이 좋지 않아 저장된 티아민의 양도 줄었을 가망성이 높다. 또한 과도한 알코올은 티아민을 분해시키고 흡수를 방해한다.
    - 시신경 마비와 의식이 흐려지는 것이 특징이고 혼수까지 초래할 수 있다. 섬망, 운동실조, 복시 증상이 나타난다.
    - 티아민을 투여하면 증상이 서서히 개선되지만 발병되고 나면 회복은 어렵다.
- ⓔ 코르사코프 증후군(Korsakoff syndrome)
    - 베르니케 증후군이 나타나고 악화되면 코르사코프 증후군으로 진행되고 알코올성 치매로 이어질 수 있다.
    - <u>기억상실</u>이 일어나는데 최근의 일을 기억하지 못한다. 보상심리로 이야기를 지어내는 작화증을 보이기도 한다.
    - 환각 증상을 보이기도 하며 사지의 신경염으로 통증이 발생한다.
    - 티아민을 투여해도 회복은 어렵다.
- ⓤ 알코올성 치매 : 지나친 알코올은 <u>뇌세포를 파괴</u>시켜 기억이 손상되고 감정이 불안해지며 알코올을 섭취하면 폭력적인 행동도 하게 된다.

③ 간호중재
- ⓐ 개입 : 대상자에게 알코올 장애에 대한 치료를 하도록 동기를 부여하는 단계이다. 왜 술을 먹었는지부터 시작해 알코올 장애로 인해 발생한 결과를 직시하고 책임질 수 있도록 납득시킨다.
- ⓑ 해독
    - 알코올을 해독하기 위해 고비타민, 고단백 영양, 수분을 공급한다.
    - 금단 증상과 진전섬망이 있는지 관찰하고 적절한 중재를 한다.
    - 자극이 되지 않는 조용하고 안전한 환경을 제공한다. 환각을 경험할 수 있으므로 불은 끄지 않는다.
    - 대상자와 신뢰관계를 형성하고 단주에 대한 약속을 한다.
    - 약물 복용의 중요성을 알리고 입원환자라면 약물을 잘 복용했는지 확인이 필요하다.

- 향정신병약(환각, 망상), 벤조디아제핀계 약물, 마그네슘 약물(진전증상)을 사용한다.
ⓒ 재활 : 가족치료, 집단치료, 심리치료, 자조집단(AA ; Alcoholics Anonymous) 참여

(2) 중추신경 약물 중독
① 유형
ⓐ 중추신경자극제
- 암페타민류 : 암페타민이 성분인 마약을 말한다. 중추신경을 흥분시켜 각성 효과가 있고 인체의 활동성을 올린다. 장기복용 시 부정맥, 손떨림, 고혈압, 식욕감퇴, 불면, 망상과 같은 증상이 일어난다. 정신적·신체적으로 의존성이 강하다.
예 필로폰(히로뽕), 암페타민, 메세드린, 엑스터시 등
- 코카인 : 교감신경을 자극하며 부정맥, 동공확대, 각성, 불안, 성적충동, 넘치는 자신감, 공격적인 모습을 보이며 행복감과 쾌감을 느낀다. 코카인은 주로 비강으로 흡입하므로 비중격 천공유발 위험이 있고 회복 불가능한 정신운동 장애와 뇌손상을 일으켜 사망에 이르게 한다.
- 니코틴과 카페인

ⓑ 중추신경억제제
- 아편계 마약 : 진정과 진통을 줄인다. 졸리고 멍해지며 수면에 빠지고 발음이 불분명하다. 현실감을 떨어뜨리고 불안이 없어지고 행복감과 다행감을 느낀다. 과다한 용량을 사용하면 호흡곤란과 사망에까지 이른다. 아편으로 인한 중독 치료약물은 메타돈이다.
예 데메롤, 코데인, 모르핀, 아편, 헤로인 등
- 진정제, 수면제 : 진정, 수면을 시키며 어지러움, 멍함, 동공축소 등이 생기다가 혼수, 뇌손상, 대발작 경련, 사망에까지 이를 수 있다. 정신적·신체적 의존성이 심하다.
예 페노바비탈, 바비튜레이트, 세코바비탈, 바리움, 아티반과 같은 약물, 알코올 등
- 흡입제 : 빠른 효과가 나타나지만 오래 지속되지 않아 반복적으로 흡입하게 된다. 수초 안에 흥분되고 환각에 이르러 황홀한 느낌에 빠진다. 멍하고 감각이 둔해지며 현기증이 일어난다. 만성적 노출 시 심장애, 뇌손상, 사망에 이르게 된다.
예 본드, 부탄가스, 시너, 아세톤 등

ⓒ 중추신경자극 혹은 억제
- LSD : 환각제에 속하며 마약 효과가 코카인과 필로폰보다 강력하다. 무색, 무취, 무향이며 패치, 안약, 캡슐 등 다양한 형태로 만들어진다. 신체적 의존 및 금단 증상은 없다. 대표적인 반응이 환각이며 이로 인한 자해와 타해가 일어나기 쉽다. 판단장애, 행동장애, 혈압증가, 동공확장, 오심과 구토 등이 일어난다. LSD 투약자들은 소리를 볼 수 있고 색깔을 들을 수 있다고 표현할 만큼 감각이 왜곡되며 과하게 반응한다.
※ 플래시백 효과 : flash(보이다) + back(과거), 과거의 경험을 그대로 다시 생생하게 경험하는 환각증상이 나타난다.

- 대마, 마리화나, 해시시 : 환각성과 중독성이 강하다. 흡연, 구강 섭취도 가능하다. 신체적 의존은 없으나 정신적 의존이 강하다. 환각, 안도감, 판단장애, 진전, 발한, 불안이 나타나며 중독 시 무동기 증후군(무감동, 무기력, 의욕상실, 집중력 저하가 나타나는 증상)이 생긴다.

② 간호중재
  ㉠ 적절한 영양과 수분을 공급한다.
  ㉡ 고혈압과 심계항진을 관찰하고 해독기간 중에 나타나는 증상을 관리한다.
  ㉢ 가족치료를 통해 가족의 지원을 받고 지지집단에 참여하도록 유도한다.
  ㉣ 대상자에게 약물이 미쳤던 자존감 상승, 자신감, 충동성, 안도감 등에 대해 이야기하고 그것이 약물로 인한 효과였음을 인정하도록 이끈다.
  ㉤ 금단 증상이 있다면 대체약물과 길항제를 처방받을 수 있다.
    - 대체약물 : 약물과 유사한 효과를 나타내는 약물을 투약하는 것이다.
    - 길항제 : 날록손과 같은 약물은 마약 수용체와 결합해 마약의 효과를 떨어뜨린다. 마약의 과다 복용으로 인한 호흡곤란을 회복시킬 수 있다.

제13절 신경인지장애

(1) 섬망(delirium)

① 원인 : 수술, 외상과 같은 스트레스 상황, 중추신경계 질병, 약물 중독과 금단 현상
② 발생기간 : 어떤 자극으로 인해 갑자기 발생하며 며칠 안에 호전된다.
③ 증상
  ㉠ 밤에 특히 잠을 못 자면서 증상이 심하다.
  ㉡ 환시, 망상, 비논리적인 사고, 횡설수설하고 어눌하게 발음한다.
    예 간호사를 보고 죽이려고 왔다, 간첩이다, 도둑년이다, 귀신이 보인다고 한다.
  ㉢ 공격적이고 충동적이며 각성되어 있는 시간이 많다.
    예 수술한 상태에서 침상에서 내려오려 한다. 밤낮으로 자지 않고 과격한 행동을 하고 고성을 지른다.
④ 간호중재
  ㉠ 대상자가 같은 이야기를 반복해도 친절하고 차분하게 대한다.
  ㉡ 날짜와 시간, 장소를 수시로 알려주고 이름을 불러주면서 현실감을 잊지 않도록 해준다.
  ㉢ 음식과 수분 섭취를 거부하는 경우가 많다. 충분한 영양과 열량이 들어 있는 음식을 먹도록 최대한 격려한다.

ⓔ 대상자에게 친숙하고 안전감을 줄 수 있는 보호자가 간호한다. 치료자가 자주 바뀌지 않는 것이 중요하다.
　　　ⓜ 사고의 위험성이 크다. 침상 난간을 올리고 대상자가 혼자 있는 시간을 피하도록 한다. 밤에 불을 끄게 되면 증상이 심해지므로 조명을 켜두도록 한다.
　　　ⓗ 신체보호대는 환각과 두려움을 유발할 수 있으므로 금기이다.
　　　ⓢ 약물치료 : 벤조디아제핀계의 항불안제나 항정신병 약물(환각, 망상)을 처방받는다. 바비튜레이트는 인지기능장애를 더 유발하므로 금기이다.

(2) **치매(dementia)**

미국은 DSM-5에서 치매를 '주요 및 경도 신경인지장애'로 변경하여 사용 중이다. 알츠하이머(50% 이상)와 혈관성 치매(뇌졸중 등의 뇌혈관 장애)가 있다.

① 원인 : 뇌세포 파괴, 기질적인 손상
② 발생기간 : 증상이 비가역적이며 영구적으로 나타나고 점점 악화된다.
③ 증상
　　㉠ 지남력 장애 : 날짜에 대한 감각(시간)이 없어지고 집을 찾지 못하며(공간) 자식을 알아보지 못한다.
　　㉡ 사고와 판단력 장애 : 마트에 가서 물건을 사는 방법을 모르고 대변을 보려면 어떻게 해야 하는지 판단을 못한다. 대변을 온몸에 바르거나 가지고 노는 행동을 보이기도 한다.
　　㉢ 기억장애 : 최근 기억(어제 일)을 먼저 잊어버리고 서서히 장기기억을 잃게 된다(수십 년 전 결혼한 일). 작화증을 보인다.
　　㉣ 언어능력장애 : 실어증(말을 하지 못함), 횡설수설, 부적절한 말(음담패설). 같은 말과 무의미한 말을 반복한다.
　　㉤ 신체장애
　　　• 수면장애, 요실금, 변실금, 보행장애
　　　• 실행증 : 행동하는 능력을 잃었다. "책을 주세요."라는 지시에 책을 건네지 못하는 것처럼 지시에 맞는 행동을 못하는 경우이다.
　　㉥ 사고장애
　　　• 망상, 감정 조절을 못함, 비논리적, 비현실적, 학습장애, 환각
　　　• 실인증 : 인식하는 능력을 잃는다. 연필을 봐도 연필이라는 것을 모르는 등 익숙한 물건을 인식하지 못하고 냄새와 소리도 구분하지 못한다.
④ 간호중재
　　㉠ 대상자가 같은 말과 엉뚱한 말을 반복하더라도 일관성 있고 인내력 있는 태도로 대한다.

ⓒ 잊어버린 기억에 집중하지 말고 남은 기억에 초점을 맞추어 이야기한다.
ⓒ 짧고 간단한 문장을 사용하고 대상자의 눈높이에 맞는 말을 사용한다. 낮은 톤으로 명확하게 말을 한다.
ⓔ 짧게 답변할 수 있는 폐쇄형 질문을 한다.
ⓜ 사고의 위험이 없는 안전한 환경을 조성하고 밤에도 등을 켜두어야 하며 자극이 될 만한 소음은 피할 수 있도록 한다.
ⓗ 날짜와 사람과 장소에 대한 현실감을 잊지 않도록 대화할 때 언급을 한다.
ⓢ 집에서 사용했던 익숙하고 애착이 있는 물건은 가지고 있도록 허락하며 자주 사용하는 물건은 손이 닿는 곳에 비치해둔다.
ⓞ 치료자가 자주 바뀌면 혼돈과 불안감을 불러올 수 있다.
ⓩ 소모임, 활동프로그램에 참여(음악, 그림, 작업)를 유도하여 작은 목표를 이루어 성취감을 느낄 수 있는 기회를 제공하고 고립되지 않도록 한다.
ⓒ 옷 입기, 씻는 것, 식사, 배변 처리 등의 일상 속 자가간호 능력을 상실한다. 보조는 하되 대상자의 잔존 기능은 잃지 않도록 격려한다.
ⓚ 대상자의 침대, 화장실 공간을 잊어버리지 않도록 표시를 하고 큰 달력과 큰 시계를 병실에 비치하여 시간에 대한 개념을 잃지 않도록 도와준다.
ⓣ 약물을 복용하도록 한다. 예 치매진행 억제제 : 도네페질(아리셉트)

제14절 섭식장애

(1) 원인
① 세로토닌 감소, 코르티솔의 과잉분비
② 시상하부의 식욕을 조절하는 기능에 장애가 일어난 경우
③ 낮은 자존감, 자아정체성 상실, 완벽주의 성향, 성취감에 대한 욕구, 감정조절이 어려움
④ 체중조절을 엄격히 요구하는 부모, 과잉보호하는 부모에게서 자란 경우 또는 가족 간의 불화
⑤ 날씬한 사람에 대한 평가를 높이 하는 사회 분위기

(2) 유형(DSM-5 진단기준)
① 신경성 식욕부진(거식증, anorexia nervosa)
  ㉠ 심각한 저체중 상태인데도 몸무게가 늘어나는 것에 대해 극도의 공포심을 가지고 체중증가를 막기 위한 지속적인 행동을 한다.
    예 격렬한 운동, 굶기, 습관적인 하제와 관장약 사용

ⓒ 자신의 체중이나 체형에 대한 왜곡된 인식을 가지고 있으며 저체중인데도 뚱뚱하다고 생각한다.
　　ⓒ 몸매에 집착하는 청소년부터 성인 초기 여성에게 호발한다.
　　② 음식에 대한 강박적인 집착을 보인다. 음식을 보거나 먹을 때 칼로리를 먼저 계산하거나 반찬 조각을 하나하나 세는 모습도 보인다.
　　⑩ 정상 체중의 15% 이상 감소 시에 진단을 내린다. 무월경, 변비, 골밀도 감소, 저혈압, 빈혈, 저칼륨혈증, 신장 기능 저하가 일어난다.
　② 신경성 폭식증
　　⊙ 일정한 시간 동안 다른 사람들보다 많은 양의 음식을 먹고 후회한다.
　　ⓒ 부적절한 보상행위가 일어난다. 고의로 토해내거나 하제와 이뇨제, 관장을 습관적으로 사용한다. 무리한 운동을 하거나 음식을 거부하기도 한다.
　　ⓒ 청소년부터 성인 초기 여성에게서 호발하며 체중증가에 대한 두려움이 심하고 신경성 식욕부진으로 이환되기도 한다.
　　② 손을 넣어 잦은 구토를 하니 치아가 부식(위산)되고 손가락과 손등에 상처, 전해질 불균형(저칼륨혈증)이 온다. 식도염, 위 확장과 파열, 이하선 종창(침샘 자극), 근육 약화를 초래한다.

(3) 간호중재
① 충분한 영양소를 공급하는 것이 가장 우선적이다. 음식의 종류는 대상자가 고르게 하고 강요가 없는 편안한 분위기에서 먹도록 한다. 필요하다면 비위관을 통한 경관영양도 고려할 수 있다.
② 음식을 버리거나 구토, 하제나 관장약을 사용하는지 관찰이 필요하고 식후에 혼자 두지 않는다.
③ 자조모임에 참여를 유도하고 대상자의 감정을 표현할 수 있도록 격려한다.
④ 체중감소가 일어나도 질책하는 부정적인 피드백을 주지 않는다. 단, 부적절한 보상행위를 한다면 벌을 주고 적절한 행동을 했다면 보상을 제공한다.
⑤ 근육생성과 체중증가 목적으로 적절한 운동을 병행한다.
⑥ 우울장애에 사용하는 SSRI, MAO 억제제, TCA를 복용한다.

제15절 수면장애

(1) 유형
① 불면장애
　　⊙ 잠들기까지 어렵고 자다가 깨어나며 다시 잠들기가 어렵다.
　　ⓒ 검사 결과는 문제가 없지만 두통, 소화불량, 근육의 경직이 나타날 수 있다.

② 기면증 : 낮에 참을 수 없는 낮잠을 겪거나 REM 수면이 비정상적으로 나타난다.
　㉠ 낮에 참을 수 없는 졸음이 찾아와 깜빡 잠드는 것이 하루에 반복적으로 일어난다.
　㉡ 탈력 발작 : 의식변화는 없는데 쓰러지듯이 운동근육이 상실되는 것이다.
　　암기Tip '탈의실'의 '탈'처럼 벗는다는 의미이며, '력'은 힘을 말하는데 힘이 몸에서 벗어난다고 생각해보자.
　㉢ 입면 환각 : 수면에 들어가기 직전 환각을 경험한다.
　㉣ 수면 마비 : 가위눌림이라고 한다. REM 수면상태에서 의식만 회복되고 근육은 깨어나지 않아 움직이지 못하는 상태이다.
③ 야경증 : NREM 3~4단계에 나타나며 자는 도중에 울고 비명을 지르면서 깨어난다.
④ 몽유병 : NREM 3~4단계에 나타나며 자는 도중에 일어나 걸어 다니며 이상한 행동을 한다.

(2) 간호중재
① 잠들기 전에 과식, 술, 담배, 수분 섭취를 피한다.
② 침대에서 수면과 관계없는 행동(책 읽기, 스마트폰 보기)을 하지 않고 오로지 안락하고 조용한 수면 환경을 만든다.
③ 잠이 오지 않으면 침상에서 뒤척거리지 말고 침대에서 나와 다른 일을 하도록 한다. 침대가 아닌 다른 곳에서 수면을 취하지 않는다.
④ 명상요법, 조용한 음악 듣기 등 정기적으로 수면 전에 이완하는 습관을 들인다.
⑤ 잠든 시간과 관련 없이 규칙적인 기상시간을 지키도록 한다.
⑥ 불규칙한 낮잠 습관은 피하도록 한다.
⑦ 수면진정제 등의 약물을 복용할 수 있다.

제16절　발달기 장애

(1) 유형(DSM-5 진단기준)
① 주의력결핍장애(ADHD) : 12세 이전에 발병한다.
　㉠ 부주의 : 학업이나 활동을 할 때 집중하지 못한다. 다른 사람의 말에 귀를 기울이지 못하며 맡은 일을 끝까지 하지 못한다.
　㉡ 과잉행동과 충동성 : 제자리에 앉아 있지 못하고 돌아다니거나 손발을 계속적으로 움직이는 모습을 보인다. 과도하게 뛰어다니고 조용한 활동을 하지 못하며 말을 지나치게 많이 한다. 기다리지 못하고 다른 사람을 방해한다.

ⓒ 간호중재
- 아동이라는 한계를 고려하여 실현 가능한 과제를 주고 목표를 이루게 한다.
  예) 10분 의자에 앉아 있기에 성공하면 칭찬을 해주며 조금씩 늘려간다.
- 자극을 받으면 증상이 심해지므로 사람이 많은 곳은 피하도록 한다.
- 일관적인 태도를 취하며 부적절한 행동을 했을 때는 엄격하게 대하도록 한다.
  예) 다른 사람의 놀이에 피해를 주면 엄하게 꾸짖어서 부적절한 행동임을 인식하도록 한다.
- 운동, 노래, 악기, 만들기와 같은 활동에 참여를 유도해 에너지를 배출할 수 있도록 한다.
- 집중력이 부족하기 때문에 단순하고 구체적으로 지시를 한다.
- 필요시 약물치료를 병행할 수 있다.

② **자폐스펙트럼장애** : 유아기에 진단이 내려지는 만성질환이다.
  ㉠ 사회정서교류장애 : 눈을 마주치지 못하고 타인의 표정을 읽지 못하고 관심도 없다. 블록과 같은 특정한 물건에 과도하게 집착하여 또래와 교류가 힘들다.
  ㉡ 언어적·비언어적 의사소통장애 : 알아들을 수 없는 말을 하면서 중얼거리고 얼굴 표정과 몸짓이 다양하지 않다.
  ㉢ 감각 자극에 과도 혹은 과소 반응 : 반짝거리는 것이나 움직이는 것에 과도하게 집착한다. 후각, 청각적으로 예민하게 반응하기도 한다.
  ㉣ 상동행동장애 : 손뼉치기, 물건 돌리기, 몸 흔들기 등 의미 없는 행동을 보이고 반복적인 소리를 낸다.
  ㉤ 새로운 것을 받아들이지 못하고 강박적으로 기존의 패턴이나 줄세우기에 집착한다. 같은 음식, 같은 옷을 고집하고 같은 생활 패턴을 고수한다.
  ㉥ 지적장애를 동반하는 경우가 많다.
  ㉦ 간호중재
  - 새로운 것을 거부하기 때문에 익숙한 환경에서 안정감이 있도록 한 사람이 전적으로 아이를 돌본다.
  - 의사표현의 장애가 있는데 아동이 비언어적으로 표현하면 적극적으로 해결해준다.

③ **지적장애** : 과거 정신지체라고 불리었던 용어로 발달시기에 나타나는 장애이다.
  ㉠ 인지기능저하(지능지수(IQ)가 70 미만)
    문제를 해결하고 학업을 수행하고, 생각하고 계획을 짜는 등의 행위가 힘들다.
  ㉡ 학교, 직장, 대인관계, 가정, 사회생활에 적응할 수 없으며 독립적인 생활에 지장이 있어 돌봄이 필요하다.
  ㉢ 경증의 지적장애가 많은데 이들은 IQ 50~69이다. 초등학교 고학년까지의 학업수행은 가능하며 도움을 받으면 사회생활도 어느 정도 가능하다.
  ㉣ 간호중재 : 스스로 할 수 있는 일은 하도록 격려한다.

④ 틱장애 : 본인의 의지와 무관하게 행동과 음성을 반복한다. 심리적인 스트레스와 압박감, 뇌손상 등이 원인이다.
  ㉠ 어깨나 입을 씰룩거리거나 머리를 흔드는 행동을 하는 운동 틱이 있다.
  ㉡ 헛기침을 하거나 킁킁거리는 소리를 내기도 하며 욕, 음담패설을 내뱉는 음성 틱이 있다.
  ㉢ 18세 이전에 음성 틱과 운동 틱이 함께 1년 이상 지속되는 경우 투렛증후군이라고 부른다.
⑤ 품행장애
  ㉠ 다른 사람의 기본적인 권리를 침해하고 사회적 규범과 규칙을 위반하는 행동을 반복적으로 한다.
  ㉡ 사람과 동물에 대한 공격성, 사기 또는 절도, 심각한 규칙 위반
  ㉢ 반사회적 성격장애로 발전할 가능성이 높다.
  ㉣ 간호중재
    • 부적절한 행동을 하면 제한하고 적절한 행동을 하면 강화하는 등 일관적인 태도로 대한다.
    • 집단요법 혹은 상담 등 활동을 통해 감정을 표현할 수 있도록 격려하여 긍정적인 자아상을 회복하도록 도와준다.
      [참조] 적대적 반항장애 : 8세 이전에 시작하며 타인의 권리침해는 없다. 하지만 부정적이고 적대적이며 반항을 하고 어른에게 도전하는 모습을 보인다.

(2) 간호중재
① 놀이요법
  ㉠ 아동은 놀이를 통해 자신을 표현하기 때문에 놀이 패턴을 통해 아동의 감정과 갈등 파악이 가능하다.
  ㉡ 놀이를 통해 에너지를 배출하고 갈등과 불안한 마음을 해소할 수 있다. 또한 치료자와 함께 놀이하면서 새로운 대처방법에 대해 배울 수 있어서 적절한 치료도구로 활용할 수 있다.
  ㉢ 치료자와 아동 간의 신뢰감을 형성하는 것이 매우 중요하다.
② 가족치료 : 부모와 아동 간의 문제점을 사정하고 부모를 교육하여 행동을 변화시킬 수 있다. 아동의 치료에 부모가 적극적으로 참여하여 치료가 지속되도록 노력한다.
③ 집단상담 : 같은 문제를 겪고 있는 아동들로 구성된 집단에 참여를 유도한다. 자신의 감정과 문제점을 표현함으로써 문제의 원인을 파악하고 문제 해결방법을 스스로 찾아갈 수 있다.
④ 올바른 행동에는 보상을 해주고 문제가 되는 행동을 하면 벌을 주도록 하는데 일관적으로 대해야 한다.
⑤ 약물치료 : 저용량으로 시작하고 효과와 부작용은 아동마다 다르므로 관찰이 반드시 필요하다.

CHAPTER 02 적중예상문제

01 수면장애를 가진 대상자를 간호하는 방법으로 옳지 않은 것은?

① 침대에서 수면과 관계없는 행동을 하지 않는다.
② 명상요법, 조용한 음악 듣기를 수면 전에 하는 습관을 들인다.
③ 불규칙한 낮잠 습관은 피하도록 한다.
④ 잠이 오지 않으면 침상에서 뒤척거리지 말고 침대에서 나와야 한다.
⑤ 늦게 잠이 들었다면 오전에 충분한 수면시간을 취해야 한다.

> **해설** 잠든 시간과 관련 없이 규칙적인 기상시간을 지키도록 한다.

02 ADHD 아동의 간호에 적절하지 않은 것은?

① 실현 가능한 과제를 주고 목표를 이루게 한다.
② 단순하고 구체적으로 지시를 한다.
③ 부적절한 행동을 했을 때는 엄격하게 대하도록 한다.
④ 활동 참여를 유도해 에너지를 배출할 수 있도록 한다.
⑤ 사람이 많은 곳에 참여하여 사회화 훈련을 시키는 기회를 마련한다.

> **해설** 자극을 받으면 증상이 심해지므로 사람이 많은 곳은 피하도록 한다.

03 자폐스펙트럼장애를 가진 아동의 증상이 아닌 것은?

① 같은 음식, 같은 옷을 고집하고 같은 생활 패턴을 고수하려 한다.
② 의미 없는 행동을 보이고 반복적인 소리를 낸다.
③ 네온사인, 돌아가는 자동차 바퀴에 과도하게 집착을 한다.
④ 타인에 대해 예민하게 반응하며 눈치를 보며 의존하고 매달리려 한다.
⑤ 알아들을 수 없는 말을 중얼거리고 얼굴 표정과 몸짓이 다양하지 않다.

> **해설** 타인에게 관심이 없으며 자신만의 세계에 빠져 산다.

정답 1 ⑤ 2 ⑤ 3 ④

04 헛기침을 하거나 킁킁거리는 소리를 내기도 하며 욕, 음담패설을 내뱉기도 하는데 본인의 의지와는 무관하게 일어난다. 이러한 증상이 1년 이상 지속되면 무엇이라 부르는가?
① ADHD
② 투렛증후군
③ 품행장애
④ 상동증
⑤ 자폐스펙트럼장애

05 지적장애에 대한 설명으로 옳지 않은 것은?
① 지능지수 70 미만인 경우 지적장애로 본다.
② 모든 지적장애는 최대한 모든 활동을 주양육자가 해주어야 하며 스트레스가 큰 장애이다.
③ IQ 50~69이며 초등학교 고학년까지의 학업수행은 가능하며 도움을 받으면 사회생활도 어느 정도 가능한 경증의 지적장애 단계이다.
④ 문제를 해결하고 학업을 수행하고, 생각하고 계획을 짜는 등의 행위가 힘들다.
⑤ 과거 정신지체라고 불리던 장애였으며 발달시기에 나타나는 장애이다.

해설 스스로 할 수 있는 일은 하도록 격려한다.

06 섬망에 대한 설명이 아닌 것은?
① 수술, 사고와 같은 큰 스트레스를 겪고 난 이후에 단기적으로 발생한다.
② 시간이 지나면 호전된다.
③ 공격적이고 충동적이며 각성되어 있는 시간이 많다.
④ 뇌세포가 파괴되고 기질적인 손상이 온 상태이다.
⑤ 환각, 비논리적인 사고, 횡설수설한 모습을 보인다.

해설 ④ 치매에 대한 설명이다.

4 ② 5 ② 6 ④ **정답**

07 치매를 가진 대상자에 대한 간호로 적절하지 않은 것은?

① 수면장애가 있으므로 야간에는 불을 끄고 따뜻하고 편안한 환경을 제공한다.
② 날짜와 사람과 장소에 대한 현실감을 잊지 않도록 대화할 때 언급한다.
③ 큰 달력과 큰 시계를 병실에 비치하여 시간에 대한 개념을 잊지 않도록 도와준다.
④ 폐쇄형 질문을 하도록 한다.
⑤ 치료자는 낮은 톤으로 명확하게 말을 하고 짧고 간단한 문장을 사용한다.

> **해설** 사고의 위험이 없도록 밤에도 등을 켜두어야 한다.

08 신경성 폭식증 환자의 증상으로 옳지 않은 것은?

① 고의로 토해내거나 하제와 이뇨제, 관장을 습관적으로 사용한다.
② 치아부식, 손등의 상처, 식도염, 이하선 종창 등이 생긴다.
③ 일정한 시간 동안 다른 사람들보다 많은 양의 음식을 먹는다.
④ 체중을 늘리기 위해 폭식을 반복한다.
⑤ 청소년부터 성인 초기 여성에게 호발한다.

> **해설** 체중증가에 대한 두려움이 심하며 신경성 식욕부진으로 이환되기도 한다.

09 섭식장애를 가진 대상자 간호로 적절하지 않은 것은?

① 체중증가에 대한 두려움이 심하며 신경성 식욕부진으로 이환되기도 한다.
② 적절한 운동을 병행한다.
③ 구토, 하제나 관장약을 사용하는지 관찰이 필요하고 식후에 혼자 두지 않는다.
④ 심각한 영양불량이므로 비위관을 삽입하여 경관영양을 하는 것을 우선으로 고려한다.
⑤ 우울장애에 사용하는 SSRI, MAO 억제제, TCA를 복용한다.

> **해설** 음식의 종류는 대상자가 고르게 하고 강요가 없는 편안한 분위기에서 먹도록 먼저 시도한다. 이런 방법에도 실패를 한다면 비위관을 통한 경관영양도 고려할 수 있다.

정답 7 ① 8 ④ 9 ④

10 성도착장애에 대한 설명으로 옳은 것은?

① 채찍질, 결박하기, 라이터로 화상 입히기를 가함으로써 쾌락을 느끼는 것은 성적 피학장애이다.
② 여성의 속옷, 스타킹과 같은 물건에 대해 성적흥분을 느끼고 수집하는 것을 조루증이라 한다.
③ 버스나 지하철에서 다른 사람에게 성기를 문지르는 행위로 쾌감을 느끼는 것을 의상전환장애라고 한다.
④ 13세 이상 18세 이하 청소년을 대상으로 성적공상을 하는 것을 소아성애장애라고 한다.
⑤ 다른 사람이 성행위하는 모습을 몰래 보면서 성적흥분을 하는 것을 관음장애라고 한다.

> **해설**
> ① 성적가학장애에 대한 설명이다.
> ② 물품음란장애에 대한 설명이다.
> ③ 접촉마찰장애에 대한 설명이다.
> ④ 13세 이하의 아동을 대상으로 성적공상이나 성행위를 하는 것을 소아성애장애라 한다.

11 알코올 장애를 가진 대상자가 티아민의 결핍으로 시신경 마비, 흐려지는 의식, 혼수, 운동실조 등을 겪게 되는 증상은 무엇인가?

① 알코올성 치매
② 베르니케 증후군
③ 코르사코프 증후군
④ 진전섬망
⑤ 알츠하이머

12 진전섬망에 대한 옳은 설명은?

① 심각한 알코올 금단 증상이며 알코올을 끊고 12~24시간에 증상이 가장 심각하다.
② 기억상실, 작화증, 사지의 신경염이 주된 특징이다.
③ 진전, 구토, 혼돈, 환각, 고혈압, 빈맥, 초조 등이 나타난다.
④ 티아민 결핍이 주된 원인이고 섬망, 시신경 마비, 운동실조가 나타난다.
⑤ 과도한 알코올로 뇌세포가 파괴되고 기억이 손상된다.

> **해설**
> ① 48~72시간에 증상이 가장 심각하다.
> ② 코르사코프 증후군이다.
> ④ 베르니케 증후군이다.
> ⑤ 알코올성 치매이다.

13 중추신경을 자극하는 물질이 아닌 것은?

① 암페타민
② 니코틴
③ 바비튜레이트
④ 마리화나
⑤ 필로폰

14 플래시백 효과가 있고 코카인과 필로폰보다 강력한 무색, 무취, 무향의 마약이다. 대표적인 반응이 환각이며 감각이 왜곡되고 과하게 반응하는 이것은 무엇인가?

① LSD
② 데메롤
③ 니코틴
④ 필로폰
⑤ 엑스터시

15 불안에 대한 설명으로 옳지 않은 것은?

① 양육과정에서 생긴 낮은 자존감과 불안, 갈등, 부정적 자기인식이 불안을 유발한다.
② 현실감각을 잃어 환각과 망상에 자주 빠진다.
③ 노르에피네프린의 증가, 세로토닌 결핍, GABA 감소가 이유이다.
④ 불안한 요소에만 집중을 하는 선택적 부주의는 중증도 불안 단계에서 나타난다.
⑤ 일상생활을 하면서 느껴지는 경중도의 불안은 동기부여를 하는 긍정적 효과도 있다.

해설 현실감각을 잃은 것은 아니나 스트레스에 대해 주관적으로 느껴지는 막연하고 불쾌하며 두려운 감정이며 일상생활과 사회생활에 지장을 초래하면 불안장애로 발전한다.

정답 13 ③ 14 ① 15 ②

16 반복되는 극심한 불안으로 인해 사회생활에 어려움을 겪는데, 갑자기 발병하며 10분 이내 최고조에 이르렀다가 소실된다. 숨이 막히는 느낌, 심계항진, 구역질, 비현실감, 죽을 것 같은 공포 등이 나타나는 장애는 무엇인가?

① 범불안장애
② 공황장애
③ 광장 공포증
④ 섬망
⑤ 외상후 스트레스장애

17 면접을 보는 아침에 갑자기 말이 나오지 않았고 검사를 받았는데 문제가 보이지 않았다며 병원을 방문한 대상자가 있다. 의심되는 증상은?

① 질병불안장애
② 신체증상장애
③ 전환장애
④ 뇌경색의 실어증
⑤ 외상후 스트레스장애

> **해설** **전환장애** : 검사에는 이상이 없으며 대상자에게 내제된 불안과 심한 스트레스들이 감각기관이나 수의적운동의 문제로 나타나는 것이다. 팔이나 다리의 마비, 언어장애, 시력이나 청각의 장애, 연하곤란 등이 나타난다.

18 "와이프가 나 몰래 바람피우고 재산도 빼돌리려 하고 있어요. 친자 확인을 해야겠어요."라고 말하는 대상자의 장애는?

① 조현성 인격장애
② 편집성 인격장애
③ 조현병 인격장애
④ 경계성 인격장애
⑤ 회피성 인격장애

> **해설** **편집성 인격장애** : 다른 사람에 대해 지속적으로 의심과 불신, 피해망상을 가지고 살아가며 자신을 이용하기 위해 계획을 짜고 있다고 여기는 장애이다. 쉽게 화를 내고 적대감을 가지고 있다.

19 '묻지마 범죄'와 같은 살인 행위를 하고도 죄책감을 가지지 않고 피해자의 가족 앞에서 웃고 있는 모습을 보이는 장애의 유형은 무엇인가?

① 경계성 인격장애
② 자기애적 인격장애
③ 의존성 인격장애
④ 회피성 인격장애
⑤ 반사회적 인격장애

> **해설** 반사회적 인격장애에는 사이코패스, 소시오패스가 속하며 '묻지마 범죄'와 관련이 있다. 사회적 규범을 무시하고 거짓말을 쉽게 하며 타인의 감정에 공감하지 못하고 죄책감도 느끼지 못한다.

20 조현병에 대한 설명으로 옳지 않은 것은?

① 원인은 도파민의 과잉분비, 비정상적인 세로토닌 활성, GABA 감소 등이 있다.
② 과도하고 특이한 행동을 하는 것을 음성증상이라 한다.
③ 지리멸렬, 말비빔, 우회증, 사고의 이탈과 같은 와해된 언어와 사고가 일어난다.
④ Chlorpromazine, Haloperidol과 같은 약물은 추체외로 증상이 나타날 확률이 높다.
⑤ 음성증상은 양성증상보다 예후가 나쁘다.

> **해설** 양성증상에 대한 설명이다.

21 조현병을 가진 대상자의 간호에 대한 설명으로 옳지 않은 것은?

① 자해와 타해의 위험성이 보인다면 최후에 격리나 신체 억제가 필요하다.
② 망상의 내용에 대해서 논리적으로 설명하여 현실감을 잊지 않도록 도와준다.
③ 대상자가 느끼는 불안, 두려움과 같은 감정을 파악하도록 한다.
④ 환청이 들린다고 하면 간호사는 환청이 들리지 않는다고 명확하게 이야기하며 논쟁을 하지 않는다.
⑤ 대화를 할 때는 간결하고 명확한 문장을 사용한다.

> **해설** 대상자가 느끼는 감정은 인정하되 망상의 내용에 대해서 논리적으로 설명하지 말고 단순하고 명료하게 이야기하도록 한다.

정답 19 ⑤ 20 ② 21 ②

22 경조증, 조증 삽화는 없고 2년 동안 거의 매일 하루의 대부분이 우울하다. 식욕부진, 집중력 저하, 자존감 저하, 절망감 등의 증상이 있다면 어떤 장애인가?

① 지속성 우울장애
② 주요 우울장애
③ 월경 전 불쾌감장애
④ 파괴적 기분조절장애
⑤ 조울증

23 우울장애에 대한 설명으로 옳지 않은 것은?

① 학습된 무력감과 자존감 저하, 의존적이며 강박적인 성향을 가진 사람에게 많이 생긴다.
② 파괴적 기분조절장애는 성인에게 내려지는 진단이며 아동은 ADHD로 분류한다.
③ 약물치료는 선택적 세로토닌 재흡수 억제제(SSRI), 삼환계 항우울제, MAO 억제제가 있다.
④ 노르에피네프린과 세로토닌과 도파민의 결핍, 코르티솔의 과다분비가 원인이다.
⑤ 40대 후반기 여성이 불안하고 공허한 생각이 들고 죄책감이 들며 집중력 감퇴가 오는 우울증의 형태는 갱년기 우울증이다.

> **해설** 파괴적 기분조절장애
> • 6세 이전과 18세 이후에는 진단되지 않는다.
> • 빈번한 분노발작이 일주일에 3번 이상 발생하고 분노발작 사이의 기분이 과민하고 화가 나 있는 상태이다.

24 복용 중 티라민이 포함된 음식을 과하게 먹으면 고혈압 위기에 빠질 우려가 있는 약물은 무엇인가?

① SSRI(선택적 세로토닌 재흡수 억제제)
② TCA(삼환계 항우울제)
③ MAO 억제제
④ 항경련제
⑤ 리튬

> **해설** MAO 억제제를 복용하면서 티라민이 포함된 맥주, 된장, 치즈, 김치, 훈제 어류와 같은 숙성한 음식을 먹으면 고혈압성 위기를 겪을 수 있다. 왜냐하면 티라민은 혈관 수축을 시키는 아민계열의 물질인데 MAO 억제제가 티라민의 분해까지 억제하여 혈압을 올리기 때문이다.

25 양극성장애의 원인은 무엇인가?

① 사고를 겪고 난 후에 충격에서 벗어나지 못하고 후유증이 남는 것이다.
② 도파민과 노르에피네프린, 세로토닌이 증가하면 우울증, 감소하면 조증이다.
③ 스트레스에 취약하거나 반복적으로 스트레스에 계속 노출된 상황이다.
④ 자기 신체에 대한 왜곡이 심하고 체중을 줄이기 위한 노력을 끊임없이 하는 경우에 발생한다.
⑤ 이드와 초자아가 갈등을 겪으면서 자아가 위협을 받을 때

> **해설** ① 외상후 스트레스장애(PTSD)에 대한 설명이다.
> ② 도파민과 노르에피네프린, 세로토닌이 증가하면 조증, 감소하면 우울증이다.
> ④ 신경성 식욕부진에 대한 설명이다.
> ⑤ 불안장애에 대한 설명이다.

26 "나는 바나나 바나나 바나나 나무가 쑥쑥쑥 바나나"라는 말을 반복하는 대상자는 어떤 사고장애인가?

① 우회증
② 지리멸렬
③ 사고의 비약
④ 연상의 이완
⑤ 말비빔

> **해설** 말비빔 : 이해하기 힘든 이말 저말을 모두 다 섞어서 비벼버리는 것이다.

27 자해를 한 대상자가 "내 팔에 벌레가 들어가 있어서 칼로 도려내야 한다는 소리가 들렸어요."라고 말한다. 이 경우 어떤 장애인가?

① 환미
② 환청
③ 환시
④ 환촉
⑤ 착각

> **해설** 환청 : 환각 중에 가장 흔하며 소리 자극이 없는데도 자신에게만 들리는 소리이다.

정답 25 ③ 26 ⑤ 27 ②

28 엄마에 대해 감사한 마음이 들면서도 가난하게 키웠다는 것에 대한 증오심과 분노를 가지고 있다면 어떤 장애인가?

① 양가감정
② 이중구속
③ 멜랑콜리아
④ 고양감
⑤ 정동둔마

해설 양가감정 : 같은 대상에 대해 반대되는 감정과 생각이 떠오르는 것이다.

29 냉장고에 반찬통과 음료수 캔이 조금이라도 흐트러지면 참을 수 없는 불안이 치밀어 오른다며 호소하는 대상자는 어떤 장애인가?

① 과소행동
② 과다행동
③ 거부증
④ 강박행동
⑤ 기행증

해설 강박행동 : 불합리적인 행동이라는 것을 알면서도 반복적으로 행동하는 것이다.

30 직업이 무엇이었냐는 질문에 "주부"라고 답을 했던 대상자가 이름을 물어보는 질문에도 "주부"라고 답을 한다. 대상자는 어떤 장애인가?

① 납굴증
② 상동증
③ 보속증
④ 기행증
⑤ 강직증

해설 보속증 : 새로운 동작과 답변을 하고 싶지만 반복하게 되는 것이다.

31 연속되는 실패로 인해 파산한 사업가가 정신의학과를 찾아왔다. "내가 죽으면 슬퍼할 사람이 있을까요? 죽으면 어떤 기분일까요?"라고 이야기한다면 적절한 의료인의 반응은?

① "모든 것이 다 잘될 거예요."
② "자살하고 싶다는 생각이 드시나요?"
③ "정신병원에 입원하시는 것이 어떠세요?"
④ "나약한 모습을 보이시는 군요."
⑤ "다른 사람들도 비슷한 고통을 겪는답니다."

> **해설** 자살과 죽음에 대한 직접적인 질문을 하여 위험 정도를 주기적으로 평가한다.

32 조현병의 음성증상은?

① 정동둔마
② 환각
③ 망상
④ 기행증
⑤ 와해된 언어

> **해설** 조현병 음성증상
> - 양성증상보다 경과와 예후가 나쁘며 보통 사람들에게는 있는데 조현병을 가진 자는 부족하거나 없는 것이다.
> - 정동둔마, 주의력 결핍, 무의욕증, 대인관계와 사회성 부족, 무쾌감 등이다.
> - 뇌의 특정 부위에 도파민이 부족하여 나타나는 증상이다.

33 조현병인 환자가 방 한구석에 웅크리고 앉아 식사를 거부하고 누구와도 어울리지 않는 모습을 보인다면 내릴 수 있는 간호진단은?

① 자기돌봄 결핍
② 자해의 위험성
③ 지식부족
④ 사회적 고립
⑤ 감각지각장애

> **해설** 방에 혼자 머무르고 대화를 거부하며 슬프고 둔감한 정서, 함구증, 자폐증이 나타나고 자신의 생각에 집착하여 반복적이고 무의미한 행동을 하는 사회적으로 고립되는 특성을 보이기도 한다.

정답 31 ② 32 ① 33 ④

34 어디에서 망치를 두드리는 소리가 들려서 귀가 아프다고 이야기하는 조현병 환자에게 간호사는 어떻게 반응하는 것이 좋을까?

① 진정제를 투여한다.
② 보호대(억제대)를 적용한다.
③ 망치 소리가 들린다고 동조한다.
④ 구체적으로 이야기해보라고 유도한다.
⑤ 망치 소리가 들리지 않는다고 명확히 이야기한다.

> **해설** 만약 대상자가 환청이 들린다고 하면 간호사는 환청이 들리지 않는다고 명확하게 이야기하며 논쟁을 하지 않는다. 환각의 내용과 빈도수를 사정하고 그로 인한 자해 혹은 타해의 위험성을 관찰한다. 이때 환각의 내용은 들어주지만 내용보다는 대상자가 느끼는 불안, 두려움과 같은 감정을 파악하도록 한다.

35 조현병 환자가 다른 사람에 대해 폭력의 위험성이 높다면 어떤 간호중재를 해야 하는가?

① 축구 경기에 참가시키도록 한다.
② 큰 소리의 음악이 들리는 강당에 모이게 한다.
③ 최후의 수단으로 격리가 필요할 수 있다.
④ 벌을 가하기 위해 식사를 주지 않는다.
⑤ 논쟁에 참여하도록 한다.

> **해설** 자해와 타해의 위험성이 보인다면 가능성이 보이는 물품은 치우고 필요하다면 격리나 신체를 억제(최후의 수단)할 수 있다. 또한 자극이 될 수 있는 소음과 활동참여를 제한할 수 있다.

36 본인은 잘하는 것이 하나도 없다면서 우울해하는 환자에게 내릴 수 있는 간호진단은?

① 자존감 저하
② 낙상의 위험
③ 지식부족
④ 자기간호 결핍
⑤ 사회적 고립

> **해설** 우울증이 있는 환자는 무기력하고 자존감이 낮으며 사회적으로 고립되어 지낸다. 대인관계가 없으니 말수가 없고 개인위생에 신경 쓰지 않으며 공격성을 보이기도 한다.

34 ⑤ 35 ③ 36 ①

37 식욕부진과 수면장애가 있으며 지난 2년 동안 매일매일 하루의 대부분이 우울한 여성에게 내릴 수 있는 우울증 유형은?

① 주요우울장애
② 월경 전 불쾌감장애
③ 갱년기 우울증
④ 지속성 우울장애
⑤ 파괴적 기분 조절장애

> **해설** 지속성 우울장애 : 식욕부진 또는 과식, 수면장애, 기력저하 또는 피로감, 자존감 저하, 집중력과 사고력 감퇴, 절망감 중에서 2가지 이상의 증상이 있다. 경조증, 조증 삽화는 없고 2년 동안 거의 매일 하루의 대부분이 우울하다.

38 조증 환자에게 적절한 간호는?

① 밝은 환경에 있도록 한다.
② 논쟁을 하여 진실을 밝힌다.
③ 길고 정확하게 설명한다.
④ 소음이 있는 곳에서 활동하도록 한다.
⑤ 영양이 풍부한 음식을 제공한다.

> **해설** ①·④ 자극이 될 만한 환경과 소음에 노출되지 않도록 한다.
> ② 대상자와 논쟁을 하거나 비판, 판단하는 말은 하지 않는다.
> ③ 간결하고 명확한 답변을 하며 대상자가 감정을 표현할 수 있도록 해주며 수용적이고 일관성 있는 태도가 중요하다.

39 폭력적이고 예민한 흥분 상태의 조증 환자에게 적절한 간호는?

① 일차적으로 24시간 동안 보호대(억제대)를 적용한다.
② 환자의 말을 무조건적으로 수용하고 친절하게 대한다.
③ 상황에 맞추어 답변을 바꾸어야 할 필요가 있다.
④ 자극이 되는 환경에 노출되지 않도록 한다.
⑤ 논쟁을 하여 현실을 직시할 수 있도록 한다.

> **해설** 흥분상태가 심해 사고 발생 위험이 높다면 안정제, 격리와 억제를 할 수 있다. 대상자와 논쟁하거나 비판, 판단하는 말은 하지 않고 단호하고 일관적인 모습을 보여주면서 신뢰감을 형성한다.

정답 37 ④ 38 ⑤ 39 ④

40 홍역으로 엄마와 떨어져 격리를 해야 하는 상황이 된 유아가 울면서 불안해하는 모습을 보인다면 어떤 불안장애인가?

① 분리불안장애　　　　② 범불안장애
③ 공포증　　　　　　　④ 사회불안장애
⑤ 공황장애

해설　분리불안장애 : 애착 대상자에게서 분리될 때 나타나는 불안장애이며 정상적인 유아발달 과정이다.

41 사람들에게 주목을 받는 것을 극도로 싫어하고 발표할 일이 있으면 쓰러질 것 같은 공포감이 들고 불안하다고 하는 사람이 앓고 있는 불안장애는?

① 범불안장애
② 사회불안장애
③ 외상후 스트레스장애
④ 분리불안장애
⑤ 선택적 함구증

해설　사회불안장애 : 다른 사람이 자신을 쳐다보는 상황에 대한 극도의 두려움이 있어서 타인과의 관계를 계속적으로 회피한다.

42 대형마트에 갔을 때 호흡곤란이 오는 광장공포증이 있는 대상자에게 조금씩 대형마트에 노출시키는 훈련방법은?

① 심상법　　　　　　　② 홍수법
③ 체계적 둔감법　　　　④ 최면치료
⑤ 지지치료

해설　광장공포증이 있는 대상자에게 두려운 상황에 조금씩 점차적으로 노출시켜 적응하게 만드는 방법은 체계적 둔감법이다.

정답　40 ①　41 ②　42 ③

43 집 안의 모든 물건을 일렬로 배열을 하고 조금의 흐트러짐도 용납하지 못하는 사람에게 진단할 수 있는 장애는?

① 공황장애
② 강박장애
③ 우울장애
④ 정동적 둔마
⑤ 공포증

> **해설** 강박장애
> • 의지와 무관하게 강박사고와 강박행동을 반복하게 되는 장애이며 세로토닌의 결핍이 원인이다.
> • 초자아가 강한 성격의 대상자가 발병하기 쉽다.
> • 강박사고는 반복적이고 지속적인 사고, 충동 또는 심상으로 대상자에게 불안과 고통을 초래한다.
> • 강박행동은 강박사고를 행동을 통해 약화시키려고 노력하는 것이다.

44 오랜 연인에게 버림받은 후 스트레스를 받던 사람이 눈이 안 보인다고 말은 하지만 불안하거나 걱정하는 모습은 보이지 않고 오히려 편해 보였다. 병원에서 검사하였지만 이상이 없다고 결론이 내려졌다면 이것을 무엇이라 할 수 있을까?

① 건강염려증
② 사회불안장애
③ 공황장애
④ 자기애적 인격장애
⑤ 만족스러운 무관심

> **해설** 전환장애가 있는 사람에게 보일 수 있는 현상으로 감정표현이 결핍되고 자신의 증상 및 문제에 대해 태연하고 무관심해보이는 것을 말한다.

45 연인에게 이별을 통보받은 후에 자살을 시도하겠다며 손목을 칼로 그어버린 여성을 치료하는 간호사가 취해야 하는 태도는?

① 이별을 통보한 연인에 대해 나쁜 이야기를 한다.
② 자살을 하지 않도록 교육해준다.
③ 공감은 하되 중립적인 자세를 지킨다.
④ 함께 눈물을 흘려준다.
⑤ 다 괜찮아질 것이니 슬퍼하지 말도록 위로해준다.

> **해설** 경계성 인격장애는 감정기복이 심하므로 안정적인 자세와 현실지향적으로 접근한다.

정답 43 ② 44 ⑤ 45 ③

46 허영심이 많고 자기 과시를 하는 것을 좋아한다. 매력적으로 보이며 사람의 마음을 움직이게 하나 깊은 인간관계는 유지하지 못하는 인격장애는?

① 강박성
② 히스테리성
③ 자기애적
④ 의존성
⑤ 회피성

> **해설** 연극성 인격장애라고도 부르며 타인의 관심을 끌기 위해 애를 쓰고 과장되고 외향적이며 연극 같은 행동과 말을 한다. 성적인 매력을 풍기기 위해 그런 분위기를 연출하지만 이성 관계에 곧 싫증을 내버린다. 상대방을 조종하기 위해 거짓말을 하고 자신의 목적을 이루기 위해 이용하기도 한다.

47 알코올전문병원에 온 환자가 입원하기 2일 전에 마지막으로 술을 마셨다고 한다면 나타날 수 있는 증상은?

① 지남력 상실
② 서맥
③ 저체온
④ 호흡저하
⑤ 사회적 고립

> **해설** **진전섬망(delirium tremens)**
> • 심각한 알코올 금단 증상이다.
> • 알코올을 끊고 48시간 전후에 발생하여 48~72시간에 가장 심각하다.
> • 진전(마그네슘 부족 시 심해짐), 구토, 심각한 초조, 혼돈, 지남력 상실, 환각(벌레가 기어가는 것 같다는 환촉, 환시, 환청), 언어장애, 고혈압, 빈맥, 체온상승, 과다환기 등의 증상이 있다.

48 알코올 중독 환자가 갑자기 술을 끊게 되면 손떨림과 환각증상이 나타나는데 이것을 무엇이라고 하는가?

① 금단 증상
② 중독
③ 내성
④ 반감기
⑤ 플라세보(placebo) 효과

> **해설** ③ 약물을 지속적으로 사용함에 따라 원하는 효과를 얻기 위해 약물의 용량을 높여야 하는 것이다.
> ④ 체내의 약물 농도가 절반으로 줄어들 때까지 걸리는 시간이다.
> ⑤ 위약, 즉 가짜약 효과라고 한다.

49 약물중독으로 섬망증상이 있는 환자를 대하는 간호방법은?

① 대상자가 혼자 있도록 한다.
② 시계와 달력을 두면 더욱 혼란이 생기므로 치운다.
③ 신체보호대를 적용한다.
④ 밤에 조명을 켜두도록 한다.
⑤ 추상적인 대화를 한다.

> **해설**
> ④ 밤에 불을 끄게 되면 증상이 심해지므로 조명을 켜두도록 한다.
> ① 사고의 위험성이 크니 침상난간을 올리고 대상자가 혼자 있는 시간을 피하도록 한다.
> ② 날짜와 시간, 장소를 수시로 알려주고 이름을 불러주면서 현실감을 잊지 않도록 해준다.
> ③ 신체보호대는 환각과 두려움을 유발할 수 있으므로 금기이다.
> ⑤ 구체적인 용어로 대화를 하도록 한다.

50 신경성 식욕부진을 겪고 있는 고등학생이 입원했다면 어떤 간호중재를 해야 하는가?

① 혼자 방에 있는 시간을 갖도록 한다.
② 매일 섭취량과 배설량을 체크한다.
③ 운동은 체중을 감소시키므로 하지 않는다.
④ 비위관을 통한 경관영양은 고려대상이 아니다.
⑤ 체중이 감소하면 부정적인 피드백을 준다.

> **해설** 식욕부진 환자의 간호중재
> • 음식의 종류는 대상자가 고르게 하고 강요가 없는 편안한 분위기에서 먹도록 한다.
> • 필요하다면 비위관을 통한 경관영양도 고려할 수 있다.
> • 자조모임에 참여를 유도하고 대상자의 감정을 표현할 수 있도록 격려한다.
> • 체중이 감소해도 부정적인 피드백을 주지 않지만 부적절한 보상행위를 한다면 페널티를 적용한다.
> • 적절한 운동을 병행하여 근육을 생성하고 체중을 늘린다.

51 남학생이 자신이 남자라는 것을 인정하지 못하고 여학생과 어울리고 여자 옷을 입고 외출하기도 한다. 이 남학생의 진단은?

① 성불쾌감
② 성도착장애
③ 성기능장애
④ 성적피학장애
⑤ 관음장애

> **해설** 성불쾌감
> • 해부학적으로 가지고 태어난 성별에 대해 강한 혐오감과 불쾌감을 가지고 있다.
> • 반대 성이기를 강렬하게 원하며 심지어 반대 성이라고 주장하기도 한다.
> • 반대 성의 옷을 입고 반대 성의 역할을 하며 반대 성의 사람과 어울리려 한다.

정답 49 ④ 50 ② 51 ①

52 잠들기까지 너무 어렵고 잠들고 나서도 자꾸 깨는 대상자에게 적합한 간호는?

① 취침 전에 운동을 하도록 한다.
② 취침 전에 포만감을 느끼도록 음식을 먹는다.
③ 수면제를 증량한다.
④ 잠이 오지 않으면 침상에서 나오도록 한다.
⑤ 낮잠을 충분히 자도록 한다.

> **해설** 잠들기 전에 과식, 술, 담배, 수분 섭취를 피한다. 잠이 오지 않으면 침상에서 뒤척거리지 말고 침대에서 나와 다른 일을 하도록 한다. 침대가 아닌 다른 곳에서 수면을 취하지 않아야 하며 불규칙한 낮잠 습관은 피하도록 한다.

53 다른 사람의 물건을 훔치고 강아지에게 가학적인 행동을 하는 남학생에게 의심되는 발달장애는?

① 품행장애
② 자폐스펙트럼장애
③ 주의력결핍장애
④ 지적장애
⑤ 틱장애

> **해설** **품행장애**
> - 다른 사람의 기본적인 권리를 침해하고 사회적 규범과 규칙을 위반하는 행동을 반복적으로 한다.
> - 사람과 동물에 대한 공격성, 사기 또는 절도, 심각한 규칙 위반을 하고 반사회적 성격장애로 발전할 가능성이 높다.

54 ADHD(주의력결핍장애)를 가진 아동의 부모에게 적합한 교육은?

① "높은 목표를 주어 도전감을 가지도록 하세요."
② "어려운 과제를 주면 집중할 수 있을 거예요."
③ "단순한 과업을 주세요."
④ "아이의 자존감을 위해 무조건 칭찬해주세요."
⑤ "사람이 많은 곳으로 데려가세요."

> **해설** 집중력이 부족하기 때문에 단순하고 구체적으로 지시를 한다. 일관적인 태도를 취하며 부적절한 행동을 했을 때는 엄격하게 대하도록 한다. 자극을 받으면 증상이 심해지므로 사람이 많은 곳은 피하도록 한다. 아동이라는 한계를 고려하여 실현 가능한 과제를 주고 목표를 이루게 한다.

CHAPTER 03 정신장애 치료와 관리

제1절 약물요법

(1) 항정신병 약물

① 약물의 종류

㉠ 정형적인 약물
- 조현병과 같은 정신질환은 도파민이 과잉분비되어 발생한다. 비선택적으로 도파민 수용체를 차단하여 도파민 분비를 감소시키는 약물을 사용한다. 도파민 수용체뿐만 아니라 히스타민, 아세틸콜린과 같은 수용체와도 결합한다(비선택적 작용).
- 망상, 환각 같은 조현병 양성증상에 효과적이다.
- 약물 : Chlorpromazine, Haloperidol, Fluphenazine
- 비선택적 약물은 부작용이 다양하다. 추체외로 부작용과 항콜린성 부작용이 나타난다.

㉡ 비정형적인 약물
- 정형적인 약물을 보완하여 나온 2세대 약물이며 도파민 수용체와 세로토닌 수용체를 선택적으로 차단하는 약물이다.
- 조현병 양성과 음성증상에 모두 효과적이다.
- 세로토닌 수용체에 강하게 결합한다. 세로토닌 수용체를 차단하면 도파민이 부족한 곳에서 도파민이 증가되어 조현병 음성증상을 개선할 수 있다.
- 추체외로 부작용이 적게 나타나지만 체중증가, 당뇨와 같은 대사성 부작용을 유발한다.
- 약물 : Quetiapine, Risperidone, Olanzapine, Clozapine(무과립혈증, 백혈구 수시로 확인)

② 부작용

㉠ 추체외로 증상(EPS) : 도파민의 지나친 감소로 인해 발생하는 부작용이다.

파킨슨 증후군 (가성 파킨슨)	운동이 느려지고 근육이 굳어 표정이 없어지고 걸을 때 종종걸음을 한다. 가만히 있을 때 떨리는 증상이 보인다.
정좌불능증	흔한 장애이며 가만히 앉거나 누워 있지 못하고 불안한 모습으로 계속 돌아다니고 발을 움직인다.
급성 근긴장 이상	약물 사용 초기에 나타난다. 갑자기 턱이 경직되고 손과 발이 움직이지 않고 굳어버린다. 발음이 힘들고 호흡곤란과 연하곤란이 올 수 있다.
지연성 운동장애	입맛을 다시거나 입을 오물거리고 소리를 내고 얼굴을 찡그리기도 하는데, 항정신병 약물을 오래 복용하면 발생하는 장애이다.

ⓒ 항콜린성 부작용 : 항정신병 약물이 도파민뿐만 아니라 아세틸콜린(부교감신경 자극)도 억제해서 항콜린성 부작용이 나타난다. 미세근육을 조절하기 어려워지면서 배뇨장애, 소화불량, 변비, 시야 흐림 등이 나타나고 그 외 입마름, 피부건조, 체온상승이 있다.

(2) 항우울제
세로토닌과 노르에피네프린을 활성화하는 약물이다.
① 약물의 종류
  ㉠ SSRI(선택적 세로토닌 재흡수 억제제)
    - 세로토닌은 분비되고 나면 다시 재흡수되어 활용되는데 이 과정을 차단하여 세로토닌을 활성화하는 것이다. 월경 전 증후군, 폭식증, 통증, 불안, 주의력결핍장애 등에도 처방하는 약물이다. 가장 많이 사용하는 약물이다.
    - 약물 : Prozac, Zoloft, Paroxetine
    - 부작용 : 위장계 부작용 등이 있지만 항콜린성 부작용은 없다.
  ㉡ TCA(삼환계 항우울제)
    - 노르에피네프린과 세로토닌의 재흡수를 차단한다.
    - 약물 : Amitriptyline, Imipramine
    - 부작용 : 항콜린성 부작용, 심전도 변화, 과량 복용(10~30배) 시에 치명적이다.
  ㉢ MAO 억제제
    - 모노아민 산화효소(MAO)는 도파민, 노르에피네프린, 세로토닌이 수용체에 결합하고 난 후에 이들을 분해하는 효소이다. 이 약물은 MAO의 작용을 억제하여 도파민, 노르에피네프린, 세로토닌이 분해되는 것을 막는다.
    - 약물 : Safinamide, Rasagiline, Selegiline
    - 부작용 : 기립성 저혈압, 흥분과 불면증의 신경계 자극 증상이 나타난다. 티라민이 들어간 음식을 다량 섭취하면 고혈압이 발생한다.

(3) 기분안정제
① 리튬(lithium) : 양극성 관련 장애에 일차적으로 쓰는 약물이다.
  ㉠ 혈중 농도
    - 치료 농도 : 0.8~1.4mEq/L
    - 독성 농도 : 1.5mEq/L 이상 시
  ㉡ 간호중재
    - 리튬 복용을 시작하기 전에 전해질 검사, 신장(리튬은 신장을 통해 배설), 갑상샘(갑상샘 저하증을 유발), 심장의 검사가 필요하다.

- 리튬은 주기적으로 혈액농도 검사를 해야 한다. 독성 증상이 보인다면 갑자기 끊으면 안 되고 서서히 중단한다.

1.5~2.5mEq/L	설사와 구토, 심각한 운동실조(의지대로 균형을 잡거나 운동하기 어려움)와 어눌한 말씨, 졸린 모습, 근육의 허약감, 진전 증상
2.5mEq/L 이상	구음장애, 혼돈, 발작, 안구진탕증, 혼수, 사망

- 위장계 증상이 보인다면 음식과 함께 복용하도록 한다.
- 리튬을 장기복용하면 요붕증이 발생할 수 있으며 이때는 감량이 필요하다.
- 체내에 염분이 부족하면 독성 부작용이 증가한다. 충분한 수분을 섭취(리튬 배설)하고 염분을 적절하게 함께 먹도록 한다.
- 염분 섭취가 부족하거나 땀을 많이 흘리거나 이뇨제를 복용하는 사람이 리튬을 복용하면 리튬의 재흡수가 증가하여 혈중농도를 상승시킬 수 있다. 의사의 확인이 필요하다.
- 임신부가 복용하면 태아 기형을 일으킬 확률이 높다.

② 항경련제
 ㉠ GABA는 뇌신경세포의 과잉자극을 억제해 안정시키는 역할을 하는 신경전달물질이다. 항경련제는 GABA의 작용을 상승시켜 진정작용을 유도한다.
 ㉡ Carbamazepine(부작용 : 골수 억제), Valproic acid가 있다.
 ㉢ 부작용 : 진정, 현기증, 멍한 증상, 시야가 흐려짐, 구토와 설사

(4) 항불안제
① GABA를 촉진하여 진정작용을 유도한다.
② 불안증, 공황장애, 불면증과 항정신병 약물로 인한 정좌불능, 근긴장 이상 등의 불안장애에도 처방한다.
③ 약물 : Benzodiazepine, Diazepam, Lorazepam, Alprazolam
④ 부작용 : 진정, 현기증, 불면증, 운동실조, 경련

제2절 치료 활동

(1) 활동치료 프로그램
① 대상자가 활동을 통해 긍정적이고 건설적인 방향으로 에너지를 표출하여 치료적으로 도움을 얻기 위한 목적이다.
② 다른 사람들과 교류를 통해 고립되지 않고 사회생활을 할 수 있는 기회이다.
③ 성취 가능한 목표를 이루면서 만족감을 느끼고 자존감을 올릴 수 있다.

④ 종류
　㉠ 미술치료 : 미술은 시간과 공간의 제약이 없어 접근이 편하다. 무의식의 세계가 그림을 통해 반영된다. 멋있다는 등의 예술적인 피드백은 하지 않는다.
　　예 학대를 받고 자란 아이가 피눈물을 흘리고 있는 사람을 그린 경우
　㉡ 음악치료 : 신체적·정서적 긴장을 풀어준다. 환각, 혼돈 등 급성기 환자에게는 자극 우려가 있어서 하지 않는다.
　㉢ 오락치료 : 게임과 같은 규칙을 지키는 활동을 통해 사회성을 배우고 승패의 경험으로 성취감과 만족감을 느낄 수 있다. 자기표현을 할 수 있는 기회이기도 하다.
　　예 축구, 보드게임
　㉣ 작업치료 : 환각, 망상과 같은 사고장애를 줄일 수 있고 정신적 퇴행을 막을 수 있다.
　　예 화분 만들기, 도자기 만들기

(2) 인지행동치료(인지 재구조화)

① 잘못된 인지, 왜곡된 생각을 바꾸어 개선하는 것이다. 부적절한 행동과 감정, 사건이나 상황 자체가 문제를 일으키는 것이 아니라 그것을 어떻게 해석하느냐에 따라 문제가 나타난다고 본다.
　예 위기를 기회로 삼을 것인지, 위기를 인생의 끝이라고 생각할 것인지 해석의 차이이다.
② 대상자와 치료자 간의 치료적 관계가 필수적이며 왜곡된 사고를 재평가하면서 오류가 있고 왜곡되었음을 알도록 한다. 그러고 나서 왜곡된 사고를 합리적이고 현실적인 사고로 수정한다.
③ 방법
　㉠ 체계적 둔감법 : 불안과 공포를 유발하는 원인이 있다면 가장 약한 것부터 적응하면서 조금씩 늘려가는 방법이다. 이 과정에서 무서워했던 대상자에 대한 왜곡된 인지를 바꾸게 된다.
　㉡ 행동 수정법 : 적절한 행동을 했을 때는 칭찬하여 강화시키고 부적절한 행동을 하면 벌을 준다.
　㉢ 역기능적 사고 기록지 : 왜곡된 사고(역기능적 사고)를 가진 사람들은 자동적으로 이런 생각들이 떠오르는데 이런 자동적 사고를 중단시키고 합리적 사고로 바꿀 수 있도록 도와준다.
　　예 기분 나빴던 상황을 적고 그때 감정과 생각을 적는다. 그런 생각을 뒷받침하는 증거와 근거를 적어보도록 하면서 스스로 통제하는 방법을 배운다.
　㉣ 혐오자극요법 : 충동적인 감정이 들 때 혐오스러운 자극을 같이 준다.
　　예 인위적으로 성적인 자극을 주어 충동이 일어나게 한다. 동시에 썩은 고기 냄새를 노출시킨다. 추후에 성적충동이 일어나면 그 냄새가 떠올라 행동으로 옮기지 않게 된다.

ⓜ 토큰경제 : 토큰은 옛날에 버스를 타기 위해 구매하였던 동전 모양의 물건이다. 긍정적인 행동을 하였을 때 토큰처럼 모을 수 있는 포인트, 스티커를 주어 목표치까지 모으게 되면 보상을 주는 방법이다.
ⓗ 바이오피드백 : 공황장애 증상, 불안을 조절하기 위해 명상 요법을 하면서 자신의 맥박, 혈압, 근육 긴장도 등을 기계를 통해 즉각적으로 피드백 받을 수 있어서 스스로 훈련이 가능하다는 장점이 있다.
ⓢ 모델링 : 롤모델이 될 만한 누군가의 긍정적인 행동을 관찰하면서 습득하는 방법이다.

(3) 전기경련치료

① 마취 상태에서 전기적인 자극을 뇌에 가하여 의도적으로 경련을 유발하여 신경전달물질의 균형을 맞추는 방법이다. 우울장애, 양극성장애, 조현병에 빠르게 효과를 보인다.
② 간호중재
  ㉠ 전기경련치료 중에 배설할 수 있으므로 치료 직전에 대소변을 보게 하고 편안한 옷을 입도록 한다.
  ㉡ 자정 이후에 금식한다.
  ㉢ 아트로핀 주사를 하는데, 이는 상하기도의 분비물을 줄이기 위해서이다.
  ㉣ 치료 중, 치료 후 산소를 공급하고 활력징후를 관찰한다.
  ㉤ 치료 후 혼돈, 기억장애(시간이 지나면 돌아옴) 등의 부작용이 있을 수 있다.

제3절 지역사회 정신간호

(1) 지역사회 정신보건 간호사업

① 1차 예방 : 정신이 건강할 때 스트레스 관리, 부모교육 등 예방하는 활동이 중요하다. 조손가정, 저소득층 등 고위험 집단은 발생 가능한 위험을 조사하고 예방하고 보호하는 데 집중한다. 지역사회 기반으로 지역사회 전체를 대상으로 하는 사업으로 정신장애를 미리 예방하고 정신건강을 증진하는 것이 목적이다. 전문인력뿐만 아니라 비전문인력도 참여시켜야 한다. 상담, 교육과 같은 간접서비스가 필요하고 오랫동안 지속적이고 포괄적(연령, 소득과 관련 없이 모든 사람이 대상)으로 사업이 제공되어야 한다.
  예 학교와 군부대를 자살예방교육사업, 보건소의 정신건강상담실 운영, 정신건강복지센터 상담 지원과 프로그램, 정신건강 강좌 운영
② 2차 예방 : 조기에 발견하여 치료하는 활동이 중요하다. 우울한 기분이 지속된다면 정신의료기관에서 진료를 받도록 하고 자살충동이 생기면 응급 전화나 정신치료를 받도록 한다.

③ 3차 예방 : 이미 정신질환을 가지고 있으며 정신질환이 더욱 심각해지지 않도록 막는 데 목적이 있다. 장기적인 관리가 필요하며 정신재활을 통해 사회에서 독립적으로 활동할 수 있도록 한다.

(2) 정신재활

재입원하지 않고 개인의 능력을 최대로 끌어올려 사회의 한 구성원으로 통합되어 살아가게 하는 것이 목적이다.

① 주거 서비스 : 사회에서 독립적으로 생활하기는 힘든 정신질환자들이 공동으로 모여 감독을 받으며 함께 지내는 곳이다. 공동생활가정(24시간 감독받으며 생활)과 중간치료소(공동생활가정보다 기술을 더 습득)가 있다.

② 재활 프로그램, 사회 기술 훈련

③ 사례 관리

　㉠ 정신질환자가 정신병원에서 퇴원(탈원화)하여 사회의 한 일원으로 복귀하고 자립하는 취지에서 시작했으며 꾸준하게 관리하는 것이 목표이다.

　㉡ 관리를 받는 과정에서 대상자가 스스로 결정하고 이에 대한 책임을 지도록 한다. 대상자는 각자 다른 문제를 가지고 있으므로 서비스는 개별화되어야 하며 이러한 개인의 다양한 문제와 요구를 포괄적으로 충족해야 한다. 각각의 서비스가 연계되고 꾸준하게 대상자에게 서비스가 지속되는 것이 중요하다.

제4절 위기 간호

(1) 위기의 특징

① 위기는 사건 그 자체가 아니라 개인이 느끼는 지각이다.

② 위기로 지각이 되면 긴장상태가 지속되다가 시간이 지나 위기를 잘 극복하거나 실패하게 된다.

　예 투자실패로 얼마간 좌절했다가 자살하는 사람도 있지만 실패의 경험을 발판으로 다시 일어서는 사람도 있다.

(2) 위기의 유형

① 상황위기 : 누구에게나 발생할 수 있는 '상황'이지만 예상은 하지 못했던 것으로 실직, 교통사고, 질병, 가까운 사람의 죽음 등이다. 살아가면서 누구든지 죽게 되고 질병에 걸릴 수 있지만 언제 그 상황이 닥칠지는 모르는 것이다.

② 사회적 위기(재난위기) : 뜻밖에 일어난 자연재해, 테러, 살인과 학대와 같은 범죄 등 사회적으로 문제를 일으키고 흔하지 않으며 예상하지 못한 위기이다.

③ 성숙위기(발달위기) : 삶을 살아가는 발달단계마다 극복해나가야 하는 위기이다. 임신, 육아, 학교 적응, 사춘기 등이 그 예이다.

(3) 위기 간호
① 위기가 발생하고 4~6주 안에 적극적인 중재를 통해 해결하도록 하여 위기가 발생하기 이전의 단계로 돌리는 것이 목표이다.
② 위기로 인한 신체적인 문제가 있다면 그것을 먼저 해결하고 현재 발생한 문제에 초점을 맞춘다.
③ 대상자가 느끼는 감정을 말로 표현할 수 있도록 하고 수용하는 따뜻한 자세를 가진다.

(4) 자살
① **자살 행동** : 자살 몸짓(관심을 얻기 위한 시도), 자살 시도, 자살 완성(사망), 자살 위협(자살 단서, 양가감정)
② **자살 단서** : 직간접적으로 주위 사람에게 자살하려는 계획의 단서를 제공한다. 도와달라는 메시지와 같으니 언어적, 비언어적 단서를 빨리 알아채 자살을 시도하는 것을 막아야 한다.
  ㉠ 언어적 : "내가 세상에 없으면 슬퍼할 사람이 있을까?", "죽을 때 기분은 어떨까?"
  ㉡ 비언어적 : 아꼈던 물건을 지인에게 나누어주거나 자살하는 방법을 검색하거나 도구를 준비하는 행동
③ 간호중재
  ㉠ 자살 단서를 알아차리고 이런 의도가 파악되면 1:1 집중관찰을 하고 병실을 수시로 확인한다.
  ㉡ 안전한 환경에 대상자를 두는데 칼, 가위와 같은 자살 도구가 되는 것은 치운다.
  ㉢ 우울하거나 불안했던 환자가 갑자기 편안한 모습을 보이는 등 급격한 변화가 보이면 위험한 신호이니 잘 관찰한다.
  ㉣ 자살과 죽음에 대한 직접적인 질문을 하여 위험 정도를 주기적으로 평가한다.
  ㉤ 항우울제, 항불안제 등이 처방되면 약을 잘 복용하는지 확인이 필요하다.

(5) 가정 폭력
① 가정 폭력의 특징
  ㉠ 아버지에게 맞고 자란 아들은 자라서 부인과 자식에게 폭력을 가하는 가해자가 되는 경우가 많다. 이처럼 가정 폭력은 되물림이 되며 오랫동안 반복되는 문제이다.
  ㉡ 가정 폭력의 피해자는 올바른 문제해결을 하지 못하고 스트레스에 취약하다.
  ㉢ 가정 폭력 가해자는 공격적이며 충동적이다. 자존감이 낮으며 자기중심적이고 쉽게 좌절을 한다.

② **간호중재** : 학대를 받은 피해자라면 안전한 환경에 있도록 한다. 치료자는 대상자와 신뢰적인 관계를 형성해야 한다. 감정을 표현하도록 하고 지지단체나 활동모임에 참여하도록 유도한다.

(6) 상실(슬픔)의 단계

① **부정** : 받아들이지 못한다.
　예 "그놈이 엄마를 죽였다고요? 잘못 알고 있는 거 아니에요?"

② **분노** : 현실을 직면한다.
　예 "그놈을 용서할 수 없어요. 죽여 버릴 거예요."

③ **타협** : 참을 수 없기에 타협하려고 한다.
　예 "우리 엄마 살려주세요. 그럼 뭐든지 할게요."

④ **우울** : 상실감을 느끼고 우울해한다.
　예 "다시는 우리 엄마가 돌아오지 않는 거죠?"

⑤ **수용** : 현실을 받아들이고 편안해진다.
　예 "엄마는 좋은 분이니 좋은 곳으로 가셨을 거예요."

CHAPTER 03 적중예상문제

01 조현병을 진단받고 병원에서 입원치료를 받았다. 퇴원 후 낮에 병원을 다니면서 정신재활 프로그램에 참여하고 있다. 이 경우에 대한 설명으로 바른 것은?

① 1차 예방의 예이다.
② 2차 예방의 예이다.
③ 3차 예방의 예이다.
④ 주거서비스에 대한 예이다.
⑤ 자살 단서에 대한 예이다.

해설 3차 예방 : 이미 정신질환을 가지고 있으며 정신질환이 더욱 심각해지지 않도록 막는 데 목적이 있다.

02 사건 그 자체가 아니며 개인이 느끼는 긴장감에 대한 지각이다. 시간이 지나 극복하거나 실패하는 두 가지의 경우로 결론이 지어지는 이것은?

① 자살
② 공포
③ 공황장애
④ 위기
⑤ 사건후유장애

03 자살 단서로 의심되는 상황은?

① "실패는 했지만 기운 내고 다시 일어서야지."
② 아끼던 수집품을 가까운 이들에게 나누어주기 시작한다.
③ 연인과 헤어지고 나서 친구들과 함께 시간을 보내려고 연락한다.
④ 우울한 기분이 지속된다고 친구에게 감정을 털어내고 여행을 가자고 한다.
⑤ "이번의 아픈 경험을 교훈 삼아 더 잘해볼 거야."

정답 1 ③ 2 ④ 3 ②

04 췌장암 말기를 진단받은 대상자가 그동안 모았던 재산을 어려운 이들에게 기부하겠다고 계획을 짜고 정리하기 시작한다. 해당하는 상실의 단계는?

① 수용
② 우울
③ 타협
④ 분노
⑤ 부정

> **해설** 수용은 현실을 받아들이고 편안해지는 마지막 단계이다.

05 추체외로 증상에 대한 설명으로 옳지 않은 것은?

① 향정신병 약물 중 정형적인 약물을 사용했을 경우에 추체외로 부작용이 많이 일어난다.
② 운동이 느려지고 근육이 굳어 표정이 없어지고 걸을 때 종종걸음을 걷는 가성 파킨슨 증상이 나타난다.
③ Chlorpromazine, Haloperidol, Fluphenazine과 같은 약물을 사용했을 때 추체외로 부작용이 나타난다.
④ 가만히 앉거나 누워 있지 못하고 불안한 모습으로 계속 돌아다니는 정좌불능증이 보인다.
⑤ 가성 파킨슨 증상은 가만히 있을 때는 떨지 않고 움직이려 할 때 떠는 증상을 보인다.

> **해설** 가성 파킨슨은 가만히 있을 때 떨리는 증상이 보인다.

06 항콜린성 부작용이 아닌 것은?

① 소화불량
② 설사와 구토
③ 시야 흐림
④ 피부건조
⑤ 입마름

> **해설** 변비가 일어난다.

4 ① 5 ⑤ 6 ②

07 세로토닌을 활성화시키는 약물이며 Paroxetine, Prozac 등이 있다. 우울증뿐만 아니라 월경 전 증후군, 폭식증, 통증, 불안에도 흔히 사용되는 약물은?
① TCA
② SSRI
③ MAO 억제제
④ 항경련제
⑤ 항불안제

08 세로토닌과 노르에피네프린을 활성화시키는 약물이며 종류는 SSRI, TCA, MAO 억제제로 구성된 이것은?
① 항경련제
② 항우울제
③ 항불안제
④ 항정신병 약물
⑤ 기분안정제

09 리튬에 대한 설명으로 틀린 것은?
① 0.8~1.4mEq/L가 치료 농도이며 1.5mEq/L 이상 시 독성반응이 나타난다.
② 리튬은 주기적으로 혈액농도 검사를 하고 독성 증상이 보인다면 즉시 중단해야 한다.
③ 2.5mEq/L 이상 시 구음장애, 혼돈, 발작, 안구진탕증, 혼수, 사망을 초래한다.
④ 충분한 수분을 섭취하는데 적절한 양의 염분을 함께 먹도록 한다.
⑤ 일부 이뇨제는 리튬의 재흡수를 증가시켜 혈중농도를 상승시킨다.

> **해설** 독성 증상이 보인다면 갑자기 끊으면 안 되고 서서히 중단한다.

10 Benzodiazepine, Diazepam, Lorazepam, Alprazolam은 어떤 부류의 약물인가?
① 항우울제
② 항불안제
③ 항경련제
④ 항정신병 약물
⑤ 마약

11 잘못된 인지, 왜곡된 생각을 바꾸는 치료를 무엇이라 하는가?
① 명상요법
② 인지 재구조화
③ 상담치료
④ 전기경련치료
⑤ 혐오자극요법

12 전기경련치료에 대한 설명으로 옳지 않은 것은?
① 우울장애, 양극성장애, 조현병에 빠르게 효과를 보인다.
② 전기적인 자극을 뇌에 가하여 의도적으로 경련을 유발한다.
③ 치료 직전에 대소변을 보게 하고 편안한 옷을 입도록 한다.
④ 산소를 공급하고 활력징후를 관찰한다.
⑤ 발생한 기억장애는 돌아오지 않음을 충분히 설명하고 동의를 받는다.

> **해설** 전기경련치료로 발생한 기억장애는 시간이 지나면 돌아온다.

13 클로자핀을 복용하는 조현병 환자에게 주기적으로 혈액검사를 한다면 무엇을 관찰하기 위함인가?

① 염증수치 상승 ② 빈혈
③ 무과립구증 ④ 간기능저하
⑤ 전해질 불균형

> **해설** 클로자핀의 부작용은 무과립구증(agranulocytosis)인데 치명적이므로 주기적으로 혈액검사를 해야 할 필요가 있다.

14 지역사회 정신보건사업 중 3차 예방은?

① 수험생의 우울증 선별검사
② 출산한 여성에 대한 산후우울증 예방교육
③ 직장인을 상대로 스트레스 해결을 위한 커뮤니케이션 강연
④ 조울증을 겪는 사람을 대상으로 직업재활훈련
⑤ 중학생을 대상으로 건전한 사춘기를 보내기 위한 레크리에이션 운영

> **해설** 3차 예방은 이미 정신질환을 가지고 있으며 정신질환이 더욱 심각해지지 않도록 막는 데 목적이 있다.
> ① : 2차 예방
> ②·③·⑤ : 1차 예방

15 사회적 위기에 해당하는 사건은?

① 실직 ② 자연재해
③ 자녀의 죽음 ④ 자녀의 사춘기
⑤ 파산

> **해설**
> • 상황위기 : 누구에게나 발생할 수 있는 상황이지만 예상은 하지 못했던 것으로 실직, 교통사고, 질병, 가까운 사람의 죽음 등이다.
> • 사회적 위기(재난위기) : 뜻밖에 일어난 자연재해, 테러, 살인과 학대와 같은 범죄 등 사회적으로 문제를 일으키고 흔하지 않으며 예상하지 못한 위기이다.
> • 성숙위기 : 삶을 살아가는 발달단계마다 극복해나가야 하는 위기이며 임신, 육아, 학교 적응, 사춘기 등이 그 예이다.

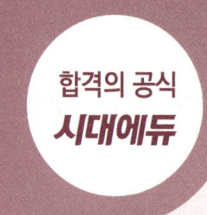

얼마나 많은 사람들이 책 한권을 읽음으로써
인생에 새로운 전기를 맞이했던가.

– 헨리 데이비드 소로 –

간호관리학

CHAPTER 01	간호역사
CHAPTER 02	간호윤리와 법적 책임
CHAPTER 03	간호관리
CHAPTER 04	기획
CHAPTER 05	조직
CHAPTER 06	인사와 지휘
CHAPTER 07	통제
CHAPTER 08	간호단위 관리

CHAPTER 01 간호역사

제1절 근대

(1) 나이팅게일(제1의 간호혁명)
① 크림 전쟁 때 청소와 세탁, 환자의 위생 등 환경 개선과 질병 예방에 힘을 쓰면서 환자 사망률을 감소시켰다.
② 크림 전쟁 후에 경제적으로 독립된 세계 최초의 간호교육기관을 성토마스병원에 설립하였다. 비종교적인 분위기에서 교육이 이루어졌다.
③ 질병과 사망 등 통계를 내기 시작했다.
④ 간호이념
  ㉠ 간호는 직업이 아니라 사명이다.
  ㉡ 간호는 질병을 간호하는 것이 아니라 병든 사람을 간호하는 것이다(전인간호).
  ㉢ 간호사 면허등록 제도를 반대하였는데 제도가 간호사의 사명감을 약화시킨다고 주장했다.
  ㉣ 간호사업은 비종교적이어야 하나 간호사는 신앙인이어야 한다.
  ㉤ 간호는 더 좋은 것을 원하는 상태이다(환경관리와 위생, 질병 예방의 중요성).
  ㉥ 간호사는 자신을 희생하는 것이 아니라, 자신의 긍지와 가치관에 따라 간호활동을 하는 것이다.

(2) 펜위크(제2의 간호혁명)
① 공식적인 간호사의 자격과 직업을 인정받기 위해 면허시험 제도를 확립하였다.
② 국제간호협의회를 창립하였다.

제2절 현대

(1) 미국
① 나이팅게일의 이념 학교 : 벨뷰병원간호학교, 보스턴간호학교, 코네티컷간호학교
② ANA(미국간호협회) : 등록간호사를 위한 전문적 단체이다.
 참조 한국의 대한간호협회는 KNA이다.

(2) 간호 국제 조직
① 국제간호협의회(ICN) : 펜위크에 의해 설립되었으며 가장 오랜 역사와 규모를 가진 비정부기구인 전문직 단체이다. 간호의 질을 높이고 전문직으로서 건강 정책에 영향을 미칠 수 있도록 지위를 향상시키는 것이 목적이다. 대한간호협회는 1949년에 정회원으로 등록했다.
② 세계보건기구(WHO) : 보건위생분야의 국제적인 협력을 위해 설립하였다. 세계 온 인류의 건강을 가능한 최고 수준에 도달하게 한다는 목적으로 제네바에 본부를 두고 있는 기구이다. 한국은 서태평양지역에 소속되어 있다.
③ 국제적십자위원회(ICRC)
 ㉠ 앙리 뒤낭이 나이팅게일의 도움을 받아 국제적십자운동을 시작했다. 나이팅게일의 업적을 기념하기 위해 2년마다 나이팅게일 기장을 공적이 있는 간호사에게 수여하고 있다.
 ㉡ 전시 상황이라면 어린이, 임산부, 허약자, 상병자에 대한 의료와 구호(식량, 물, 의복 지원) 활동은 차별 없이(적군자 포함) 중립을 지킨다.

제3절 한국의 간호 역사

(1) 의녀제도

조선시대 여성 중 교육을 많이 받아 전문 직업인으로서 특성이 나타난 제도이다. 유교사상으로 인해 부인병 진료를 남자가 할 수 없다 보니 의술을 행하는 여성인 의녀가 생겨났다. 조선시대에는 병든 환자를 돌보는 의사를 천한 직종이라 여겼으며 의녀 또한 천한 신분의 여자아이들이 발탁되었다. 연산군 때 연회석에 기녀와 함께 의녀를 불러 술을 따르게 하면서 약방기생이라고 불리기도 했다.

(2) 선교간호사

단순히 돌봄의 형태로 유지된 한국간호를 간호 교육을 받게 함으로써 간호직이 전문직 직종으로서 사회에 진출하게 되는 계기를 만들어주었다.

① 히드코트 : 한국에 온 최초의 선교간호사이다.

② 에드먼드 : 보구여관에 한국 최초의 서양식 간호원 양성학교를 설치하였다. 간호원이라는 명칭을 사용하기 시작했으며 간호복을 처음으로 도입하였다.

③ 쉴즈 : 한국의 나이팅게일이라 불리며 세브란스병원 내에 두 번째 간호원 양성학교를 설립하였다.

(3) 대한의원

1907년에 설립된 근대식 국립병원이다. 대한의원 내에 한국이 공식적으로 실시한 최초의 간호 교육기관을 두어 산파와 간호부를 양성하였다는 것에 큰 의의가 있다.

참조 제중원(기존의 광혜원) : 한국 최초의 서양식 국립병원으로 현재의 세브란스병원(1904년 명칭 변경)이다.

CHAPTER 01 적중예상문제

01 환자의 질병을 낫게 하기 위해서는 환경적인 부분에 힘을 써야 한다고 주장하면서 사망자에 대한 통계를 내기 시작하였고 간호사 면허등록 제도를 반대한 이 사람은 누구인가?
① 펜위크
② 나이팅게일
③ 에드먼드
④ 쉴즈
⑤ 히드코트

02 나이팅게일의 이념에 대한 설명으로 틀린 것은?
① 간호는 질병을 간호하는 것이 아니라 병든 사람을 간호하는 것이다.
② 간호사는 아픈 이를 돌보는 일이라면 자신을 희생해야 하는 사명감을 가져야 한다.
③ 간호사업은 비종교적이어야 하나 간호사는 신앙인이어야 한다.
④ 간호는 직업이 아니라 사명이다.
⑤ 간호는 더 좋은 것을 원하는 상태라며 예방간호와 정신건강의 중요성을 강조하였다.

> **해설** 간호사는 자신을 희생하는 것이 아니라, 자신의 긍지와 가치관에 따라 간호활동을 하는 것이다.

03 펜위크에 의해 설립되었으며 간호사가 전문직으로서 지위를 향상시키는 것이 목적인 이 국제기구는 무엇인가?
① 국제적십자위원회
② 세계보건기구
③ 국제간호협의회
④ ANA
⑤ 미국간호연맹

정답 1② 2② 3③

04 한국에 왔던 선교간호사로서 보구여관에 최초의 서양식 간호원 양성학교를 세운 이 사람은 누구인가?
① 에드먼드
② 히드코트
③ 쉴즈
④ 웹스터
⑤ 로렌스

05 한국 최초의 서양식 국립병원으로 현재의 세브란스병원의 모체가 되는 이것은 무엇인가?
① 대한의원
② 제중원
③ 보구여관
④ 조선총독부의원
⑤ 태화여자관

CHAPTER 02 간호윤리와 법적 책임

제1절 간호윤리

(1) 윤리적 사고

① 간호윤리의 필요성
   ㉠ 간호사는 환자와 가까이 자주 접하는 의료인으로서 중요한 의사결정에 영향을 미치게 된다.
   ㉡ 안락사와 낙태 허용 같은 사회변화와 시험관시술과 같은 의학기술의 발전은 윤리적인 문제에 빠지는 경우를 만들었다.
   ㉢ 간호사는 전문적인 지식과 기술을 가진 전문가로서 환자에게 이익이 되는 판단을 하는 옹호자 역할이 중요시된다.

② Beauchamp와 Childress의 윤리적 사고 4단계

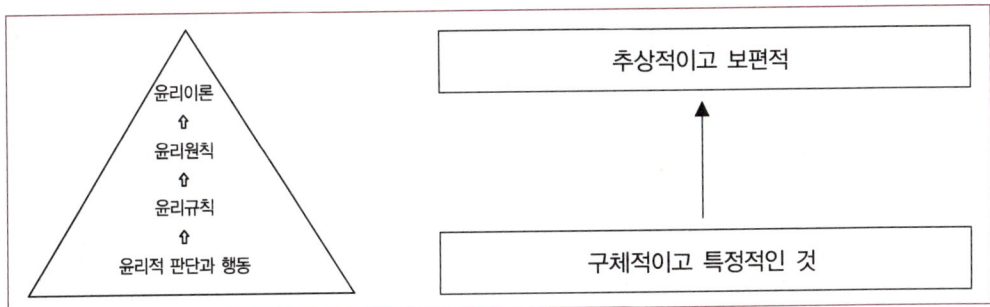

윤리적인 의사결정과 행동을 할 때 활용하는 단계이다. 윤리규칙은 윤리원칙의 하위 개념이며 한 가지 원칙에서 여러 규칙이 나올 수 있다. 윤리원칙보다 더욱 구체적인 성격을 띤다. 만약 어느 병원의 원칙이 지각하지 않는다는 것이라면, 출근 10분 전에 인계받을 준비를 하고 지각을 할 것 같다면 1시간 전에 수간호사에게 전화로 보고해야 한다는 규칙이 있을 수 있다.
㉮ 동료 간호사의 의료사고를 목격했을 때 보고해야 할지 말지 윤리적 판단이 내려지지 않는다면, 상위 단계의 윤리규칙인 정직의 규칙을 적용하여 어떻게 해야 할지 판단하면 된다.

(2) 한국 간호사 윤리강령(2023년 개정)

① 윤리강령은 간호사가 윤리적인 문제를 의사결정할 때 지침을 제공하고 자기통제가 가능하도록 도와준다. 윤리강령은 상황과 시대의 흐름에 따라 변한다.
② 간호사의 책무 : 건강 증진, 질병 예방, 건강 회복, 고통 경감

③ 평등한 간호제공, 개별적 요구 존중, 사생활 보호 및 비밀유지, 알 권리 및 자기결정권 존중, 취약한 간호 대상자 보호, 건강 환경 구현, 인간의 존엄성 보호, 간호 표준 준수, 교육과 연구, 정책 참여, 정의와 신뢰의 증진, 안전을 위한 간호, 건강 및 품위 유지, 관계 윤리 준수, 간호 대상자 보호, 첨단 생명 과학 기술 협력과 경계

제2절 윤리 이론과 원칙, 규칙

(1) 윤리이론

① 공리주의 이론
  ㉠ 공리는 공공의 이득을 말한다. 공공에게 이로운 것을 선택하는 주의이며 다수의 행복을 위해 소수가 희생되어도 된다는 이론이다(최대 다수의 최대 행복).
  ㉡ 선택으로 인한 결과가 인간의 행복과 쾌락에 얼마나 이바지하느냐에 따라 옳고 그른 것을 판단한다.
  ㉢ 도덕적 딜레마에 빠졌을 때 방향과 절차를 제시해주지만, 소수의 인권은 무시한 채 결과와 목적만 중시하였다는 단점이 있다.
    예) 무인도에 사람들이 갇혔을 때 다수를 위해 한 사람을 죽여서 식용으로 사용한 사례

② 의무론
  ㉠ 칸트는 인간이 당연히 지켜야 하는 도덕적인 법칙이 있으며 이 규범을 지키는 것이 의무이며 윤리적 행동이라고 하였다. 결과보다 동기와 행위를 중요하게 생각했다.
  ㉡ 결과와 무관하게 무조건 규범에 맞는 행동을 해야 하므로 문제해결이 어려울 수 있다.
  ㉢ 행위의 정확한 기준이 있으므로 상황이 변해도 혼란스럽지 않다.
    예) 화재 현장에서 불에 뛰어들어 가면 모두가 위험해지는 결과가 예상된다. 하지만 사람의 목숨을 구하기 위해 최선을 다해야 하는 것이 의무이고 마땅히 그렇게 해야 한다고 생각한다.

(2) 윤리원칙

① 자율성 존중의 원칙
  ㉠ 인간은 자신과 관련된 일에 자율적으로 선택할 수 있는 자기결정권이 있다.
  ㉡ 무의식 환자의 연명치료 중단에 대한 판단을 해야 하는 상황이라면, 환자가 의식이 있었을 때 의사 표현 했던 내용("난 인공호흡기는 안 달 거야.")을 기준으로 하는 방법과 대리인이 환자의 입장을 고려하여 정하는 기준 이 두 가지를 따져 환자에게 최선의 방법을 선택해야 한다.

② 정의의 원칙
　　㉠ 대형 참사현장에서 응급환자 분류체계를 기준으로 우선순위를 적용하여 환자를 처치해야 한다. 자원이 한정되어 있어서 공정하고 공평해야 하기 때문이다.
　　㉡ 균등한 분배, 노력과 성과에 따른 분배 역시 정의의 원칙에 포함된다.
③ 선행의 원칙
　　㉠ 타인을 적극적으로 도와주고 해를 가하지 말아야 하는 적극적인 선이다. 예를 들어 환자가 응급상황에 빠졌을 때는 동의를 구하기 전에 적극적으로 처치를 해서 살려야 한다.
　　㉡ 자율성의 원칙과 선행의 원칙은 충돌을 빚을 때가 있다. 환자의 이익을 위해서 자율성을 무시하고 간섭하는 것을 선의의 간섭주의(좋은 의도로 간섭한다)라고 부른다. 선택할 능력이 떨어지는 노인이나 어린아이 같은 경우 보호자의 판단에 따라야 하는 것이 예이다. 즉시 처치를 하지 않으면 사망할 위험이 높거나 환자가 자율적으로 선택할 수 없는 상황일 때, 환자가 자율적인 선택이 가능한 상황이었다면 허락했을 것이라는 조건을 만족하면 선의의 간섭주의는 인정된다.
④ 악행금지의 원칙
　　㉠ 고의적으로 해를 입히는 행위를 하지 말아야 한다는 소극적인 선의 의미이다.
　　㉡ 이중효과의 원칙이란 좋은 의도로 행했던 행위지만 해를 입히는 결과가 발생했다면 나쁜 결과도 용납해야 하는가를 고민해야 할 때 적용한다. 이중효과(좋은 결과, 나쁜 결과)의 원칙이 충족되려면 좋은 결과를 가져오기 위한 의도와 행위 자체가 선해야 한다. 예측되는 좋은 결과가 나쁜 결과보다 크거나 같아야 한다.
　　　예 비위관을 삽입할 때 느껴지는 나쁜 결과인 고통이 있지만 적절한 영양을 공급할 수 있다는 좋은 결과의 효과가 더 크다면 삽입한다.

(3) 윤리규칙
① 정직의 규칙 : 모든 환자에게 정보제공과 간호 등을 할 때 거짓이 없이 진실된 모습을 보여야 한다는 것이다.
② 성실의 규칙 : 환자와의 약속을 지키면서 신뢰를 잃지 않아야 하며 간호를 제공할 때 믿음을 줄 수 있도록 성실한 모습을 보여야 한다.
③ 신의의 규칙 : 신의는 믿음이다. 대상자의 정보를 제3자에게 제공하지 않는 비밀보장의 의무사항이다.

(4) 간호사 윤리 강령
건강 증진, 질병 예방, 건강 회복, 고통 경감을 도와주는 것이 간호사의 책무이다.

제3절 간호사의 법적 의무사항

(1) 주의의 의무

업무 능력이 있는 사람이 주의의무를 태만하여 타인에게 해를 끼치는 의료과실(의료행위에 과오가 있었다는 것이 입증된 경우)이 발생하지 않도록 정신을 집중해야 할 의무가 있다.

① 과오 : 간호과오는 주의의무를 다하지 않아 대상자에게 손해를 입힌 것을 총칭하는 말이다. 의료행위의 판단이 문제가 되는 것으로, 의료과실을 따지기 전에 먼저 검토되어야 한다.

② 과실 : 과오가 법적으로 문제가 있다고 입증이 되어 법적 책임을 물어야 하는 경우이다.

(2) 확인의 의무

간호행위가 정확하게 이루어지기 위하여 확인해야 하는 의무이다. 의사의 처방 재확인, 간호학생이나 간병인 확인, 처치 전 환자와 오더 재확인, 의약품과 기구 등 모든 처치의 불량이나 오염 여부를 확인하여 환자에게 해가 되는 행위를 하지 않아야 한다.

(3) 비밀유지의 의무

① 직무를 하면서 알게 된 환자의 정보를 제3자에게 공개하지 않을 의무사항이 있지만 공공의 이익이 우선이므로 절대적인 것이 아니다.

　예 직장 검진을 했는데 활동성 결핵이 의심되는 직원이 있다면 상부에 보고해야 한다.

② 예외 사항 : 환자가 동의한 경우, 법령에 따른 아동학대 신고와 노인학대 신고, 공공의 이익을 위한 정당한 업무, 중대한 사건으로 법원에 출석하여 증언을 해야 하는 경우이다.

(4) 설명 및 동의의 의무

환자에게 의료행위를 하기 전에 충분한 정보를 주어야 하며 동의받은 이후 행위를 해야 하는 의무이다.

CHAPTER 02 적중예상문제

01 인공수정, 시험관시술 같은 의학기술의 발전과 안락사 허용과 같은 사회적 변화 속에서 의료인에게 필요한 사고는 무엇인가?

① 합리적 사고
② 윤리적 사고
③ 추상적 사고
④ 이성적 사고
⑤ 감성적 사고

02 공리주의 원칙을 적용한 경우는?

① 배가 침몰하고 있을 때 찾지 못하는 소수의 사람은 버리고 구명보트를 타고 탈출하는 경우
② 수술동의서를 받으면서 충분한 정보를 제공한 경우
③ 교통사고로 의식을 잃은 환자를 살리기 위해 적극적인 처치를 한 경우
④ 검사 결과 암이라는 사실을 솔직하게 환자에게 말해주는 경우
⑤ 종교적인 이유로 수혈을 받지 않으려고 하는 경우

해설 공리주의는 최대 다수의 최대 행복을 위한 선택을 한다는 이론이다.

03 의무론의 원칙을 적용하는 경우는?

① 건물이 붕괴되고 있을 때 깔린 몇 명을 살리기 위해 들어가는 경우
② 물에 빠진 사람이 살려달라고 손을 뻗을 때 위험에 빠지고 싶지 않아 들어가지 않는 경우
③ 봉사점수를 목적으로 양로원에 가서 어르신들과 시간을 보낸 경우
④ 동료가 저지른 의료사고를 목격하고도 병원의 지시를 받아 함묵하는 경우
⑤ 무인도에 갇혀서 식량을 아끼기 위해 살인을 저지르는 경우

해설 의무론은 인간이 당연히 지켜야 하는 도덕적인 법칙을 강조하며 결과보다 동기와 행위를 중요하게 생각했다.

정답 1 ② 2 ① 3 ①

04 말기 암 진단을 받은 환자에게 비밀을 지켜달라고 부탁하는 보호자의 부탁을 듣고 간호사가 마음속으로 갈등을 겪고 있다면 어떤 윤리원칙으로 인한 것인가?
① 선행의 원칙
② 악행금지의 원칙
③ 자율성 존중의 원칙
④ 정의의 원칙
⑤ 성실성의 원칙

> **해설** 인간은 자신과 관련된 일에 자율적으로 선택할 수 있는 자기결정권이 있다.

05 처치를 하는 동안 환자는 고통을 호소하며 힘들어하지만, 처치를 하면 좋은 결과가 나쁜 결과보다 훨씬 크기 때문에 처치를 수행할 때 어떤 원칙이 충족되는가?
① 이중효과의 원칙
② 악행금지의 원칙
③ 선행의 원칙
④ 정의의 원칙
⑤ 자율성 존중의 원칙

> **해설** 이중효과의 원칙이 충족되려면 좋은 결과를 가져오기 위한 의도와 행위 자체가 선해야 하고 나쁜 결과가 오도록 의도한 것이 아니며 좋은 결과가 나쁜 결과보다 크거나 같아야 한다.

06 간호사 윤리강령 서문에 있는 간호사의 책무는?
① 건강 증진, 질병 예방, 고통 경감
② 질병 치료, 보건 교육, 재활
③ 건강 예방, 질병 치료, 고통 경감
④ 건강 회복, 재활, 건강 증진
⑤ 환경 개선, 건강 증진, 보건 교육

> **해설** 건강 증진, 질병 예방, 건강 회복, 고통 경감을 도와주는 것이 간호사의 책무이다.

07 수술을 마치고 온 환자에게 기침과 심호흡을 하도록 교육하고 격려하나 환자는 거부를 하는 경우라면 어떤 윤리원칙이 충돌이 되고 있는가?

① 선행의 원칙과 정의의 원칙
② 자율성의 원칙과 선행의 원칙
③ 자율성의 원칙과 악행금지의 원칙
④ 선행의 원칙과 정의의 원칙
⑤ 자율성의 원칙과 정의의 원칙

> **해설** 환자의 조기이상을 적극 격려하는 선행의 원칙과 환자의 자기결정권이니 자율성의 원칙이 충돌한다.

08 주의의 의무사항을 위반한 경우는?

① 연예인이 입원을 한 경우 정보를 캐내어 친구에게 유출한 경우
② 의사의 처방을 잘못 낸 경우에 제대로 확인하지 않은 채 그대로 수행한 경우
③ 단순도뇨를 하라는 오더였는데 유치도뇨를 한 경우
④ 설명을 하지 않고 동의도 받지 않은 상태에서 비급여 처치를 수행한 경우
⑤ 주사를 주기 전에 앰플에 이물질이 있는지, 유통기한은 괜찮은지 확인하지 않은 경우

> **해설** ① 비밀유지의 의무 위반
> ②·⑤ 확인의 의무 위반
> ④ 설명 및 동의의 의무 위반

정답 7 ② 8 ③

CHAPTER 03 간호관리

제1절 　간호관리 이론

(1) 고전적 이론

　① 테일러의 과학적 관리론
　　㉠ 특징
　　　• 일을 체계적으로 분석하여 그 일에 적합한 사람을 채용하여 훈련시킨다.
　　　• 과학적인 방법으로 시간연구와 동작연구를 통해 작업의 비효율을 최대한 줄이고 직무를 표준화한다.
　　　• 표준 작업량보다 더 많은 성과를 이루었다면 보너스를 지급하여 차별을 둔다.
　　　• 기능별로 분업하여 인력을 전문화함으로써 빠른 속도로 생산성을 올릴 수 있다.
　　　　예 안경테를 만드는 사람과 안경알을 만드는 사람, 안경을 판매하는 사람으로 분업
　　㉡ 장단점
　　　• 인간을 수동적인 존재로 보고 생산성만을 강조하며 개인차와 감정적인 요소를 고려하지 않았다.
　　　• 지나친 분업으로 인해 업무의 만족감과 흥미가 떨어졌으며 관리자의 일방적인 통제로 직원의 불만이 생길 수 있다.
　　　• 과학적인 업무 기준과 지침으로 체계적인 관리가 쉬워졌다.
　　　• 생산성 향상을 위한 기틀을 만들었다.
　② 막스 베버의 관료제 이론 : 간호국장 → 간호부장 → 간호과장 → 수간호사처럼 위계질서와 보고체계, 절차와 규칙, 업무의 세분화가 되어 있는 조직이 관료제 조직이다.
　　㉠ 특징
　　　• 관료제형 조직은 위에서 아래로 명령이 일관적으로 적용되니 조직원은 혼란을 느끼지 않고 효과적으로 조직을 이끌어갈 수 있다고 주장했다.
　　　• 조직원을 통제하는 힘인 권한을 카리스마적 권한, 전통적 권한, 합리적 권한이라는 세 가지 유형으로 구분했다.
　　　• 계층에 따른 분업화와 전문화를 하고 그에 따른 책임과 권한을 규정하며 그만큼의 보상을 제공한다.

ⓒ 장단점
- 규칙을 조직원들에게 동등하게 적용하므로 차별에 대한 불만이 없고 조직이 안정적이다.
- 복잡한 보고체계로 의사결정에 시간이 많이 걸리고, 상급자가 대부분의 의사결정을 하니 직원의 문제해결능력이 낮아지고 변화하는 환경에 대처할 수 없다.
- 폐쇄적이고 경직된 조직 분위기가 형성되고 개인의 창의성과 아이디어는 무시되기 쉽다.

③ 페이욜의 행정관리론(관리과정론)
   ㉠ 조직의 최고관리자의 역할에 초점을 두었고 관리자의 기능은 기획 → 조직 → 지휘 → 조정 → 통제의 과정이라 하였다.
   ㉡ 관리하기 위한 14가지 원칙을 제시하였다.
      ※ 분업, 권한, 명령통일, 계층화, 고용안정, 창의성, 사기, 공평, 질서, 집권화, 합당한 보상, 공동목표 우선, 규율, 지휘 일원화

(2) 신고전적 이론
① 메이요의 인간관계론
   ㉠ 특징
      - 인간의 생산력을 결정하는 것은 직장의 분위기, 인간으로서 존중 및 대우받고 능력을 인정받는지, 누구랑 같이 일하는지 등의 인간적인 요인이다.
      - 인간을 합리적·경제적인 존재(X이론)로 본 것이 아니라 사회·심리적인 존재(Y이론)로 보았다.
      - 호손효과 : 호손공장에서 진행한 실험으로 조직원들의 소속감, 확신감, 사기 등이 향상되었을 때 생산량이 증가하는 것이 확인되었다.
   ㉡ 장단점
      - 조직관리의 민주화, 의사결정 참여, 원활한 의사소통의 중요성을 알게 되었다.
      - 동호회 같은 비공식적인 존재의 중요성을 깨닫고 고충처리시스템, 인사 상담제도와 같은 제도를 만드는 기틀이 되었다.
      - 인적 요소만을 지나치게 강조하여 조직의 목표와 성과를 가볍게 생각하게 되었다. 이후 '조직 없는 인간'이라는 비판을 받게 되었다.

② 행동과학론
   ㉠ 인간의 행동을 이해하기 위한 연구는 과학적인 관점으로 접근해야 한다.
   ㉡ 조직원의 생산성과 효과적인 행동을 이끌어내기 위해 동기부여 이론과 리더십 이론을 적용한다.
   ㉢ 의사결정에 적극적으로 참여시켜 성취감을 충족시키며 인간에 대한 긍정적인 태도를 가지면서 리더십을 통해 관리와 훈련이 필요하다는 것을 알게 되었다.

(3) 현대적 이론

① 상황 이론

㉠ 특징
- 조직의 효과적인 관리에 있어 유일한 방법은 없으며 조직이 처한 현재의 상황에 따라 관리, 의사소통, 리더십도 달라져야 한다.
- 조직 외부의 환경이 조직에 미치는 영향이나 조직 내의 체계들이 어떤 상황에 놓여 있을 때 조직의 성과가 높아지는지 중점을 둔다.
- 상황 변수(외부환경, 기술변화 등 상황), 조직특성 변수(조직구조, 관리체계 등 조직 내 상황), 조직성과 변수(관리의 결과인 효율성, 능률성)

㉡ 장단점
- 조직의 상황은 다양하고 자주 변하기 때문에 많은 변수들을 다 고려하기가 힘들다.
- 이론과 실무를 결합하여 조직의 유효성을 높일 수 있는 방향으로 변화를 이끌었다.

② 체계 이론

㉠ 체계는 상호연결된 하위체계들로 구성되어 있고 외부환경에 둘러싸여 있으며 지속적으로 환경의 영향을 받는다.

　　예 간호부(체계)는 여러 간호병동(하위 체계)으로 구성되어 있고 다양한 부서, 환자와 보호자, 의료 기술과 서비스의 변화 등의 환경에 둘러싸여 있다.

㉡ 체계는 투입(사람, 시설, 기술과 같은 자원 투입) → 과정(기획, 조직, 인력관리, 지휘, 통제) → 산출(간호서비스, 고객만족, 성과) → 피드백의 과정을 거친다.

제2절 간호관리

(1) 관리와 행정

조직에 목표가 있으며 관료적인 성격을 가진다는 것이 공통점이다.

① 관리
　㉠ 법적인 제약을 적게 받으며 정치권력과 무관하다.
　㉡ 성과를 이루기 위한 목표가 분명하며 그 과정에서 불평등이 있을 수 있다.
　㉢ 경쟁 상대가 있으며 융통성이 어느 정도 있다.
　㉣ 간호부 관리, 학원 관리 등이다.

② 행정
　㉠ 정부기관을 중심으로 이루어지므로 법적인 제약을 엄격히 받고 정치권력을 포함한다.
　　예 도시의 중요기관과 중요사업 선정은 정치권력에 영향을 받는다.

ⓒ 국민을 대상으로 공익을 추구하고 목표가 불분명하고 누구나 평등하게 적용된다.
　　ⓒ 경쟁 관계가 없으며 독점 가능하다.
　　　예) 신도시를 지정하는 것과 개발하는 것은 정부가 주도한다.
　　ⓔ 교육행정, 보건행정, 교통행정 처리 등이다.
　　ⓜ 융통성이 없다.
　　　예) 병원을 개원하기 위해서는 행정적인 절차가 까다롭다.

(2) 간호생산성

간호관리의 목표는 간호생산성을 높이기 위함이다. 간호사, 기술, 자원, 환자 등의 투입이 과정을 거쳐 효율적이고 효과적인 결과물을 가져왔을 때 생산성이 높다고 할 수 있다.

① **효과적** : 조직의 최종 목표에 부합하는 '올바른' 일을 하는 것이다. <u>동일한 양의 자원을 투입하고도 목표달성 정도가 높으면 효과적</u>이라고 한다. 효과적이지만 비효율적이라는 것은 적절한 업무를 하는 것은 맞지만 업무처리 속도가 느리다는 말이다.
　예) 같은 수학 학원을 다닌 A가 B보다 성적이 높다면 A가 효과적으로 공부한 것이다.

② **효율적(능률적)** : 주어진 일을 '올바르게' 하는 것으로 업무 그 자체의 질을 평가하는 말이다. <u>최소한의 자원(투입)</u>으로 목표를 달성(산출)하였으면 효율이 높다고 한다. 효율적이지만 비효과적이라는 말은 업무처리는 빠르게 하지만 목적과는 상관없는 엉뚱한 일을 하는 경우라 할 수 있다.
　예) A와 B 모두 국가고시에 합격하였다. A는 족보를 확보하여 요점만 공부하였고 B는 오프라인 강의와 교재비에 돈을 들여가며 밤낮으로 공부하였다면 A가 B보다 더 효율적이었다.

제3절　간호관리자

(1) 관리자의 구분

① 최고관리자
　　㉠ 간호부장, 간호본부장과 같이 부서의 전 직원을 대표하고 통솔·관리하는 역할로서 조직의 장기적인 목표와 전략을 결정하는 총책임자이다.
　　㉡ 간호부의 중요한 회의를 주최하고 연간 계획을 짠다.
　　㉢ 간호부 직원의 채용공고, 모집, 직무평가, 승진 등 인적 자원을 관리한다.
　　㉣ 간호의 질을 높이기 위해 표준을 세우고 관리하는 일을 한다.

② 중간관리자
　　㉠ 간호과장, 간호팀장과 같은 직책이며 일선관리자를 지휘하고 감독하는 일을 한다.
　　㉡ 최고관리자가 설정한 조직의 목표와 전략을 계획하고 수행한다.

③ 일선관리자
　　㉠ 병동을 대표하는 수간호사, 책임간호사이며 병동에서 발생한 중요한 일을 상부에 보고하고 상부의 지시사항을 간호사들에게 전달하는 역할을 한다.
　　㉡ 병동 환자들의 상태와 불만, 간호요구를 듣고 개선하기 위해 노력한다.
　　㉢ 물품관리, 병동 인력관리, 환경관리, 약품관리 등에 책임진다.
　　㉣ 질 높은 간호를 제공하기 위해 다양한 연구에 참여한다.

(2) 민츠버그의 관리자의 역할
　① 대인관계
　　㉠ 대표자 : 부서의 대표로서 회식을 주최하거나 직원의 결혼식에 참석하는 등의 의식적인 업무를 한다.
　　㉡ 지도자 : 조직의 목표를 달성하기 위하여 조직원의 업무를 지도하면서 피드백을 준다.
　　　예 병동에 배치된 신규 간호사에게 인공호흡기 사용법에 대해 교육한다.
　　㉢ 섭외자 : 조직에 영향을 미칠 수 있는 다른 부서의 직원 혹은 관리자들과 네트워크를 유지하는 역할이다.
　　　예 병원은 다양한 직종들이 환자를 중심으로 함께 업무를 하다 보니 의사소통이 잘못되면 업무에 차질이 발생하기 쉽다. 그러므로 수간호사는 다양한 부서와 효과적으로 의사소통을 하면서 친밀한 관계를 유지해야 한다.
　② 정보관리
　　㉠ 감시자 : 조직에 영향을 미칠 만한 내부와 외부의 일들을 감시하면서 정보를 수집한다.
　　　예 병동에 욕창 발생 빈도수가 증가했다면 원인을 찾아본다.
　　㉡ 전달자 : 조직원들에게 필요한 정보를 전달해준다.
　　　예 최신 흐름에 대한 교육을 받고 와서 실무에 적용할 만한 정보를 제공한다.
　　㉢ 대변인 : 조직의 대표로서 외부 사람들과 소통을 하며 정보를 주고받는다.
　　　예 병동에 의료사고가 생겼을 때 병동을 대표하여 보호자와 병원 고위관리직과의 면담에 참석한다.
　③ 의사결정
　　㉠ 협상자 : 다른 병동과의 문제, 물품을 공급하는 업자와의 조율, 간호사 순환 근무 등 의견의 차이가 있을 때 협상하는 역할이다.
　　㉡ 자원분배자 : 조직의 인적, 물적 자원을 어떻게 분배할지 결정하는 역할이다.
　　　예 간호사에게 환자를 배정하는 업무, 간호사의 직무 역할 분담
　　㉢ 문제해결자 : 근무표 문제, 간호사 간의 문제, 시설 고장 등 병동에 문제가 생겼을 경우 해결하는 역할이다.

㉣ 사업가 : 목적을 가지고 계획을 짜서 운영하는 사업을 추진한다.
  ㉮ 교육전담 간호팀, 욕창전담 간호팀을 시범 운영한다.

(3) 관리자의 능력

카츠는 관리자에게 요구되는 능력을 세 가지로 분류하였는데 최고관리자, 중간관리자, 일선관리자 모두에게 이 세 가지는 필수이지만 계층에 따라 덜 중요하고 더 중요한 능력이 있다고 설명하였다.

① **실무적 기술(전문적 기술)** : <u>일선관리자(수간호사)</u>에게 많이 요구되는 부분이다. 간호행위를 하는 간호사를 직접적으로 관리하기 위해서는 장비를 다루는 방법, 간호지식과 간호방법 등의 기술을 정확히 익혀야 한다. 직원을 적절히 교육하고 업무를 잘 수행하도록 코치를 한다.
② **인간적 기술** : 모든 계층의 관리자가 모두 가지고 있어야 하는 기술이다. 상호작용, 의사소통을 통해 조직원들의 문제에 공감하고 신뢰를 잃지 않으며 멘토의 역할을 해야 한다.
③ **개념적 기술** : <u>최고관리자</u>에게 많이 요구되는 부분이며 분석적인 사고능력을 요한다. 여러 조직을 전체적으로 보면서 이해관계를 조정하며 문제의 해결점을 찾아서 개선한다.

> **Tip** 수간호사일 때는 내가 맡고 있는 병동에 집중하면서, 다른 병동 혹은 병원의 입장을 고려하지 못할 수 있다. 하지만 최고관리자(간호무장)가 되면 병원의 전체 간호사들을 대표하는 자리이므로 어느 한 병동, 어느 한 간호사에게만 감정적으로 치우쳐서 판단하는 일이 없어야 한다. 그리고 최고 관리자가 되면 직원의 입장뿐만 아니라 병원의 입장까지도 고려하면서 분쟁이 발생하였을 때 양측 입장에서 분석하여 합리적인 해결점을 찾아야 한다.

CHAPTER 03 적중예상문제

01 테일러의 과학적 관리론에 대한 설명으로 틀린 것은?

① 인간을 수동적인 존재로 보고 생산성만을 강조하였다.
② 분업과 전문화를 강조하였다.
③ 시간연구와 동작연구를 통해 작업의 비효율을 최대한 줄였다.
④ 표준 작업량보다 더 많은 성과를 이루었다면 보너스를 지급하였다.
⑤ 카리스마적 권한, 전통적 권한, 합리적 권한을 이야기했다.

해설 ⑤ 막스 베버의 관료제 이론에 대한 설명이다.

02 메이요의 인간관계론에 대한 설명으로 틀린 것은?

① 비공식적인 조직의 중요성을 이야기했다.
② 조직 없는 인간이라는 비판을 받게 되었다.
③ 조직원들의 소속감, 확신감, 사기 등이 향상되어 생산량이 증가하는 호손효과를 이야기했다.
④ 인간을 합리적이고 경제적인 존재로 보았다.
⑤ 조직관리의 민주화, 의사결정 참여, 원활한 의사소통의 중요성을 이야기했다.

해설 인간을 사회심리적인 존재로 보았다.

03 조직의 효과적인 관리에 있어 유일한 방법은 없으며 조직이 처한 현재의 상황에 따라 관리, 의사소통, 리더십도 달라져야 한다고 주장한 이론은 무엇인가?

① 상황이론
② 체계이론
③ 행동과학론
④ 행정관리론
⑤ 관료제이론

해설 상황이론
- 조직 외부의 환경이 조직에 미치는 영향이나 조직 내의 체계들이 어떤 상황에 놓여 있을 때 조직의 성과가 높아지는지 중점을 둔다.
- 상황 변수(외부환경, 기술변화 등 상황), 조직특성 변수(조직구조, 관리체계 등 조직 내 상황), 조직성과 변수(관리의 결과인 효율성, 능률성)를 고려한다.

04 행정에 대한 설명이 아닌 것은?
① 법적인 제약을 엄격히 받고 정치권력을 포함한다.
② 독점 가능하며 융통성이 없다.
③ 목표가 불분명하다.
④ 정부기관을 중심으로 이루어진다.
⑤ 간호부, 학원, 마트 경영 등이 해당된다.

해설 ⑤ 관리에 해당되며 행정은 교육행정, 보건행정, 교통행정 처리 등이다.

05 일선관리자가 하는 일이 아닌 것은?
① 조직원의 개인 사정을 듣고 근무표를 작성한다.
② 인공호흡기 사용에 대한 교육을 한다.
③ 불만이 있는 보호자와 면담을 하여 문제를 파악한다.
④ 간호부 직원의 채용공고와 모집에 관여한다.
⑤ 물품 재고를 파악하여 신청한다.

해설 ④ 최고관리자가 하는 일이다.

06 민츠버그의 관리자의 역할 중 정보관리 역할은?
① 병동에 낙상환자의 증가폭이 커졌다면 원인과 문제점을 파악한다.
② 물품 공급을 하는 업자와 조율을 한다.
③ 간호사 간의 태움으로 인해 문제가 발생하였을 때 조율을 한다.
④ 욕창 전담 간호팀을 만들어 시범운영한다.
⑤ 간호사에게 환자를 배정한다.

해설 ① 정보관리 중 감시자의 역할이다.
②·③·④·⑤ 의사결정 역할의 예이다.

정답 4 ⑤ 5 ④ 6 ①

07 수간호사가 인공호흡기 다루는 기술에 대해 간호사를 교육한다면 이것은 무슨 기술인가?

① 인간적 기술
② 개념적 기술
③ 실무적 기술
④ 의사소통 기술
⑤ 협상 기술

해설 실무적 기술은 일선관리자(수간호사)에게 많이 요구되는 부분이다. 간호행위를 하는 간호사를 직접적으로 관리하기 위해서는 장비를 다루는 방법, 간호지식과 간호방법 등의 기술을 정확히 익혀야 한다.

08 조직의 최종 목표에 부합하는 '올바른' 일을 하는 것으로, 동일한 양의 자원을 투입하고도 목표달성 정도가 높으면 무엇이 높다고 할 수 있는가?

① 효율
② 능률
③ 효과
④ 실용
⑤ 소용

해설
- 효과적 : 조직의 최종 목표에 부합하는 '올바른' 일을 하는 것이다. 동일한 양의 자원을 투입하고도 목표달성 정도가 높으면 효과적이라고 한다.
- 효율적(능률적) : 주어진 일을 '올바르게' 하는 것으로 업무 그 자체의 질을 평가하는 말이다. 최소한의 자원(투입)으로 목표를 달성(산출)하였으면 효율이 높다고 한다.

CHAPTER 04 기획

제1절 정의와 원칙

조직을 관리하는 첫 번째 단계이다. 조직이 달성해야 하는 목표를 정하고 이 목표를 효율적으로 달성하기 위한 방법과 과정을 설계한다.

(1) 원칙

① 포괄성의 원칙 : 목표를 수행하는 데 필요한 예산, 인력, 물품 등 모든 것들을 포함시켜 진행하는 데 문제가 없도록 해야 한다.
② 경제성의 원칙 : 최소의 비용으로 최대의 효과를 내도록 설계해야 한다.
③ 목적부합의 원칙 : 최종적으로 목표를 이루는 것이 조직의 목적이다. 모든 계획은 목표를 이루기 위한 설계여야 한다.
④ 장래예측의 원칙 : 미래에 어떤 일이 일어날 가능성에 대해 객관적으로 분석하여 대비한다.
⑤ 필요성의 원칙 : 조직의 목표에 부합하고 필요로 하는 목표여야 하며 타당한 근거가 있어야 한다.
⑥ 안정성의 원칙 : 미래를 객관적으로 예측하고 위험을 관리하여 설계해야 한다.
⑦ 간결성의 원칙 : 이해하기 쉬우며 간결하고 명료한 용어로 기술되어야 한다.
⑧ 탄력성의 원칙 : 상황이 변하면 필요에 의해 언제든 수정할 수 있어야 한다.
⑨ 균형성의 원칙 : 모든 계획과 업무 분담은 조화롭게 설계되어야 한다.
⑩ 계층화의 원칙 : 가장 추상적인 높은 수준에서 시작하여 낮은 수준으로 설계한다.

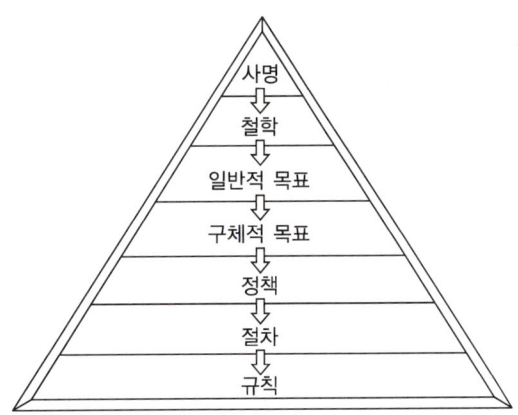

㉠ 사명(비전) : 조직이 존재하는 이유와 그 조직이 꿈꾸는 모습(비전)이다. 병원에서 간호부의 사명은 병원(조직)의 목적과 부합한다.
  예 사랑과 지혜를 실천하는 간호로 대상자의 치유를 촉진한다.
㉡ 철학 : 조직이 추구하는 핵심 가치이자 신념이며 추상적인 의미이다.
  예 간호사는 질적인 간호를 하기 위해 간호 표준을 설정하고 계속적인 연구를 한다.
㉢ 목표 : 목적에 비해 목표는 구체적이고 단기적인 개념이다. 예를 들어 목적이 국시 합격이라면 목표는 법정 감염병 모두 외우기이다. 일반적인 목표(최고관리자)와 구체적인 목표(중간관리자)가 있다. 구체적인 목표는 일반적인 목표를 달성하기 위해 구체적으로 설계한 것이다.
  • 구체적인 용어로 표현하되 단순하게 한 문장에 한 개의 목표만 적는다.
  • 성취 가능한 목표여야 하며 조직원들이 받아들일 수 있어야 한다.
  • 조직의 목적과 사명에 부합해야 한다.
    예 일반적 목표 : 환자의 안전을 도모하여 사고를 예방한다.
      구체적 목표 : 낙상 예방을 위해 주 1회 시설 점검을 한다.
㉣ 정책과 절차 : 절차는 정책보다 좁은 개념이다.
  • 정책(지침) : 대부분 문서를 만들며 목표를 달성하기 위한 방법을 구체적이고 객관적으로 기술한다.
    예 낙상 예방을 위해 주 1회 침상 난간, 화장실 미끄럼 방지 매트, 화장실 난간을 점검한다.
  • 절차 : 정책보다 자세하고 정확한 구체적인 단계를 기술한다.
    예 매주 월요일에 이브닝 근무자가 점검하여 이상 유무를 비치된 문서에 체크하고 점검자 이름을 기재한다.
㉤ 규칙 : 정책과 절차가 결정되어야 그 테두리 안의 규칙을 만들 수 있다. 조직원이 지켜야 할 것과 하지 말아야 할 행동을 명확하게 기재하는데 강제적이고 융통성이 없다.
  예 시설 점검은 점검을 한 당사자가 사인하는 것이 원칙이며 임의로 시설 점검 날짜를 변경할 수 없다.
㉥ 계획 : 기획의 최종 결과물이며 목표를 달성하기 위한 방법이나 절차를 구체적으로 표기한 내용이다.

(2) 필요성

① 목표지향적이기 때문에 결과에 초점을 두므로 성공 확률이 높다.
② 조직원들 간의 의사소통과 의사결정을 원활하게 할 수 있도록 하고 조직원들이 능동적으로 참여할 수 있다.
③ 촘촘한 계획으로 미래를 예측하고 위험에 대비하며 자원을 효율적으로 활용할 수 있다.
④ 업무는 나누어져 있지만 같은 목표를 가지고 있기 때문에 통일성 있게 일을 추진할 수 있다. 목표가 있기 때문에 성과를 측정할 수 있다.

(3) 분류

① 전략적 기획(계획 중심)
  ㉠ 조직의 사명, 철학에 맞는 장기 기획이며 조직이 살아남기 위해 짜는 전략이라고 보면 된다.
  ㉡ 최고관리자(간호부장)에 의해 수립되며 목표와 방향을 결정하는 장기 기획이다.
  ㉢ 불확실하고 위험한 환경에서 만들어지는 기획이다.

② 전술적 기획(수행 중심)
  ㉠ 전략적 기획을 위한 수단이며 중기 기획이다. 구체적이고 세부적이다.
  ㉡ 중간관리자(간호과장)에 의해 수립된다.
  ㉢ 단시간에 전술적 기획의 결과를 확인할 수 있다.

③ 운영적 기획
  ㉠ 단기 기획이다. 실제 병동을 운영하는 일선관리자(수간호사)가 수립하고 조직원들의 참여로 기획이 이루어진다.
  ㉡ 목표는 구체적이고 측정 가능하다.
    예 • 전략적 기획 : 간호부가 전문적이고 교육적인 간호를 펼친다.
      • 전술적 기획 : 초빙할 외부강사와 교육장소를 찾는다. 교육 참석자에게 제공할 간식과 식사를 계획한다.
      • 운영적 기획 : 교육일에 발표할 프레젠테이션을 병동 간호사들이 함께 모여 준비한다.

제2절 의사결정

의사결정은 개인 혹은 조직원이 목표달성과 문제해결을 위해 내놓은 여러 가지 의견 중에서 최종 대안을 결정하는 과정이다.

(1) 과정

① 문제 인식 : 개인이 가진 정보력과 경험, 문제해결의 의지가 영향을 미친다.
  예 신규 간호사의 눈에는 보이지 않는 실수가 경력 간호사는 보인다.
② 해결방안 개발과 선택 : 문제의 난이도와 의사결정자가 과거에 경험한 것이 영향을 미친다.
  예 낙상으로 인한 사망사고와 단순한 염좌를 비교한다면 문제해결의 난이도가 다르다.
③ 실행과 평가 : 해결방안이 선택되면 실행에 옮겨야 하는데 시간과 비용, 결과에 대한 부담 등의 환경적인 부분이 영향을 많이 미친다. 실행을 하고 난 후에 평가가 이루어진다.
  예 낙상 방지를 위해 병원 전체의 침대를 교체한다면 막대한 비용이 발생한다. 교체한 후에 낙상 발생률이 감소되지 않았다면 결과에 대한 부담감이 상당하다.

(2) 의사결정의 유형
    ① 주체에 따른 의사결정
        ㉠ 개인
            - 개인이 문제를 분석하고 해결방법을 결정하는 것이다. 단시간에 빠른 결정을 해야 하는 사안에 적합하다.
            - 여러 사람을 통한 다양한 정보를 활용할 수 없다는 단점이 있다 보니 개인의 능률과 창의성이 요구된다.
            - 혼자 결정하기 때문에 <u>비합리적인 의사결정</u>을 할 우려가 높다.
            - 자유롭게 혼자 결정하다 보니 형식에 얽매이지 않는 <u>비정형적인 특징</u>이 있다.
        ㉡ 집단
            - 여러 사람이 모여 문제를 해결하다 보니 다양한 정보와 지식을 활용할 수 있고 그 과정에서 합리적인 의사결정을 할 수 있다.
            - 여러 분야의 전문가가 분업과 협업을 하면서 보다 전문화된다.
            - 함께 문제를 풀어가니 조직원이 결과를 쉽게 받아들이고 대안을 마련한다.
            - 많은 시간이 소요되고 갈등이 유발될 수 있으며 책임 관계가 모호하다. 협의하다 보면 개인의 창의적인 생각이 받아들여지지 않을 수도 있다.
    ② 창의적인 의사결정
        ㉠ 브레인스토밍 : 머리에서 폭풍이 일어난다는 뜻이다. 즉석에서 자유롭게 본인의 생각을 이야기한다. 서로의 생각을 비판하지 않다 보니 문제를 해결하기 위한 결론에 이르기가 어렵다.
        ㉡ 델파이 기법 : 얼굴을 보고 의사소통할 때 주관적인 판단이 흐려질 수 있다는 단점을 보완할 수 있다. 여러 전문가에게 질문지를 우편으로 보내 의견을 취합하고 다시 질문지를 보내는 과정을 수차례 반복하면서 최종결정에 이른다. 시간이 많이 걸리고 회신하지 않는 사람들로 인해 신뢰도가 낮아진다.
            > **암기Tip** delivery(배달하다)의 '델'을 연관 지어 생각해보자.
        ㉢ 명목 집단 : '명목'상으로는(겉으로 보기에는) 집단이라 하지만 모호하다. 별도의 토론을 하지 않고 각자의 생각을 익명으로 메모장에 적어 제출한다. 메모장을 모두 모아 투표를 통해 다수결로 최종결정을 한다.
    ③ 수준에 따른 의사결정
        ㉠ 전략적
            - 최고관리자(간호부장)가 내리는 장기적인 의사결정이다.
            - 조직이 앞으로 나아갈 큰 방향을 결정하고 조직 전체에 영향을 미친다.

- 최고관리자 혹은 소수가 모여 결정하다 보니 형식과 틀이 없는 비정형적(비구조적)인 의사결정이다.

  예 통합간병서비스 병동을 올해 상반기에 오픈한다.

ⓒ 관리적(전술적)
- 중간관리자(간호과장)가 내리는 중단기적인 의사결정이다.
- 전략적으로 내려진 의사결정을 효율적·성공적으로 이루기 위해 조직도를 짜고 인력을 배치하는 등 구체적인 의사결정을 하는 과정이다.

  예 통합간병서비스 병동에서 일하게 될 간호사를 원내에서 물색해 보고 병동을 오픈할 때 필요한 물품을 결정한다.

ⓒ 운영적
- 일선관리자(수간호사)가 내리는 단기적 의사결정이다.
- 전술적 의사결정과정을 구체화하기 위함이며 조직원들과 함께 의사결정을 해나가는 정형적(구조적)인 방법이다.

  예 통합간병서비스 일을 하게 될 간호사를 병동에서 선별한다.

④ 구조화에 따른 의사결정

ⓐ 정형적(구조적) : 형태(틀)가 정해져 있다는 말이다. 과거의 경험으로 만들어진 해결 방법이나 규칙 혹은 규정에 따라 의사결정이 된다.

  예 낙상사고가 발생하였을 때 처리하는 절차는 규정에 따른다.

ⓑ 비정형적 : 틀이 정해져 있지 않다. 과거의 경험이 풍부하지 않고 불확실한 의사결정을 하는 상황이다. 독창성과 창의성이 필요하다.

  예 사업 경험이 없는 간호사가 방문간호센터를 오픈하여 좌충우돌하는 상황

⑤ 기타

ⓐ PERT : 작업 진행 순서를 한눈에 파악할 수 있도록 도식화하여 시간관리를 하기 위함이다. 각 작업이 진행되는 데 소요되는 시간을 세 가지(낙관적 소요시간, 비관적 소요시간, 가장 가능성이 많은 시간)로 표시한다.

  예 프로젝트를 마무리하기 위해서 대략 10일 정도(가장 가능성이 많은 시간) 소요된다. 별다른 문제가 없다면 7일 정도에(낙관적 소요시간) 마무리하겠지만 차질이 발생하면 20일까지(비관적 소요시간) 걸릴 수 있다.

ⓑ CPM : PERT와 비슷하지만 소요되는 시간을 한 가지로만 계산하는 것이 다르다. 최소의 시간과 비용으로 작업을 완성하는 것이 목적이다.

(3) 목표관리(MBO ; Management By Objective)

① 조직의 상위 구성원부터 하위 구성원 모두가 참여하여 <u>목표를 함께 설정하고 달성하기 위해 노력하는 과정</u>이다.
② 일방적인 지시를 듣고 움직이는 조직이 아니라 자발적으로 본인의 능력을 마음껏 발휘하도록 동기부여하되, 책임을 규정하여 자기통제를 하도록 하는 관리방법이다.
③ 조직원들 사이에 의사소통이 활발해지고 일체감이 형성되며 만족도가 높아진다.
④ 설정한 목표는 달성 가능하고 구체적이며 결과지향적이고 측정 가능해야 한다. 또한 상황의 변화에 맞추어 유연하게 바뀔 수 있어야 한다.
⑤ 서로의 책임 소재가 명확하기 때문에 업적을 평가하기가 쉽다. 하지만 지나친 경쟁을 유발할 수 있다.

> **Tip** 병동에서 개선해야 할 문제를 수간호사와 간호사들이 함께 모여서 논의한다.
> 의무기록이 누락되는 것을 개선해야 할 필요가 있다는 문제로 모두 공감이 되면 해결하기 위한 다양한 의견을 각자 내놓을 수 있다. 2025년 상반기에는 의무기록의 누락 건수를 2024년 하반기보다 50% 이하 낮추는 것을 목표로 함께 정한 후에 다양한 의견들을 수렴한 후 방법을 선택하여 함께 노력해본다. 그 과정에서 효과적이지 못하다면 다른 방법을 다시 고민해볼 수 있다.

(4) 예산관리

① 정의 : 조직을 운영하는 데 있어 소요되는 비용과 조직이 벌어들이는 수입을 체계적으로 관리하는 일련의 계획을 예산이라 한다. 목표를 달성하기 위해 세운 계획(자동차 구매)과 그 계획이 가져올 결과(생활비 감축, 대출이자)를 분석하여 예산안을 확정한다. 예산 편성(자동차 금액 5천만원)을 하고 예산을 심의 확정(자동차를 정말 사도 되는지 다시 생각) 후 집행(자동차 구매)하고 결산(자동차 구매 후 경제 상황에 문제가 없는지)한다.
② 방법
  ㉠ 영기준 예산(감축 지향) : 예산을 편성할 때 전년도 예산과 사업을 고려하지 않고 모든 것을 제로(0)에서 다시 시작하는 것이다. 모든 계획을 재평가하여 불필요한 사업을 버리고 우선순위에 따라 예산이 집행된다.
    • 장점 : 전년도 예산을 고려하지 않아도 되므로 조직원들이 적극적으로 참여할 수 있는 분위기가 조성된다. 우선순위에 따라 예산이 집행되므로 불필요한 낭비를 줄일 수 있다.
    • 단점 : 제로에서 다시 시작하므로 많은 시간과 노력이 필요하다. 우선순위에서 배제되면 사업 진행에 비협조적일 가망성이 있다.
  ㉡ 품목별 예산 : 지출되는 품목의 구체적 항목을 기준으로 예산을 운영하여 부정행위와 낭비를 통제하기 위함이다. 성과는 고려하지 않고 비용에만 치중한다.
    예 책상 가격×개수, 칠판 가격×개수
  ㉢ 성과주의 예산 : 조직이 달성하려는 성과에 초점을 맞추어 필요한 비용과 업무량을 따져 예산액이 결정된다.

② 점진적 예산 : 전년도 경비에 근거해 올해의 물가상승률 등을 감안하여 예산을 수립하는 방법으로 간단하고 빠르다. 하지만 전년도의 예산에 문제가 있었다면 그 문제가 다시 반복될 확률이 높아 비효율적이고 낭비의 우려가 있다.
㉤ 기획 예산 : 목표를 이루기 위한 계획을 세우고 그 계획에 예산을 배분하는 것이다.

③ 종류
㉠ 자본예산 : 거액의 투자가 이루어지는 건물 리모델링, 고가의 검사 장비 등이다. 지출이지만 미래에 수익을 가져올 것이라 예상되는 자본이라 할 수 있다.
㉡ 운영예산 : 조직이 운영되기 위해 소비되어야 하는 물품과 회식비, 소모품 교체 등의 비용이다.
㉢ 인력예산 : 간호부 인력과 같은 인력에게 지급하는 급여와 교육비용 등이다.
㉣ 현금예산 : 일정기간 동안 조직이 벌어들이는 현금수입과 지출에 대한 예산이다. 조직을 운영하기 위해 예상치 못하게 발생하는 비용 처리 등 반드시 필요한 것이 현금이다.

제3절 간호관리

(1) 의료수가 산정방법

간호수가는 간호사가 대상자에게 제공한 간호행위에 대한 대가를 청구할 수 있는 금액이다. 간호는 전문적인 지식과 기술을 바탕으로 하는 금전적인 가치가 있는 행위이다. 의료가 발전하면서 대상자의 간호요구도가 높아지고 다양해지므로, 청구가 가능한 간호수가는 앞으로 더욱 다양해져야 할 것이다.

① 행위별수가제 : 행위별수가로 청구할 수 있는 항목의 상대가치점수에 기본 단가(의원보다 종합병원이 단가 점수가 높다)를 곱하여 나오는 금액이다. 의료의 질을 높일 수 있지만 과잉행위가 발생할 수 있는 단점이 있다.

② 포괄수가제 : 대상자의 질병에 따라 이미 정해진 진료비를 지급하는 방법이다. 과잉진료(처치를 더 해도 청구할 수 없음)와 의료비 증가를 막고 조기 퇴원을 시킬 수 있지만 의료의 질이 떨어지고 의료인의 자율성(진료비가 정해졌으니 추가 처방이 힘듦)을 침해할 우려가 있다.

③ 환자 분류체계(일당정액수가) : 의료와 간호요구도(직접 간호시간)에 따라 환자를 분류(의료고도, 의료경도)하고 각 집단에 따라 원가를 다르게 산정하여 일당으로 지급한다. 분류하는 작업이 어렵지만 과잉진료를 막을 수 있고 환자 분류에 따라 간호사를 적절히 배치하고 관리하기 용이하다. 간호간병통합서비스 병동, 요양병원의 의료수가 산정방법이다.
㉑ 비위관과 욕창을 가지고 있는 환자는 직접 간호시간이 많이 들어가서 의료고도로 분류가 된다.

(2) 간호관리료

① 대상자가 지불하는 입원료의 25%는 간호관리료이다.

② 행위별수가로 정해진 항목을 제외한 간호서비스(양과 질을 고려하지 않음)는 모두 간호관리료에 포함되어 있다.

③ 근무하는 간호사의 숫자에 따라 간호관리료를 7등급으로 구분하여 차등 지급한다. 적정 수준의 간호 인력을 확보해 질 높은 간호를 제공하기 위함이다. 등급에 따라 받을 수 있는 입원료, 즉 병원의 수익이 달라지게 된다.

④ 산정기준

간호사 1명 : 병상 수	서울시에 소재한 상급종합병원, 종합병원, 병원(요양병원 제외)에서 적용한다.
간호사 1명 : 환자 수	서울시를 제외한 지역을 기준으로 상급종합병원을 제외한 의료기관은 2019년 10월부터 병상 수 산정에서 환자 수 산정으로 변경되었다. 지방의 의료기관은 병상 수가 많더라도 입원하는 환자 수가 적을 수 있다. 병상 수를 기준으로 간호사를 확보해야 한다면 환자는 없고 불필요한 인력이 많아지는 사태가 발생할 수 있기 때문에 환자 수 산정으로 변경되었다.

CHAPTER 04 적중예상문제

01 조직이 달성해야 하는 목표를 정하고 이 목표를 효율적으로 달성하기 위한 방법과 과정을 설계하는 단계는?

① 기획
② 조직
③ 인사
④ 지휘
⑤ 통제

02 기획에 대한 설명으로 틀린 것은?

① 최종적으로 목표를 이루는 것이 조직의 목적이다. 모든 계획은 목표를 이루기 위한 설계하여야 한다.
② 상황이 변하면 필요에 의해 언제든 수정할 수 있어야 하는 탄력성이 있어야 한다.
③ 가장 추상적인 높은 수준에서 시작하여 낮은 수준으로 설계한다.
④ 목적에 비해 목표는 구체적이고 단기적인 개념이다. 일반적인 목표와 구체적인 목표를 정한다.
⑤ 조직원이 성취하기 어려운, 보다 높은 목표를 설정함으로써 동기부여를 한다.

> **해설** 성취 가능한 목표여야 하며 조직원들이 받아들일 수 있어야 한다.

03 운영적 기획에 대한 설명은?

① 구체적이고 측정 가능한 목표를 세우며 일선관리자가 하는 기획이다.
② 조직의 사명과 철학에 맞는 장기기획이다.
③ 최고관리자에 의해 수립되는 기획이다.
④ 전략적 기획을 위한 수단으로 중간관리자에 의해 수립된다.
⑤ 불확실하고 위험한 환경에서 만들어진다.

> **해설** 운영적 기획은 단기 기획으로 목표가 구체적이고 측정 가능하다. 일선관리자가 수립하고 조직원의 참여로 기획이 이루어진다.
> ②·③·⑤ : 전략적 기획
> ④ : 전술적 기획

정답 1 ① 2 ⑤ 3 ①

04 여러 전문가에게 질문지를 우편으로 보내 의견을 취합하고 다시 질문지를 보내는 과정을 수차례 하면서 최종결정에 이르는 의사결정 방법은?

① 델파이 기법
② 명목 집단
③ 브레인스토밍
④ 화상회의
⑤ 집단 노트기법

05 한 개인이 내리는 의사결정에 대한 장단점의 설명으로 맞는 것은?

① 비합리적인 의사결정을 할 우려가 높다.
② 분업과 협업을 하면서 보다 전문화된다.
③ 책임 관계가 모호하다.
④ 조직원이 쉽게 받아들인다.
⑤ 시간이 많이 걸린다.

해설 ②·③·④·⑤는 집단이 내리는 의사결정의 장단점이다.

06 과거에 비슷한 경험이 반복되어서 해결방법을 알고 있거나 규정이 있어 그것에 따르는 것은 어떤 의사결정인가?

① 정형적
② 운영적
③ 비정형적
④ 관리적
⑤ 전략적

해설
• 정형적(구조적) : 틀(구조)이 정해져 있다고 이해하자. 과거에 비슷한 일을 반복한 경험이 있어 해결방법을 알고 있거나 규정이 있어서 그것에 바탕을 두고 문제를 해결하면 된다.
• 비정형적 : 틀이 정해져 있지 않으며 과거의 경험이 없어 불확실한 의사결정을 하는 상황이다. 독창성과 창의성이 필요하다.

정답 4 ① 5 ① 6 ①

07 작업 진행 순서를 한눈에 파악할 수 있도록 도식화하여 시간관리를 하는 것이 목적인데 각 작업으로 진행되는 데 소요되는 시간을 세 가지로 표시하는 이 방법을 무엇이라 하는가?
① PERT
② CPM
③ 델파이
④ 명목 집단
⑤ 브레인스토밍

08 목표관리 방법을 적용할 때 효과나 문제점은 무엇인가?
① 조직원들의 의사소통이 활발해지고 사기가 올라간다.
② 비용을 줄일 수 있다.
③ 서로의 책임 소재가 명확하지 않기 때문에 평가가 어렵다.
④ 상위 구성원은 하위 구성원에게 위임하여 관리만 한다.
⑤ 목표는 추상적이고 달성이 힘든 것을 설정하고 목표의식을 갖도록 한다.

해설 MBO
- 조직의 상위 구성원부터 하위 구성원 모두가 참여한다.
- 일방적인 지시를 듣고 움직이는 조직이 아니라 책임을 규정하여 자기통제를 하도록 하는 관리방법이다.
- 조직원들 사이에 의사소통이 활발해지고 일체감이 형성되며 만족도가 높아진다.
- 설정한 목표는 달성 가능하고 구체적이며 결과지향적이고 측정 가능해야 한다.
- 서로의 책임 소재가 명확하기 때문에 업적을 평가하기도 쉬우나, 지나친 경쟁을 유발할 수 있다.

정답 7 ① 8 ①

09 지출되는 품목의 구체적 항목을 기준으로 예산을 운영하며 성과는 고려하지 않고 비용만 생각하는 예산 방법은 무엇인가?

① 품목별 예산
② 영기준 예산
③ 성과주의 예산
④ 점진적 예산
⑤ 기획 예산

해설
- 영기준 예산(감축 지향) : 예산을 편성할 때 전년도 예산과 사업을 고려하지 않고 모든 것을 제로(0)에서 다시 시작하는 것이다. 모든 계획을 재평가하여 불필요한 사업을 버리고 우선순위에 따라 예산이 집행된다.
- 품목별 예산 : 지출되는 품목의 구체적 항목을 기준으로 예산을 운영하여 부정행위와 낭비를 통제하기 위함이다. 성과는 고려하지 않고 비용에만 치중한다.
- 성과주의 예산 : 조직이 달성하려는 성과에 초점을 맞추어 필요한 비용과 업무량을 따져 예산액이 결정된다.
- 점진적 예산 : 전년도 경비에 근거해 올해의 물가상승률 등을 감안하여 예산을 수립하는 방법으로 간단하고 빠르지만, 전년도의 예산에 문제가 있었다면 그 문제가 다시 반복될 확률이 높아 비효율적이고 낭비의 우려가 있다.
- 기획 예산 : 목표를 이루기 위한 계획을 세우고 그 계획에 예산을 배분하는 것이다.

10 환자 분류체계로 간호수가를 산정하려고 하는데 이때 필요한 것은?

① 보호자의 요구도
② 재원일수
③ 환자의 간호요구도와 직접 간호시간
④ 간접 간호시간
⑤ 병동의 환자 수

해설 환자 분류체계는 의료와 간호요구도(직접 간호시간)에 따라 환자를 분류하고 각 집단에 따라 원가를 다르게 산정하여 일당으로 지급한다. 과잉진료를 막을 수 있고 환자 분류에 따라 간호사를 적절히 배치하고 관리하기 용이하다.

CHAPTER 05 조직

제1절 조직화

조직화는 조직(organizing)의 목표를 효과적으로 이루기 위해 보고체계를 만들고 과업을 분배하여 구조를 만드는 과정이다.

(1) 조직 구성 3요소

① 집권화와 분권화
  ㉠ 집권화 : 상위계층이 의사결정을 하고 하위계층에 전달되는 방식이라 상위계층의 리더십과 책임감이 필요하다.
    • 장점 : 시간과 비용을 절약할 수 있고 전문화가 된다. 하위계층의 입장에서는 결정된 내용을 통보받아 시키는 대로 하면 되기 때문에 통일성이 있어서 혼란을 피할 수 있다.
    • 단점 : 하위계층과의 의사소통이 되지 않으므로 창의적이고 자주적인 분위기가 조성되지 않는다. 상위계층의 권위주의, 관료주의(위계서열)적인 분위기가 조성된다.
  ㉡ 분권화 : '분'은 나누어진다는 말이다. 하위계층으로 <u>의사결정 권한이 분산</u>되어 있고 대규모 조직에 적합하다. 조직 환경이 불확실한 조직(예상하지 못한 일이 발생하면 빠른 결정 필요)은 분권화를 해야 한다. 상위계층의 결정에만 의존하면 대처하기가 힘들기 때문이다.
    예) 병원은 여러 개의 병동으로 나뉘며 병동 자체의 책임과 의사결정은 수간호사가 한다.
    • 장점 : 각자의 부서에 결정권한이 있으므로 업무를 신속하게 처리하며, 협조하고 참여하는 분위기가 조성된다.
    • 단점 : 하위계층을 감독하고 통제하는 힘이 약해질 수 있다. 부서 간의 조정과 협동심이 떨어질 수 있으며 부서별로 업무를 처리하다 보면 업무가 중복될 우려가 있다.
      예) 병동끼리 교류가 없다면 신규 간호사 교육 자료를 A, B 병동이 각자 만드는 데 시간을 소요하게 된다.
② 공식화 : 누가, 무슨 일을, 어떻게, 어떤 순서로, 언제까지 할 건지 등의 조직구성원이 지켜야 하는 규칙과 규정이다. 어떤 행위에 대한 예측을 하고 통제를 함으로써 혼란을 막을 수 있으며, 대규모 조직일수록 그리고 반복되는 단순 작업일수록 공식화 수준이 높아진다. 대형병원이면 병동과 간호사의 숫자가 많으니 그만큼 통일된 규칙이 필요하며 매일 반복되는 단순한 병동 업무에 규칙이 없다면 조직원들 사이에 혼란과 중복이 생긴다.
    예) 인계 → 라운딩 → 회진 → 주사처치 → 드레싱 → 점심 경구약 투약

③ 복잡성
  ㉠ 수평적 분화 : 과업의 분화이며 전문가를 양성하기 쉽다.
    예 드레싱 담당, 주사 담당, 감염 담당
  ㉡ 수직적 분화 : 위아래 계층이 분화되어 있다.
    예 간호부장 → 간호과장 → 수간호사 → 책임간호사

(2) 조직화의 기본 원리

① **통솔범위의 원리** : 관리자(통솔자)가 관리할 수 있는 직원과 단위의 숫자를 통솔범위라고 한다.
  ㉠ 통솔범위가 넓어지는 경우(직원을 많이 관리할 수 있게 되는 상황)
    • 통솔자의 능력과 시간이 많은 경우
    • 부하직원의 능력과 의식이 높은 경우 : 능력이 있는 부하직원이라면 관여할 사항이 줄어든다.
    • 기준(공식화)이 있는 경우 : 정해진 규칙대로 부하직원이 움직이고 문제가 생길 경우 기준을 적용하면 수월하다.
    • 도움을 받을 수 있는 스태프(막료)가 있는 경우
  ㉡ 통솔범위가 좁아지는 경우(직원을 적게 관리할 수밖에 없는 상황)
    • 전문직 : 시간과 노력과 집중이 필요한 일이기 때문
    • 지리적으로 분산된 경우 : 전국에 부하직원이 분산되어 있다면 의사소통도 안 되고 시간이 많이 든다.
    • 정보전달이 잘되지 않는 경우 : 100명보다 10명에게 메시지를 전달하는 것이 수월하다.

② **계층제의 원리** : 상위계층과 중간계층, 하위계층을 두어 각 계층에 의무, 권한, 책임을 부여한다.
  ㉠ 장점 : 구성원의 분쟁을 해결하고 통제를 할 수 있다. 의사소통의 통로가 정해져 있으므로 혼란이 없다.
    예 의료사고 발생 → 책임간호사 보고 → 수간호사 보고 → 간호과장 보고
  ㉡ 단점 : 복종해야 하는 경직된 분위기는 하위계층의 조직참여, 즉 소속감을 떨어뜨리는 요인이다. 일방적이고 지시적인 의사전달은 사고의 왜곡(잘못 해석함)을 가져오고 복종만 하다 보니 문제가 발생하면 대처할 수 있는 능력이 떨어진다.

③ **명령통일의 원리** : 부하직원은 한 사람의 상사에게서 명령을 받고 보고해야 한다.
    예 한 병동에 수간호사는 한 명이며 병동의 모든 책임과 권한이 주어진다.
  ㉠ 장점 : 책임 소재가 명확하며 의사소통과 업무처리에 혼란이 없다.
  ㉡ 단점
    • 상사가 지나치게 권위적이라면 의사소통이 힘들다. 상사가 혼자 결정하다 보니 업무처리가 지연될 수 있다.

- 기능적 전문가의 영향력을 감소시킬 수 있다.

  예) 정맥주사 전담간호사의 판단과 의견을 수간호사가 무시할 수 있다.
- 상사의 능력이 부족하면 조직이 불안정해질 위험이 높다.

④ **조정의 원리** : 조직은 분업화되더라도 결국 같은 목표를 향해 노력하는 집단이다. 하지만 분업화될수록 각 부서 간의 불협화음이 생기면서 공동 목표가 간과되기 쉬우므로 조정의 필요가 있다.

⑤ **분업전문화의 원리** : 대규모 조직일수록 구성원이 주된 한 가지 업무를 맡는 분업화와 전문화가 이루어져야 한다.

　㉠ 장점 : 능률적이고 신속하게 업무를 처리할 수 있다.

　㉡ 단점
- 비슷한 업무의 반복으로 흥미를 잃고 업무가 기계화되며 비인간화를 초래한다.

  예) 욕창 드레싱만 반복한다면 어떤 감정도 없이 기계적으로 일을 처리하게 된다.
- 책임을 피하려 하고 단위 간의 조정이 어렵다.

  예) 환자에게 문제가 발생했을 때 드레싱만 했던 간호사는 그 책임에서 빠지려고 한다. 드레싱과 상관없는 간호사와 서로 간 의사소통이 어렵다.
- 조직을 전체적으로 관리하는 것보다 비용이 추가로 들어간다.

  예) 드레싱만 하는 간호사가 별도로 있다면 급여가 그만큼 추가로 지급된다.

(3) 권력과 권한

① **권력** : 권한보다 더 넓은 개념으로 타인에게 영향력을 미치는 힘이자 능력이다.

　예) 수간호사가 근무표를 짤 수 있는 권한은 있지만 급히 대체해야 하는 상황이 생겼을 때 간호사에게 지시하여 응하게 할 수 있는 권력(힘)은 없을 수 있다.

개인적 권력	준거적	다른 사람에게 인기가 있거나 존경받는 사람이 가지는 권력으로 그 사람을 닮고자 한다. 예) 인기 연예인이 광고하는 상품의 판매
	정보적	희소가치가 있는 정보를 가지고 있는 사람이 가지는 권력이다. 예) 주식투자의 고급정보를 가지고 있는 경우
	연결적	중요한 인물과 연결해줄 수 있는 사람이 가지는 권력이다. 예) 대기업의 상위계층과 친구인 사람에게 들어오는 취업 부탁
	전문적	특정한 분야에 전문적 지식을 가지고 있는 사람이 가지는 권력이다. 예) 의사가 가지고 있는 의학적인 권력
조직적 권력	보상적	다른 사람이 원하는 보상을 해줄 수 있는 조직의 권력이다. 예) 임금인상, 포상휴가, 승진
	합법적	계약에 근거를 둔 직위와 관련한 합법적 권력이다. 예) 간호부장과 달리 수간호사는 다른 병동의 일에 관여할 권력은 없다.
	강압적	보상적 권력과 반대이며 벌을 줄 수 있는 조직의 권력이다. 예) 해고, 임금삭감, 징계

② 권한 : 다른 사람이 지시를 따르게 할 수 있는 <u>합법적인 권리</u>라고 생각하면 된다.
  예 수간호사는 근무표를 짜는 권한이 있으며 간호사는 그 근무표에 따라 근무를 해야 한다.
  ㉠ 권한 위임의 장점 : 권한 위임은 부하에게 권한을 나누어줌으로써 책임감을 느끼도록 하는 것이다. 최종책임은 상사에게 있다.
    예 간호사가 의료사고를 저질렀다면 수간호사가 보호자에게 대표로 사과를 한다.
    • 부하직원이 능력을 키울 수 있는 기회와 전문성을 키울 수 있는 계기를 주는 것이다.
    • 상사가 다른 중요한 업무처리를 하는 등 효율적으로 시간을 활용하고 효과적으로 업무를 처리할 수 있다.
    • 서로 간의 의사소통을 통해 조직의 목표를 명확히 알게 하며 적극적인 참여 분위기를 만들 수 있다.
  ㉡ 특징
    • 중요한 일이라면 권한 위임이 줄어든다.
    • 부하직원의 전문성, 능력과 의식이 높다면 권한 위임이 많아진다.
    • 조직의 규모가 클수록 권한 위임이 많아진다.
    • 부하직원의 능력을 인정하고 지원해주는 분위기라면 권한 위임이 많아진다.

제2절 조직 구조

(1) 유형

① 공식 조직
㉠ 조직 구성원 간에 상하지위체계를 중요하게 생각하여 의사소통의 장애가 올 수 있다.
㉡ 책임, 권한, 역할이 명백하게 구분되어 있다.

② 비공식 조직
㉠ 공식 조직 안에서 만들어진 조직이다. 회사 내 골프모임 같은 조직을 말하며 친목을 도모하면서 조직의 소속감을 느낄 수 있다.
㉡ 의사소통의 시간을 가지면서 문제를 해결할 수 있다는 장점은 있지만 도가 지나쳐 공사를 구분하지 못하게 될 수 있다.

(2) 공식 조직의 분류

① 프로젝트 조직(태스크포스팀)
㉠ 프로젝트는 특정 계획과 연구(목적이 명확)를 말하는데, 프로젝트를 위해 만든 전문인으로 구성된 임시 조직이다.
㉡ 프로젝트 조직 관리자는 독립된 지위를 부여받고 신속하게 업무를 처리할 수 있다.
㉢ <u>프로젝트가 완료되면 해산</u>되어 인적·물적 자원을 효율적으로 운영할 수 있다.
  ㉮ 병원은 주기적으로 인증을 받게 되는데 인증을 통과하기 위한 프로젝트 조직이 만들어진다. 간호팀, 영양팀, 재활치료팀, 행정팀 등 다양한 부서에서 프로젝트에 참여할 직원들이 선발된다. 이들은 인증 통과를 위한 업무를 집중적으로 수행하다가 인증이 끝나고 나면 흩어진다.

② 라인 조직(계선 조직) : 조직 내의 상하 계층구조이며 상급 관리자가 하급 관리자에게 지시하고 감독하는 조직이다. 계층에 따른 권한과 책임, 역할이 나누어져 있으며 대부분의 의사결정이 상급 관리자에게 집중되어 있다. 경직된 분위기로 인해 의사소통이 비효과적으로 이루어질 가망성이 높다.

③ 라인스태프(막료) 조직 : 스태프는 옆에서 도와주는 사람이라는 의미이다. ㉮ 드라마 스태프
㉠ 라인 조직에 스태프가 더해진 조직이다.
㉡ 스태프는 라인의 상급·하급 관리자들이 <u>필요로 하는 정보 등의 도움을 주는 조력자 역할</u>까지 하며 지휘와 명령을 하지 않는다.
㉢ 관리자와 스태프 사이에 갈등이 생길 우려가 있다.
  ㉮ 감염관리위원회의 간호사가 병동의 감염문제에 대하여 의견을 주고받을 때 수간호사와 마찰이 생길 우려가 높다.
㉣ 합리적인 의사결정을 할 수 있다.

④ 매트릭스 조직(행렬조직)
　㉠ 행렬은 가로줄(행), 세로줄(열)을 말한다. 세로줄인 라인 조직과 가로줄인 프로젝트 조직이 결합한 것이다.
　㉡ 라인 조직의 상사와 프로젝트 상사에게 각각 보고해야 하며 <u>두 상사에게 명령을 받는다.</u> 이 과정에서 갈등이 생길 수 있으므로 의사소통과 정보의 흐름이 매우 중요한 조직이다.
　㉢ 라인 조직에 있는 조직원을 능력에 맞는 프로젝트에 합류시킴으로써 능력과 만족감을 키워 줄 수 있다는 장점이 있다.
　㉣ 조직의 입장에서도 라인 조직을 유지하면서 다양한 부서의 전문가를 팀으로 만들어 운영함으로써 조직의 목표를 이루는 데 효과적으로 활용할 수 있다.
⑤ 직능별 조직(기능별 조직)
　㉠ 비슷한 업무별로 묶은 조직인데 스태프에게 정보제공과 명령까지 받을 수 있다.
　㉡ 전문인 혹은 숙련자를 활용하기에 효과적이나 문제가 생겼을 때 책임 소재가 분명하지 않은 단점이 있다.
　㉢ 팀 간에 상호 의존성이 낮고 조직이 안정되고 중소규모 조직에 적합하다.
⑥ 팀 조직
　㉠ 소수의 전문가가 모여 같은 목표를 가지고 업무를 수행하며 공동으로 책임을 진다.
　㉡ 변화하는 환경에 탄력적으로 대응하여 결성되었다가 해산될 수 있다.
　㉢ 명령과 지시가 아닌 서로 함께 정보를 공유하고 토의하면서 문제를 해결해간다. 팀장은 리더로서의 능력이 필요하다.

> **Tip** 의사, 영양사, 간호사, 약사가 팀을 이루어서 환자의 영양불량상태를 개선하기 위한 목표를 가지고 활동한다. 영양개선을 하기 위한 약물치료, 부족한 영양소를 맞춘 음식, 중심정맥영양 등 다양한 방법들을 논의하면서 해결해나간다.

제3절 간호전달체계

환자에게 간호서비스를 전달하기 위해 조직원에게 직무를 부여하고 조직화하는 것이다.

(1) 사례 방법

가장 오래된 방법으로 간호사가 지정된 환자에게 모든 간호를 제공하는 방법이다.
① 책임 소재가 명확하다.
② 환자와 간호사의 지속적인 1:1 관계로 신뢰 있는 인간관계가 형성될 수 있다.
③ 환자의 요구에 대한 일관되고 개별적이며 전인간호가 가능하다.
④ 간호사의 능력에 따라 간호 질의 차이가 있으므로 근무 교대 시 환자는 혼란을 느낄 수 있다.

⑤ 1:1 케어이기 때문에 간호인력이 부족한 조직에서는 부적절하다.

(2) 기능적 간호방법

투약, 드레싱, 간호기록 등 기능(업무)별로 업무를 나누어 간호하는 방법이다.
① 간호사가 부족한 조직에 적합하며, 업무를 반복하면서 숙달되어 전문가가 된다.
② 같은 일만 하는 기계적인 일에 지루해지고 간호의 질과 문제를 해결하는 능력이 떨어진다.
③ 전체적인 환자 파악이 되지 않고 책임 소재가 불분명하다.
　예 주사업무를 하는 간호사는 오로지 주사만 기계적으로 처치하게 된다.
④ 대상자는 전인간호를 받기 힘들며 여러 간호사의 간호를 받으면서 만족도가 떨어지게 된다.

(3) 팀 간호방법

팀 리더 간호사와 일반 간호사, 보조인력(간호조무사, 보호사, 간병인)으로 구성되어 환자 여러 명을 함께 간호하는 방법이다.
① 팀 회의를 통해 간호계획과 업무에 대해 논의하면서 팀리더가 업무를 분담한다.
② 자부심과 만족감을 느낄 수 있으며 보조인력을 충분히 활용하여 효율성을 높일 수 있다.
③ 업무 배분을 위한 협력과 의사소통, 조정 과정에 시간과 비용이 많이 든다. 이 과정이 제대로 되지 않으면 기능적 간호방법과 비슷하게 된다.
　예 액팅을 하는 간호사가 액팅만 계속한다면 기능적 간호방법과 다를 바 없다.
④ 협력 업무이므로 책임 소재가 불분명하고 환자가 자주 바뀌면 간호의 연결성이 떨어진다.

(4) 일차 간호방법

일차(원초적인, 첫 번째) 간호사가 몇 명의 환자를 입원에서 퇴원까지 24시간 동안 책임지고 간호하는 것이다.
① 일차 간호사가 쉬는 날에 대체하는 이차 간호사들은 일차 간호사의 간호계획에 맞추어 수행하므로 24시간 동안 책임진다고 표현이 가능하다.
　예 비위관을 가진 환자가 설사가 있을 때 지사제를 투여하지 않고 경관영양식만 변경 후 설사 양상을 관찰하기로 일차 간호사가 계획을 짰다면, 이차 간호사는 그 계획에 따라 수행한다.
② 책임감과 만족감, 자율성이 높은 직무이며 개인의 능력에 따라 업무를 수행하는 데 어려움을 느낄 수 있다.
③ 환자 입장에서도 일관적인 간호를 받게 되면서 만족감이 높아진다.
④ 일차 간호사의 전문성과 능력이 높아야 하며 인력과 비용도 많이 든다.
⑤ 일차 간호사는 영양사, 물리치료사 등 다른 부서의 건강요원들과 의사소통을 통해 환자 관리가 잘 이루어지도록 조정해야 한다.

(5) 모듈 방법

팀 간호와 일차 간호를 결합한 방법이며 2~3명의 간호사가 배정받은 환자의 입원에서 퇴원까지 전 과정을 담당하는 것이다.

① 팀으로 활동하기 때문에 자율성과 만족도가 높지만 책임 소재가 불분명하다.

② 24시간 책임지므로 간호가 연속적이며 총체적 간호를 수행할 수 있다.

③ 의사소통에 실패하면 환자와 간호사(비슷한 업무만 반복) 모두 만족감이 떨어진다.

(6) 사례관리

정해진 시간 안에 사례에 따른 환자의 실무 지침서(CP ; Critical Pathway)에 따라 계획된 간호를 적용해 만족스러운 결과를 가져오도록 하는 관리방법이다.

예) 제왕절개 수술 후 입원부터 퇴원까지 매일매일의 투약, 검사 활동, 교육, 영양, 운동 등 일정이 짜여 있고 그 일정에 따라 수행하면 된다.

① 입원기간을 줄이고 비용을 줄이지만 퇴원 일정을 맞추려다 보면 의료의 질이 떨어질 우려가 높다.

② 관리방법을 공유하여 여러 부서(영양과, 재활치료실, 상처간호팀 등) 간에 효과적이고 효율적인 의사소통이 이루어지면서 대상자와 직원의 만족도가 높아진다.

③ 간호표준이 정해지고 간호사의 책임과 자율성이 증가하며, 전인간호가 가능하다.

④ 정해진 실무지침서에 의해 관리가 이루어지므로 의사는 진료의 자율권 침해라 느낀다.

> **Tip** 환자의 실무지침서(CP)는 특정 수술, 특정 질환에 대한 입원부터 퇴원까지 처방과 간호 등을 시간의 순서에 맞추어 병원 자체에서 정한 것이다. 그렇다보니 다른 병원에서 일하다가 입사를 한 의사나 간호사는 적응하는 데 어려움을 느낄 수도 있다. CP는 간호사의 입장으로서 간호표준과 같은 것으로 무엇을 해야 하는지 미리 알 수 있으므로 그 틀에 맞추어 간호계획을 짤 수 있다는 것이 장점이다.

제4절 조직문화와 조직변화

(1) 조직문화
  ① 정의 : 조직문화는 조직생활을 하면서 자연스럽게 학습이 되는 신념, 가치, 관행 등이다. 예를 들어 선후배 사이가 경직되고 엄한 분위기의 조직에서 사회생활을 하였다면 새로운 조직원이 들어와도 학습된대로 행동하게 되는 것이다. 조직문화는 조직원들의 성과, 동기부여, 의사결정과 행동, 관리과정에 큰 영향을 미치게 되는데 의사소통이 자유롭고 긍정적인 조직문화가 형성되었다면 업무의 성과가 높아질 확률이 높다.
    예 반바지 출근이 허락되는 회사, 회식을 강요하지 않는 회사
  ② 특성
    ㉠ 조직문화는 자연적으로 학습이 되어 새로운 조직원에게도 영향을 미친다.
       예 태움을 받았던 간호사는 후배 간호사에게도 똑같이 행동할 위험이 높아진다.
    ㉡ 조직문화는 고유한 것으로 조직원간 그리고 외부와 공유가 되며 변화하기도 한다.
       예 조직문화에 자연스럽게 젖어들어가므로 긍정적인 분위기를 만들어가는 것이 중요하다.
    ㉢ 고유한 가치관과 관련이 있으며 의식, 의례와 같은 유형적 방법으로 표현되기도 한다.
       예 아침마다 티타임을 하는 분위기라면 다양한 차종류와 간식을 준비하게 된다.

(2) 계획적 조직변화
  ① 정의 : 조직원의 의사와 무관한 변화 혹은 자연적인 변화가 아니다. 조직원 스스로 목적과 동기를 가지고 변화하고자 하는 것이다.
  ② 레빈(Lewin)의 조직변화
    ㉠ 해빙기 : 굳어 있던 조직 문제가 서서히 녹으면서 조직원이 문제를 인식하고 변화하고자 한다.
       예 신규 간호사의 태움 문화가 문제라는 것을 경력 간호사가 인식하고 변화하고자 하는 것
    ㉡ 변화기 : 바람직한 방향으로 조직을 변화시키기 위해 대처 방법을 찾아가는 과정이다.
       예 경력 간호사를 대상으로 교육, 프리셉터 교육
    ㉢ 재동결 : 변화된 것을 안정시키고 다시 굳히기 위해서는 조직원의 노력과 통제, 강화가 필요하다.

CHAPTER 05 적중예상문제

01 집권화와 분권화에 대한 설명으로 틀린 것은?

① 집권화는 통일성이 있어서 하부 직원의 혼란을 막을 수 있다.
② 분권화는 조직환경이 불확실한 조직에서 필요하다.
③ 분권화는 부서 간에 업무가 중복될 우려가 있다.
④ 집권화는 창의적이고 자주적인 분위기가 조성된다.
⑤ 집권화는 시간과 비용을 줄일 수 있다.

> **해설** ④ 분권화의 장점이다.

02 리더의 통솔범위가 넓어지는 경우는?

① 직원이 전문적일 때
② 직원이 분산된 경우
③ 정보전달이 잘되지 않는 상황
④ 부하직원의 능력이 낮은 경우
⑤ 기준이 있는 경우

> **해설**
> • 통솔범위가 좁아지는 경우(관리하는 부하직원이 적은 경우)
>   – 전문직
>   – 지리적으로 분산된 경우
>   – 정보전달이 잘되지 않는 경우
> • 통솔범위가 넓어지는 경우(관리하는 부하직원이 많은 경우)
>   – 통솔자의 능력과 시간이 많은 경우
>   – 부하직원의 능력과 의식이 높은 경우
>   – 기준(공식화)이 있는 경우
>   – 도움을 받을 수 있는 스태프(막료)가 있는 경우

정답 1 ④ 2 ⑤

03 한 병동에 수간호사는 한 명이며 수간호사에게 모든 책임과 권한이 부여되고 간호사는 수간호사에게 지시받고 보고한다. 이것은 무슨 원리인가?

① 명령통일의 원리
② 계층제의 원리
③ 조정의 원리
④ 분업전문화의 원리
⑤ 통솔범위의 원리

> **해설** 부하직원이 한 사람의 상사에게 명령받고 보고하는 원리는 명령통일의 원리이다.

04 신종 감염병이 퍼지자 병원에서는 감염병에 대응하기 위한 팀을 결성하였다. 감염병이 잠잠해지면 이 팀은 없어지고 원래의 부서로 돌아간다. 이것은 무엇인가?

① 매트릭스 조직
② 프로젝트 조직
③ 라인스태프 조직
④ 직능별 조직
⑤ 행렬 조직

> **해설** 프로젝트 조직(태스크포스팀)
> - 프로젝트는 특정 계획과 연구(목적이 명확)를 말하는데, 프로젝트를 위해 만든 전문인으로 구성된 임시 조직이다.
> - 프로젝트 조직 관리자는 독립된 지위를 부여받고 신속하게 업무를 처리할 수 있다.
> - 프로젝트가 완료되면 해산되어 인적·물적 자원을 효율적으로 운영할 수 있다.

05 명령통일의 원리와 분업전문화의 원리가 조화롭게 이루어져 있으며 관리자의 독단적인 의사결정을 막을 수 있는 이 형태는 무엇인가?

① 매트릭스 조직
② 라인스태프 조직
③ 위원회 조직
④ 프로젝트 조직
⑤ 라인 조직

> **해설** 라인스태프(막료) 조직
> - 라인 조직에 스태프가 더해진 조직이다.
> - 스태프는 라인의 상급·하급 관리자들이 필요로 하는 정보 등의 도움을 주는 조력자 역할까지 하며 지휘와 명령을 하지 않는다.
> - 관리자와 스태프 사이에 갈등이 생길 우려가 있다.
> - 합리적인 의사결정을 할 수 있다.

정답 3 ① 4 ② 5 ②

06 간호사 한 명이 4명의 환자를 맡는데 입원에서부터 퇴원까지 모든 간호를 담당한다. 휴가에 들어가면 이차 간호사에게 간호계획을 그대로 알려주고 수행하도록 하는 이 간호 분담방법은?

① 일차 간호방법
② 팀 간호방법
③ 기능적 간호방법
④ 사례 방법
⑤ 개별 간호방법

> **해설** 일차 간호방법
> • 일차 간호사가 몇 명의 환자를 입원에서 퇴원까지 24시간 동안 책임지고 간호를 하는 것이다.
> • 일차 간호사의 간호계획에 맞추어 대체하는 이차 간호사들은 그대로 수행만 하는 것이다.
> • 책임감과 만족감, 자율성이 높은 직무이며 개인의 능력에 따라 업무를 수행하는 데 어려움을 느낄 수 있다. 환자의 만족감이 높아진다.

07 간호사 2~3명과 간호보조인력이 팀을 이루어 총체적인 간호를 한다. 협력 업무이므로 책임 소재가 불분명하지만 보조인력으로 인해 효율성이 높은 이 간호 분담방법은?

① 일차 간호방법
② 팀 간호방법
③ 기능적 간호방법
④ 사례 방법
⑤ 개별 간호방법

> **해설** 팀 간호방법
> • 팀 회의를 통해 간호계획과 업무에 대해 논의하면서 팀리더가 업무를 분담한다.
> • 보조인력을 충분히 활용하여 효율성을 높일 수 있다.
> • 업무 배분을 위한 협력과 의사소통, 조정 과정에 시간과 비용이 많이 든다.
> • 협력 업무이므로 책임 소재가 불분명하고 환자가 자주 바뀌면 간호의 연결성이 떨어진다.

CHAPTER 06 인사와 지휘

제1절 인사

(1) 인적 자원 관리 정의

인간의 노동력을 자원으로 간주한다. 우수한 인적 자원을 확보하고 개발하여 직무만족도를 높여야 한다. 조직목표 달성에 이바지하도록 인적 자원을 유지하고 활용하기 위해 계획하는 것이 인적 자원 관리이다.

(2) 직무 관리

① **직무 분석** : 직무는 조직에서 책임을 지고 하는 업무를 말한다. 직무 평가, 배치, 관리를 위해 직무 분석은 필요하다. 직무 분석은 직무를 위해 필요한 지식, 기술, 성향 책임 등과 같은 항목을 분석하고 정리하는 것이다.

  ㉠ 직무 기술서 : 직무의 구체적인 내용과 특성, 작업 조건을 기술한 것이다.

  > **Tip** 병원은 간호사뿐만 아니라 다양한 직군들이 있는데 그 직군들에 따라 해야 하는 직무들을 나열해두었다고 생각하면 된다. 간호사라면 직접적으로 해야 하는 간호(수혈간호, 항암화학요법 등), 간호기록과 물품관리, 여러 가지 준수해야 하는 지침들을 기술해둔 것이 직무기술서이다. 이런 기술된 직무를 얼마나 해내는가에 따라 평가가 달라지게 된다.

  ㉡ 직무 명세서 : 직무를 수행하는 사람에게 필요한 성별, 나이, 키, 몸무게, 능력, 지식, 기술, 성격 등 개인과 관련된 인적 요건이다.

  > **Tip** 간호사라면 최소한 전문학사 이상이어야 하고 간호사면허증을 가지고 있어야 한다. 해당 부서에서 근무하기 위해 최소한 훈련을 받아야 하는 필수교육 조건이 들어간다.

② **직무 평가** : 직무 간의 기술(지식, 경험, 자격요건), 정신적·육체적 노력(난이도), 책임 정도, 직무조건(위험성) 등을 비교하여 상대적인 가치를 계산하여 평가하는 것이다. 인력을 확보하고 배치하는 등 관리에도 적용하며 직원들이 합당한 대우를 받도록 하기 위한 근거가 되기도 한다. 중환자실과 응급실 간호사의 직무가 다르기 때문에 같은 잣대로 평가를 하면 안 된다. 올바른 직무평가를 하기 위해서는 관리자가 직무분석을 통한 현장에 대한 이해를 하는 것이 필요하다.

  ㉠ 서열법 : 직무를 평가하는 가장 오래된 방법으로 직무 자체를 단순비교하여 서열을 매기는 것이다. 주관적인 판단이 개입될 가망성이 크며 작은 조직에서 적합한 방법이다. 간단하고 신속하고 직무에 대한 보편적인 기준이 없다 보니 애매하다. 예를 들어 10년차 간호사는 3년차 간호사보다 더 많은 책임감 있는 직무를 하고 병원에 기여하는 바도 크다 생각하여 더 많은 보수를 주는 것이다.

ⓒ 요소비교법 : 회사마다 중요하게 생각하는 핵심이 되는 직무가 다를 것이다. 예를 들어 마케팅 회사라면 커뮤니케이션 능력이고 디자인 회사라면 책임감이라고 할 수 있다. 커뮤니케이션 능력과 책임감을 평가하기 위한 평가요소들이 있을 것이다. 이렇게 기준이 되는 직무와 평가요소를 만들어 놓은 후 평가할 직무를 가져와 대조해보고 평가하는 것이다. 단점은 기준이 되는 직무를 선정하고 평가할 요소들을 선정하는 것이 어렵다는 것이다.
　　ⓒ 분류법(등급법) : 비슷한 직무를 하는 사람들끼리 분류를 지어서 등급을 매기며 그 등급에 맞는 보수를 지급하는 방법이다. 비슷한 직무라고 할지라도 이들 간의 차이는 있을텐데 그런 차이를 무시했다는 단점이 있다. 예를 들어 한 회사의 과장 직급은 월급을 모두 비슷하게 받는데 어느 팀의 과장을 맡느냐에 따라 일의 정도와 스트레스 유무의 차이는 존재하게 된다는 것이다.
　　ⓔ 점수법 : 정신적 노력, 직무의 위험도, 책임감 정도, 교육 정도 등 다양한 요인들을 점수로 매긴다. 부서마다 총 점수가 다르므로 상대적인 가치를 평가할 수 있다. 점수를 매기는데 주관적인 판단이 들어갈 수 있고 세부적이고 다양한 직무에서는 점수법을 적용하기가 어렵다. 예를 들어 중환자실의 간호사와 외래의 간호사는 하는 일이 다르므로 중요하게 생각하는 직무의 가치와 우선순위는 다르고 총 점수도 달라진다. 총 점수에 따라 보수는 달라지게 된다.
③ **직무 설계** : 조직원이 직무에 만족감을 느낄 수 있도록 근로 환경과 조건을 설계하는 것이다.
　　㉠ 직무 순환 : <u>다양한 직무를 경험</u>하도록 하는 것인데 정형외과 병동에서 내과병동으로 순환하는 것이 예이다. 조직을 전체적인 관점에서 바라보게 되고 긍정적인 자극을 받을 수 있다는 장점이 있다. 한편 적응할 때까지는 스트레스에 노출되어 무력감을 느낄 수 있다.
　　㉡ 직무 확대 : <u>수평선에서 하는 업무의 양을 늘리는</u> 것이다. 다양한 직무를 경험하면서 도전감과 만족감을 느낄 수 있지만 성향에 따라 스트레스를 받고 불만이 늘어날 수 있다.
　　　예 프리셉터를 하면서 신규 간호사를 교육하는 업무를 맡는다.
　　㉢ 직무 단순화 : 분업화, 세분화, 전문화하여 조직원이 해야 하는 업무의 양을 줄여 단순화하여 효율성을 높인다.
　　　예 드레싱 전담, 주사 전담을 나눈다.
　　㉣ 직무 충실화 : 직무를 수평적, 수직적으로 확대하는 것이다. 직무확대는 다양하게 업무의 양(수평적)을 늘리는 것이지만 직무충실화는 업무를 계획하고 통제하는 권한까지 부여하는 것이다. 직무를 수행하는 사람에게 자유재량권과 의사결정권(수직적)을 주면서 업무에 만족감을 느끼고 성취감을 경험하면서 자아성취감과 성장할 수 있는 경험(동기요인)을 느끼게 한다. 하지만 업무를 수행할 수 있는 능력을 키우기 위해 교육을 시키는 비용이 들 수 있고 단순한 일을 좋아하는 직원은 부담과 스트레스를 느낄 수 있다.
　　　예 수간호사가 책임간호사에게 권한을 위임해주는 예

ⓜ 직무특성 모형
- 개인의 차이와 다양성을 존중하여 동기부여 할 수 있도록 설계를 하여 직무확대로 인한 스트레스를 줄여줄 수 있다는 것에서 직무충실화 모형의 단점을 개선하였다고 할 수 있다.
- 5가지 특성 : 자유롭고 결정권이 어느 정도 있는 자율성, 일을 잘하고 있는지에 대한 피드백, 일의 시작과 마무리를 파악할 수 있는 정체성, 중요하다 여기는 직무, 자극을 받을 수 있는 다양한 활동

(3) 확보관리

① 간호직원 인력 결정 과정
  ㉠ 간호업무량 측정
   - 직접간호활동 : 환자에게 직접적으로 제공하는 간호이며 투약, 운동, 경관영양, 대상자와의 의사소통과 교육 등이다.
   - 간접간호활동 : 직접간호활동의 전후 활동을 말하는데, 의사 오더 확인, 간호기록, 경관영양 준비, 인수인계 등이다.
   - 간호직원 개인 시간
  ㉡ 간호직원의 직무 분담과 수요 결정 : 간호직원(간호인력, 보조인력)들에게 직무를 배분하여 필요 인력의 숫자를 결정한다.
    ㉮ 단순한 식사 보조와 검사물 접수는 간호조무사를 활용한다.

② 간호인력 산정 방법
  ㉠ 서술적 방법
   - 기존의 경험에 근거하여 확보해야 하는 간호사의 숫자를 정하는 방법이다.
   - 빠르고 쉽게 처리할 수 있으나 환자의 중증도는 고려하지 않았다는 것이 단점이다.
    ㉮ 의료법에 입원환자 2.5명당 1명으로 규정되어 있다.
  ㉡ 산업공학적 방법 : 간호사 업무일지나 간호 활동을 관찰하여 소요되는 <u>시간과 간호업무량을 파악</u>하는 양적인 조사를 해서 간호사의 수를 정하는 방법이다.
    ㉮ 환자의 체위변경 시간이 근무 중 차지하는 시간이 많은 병동은 간호사를 더 배치한다.
  ㉢ 관리공학적 방법 : 환자 유형을 나누고 유형별로 업무의 난이도와 빈도수, 간호요구도를 분석하여 그것을 기초로 간호사의 수를 정하는 방법이다.

> **환자 분류체계**
> 간호요구도에 따라 환자를 분류하여 적절한 수의 간호인력을 배치하기 위함이다.
> - 원형평가제 : 환자의 전형적인 특성을 기준으로 3~4개의 군(최고도, 고도, 경도)으로 나누어 평균 간호시간을 산출하여 분류하는 것으로 객관성이 다소 떨어진다.
>   ㉮ 스스로 걸어 다니고 수저질을 할 수 있으며, 대소변을 해결하고 주의를 요하는 약물을 투약하지 않는 환자는 경도로 분류한다.
> - 요인평가제 : 객관적으로 환자의 간호요구도를 점수화하여 환자를 분류하는 것이다.
>   ㉮ 기관절개술의 유무, 주사처치 빈도수, 드레싱 유무 등을 점수화하여 총점을 계산해 분류한다.

③ **채용(모집)과 선발** : 내부 모집(기존의 간호조직 내에서 적절한 인력을 찾는 방법)과 외부 모집이 있다. 채용공고를 통해 응모한 사람 중에 적격자를 결정하는 과정을 선발이라 한다. 선발하는 방법은 지능검사, 적성검사(직업과 관련된 활동을 성공적으로 할 수 있는지 잠재능력을 파악하는 검사), 인성검사, 면접, 필기시험, 신체검사 등이 있다.

④ **배치** : 최종 선발된 지원자를 적재적소(지원자의 능력과 성향에 맞는 적절한 부서)에 배치시켜 직무를 부여하는 것이다.

　㉠ 근무표 : 간호직원의 업무를 분담하고 근무 시간을 계획하는 것으로 권한이 부여된만큼 책임감을 느껴야 한다. 공정하고 일관되게 근무조절이 가능하도록 융통성 있게 짜야 한다. 서면으로 작성하여 미리 공지해야 한다. 직무특성과 능력의 개별성을 고려하여 간호직원을 골고루 배치해야 한다.

　㉡ 근무표 작성 방법
- 중앙집권적 방법 : 중앙조직에서 일괄적으로 근무표를 작성하는 것이다. 병원의 근무표 작성원칙을 토대로 하며 공평한 방법이지만 간호직원에 대한 요구가 반영되지 못한다는 단점이 있다.

  > **Tip** 간호부와 같은 중앙조직에서 모든 간호부의 근무표를 짜는 것이므로 규모가 작은 병원에서 수간호사가 근무표를 짤 수 없는 상황에서 가능한 방법이다.

- 분권적 방법 : 간호단위의 관리자(병동의 수간호사)가 근무표를 작성하는 방법이다. 병동과 병동 간호직원의 특성과 개인요구에 맞추어 융통성 있게 짤 수 있으나 수간호사의 주관적인 판단이 들어갈 수 있고 시간이 많이 걸리는 단점이 있다.
- 주기적 근무일정표 : 일정한 주기로 근무를 반복하는 것으로 근무표를 짜는데 시간을 줄일 수 있고 개인적인 계획을 세우기가 편하다는 장점이 있다. 근무변경이 힘들다는 단점이 있다.
- 가변적 근무배치 방법 : 업무량의 증감에 따라 근무하는 직원의 수를 조정하는 방법이다.

(4) 개발관리

① **인적 자원 개발관리** : 조직원이 직무를 수행하는 데 필요한 기술, 지식, 문제해결 능력을 향상시키기 위해 지원하는 관리 활동이다. 조직원은 교육을 통해 만족감과 자기계발, 자신감을 증진하고 전문적인 능력을 올릴 수 있다.

　㉠ 교육 장소에 따른 개발 관리방법

직장 내 훈련	조직 안에서 일을 하면서 동시에 직무와 관련된 기술과 지식을 배우는 것이다. 보통 상사가 부하에게 훈련을 시켜준다.
직장 외 훈련	조직 밖에서 교육 전문가에게 교육을 받는 것이며 일에서 해방되므로 오로지 교육에만 몰두할 수 있다.

ⓒ 교육받는 대상자에 따른 개발 관리방법

보수교육	졸업하고 나서 해당 분야의 지식과 기술을 유지, 향상시키기 위해 실시하는 교육이다. 예 새로운 의료기술, 치료방법, 드레싱 방법의 최신 흐름
프리셉터십 (신입직원)	신규 간호사가 병동에 배치된 후에 프리셉터와 1:1로 관계를 맺으면서 훈련을 통해 병원에 적응하도록 도와주는 것이 목적이다. Tip 신규간호사가 병동에 배치되면 몇주동안 프리셉터 간호사와 근무표를 맞추어서 훈련을 받도록 한다. 프리셉터 뿐만 아니라 교육전담간호사도 신규간호사의 병원적응에 도움을 주고 있다.
실무교육	모든 간호사가 실제 현장에서 필요로 하는 직무의 질을 높이기 위해 실시하는 맞춤 교육이다. 예 매년 병원 실무지침이 변경되었다면 교육자료를 배포하고 가이드라인대로 하는지 수시로 확인하고 피드백을 받게 된다. 혈액투석실에 근무한다면 투석과 관련된 최신 정보들을 교육 받도록 하는 것도 예가 된다.
간호관리자 훈련	간호관리자들을 대상으로 병동을 운영하는 방법, 예산관리 교육, 리더십, 직원 관리 방법, 의사소통 능력 등을 교육한다. 외부에서 전문 강사 혹은 교수가 초빙되어서 수개월 동안 훈련을 받기도 한다.
예비교육 (신입직원)	신규 직원이 업무를 시작하기 전에 조직 내 적응과 직무처리에 도움이 될 수 있도록 사전에 하는 교육이다. • 유도훈련 : '유도'는 어디로 끌고 온다는 뜻이다. 채용 후 바로 실시하는 교육으로 병원의 전체적인 틀을 설명하면서 매력을 느끼게 해 병원으로 유인시키는 것이다. 예 급여일, 근무시간, 조직의 사명, 조직의 목표, 병가 • 직무 오리엔테이션 : 일관적으로 사전에 교육받게 되는 것으로 병동 배치 전에 불안감을 덜어준다. 예 투약 주의사항, 멸균소독 관리방법, 심폐소생술 등

② **경력개발** : 조직원이 조직의 목표에 맞는 개인의 목표를 설정하고 이 목표를 달성하기 위해 계획을 짜고 노력하는 과정이다. 사다리처럼 한 단계씩 올라가면 지위와 급여가 올라가면서 개인의 직무 만족도가 높아지는 것이다.

예 대학원에서 병원이 필요로 하는 분야를 공부하고 외부 교육을 이수하거나 자격증을 따는 것이 경력개발에 들어간다.

③ **직무 수행평가** : 인사고과와 같은 말이다. 정해진 기간 동안 직원이 얼마나 본인의 직무를 잘 수행하였는가를 평가하여 직원 간의 상대적 가치를 결정하여 비교하기 위함이다. 평가가 높은 사람은 공정하게 급여와 승진에 대우를 받고 능력을 개발할 수 있는 기회가 부여될 수 있다.

㉠ 평가 기준에 따른 분류

행동기준	• 대조표법 : 업무 수행 체크리스트에 수행 여부(○, ×)를 체크하는 방법이다.
	• 물리적 관찰법 : 관찰자가 직접 일하는 것을 보면서 평가하는 방법이다.
	• 중요사건 기록법 : 실적에 영향을 주는 중요한 사건을 바탕으로 평가한다.
	• 에세이(일화 기록) : 수행에 있어 지켜봤던 강점과 약점을 기술하여 평가한다.
	• 도표식 평정척도법 : 평가해야 하는 요소를 두고 평정척도(1~5점) 중에 표시를 하는 방법이며 흔히 쓰이는 방법이다.
	예 평가요소 : 의사소통 능력
	    5점(매우 좋다)------------------------1점(매우 나쁘다)
	• 행동(행태) 중심 평정척도법 : 도표식 평정척도법과 중요사건 기록법이 결합한 평가방법이다. 성과와 관련이 있는 중요한 사건을 점수 순서대로 나열하고 그중에 고르는 방법이다.
	예 평가요소 : 의사소통 능력
	    1점 : 상대방의 이야기를 듣지 않으며 독단적으로 결정하여 피해를 자주 준다.
	    5점 : 상사와 부하직원의 의견에 귀를 기울이며 적절하게 자기표현을 하는 능력이 있다.

규범기준	• 서열법 : 직원을 우수한 사람에서부터 미숙한 사람까지 서열을 매긴다. • 강제배분법 : 등급마다 배분되는 피평가자의 범위와 숫자를 미리 정해두고 각 등급에 맞는 피평가자를 강제 배분하는 방법으로 피평가자의 숫자가 많을 때 유용하다.
성과기준	• 목표관리법 : 목표를 얼마나 달성했는지 여부가 기준이다. • 직접지수고과법 : 이직률, 생산율, 결근율과 같은 비인간적인 요소 측정이 기준이다.

  ⓒ 오류
  - 후광효과 : '후광'은 '뒤에 비치는 빛'을 말한다. 두드러지게 뛰어난 특성으로 인해 모든 평가에서 점수를 후하게 준다. 반대는 혼 효과(일부 부정적인 것을 보고 박하게 점수를 줌)이다.
    예 외국의 명문대학교 출신 지원자, 뛰어난 미모의 여성 지원자
  - 중심화 경향 : 극단적인 것을 기피하는 평가자가 중간 점수만 주는 성향을 가지고 있다.
  - 규칙적 착오 : 점수를 늘 후하게 혹은 나쁘게 주는 평가자의 규칙적인 성향이다.
  - 관대화 경향 : 평가를 받는 사람에게 관대한 마음으로 늘 점수를 후하게 주는 것이다.
    등급별 비율
    예 상 30%, 중 40%, 하 30%을 적용하면 이 오류를 막을 수 있다.
  - 근접오류 : 평가 시점과 근접한 시기에 일어난 사건에 영향을 받는 것이다.
    예 불량하게 근무했던 직원이 평가일 직전에 판매 실적을 크게 올려서 점수를 높게 받는 경우
  - 논리적 오류 : 두 가지 평가요소에 논리적 관계가 있을 때 한 요소가 우수하면 나머지 요소도 우수하다고 생각하는 경우이다.
    예 의사소통 능력이 뛰어나면 리더십 능력도 뛰어날 것이라고 생각하는 경우
  - 연공오차 : '연공'은 여러 해(연) 동안 공로(근무)를 세웠다는 말이다. 근무 연수가 많거나 나이가 많으면 업무 능력이 높을 것이라 생각하고 후한 점수를 주는 것이다.

(5) 유지 관리

인적 자원이 이직하지 않고 조직 내에 남아 있도록 하는 활동이다.

① 보상

  ⊙ 외적 보상 : 노동의 대가로 받는 금전적인 보상이다.

기본급	연공급 (호봉급)	실력과 무관하게 근속 연수가 올라가면 임금이 자동적으로 상승한다. 장기근속자가 많을 수는 있으나 적극적으로 일하지 않으며 전문 인력(연봉을 많이 주어야 하는데 기존 직원이 받아들이기 힘들어함)을 확보하기가 힘들다.
	성과급	조직의 목표에 얼마나 성과를 이루었느냐에 따라 임금이 달라진다. 작업 능률이 올라가고 실력 있는 인재를 키울 수 있지만, 경쟁이 심화하고 성과에만 집착한 나머지 단기목표에만 집중할 수 있다. 예 신규 직원이더라도 실력이 뛰어나면 상사보다 임금을 더 받을 수 있다.

기본급	직능급	연공급과 직무급이 결합한 형태이다. 근속연수(연공급)가 올라가면서 함께 직무 능력(직무급)이 올라가야 임금이 인상되는 체계이다. 예 연차가 올라가면 교육을 듣고 필요로 하는 자격증을 꼭 이수해야 한다.
	직무급	직무의 난이도와 책임 정도 등에 따라 임금도 차별을 둠으로서 실력 있는 인재를 확보할 수 있고 작업능률을 올린다.
수당		주말근무수당, 야간근무수당, 직책수당, 특수부서근무수당 등이다.
상여금(보너스)		명절이나 근무 실적과 회사 판매 실적이 올라가면 받게 되는 보너스를 말한다.

ⓒ 내적 보상 : 비금전적이며 심리적으로 느끼는 만족감, 성취감, 동기부여 등이다. 외적 보상에 비해 동기부여를 일으키며 외적 보상의 한계를 극복할 수 있다.
   예 연봉은 적게 받더라도 직무에 만족감과 열정, 꿈이 있다면 오래 근무할 수 있게 된다.

② 훈육 : 직원이 자신의 문제가 되는 행동을 긍정적인 방향으로 수정할 수 있도록 동기부여를 하는 과정이다.
   ㉠ 원칙
      • 훈육을 하기 전에 설정된 규칙과 규정을 직원이 충분히 이해할 수 있도록 설명한다.
      • 문제가 발견되면 즉시 훈육을 하되 감정적으로 하지 않고 프라이버시를 지켜주어야 한다.
      • 문제가 되는 행동에만 포커스를 맞추고 긍정적인 방향으로 행동을 수정하도록 유도한다.
      • 문제행동을 일으켰던 상황에 대해 정보를 충분히 수집하고 유연성 있게 대처해야 한다.
      • 훈육을 하고 나서 행동이 변화되는지 확인이 필요하다.
   ㉡ 순서
      • 면담 : 비공식적으로 1 : 1 상담을 통해 문제가 되는 행동이 긍정적으로 바뀔 수 있도록 유도한다.
      • 구두 경고 : 문제행동이 변화되지 않는다면 징계를 받을 수 있음을 통보한다.
      • 서면 경고 : 문제행동이 반복되면 징계가 가능함을 서면으로 통보한다.
      • 정직 : 몇 달 동안 일을 하지 못하고 급여도 받지 못한다.
      • 해고

③ 협상 : 회사에서는 노사관계(근로자와 임금을 주는 자의 관계)의 마찰이 발생하는데 이 과정에서 협상이 이루어진다. 협상은 상호의존적(근로자와 임금을 주는 자는 서로가 필요한 존재)인 관계에 있는 양측이 서로에게 이익이 되는 방향으로 의사결정을 하는 과정이다.
   ㉠ 유형
      • 분배적 협상 : 제한된 자원을 분배하는 과정인데 한쪽이 많이 가져가게 되면 나머지 한쪽은 적게 가져가는 손해로 이어진다는 가정하에 협상한다.
         예 중고 자동차를 판매할 때 가격은 대략 정해졌고 구매자가 턱없이 싼 가격을 부른다면 판매자 입장에서는 그만큼 손해를 보게 된다.
      • 통합적 협상 : 자원이 제한되어 있지 않다. win-win 전략으로 서로에게 더 큰 이익이 될 수 있다고 가정하고 협상한다.

예 문제가 있는 직원을 해고하려는데 직원이 실업급여를 받을 수 있게 해 달라고 협상해 왔을 때, 협상을 받아들이면 회사는 골칫거리가 되는 문제가 사라지는 것이고 직원은 실업급여를 받을 수 있으므로 win-win 전략이다.
  ⓒ 원칙
    • 협상 테이블에서 서로를 존중하는 태도를 취하고 경쟁보다는 협력을 하기 위해 노력한다.
    • 문제에 초점을 맞추고 자신의 입장을 고집하기보다는 열린 마음으로 문제해결에 힘쓴다.

제2절 지휘

(1) 리더십 이론
  ① 특성 이론 : 리더에게는 다른 사람과는 다른 특성이 있을 것이라고 생각하는 이론이다. 리더십은 노력해서 되는 것이 아니라 선천적으로 가지고 있는 자질(지성, 성격, 지능)과 같은 것이다. 리더의 공통적인 특징을 찾는 데 실패하였고 환경의 영향을 고려하지 않았다는 한계점이 있다.
  ② 행동 이론 : 리더가 부하들을 대하는 행동에 따라 리더십이 정해진다.
    ㉠ 민주형 리더십
      • 조직원이 적극적으로 참여하여 토의를 통해 의견을 제시하며 최종결정은 리더가 한다.
      • 의사결정에 조직원이 참여하므로 소속감과 책임감, 자율성이 증대된다.
      • 의사결정이 지연되며 조직원이 많다면 통솔이 어렵다.
    ㉡ 자유방임형 리더십
      • 조직원이 스스로 잘할 수 있다 여겨 방임을 하고 지시를 거의 하지 않는다.
      • 조직원의 업무능력과 자율성이 높다면 효과가 있다.
      • 협조적인 분위기가 만들어지지 않고 목표를 향해 지도하는 리더가 없으니 방치되고 무질서가 조장된다.
    ㉢ 권위형 리더십
      • 리더가 혼자서 모든 것을 결정하고 이끄는 권위주의적인 스타일이다.
      • 위기상황이나 조직원들이 미숙할 때 효과적이다.
      • 조직원이 문제해결능력 없이 의존하려고 하고 책임의식이 떨어진다. 리더의 독단적인 행동으로 자율성과 만족감이 없어 능률이 저하된다.
  ③ 상황 이론
    리더와 부하의 특징, 직무의 성격 등의 상황에 리더십이 영향받는다는 이론이다. 리더가 환경에 얼마나 적응을 잘하느냐가 중요한 요인이다.

⊙ 피들러의 상황 적합성 이론
- LPC(Least Preferred Co-worker) : 함께 일하고 싶지 않은 직원을 생각하고 그 사람을 떠올리며 18개의 문항에 점수를 내어 합산하여 리더의 성향을 알 수 있는 척도이다.
  예) 관계 지향적인 사람이라면 함께 일하고 싶지 않은 사람이라도 높은 점수를 주면서 좋게 평가하려고 한다. 과업 지향적인 사람이라면 있는 그대로 낮은 점수를 주게 된다.

심술궂고 비열한 사람	1 2 3 4 5 6 7 8	점잖고 신사적인 사람
우울한 사람	1 2 3 4 5 6 7 8	늘 즐거워하는 사람

- 관계지향적 리더 : LPC 점수가 높으며 사람과 관계를 통해 만족감을 얻는 리더이다. 부하를 배려하고 자율성을 존중한다.
- 과업지향적 리더 : LPC 점수가 낮으며 과업의 성과를 이루면서 만족감을 얻는 리더이다. 업무를 제대로 마치기 위해 지시를 내리고 규칙을 강조한다.
- 상황 변수

리더와 구성원의 관계	구성원이 리더를 신뢰하고 따르는 관계라면 리더십은 높아진다.
과업구조	과업이 명백하게 규정되어 있다면 리더십은 높아진다.
리더의 지휘 권력	조직원에게 상 혹은 벌을 줄 수 있는 권력이 있으면 리더의 지시를 따를 확률이 높다.

- 적합한 리더십의 상황 : 상황이 호의적이거나 비호의적일 때 과업지향적 리더십이 적절하다. 호의성이 중간 정도이면 관계지향적 리더십이 효과적이다.

호의적인 상황	리더와 부하 사이의 관계가 좋으며 과업의 목표가 명백하고 리더의 권력이 어느 정도 있는 경우이다. 부하가 리더를 신뢰하기 때문에 지시에 순응하여 과업지향적 리더십이 가능하다.
비호의적인 상황	리더와 부하 사이의 관계가 나쁘며 과업이 불명확하고 리더의 권력이 어느 정도 있는 경우이다. 권력을 이용한 과업지향적 리더십이 효과적이다.

ⓒ 허시와 블랜차드의 상황 모형 : 조직원의 능력과 동기(의욕)에 따라 리더십을 다르게 발휘해야 한다는 것이다.

부하직원의 능력이 낮음	높은 과업지향 (부하가 능력이 부족하니 일일이 업무를 지시하고 계획해야 한다)	동기가 높음	설득형 리더십 : 능력은 없는데 의욕만 앞서는 부하직원이다. 실력을 키우기 위해 설득하여 교육과 훈련을 받도록 한다(높은 관계 지향).
		동기가 낮음	지시형 리더십 : 능력과 의욕이 모두 없는 부하직원이다. 목표를 제시하고 일방적으로 지시를 내리면서 방향을 잡아 앞으로 나가야 한다(낮은 관계지향).
부하직원의 능력이 높음	낮은 과업지향 (부하가 능력이 있으니 관여하지 않아도 알아서 업무처리를 한다)	동기가 높음	위임형 리더십 : 자율적으로 행동하도록 직원에게 위임한다(낮은 관계지향).
		동기가 낮음	참여형 리더십 : 능력은 충분한데 의욕이 없는 부하직원이다. 참여와 협조를 유도하기 위해 인간적인 관계를 맺는다(높은 관계지향).

ⓒ 하우스의 경로 목표 이론 : 리더는 조직의 목표를 이룰 수 있도록 부하직원에게 동기를 유발하는 리더십을 발휘해야 한다.
- 영향 요인 : 구성원의 욕구(안전욕구, 보상욕구, 인정욕구 등), 능력 등의 개인적 특성과 과업의 특성(역할 구분, 업무의 모호함과 난이도), 조직의 안정 여부, 상황의 긴박성과 같은 환경이 영향을 미친다.

- 리더십 스타일

지시적	과업지향적 리더십과 유사하며, 직무를 명확하게 하고 통제와 지시를 하는 리더십으로 능력이 낮은 부하직원에게 유리하다.
참여적	의사결정을 할 때 부하직원이 참여할 수 있도록 유도하여 영향력을 미칠 수 있도록 하는 리더십이다.
후원적 (지원적)	부하직원에게 친밀하게 인격적인 대우를 한다. 부하의 욕구와 복지에 관심을 가지고 지원해주기 위해 노력하는 인간지향적인 리더십이다.
성취지향적	목표관리기법(MBO)이 예인데 부하의 능력이 높을 경우 유리하다. 목표를 달성하여 성과를 이룰 수 있도록 이끄는 리더십이다.

④ 변혁적 리더십
  ㉠ 정의
    • 구성원들에게 미래의 장기적인 비전을 제시하고 함께 달성할 수 있도록(상호작용) <u>높은 수준의 동기를 유발</u>하여 기대 수준 이상의 성과달성이 목표이다.
    • 변혁적 리더십은 의식을 높여 구성원이 자아실현을 위해 스스로 움직이게 만든다.
    [참조] 거래적 리더십은 인센티브, 보상 등을 통해 구성원이 바람직한 행동을 하도록 유도한다.
  ㉡ 필수 구성 요인
    • 지적 자극 : 구성원들이 현재에 안주하지 않고 도전하며 창의적이고 비판적인 사고를 할 수 있도록 자극한다.
    • 개별적 관심 : 구성원 개개인에게 관심을 가지고 욕구를 파악하여 코칭과 피드백을 한다.
    • 카리스마 : 바람직한 도덕적 기준을 가지고 있고 구성원에게 존경과 신뢰를 받는 힘이다.
    • 영감적인 동기 유발 : 미래에 대한 비전을 제시하고 동기를 유발시켜 조직에 헌신하도록 하는 것이다.

(2) 동기부여 이론

① 동기부여 내용 이론

무엇이 동기를 유발하는가에 초점을 맞추었다.

㉠ 욕구단계 이론(Maslow) : 인간의 욕구는 5단계가 있으며 욕구는 동기부여를 일으키는 원동력이 된다. 두 가지 단계의 욕구는 동시에 일어나지 않는다고 가정한다. 하위 수준의 욕구가 충족되고 나면 더 이상 동기가 될 수 없으며 상위 수준의 욕구를 이루고자 한다.

5단계	자아실현 욕구	도전, 잠재능력 발휘 등 스스로 더 성장하고자 하는 욕구이다.
4단계	존경 욕구	승진, 의사결정권, 칭찬, 포상 등 타인에게 인정받고(외적인 부분) 스스로에게 인정받는 자기 존중감을 느끼고자 하는(내적인 부분) 욕구이다.
3단계	소속감과 애정의 욕구(사회적 욕구)	모임, 부서 소속, 만남, 원활한 의사소통 등 의미를 가지고 대인관계를 가지고 싶어하는 욕구이다.
2단계	안전 욕구	전쟁으로부터 자유, 안전한 주거시설, 임금인상, 고용안정 등 육체적, 심리적, 경제적으로 안전하고자 하는 욕구이다.
1단계	생리적 욕구	의식주, 최저임금, 휴식 등 생존하기 위한 기본 욕구이다.

[예] 직무에 있어 안정감(2단계)을 느끼게 되면 안정감에 대한 동기부여는 더는 생기지 않고 동료들과 인간적으로 친하게 지내고 싶은(3단계) 동기부여가 생긴다.

ⓒ ERG 이론(Alderfer) : 매슬로의 욕구단계 이론을 보완한 이론으로 5단계를 축약하여 3단계를 만들었다. 상위 욕구가 좌절되면 다시 하위 욕구로 퇴행하여 하위 욕구를 더 만족시키기 위한 행동을 취한다는 것과 두 가지 이상의 욕구가 동시에 나타날 수 있다(개인차)는 것이 Maslow 이론과 다른 점이다.

3단계	성장 욕구	인간이 좀 더 나은 성장을 하기 위한 존경 욕구(내적인 부분), 자아실현의 욕구이다.
2단계	관계 욕구	인간이 다른 이와 관계를 맺는 소속 및 애정의 욕구와 존경 욕구(외적인 부분)이다.
1단계	존재 욕구	인간이 존재하기 위해 필요한 생리적 욕구와 안정 욕구이다.

[예] 직장생활을 시작하고 연봉도 만족하고 생활에 안정감을 느끼고 있다(존재 욕구). 동료들과 원만하게 지내면서 팀장에게 실력을 인정받고 싶은데(관계 욕구) 매번 실패한다. 이 직원은 존재 욕구를 더 만족시키기 위해 직원 복지의 개선(존재 욕구)을 요구할 수 있다.

ⓒ 맥그리거(McGregor)의 XY 이론

X 이론	• 인간을 부정적인 존재로 바라본 입장이다. 암기Tip 모든 것을 싫다고 'X' 하는 모습을 떠올리자. • 인간은 원래 게으르고 일하는 것을 싫어하는 수동적인 존재이다. • 이들에게 필요한 것은 명령, 통제 등이고 동기부여를 시킬 수 있는 것은 생리적 · 안전적 욕구 등의 하위 욕구단계이다.
Y 이론	• 인간을 긍정적인 존재로 바라본 입장이다. • 인간은 만족감과 성취감을 가지기 위해 더 열심히 일을 하는 능동적인 존재이다. • 이들은 상위 욕구를 중시하며 자율에 의한 통제를 받는다. • 위임, 의사결정에 조직원 참여, 근로환경 개선, 인정 등이 Y 이론에 입각한 동기부여의 예이다.

ⓔ 허즈버그(Herzberg)의 2요인 이론
- 동기요인 : 충족되는 경우 동기부여가 되는 요인들이다. 인정, 책임감, 사명감, 성취감 등 직무 내용과 관련된 부분이다. 이러한 것들은 개인적인 부분이므로 충족되지 않는다면 동기부여가 떨어질 뿐 조직 자체에 불만은 없다. 동기부여를 위해서는 동기요인(프리셉터 역할, 병동 대표로 발표 등)을 만들어 줄 필요가 있다.
- 위생요인 : 충족되지 않으면 굉장한 불만족을 가져오는 요인들이다. 충족되어도 직원이 만족하지 않는다. 회사의 '위생' 상태, 동료들 간 관계, 기본급여, 복지, 지위, 승진 등 직무 환경적인 요소이다.

[예] 수간호사가 관리를 제대로 하지 못한다면 간호사들이 불만이 터져 나온다. 수간호사가 교체된다 해도 간호사가 불만이 덜해지는 것이지 만족하지 않는다.

ⓜ 맥클리랜드(McClelland)의 성취동기 이론

성취 욕구	• 문제를 해결하며 목표를 이루면서 성취감을 느끼는 욕구이다. • 성취동기가 높은 사람 - 스스로 문제해결을 하고 책임감을 가진다. - 보상을 받기보다는 일 자체를 즐기고 위험과 도전을 즐긴다. - 피드백을 즉각적으로 받기를 바라며 자부심을 높이려 한다.
친교 욕구	타인과 인간적이고 친근한 관계를 맺고자 하는 욕구이다.
권력 욕구	지도자가 되고 싶어 하는 사람이며 다른 사람을 통제하고 영향을 미치고 싶어 하는 욕구이다.

② **동기부여 과정 이론** : 어떤 방법으로 동기가 유발되는가에 포커스를 맞추었다.
  ⊙ 블룸(Vroom)의 기대 이론 : 동기는 기대, 수단, 유의성에 영향을 받는데, 이 세 가지 요인이 높을수록 동기부여는 비례하여 높아진다.
    - 기대 : 노력하면 성과를 달성할 수 있을 거라는 믿음인데 공부를 열심히 하면 성적이 오르는 성과를 기대할 수 있다.
    - 수단 : 성과를 달성하게 되면 연봉인상, 보너스, 승진 등의 보상이 있을 거라는 생각이다. 성적이 우수한 성과를 이루면 원하는 대학에 입학할 수 있다는 예이다.
    - 유의성 : '유의'는 의미를 둔다는 말이다. 명문대학, 대기업, 우수한 성적이라는 자체의 매력을 말하는 것이다.
  ⓒ 아담스(Adams)의 공정성 이론 : 다른 사람과 비교하였을 때 자신이 공정한 대우를 받고 있다고 생각하거나 투입한 노력과 이를 통해 얻은 결과를 비교하여 공정하다 여기면 동기부여가 일어난다.
    예 박사 과정을 졸업한 사람이 전문대 졸업을 한 사람과 같은 임금을 받는다면 불공정하다고 여기게 된다.
  ⓒ 스키너(Skinner)의 강화 이론 : 보상을 제공하여 원하는 행동이 일어나도록 하는 것을 강화라고 한다.
    - 긍정적 강화 : 칭찬, 인센티브, 상 등을 주면서 그 행위가 또 일어나도록 강화하는 것이다.
    - 부정적 강화 : 징계, 연봉 삭감 등을 하면서 그 행위를 반복하지 않도록 강화하는 것이다.
  ⓔ 로크(Locke)의 목표설정 이론
    목표를 어떻게 설정했느냐에 따라 동기부여에 영향을 준다. 목표가 구체적일수록, 어려울수록, 함께 목표설정에 참여한 경우일수록, 피드백이 이루어질수록, 조직원이 수용한 목표일수록 동기부여가 높아진다.

(3) 임파워먼트

단순히 권력을 나누어주는 개념이 아니라 구성원이 잠재력을 발견하고 증진시키기 위해 책임, 권한 등을 부여하는 것이다. 신규직원에게도 권한을 주어 업무를 수행하는데, 자기결정력과 자율성을 크게 하고 결국은 조직 전체의 파워가 커지는 것이다.

예 물품을 관리하고 청구하는 일, 환자 중증도에 따라 병실을 조정하는 일, 근무를 변경하는 일 등 수간호사가 하는 업무를 간호사들에게 나누어주어 책임감을 키울 수 있도록 한다.

(4) 의사소통

언어적 혹은 비언어적인 방법으로 서로 간에 생각과 의견, 감정 등을 주고받는 행위이다.

① 유형

조직의 의사소통	공식적	• 상향적 : 회의, 면담 등을 통해 하위계층의 의견이 상위계층으로 전달되는 '상향', 즉 위쪽으로 향하는 것이다. 중간 관리층이 최고 관리층에 전달하지 않을 수 있고 왜곡될 우려가 높다. 예 신규 간호사가 창의적인 의견을 제안하더라도 수간호사가 무시하면 간호과장에게 전달되지 않는다. • 하향적 : 상위계층이 하위계층으로 지시, 공지사항 등을 통해 일방적으로 의사소통이 이루어지는 방법이다. 권위적인 조직이며 명령이 통일되고 책임 소재가 명확하다. • 수평적 : 과장직 모임처럼 같은 직급 구성원끼리 하는 의사소통으로 갈등을 해결하고 원활한 업무처리를 가능하게 한다. 비공식 집단이 많으며 그 집단의 힘이 커지면 조직 질서를 무너뜨릴 위험이 있다. 예 간호과장, 재활치료실 과장, 사회복지실 과장처럼 같은 직급끼리 교류가 활발하면 부서 간에 갈등도 원만하게 해결된다. 힘이 세진 과장직 모임이라면 그 힘을 믿고 간호과장이 간호부장에게 무례한 요구를 할 수 있다. • 대각적 : 조직과 조직의 상급자와 하급자 사이에 일어나는 의사소통이다.
	비공식적	직책을 떠나 친분, 인간적 관계 등을 바탕으로 회사 동호회, 친목회에서 이루어지는 의사소통이다. 공식적으로 언급되지 않는 많은 정보들을 주고받는데 책임 소재가 불명확하다. 구성원들이 스트레스를 풀 수 있으며 공식적 의사소통의 단점을 보완할 수 있기도 하다. 예 뒷담화로 스트레스를 풀 수 있지만 문제가 발생하면 책임을 따질 수 없다.
사람 사이의 의사소통	언어적	말이나 문서로 의사소통을 하는 방법이다.
	비언어적	언어가 아닌 표정, 제스처, 억양, 눈빛에서 표현되는 의사소통으로 대화의 70% 이상이 비언어적 소통방법에 영향을 받는다.

② 의사소통 망

사슬형	• 위에서 아래로 신속하고 정확하게 전달되고 아래에서 위로 보고가 이루어지는 체계이다. • 구성원의 사기와 문제해결 능력이 떨어진다. • 수직적 구조라면 사슬이 길어질수록 보고체계가 길어지는 것이니 정보가 왜곡될 우려가 높다. • 구성원 간의 의사소통은 이루어지지 않는다. • 수평적인 관계에서는 리더가 사슬의 중간에 위치한다.
수레바퀴형	• 각각의 구성원과 리더 사이에 정보를 주고받는다. • 구성원들끼리는 의사소통이 이루어지지 않으며 만족감이 떨어진다. • 단순과업일수록 효과적인 의사소통이다.
원형	• 구성원 한 명에게 권력이 몰려 있지 않으며 프로젝트 조직처럼 상하위 계층 구분 없이 서로 의사소통하는 방식이다. • 구성원들이 가까이 있는 경우에 효과적인 의사소통이며 만족도가 높다.
완전연결형	모든 구성원 간에 의사소통이 이루어지는 형태이다. 빠르게 의사소통이 이루어지며 구성원의 만족도가 높다.
Y형	집단을 대표하는 인물(중간에 위치)이 있으며 이 인물이 상부와 하부를 이어주는 조정자 역할을 한다. 신속하게 의사소통이 이루어진다.

③ 자기주장 행동 : 자신의 생각과 의견, 권리를 직접적으로 의사표현을 함으로써 목표를 달성한다. 상대방의 권리를 침해하지 않고 인격과 감정을 존중하므로 대인관계에 문제가 생기지 않는다.

(5) 조정

① 정의 : 조직은 여러 부서와 많은 구성원으로 구성되어 있다. 이들 사이의 의견 차이를 좁히고 서로 통합시켜 조직의 공동목표를 달성하기 위한 활동을 조정이라 한다.

② 팀의 발달 단계
　ⓐ 형성기 : 팀이 막 형성된 단계로 공감대가 형성되어 있지 않아서 서로 조심하는 단계라 할 수 있다. 역할이나 권한이 명확하지 않다.
　　예 새로운 병동이 오픈하면서 여러 병원 간호사들이 채용되어 모였다. 처음에는 눈치를 보며 서로 조심한다.
　ⓑ 갈등기 : 팀에 적응하기 시작하며 구성원 간에 개인차를 느끼고 갈등이 시작된다. 갈등으로 인해 의사결정이 지연되고 업무처리가 늦어진다.
　　예 간호사들은 각자의 방법으로 간호를 하는데, 상대방의 경험과 간호를 인정하지 않으면서 마찰이 생긴다.
　ⓒ 규범기 : 갈등기를 지나면서 구성원 간에 친숙함과 결속력이 생겨나고 의견 차이를 좁혀나간다. 구성원이 함께 지킬 규범을 만들며 성과를 이루어내기 시작하는 단계이다.
　　예 갈등을 겪으면서 미운 정이 들었다. 각자 경험과 간호의 차이를 인정하기 시작하면서 함께 타협하여 기준을 만들어가기 시작한다.
　ⓓ 성취기 : 모든 구성원이 성과를 이루어내고 더 큰 성과를 목표로 서로 의사소통을 한다.
　　예 함께 만든 기준을 바탕으로 지식과 기술의 수준을 높이고 공통된 간호를 하면서 우수한 병동으로 인정받는다.

(6) 갈등

갈등이 항상 나쁜 것은 아니며 적당한 갈등이 있는 조직은 오히려 성과가 높다.
　예 승진에 대한 경쟁으로 인한 갈등은 조직원의 지식과 기술을 증대시켜 성과를 높이는 효과가 있다.

CHAPTER 06 적중예상문제

01 직무 설계에 대한 설명으로 옳은 것은?

① 직무 확대는 수평선에서 하는 간호업무의 양을 늘리는 것으로 다양한 직무를 경험하게 한다.
② 직무 순환은 조직원이 해야 하는 업무의 양을 줄여 단순화하여 효율성을 높인다.
③ 직무 단순화는 조직을 전체적인 관점에서 바라보게 되고 긍정적인 자극을 받을 수 있다는 장점이 있다.
④ 드레싱 전담과 주사 전담으로 나누는 것은 직무 확대이다.
⑤ 직무 충실화는 수평적으로 직무를 확대하는 것으로 성장할 수 있는 기회를 제공한다.

> **해설**
> - 직무 순환 : 다양한 직무를 경험하도록 하는 것이다. 조직을 전체적인 관점에서 바라보게 되고 긍정적인 자극을 받을 수 있다는 장점이 있다.
> - 직무 확대 : 수평선에서 하는 업무의 양을 늘리는 것이다. 다양한 직무를 경험하면서 도전감과 만족감을 느낄 수 있지만 성향에 따라 스트레스를 받고 불만이 늘어날 수 있다.
> - 직무 단순화 : 분업화, 세분화, 전문화하여 조직원이 해야 하는 업무의 양을 줄여 단순화하여 효율성을 높인다.
> - 직무 충실화 : 직무를 수평적, 수직적으로 확대하는 것이다. 다른 조직원으로부터 인정받으면서 만족감을 느끼고 성취감을 경험하면서 성장할 수 있는 경험(동기요인)을 한다.
> - 직무특성 모형 : 조직원이 직무에 만족감을 느끼게 하는 특성이 있고 이는 일에 대한 만족감을 높이는 데 영향을 미치며 개인의 차이가 있다. 이런 차이에 따른 다양성에 맞추어 동기부여를 하도록 설계한 모형이다.

02 간호인력을 산정하기 위해 소요되는 시간과 간호업무량을 파악하는 조사 방법은 무엇인가?

① 관리공학적 방법
② 서술적 방법
③ 환자분류 방법
④ 산업공학적 방법
⑤ 경험적 방법

> **해설** 산업공학적 방법 : 간호사 업무일지나 간호활동을 관찰하여 소요되는 시간과 간호업무량을 파악하는 양적인 조사를 해서 간호사의 수를 정하는 방법이다.

03 채용 후에 조직의 사명과 목표, 급여일 등 조직의 전체적인 틀을 설명하는 교육은?

① 보수교육
② 프리셉터십
③ 실무교육
④ 간호관리자 교육
⑤ 유도훈련

해설
- 보수교육 : 졸업하고 나서 해당 분야의 지식과 기술을 유지, 향상시키기 위해 실시하는 교육이다.
- 프리셉터십(신입직원) : 신규 간호사가 병동에 배치된 후에 프리셉터와 1 : 1로 관계를 맺으면서 훈련을 통해 병원에 적응하도록 도와주는 것이 목적이다.
- 실무교육 : 새로운 기술과 지식, 인간관계 등 실제 현장에서 필요한 직무의 질을 높이기 위해 실시하는 맞춤 교육이다.
- 간호관리자 훈련 : 간호관리자의 의사소통 능력, 직원 관리 방법, 리더십에 대한 교육이다.
- 예비교육(신입직원) : 신규 직원이 업무를 시작하기 전에 조직 내 적응과 직무처리에 도움이 될 수 있도록 사전에 하는 교육이다.
  - 유도훈련 : 채용 후 바로 실시하는 교육으로서 조직의 전체적인 틀을 설명하는 내용이다.
  - 직무 오리엔테이션 : 일관적으로 사전에 교육받게 되는 것으로 병동 배치 전에 불안감을 덜어준다.

04 수학 실력이 우수한 학생은 과학 실력도 우수할 것이라고 생각하는 오류의 유형은?

① 연공오차
② 규칙적 착오
③ 근접오류
④ 논리적 오류
⑤ 후광효과

해설 두 가지 평가요소에 논리적 관계가 있을 때 한 요소가 우수하면 나머지 요소도 우수하다고 생각하는 경우이다.

05 동료직원에게 언어적인 폭력을 수시로 가하는 간호사에게 구두 경고를 한 적이 있었다. 그 이후에도 행동을 고치지 않은 간호사에게 가해지는 절차는 무엇인가?

① 서면 경고
② 정직
③ 해고
④ 면담
⑤ 구두 경고를 한 차례 더 함

해설 훈육 순서
- 면담 : 비공식적으로 1 : 1 상담을 통해 문제가 되는 행동이 긍정적으로 바뀔 수 있도록 유도한다.
- 구두 경고 : 문제행동이 변화되지 않는다면 징계를 받을 수 있음을 통보한다.
- 서면 경고 : 문제행동이 반복되면 징계가 가능함을 서면으로 통보한다.
- 정직 : 몇 달 동안 일을 하지 못하고 급여도 받지 못한다.
- 해고

06 행동이론 중 하나로 조직원에게 지시를 거의 하지 않는데 조직원의 자율성이 높다면 효과 있는 리더십은 무엇인가?

① 민주형 리더십
② 자유방임형 리더십
③ 권위형 리더십
④ 관계지향적 리더
⑤ 과업지향적 리더

해설 자유방임형 리더
- 조직원이 스스로 잘할 수 있다 여겨 방임하고 지시를 거의 하지 않는다.
- 조직원의 업무능력과 자율성이 높다면 효과가 있다.
- 협조적인 분위기가 만들어지지 않고 목표를 향해 지도하는 리더가 없으니 방치되고 무질서가 조장된다.

07 허시와 블랜차드의 상황 모형에서 부하직원의 능력은 낮지만 동기는 높은 경우에는 어떤 리더십이 적절한가?

① 설득형 리더십
② 지시형 리더십
③ 위임형 리더십
④ 변혁적 리더십
⑤ 참여형 리더십

해설

부하직원의 능력이 낮음	높은 과업지향 (부하가 능력이 부족하니 일일이 업무를 지시하고 계획해야 한다)	동기가 높음	설득형 리더십 : 능력은 없는데 의욕만 앞서는 부하직원이다. 실력을 키우기 위해 설득하여 교육과 훈련을 받도록 한다(높은 관계지향).
		동기가 낮음	지시형 리더십 : 능력과 의욕이 모두 없는 부하직원이다. 목표를 제시하고 일방적으로 지시를 내리면서 방향을 잡아 앞으로 나가야 한다(낮은 관계지향).
부하직원의 능력이 높음	낮은 과업지향 (부하가 능력이 있으니 관여하지 않아도 알아서 업무처리를 한다)	동기가 높음	위임형 리더십 : 자율적으로 행동하도록 직원에게 위임한다(낮은 관계지향).
		동기가 낮음	참여형 리더십 : 능력은 충분한데 의욕이 없는 부하직원이다. 참여와 협조를 유도하기 위해 인간적인 관계를 맺는다(높은 관계지향).

08 욕구단계 이론에 대한 설명으로 틀린 것은?

① 인간의 욕구를 5단계로 나누었다.
② 두 가지 단계의 욕구는 동시에 일어나지 않는다.
③ 하위 욕구가 충족되면 더 이상 동기가 될 수 없다.
④ 생리적 욕구가 달성되면 소속감과 애정의 욕구로 옮겨간다.
⑤ 자아실현 욕구는 도전과 잠재능력 발휘 등 성장을 위한 욕구이다.

해설 생리적 욕구 → 안전 욕구 → 소속감과 애정의 욕구 → 존경 욕구 → 자아실현 욕구

정답 6 ② 7 ① 8 ④

09 직원들의 휴게 장소를 제공해주었는데도 얼마 지나지 않아 직원의 만족감은 떨어졌다. 하지만 흥미에 맞는 직무를 주었을 때 열정을 가지고 일하게 되는 것을 설명하는 이론은?

① XY 이론
② 성취동기 이론
③ 2요인 이론
④ 동기부여 과정 이론
⑤ 공정성 이론

> **해설** 허즈버그(Herzberg)의 2요인 이론
> - 동기요인 : 충족이 되는 경우 동기부여가 되는 요인들이다. 이 요인이 없더라도 불만을 갖지는 않는다. 인정, 책임감, 사명감, 성취감 등 직무 내용과 관련된 부분이다. 동기부여를 위해서는 동기요인을 강화하는 것이 효과적이다.
> - 위생요인 : 충족되지 않으면 굉장한 불만족을 가져오는 요인들이다. 충족되어도 직원이 만족하지 않는다. 동료들 간 관계, 기본급여, 회사 정책, 관리 등 직무 환경적인 요소이다.

10 칭찬, 상, 포상 휴가 등을 제공함으로써 긍정적인 행동이 또 일어나게 하는 이론은?

① 목표설정 이론
② 강화 이론
③ 공정성 이론
④ 기대 이론
⑤ XY 이론

> **해설** 스키너(Skinner)의 강화 이론
> 보상을 제공하여 원하는 행동이 일어나도록 하는 것을 강화라고 한다.
> - 긍정적 강화 : 칭찬, 인센티브, 상 등을 주면서 그 행위가 또 일어나도록 강화하는 것이다.
> - 부정적 강화 : 징계, 연봉 삭감 등을 하면서 그 행위를 반복하지 않도록 강화하는 것이다.

11 프로젝트 조직처럼 상하 관계없이 서로 동등한 조건에서 의사소통하는 방식으로 만족감이 높은 의사소통 유형은?

① 원형
② 수레바퀴형
③ 완전연결형
④ Y형
⑤ 사슬형

> **해설**
>
> | | |
> |---|---|
> | 사슬형 | • 위에서 아래로 신속하고 정확하게 전달된다.
• 구성원의 사기와 문제해결 능력이 떨어진다.
• 수직적 구조라면 사슬이 길어질수록 정보가 왜곡될 우려가 높다.
• 구성원 간의 의사소통은 이루어지지 않는다.
• 수평적인 관계에서는 리더가 중간에 위치한다. |
> | 수레바퀴형 | • 각각의 구성원과 리더 사이에 정보를 주고받는다.
• 구성원들끼리는 의사소통이 이루어지지 않으며 만족감이 떨어진다.
• 단순과업일수록 효과적인 의사소통이다. |
> | 원형 | • 구성원 한 명에게 권력이 몰려 있지 않으며 프로젝트 조직처럼 상하위 계층 구분 없이 서로 의사소통하는 방식이다.
• 구성원들이 가까이 있는 경우에 효과적인 의사소통이며 만족도가 높다. |
> | 완전연결형 | • 모든 구성원 간에 의사소통이 이루어지는 형태이다.
• 빠르게 의사소통이 이루어지며 구성원의 만족도가 높다. |
> | Y형 | • 집단을 대표하는 인물(중간에 위치)이 있으며 이 인물이 상부와 하부를 이어주는 조정자 역할을 한다.
• 신속하게 의사소통이 이루어진다. |

12 혼돈이 있는 환자가 링겔을 빼지 않도록 보호자에게 교육하고 다른 환자에게 주사를 주고 있었다. 잠시 후 환자가 스스로 링겔을 뺐다며 수간호사가 간호사를 불렀다. 이때의 간호사의 올바른 자기주장은?

① "저는 잘못이 없어요. 교육을 한걸요."
② "보호자가 제대로 못 본 거겠죠."
③ "교육 후에 다른 환자에게 주사를 주고 있었습니다. 제가 다시 가보겠습니다."
④ "제가 잘못이라는 말씀이신 걸까요? 기분이 좋지 않습니다."
⑤ "죄송하지만 제가 잘못이라고 생각하는 이유를 듣고 싶습니다."

> **해설** 효과적인 자기주장은 상대방의 권리를 침해하지 않고 인격과 감정을 존중해 대인관계에 문제가 생기지 않도록 하는 것이다.

13 직무평가를 할 때 간호 관리자가 관대화를 하는 오류를 막기 위해서 어떤 방법을 도입하면 좋은가?

① 등급별 비율을 정한다.
② 관찰자가 직접 일하는 것을 관찰한다.
③ 수행에 있어 지켜봤던 강점과 약점을 기술하여 평가한다.
④ 실적에 영향을 주는 중요한 사건을 바탕으로 평가한다.
⑤ 성과와 관련 있는 중요한 사건을 점수 순서대로 나열한다.

해설 관대화 경향은 대부분의 피평가자에게 점수를 후하게 주는 것이다. 등급별 비율(예 상 30%, 중 40%, 하 30%)을 적용하면 이 오류를 막을 수 있다.

CHAPTER 07 통제

제1절 통제

(1) 통제

① 정의 : 기획, 조직, 인사, 지휘 다음의 마지막 단계이다. 조직의 목표에 맞도록 조직원들이 계획한 업무를 잘 처리하고 있는지 다시 확인하는 과정이다. 조직이 크면 구성원들과 업무가 다양해진다. 그만큼 예측할 수 없는 일이 생길 확률이 있다. 권력과 권한이 나누어져 있으므로 효과적으로 관리하기 위해 통제가 필요하다.

② 과정
 ㉠ 표준 정하기 : 부서가 조직의 목표에 걸맞은 성과를 이루었는지를 측정하기 위한 구체적인 기준이다.
 ㉡ 성과 측정과 비교 : 자료를 수집하여 부서가 이룬 성과를 표준과 비교하여 평가한다.
 ㉢ 수정 : 성과와 표준의 차이가 크다면 교정하거나 개선할 방향을 찾아본다.

(2) 질 관리

① 마이어스(Myers)의 양질의 보건의료의 4대 요소
 ㉠ 접근성 : 환자가 필요할 때 언제 어디에서든 쉽게 의료서비스를 이용할 수 있어야 한다.
 ㉡ 지속성 : 의료서비스를 지속적으로 받을 수 있게 하는 전인적인 서비스인데 의원과 상급종합병원과 지역사회가 연계되어 지속적으로 관리받을 수 있는 시스템이어야 한다.
 ㉢ 효율성 : 불필요한 입원과 과잉치료를 받지 않게 최소 비용으로 최대의 효과를 얻는 것이다.
 ㉣ 의료의 질 : 의료인은 윤리의식을 가지고 있어야 하며, 최신 지식과 기술을 가지고 의료서비스를 제공하여야 한다.

② 질 관리 도구 : 조직에 어떤 문제가 발생하였다면 원인을 분석하여 관리해야 하는데 자료 분석을 위해 필요한 도구들을 알아야 한다.
 ㉠ 흐름도 : 업무를 처리하는 데 필요한 모든 단계를 시간의 흐름에 맞추어 표시하여 한눈에 들어오게 하는 방법으로 문제가 발생한 지점과 원인을 찾기가 수월하다.
 ㉡ 원인 결과도(물고기 뼈 그림) : 문제와 관련된 발생 가능한 원인들을 물고기 뼈 모양으로 그려나가면서, 그 원인들이 결과에 어떤 영향을 미치게 될지 파악하는 방법이다.
 ㉢ 히스토그램 : 자료를 정리하여 막대그래프로 표현한다면 한눈에 보이게 되어 문제파악이 수월해진다.

ⓔ 파레토 차트 : 문제의 80%가 20%의 원인에서 비롯된다는 파레토 원칙에서 나온 차트이다. 예를 들어 80%의 회사수익이 20% 제품에서 나온다는 것이다. 히스토그램과 달리 발생빈도가 높은 순서대로 왼쪽부터 막대그래프로 나열해서 수익 혹은 문제의 다수(80%)를 차지하는 20%를 찾을 수 있는 차트이다.

③ 질 보장과 총체적 질 관리
ⓐ 질 보장(QA)
- 의료서비스가 기준에 부합하여 수행되고 있는지 확인하는 시스템으로 더 나아진 업무 결과를 꾸준하게 유지하는 것이 목적이다.
- 단순하게 문제를 발견하고 해결함으로써 의료서비스의 질을 보장한다.
  예 기준에 미달되는 부서나 직원에게 초점을 둔다.
- 대부분 상사가 부하를 수직적으로 검토하는 방법으로 참여하는 조직원의 숫자가 적다.
- 의료가 적절했는지 평가한다.
  참조 QI : QA보다 발전된 의료의 질을 평가하는 방법이다. 문제점을 개선하고 양질의 서비스를 제공하여 고객을 만족시키고 건강을 증진시키는 것이 목적이다.

ⓑ 총체적 질 관리(TQM)
- <u>고객만족이 가장 중요한 요소</u>이다. 이때의 고객은 환자, 보호자, 병원의 모든 직원들도 해당되는데 이들을 만족시키기 위한 의료서비스의 질 관리를 지속적으로 한다.
- 문제가 생겼을 때는 개인에게 책임을 돌리는 것이 아니라 문제가 발생할 수밖에 없었던 과정과 여건에 초점을 두고 개선하여 문제를 예방하는 데 목적을 둔다.
- 의료서비스는 부서 간의 의사소통과 협조가 매우 중요하다. 모든 부서의 종사자들이 병원 의료서비스의 질 관리에 적극적으로 참여해야 한다.

④ 질 평가방법
ⓐ 도나베디언의 질 평가방법
- 구조적 요소평가 : 조직을 이루는 시설, 기계, 인력, 정책, 조직 구조, 교육, 물품 등을 평가하는 방법이다.
- 과정적 요소평가 : 어떤 행위가 이루어지는 중간절차를 과정이라고 하는데, 조직원 사이 혹은 조직원과 고객 간에 일어나는 모든 활동을 말한다. 간호사들 사이의 의사소통, 부서 간의 의사소통, 환자를 대하는 간호사의 의사소통과 간호방법을 평가하는 것이다.
- 결과적 요소평가 : 간호를 받고 나서 대상자가 느끼는 만족감, 불만, 합병증 발생 감소, 자가간호 수준 상승 등 결과를 평가하는 것이다.
ⓑ 소급평가 : 환자가 퇴원하고 난 후 제공한 간호에 대해 평가하는 것이다. 예를 들어 퇴원환자 면담, 퇴원환자 설문지 조사, 퇴원환자 간호기록 확인을 통해 문제를 발견하고 보완하여 간호의 질을 높이고자 한다.

ⓒ 동시평가 : 환자가 입원해 있는 동안 동시에 일어나는 질 평가이다. 입원환자 기록 확인, 환자 면담을 통해 간호의 질을 높여 만족감을 느끼고 퇴원할 수 있도록 하기 위함이다.

(3) 환자 안전사고

① 환자 안전 개념

㉠ 유형
- 근접 오류(처치 불필요) : 오류가 나기 직전까지 근접한 사고 유형이다. 사고가 발생하기 전에 미리 발견되어 막을 수 있었거나 사고가 발생했지만 문제가 발생하지 않은 경우이다.
  예 엉뚱한 주사약물을 재서 환자에게 가다가 인지한 경우 혹은 같은 해열진통 소염제인 라노펜을 세레브렉스로 투약한 경우
- 위해 사건(처치 필요) : 치료 중에 예기치 않은 상해·사고가 발생하여 골절, 혈당 저하, 혈압 저하 등으로 처치가 필요하고 입원기간이 연장된 경우이다.
  예 속효성 인슐린 용량을 잘못 투여하여 저혈당에 빠져 수액을 달아야 하는 경우
- 적신호 사건 : 사고가 발생하여 영구적인 손상을 가져왔거나 사망한 경우이다.

㉡ 스위스 치즈 모형 : 구멍이 군데군데 뚫려 있는 치즈를 여러 장 슬라이스했다고 상상해보자. 이 구멍을 안전 결함(잠재적 오류)이라고 생각하고 구멍이 없는 치즈 부분은 안전요소라고 생각하면 이 슬라이스된 치즈를 여러 장 겹쳐두었을 때 구멍이 겹쳐지는 부분(여러 가지 안전 결함)은 그대로 관통(사고 발생)된다. 구멍을 통과할 가능성을 최소화하기 위해 치즈를 뒤죽박죽으로 겹겹이 쌓아서(시스템적으로 접근) 구멍이 통과되지 않게 하는 것이 목적이다.

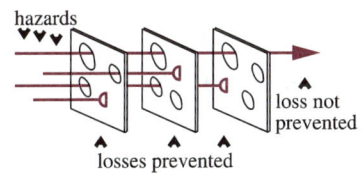

- 잠재적 오류 : 스위스 치즈의 구멍이며 사고가 일어난 근본적인 원인들이다.
  예 간호사의 안전의식 부재, 의사의 업무과다로 인한 피로 축적, 비슷한 약물 구분 방법, 병원 지침이 없는 경우
- 가시적 오류 : 눈에 보이는 사고이며 사고가 발생된 지점에서의 오류를 말한다.
  예 화재발생, 혈액형이 다른 혈액을 수혈한 경우
- 하인리히 법칙 : 대형사고가 발생하기 전에 관련한 작은 사고와 징후들이 미리 반복하여 발생한다는 것이다.
  예 건물이 붕괴되기 전에 벽과 천장에 금이 가고 진동이 느껴지는 징후가 반복된다.

② 환자 안전사고 개선방법
  ㉠ 근본원인분석 : 무슨 사고가 <u>왜 발생했는지에 집중</u>하여 원인을 찾아 즉각적인 변화를 가져오기 위함이다.
    예 환자가 침상에서 낙상하여 골절한 사고가 왜 발생한 건지 원인을 분석한다.
  ㉡ 오류 유형 영향분석 : 발생하였던 근접오류, 위해사건, 적신호사건 들을 유형에 따라 분류한다. 우선순위가 가장 높은 오류를 선택하고 오류가 발생할 수밖에 없었던 원인을 파악하여 개선하는 것이 목적이다.
    예 1년 동안 위해사건 낙상사고가 3건, 근접오류 투약사고가 1건 있었다면 낙상사고의 발생원인을 파악하여 개선하도록 한다.
③ 환자안전법
  ㉠ 환자안전사고란 보건의료인이 보건의료서비스를 제공하는 과정에서 환자에게 사망·질환 또는 장해 등 환자의 생명·신체·정신에 대한 손상 또는 부작용이 발생하였거나 발생할 우려가 있는 사고를 환자안전사고라고 한다. (근접오류, 위해사건, 적신호 사건 모두 포함)
  ㉡ 보건의료기관의 장과 보건의료인은 환자안전사고가 발생하지 아니하도록 시설·장비 및 인력을 갖추고, 필요한 의무를 다하여야 한다.
  ㉢ 환자와 환자의 보호자는 안전한 보건의료를 제공받을 권리가 있지만 환자안전활동에 참여하여야 한다.
  ㉣ 보건복지부령으로 정하는 일정 규모 이상의 병원급 의료기관은 환자안전 및 의료 질 향상을 위하여 환자안전위원회를 설치·운영하여야 하고 환자안전 전담인력을 두어야 한다.
  ㉤ 환자안전사고를 발생시킨 사람이 자율보고를 한 경우에는 행정처분을 감경하거나 면제할 수 있다.
  ㉥ 환자안전사고(사망, 심각한 손상 등)가 발생한 경우 그 의료기관의 장은 보건복지부장관에게 그 사실을 지체 없이 보고하여야 한다.

제2절 마케팅

생산자가 소비자의 욕구를 파악하고 제품을 구매하도록 유도하는 기획 과정을 마케팅이라고 한다.

(1) 마케팅 과정

① **시장 기회 분석**: 시장(제품과 서비스의 거래가 이루어지는 곳)의 기회를 평가하고 성공 가능한지를 분석하는 것이다.

　㉠ 간호서비스 시장(Mcdonald): 구매자의 공통된 특성에 따라 분류하는 과정이다.
- 간호 고객 시장: 환자, 가족, 병원 밖에 있는 개인
- 간호 내부 시장: 입소문을 내줄 수 있는 병원 내의 모든 직원도 마케팅 대상이 될 수 있다.
- 간호 리쿠르트 시장: 리쿠르트는 신입 채용을 뜻하는 말이다. 간호학생, 유휴간호사(면허증을 따고 쉬고 있는 간호사), 간호사 채용 공고 사이트
- 영향자 시장: 시장에 영향을 미칠 수 있는 힘이 있는 집단이다. 국회, 의료보험공단, 정치집단이 예이다.
    　예) 장기요양기관(요양원, 주야간센터)은 국민건강보험공단의 영향을 많이 받는다.
- 공급업자 시장: 의료용품 공급업자, 의약품 공급업자
- 의뢰 시장: 대한간호협회, 가정전문간호사협회 등 의료 관련 전문단체

② **마케팅 전략 수립**: 성공 가능성이 있는 시장이라고 판단되면 그중에서 표적 시장(target market)을 선정하여 집중적으로 전략을 짠다.
　예) 간호사 국가고시 수험서 교재의 표적 시장은 간호대학생이다. 그런데 병원에 일하는 간호사를 대상으로 간호사 국가고시 수험서를 홍보하면 실패한 마케팅 전략이다.

③ **마케팅믹스 개발**: 아무리 좋은 제품을 만들었다 하더라도 고객들이 몰라주면 소용이 없다. 입소문이 나서 찾아올 수 있도록 마케팅을 하는 과정은 너무 중요하다. 마케팅을 성공적으로 하기 위해 여러 가지 전략을 결합하여 계획하는 단계이다. 예전에는 4P 믹스 전략으로 마케팅 계획을 했지만, 최근에는 3P가 더해져 총 7P 믹스 전략이 등장하였다.

　㉠ 4P 전략

제품 (product)	서비스 그 자체이다. 서비스의 질과 양을 지속적으로 확인하면서 제품을 관리하고 개발해야 한다. 간호활동 그 자체가 제품이다.
가격 (price)	서비스를 제공하고 나서 대상자가 지불하는 비용을 말한다. 경쟁력 있는 가격의 책정이 중요하다. 적극적인 간호수가의 개발이 중요하다.
유통 경로 (place)	서비스가 소비자에게 잘 전달되도록 짜는 전략이다. 예) 인터넷 예약, 화상교육과 상담, 원격진료
촉진 (promotion)	광고와 홍보를 통해 제품을 많은 사람들이 알 수 있도록 촉진하는 것이다. 예) 입소문, 인터넷, 전단지, SNS 등인데 간호서비스로는 간호사 복장, 근무태도, 건강교육 등이다.

ⓛ +3P 전략

과정 (process)	서비스를 전달하기까지의 복잡도와 소비자가 참여하는 정도를 말한다. 예 해외 온라인 구매는 절차가 복잡하고 오래 기다려야 하는 단점이 있다.
사람 (people)	서비스를 제공하는 사람의 복장, 의사소통 방법, 표정, 공감능력, 외모는 소비자에게 긍정적 혹은 부정적인 반응을 일으킨다.
물리적 환경 (physical evidence)	인테리어, 소음, 향기, 분위기가 제품 구매에 영향을 미친다.

④ 마케팅 실행과 통제

(2) 간호서비스

예전과 달리 의료소비자들은 다양하고 질 높은 의료서비스를 받고자 하는 욕구가 높아졌다. 의료소비자들과 가까이 그리고 자주 접하는 의료인인 간호사는 간호의 질을 높여 대상자의 만족도를 끌어올리고 병원의 경영에도 이바지해야 한다.

① 서비스의 특징

㉠ 무형성
- 형태가 없으니 눈에 보이지도 않는다. 눈에 보이는 제품처럼 진열하거나 설명하기 애매하고 가격을 책정하기도 힘들다.
- 특허를 낼 수 없기 때문에 누군가 모방하기도 쉽다.
- 브랜드, 유명한 의사, 병원 인테리어 같은 시각적으로 보이는 단서를 제공하면서 병원서비스에 대한 홍보를 적극적으로 해야 한다.
- 서비스를 판매하고 난 후에도 고객만족도 조사, 퇴원 후 안부전화(해피콜) 같은 커뮤니케이션에 신경을 써야 한다.

㉡ 비분리성
- 서비스 생산과 소비는 분리된 개념이 아니라 동시에 일어난다.
  예 교육(서비스 생산)의 제공과 교육을 듣는 것(소비)은 동시에 일어난다.
- 서비스가 생산되는 현장에 고객이 있으며 생산 과정에 고객이 참여하기도 하므로 철저한 준비가 필요하다.
  예 교육(서비스) 중에 고객의 돌발 질문과 돌발 행동으로 서비스의 내용에 차질이 있을 수 있다.

㉢ 이질성
- '이질'은 질이 다르다는 말인데, 서비스를 제공하는 사람에 따라 그 질이 다르다는 말이다. 서비스를 일정 수준 이상으로 표준화하여 누가 어디서 서비스를 제공하든 비슷하도록 만들어야 한다.
- 소비자의 요구가 다양하고 만족 또한 주관적이기 때문에 맞춤형 서비스가 필요하다.

㉣ 소멸성 : 서비스는 저장이 안 되기 때문에 소비되지 않으면 소멸된다. 소비자의 머리에서 잊히지 않기 위해 이벤트를 열고 쿠폰을 발급하고 광고를 한다.
　예 예약되지 않는 호텔 객실, 식당의 빈자리

적중예상문제

01 조직의 목표에 맞도록 조직원들이 계획한 업무를 잘 처리하고 있는지 다시 확인하는 과정은 무엇인가?
① 기획
② 조직
③ 조정
④ 인사
⑤ 통제

02 투약사고의 80%가 20%의 원인에서 비롯한다는 생각을 가지고 발생빈도가 높은 순서대로 왼쪽부터 막대그래프로 나열하는 질 관리도구는?
① 파레토 차트
② 히스토그램
③ 원인 결과도
④ 흐름도
⑤ 물고기 뼈 그림

03 TQM에 대한 설명으로 옳지 않은 것은?
① 고객만족이 가장 중요한 요소이다.
② 문제가 생기면 문제가 발생할 수밖에 없었던 과정과 상황에 초점을 맞춘다.
③ 모든 부서의 종사자들이 병원 의료서비스의 질 관리에 적극적으로 참여한다.
④ 고객은 외부의 환자 보호자들만 대상으로 한다.
⑤ 문제가 재발하지 않도록 개선하고 예방하는 데 목적을 둔다.

해설 고객은 환자, 보호자, 병원의 모든 직원들도 해당된다.

1 ⑤ 2 ① 3 ④ 정답

04 과정적 평가에 해당하는 것은?

① 간호인력은 충분한가?
② 시설은 충분한가?
③ 고객들은 만족했는가?
④ 환자들의 합병증 발생률은 어느 정도인가?
⑤ 위생관리를 얼마나 철저하게 했는가?

> **해설**
> - 구조적 요소평가 : '구조'라는 것은 부분이 얼기설기 엮여 전체를 이루는 것을 말한다. 조직을 이루는 시설, 기계, 인력, 정책, 조직 구조, 교육, 물품 등이 그 예이며 이것들을 평가하는 방법이다.
> - 과정적 요소평가 : 어떤 행위가 이루어지는 중간절차를 과정이라고 하는데, 조직원 사이 혹은 조직원과 고객 간에 일어나는 모든 활동을 말한다. 간호사들 사이의 의사소통, 부서 간의 소통방법, 환자를 대하는 간호사의 의사소통과 간호방법을 평가하는 것이다.
> - 결과적 요소평가 : 간호를 받고 나서 대상자가 느끼는 만족감, 불만, 합병증 발생 감소, 자가간호 수준 상승 등의 결과를 평가하는 것이다.

05 침상에서 휠체어로 환자를 옮기다가 낙상이 일어나서 대퇴골 골절이 생겼다. 안전사고 유형은?

① 근접 오류
② 위해 사건
③ 적신호 사건
④ 잠재적 오류
⑤ 가시적 오류

> **해설**
> - 근접 오류(처치 불필요) : 오류가 나기 전까지 근접했다고 생각하자. 사고가 발생하기 전에 미리 발견되어 막을 수 있었거나 사고가 발생했지만 문제가 발생하지 않은 경우이다. 처치가 필요가 없는 안전사고 유형이다.
> - 위해 사건(처치 필요) : 치료 중에 발생하는 예기치 않은 상해·사고가 발생하여 골절, 혈당 저하, 혈압 저하 등이 발생하여 처치가 필요하고 입원기간이 연장된 경우이다.
> - 적신호 사건 : 사고가 발생하여 영구적인 손상을 가져왔거나 사망한 경우이다.

06 다리가 무너지기 전에 이미 도로에 크랙이 발생하고 흔들리는 징후가 반복하여 발생한다는 것은 무슨 법칙인가?

① 하인리히 법칙
② 스위스 치즈 모형
③ 근본원인분석
④ 적신호 사건
⑤ 위해 사건

> **해설** 하인리히 법칙
> 대형사고가 발생하기 전에 관련한 작은 사고와 징후들이 미리 반복하여 발생한다는 것이다.

정답 4 ⑤ 5 ② 6 ①

07 마케팅 믹스 4P 전략이 아닌 것은?

① 제품
② 촉진
③ 가격
④ 유통 경로
⑤ 정서적 안정

> **해설**
>
> | | |
> |---|---|
> | 제품
(product) | 서비스 그 자체이다. 서비스의 질과 양을 지속적으로 확인하면서 제품을 관리하고 개발해야 한다. 간호활동 그 자체가 제품이다. |
> | 가격
(price) | 서비스를 제공하고 나서 대상자가 지불하는 비용을 말한다. 경쟁력 있는 가격의 책정이 중요하다. 적극적인 간호수가의 개발이 중요하다. |
> | 유통 경로
(place) | 서비스가 소비자에게 잘 전달되도록 짜는 전략이다.
예 인터넷 예약, 화상교육과 상담, 원격진료 |
> | 촉진
(promotion) | 광고와 홍보를 통해 제품을 많은 사람들이 알 수 있도록 촉진하는 것이다.
예 입소문, 인터넷, 전단지, SNS 등인데 간호서비스로는 간호사 복장, 근무태도, 건강교육 등이다. |

08 간호서비스 시장 중에서 간호학생, 유휴간호사를 타깃으로 하는 시장은?

① 간호 리쿠르트 시장
② 간호내부 시장
③ 영향자 시장
④ 의뢰 시장
⑤ 공급업자 시장

> **해설** 간호서비스 시장(Mcdonald)
> 구매자의 공통된 특성에 따라 분류를 하는 과정이다.
> • 간호 고객 시장 : 환자, 가족, 병원 밖에 있는 개인
> • 간호 내부 시장 : 입소문을 내줄 수 있는 병원 내 모든 직원도 마케팅 대상이 될 수 있다.
> • 간호 리쿠르트 시장 : 간호학생, 유휴간호사(면허증을 따고 쉬고 있는 간호사), 간호사 채용 공고 사이트
> • 영향자 시장 : 국회, 의료보험공단, 정치집단이다.
> • 공급업자 시장 : 의료용품 공급업자, 의약품 공급업자
> • 의뢰 시장 : 대한간호협회, 가정전문간호사협회 등 의료 관련 전문단체

09 간호서비스의 특징이 아닌 것은?

① 소멸성
② 비분리성
③ 이질성
④ 무형성
⑤ 사명감

> **해설**
> - 무형성 : 형태가 없으니 눈에 보이지도 않는다. 눈에 보이는 제품처럼 진열하거나 설명하기 애매하고 가격을 책정하기도 힘들다. 특허를 낼 수 없기 때문에 누군가 모방하기도 쉽다. 고객만족도 조사, 퇴원 후 안부전화(해피콜) 같은 커뮤니케이션에 신경을 써야 한다.
> - 비분리성 : 서비스 생산과 소비는 분리된 개념이 아니라 동시에 일어난다. 생산과정에 고객이 참여하기도 하므로 철저한 준비가 필요하다.
> - 이질성 : 서비스를 제공하는 사람에 따라 그 질이 다르다는 말이다. 다양한 요구에 맞는 맞춤형 서비스가 필요하다.
> - 소멸성 : 서비스는 저장이 안 되기 때문에 소비되지 않는다면 소멸된다.

10 입원해 있던 환자가 위내시경이 예약되어 있었는데 금식이 되지 않아 검사하지 못하는 일이 발생하였다. 수간호사는 이런 사고가 발생한 원인을 밝혀내기 위해 조사를 시작했다. 이 분석방법은?

① 위해 사건 보고
② 근본원인분석
③ 오류 유형 영향분석
④ 적신호 사건 보고
⑤ QI

> **해설** 무슨 사고가 왜 발생했는지에 집중하여 원인을 찾아 즉각적인 변화를 가져오기 위함이다.

11 간호서비스를 마케팅하기 위한 전략에서 가장 우선되는 단계는?

① 상황과 환경 분석
② 시장 세분화
③ 표적 시장 선택
④ 포지셔닝
⑤ 마케팅 믹스

> **해설** 마케팅이 성공 가능한 것인지 확인하기 위해 상황과 환경에 대한 분석이 일차적으로 이루어져야 한다. 그 후 여러 시장을 세분화하고 그중에서 표적 시장을 선정하여 집중적으로 마케팅을 한다. 성공하기 위해 마케팅 믹스를 개발하여 실행하고 통제한다.

정답 9 ⑤ 10 ② 11 ①

CHAPTER 08 간호단위 관리

간호단위는 한 명의 관리자(수간호사)가 책임지고 있는 병동을 말하는데 간호대상자와 직원, 시설들이 포함된다.

제1절 업무 범위

(1) 환경 관리

① 온습도 : 냉난방 시설이 구비되어 있어야 하며 병원의 적정 온도는 18~23℃, 습도는 40~60%를 유지한다.

② 소음 : 소음은 환자를 불안하게 만들고 피로감을 조성해 수면에 방해를 줄 수 있다. 고무바퀴 교체 등 소음을 최소화하는 방향으로 관리한다. 일상적인 대화가 40~60dB인데 간호사실에서 들려오는 소리는 40dB 이하, 병실은 30dB 이하를 기준으로 한다.

③ 청소와 환기
   ㉠ 청소할 때는 청결한 곳부터 먼저 하고 지저분한 곳을 나중에 한다. 먼지가 위에서 아래로 떨어지므로 창문틀도 위에서 아래로 청소한다.
   ㉡ 일반병실은 주기적으로 창문을 열어 신선한 공기가 들어와 순환할 수 있도록 한다. 수술실, 중환자실, 골수이식 병동 같은 특수 구역은 헤파필터(주기적 교체)나 에어샤워를 설치한다.
   ㉢ 공기의 오염을 막기 위해 침구를 털지 않고 린넨물과 환의를 주기적으로 교환한다. 시설물이 오염되지 않도록 하고 더러운 물질은 즉각적으로 버린다.

④ 조도 : 병실의 침대 머리맡에는 눈부심이 없는 간접 조명을 설치해 야간에도 이용할 수 있도록 해야 한다. 직접적인 강한 광선이 들어오지 않도록 커튼이 있어야 한다. 병실은 100lx, 처치등을 켠다면 200lx, 중환자실과 처치실은 400lx를 유지한다.

⑤ 심리적 안정
   ㉠ 벽지와 천장, 문의 색깔은 낮은 채도(색의 선명한 정도)와 높은 명도(색의 밝은 정도)를 선택한다. 조화로운 색깔은 환자의 기분을 안정시켜 준다.
   ㉡ 침상과 침상 사이에 커튼을 설치해 신체노출을 최소화하고 사적인 영역을 만들어주어 안정감을 주도록 한다.

(2) 물품 관리

① 필요성
㉠ 물품은 병원 예산에 많은 비중을 차지하며 간호사가 많은 양을 사용한다. 간호사는 이를 인지하고 효과적이고 경제적으로 사용하고 관리해야 한다.
㉡ 물품의 재고 관리를 통해 병동에 필요한 물품이 적절하게 공급되어야 한다. 차질이 생기면 다른 병동에서 빌리거나 물품이 올 때까지 기다려야 해 시간을 낭비하게 된다.
㉢ 환자에게 당장 사용해야 하는 물품이 없거나 고장이 났다면 간호를 제공하지 못해 문제가 발생할 수 있다.

② 과정
㉠ 기준량 설정 : 휠체어, 주사처치 카트, 드레싱 카트 같은 비품은 침상의 숫자에 따라, 반창고, 거즈, 주사기와 같은 소모품(사용하여 '소모'하는 물품)은 환자 수에 따라 기준량을 설정한다. 환자 중증도, 병상 가동률, 사용 빈도수, 물품 가격에 따라 신청해야 하는 양이 달라진다.

㉡ 물품 청구와 공급 : 여유 있게 물품을 청구한다.
- 정수교환 : 많이 사용하고 부피가 작은 물품으로 반창고, 일회용 장갑, 건전지 등이다. 소모되는 양이 일정하여 재고와 상관없이 정해진 날에 정해진 수량을 공급받는 방법이다. 예 다 쓴 건전지, 일회용 장갑 빈 케이스, 볼펜 심 등을 주고 새 걸로 교환하는 병원도 있다.
- 정수보충 : 수액, 거즈, 주사기 등은 많이 사용하는 물품인데 부피가 커서 공간을 많이 차지한다. 그래서 정해진 날에 부족한 수량만큼만 공급받아 보충하는 방법이다.

㉢ 물품 보관과 사용
- 물품은 유효기간을 확인하면서 날짜가 빠른 것을 먼저 쓰도록 한다(선입선출).
- 품목별로 분류하여 정리를 하며 정해진 자리에 두어 누구나 쉽게 찾을 수 있도록 한다.
- 사용설명서와 액세서리 등이 분실되지 않도록 주의하고 고장이 난 물품은 즉시 수리한다.
- 직사광선을 피하고 통풍이 잘되는 곳에 보관한다.

㉣ 재고 관리
- 물품을 다시 청구하기 전에 재고를 파악한다. 지난번에 청구하여 받았던 수량과 현재 재고량을 파악한다.
- 사용하지 않는 물품은 반납하고 사용할 수 있는 적정량의 재고가 늘 있어야 한다.
- 린넨은 하루 평균 사용량의 1.5배, 소독기구는 하루 평균 사용량의 2.5배 정도 재고를 둔다.

(3) 약품 관리
약품 구입에서부터 투약까지의 과정을 약품 관리라고 한다. 간호사는 투약하는 사람으로서 책임감을 느끼고 투약사고가 일어나지 않도록 절대적으로 주의해야 한다.

① 일반적인 관리 방법
  ㉠ 차광이 필요한 약품은 차광비닐에, 냉장보관이 필요한 약품은 냉장고에 보관한다.
  ㉡ 유효기간을 수시로 확인하고 임박한 약물은 그 약물을 많이 사용하는 병동과 교환하여 버려지는 약물을 최소화해야 한다.
  ㉢ 비품 약품은 사용 용도별로 구분하여 보관, 환자에게 투여하는 약은 환자 개개인별로 구분한다.
  ㉣ 응급약물은 누구나 찾을 수 있는 곳을 지정하여 근무 교대를 할 때마다 개수를 확인해야 한다. 사용한 물품은 다음 사용에 문제가 발생하지 않도록 신속히 채우도록 한다.
  ㉤ 투약사고가 일어나지 않도록 원칙을 준수하고 서면처방에 의해 투약을 한다. 응급상황과 같이 불가피한 경우에는 구두처방을 받고 가급적 빠른 시간 안에 서면처방을 받도록 한다.
  ㉥ 백신, 좌약 등 냉장 보관 약품은 2~8℃에 보관한다.

② 마약 관리
  ㉠ 마약은 이중금고에 보관하며 근무 교대 때마다 담당 간호사가 인수인계를 받고 마약대장에 기록한 후 금고 안에 대장을 보관한다.
  ㉡ 사용하고 남은 마약은 반납처방전과 함께 즉시 약국에 반납한다. 마약 주사는 주사기에 남은 약물을 재서 앰플과 같이 반납한다.
  ㉢ 파손되었다면 깨진 조각을 모두 수거하여 사진을 찍은 다음 봉지에 담는다. 파손한 간호사는 파손된 경위를 보고서로 적어 제출한다. 파손된 마약은 관리자 확인 후 약국으로 보내야 한다.
  ㉣ 냉장 보관하는 마약은 냉장고 안의 별도 잠금장치가 있는 곳에 보관한다.

  > **Tip** 마약관리는 병원에서 광장히 중요한 일이므로 인수인계를 주고 받을 때 개수가 맞아야 한다. 이중금고는 밖은 버튼식, 안은 열쇠로 여는 방식이다. 냉장고 안에 보관하는 마약이 있는데 냉장고에 작은 사이즈의 이중금고가 세팅되어 있다. 열쇠는 듀티별로 책임을 맡는 간호사가 가지고 있어야 하는데 목걸이처럼 목에 걸고 업무를 보는 경우도 많다.

③ 고위험 약물 관리 : 헤파린, 고농도 전해질, 항암제와 같은 고위험 약물은 투약사고가 발생하면 사망에까지 이를 수 있다. 일반 약물과 분리된 장소에 보관하고 고위험 약물이라는 라벨을 부착해야 한다.

(4) 감염 관리
① 병원 감염
  ㉠ 입원을 할 때는 감염되지 않았는데 입원 중에 의료진, 의료 기구, 공기 등을 통해 감염되는 것을 말한다.

- ⓒ 병원은 면역에 취약한 환자들이 모여 있고 감염 원인균에 노출될 확률이 높기 때문에 직원의 손 씻기(가장 효과가 좋음)와 환경 위생관리, 기구 소독이 매우 중요하다.
- ⓓ 호흡기 감염 환자는 음압병실(안의 공기가 밖으로 나가지 못하게 하는 원리)에 격리해야 하며 폐기물 상자는 퍼지지 않도록 병실 안에 두도록 한다.

② 다제내성균 감염
- ㉠ 항생제 남용으로 인해 다양한 항생제에 내성이 생긴 균을 슈퍼박테리아 혹은 다제내성균이라고 부른다. 항생제 선택이 제한적이다 보니 입원기간이 길어지기 쉽다.
- ㉡ 감염자와 직간접 접촉으로 인해 전파되므로 침상 옆에 감염 환자임을 인지할 수 있는 스티커 부착, 손 씻기와 환경위생이 매우 중요하다.
- ㉢ 격리(1인 격리나 코호트 격리)가 원칙이며 병실에 들어갈 때 혈액, 체액, 드레싱 등 노출될 우려가 있다면 보호구를 착용해야 하며 물품과 의료기구는 별도로 사용해야 한다.
- ㉣ MRSA(메티실린 내성 황색포도알균), VRE(반코마이신 내성 장알균), CRE(카바페넴 내성 장내세균속균종), VRSA(반코마이신 내성 황색포도상구균) 등이 예이다.
- ㉤ 다제내성균 감염환자가 퇴원하고 나면 병실 소독 후 다른 환자가 사용해야 한다.
- ㉥ 보균 검사를 3~7일 간격으로 해서 연속 3회 음성이 나오면 격리가 해지된다.

> **Tip** 감염병의 예방 및 관리에 관한 법률에 의하면 VRSA와 CRE가 2급 감염병으로 분류되어 있어 격리를 해야 하며 나머지 다제내성균 감염은 4급으로 분류되어 있다. 4급은 격리가 필수이지 않지만 권고사항이다. 간호관리학에서 문제를 풀 때는 특별한 언급이 없다면 다제내성균감염을 모두 격리해야 한다고 생각하고 문제를 풀어야 한다.

(5) 안전 관리

안전사고가 발생하면 환자에게 즉각적으로 조치를 먼저 취하고 나서 사고에 대한 보고서를 작성한다. 사고의 원인, 문제점 등을 분석하여 재발을 막기 위해 조치를 취한다.

① 화재 발생 시 대처방법
- ㉠ 불이 났다면 소리를 질러 주변에 알리며 화재 경보기를 울린다. 자동방화문이 내려와 연기와 불이 차단되어야 한다.
- ㉡ 초동 진화조가 도착하기 전까지 소화기로 불을 끄고 산소는 잠근다.
- ㉢ 대피조는 환자를 대피시켜야 한다. 1차 피난 대상은 화재가 발생한 병실 안의 환자들이며 2차 피난 대상은 화재가 발생한 병실에서 가까운 병실의 환자이다.
- ㉣ 걸을 수 있는 환자부터 마지막에 와상 환자 순서로 대피시킨다.
- ㉤ 승강기는 사용하지 말고 계단을 통해 최대한 자세를 낮추고 물을 묻힌 수건으로 입과 코를 가려 연기가 흡입되지 않도록 한다.

② 낙상 예방
- ㉠ 바닥은 물기가 없는 마른 상태로 유지하고 야간에도 수면등을 켜두어야 한다.
- ㉡ 휠체어, 침상 난간, 워커 등이 고장나지 않았는지 수시로 점검한다.

ⓒ 낙상 위험이 있는 환자는 침상에 누워 있을 때 침상 난간을 꼭 올리도록 하고 환자를 옮길 때 여러 직원이 함께한다.
② 욕실에는 미끄럼 방지 매트를 깔고 욕조와 변기 주위에 손잡이를 설치한다.
◎ 환자가 걸어서 이동할 때는 부축하고 침대에 누워 움직일 때는 난간을 꼭 올린다.
ⓗ 침대와 욕조, 변기 등은 낮게 만들고 창문은 높게 위치하도록 한다.
ⓐ 사이즈가 맞는 신발을 신어야 한다. 바닥이 미끄럽지 않은 운동화 같은 굽이 낮은 신발을 신고 슬리퍼는 피한다.
◎ 손이 닿는 곳에 콜벨을 부착하여 도움이 필요할 때 사용 가능하도록 교육한다.

(6) 환자 관리

① 입원환자 간호
  ㉠ 입원하는 환자의 병실을 정돈하고 입원 생활 안내(귀중품 관리, 병원 시설, 서류 발부, 회진 안내, 안전 교육 등) 교육을 한다.
  ㉡ 간호력 조사를 하여 문제와 간호요구를 파악한다.
  ㉢ 대상자에게 담당 간호사 뿐만 아니라 간호관리자도 소개를 하도록 한다.

② 전실 전동 환자 간호
  ㉠ 전실은 같은 병동 내에서 병실이 바뀌는 것이고 전동은 다른 병동으로 이동하는 것이다.
  ㉡ 전동 가기 전에 누락된 기록이 없는지 확인하고 전동 기록지를 작성한다.
  ㉢ 전동 갈 병동의 간호사와 이동 시간을 정하고 환자와 관련된 것들을 모두 챙겨 인계한다.
  ㉣ 전동 사실을 영양과와 예약된 검사실 등 환자와 관련이 있는 부서에 연락하여 알려 준다.

③ 퇴원 환자 간호
  ㉠ 퇴원 후 계속적인 치료와 관리, 간호가 필요한 부분에 대해 확인 후 교육한다. (환자 참여)
  ㉡ 외래에 방문해야 할 날짜와 검사, 퇴원약에 대해 교육한다.
  ㉢ 퇴원 수속을 시작하기 전에 기록에 누락된 부분은 없는지 다시 확인한다.
  ㉣ 퇴원계획은 환자가 입원하는 시점부터 준비한다.

(7) 간호기록

① 필요성
  ㉠ 환자가 입원하면서부터 퇴원하기까지의 간호기록은 여러 직원, 부서와 의사소통하는 도구가 된다.
  ㉡ 간호기록을 주기적으로 검토하면서 대상자에게 수행되는 간호의 질을 평가하는 기본이 된다.
  ㉢ 진료비 적합성 판단 : 검사와 처치, 주사, 환자 증상, 상태에 대한 모든 정보가 들어간 간호기록은 진료비에 대한 객관적인 근거자료가 된다.

ⓔ 감사 : 환자에게 제공된 간호와 치료의 질을 점검하는 데 필요하다.
ⓜ 교육자료, 통계 및 연구 자료
ⓗ 법적인 증거 자료 : 입원 중에 문제가 발생하였을 때 법적으로 간호기록을 요구하는 경우가 있다.

② **기록 시 주의사항**
㉠ 주관적 판단을 적으면 안 되고 객관적으로 정확하게 적어야 한다.
㉡ 다른 간호사를 대신하여 기록·수정하거나 지우지 않는다.
㉢ 응급상황과 같은 예외를 제외하고 간호기록은 <u>처치하고 난 직후에 기록한다</u>.
㉣ 기록은 간결하게 적으며 존칭어를 쓰지 않는다.

(8) 보고와 인수인계

① **사건 보고** : 법적 자료로 사용될 수 있으므로 육하원칙을 지켜 정확하고 간결하게 객관적으로 사건을 기술한다. 사건 보고서는 병원의 절차 양식이므로 환자 기록에 첨부하지 않고 별도 보관한다. 응급상황이라면 조치를 먼저 취한 후 구두 보고 후에 서면 보고 절차를 밟는다.

② **일일업무 보고** : 병동 관리자(수간호사)가 간호부서장에게 병동 환자 수, 입·퇴원 환자 수, 중환자 수, 사건·사고 등에 대해 보고한다.

③ **인수인계** : 인수인계를 통해 간호와 치료의 연속성을 유지할 수 있다. 환자의 상태와 처치, 간호에 대한 모든 정보를 교대를 받는 간호사에게 일목요연하고 정확하게 전달해야 한다.

제2절 간호정보 관리

(1) 병원정보시스템

예전에 종이로 하던 병원의 전반적인 업무를 전산으로 입력하여 관리하는 정보통신기술시스템이다.

> **Tip** 모든 것이 전산화 되면서 개인정보가 노출될 위험이 높아졌다. 병원에서는 다양한 직군들이 있고 아이디가 부여되는데 업무의 특성별로 환자의 정보에 접근할 수 있는 정도가 다르다. 예를 들어 성병 등 사생활과 관련된 문제, 연예인의 의료기록은 조회할 수 있는 직군이 엄격하게 제한되어 있기도 하다.

① **전자의무기록시스템(EMR)** : 컴퓨터에 입력되는 모든 의무기록을 효율적으로 관리하는 시스템이다. 의사기록, 간호기록과 검사결과기록 등이 전산으로 입력된다.

② **처방전달시스템(OCS)** : <u>의사의 처방(Order)</u>이 진료팀, 진료지원팀(간호부, 약국 등), 원무팀 각 부서에 전달되면서 정확하고 신속한 업무 처리가 가능하게 만든 시스템이다. OCS가 없다면 처방이 날 때마다 해당 부서에 수기로 작성한 종이를 전달하거나 전화를 해야 하는 불편함이 발생한다.

③ **영상정보처리시스템(PACS)** : CT, MRI와 같은 영상 정보를 전산으로 저장하여 신속하게 검색할 수 있는 시스템이다.

(2) 간호정보시스템(간호정보체계)

간호사의 업무 흐름에 맞게 통합된 병원정보시스템이 간호업무에 도입되었다. 사무적인 업무로 인해 버려지는 시간을 아껴 직접 간호시간을 늘려 간호의 질을 높이는 데 기여하였다.

① 기능
  ㉠ 신속하고 정확한 의사소통 : 처방과 검사결과 확인, 수술 스케줄 조회
  ㉡ 의사결정 지원 : 수혈을 위한 혈액은행과의 의사소통 지원, 직원 간 메시지 송수신 기능
  ㉢ 환자와 관련된 기록 : 활력징후, 섭취량·배설량 기록, 자동 계산, 조회
  ㉣ 간호진단과 간호중재가 포함된 간호과정의 관리
  ㉤ 각종 통계 : 날짜별로 입·퇴원, 공실, 재원환자 조회 가능
  ㉥ 간호의 질 관리
  ㉦ 자원과 교육적 운용 : 물품 관리, 처치 입력과 조회
  ㉧ 표준화된 환자정보 관리

② 가치
  ㉠ 간호실무 : 투약관리와 수혈관리, 검사관리를 통해 정확하고 효율적으로 일할 수 있다.
  ㉡ 간호행정 : 병실관리(입·퇴원과 공실 여부)를 통한 인적 자원과 물적 자원을 효율적으로 효과적인 비용으로 관리할 수 있다. 간호기록을 조회하여 간호의 질을 모니터링할 수 있다.
  ㉢ 간호교육 : 투약 정보를 조회하고 검사결과에 참고치와 이상치, 판독결과를 확인하면서 시간과 장소를 불문하고 언제든 교육이 이루어질 수 있다.
  ㉣ 간호연구 : 간호의 질을 높이기 위한 연구의 자료로 간호정보시스템이 활용된다.

CHAPTER 08 적중예상문제

01 병원의 적정온도와 습도는?
① 18~23℃, 40~60%
② 17~20℃, 40~60%
③ 21~25℃, 60~70%
④ 23~25℃, 20~40%
⑤ 18~23℃, 60~80%

02 병실 환경 관리에 대한 잘못된 설명은?
① 벽지는 낮은 채도와 높은 명도를 선택한다.
② 병실의 침대 머리맡에는 직접 조명을 설치해 낙상을 예방한다.
③ 공기 오염을 막기 위해 침구는 털지 않는다.
④ 청소할 때는 청결한 곳부터 먼저 하고 지저분한 곳을 한다.
⑤ 침대 사이에는 커튼이 있어야 한다.

> 해설 눈부심을 막기 위해 간접 조명을 설치해야 한다.

03 물품 관리과정에 대한 설명으로 틀린 것은?
① 반창고, 건전지 같이 많이 사용하고 소모되는 양이 일정한 물품은 정수보충으로 물품을 공급받는다.
② 물품은 유효기간을 확인하면서 날짜가 빠른 것을 먼저 쓰도록 한다.
③ 린넨은 하루 평균 사용량의 1.5배, 소독기구는 하루 평균 사용량의 2.5배 정도 재고를 둔다.
④ 비품은 침상의 숫자로 소모품은 환자 수에 따라 기준량을 설정한다.
⑤ 여유 있게 물품을 청구한다.

> 해설
> • 정수교환 : 많이 사용하고 소모되는 양이 일정하며 부피가 작은 물품으로 반창고, 일회용 장갑, 건전지 등이다. 정해진 날에 정해진 수량을 공급받는 방법이다.
> • 정수보충 : 많이 사용하는데 부피가 커서 공간을 많이 차지하는 물품을 부족한 수량만큼 정해진 날에 공급받아 보충하는 방법이다.

정답 1 ① 2 ② 3 ①

04 약품 관리에 대한 설명으로 틀린 것은?

① 유효기간을 확인하여 다른 병동과 교환을 통해 버려지는 것을 최소화한다.
② 응급약물은 누구나 찾을 수 있는 곳을 지정하여 둔다.
③ 마약은 이중금고에 보관하며 마약대장은 마약금고와 별도의 장소에 보관한다.
④ 마약이 파손되면 조각을 모두 수거하여 사진을 찍고 약국에 봉지에 담아 그대로 반납한다.
⑤ 고위험 약물은 일반 약물과 분리된 장소에 보관한다.

> **해설** 마약은 이중금고에 보관하며 근무가 교대할 때마다 담당 간호사가 인수인계를 받고 마약대장에 기록 후 금고 안에 대장을 보관한다.

05 다제내성균 감염 환자를 케어하는 원칙으로 틀린 것은?

① 1인실 격리를 써야 하지만 코호트 격리도 괜찮다.
② 균 검사를 3~7일 간격으로 해서 연속 3회 음성이 나오면 격리가 해지된다.
③ 퇴원하고 나면 병실 소독 후 다른 환자가 사용해야 한다.
④ 병실에 들어갈 때는 보호구를 반드시 착용해야 한다.
⑤ 손 씻기와 환경위생이 너무 중요하다.

> **해설** 혈액, 체액, 드레싱 등 노출될 우려가 있다면 보호구를 착용해야 하며 물품과 의료기구는 별도로 사용해야 한다.

06 병동에 화재가 발생하였다. 가장 먼저 해야 하는 일은?

① "불이야"라고 소리를 지르고 화재 경보기를 울린다.
② 수간호사에게 급히 보고한다.
③ 소화기를 가져온다.
④ 환자 대피가 우선이다.
⑤ 엘리베이터를 타지 않도록 큰소리로 외친다.

> **해설** 화재 대처방법
> - 불이 났다면 소리를 질러 주변에 알리며 화재 경보기를 울린다. 자동방화문이 내려와 연기와 불이 차단되어야 한다.
> - 초동 진화조가 도착하기 전까지 소화기로 불을 끄고 산소는 잠근다.
> - 대피조는 환자를 대피시켜야 한다. 1차 피난 대상은 화재가 발생한 병실 안의 환자들이고 2차 피난 대상은 화재가 발생한 병실에서 가까운 병실의 환자이다.
> - 걸을 수 있는 환자부터 마지막에 외상 환자 순서로 대피시킨다. 승강기는 사용하지 말고 계단을 통해 최대한 자세를 낮추고 물을 묻힌 수건으로 입과 코를 가려 연기가 흡입되지 않도록 한다.

07 낙상 예방을 위한 관리로 맞는 내용은?

① 바닥은 언제나 마른 상태로 유지한다.
② 야간에는 깊은 수면을 취하도록 전체 불을 끈다.
③ 미끄럼 방지 매트는 걸려 넘어질 수 있으므로 하지 않는다.
④ 창문은 낮게 위치하도록 해서 넘어지지 않도록 한다.
⑤ 콜벨을 누르기 위해 이동하다가 낙상이 생기므로 설치하지 않는다.

해설 낙상 예방법
- 바닥은 물기 없이 마른 상태로 유지하고 야간에도 수면등을 켜두어야 한다.
- 휠체어, 침상 난간, 워커 등이 고장나지 않았는지 수시로 점검한다.
- 낙상 위험이 있는 환자는 침상에 누워 있을 때 침상 난간을 꼭 올리도록 하고 환자를 옮길 때 여러 직원이 함께 한다.
- 욕실에는 미끄럼 방지 매트를 깔고 욕조와 변기 주위에 손잡이를 설치한다.
- 환자가 걸어서 이동할 때는 부축하고 침대에 누워 움직일 때는 난간을 꼭 올린다.
- 침대와 욕조, 변기 등은 낮게 만들고 창문은 높게 위치하도록 한다.
- 사이즈가 맞고 바닥이 미끄럽지 않은 운동화 같은 굽이 낮은 신발을 신고 슬리퍼는 피한다.
- 손이 닿는 곳에 콜벨을 부착하여 도움이 필요할 때 사용 가능하도록 교육한다.

08 간호기록 시 주의할 점은?

① 주관적인 견해를 넣지 않는다.
② 간호기록은 근무를 마치기 전까지 하면 된다.
③ 존칭을 쓰도록 한다.
④ 법적 자료가 되므로 개인적인 생각까지 넣어 상세하게 기술한다.
⑤ 동료 간호사가 바쁘다면 수정해주는 것은 상관없다.

해설 간호기록 시 주의사항
- 주관적 판단을 적으면 안 되고 객관적으로 정확하게 적어야 한다.
- 다른 간호사를 대신하여 기록·수정하거나 지우지 않는다.
- 응급상황과 같은 예외를 제외하고 간호기록은 처치를 하고 난 직후에 기록한다.
- 기록은 간결하게 적으며 존칭어를 쓰지 않는다.

정답 7 ① 8 ①

09 의사의 처방이 진료팀, 진료지원팀, 원무팀 각 부서에 전달되면서 정확하고 신속한 업무처리가 가능하게 만든 시스템은 무엇인가?

① PACS
② OCS
③ EMR
④ LAB
⑤ 전자의무기록시스템

해설
- 전자의무기록시스템(EMR) : 컴퓨터에 입력되는 모든 의무기록을 효율적으로 관리하는 시스템이다. 의사기록, 간호기록과 검사결과기록 등이 전산으로 입력된다.
- 영상정보처리시스템(PACS) : CT, MRI와 같은 영상 정보를 전산으로 저장하여 신속하게 검색할 수 있는 시스템이다.
- Lab은 검사를 말하는 것이다.

10 간호정보체계의 필요성이 아닌 것은?

① 정확하고 신속한 처방 확인
② 검사결과를 신속하게 확인 가능
③ 간호과정의 관리
④ 간호의 질 모니터
⑤ 직무 설계와 평가

해설 간호정보체계의 기능
- 신속하고 정확한 의사소통 : 처방과 검사결과 확인 가능, 수술 스케줄 조회
- 의사결정 지원 : 수혈을 위한 혈액은행과의 의사소통 지원, 직원 간 메시지 송수신 기능
- 환자와 관련된 기록 : 활력징후, 섭취량·배설량 기록, 자동 계산, 조회
- 간호진단과 간호중재가 포함된 간호과정의 관리
- 각종 통계 : 날짜별로 입·퇴원, 공실, 재원환자 조회 가능
- 간호의 질 관리
- 자원과 교육적 운용 : 물품 관리, 처치 입력과 조회
- 표준화된 환자정보 관리

11 간호사들이 교대 시 인수인계를 하는 방법으로 옳은 설명은?

① 환자 상태의 변화에 초점을 맞추고 원인관계를 파악하고 통합적으로 인계를 한다.
② 간호사의 주관적인 생각을 이야기한다.
③ 검사결과는 언급하지 않아도 된다.
④ 보호자가 간호사에게 말한 모든 내용들을 상세하게 인계한다.
⑤ 환자와 보호자에 대한 간호사의 감정을 반영한다.

> **해설** 환자의 상태와 처치, 간호에 대한 모든 정보를 교대를 받는 간호사에게 일목요연하고 정확하게 전달하는 것이다. 인수인계를 통해 간호와 치료가 연속성이 있게 된다.

12 환자 안전사고가 발생하였을 때 효과적인 대처방안은?

① 사고가 발생한 원인을 파악하고 재발을 막기 위한 방법을 모색한다.
② 환자 안전사고 보고 시스템은 적신호 사건인 경우에만 적용한다.
③ 환자 안전사고가 발생하면 사례 수집과 공유는 하지 않는다.
④ 환자 안전사고는 개인의 노력만으로 충분히 예방할 수 있다.
⑤ 환자 안전사고는 병원 관계자에게 공유하되 보호자에게는 공유하지 않는다.

> **해설** 환자 안전사고가 발생하면 사고 보고 시스템에 의해 일을 처리하고 사례는 공유하여 다른 부서에서 재발하지 않도록 예방한다. 환자 안전사고는 병원 관계자와 환자와 의료진 모두가 노력해야 하는 부분이고 사고가 발생하면 환자나 보호자에게 알려야 한다.

13 음압격리병실에 입원한 중동호흡기증후군(MERS) 환자가 B형 간염을 동시에 진단받았다면 의료인은 어떤 주의를 다해야 하는가?

① 비말감염에 주의하면서 동시에 환자에게 사용된 주삿바늘로 인한 사고가 발생하지 않도록 주의한다.
② 하루에 1~2회 복도로 문을 열어 공기를 환기시킨다.
③ 환자에게 사용한 의료소모품은 일반의료폐기물에 버리도록 한다.
④ 덴탈마스크와 소독장갑을 착용하고 환자를 간호한다.
⑤ 접촉으로 감염되므로 환자의 신체에 가급적 손이 닿지 않도록 한다.

> **해설** ② 방문은 항상 닫아두어야 한다.
> ③ 환자에게 나오는 의료소모품들은 격리의료폐기물에 버린다.
> ④ 중동호흡기증후군은 비말감염으로 전파되므로 KF94 이상의 방역마스크를 착용하도록 한다.
> ⑤ B형 간염은 체액과 혈액의 직접적인 노출에 의해 전파되므로 단순한 접촉으로 감염되지 않는다.

정답 11 ① 12 ① 13 ①

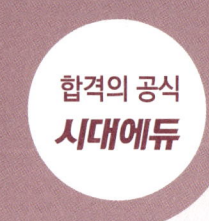

실패하는 게 두려운 게 아니라 노력하지 않는 게 두렵다.

- 마이클 조던 -

기본간호학

- CHAPTER 01　활력징후
- CHAPTER 02　영양요구에 대한 간호
- CHAPTER 03　배설요구에 대한 간호
- CHAPTER 04　산소화요구에 대한 간호
- CHAPTER 05　투약간호
- CHAPTER 06　감염관리 간호
- CHAPTER 07　안전과 안위에 대한 간호
- CHAPTER 08　운동과 활동에 대한 간호

CHAPTER 01 활력징후

성인 정상 혈압	성인 정상 맥박	성인 정상 호흡	성인 정상 액와체온
• 수축기 : 110~130mmHg • 이완기 : 70~80mmHg	60~100회/분	12~20회/분	36.0~37.0℃

제1절 맥박

심장에서 나가는 혈액은 대동맥을 따라 흘러가며 이 혈액의 흐름으로 동맥에서 느껴지는 것이 맥박이다. 교감신경의 영향을 받으면 심근의 수축력이 증가하면서 맥박이 빨라지며, 부교감신경의 영향을 받으면 심근의 수축력이 감소하면서 맥박이 감소한다.

(1) 맥박의 분류
 ① **정상** : 영아는 맥박이 140회까지 정상이며 이후에 서서히 맥박이 감소되다가 사춘기 이후에는 성인과 같은 60~100회의 패턴을 보인다.
 ② **빈맥** : 100회 이상의 맥박이다. 통증, 공포, 운동, 고열, 혈액손실, 약물(에피네프린) 등으로 발생한다.
 ③ **서맥** : 60회 이하의 맥박이다. 노화, 약물(디곡신) 등으로 발생하며 여성보다 남성이 더 많이 발생한다.
 ④ **맥박결손** : 요골맥박과 심첨맥박의 횟수 차이가 있으므로 두 명의 간호사가 요골맥박과 심첨맥박을 각각 동시에 측정해야 한다. 심장에서 혈액을 내보내는 것에 문제가 있다 보니 요골맥박이 심첨맥박보다 적게 뛴다.

(2) 맥박 측정 부위
 ① **요골동맥** : 일반적으로 맥박을 측정하기 위해 짚는 부위이다.
 ② **경동맥** : 심장무수축 등의 응급상황, 쇼크, 머리로 가는 혈액순환 확인, 유아의 맥박을 짚는 부위이다.
 ③ **대퇴동맥** : 심장무수축 등의 응급상황, 쇼크, 다리로 가는 혈액순환 확인, 유아나 어린이의 맥박을 짚는 부위이다.
 ④ **심첨맥박** : 3세 이하 영유아의 맥박을 확인할 때, 특정 약물을 주입할 때 확인하는 부위이다.

제2절 호흡

(1) 정의
대기에서 폐포로 산소가 전달되고(흡기) 폐포를 둘러싼 혈관에서 산소와 이산화탄소의 교환이 이루어지는 것이 호흡이다. 혈관으로 확산된 산소는 조직의 세포로 가서 쓰이고 발생한 이산화탄소는 폐로 돌아와 대기로 배출된다(호기).

(2) 호흡 중추
성인의 정상 호흡수는 12~20회이다. 연수와 뇌교가 호흡 중추이다. 연수에 중추화학 감수체(혈중 이산화탄소와 pH 농도 변화 감지)가 있고 경동맥체와 대동맥체에 말초화학 감수체(혈중 산소와 이산화탄소, pH 농도 변화 감지, 산소분압 감소에 예민)가 있다.

참조 체온을 조절하는 중추는 시상하부

(3) 호흡에 영향을 미치는 요인
① 고열 : 빈호흡을 유발한다. 호흡이 1회 증가하면 맥박 수는 4회 올라간다. 열이 나면 조직의 대사 요구량이 높아진다. 산소를 더 많이 전달하기 위해 호흡이 가빠지고 맥박이 빨라지는 것이다.
② 약물 : 마약성 진통제는 호흡수를 감소시키고 코카인 등의 각성제는 호흡수와 깊이를 증가시킨다.
③ 흡연 : 빈호흡과 호흡곤란을 유발한다.
④ 운동과 스트레스, 불안 : 호흡수와 깊이를 증가시키고 과도환기를 초래하기도 한다.
⑤ 높은 고도 : 고산지대는 산소가 부족하다 보니 보상작용으로 빈호흡이 발생한다.
⑥ 연령 : 영아기에는 빈호흡이 있다가 성장하면서 폐용량이 커지고 호흡수는 점차 감소한다. 노인이 되면 폐용량과 호흡의 깊이가 감소하고 호흡수는 증가한다.

(4) 호흡 측정 시 주의사항
① 호흡은 기분에 따라 변동이 있으므로 맥박을 측정하고 나서 요골맥박에서 손을 떼지 않고 자연스럽게 호흡을 측정한다.
② 호흡은 흉곽(정상적인 호흡)이 움직이는 것을 보고 사정하는데 흡기와 호기를 합해 1회 호흡이다.

(5) 호흡의 유형
① 과호흡 : 빠르고 깊은 호흡이며 운동, 불안, 대사산증일 때 이런 호흡 양상이 나온다.
예 쿠스마울 호흡 : 당뇨병 혼수상태에서 대사산증이 초래되어 나타나는 호흡 양상이다. 과일 신 냄새가 나는 것이 특징이다.

② 체인-스토크스 호흡 : 과호흡과 무호흡이 번갈아가면서 일어나는 것으로 <u>사망 직전에 나타나는 호흡</u>이다. 약물로 인한 호흡억제, 뇌손상, 울혈심부전이 있을 때 보이는 호흡이다. 아동이나 노인은 수면 중에 정상적으로 보일 수 있는 호흡이기도 하다.

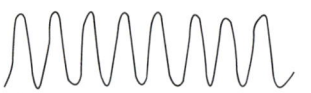
[과호흡]

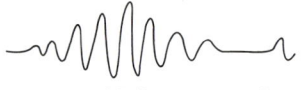
과호흡   무호흡
[체인-스토크스 호흡]

제3절 혈압

(1) 정의
① 혈액이 동맥으로 흐를 때 혈관 벽에 미치는 압력이다.
② 수축기 압력 : 심장이 수축하면서 좌심실에서 동맥으로 혈액이 뿜어 나올 때 생기는 압력이다.
③ 이완기 압력 : 심장이 수축하고 나서 이완이 되는데 이완되면서 혈액이 다시 심장으로 돌아오게 된다. 이때 혈관에 남은 압력이다.
④ 맥압 : 수축기압에서 이완기압을 뺀 것이다. 나이가 들수록 혈관의 탄력성이 떨어지고 혈관저항이 커지며 그만큼 혈액을 내보내려면 수축기 혈압이 올라가게 되고 혈관 탄력저하로 이완기압도 내려가면서 맥압이 커지게 된다.
⑤ 혈압 = 심박출량 × 전신혈관저항(심박출량이 많거나 혈관의 저항(뇌경색)이 높으면 혈압이 올라간다)

(2) 혈압 측정 시 주의사항
① 커프 : 상박 혹은 대퇴부의 2/3를 덮는 정도의 크기여야 하는데 커프 너비가 팔이나 대퇴 둘레의 40%여야 한다.
② 환자의 평소 수축기 압력보다 20~30mmHg 더 올리고 내릴 때는 초당 2~4mmHg 속도로 내린다.
③ 반복 측정할 때는 30초 쉬었다가 측정한다.
④ 왼쪽과 오른쪽의 혈압 차이는 5~10mmHg 이하여야 한다.
⑤ <u>대퇴의 혈압</u>은 상완의 혈압보다 수축기압이 <u>10~40mmHg 높다</u>.

(3) 혈압 측정 시 발생 가능한 오류

혈압계의 커프에 공기가 들어가 있을 때 혈액이 흐르지 않는다. 커프의 공기를 빼기 시작하면 혈관에 혈액이 흐르기 시작하면서 처음 들리는 소리가 수축기압이고 더이상 혈관음이 들리지 않는 지점이 이완기압이다.

① 혈압이 높게 측정되는 경우
  ㉠ 커프가 너무 좁은 경우 : 좁은 커프라면 같은 정도의 공기를 주입했을 때 압력이 더 많이 들어가게 되며 커프로 눌리게 되는 혈액의 양이 많아진다. 이 압력이 풀리면 더 많은 혈액이 흐르니까 혈압이 높게 측정된다.

  > **Tip** 아기들이 사용하는 머리끈과 어른이 사용하는 머리끈을 똑같은 머리에 두 번 감았다고 생각해 보자. 아기들의 머리끈이 폭이 좁고 길이도 짧기 때문에 더욱 타이트하게 감기게 된다.

  ㉡ 커프가 느슨하게 감긴 경우 : 느슨하게 감긴 커프에는 공기를 더 많이 주입하게 된다. 그만큼 압력이 많이 가해지고 혈압이 높게 측정된다.
  ㉢ 운동이나 활동을 하고 난 직후
  ㉣ 혈압을 측정하는 팔이 심장보다 낮을 때 : 혈액이 높은 곳에서 낮은 곳으로 흐르는 것을 생각하면 팔이 심장보다 낮다는 것은 커프의 위쪽에 혈액이 많이 모여 있다가 풀었을 때 빠른 속도로 혈관을 통과하게 되니 혈압이 높아지는 것이다.
  ㉤ 혈압계 눈금이 눈높이보다 높은 경우 : 아래에서 위로 치켜보게 되면 더 높은 곳의 숫자가 읽혀지게 된다. 수액을 아래에서 위로 올려다보면 실제보다 더 많은 수액이 남은 것처럼 보이는 현상과 같다.

② 혈압이 낮게 측정되는 경우
  ㉠ 커프가 너무 넓은 경우 : 고무줄과 큼직한 밴드를 각각 똑같이 두 번 감았다고 생각해보자. 고무줄은 타이트하게, 큼직한 밴드는 헐렁하게 감긴다. 커프가 넓다면 같은 공기를 넣어도 압력이 덜 가해진다. 즉, 혈압이 낮게 측정된다는 말이다.
  ㉡ 충분한 공기를 주입하지 않은 경우 : 공기가 적게 들어가면 혈관을 누르는 압력이 적으므로 혈압이 낮게 측정된다.
  ㉢ 밸브를 너무 빨리 풀었을 때 : 혈액이 빠르게 흘러가므로 수축기압은 낮게, 이완기압은 높게 측정된다.
  ㉣ 팔이 심장보다 높은 경우 : 혈액이 낮은 곳에서 높은 곳으로 거꾸로 흐르는 것은 힘든 법이니 커프로 풀었을 때 커프 아래에 있던 혈액의 압력이 풀려서 손이 있는 방향으로 들어가는 양이 적다. 그래서 수축기 혈압이 낮은 것이다.
  ㉤ 혈압계 눈금이 눈높이보다 낮은 경우

(4) 혈압에 영향을 미치는 요인

① 나이 : 나이가 많아지면 혈관의 탄력성이 떨어지고 저항이 증가하면서 혈압이 상승한다.

② **스트레스** : 스트레스를 받으면 교감신경이 자극받고 교감신경은 맥박을 증가시키며 혈관이 수축되므로 혈압이 상승한다.

③ **호르몬**
　㉠ 여성은 에스트로젠(혈관 확장효과)이 풍부하므로 사춘기 이후에는 남자가 혈압이 더 높을 수 있다.
　㉡ 폐경기에는 에스트로젠이 급격하게 줄어들므로 여자가 혈압이 더 높을 수 있다.
　㉢ 임신을 하면 혈량이 증가하기 때문에 혈압이 높아질 수 있다.

④ **시간에 따른 변화** : 수면시간 동안 혈압이 가장 낮게 유지된다. 아침에 깨면 혈압이 상승하기 시작하고 오후에는 상승된 혈압이 유지된다. 혈압이 높아진다는 개념은 아니므로 헷갈리면 안 된다. 저녁이 되면 서서히 혈압이 감소하기 시작한다. 그러므로 측정하는 시간에 따라 혈압은 달라진다.

⑤ 흡연과 운동(골격근 수축, 정맥 환류량 증가)은 혈압을 높인다.

⑥ 출혈이 되면 혈액량이 줄어드니 혈압이 떨어진다.

⑦ **신장질환** : 나트륨과 수분이 정체되고 혈액량이 증가되면 혈압이 상승한다.

⑧ **전신마취** : 마취상태에서는 뇌간에 있는 혈관의 운동중추를 억제시켜 혈압을 떨어뜨린다.

제4절 체온

(1) 체온 측정

부위	온도	특징
고막	36.0~37.0℃	• 외이도에 귀지가 많이 있다면 측정이 부정확할 수 있다. • 고막은 시상하부와 같은 동맥에서 혈액을 공유하므로 고막과 가까운 외이도의 온도가 심부체온을 가장 잘 반영한다.
구강	36.5~37.5℃	• 차가운 음식을 먹은 직후라면 낮게 측정될 수 있다. • 영아나 소아 혹은 의식이 없는 환자는 체온계를 파손시킬 수 있어서 금기 대상이다. • 입으로 호흡을 하는 사람(예 심한 비염 환자)이거나 흡연을 하고 측정을 하면 높게 측정될 우려가 있다.
액와	36.0~37.0℃	안전한 방법이나 정확도가 떨어진다.
직장	37.0~38.0℃	가장 정확한 체온을 측정할 수 있으나 부위가 다소 부담스럽다.

(2) 발열의 단계

시상하부는 체온을 조절하는 중추이며 기준이 되는 체온에 맞추기 위해 항상성을 발휘하며 안정적인 상태로 만들려고 노력한다. 감염되면 발열인자가 발생하는데 발열인자가 시상하부를 자극하여 기준이 되는 체온을 높여버린다. 우리 몸에서는 기준이 되는 체온으로 맞추기 위해 발열반응이 생기게 된다.

① 오한기(상승기)
    ㉠ 정의 : 시상하부의 기준점이 정상보다 높게 올라간다. 이 기준점에 도달하기 위해 열을 발생하기 시작한다.
    ㉡ 증상
        • 떨리는 증상(열을 내기 위한 반응)
        • 혈관이 수축하고 피부가 창백해진다(열을 외부에 뺏기지 않기 위한 반응).
        • 심박동수가 증가한다(혈관이 수축하면서 맥박이 빨라지게 된다).
    ㉢ 간호
        • 보온을 유지한다. 열이 난다고 해서 옷을 벗기거나 얼음 팩을 적용하면 안 된다.
        • 수분 섭취를 권장한다.
        • 심질환이나 호흡기질환이 있다면 산소를 공급하는 것도 도움이 된다.

② 발열기
    ㉠ 정의 : 기준점까지 올라간 체온이 일정기간 지속된다.
    ㉡ 증상
        • 따뜻한 피부
        • 빠른 맥박과 호흡 양상을 보인다.
        • 탈수 증상을 보인다.
        • 근육통이 있다.
        • 정신이 혼미하고 불안정하다.
    ㉢ 간호
        • 충분한 수분을 섭취한다(구강, 혈관).
        • 미온수 목욕, 환기
        • 안정 및 휴식을 취한다.
        • 가볍고 따뜻한 의복을 입는다.

③ 종식기(해열기)
    ㉠ 정의 : 시상하부의 기준점이 정상수준으로 내려오면서 열이 소실된다.
    ㉡ 증상
        • 근육통이 감소한다.
        • 발한, 떨림, 탈수 증세가 감소한다.
    ㉢ 간호
        • 충분한 수분 섭취를 권장한다.
        • 안정 및 휴식을 취하게 한다.

(3) 고체온의 분류

① 열사병

> **암기Tip** 열사병은 사망까지 초래할 수 있다. '사'는 죽음을 의미한다.

㉠ 원인 : 일사병이 진행된 상태가 열사병이다. 고온다습한 환경에 장시간 노출되어 시상하부의 체온조절 기능에 장애가 오면서 문제가 발생한다.
㉡ 증상 : 체온이 40℃ 이상 올라가며 시상하부에 문제가 생기면서 항상성 조절이 되지 않아 땀이 분비되지 않으니 건조한 피부를 가지고 있는 것이 특징이다. 현기증과 두통, 혼수, 사망을 초래하는 온열질환이다.
㉢ 간호 : 40℃가 넘는 체온을 떨어뜨리는 것이 가장 먼저이므로 시원한 곳에 옮기고 얼음물에 들어가도록 한다. 필요하다면 산소를 공급할 수도 있다.

② 열경련

㉠ 원인 : 고온에 장시간 노출되어 심한 발한으로 수분과 염분이 소실된다.
㉡ 증상 : <u>근육의 경련</u>, 현기증, 두통, 구역과 구토
㉢ 간호 : 염분이 함유된 수분을 섭취하고, 먹을 수 없다면 나트륨이 섞인 수액을 맞아야 한다.

③ 열피로

㉠ 원인 : 쉽게 말해 혈관이 피로감을 느끼고 늘어진 것이다. 말초혈관 운동신경 조절능력이 떨어지고 순환이 제대로 안 되니 혈압이 떨어진다. 대뇌피질을 흐르는 혈류량도 부족해진다.
㉡ 증상 : 빈맥, 호흡곤란, 저혈압 등이 나타나며, 피부가 축축하고 창백해진다.
㉢ 간호 : 누운 자세를 취하고 수액을 보충하여서 피로해진 혈관을 회복시켜 혈압을 올리는 것이 중요하다.

(4) 고체온을 가진 대상자의 간호

① 2,500~3,000cc의 수분을 충분히 취한다.
② 구강점막이 탈수로 인해 건조한 상태이므로 구강 간호를 한다.
③ 가볍고 헐렁한 옷을 입어 공기가 통하도록 하며 서늘한 환경에 있도록 한다.
④ 활동은 에너지를 발생시키므로 쉬면서 안정하도록 한다.
⑤ 처방에 따라 해열제를 복용한다.
⑥ 균형 잡힌 식사를 한다.
⑦ 미온수 스펀지 목욕이나 얼음주머니와 같은 국소적 냉요법을 적용한다.

(5) 냉요법

① 얼음주머니

㉠ 목적 : 혈관을 수축시켜 통증을 줄이고 출혈을 감소시키며 관절통을 줄인다.

ⓒ 방법
　　　• 얼음을 작게 쪼개어 주머니의 1/3~1/2만 채우고 공기를 제거한다.
　　　• 쪼개지 않거나 공기를 빼지 않으면 피부에 닿는 면적이 그만큼 줄어들어 효과를 보지 못한다.
　　　• 주머니는 마개로 막아서 녹은 물이 새어나오지 않도록 한다.
　　　• 수건으로 한 번 더 싸는데, 피부에 직접적으로 닿는 불편감을 줄이기 위해서이다.
　　　• 30분 이상은 적용하지 않는데 장시간 적용했을 때 동상 등의 문제를 초래할 수 있기 때문이다. 특히 감각이상이 있는 환자나 노인에게 적용 시 더 주의한다.

② 미온수 목욕
　　ⓐ 목적 : 피부 표면에 있는 수분을 증발시켜 열을 소실시키기 위함이다.
　　ⓑ 방법
　　　• 27~34℃ 정도의 미온수(미지근한 물)를 적용하는데 미온수를 적신 수건으로 얼굴을 적시고 말린다.
　　　• 겨드랑이나 서혜부와 같은 접히는 부위에 미온수가 적셔진 수건을 끼워둔다.
　　　• 미온수로 적신 수건으로 사지를 닦고 나서 가볍게 두드려가면서 말린다.
　　　• 엉덩이와 등도 같은 방법으로 닦아준다.

③ 냉찜질
　　ⓐ 목적 : 팔다리 같은 국소적인 부위의 출혈이나 부종과 염증을 감소시키기 위함이다.
　　ⓑ 방법
　　　• 냉찜질을 할 부위에 고무포와 홑이불을 깐다.
　　　• 얼음물로 적신 찜질 수건을 부위에 적용한다.
　　　• 2~3분마다 갈아주면서 총 20분은 넘기지 않도록 한다.

(6) 온요법
체온이 35℃ 이하로 떨어지면 심부온도가 정상체온보다 낮아져 대사율이 떨어진다. 저체온 상태에서는 체온조절의 장애가 초래되는데, 이때 온요법을 적용해야 한다.

① 더운 물주머니
　　ⓐ 목적 : 국소적으로 혈관을 확장시킨다. 혈액순환을 촉진하고 근육을 이완하여 근육통을 줄여준다.
　　ⓑ 방법
　　　• 성인은 52℃ 전후, 무의식 환자와 2세 이하의 영유아는 40~46℃의 물을 주머니에 담는다.
　　　• 주머니의 2/3가량의 물을 채우고 공기를 제거한다. 공기가 있다면 주머니가 터질 우려가 있고 열을 전달하는 효율이 떨어진다.

- 물주머니의 마개를 막아 새는지 확인한다.
- 피부에 바셀린을 바르고 물주머니를 수건으로 한 번 더 감싸 화상 사고를 예방한다.

② 가열램프

열을 가하는 부위에서 45~60cm 떨어진 곳에 램프를 위치시키고 20분을 넘기지 않는다.

③ 가열크래들

신체 부위에 직접적인 압박을 주지 않으면서 열적용이 가능하다. 30분을 넘기지 않는다.

④ 더운물에 직접 담그기

㉠ 멸균용기에 온도를 40~43℃로 맞춘 처방 용액을 붓고 필요한 부위를 담근다.
㉡ 식균세포 활동이 증진되어 화농이 촉진되면서 상처의 치유를 촉진한다.
㉢ 직접적으로 투약의 효과를 높일 수 있다.

(7) 냉요법과 온요법

구분	냉요법	온요법
혈관	수축(부종 감소, 지혈 효과)	확장(출혈 환자에게는 24시간 동안 금기)
심박출량	증가(혈관의 수축으로 인해)	감소(혈관 확장으로 심장 귀환량 줄어듬)
혈액점도	증가	감소(넓은 길과 골목길로 비유해 보면 이해가 쉽다. 냉요법을 적용하면 혈관이 수축하여 골목길처럼 좁아진다. 같은 수의 자동차가 다닌다면 넓은 길은 차량이 정체되지 않는다. 차량 정체 = 혈액점도)
조직대사	감소(염증반응 완화)	증가(급성 염증에는 금기, 상처 치유 촉진)
근육	수축	이완(근육 경련과 근육 통증 감소)
호흡	감소	증가(세포의 신진대사가 높아지면서 산소요구량이 증가)

(8) 건열과 습열

구분	건열(52℃까지)	습열(43~45℃, 수분 포함)
장점	• 피부 침윤(침투)을 하지 않으므로 화상 위험이 적다. • 열을 더 오래 보유한다. • 간편하게 이용할 수 있다.	• 더 효과적이고 조직층 깊이 침투한다. • 피부의 건조가 덜하고 삼출물을 줄이고 치유를 촉진시킨다. • 발한으로 인해 체액손실이 되지 않는다.
단점	• 발한이 일어나며 체액손실이 증가한다. • 피부가 건조해지고 조직 속으로 깊이 열이 침투하지 않는다.	• 피부 침윤이 일어나 열전도로 화상의 위험이 크다. • 습기의 증발로 열이 금방 식어 버린다. • 적용하기까지 과정이 번거롭다.
적용방법	가열램프, 전기가열패드, 가열크래들, 더운 물병	온찜질, 온욕, 온침수

CHAPTER 01 적중예상문제

01 심장무수축 등의 응급상황, 쇼크, 머리로 가는 혈액순환 확인, 유아의 맥박을 짚는 부위는 어디인가?
① 요골동맥
② 심첨맥박
③ 대퇴동맥
④ 경동맥
⑤ 척골동맥

02 맥박에 대한 설명으로 옳지 않은 것은?
① 맥박결손은 심첨맥박과 요골맥박에 차이가 있어서 두 명의 간호사가 동시에 측정해야 한다.
② 3세 이하 영유아의 맥박을 확인할 때, 특정 약물을 주입할 때 확인하는 부위는 경동맥이다.
③ 빈맥은 100회 이상의 맥박이며 통증, 운동, 고열, 혈액손실로 발생한다.
④ 영아는 맥박이 140회까지 측정되어도 정상이다.
⑤ 부교감신경의 영향을 받으면 심근의 수축력이 감소하면서 맥박이 감소한다.

> **해설** 심첨맥박에 대한 설명이다.

03 과호흡과 무호흡이 번갈아가면서 나타나고 사망 직전에 나타나는 호흡은?
① 쿠스마울 호흡
② 체인-스토크스 호흡
③ 과도호흡
④ 과소호흡
⑤ 무호흡

정답 1 ④ 2 ② 3 ②

04 호흡에 대한 설명으로 옳은 것은?

① 호흡이 1회가 증가하면 맥박수는 4회 감소한다.
② 영아기에는 빈호흡이 있다가 성장하면서 폐용량이 커지고 호흡수는 점차 감소한다.
③ 대상자에게 호흡을 측정한다는 것을 설명하고 횟수를 세도록 한다.
④ 당뇨병 혼수상태에서 대사산증이 초래되어 나타나는 호흡은 체인-스토크스 호흡이다.
⑤ 호흡 중추는 소뇌에 있다.

해설
① 호흡이 1회 증가하면 맥박수는 4회 증가한다.
③ 호흡은 기분에 따라 변동이 있으므로 맥박을 측정하고 나서 요골맥박에서 손을 떼지 않고 자연스럽게 호흡을 측정한다.
④ 쿠스마울 호흡에 대한 설명이다.
⑤ 호흡 중추는 뇌교와 연수에 있다.

05 혈압에 대한 설명으로 옳지 않은 것은?

① 맥압 = 수축기압 - 이완기압
② 심장이 수축하면서 좌심실에서 동맥으로 혈액이 뿜어 나올 때 생기는 압력은 수축기 압력이다.
③ 대퇴의 혈압은 상완의 혈압보다 수축기압이 10~40mmHg 낮다.
④ 반복 측정할 때는 30초 쉬었다가 측정한다.
⑤ 커프의 너비는 팔이나 대퇴 둘레의 40%이다.

해설 대퇴의 혈압은 상완의 혈압보다 수축기압이 10~40mmHg 높다.

06 혈압이 높게 측정되는 오류가 있는 상황은?

① 커프가 너무 넓은 경우
② 충분한 공기를 주입하지 않은 경우
③ 밸브를 너무 빨리 풀었을 때
④ 혈압계 눈금이 눈높이보다 낮은 경우
⑤ 혈압을 측정하는 팔이 심장보다 낮을 때

해설 **혈압이 높게 측정되는 상항**
• 커프가 너무 좁은 경우
• 커프가 느슨하게 감긴 경우
• 운동이나 활동을 하고 난 직후
• 혈압을 측정하는 팔이 심장보다 낮을 때
• 혈압계 눈금이 눈높이보다 높은 경우

정답 4 ② 5 ③ 6 ⑤

07 혈압에 미치는 것에 대한 설명으로 옳은 것은?

① 나이가 많아지면 혈압이 저하된다.
② 사춘기 이후에는 여자가 혈압이 더 높은 경향을 보인다.
③ 폐경기 이후에는 여자의 혈압이 떨어지기 시작한다.
④ 부교감신경은 맥박을 증가시키고 혈관이 수축된다.
⑤ 심한 출혈이 지속되면 혈압이 떨어진다.

> **해설** ① 나이가 많아지면 혈관의 탄력성이 떨어지고 저항이 증가하면서 혈압이 상승한다.
> ② 사춘기 이후에는 남자가 혈압이 더 높을 수 있다.
> ③ 폐경기에는 여자가 혈압이 더 높을 수 있다.
> ④ 교감신경에 대한 설명이다.

08 체온을 조절하는 중추는 어디인가?

① 시상하부
② 연수
③ 뇌교
④ 중뇌
⑤ 편도체

09 가장 정확한 체온을 측정하는 부위이며 다른 부위보다 높게 측정되는 이곳은?

① 액와
② 직장
③ 구강
④ 이마
⑤ 고막

> **해설**
>
> | 부위 | 온도 | 특징 |
> | --- | --- | --- |
> | 고막 | 36.0~37.0℃ | • 외이도에 귀지가 많이 있다면 측정이 부정확할 수 있다.
• 고막은 시상하부와 같은 동맥에서 혈액을 공유하므로 고막과 가까운 외이도의 온도가 심부체온을 가장 잘 반영한다. |
> | 구강 | 36.5~37.5℃ | • 차가운 음식을 먹은 직후라면 낮게 측정될 수 있다.
• 영아나 소아 혹은 의식이 없는 환자는 체온계를 파손시킬 수 있어서 금기 대상자이다.
• 입으로 호흡을 하는 사람이거나 흡연을 하고 측정을 하면 높게 측정될 우려가 있다. |
> | 액와 | 36.0~37.0℃ | 안전한 방법이나 정확도가 떨어진다. |
> | 직장 | 37.0~38.0℃ | 가장 정확한 체온을 측정할 수 있으나 부위가 다소 부담스럽다. |

정답 7 ⑤ 8 ① 9 ②

10 오한기에 대한 설명으로 옳은 것은?

① 시상하부의 기준점이 정상수준으로 내려오면서 열이 소실된다.
② 떨리는 증상이 있으며 열을 내리기 위해 아이스 팩을 제공한다.
③ 혈관이 수축하고 피부가 창백해진다.
④ 시상하부의 기준점이 정상보다 낮아지면서 열을 낮추기 위해 오한이 생긴다.
⑤ 심박동수가 감소한다.

> **해설** 오한기는 시상하부의 기준점이 정상보다 높게 올라간다. 이 기준점에 도달하기 위해 열을 발생하기 시작하며, 춥고 떨리는 증상이 있으므로 보온을 해주어야 한다. 또한 혈관이 수축하면서 창백해지고 심박동수가 증가한다.

11 체온이 40℃ 이상 올라가며 피부가 건조한 것이 특징이다. 현기증과 두통, 혼수, 사망을 초래하는 이것은?

① 열사병
② 열경련
③ 열피로
④ 열성경련
⑤ 저나트륨혈증

> **해설**
> • 열사병 : 고온다습한 환경에 장시간 노출되어 시상하부의 체온조절 기능에 장애가 온 것이다. 체온이 40℃ 이상 올라가며 피부가 건조한 것이 특징이다.
> • 열경련 : 땀을 많이 흘려 나트륨이 소실되고 전해질 불균형으로 근경련이 있다.
> • 열피로 : 고온에 장시간 노출되며 말초혈관 운동신경 조절능력이 떨어져 순환이 제대로 안 되고 대뇌피질의 혈류량이 부족해진다.

12 냉요법 적용에 대한 설명으로 옳지 않은 것은?

① 얼음을 작게 쪼개어 주머니의 1/3~1/2만 채우고 공기를 제거하여 얼음주머니를 적용한다.
② 18~20℃ 정도의 물에 적신 수건으로 적시고 말린다.
③ 냉찜질은 2~3분마다 갈아주면서 총 20분은 넘기지 않도록 한다.
④ 냉찜질은 국소적으로 출혈이나 부종과 염증을 감소시키기 위함이다.
⑤ 얼음주머니는 30분 이상 적용하지 않는다.

> **해설** 27~34℃ 정도의 체온보다 약간 낮은 미지근한 물에 적신 수건으로 적시고 말린다.

13 온요법 적용에 대한 설명으로 옳지 않은 것은?

① 더운 물주머니는 국소적으로 혈관을 확장시키고 근육을 이완시킨다.
② 성인은 52℃ 전후, 무의식 환자와 2세 이하의 영유아는 40~46℃의 물을 주머니에 담는다.
③ 가열램프는 열을 가하는 부위에서 80cm 떨어진 곳에 램프를 위치시키고 20분을 넘기지 않는다.
④ 신체 부위에 직접적인 압박을 주지 않으면서 열적용이 가능한 방법은 가열크래들이 있다.
⑤ 멸균용기에 온도를 40~43℃로 맞춘 처방 용액을 붓고 필요한 부위를 담근다.

해설 열을 가하는 부위에서 45~60cm 떨어진 곳에 램프를 위치시킨다.

14 온요법에 대한 설명으로 옳은 것은?

① 혈액점도를 증가시키고 지혈효과가 커진다.
② 조직대사를 감소시키고 염증반응을 줄인다.
③ 심박출량을 증가시킨다.
④ 부종을 감소시킨다.
⑤ 조직대사를 항진시키고 상처 치유를 촉진시킨다.

해설 ①·②·③·④는 냉요법에 대한 설명이다.

15 오한기를 지나 체온이 39.5℃까지 올라간 환자에게 적절한 간호는?

① 이불을 덮도록 한다.
② 냉수 마사지
③ 핫팩
④ 수분 섭취 제한
⑤ 환기

해설 오한기에는 수분 섭취를 증가하고 심질환이나 호흡기 질환이 있다면 산소를 공급하는 것도 도움이 된다. 발열기에는 충분한 수분 섭취를 유지하면서 미온수 목욕, 환기, 안정 및 휴식, 가벼운 의복을 착용한다.

정답 13 ③ 14 ⑤ 15 ⑤

CHAPTER 02 영양요구에 대한 간호

제1절 완전비경구영양(TPN ; Total Parenteral Nutrition)

(1) 목적
구강 또는 장관으로 영양을 공급하기 힘든 대상자에게 영양을 공급하기 위한 목적으로 중심정맥관을 삽입하여 정맥으로 투여하는 방법이다.

(2) 간호
① infusion pump를 이용하여 속도를 맞추어야 한다. 빨리 투여가 되는 경우 삼투성 이뇨를 유발하고 이것은 탈수를 가져오게 되므로 주의가 필요하다. 삼투성 이뇨는 고농도의 포도당이 원인이다. 혈관 내 삼투압이 높아져 혈관으로 수분이 과도하게 끌어당겨지게 되고 이것들이 소변으로 배출되는 것이다.
② 고농도의 포도당이 포함되어 있으므로 감염의 위험성이 높아서 24시간마다 TPN 용액을 교체해야 한다.
③ 감염 예방을 위해 TPN 수액라인은 매일 교체해야 한다.
④ 중심정맥관이 삽입되어 있는 부위의 드레싱은 48시간마다 교체하며 피부상태를 확인해야 한다(삽입 부위의 발적과 부종, 감염 여부).
⑤ TPN이 주입되는 라인에 약물이나 혈액을 주입하면 감염의 위험성이 커지므로 가급적 피하도록 한다.
⑥ TPN이 주입되는 동안 고혈당의 우려가 있으며 TPN을 갑자기 중단하게 되면 저혈당이 발생할 우려가 있으므로 췌장이 적응할 수 있도록 천천히 줄여야 한다.
⑦ 중심정맥관을 삽입하고 제거할 때 공기가 정맥으로 유입되어 기흉이 발생할 위험이 있으므로 주의한다.

제2절 비위관(levin tube)

(1) 목적
① 입으로 먹을 수 없거나 가능하더라도 영양불량이 심한 경우
② 장운동의 감소, 구토가 있거나 가스를 배출하기 위해(마비성 장폐색 같은 경우)
③ 복부 수술을 하기 전 감압을 위해

(2) 삽입 절차
① 비위관 삽입 길이는 코에서 귓불을 지나 검상돌기까지의 길이를 측정한다.
② 소독장갑을 착용하고 튜브의 끝에 윤활제를 충분히 바른다.
③ 삽입할 때 앉은 자세에서 목을 뒤로 젖혀 콧구멍이 보이도록 한다. 입으로 숨을 쉬도록 알려준다.
　[참조] 앉을 수 없는 환자, 무의식 환자라면 오른쪽 측위(위가 왼쪽으로 굽은 모양이므로 오른쪽으로 누우면 삽입이 수월해진다)를 취해주고, 측위도 힘들면 머리를 옆으로 돌려야 한다 (구토 시 흡인 방지).
④ 튜브가 인두까지 들어가면 고개를 약간 앞으로 숙여야 한다. 기도가 식도보다 앞에 위치하는데, 기도를 닫게 하여 기도로 튜브가 잘못 들어가는 위험이 줄어든다.
⑤ 삼킬 수 있는 대상자라면 물을 조금씩 주어서 삼키도록 하고 그러지 못하는 대상자라면 물 없이 꿀꺽 삼키도록 한다. 삼키면서 동시에 튜브를 삽입하면 수월하게 들어간다.
⑥ 튜브가 위에 들어갔는지 확인한다.
　㉠ 5~10cc 공기를 튜브로 밀어 넣어 상복부에서 바람이 들어가는 소리가 나는지 확인한다.
　㉡ 흡인하여 녹색 혹은 황갈색이 확인되면 위에서 나온 내용물이다.
　㉢ 흡인한 내용물의 산도를 pH 스트립 등을 통해 확인하는 것이 가장 정확한 방법이다. 위액은 강산성이므로 pH 4 이하여야 한다. pH 7 이상이면 기도로 들어간 것이므로 즉시 제거한다.
⑦ 위치가 확인되면 고정한다.

(3) 영양 공급 절차
간헐적 점적 주입은 하루 4~6회, 1회 30~60분 정도에 걸쳐 250~400cc의 영양액을 영양액 주머니에 넣어 주입하는 방법이다.
① 경장영양 용액의 온도는 방 안의 온도와 비슷해야 한다. 날짜와 부유물 여부를 확인해서 24시간이 지나면 폐기한다.
② 자세는 반좌위 혹은 좌위를 취해서 구토나 역류 시 흡인을 방지한다.
③ 튜브가 위에 위치하고 있는지 확인한다(공기 주입, 위액 색깔 확인, 위액 산도 확인).

④ 위 잔량이 250mL 이상 나오면 다시 주입하고 영양 공급을 진행하지 않은 상태에서 의사에게 보고한다. 소화가 되지 않고 위의 잔량이 많으면 흡인성 폐렴의 위험이 있기 때문이다.
⑤ 영양액을 주입하기 전에 물을 20~30mL 주입하여 튜브를 부드럽게 해준다.
⑥ 물 주입 후 공기가 들어가지 않게 손으로 튜브를 꺾어 쥐고 영양액 주입관(24시간마다 교체)을 연결하여 30~60분에 걸쳐 영양액을 주입한다. 주입되는 동안 환자의 상태를 파악한다.
⑦ 영양액 주입 후 공기가 들어가지 않게 튜브를 손으로 꺾어 쥐고 물을 20~30mL 주입한다(영양액 주입 전후 물 투여).
⑧ 영양액 주입 완료 후 역류 방지를 위해 30분 동안 앉은 자세를 유지한다.

(4) 비위관을 통한 영양 공급 시 일반적 문제
① **변비** : 섬유소와 수분이 부족한 경우이다. 영양액의 종류를 변경하거나 수분 주입량을 증가시키고 대변 완하제를 처방할 수 있다.
② **장경련** : 차가운 영양액이 주입되었을 때 일어나는 반응이다. 주입을 중단하고 영양액의 온도를 다시 확인하여 방의 온도와 비슷하게 맞추어 준다.
③ **구토와 오심** : 빠르게 주입하였거나 비위관 위치가 잘못된 경우, 위의 잔량이 많이 남은 경우 등이다. 위의 잔량을 확인하고 천천히 주입하도록 한다. 소화를 촉진시키기 위해 반좌위에서 오른쪽(위가 왼쪽으로 굽어 있기 때문)으로 눕히는 것도 도움이 된다.
④ **설사** : 영양액 자체의 문제이거나 고농도의 영양액을 빠른 시간에 주입했을 때 발생한다. 영양액을 교체하거나 천천히 주입하도록 한다.

제3절 일반 치료식이와 특별 치료식이

(1) 유동식
유동은 '흐르듯이 움직인다'는 뜻이다.
① **맑은 유동식**
  ㉠ 수술 후에 가장 먼저 섭취하는 형태이다.
  ㉡ 물, 맑은 국물, 맑은 과일주스 등이며 수분 공급이 목적이다.
② **전유동식**
  유동식 전 단계라는 말이 아니다. 식사의 '전'부가 유동식의 형태라는 말이다.
  ㉠ 상온이나 체온에서 액체 상태인 음식(열을 가하면 아이스크림이 녹는 것처럼 묽어지는 것)이며 맑은 유동식 다음 단계이다. 더 걸쭉하고 영양분이 들어 있다.
  ㉡ 위장관이 손상되었거나 고형음식을 먹기 힘든 환자에게 적당하다.
  ㉢ 미음, 야채주스, 스프, 아이스크림 등이다.

(2) 연식

① 부드럽고 소화가 잘되며 강한 양념이 들어가지 않는다.
② 수술 후 회복기나 소화능력이 떨어진 환자에게 제공한다.
③ 실내 온도에서 액체이거나 액화가 된 음식인데 죽이라고 생각하면 된다.
④ 과일, 야채, 육류가 덜 들어가 있다.
⑤ 열량이 충분하다.

(3) 경식

연식에서 일반식으로 옮겨가는 중간단계이다.
① 튀긴 음식, 날음식, 가스를 만드는 음식, 지방이 많은 음식은 금기이다.
② 소화가 잘되는 음식으로 구성된다.

(4) 일반식

모든 입원 대상자에게 제공하는 식이이며 특별히 제한이 없다.

(5) 특별 치료식이

① **저섬유식이** : 대변량을 감소시키는 것이 목적이며 설사, 장출혈, 장수술 전후의 환자에게 적용된다. 섬유질과 유당을 제한한 식사를 먹도록 한다. 섬유질이 적은 식사로는 과일과 채소와 곡류를 줄인 음식이 대표적이다.
② **저단백질식이** : 간성 뇌병변과 신부전환자에게 처방된다. 단백질은 질소를 함유하고 있다. 질소는 간에서 대사되면서 독성이 강한 암모니아 형태로 바뀌고, 암모니아는 독성이 덜한 요소로 변환하여 소변으로 배출한다. 요소로 인해 소변에서 냄새가 나는 것이다. 간경변 환자는 이 과정이 이루어지지 않아서 암모니아가 몸에 축적되어 간성혼수가 유발된다.
③ **저나트륨식이** : 고혈압, 신장병, 부종 환자에게 처방한다.
④ **고단백질식이** : 만성소모성질환, 저알부민혈증 환자에게 처방한다.
⑤ **저지방식이** : 고지혈증, 담낭질환(담낭은 담즙 저장소이다. 담즙이 지방을 소화시킴) 환자에게 처방한다.

제4절 영양불균형 환자 간호

(1) 식욕부진 대상자 간호중재
① 대상자가 가진 질병에 따른 제한 식이를 제외한 좋아하는 음식 위주로 먹도록 한다.
② 영양분이 충분한 음식을 소량씩 자주 제공하면서 식사하는 것에 대한 부담감을 없앤다.
③ 식사를 하기 전에는 충분히 쉬도록 하고 식사 전후에는 치료를 피해야 한다.
④ 불쾌한 냄새가 나지 않는 쾌적한 환경에서 다른 사람과 함께 식사하도록 한다.
⑤ 먹음직스럽게 제공하여 식욕을 불러일으키고 적당한 온도로 맞추어 제공한다.
⑥ 입에서 불쾌한 냄새가 느껴지면 식욕이 떨어지므로 식사 전에 구강 간호를 한다.
⑦ 스스로 음식을 섭취하는 것이 힘들다면 최대한 대상자가 참여할 수 있도록 해야 한다. 스스로 먹을 수 있도록 목표를 세우고 필요하면 특수도구를 이용할 수 있다.

(2) 섭취량과 배설량 측정
① 섭취량
  ㉠ 비경구 혹은 위장으로 들어가는 대부분의 것을 말한다.
  ㉡ 피하조직과 복막으로 주입되는 액체도 포함한다.
② 배설량
  ㉠ 몸 밖으로 배출되는 모든 것이다. 일반 대변은 양을 확인하기 힘들어서 제외한다.
  ㉡ 설사, 소변, 구토, 위 흡인액, 배액관을 통해 나온 배출액이 포함된다.
  ㉢ 과도호흡과 심한 발한은 배설량에 포함한다.

CHAPTER 02 적중예상문제

01 TPN에 대한 설명으로 옳지 않은 것은?

① 구강 또는 장관으로 영양을 공급하기 힘든 대상자에게 영양을 공급하기 위한 목적으로 중심정맥관을 삽입하여 정맥으로 투여하는 방법이다.
② 빨리 투여되는 경우 삼투성 이뇨와 탈수증상이 생기므로 주의해야 한다.
③ TPN이 주입되는 라인에 약물이나 혈액을 주입하면 감염의 위험성이 커지므로 피하도록 한다.
④ 감염의 위험성이 높아서 24시간마다 TPN 용액을 교체해야 한다.
⑤ TPN을 갑자기 중단하게 되면 고혈당이 발생할 우려가 높아 천천히 줄이도록 한다.

> **해설** TPN을 갑자기 중단하게 되면 저혈당이 발생할 우려가 있으므로 천천히 줄여야 한다.

02 비위관 삽입의 적응증이 아닌 것은?

① 장운동이 감소되고 가스가 찬 경우
② 복부 수술 전 감압을 하기 위해
③ 입으로 먹을 수 없는 경우
④ 무의식 환자
⑤ 의식이 있는 치매 환자이며 식사를 먹이기 힘들 때

> **해설** 치매 환자에게는 식사가 가능하도록 다양한 시도를 해본다.

03 비위관을 삽입하는 절차에 대한 설명으로 옳지 않은 것은?

① 비위관 삽입 길이는 앞에 선 채로 코에서 검상돌기까지의 길이를 측정한다.
② 삽입할 때 인두를 지나기 전에는 앉은 자세에서 목을 뒤로 젖힌다.
③ 튜브가 인두까지 들어가면 고개를 약간 앞으로 숙여야 한다.
④ 5~10cc 공기를 주사기를 통해 튜브로 밀어 넣어 상복부에서 바람이 들어가는 소리가 나는지 확인한다.
⑤ 흡인했을 때 녹색 혹은 황갈색의 내용물이 나오면 위에서 나온 내용물이다.

> **해설** 비위관 삽입 길이는 코에서 귓볼을 지나 검상돌기까지의 길이를 측정한다.

정답 1 ⑤ 2 ⑤ 3 ①

04 비위관 영양 공급 절차에 대한 설명으로 옳지 않은 것은?

① 경장영양용 용액의 온도는 방 안의 온도와 비슷해야 한다.
② 경장영양용 용액은 24시간이 지나면 폐기하고 영양액 주입관도 24시간마다 교체한다.
③ 위 잔량이 50mL 이상 나오면 다시 주입하고 영양 공급을 진행하지 않은 상태에서 의사에게 보고한다.
④ 영양액을 주입하기 전에 물을 20~30mL 주입하여 튜브를 부드럽게 해준다.
⑤ 비위관에 공기가 들어가지 않도록 주의하며 물과 영양액을 줄 때 튜브를 꺾어 쥐어야 한다.

해설 위 잔량이 250mL 이상 나오면 다시 주입하고 영양 공급을 진행하지 않은 상태에서 의사에게 보고한다.

05 부드럽고 소화가 잘되며 강한 양념이 들어가지 않으며 수술 후 회복기나 소화능력이 떨어진 환자에게 제공하는 식이의 형태이다. 열량은 충분하며 실내 온도에서 액체인 이것은 무엇인가?

① 경식
② 일반식
③ 연식
④ 유동식
⑤ 전유동식

06 대변량을 감소시키는 것이 목적이며 과일과 채소, 곡류를 줄여야 한다. 설사와 장출혈이 있는 환자에게 제공하는 식이형태는?

① 고섬유식이
② 저섬유식이
③ 저지방식이
④ 저단백질식이
⑤ 고단백질식이

해설 **특별 치료식이**
- 저섬유식이 : 대변량을 감소시키는 것이 목적이며 설사, 장출혈, 장수술 전후의 환자에게 적용
- 저단백질식이 : 간성 뇌병변과 신부전 환자에게 적용
- 저나트륨식이 : 고혈압, 신장병, 부종 환자에게 적용
- 고단백질식이 : 만성 소모성질환, 저알부민혈증 환자에게 적용
- 저지방식이 : 고지혈증, 담낭질환 환자에게 적용

4 ③ 5 ③ 6 ②

07 식욕이 떨어진 환자를 위한 간호중재로 옳지 않은 것은?
① 식사를 하기 전에는 충분히 쉬도록 하고 식사 전후에는 치료를 피해야 한다.
② 입에서 불쾌한 냄새가 느껴지면 식욕이 떨어지므로 식사 전에 구강 간호를 한다.
③ 쾌적한 환경에서 여유를 두고 혼자 천천히 먹도록 한다.
④ 질병에 따른 제한 식이를 제외하고 좋아하는 음식 위주로 먹도록 한다.
⑤ 영양분이 충분한 음식을 소량씩 자주 제공하면서 식사에 대한 부담감을 없앤다.

> **해설** 쾌적한 환경에서 다른 사람과 함께 식사하도록 한다.

08 배설량에 들어가지 않는 것은?
① 과도한 발한　　　　　② 설사
③ 정상적인 호흡　　　　④ 위 흡인액
⑤ 배액관을 통해 나온 배출물

> **해설** 과도호흡은 배설량에 포함한다.

09 수술 후에 가장 먼저 섭취하는 물, 맑은 국물, 맑은 과일 주스와 같은 식이를 무엇이라 하는가?
① 맑은 유동식　　　　　② 전유동식
③ 연식　　　　　　　　④ 경식
⑤ 일반식

10 비위관을 통한 영양 공급을 할 때 나타나는 일반적인 문제가 아닌 것은?
① 빈혈　　　　　　　　② 설사
③ 구토와 오심　　　　　④ 장경련
⑤ 변비

> **해설** 비위관 영양 공급 시 일반적인 문제
> • 변비 : 영양액의 종류를 변경하거나 수분 주입량을 증가시키고 대변 완하제가 필요하다.
> • 장경련 : 주입을 중단하고 영양액의 온도를 다시 확인하여 방의 온도와 비슷하게 맞추어 준다.
> • 구토와 오심 : 위의 잔량을 확인하고 천천히 주입하도록 한다. 소화를 촉진시키기 위해 반좌위에서 오른쪽(위가 왼쪽으로 굽어 있기 때문)으로 눕히는 것도 도움이 된다.
> • 설사 : 고농도의 영양액을 빠른 시간에 주입한 경우이며 천천히 주입하도록 한다.

정답　7 ③　8 ③　9 ①　10 ①

CHAPTER 03 배설요구에 대한 간호

제1절 배뇨 기능 사정

(1) 요배설 용어

① 무뇨 : 소변이 거의 없다(100mL/일 이하).
② 핍뇨 : 결핍과 같이 '핍'은 부족하다는 뜻인데, 없는 것이 아니라 약간의 소변이 나오는 상황이다(30mL/hr 이하, 100~400mL/일 이하).
③ 다뇨 : 3,000mL/일 이상인 경우이다.
④ 혈뇨 : 소변에서 적혈구가 검출되어 붉은색, 콜라색을 띤다.
⑤ 농뇨 : 소변에 농(고름)이 섞여 있어 냄새가 나고 지저분해 보인다.
⑥ 당뇨 : 정상 소변은 포도당이 없어야 하는데 포도당이 검출된다.
⑦ 단백뇨 : 정상 소변은 단백질이 없어야 하며 단백뇨가 나오면 거품이 나타난다.
⑧ 배뇨 곤란 : 배뇨할 때 곤란하다는 말이며 불편감과 타는 듯한 통증이 느껴진다.
⑨ 빈뇨 : '빈'은 빈번하다는 뜻으로 배뇨를 자주 하는 경우이다.
⑩ 긴박뇨 : 긴박하게 화장실에 가고 싶으며 참기가 힘들다.
⑪ 야뇨 : 밤(야)에 화장실에 가기 위해 2번 이상 일어나는 경우이다.
⑫ 배뇨 지연 : 배뇨는 시작했으나 방광을 비우기까지 시간이 지연되는 경우이다.
⑬ 요실금 : 소변이 본인의 의지와는 상관없이 찔끔찔끔 나오는 경우이다.
⑭ 유뇨증 : 만 5세 이상의 어린이가 소변 실수를 일주일에 2번 이상 하는 경우이다.

(2) 요실금

① 복압성 요실금(= 긴장성 요실금) : 방광근육과 요도 괄약근이 약해져서 웃음, 기침, 운동 등 배에 힘이 들어갈 때(복압) 실금하는 경우이다. 체중을 줄이거나 케겔 운동을 해야 한다.
② 긴박성 요실금(= 절박성 요실금) : 갑작스러운 강한 요의를 느껴 화장실에 가던 중에 실금하는 경우이다. 다발성 경화증이나 뇌졸중 환자에게서 흔히 볼 수 있는데 중추신경계의 문제로 배뇨근육의 감각과 운동능력이 저하되었기 때문이다. 방광암, 방광염과 요도염에서도 볼 수 있는 문제이다. 약물치료와 원인치료, 방광훈련을 한다.
③ 기능성 요실금(= 심인성 요실금) : 방광과 요도의 기능은 정상이나 신경질환 혹은 정신질환이 있는 경우에 나타난다. 특히 치매 노인에게 흔한데 소변 기능은 문제가 없으나 화장실이 어디인지 기억이 안 나서 실금을 하는 것이다.

④ 역류성 요실금 : 방광이 수축되지 않거나 요도가 막혀서 방광에 소변이 가득 차고 넘쳐 흘러나오는 실금이다. 전립샘 비대나 종양, 요도협착 등으로 인해 막힌 경우이다.

⑤ 반사성 요실금(= 신경성 요실금) : 척추손상으로 신경전달이 안 되며 소변이 방광에 꽉 차니 반사적으로 방광이 수축하여 소변이 나오게 되는 경우이다. 요의를 느끼고 참거나 싸면서 조절해야 하는데 이것 자체가 안 되는 것이다. 주기적인 자가도뇨와 방광훈련이 필요하다.

제2절 소변 검사

(1) 자연 배뇨를 통한 소변 검사
① 아침에 일어나서 밤사이 농축된 첫 소변을 받는 검사이다.
② 바로 검사실에 보내거나 냉장보관하여 1시간 이내에 접수한다.

(2) 청결 수집을 통한 소변 검사
① 요도 입구의 세균과 염증 등으로 인해 오염되지 않기 위해 첫 소변 말고 중간 소변을 받는다.
② 거즈에 생리식염수를 묻혀 요도 입구를 먼저 닦도록 한다.

(3) 유치도뇨관을 이용한 소변 검사
① 소변이 모아질 수 있도록 유치도뇨관을 10분가량 잠근다.
② 검체 포트가 있다면 검체 포트를 소독솜으로 닦고 소변을 채취한다. 검체 포트가 없다면 urine bag과 연결되는 가까운 유치도뇨관의 부위를 소독솜으로 닦고 최대한 얇은 주사기로 뚫어 소변을 채취한다. 소변검사를 자주 해야 하는 환자라면 검체 포트가 있는 소변 주머니로 교체하여야 한다.
③ 소변배양검사를 위한 검체는 3~5cc, 일반적인 소변검사는 10~20cc의 소변이 필요하다.
④ 준비된 검사용기에 소변을 받고 잠긴 유치도뇨관을 풀어준다.
⑤ 검사실에 바로 접수한다.

(4) 24시간 소변 수집을 통한 검사
① 검사의 목적
  ㉠ 신장이 소변을 농축하고 희석하는 능력을 확인하기 위함이다.
  ㉡ 포도당 대사작용의 기능장애 여부를 확인하기 위함이다.
  ㉢ 크레아티닌, 우로빌리노겐, 에스트리올 등의 소변 속 성분을 확인하기 위해서이다.

② 수집과정
　㉠ 24시간 주머니에는 보존제가 들어 있어 소변이 변성되는 것을 막아준다.
　㉡ 소변을 깨끗한 용기에 받아서 24시간 주머니에 부어 냉장고에 보관한다.
　㉢ 수집을 시작하는 시간의 첫 소변은 버리고 수집이 끝나는 시간에 소변을 보아 수집 주머니에 넣도록 한다. 24시간 소변 수집을 시작하고 난 후 신장에서 만들어진 소변을 모으는 것이므로 첫 소변은 버려야 한다.

제3절 도뇨관 관리

(1) 유치도뇨관(foley catheterization)
① 목적
　㉠ 혼수 환자이며 욕창 발생 위험이 높을 때
　㉡ 섭취량과 배설량 파악 혹은 시간당 소변량을 확인해야 할 때
　㉢ 방광세척을 계속적으로 해야 하는 상황일 때
　㉣ 전립샘 비대와 요도 협착증, 방광암, 요도 수술 등 소변의 배출에 문제가 있는 경우
② 도뇨관 삽입 순서
　㉠ 자세는 배횡와위를 취한다.
　㉡ 유치 도뇨관 세트를 무균의 원칙을 지켜서 펼친다.
　㉢ 주사기와 urine bag을 오염되지 않게 주의하여 포 안에 떨어뜨린다.
　㉣ 멸균증류수를 bowl에 따라 붓고 난 후에 멸균장갑을 착용한다.
　㉤ 도뇨관의 풍선 상태를 확인하기 위해 주사기로 카테터를 부풀려보고 다시 공기를 뺀다. 공기를 뺀 주사기에 증류수를 재어 옆에 둔다(풍선 안에 생리식염수를 넣지 않는 이유는 크리스탈을 형성하기 때문이다).
　㉥ 도뇨관과 urine bag을 연결(폐쇄성 유지)하고, 도뇨관 끝에 윤활제를 충분히 바른다.
　㉦ 왼손으로 음순을 벌린 채 고정하고 있으며 오른손으로 소독솜을 대음순 → 소음순 → 요도의 순서로 요도에서 항문 방향으로 닦는다(덜 오염된 곳 → 많이 오염된 곳). 한번 닦은 솜은 버린다.
　㉧ 도뇨관을 천천히 밀어 넣는데 여자는 요도가 짧아서 5~8cm 들어가면 소변이 나온다. 조금 더 도뇨관을 밀어 넣는다.
　㉨ 주입구를 통해 증류수를 밀어 넣고 방광에 고정되었는지 확인하기 위해 살짝 당겨 걸리는 느낌을 확인한다.
　㉩ urine bag은 방광보다 낮은 침상 아래에 걸어두고 클램핑이 열려 있는지 다시 확인한다.

⑦ 여자는 안쪽 허벅지에, 남자는 발기로 인해 하복부에 유치도뇨관을 고정하여 당겨지지 않도록 한다.

(2) 단순도뇨(simple catheterization)
① 목적
  ⑦ 배뇨한 후에 잔뇨량을 측정할 때
  ⓒ 와상 상태의 여성 환자에게 소변 검사물을 받을 때
  ⓒ 척수손상 등의 문제로 방광의 기능이 불완전할 때
  ⓔ 방광이 팽만되었을 때
  ⓜ 무균적인 소변 검사물을 받을 때

(3) 방광세척(bladder irrigation)
① 목적
  ⑦ 방광 내의 농, 혈괴 등을 씻어내기 위한 목적이다.
  ⓒ 방광 내에 약물을 주입하기 위한 목적이다.
  ⓒ 유치도뇨관이 막힐 우려가 높을 때 개방성을 유지하기 위한 목적이다.
② 방법
  ⑦ 개방식 방광세척 : urine bag과 유치도뇨관을 분리하는(개방) 방법이므로 감염의 위험이 높다. 세척 주사기에 세척액을 넣어 방광으로 밀어 넣었다가 빼면서 세척한다.
  ⓒ 폐쇄식 방광세척 : 2-way(풍선 주입구, 소변주머니 연결구) 유치도뇨관을 가진 환자가 방광세척을 자주 해야 한다면 3-way(세척용 수액 주입구, 풍선 주입구, 소변주머니 연결구) 유치도뇨관으로 교체해야 한다. 왜냐하면 3-way 유치도뇨관에서만 폐쇄식 방광세척이 가능하기 때문이다. 3-way 유치도뇨관은 urine bag과 도뇨관의 분리 없이 세척이 가능하므로 감염의 우려가 낮다. 세척용 수액 주입구를 통해 수액을 주입하였다가 방광에 고인 내용물을 배출시킨다.
  ⓒ 지속적 방광세척 : 전립샘이나 비뇨기계 수술을 하고 나서 며칠 동안 수액을 연결해 세척하는 경우이다.

제4절 배설

(1) 정상 장 배설 기전
① 대변이 직장에 들어가면 자극이 시작됨 → 직장 벽의 장간 막 신경총이 자극을 받아 하행결장과 S상 결장, 직장의 연동운동을 시작(부교감신경의 지배) → 연동운동으로 분변이 항문으로 이동 → 연동운동은 항문의 내괄약근(불수의적 괄약근)을 이완시킴 → 외괄약근(수의적 괄약근)을 이완시켜 배변을 한다.

② Valsalva maneuver(발사바법)

심호흡 후에 입과 코를 막고 숨을 내뱉으려고 할 때 힘을 주는 방법이다. 이때 복부와 흉강의 압력이 올라가게 된다. 심장과 가슴의 혈관들이 압력을 받았다가 완화되었다가 하는 과정에서 혈압과 맥박이 올라간다. 심혈관질환이나 다른 질병이 있는 사람은 금기이다.

(2) 변비

① 정의 : 단단한 변이 주 3회 미만으로 배출되고 배변 시간이 길고 힘을 주어야 한다.

② 간호

㉠ 심혈관질환이나 뇌압 상승자는 발사바법을 사용하면 안 된다.
㉡ 일정한 시간에 배변하는 습관을 형성한다.
㉢ 충분한 수분(2,000cc 이상) 섭취, 고섬유식이, 운동
㉣ 완하제 혹은 하제 투여
㉤ 배변을 촉진하는 자세(웅크리고 앉기)로 변기에 앉아야 하며 복부 마사지가 도움이 된다.
㉥ 좌약
- 좌약은 냉장고에 보관해야 녹지 않고 삽입할 때 수월하다.
- 왼쪽이 아래(복부 왼쪽에 위치한 구부러진 S상 결장에 대변이 많이 차게 되는데 이곳이 펴기 위해서 : 좌약과 관장 모두 동일)로 가게 심즈자세를 취한다. 성인은 10cm 정도의 깊이로 손가락을 넣어 좌약을 직장에 삽입한다.
- 좌약이 대변 안에 들어가면 효과가 없으므로 직장 벽에 밀착시키도록 한다.
- 좌약이 체온으로 녹아 직장에서 퍼지도록 15~30분 정도 누운 자세에서 기다린다.

③ 완하제/하제

㉠ 부피형성 완하제 : 대변이 단단한 경우에 도움이 되는데 가스와 수분을 흡수시켜 변의 양을 많게 하여 부드럽게 해준다. 예 metamucil
㉡ 대변 연화제 : 수분과 지방을 대변 안으로 침투시켜 부드럽게 해준다.
㉢ 삼투압성 변비 치료제 : 장내 삼투압을 증가시켜 장 안으로 수분을 끌어들여 대변을 부드럽게 해준다. 예 lactulose
㉣ 자극성 하제 : 수분이 장으로 흡수되는 것을 막고 연동운동을 촉진시킨다. 예 dulcolax
㉤ 윤활제 : 대변을 부드럽게 하여 쉽게 통과하게 해준다. 예 미네랄 오일

(3) 관장

① 종류

㉠ 정체관장
- 약물을 장 안에 정체시켜(머물도록 하여) 효과를 보도록 하는 관장이다.

- 구충관장(기생충), 투약관장(해열, 고칼륨혈증), 영양관장, 구풍관장(가스배출), 윤활관장(글리세린을 주입하여 대변 배출) 등이 있다.
  ⓒ 청결관장(배출관장)
  - 대변을 제거하기 위한 목적이다.
  - 수돗물, 생리식염수(등장액으로 노인과 유아에게 사용 가능), 비눗물, 고장성 식염수 등을 이용한다.
② 관장의 순서
  ㉠ 관장액의 온도는 40~43℃, 아동은 37.3℃가 적당하다. 뜨거운 용액은 장을 손상시키며 찬 용액은 괄약근의 경련을 유발한다.
  ㉡ 자세 : 심즈자세(왼쪽이 밑으로 가도록)를 취하도록 한다.
  ㉢ 내과적 무균술을 지키며 손을 씻고 장갑을 착용한다. 항문을 통해 관장하는 것이므로 외과적 무균술이 필요치 않다.
  ㉣ 윤활제를 바른 직장관을 배꼽 방향(직장의 굴곡에 따라 자연스러운 삽입 가능)으로 밀어 넣는데 이때 환자는 심호흡을 하여 괄약근이 이완하도록 한다. 성인 기준 7.5~10cm까지 삽입하면 된다.
  ㉤ 30~45cm 높이에 관장 용기를 설치하여 천천히 들어가도록 한다.
  ㉥ 모두 주입되면 10~15분간 항문을 눌러 관장액이 배출되지 않게 한다.

(4) 장루 간호

장루는 붉은빛이고 피부 표면에서 약간 올라와 있는 것이 정상이다.
① 장루의 위치에 따라 회장루(소장이므로 소화효소로 인한 피부자극이 있음), 상행결장루, 횡행결장루, 하행결장루, S상 결장루로 나누어진다.
② 장루주머니는 1/3~1/2이 채워지면 비운다.
③ 장루 주변은 중성비누로 닦고 물로 씻어낸 후에 건조시킨다.
④ 피부 보호 스프레이나 피부 보호 파우더를 적용 후 장루 크기보다 좀 더 크게 피부 보호판을 붙인다.
⑤ 장루주머니는 비우고 나면 따뜻한 수돗물과 비누를 이용하여 세척한다.
⑥ 3~5일마다 피부 보호판과 장루주머니를 교체한다.
⑦ 장내 가스를 만드는 맥주, 양배추, 양파, 콩, 탄산음료 섭취와 껌을 씹거나 빨대의 사용은 자재한다.
⑧ 달걀, 마늘, 생선, 아스파라거스는 냄새를 유발하는 음식이라 자제한다.

CHAPTER 03 적중예상문제

01 소변이 하루 100~400mL 이하로 나오며 시간당 30mL 이하인 소변 배설 용어는 무엇인가?
① 농뇨
② 핍뇨
③ 다뇨
④ 배뇨 지연
⑤ 배뇨 곤란

> **해설**
> ① 소변에 농(고름)이 섞여 있어 냄새가 나고 지저분해 보인다.
> ③ 3,000mL/일 이상인 경우이다.
> ④ 배뇨는 시작했으나 방광을 비우기까지 시간이 지연되는 경우이다.
> ⑤ 배뇨 시 불편감과 타는 듯한 통증이 느껴진다.

02 요도 괄약근이 약해져서 웃음, 기침, 운동 등을 할 때 나타나는 실금이다. 체중을 줄이거나 케겔 운동을 해야 하는 실금은 무엇인가?
① 절박성 요실금
② 역류성 요실금
③ 복압성 요실금
④ 반사성 요실금
⑤ 심인성 요실금

> **해설**
> ① 갑작스러운 강한 요의와 함께 실금을 하는 경우이다. 운동신경 장애를 가진 경우가 많으며, 약물치료와 원인치료, 방광훈련을 한다.
> ② 방광에 소변이 가득 차고 넘쳐서 흘러나오는 실금이다. 전립샘 비대나 종양, 요도협착 등으로 인해 막힌 경우이다.
> ④ 척수손상 등이 원인이 되어 방광에 소변이 저장되지 못하고 흘러나오는 실금이다. 주기적인 자가도뇨와 방광훈련이 필요하다.
> ⑤ 방광과 요도의 기능은 정상이나 신경질환 혹은 정신질환이 있는 경우에 나타난다. 특히 치매 노인에게 흔하다.

03 24시간 소변 수집 검사에 대한 설명으로 틀린 것은?
① 신장이 소변을 농축하고 희석하는 능력을 확인하기 위함이다.
② 수집을 시작한 시간 이후부터 수집을 마치는 시간까지 소변을 모아야 함을 대상자에게 교육한다.
③ 크레아티닌, 우로빌리노겐, 에스트리올 등의 소변 속 성분을 확인할 수 있다.
④ 포도당 대사작용의 기능장애 여부를 확인할 수 있다.
⑤ 24시간 주머니에는 보존제가 들어 있어 소변이 변성되는 것을 막아준다.

> **해설** 소변 수집을 시작하고 첫 소변은 버려야 한다.

정답 1 ② 2 ③ 3 ②

04 유치도뇨관이 있는 환자의 소변 검체를 받는 방법에 대한 설명을 맞는 것은?

① 검체 포트가 있는 3-way 유치도뇨관이면 포트를 소독솜으로 닦고 주사기를 사용해 소변을 채취한다.
② 검체 포트가 없는 유치도뇨관이라면 소변주머니와 유치도뇨관을 분리하며 감염되지 않도록 주의하고 검체를 조심히 받는다.
③ 소변주머니에 모여 있는 소변 검체를 받도록 한다.
④ 유치도뇨관에서 소변을 채취할 때는 주사기를 사용하며 별도의 소독은 불필요하다.
⑤ 유치도뇨관은 소변검체를 받기 전 미리 잠그지 않아도 채취가 가능하다.

> **해설**
> - 소변이 모아질 수 있도록 유치도뇨관을 10분가량 잠근다.
> - 검체 포트가 있는 3-way 유치도뇨관이면 포트를 소독솜으로 닦고 검체 포트가 없는 유치도뇨관이라면 urine bag과 연결이 되는 부위의 지점을 소독솜으로 닦고 주사기를 꽂아 소변을 채취한다.
> - 소변배양검사를 위한 검체는 3~5cc, 일반적인 소변검사는 10~20cc의 소변이 필요하다.
> - 준비된 검사용기에 소변을 받고 잠긴 유치도뇨관을 풀어준다.

05 유치도뇨관에 대한 설명으로 틀린 것은?

① 전립샘 비대와 요도 협착증, 방광암, 요도 수술 등 소변 배출에 문제가 있는 경우 삽입한다.
② 자세는 배횡와위를 취하고 무균의 원칙을 지켜 삽입한다.
③ 소독솜을 대음순 → 소음순 → 요도의 순서로 요도에서 항문 방향으로 닦는다.
④ 생리식염수를 주입구를 통해 밀어 넣고 방광에 고정되었는지 확인하기 위해 살짝 당겨 확인한다.
⑤ 소변주머니는 방광보다 낮은 침상 아래에 걸어두어 역류를 방지한다.

> **해설** 생리식염수는 크리스탈을 형성하므로 멸균증류수를 이용한다.

06 단순 도뇨의 목적이 아닌 것은?

① 와상 상태의 여성환자에게 소변검사물을 받을 때
② 배뇨하고 나서 잔뇨량을 측정할 때
③ 척수손상 등의 문제로 방광의 기능이 불완전할 때
④ 걸어다니는 환자에게 일반 소변 검사물을 받을 때
⑤ 무균적인 소변 검사물을 받을 때

> **해설** 걸어다니는 환자에게는 소변검체통을 주고 중간뇨를 받으라고 설명하면 된다.

정답 4 ① 5 ④ 6 ④

07 방광 세척에 대한 설명으로 맞는 것은?

① 세척용 수액 주입구에 수액을 연결하여 세척하며 감염을 막을 수 있는 폐쇄식 방광세척은 어떤 유치도뇨관에도 적용할 수 있다는 장점이 있다.
② 개방식 방광 세척 방법은 감염을 최소화할 수 있는 방법이다.
③ 방광 내의 농, 혈괴 등을 씻어내기 위한 목적으로 방광 세척을 할 수 있다.
④ 전립샘이나 비뇨기계 수술을 하고 나서 며칠 동안 수액을 연결해 세척하는 경우는 개방식 방광 세척이다.
⑤ urine bag과 유치도뇨관을 분리하여(개방) 세척 주사기에 세척액을 넣어 방광으로 밀어 넣는 방법은 폐쇄색 방광 세척이다.

해설
① 폐쇄식 방광 세척은 3-way 유치도뇨관에서만 적용 가능하다.
② 개방식 방광 세척은 유치도뇨관과 소변주머니를 분리하는 방법이어서 감염의 위험이 크다.
④ 지속적 방광 세척에 대한 설명이다.
⑤ 개방식 방광 세척에 대한 설명이다.

08 변비와 간호중재에 대한 틀린 설명은?

① 충분한 수분(2,000cc 이상) 섭취, 고섬유식이, 운동을 하도록 한다.
② 배변 시 힘을 주어야 하고 배변 시간이 길고 배변을 보고 난 후에도 시원하지 않다. 그리고 항문이 막힌 듯한 느낌이 든다면 변비라고 할 수 있다.
③ 심혈관질환이나 뇌압 상승자는 변비가 있으면 위험하므로 발살바법을 교육한다.
④ 좌약은 왼쪽이 아래로 가도록 심즈자세를 취하고 성인은 10cm 정도 직장에 삽입한다.
⑤ 좌약이 대변 안에 들어가면 효과가 없으므로 직장 벽에 밀착시키도록 한다.

해설 심혈관질환이나 뇌압 상승자는 발사바법 금기 대상자이다.

09 관장에 대한 설명으로 맞는 것은?

① 관장액의 온도는 40~43℃, 아동은 37.3℃가 적당하다.
② 왼쪽 무릎을 구부리고 우측위로 눕거나 심즈자세를 취하도록 한다.
③ 외과적 무균술로 손을 씻고 멸균장갑을 착용한다.
④ 직장관을 척추 방향으로 밀어 넣어야 직장에 삽입이 가능하다.
⑤ 60cm 높이에 관장용기를 설치한다.

해설
• 관장액의 온도는 40~43℃, 아동은 37.3℃가 적당하다.
• 자세 : 오른쪽 무릎을 구부리고 좌측위로 눕거나 심즈자세를 취하도록 한다.
• 내과적 무균술로 손을 씻고 장갑을 착용한다.
• 윤활제를 바른 직장관을 배꼽 방향으로 밀어 넣는다. 성인 기준 7.5~10cm까지 삽입하면 된다.
• 30~45cm 높이에 관장용기를 설치하여 천천히 들어가도록 한다.

10 장루를 가진 환자에 대한 간호로 맞는 설명은?

① 장루 주변은 클로르헥시딘과 같은 소독솜으로 소독하여 장루 주변 염증을 막는다.
② 장루주머니는 2/3가 차면 비우도록 한다.
③ 장루 크기에 맞게 피부 보호판을 잘라서 붙여야 주변으로 새어나오지 않는다.
④ 장루주머니는 비우고 나면 따뜻한 수돗물과 비누를 이용하여 세척을 한다.
⑤ 상행결장과 횡행결장, 하행결장은 장루를 만들기 어렵다.

해설
- 장루의 위치에 따라 회장루, 상행결장루, 횡행결장루, 하행결장루, S상 결장루로 나누어진다.
- 장루주머니는 1/3~1/2이 차면 미리 비운다.
- 장루 주변은 중성비누로 닦고 물로 씻어낸 후에 건조시킨다.
- 장루 크기보다 좀 더 크게 피부 보호판을 잘라 붙이는데 피부 보호제를 미리 바른다.
- 장루주머니는 비우고 나면 따뜻한 수돗물과 비누를 이용하여 세척을 한다.
- 피부 보호판은 3~5일이 지나면 피부에 자극을 주므로 교환해야 한다.

11 섬유소 섭취가 부족하다면 어떤 문제가 발생하는가?

① 구토
② 변비
③ 오심
④ 점액변
⑤ 흑색변

해설 섬유소와 수분이 부족한 경우에 변비가 발생할 수 있다.

정답 10 ④ 11 ②

CHAPTER 04 산소화요구에 대한 간호

제1절 산소 요구도 사정

(1) ABGA(동맥혈 가스분석 검사)
① 동맥혈 내 산소포화도와 산 염기 균형을 평가하는 검사이다.
② 요골동맥에서 대부분 채취하며 채취 후에는 대기에 노출되는 것을 막기 위해 마개로 막고 바로 검사실로 보내야 한다.
③ 혈액을 채취한 곳은 5분 이상 손으로 누르고 압박 드레싱을 한다.
④ allen test : 검체 채취 중 요골동맥이 손상되었다면 척골동맥을 통해 손에 혈액이 공급되어야 한다. 요골동맥에서 혈액을 채취하기 전에 요골동맥과 척골동맥을 동시에 눌렀다가 척골동맥만 압박을 풀어 손에 혈액이 잘 통하는지 확인하는 검사이다.

(2) 객담 검사
밤에 폐에 고여 있던 객담을 받기 위해 아침에 일어나서 입을 물로 헹구고 뱉도록 한다.

(3) 기관지경 검사
① 후두부터 기관지까지 직접 내시경을 통해 확인할 수 있는 검사이다.
② 검사하는 날 자정부터 금식한다.
③ 검사 1시간 전에 진정제를 투여하고 분무요법으로 국소마취(구토, 기침반사 억제)를 한다.
④ 검사를 하고 구개 반사가 돌아올 때까지는 먹거나 마시는 것은 금한다.

제2절 산소요법

(1) 산소 공급 장치
① 비강 캐뉼라(nasal cannula)
  ㉠ 비강에만 끼우는 방식이라 간단하고 수월하며 가장 흔하게 사용하는 방법이다.
  ㉡ 식사하거나 대화할 때도 방해되지 않는다.
  ㉢ 비교적 낮은 농도(24~40%)의 산소를 2~5L/min 공급한다. 6L/min 이상의 산소를 공급하면 비강과 인두에 강한 자극을 주게 된다.

② 단순 산소 마스크(simple mask)
  ㉠ 산소를 5~8L/min 속도, 산소농도 약 40~60%로 공급한다. 5L/min 미만에서는 마스크 안에 이산화탄소가 축적되어 재호흡을 하게 된다.
  ㉡ 단시간에 많은 산소 공급이 필요할 때 적용한다.
③ 부분 재호흡 마스크(reservoir mask)
  ㉠ 산소를 6~10L/min 속도, 산소농도 약 60~90%로 공급한다.
  ㉡ 저장주머니가 달려 있는데 일부 호기를 통해 나온 이산화탄소가 저장주머니에 모이고 일부 다시 들이마시게 된다. 비재호흡마스크와 달리 마스크에 덮개(flap)가 없고 저장주머니로 향하는 일방향 밸브가 없다는 것이 차이점이다. 덮개가 없이 외부로 구멍이 뚫려 있으므로 외부의 공기와 산소, 이산화탄소가 섞여서 흡입하게 된다.
④ 비재호흡 마스크(non rebreathing mask, 재호흡이 되지 않는 마스크)
  ㉠ 분당 산소량을 5~15L/min 속도, 산소농도 약 60~100%로 공급을 한다.
  ㉡ 마스크에 덮개(flap)가 있어서 내뱉은 이산화탄소는 밖으로 빠져 나가지만 외부의 공기는 안으로 들어오지 않는다. 결국 환자는 이산화탄소와 외부 공기가 섞이지 않은 산소만 들이마실 수 있는 것이다.
  ㉢ 마스크와 저장주머니 사이에 일방향 밸브가 있다. 내뱉은 이산화탄소는 덮개를 통해 밖으로 빠져나가고 일방향 밸브가 있다 보니 주머니 안으로 들어가지도 않는다. 저장주머니에는 산소만 차게 되고 환자는 가장 높은 산소농도를 들이마실 수 있게 된다.

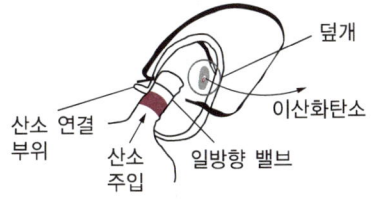

  ㉣ 고농도의 산소를 48~72시간 이상 투여하면 <u>비가역적인 폐손상</u>(계면활성제 감소)을 일으킬 수 있다.
⑤ 벤투리 마스크(venturi mask)
  ㉠ <u>가장 정확한 농도의 산소를 투여할 수 있다는 장점이 있다.</u>
  ㉡ 산소농도에 예민한 COPD 환자에게 적용이 가능하다.

(2) 기관절개관(tracheostomy)
① 삽입 부위 : 2~4번째 기관륜을 외과적으로 절개하고 기관절개관 튜브를 삽입한다.

② 목적
　㉠ 장기간의 기계 호흡이 필요한 경우
　㉡ 상부기도가 폐색되는 응급상황인 경우
　㉢ 기도 유지의 지속이 필요한 경우이다. 기관 내 삽관은 커프의 손상으로 인한 기관 협착이 발생할 우려가 있어서 2주 이상 유지하지 않는다.
③ 간호
　㉠ 기관 내 압력이 지속되면 궤양, 괴사, 부종을 유발할 수 있으므로, 커프가 있다면 2~3시간 간격으로 바람을 빼주며 압력은 15~20mmHg로 유지한다(단, 기관 절개 후 12시간 동안은 바람을 빼지 않는다).
　㉡ 소아 환자는 기도가 성인에 비해 좁고 탄력성이 있어서 커프가 달린 기관절개관을 사용하지 않는다.
　㉢ 기관절개관 주위 드레싱은 매일 실시하며 안쪽에서 바깥쪽 방향으로 닦는다.
　㉣ 내관 세척
　　• 내관은 90° 방향으로 돌리면 끼우고 뺄 수 있다.
　　• 멸균장갑을 착용하고 무균적인 방법으로 과산화수소 희석액(과산화수소수 : 생리식염수 = 1 : 2)을 이용해 세척한다.
　　• 과산화수소는 내관에 붙은 단백질 성분의 찌꺼기를 연화시켜 청소가 수월하며 생리식염수로 세척한다.
　　• 새로운 내관을 끼우기 전에 외관을 먼저 흡인한다.
　㉤ 기관절개관 튜브를 가진 환자는 청색증과 호흡곤란이 있는지 자주 관찰하고 필요시 흡인을 해야 한다.
　㉥ 기관절개관 튜브는 막힐 우려가 있어서 일주일 간격으로 교체한다.

제3절 산소화증진

(1) 입술 오므리기 호흡
① 입술 오므리기 호흡은 이산화탄소를 더 많이 제거할 수 있는 호흡법으로, COPD 환자에게 유용하게 적용된다.
② 흡기보다 호기를 의식적으로 2~3배 길고 천천히 내뱉는데 입술을 오므린다는 것이 특징이다.
③ 공기의 흐름에 대한 저항을 만들어서 기관지 내 압력을 높이고 기관지를 열린 상태로 두어 세기관지의 허탈을 막을 수 있다.

(2) 흉부 물리요법

① 타진
- ㉠ 손을 컵 모양으로 오목하게 만들어 두드려 끈적한 분비물이 떨어지도록 한다.
- ㉡ 한 부위를 30초 이상 두드려서 분비물이 충분히 떨어질 수 있도록 한다.
- ㉢ 유방, 흉골, 척추, 신장 등은 손상을 일으킬 수 있으므로 두드리지 않는다.
- ㉣ 골다공증, 늑골골절 환자, 출혈 문제가 있는 환자는 금기이다.

② 진동
- ㉠ 두 손을 포개어 겹친 후 강하게 진동을 만들어 분비물이 떨어지는 것을 도와준다.
- ㉡ <u>타진을 하고 난 후에</u> 진동요법을 적용하는데 기침을 하도록 하여 떨어진 분비물을 뱉어내도록 한다. 크게 숨을 들이마시고 나서 잠시 멈추었다가 기침을 하면 효과적으로 분비물이 배출된다.
- ㉢ <u>소아에게는 적용하지 않는다.</u>

③ 체위배액
- ㉠ 체위와 중력에 의해 분비물이 자연적으로 밖으로 배출되도록 하는 것이다.
- ㉡ 체위배액 도중에 호흡곤란, 어지러움, 흉통, 저혈압 등의 이상 반응이 보이면 즉시 중단한다.
- ㉢ 체위배액 전에 가습요법이나 기관지 확장제를 통해 분비물을 묽힌다면 더 효과적이다.
- ㉣ 주로 폐 하엽에 분비물이 고인 경우에 체위배액을 적용한다.

(3) 흡인(suction)

① 목적
- ㉠ 분비물을 제거하여 감염을 막고 기도의 개방성을 유지하기 위해서이다.
- ㉡ 객담 검사물을 채취하기 위해서이다.

② 방법
- ㉠ 저산소증 예방을 위해 카테터를 삽입해서 제거할 때까지 <u>15초를 넘기지 말고</u> 흡인과 흡인 사이는 20~30초 간격을 두어야 한다. 총 흡인 시간은 <u>5분을 넘지 않는다.</u>
- ㉡ 흡인 전후에 100% 산소를 공급하여 저산소증을 예방한다.
- ㉢ 카테터를 삽입하는 동안에는 저산소증 예방과 점막 손상을 예방하기 위해 흡인하지 않는다.
- ㉣ 카테터는 10~13cm 삽입하며 흡인할 때 압력은 <u>성인 기준 110~150mmHg,</u> 아동은 90~110mmHg를 유지한다.
- ㉤ <u>무균법으로 흡인을</u> 하며 카테터와 생리식염수는 매회 새제품으로 교체한다.
- ㉥ 무의식 환자는 흡인하지 않을 때는 분비물의 원활한 배출을 위해 측위를 취하는 것이 도움된다.

CHAPTER 04 적중예상문제

01 저장주머니가 달려 있는데 일부 호기를 통해 나온 공기가 저장주머니에 모이고 일부 다시 들이마시게 된다. 이 마스크는 무엇인가?

① 단순 산소 마스크
② 비재호흡 마스크
③ 부분 재호흡 마스크
④ 비강 캐뉼라
⑤ 벤투리 마스크

해설
- 비강 캐뉼라(nasal cannula) : 비강에만 끼우는 방식이라 간단하고 수월하며 가장 흔하게 사용하는 방법이다. 2~5L/min를 공급한다.
- 단순 산소 마스크(simple mask) : 5~8L/min 속도로 공급하는데 단시간에 많은 산소 공급이 필요할 때 적용한다.
- 부분 재호흡 마스크(reservoir mask) : 6~10L/min 속도로 공급하는데 저장주머니가 달려 있어 일부 호기를 통해 나온 공기가 저장주머니에 모이고 일부 다시 들이마시게 된다.
- 비재호흡 마스크(non rebreathing mask, 재호흡이 되지 않는 마스크) : 5~15L/min 속도로 공급을 한다. 마스크에 일방향 밸브가 있어서 호기를 통해 나온 이산화탄소가 밸브를 통해 마스크 밖으로 빠져나간다. 저장주머니에는 산소만 저장이 된다. 가장 높은 산도농도를 제공할 수 있는 방법이다.
- 벤투리 마스크(venturi mask) : 가장 정확한 농도의 산소를 투여할 수 있다는 장점이 있다. 산소농도에 예민한 COPD 환자에게 적용이 가능하다.

02 고농도의 산소를 48시간 이상 투여하면 어떤 일이 생기는가?

① 폐활량이 커진다.
② 비가역적인 폐손상이 일어난다.
③ 고농도의 산소를 주면 환자의 호흡곤란이 개선되므로 장기간 적용한다.
④ 산소포화도와 호흡 횟수가 안정적으로 변한다.
⑤ 기관지가 좁아지면서 천명음이 들리기 시작한다.

해설 고농도의 산소를 48~72시간 이상 투여하면 비가역적인 폐손상(계면활성제 감소)을 일으킬 수 있다.

03 기관절개관에 대한 설명으로 틀린 것은?

① 소아 환자는 커프가 달린 기관절개관 튜브를 사용해야 한다.
② 기관절개관 주위 드레싱은 매일 실시하며 안쪽에서 바깥쪽 방향으로 닦는다.
③ 커프가 있다면 2~3시간 간격으로 바람을 빼준다.
④ 내관은 과산화수소 희석액을 이용해 세척하고 무균적으로 다룬다.
⑤ 청색증과 호흡곤란이 있는지 자주 관찰하고 필요시 흡인을 해야 한다.

> **해설** 소아 환자는 기도가 성인에 비해 좁고 탄력성이 있어서 커프가 달린 기관절개관 튜브를 사용하지 않는다.

04 흉부 물리요법에 대한 설명이다. 타진에 대한 맞는 설명은?

① 체위와 중력에 의해 분비물이 자연적으로 밖으로 배출되도록 하는 것이다.
② 두 손을 포개어 겹친 후 강하게 진동을 만들어 분비물이 떨어지는 것을 도와준다.
③ 유방, 흉골, 척추, 신장은 타진을 하지 않는다.
④ 골다공증, 늑골골절 환자, 출혈 문제가 있는 환자에게 적용한다.
⑤ 진동을 하고 난 후에 타진을 적용한다.

> **해설** ① 체위배액에 대한 설명이다.
> ② 진동에 대한 설명이다.
> ④ 금기인 대상자이다.
> ⑤ 타진을 하고 난 후에 진동을 적용한다.

05 suction에 대한 설명으로 옳지 않은 것은?

① 카테터를 삽입해서 제거할 때까지 15초를 넘기지 말아야 한다.
② 흡인 전후에 100% 산소를 공급하여 저산소증을 예방한다.
③ 압력은 성인 기준 110~150mmHg, 아동은 90~110mmHg를 유지한다.
④ 구강 내 흡인이므로 무균법을 적용하지 않아도 무방하다.
⑤ 카테터를 삽입하는 동안에는 저산소증 예방과 점막 손상을 예방하기 위해 흡인하지 않는다.

> **해설** 무균법으로 흡인을 하며 카테터와 생리식염수는 매회 새제품으로 교체한다.

정답 3 ① 4 ③ 5 ④

CHAPTER 05 투약간호

제1절　투약

(1) 투약의 기본원칙(5right + 5right)
　① 정확한 약(right drug)
　② 정확한 용량(right dose)
　　㉠ 약물 계산하는 방법

> 투여할 약물의 양 = 처방 약물 용량 × 용액의 기본 양/약의 기본 용량

　　　예 ⓐ gentamycin 2mL는 80mg이다. gentamycin 160mg을 준다면 투여할 약물의 양은?
　　　　　2mL : 80mg = x : 160mg
　　　　　$80x = 160 \times 2$
　　　　　∴ $x = 4$mL
　　　　ⓑ gentamycin 200mg을 준다면 투여할 약물의 양은?
　　　　　2mL : 80mg = x : 200mg
　　　　　$80x = 200 \times 2$
　　　　　∴ $x = 5$mL
　　㉡ 수액 계산법 : gtt는 1분당 떨어지는 방울의 숫자를 말하는데 1gtt는 1분(60초)에 한 방울이 떨어진다는 말이다.
　　　그렇다면 60초 ÷ gtt를 하면 1방울이 몇 초 만에 떨어지는지 알 수 있다.
　　　1방울은 0.05mL이다. 그렇다면 1분에 0.05mL가 떨어진다는 것은 시간당 3mL가 떨어진다는 것이다. 1gtt = 3mL/hr라는 말이다. gtt → mL/hr로 변경할 때는 ×3을 하면 된다. 반대로 mL/hr → gtt로 변경할 때는 ÷3을 하면 된다는 말이다.
　　　예 ⓐ 1,000mL의 수액을 24시간 준다면 몇 초에 한 방울이 떨어지는가?
　　　　　먼저 시간당 들어가는 수액의 양을 계산하는데, 1,000 ÷ 24 = 41.67mL/hr
　　　　　41.67mL/hr ÷ 3 = 13.9gtt(1분에 13.9방울이 떨어진다는 말이다)
　　　　　60초 ÷ 13.9 = 4.3초당 한 방울
　　　　ⓑ 2,500mL 수액을 24시간 준다면 몇 초에 한 방울이 떨어지는가?
　　　　　2,500 ÷ 24 = 104mL/hr → 104mL/hr ÷ 3 = 34.67gtt(1분당 34.7방울이 떨어진다)
　　　　　60초 ÷ 34.7 = 1.7초당 한 방울

③ 정확한 시간(right time)
  ㉠ QD : 하루 한 번
  ㉡ BID : 하루 두 번
  ㉢ TID : 하루 세 번
  ㉣ QID : 하루 네 번
④ 정확한 경로(right route)
⑤ 정확한 대상자(right client)
⑥ 정확한 기록, 정확한 교육, 거부할 권리, 정확한 사정, 정확한 평가

(2) 마약 관리
① 마약은 이중잠금장치가 된 금고에 보관한다.
② 사용하고 남은 마약이 있다면 버리면 안 되고 정확하게 기록한 후 약국에 반납해야 한다.
③ 폐기해야 한다면 두 명의 간호사가 마약대장에 각각 서명을 하고 함께 폐기해야 한다.

제2절 경구 투약과 국소 투약

(1) 경구 투약 시 주의사항
① 설하(나이트로글리세린 약물) 또는 볼점막 투여 약물은 물과 함께 복용하면 안 된다.
② 알약을 쪼개거나 가루약으로 빻으면 효과가 달라지는 약물이 있으므로 임의로 변경하지 않는다.
③ 편마비가 있는 환자는 마비가 없는 건강한 쪽으로 약을 넣어 삼키도록 한다.

(2) 안약 투약 시 주의사항
① 약물 용기가 직접 피부나 안구에 닿지 않도록 한다.
② 환자는 눕거나 앉은 자세에서 머리를 뒤로 젖히고 천장을 보게 한다.
③ 생리식염수를 소독된 거즈에 적셔 내안각에서 외안각으로 닦는다. 비루관이 내안각에 위치하기 때문이다.
④ 하안검 피부를 아래로 잡아당기고 안약과 안연고는 모두 처음에 조금 짜내어 버린다. 안연고는 중앙에서 외측으로 1~2cm 짜고, 안약은 결막낭에 떨어뜨린다. 비루관에 가까운 쪽에 짜면 비루관으로 흘러내리기 때문에 효과를 보지 못한다.
⑤ 눈을 살며시 감고 눈동자를 굴려 약물이 고르게 퍼지도록 한다.
⑥ 다른 약물을 추가 투약하는 경우는 10분가량 간격을 둔다.

(3) 귀약 투약 시 주의사항
① 성인은 귓바퀴를 후상방, 3세 이하 소아는 이관을 곧게 펴기 위해 귓바퀴를 후하방으로 당긴다.
② 차가운 약물을 귀에 넣으면 오심과 어지럼증을 유발하므로 체온과 비슷한 온도를 유지하도록 한다.

제3절 피내주사와 피하주사

(1) 피내주사(ID ; Intradermal injection)
① 목적 : 투베르쿨린 반응과 알레르기 반응을 확인하기 위해서이다.
② 부위 : 전완의 내측면, 흉곽의 후상부, 견갑골
③ 방법
  ㉠ 알코올솜으로 중심에서 바깥으로 원을 그리듯이 소독한다.
  ㉡ 팽팽하게 피부를 당긴 후 주삿바늘의 사면이 위로 가게 하여(조직손상 최소화) 10~15° 각도로 주삿바늘을 삽입한다.
  ㉢ 0.05cc 가량의 약물을 밀어 넣어 구진을 만들고 문지르지 않도록 한다.
  ㉣ 구진을 중심으로 검정색으로 경계선을 그리고 테스트한 시간을 표시한다.
  ㉤ 항생제 알레르기 반응검사는 15분 후, 투베르쿨린 반응검사는 48~72시간 후 결과를 확인한다. 10mm 이상 부어오르고 발적이 있으면 양성이고 5mm 이하이면 음성이다. 5~9mm 정도의 부어오름과 발적이 보인다면 주사한 부위 반대쪽이나 같은 쪽의 기존 테스트 자리에서 3cm 이상 떨어진 곳에 생리식염수를 같은 방법으로 테스트하여 비교한다. 이때도 같은 반응이 보인다면 피부가 예민한 것으로 추측되니 의사에게 확인이 필요하다.

(2) 피하주사(SC ; Subcutaneous injection)
① 목적
  ㉠ 인슐린, 헤파린, 백신접종
  ㉡ 근육주사보다는 흡수되는 속도가 느리다(약물 흡수 속도는 정맥 > 근육 > 피하).
② 주사 부위 : 상완 외측, 하복부, 등의 상부, 배둔근, 대퇴 전면
③ 방법
  ㉠ 주사할 부위를 알코올솜으로 중심에서 바깥으로 원을 그리듯 소독한다.
  ㉡ 45°로 주사한다. 다만 인슐린펜처럼 주삿바늘이 짧거나 마른 사람이라면 90°로 주사가 가능하다.
  ㉢ 주사기 내관을 뒤로 당겨 혈액이 나오지 않는 것을 확인한 후 주입한다.

④ 인슐린
  ㉠ 처방 단위는 unit이며 1mL 주사기는 100unit이다. 0.1cc는 10unit이다.
  ㉡ 인슐린의 경우 피하지방의 손상과 위축을 막기 위해 주사하는 자리를 매일 바꾸도록 한다.
  ㉢ 인슐린은 개봉 전에는 냉장 보관하며 개봉 후에는 인슐린에 따라 실온 보관 혹은 냉장 보관을 한다.
  ㉣ 인슐린 주사 후 문지르지 않는다. 흡수가 빨라질 수 있기 때문이다.
  ㉤ 두 가지 인슐린을 섞는 경우는 속효성(맑은 색)을 먼저 재고 지속형(뿌연 색)을 재도록 한다. 지속형 인슐린 바이알에서 인슐린을 뽑고 난 후 속효성 인슐린 바이알에서 인슐린을 뽑게 되면 지속형 인슐린이 속효성 인슐린 바이알 안으로 섞이게 되어 속효성 인슐린의 작용시간이 느려질 수 있기 때문이다.
  ㉥ 지속형 인슐린은 사용 직전에 손바닥에 놓고, 흔들지 말고 굴려서 골고루 섞이도록 한다.
⑤ 헤파린
  ㉠ 항응고제 약물로 혈액이 응고되는 시간을 지연시켜 새로운 혈전이 생기는 것을 막아주는 약물이다. 기존에 생긴 혈전을 녹이는 것은 아니다.
  ㉡ 출혈을 막기 위해 같은 부위에 반복하여 주사하지 않는다. 헤파린을 주사할 때 혈종 형성과 빠른 흡수를 피하기 위해 내관을 당기지 말고 문지르지 않아야 한다.
  ㉢ 헤파린을 재고 난 후 약물이 묻어 있는 바늘을 새 바늘로 교체해야 한다.
  ㉣ 0.2mL의 공기를 주사기에 넣어 air lock 기법으로 주사하여 약물이 다른 곳으로 새어 나오지 않도록 한다.

제4절 근육주사

(1) 목적
  ① 근육은 혈관이 풍부하므로 피하주사보다 흡수율이 빠른 약물을 투여할 수 있다.
  ② 피하주사보다 더 많은 양을 투여할 수 있고 약물 자극이 덜하다.
  ③ 피스톤을 뒤로 당겨서 혈액 역류 여부를 확인하여 혈관으로 들어가지 않았는지 확인한다.

(2) 주사 부위
  ① 배둔부위
    ㉠ 둔부의 4분면에서 바깥쪽의 위의 분면
    ㉡ 3세 이하 소아는 근육이 발달되지 않아 사용하지 않는 부위이다.
    ㉢ 좌골신경 손상으로 인한 하지마비의 가능성이 있다.

② 측둔부위(둔부의 복면)
　㉠ 전상장골극에 두 번째 손가락을 두고 세 번째 손가락은 장골능에 벌린다. 두 번째와 세 번째 손가락 사이에 주사한다.
　㉡ 신경과 혈관이 없는 부위라 안전하다.
　㉢ 대변으로 인한 오염으로부터 안전하다.
③ 대퇴직근
　㉠ 대퇴의 전면이며 자가주사를 할 때 수월한 부위이다.
　㉡ 대퇴를 3등분하여 중간부위이다.
④ 외측광근
　㉠ 대퇴의 바깥쪽 부위이며 대퇴 상부의 대전자에서 한 손 아래 부위이다.
　㉡ 큰 신경과 혈관이 없어서 유아나 마른 환자에게 적합하다.
⑤ 삼각근
　㉠ 견봉돌기의 5cm 아래 지점이며 상완의 외측이다.
　㉡ 1cc 미만의 소량의 약물을 주사 가능하다. 근육주사 부위 중 흡수속도가 빠른 곳이다.
　㉢ 영유아는 금지이며 요골동맥과 신경 손상의 위험이 있다.

(3) Z-track 기법
① 목적 : 철분제, 인터페론, 페니실린과 같은 자극을 심하게 주거나 착색시킬 우려가 높은 약물을 주사할 때 사용한다.
② 방법
　㉠ 약물을 잰 주사기에 0.2mL의 공기를 넣어 air lock 기법을 적용한다. 약물을 주사하고 공기를 넣으면 주삿바늘을 뺄 때 조직에 줄 수 있는 자극을 최소화할 수 있다.
　㉡ 바늘을 삽입하기 전에 조직을 옆으로 2.5cm 정도 끌어당겨 주사 부위를 팽팽하게 만든 후 주사한다.
　㉢ 약물 주입 후 5~10초 동안 주삿바늘을 빼지 않고 기다린다. 약물이 근육에 충분히 흡수되도록 시간을 주기 위해서이다.
　㉣ 주삿바늘을 재빨리 빼고 동시에 당겼던 피부를 놓는다. 약물이 근육에 머물게 하기 위함이다.
　㉤ 다른 부위에 약물이 퍼지는 것을 막기 위해 마사지는 금기이다.

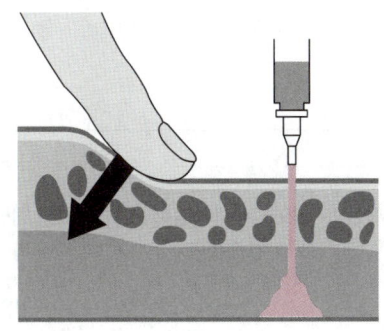 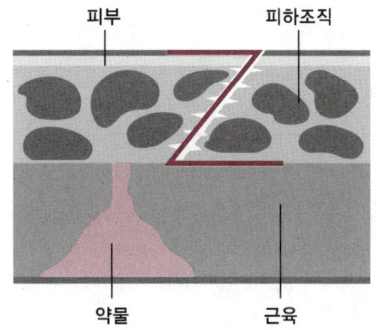

제5절 정맥주사(Ⅳ ; Intravenous injection)

(1) 목적
① 약물의 효과를 빠르게 얻을 수 있다.
② 피하나 근육에 자극이 심한 약물을 장기간 투약할 수 있다.
③ 많은 용량의 약물을 일정한 시간 간격을 두고 주사해서 혈중 농도를 유지할 수 있다.
④ 신체의 수분과 전해질, 산과 염기, 영양의 균형을 유지하기 위해서이다.

(2) 부작용
① 정맥염
  ㉠ 주사한 정맥 내벽에 염증이 생기고 혈전이 형성된다.
  ㉡ 혈관을 따라 발적, 통증, 발열 등이 나타난다.
② 공기색전
  ㉠ 공기가 주사라인을 따라 정맥으로 들어온 경우이다.
  ㉡ 호흡곤란, 의식소실, 청색증, 혈압하강 증상이 생긴다.
  ㉢ 증상이 있으면 좌측위를 취한다. 정맥을 통해 주입된 공기는 대정맥을 통해 우심방으로 들어간다. 왼쪽이 밑으로 가게 누우면 공기는 위로 뜨기 때문에 우심방에 머물게 된다. 좌측위를 유지한 상태에서 트렌델렌부르크 체위를 취하면 공기가 머리가 있는 방향으로 흘러들어 가지 않는다.
③ 침윤
  ㉠ 수액이 혈관에서 새어 주위 조직에 쌓이는 것이다.
  ㉡ 수액이 주입되는 주위가 붓고 통증이 있으며 냉감이 느껴진다.
  ㉢ 증상이 있으면 즉시 수액 주입을 중단해야 한다.
④ 순환과잉 : 수액이 너무 빠른 속도로 주입되면 두통, 현기증, 불안이 발생한다.

⑤ 국소감염 : 주삿바늘 삽입 부위에 국소적으로 감염되는 경우이다.

(3) 주사방법

간헐적	지속적
① heparin lock 　㉠ 정맥으로 약물 주입이나 채혈을 하기 위해 혈관 주입로를 확보하기 위한 주사 도구이다. 　㉡ 막히지 않도록 8시간마다 생리식염수를 주입한다. 　㉢ 방법 　　• heparin lock 입구를 알코올솜으로 소독한다. 　　• 생리식염수 2mL를 사용하여 역류를 확인하고 혈액이 나오는 것이 확인되면 주입한다. 　　• 약물을 주입한다. 　　• 생리식염수 2mL를 다시 주입한다. 　㉣ heparin lock은 3일마다 교체한다. ② side shooting 　㉠ 수액세트의 주사 주입 포트를 통해 약물을 주입하는 방법이다. 알코올솜으로 포트를 소독한 후 주삿바늘을 찔러 넣어 역류되는지 확인한다. 　㉡ 수액 방향의 라인을 꺾은 후 약물을 주입해야 약물이 수액으로 거슬러 올라가지 않는다(환자 쪽 방향의 라인만 오픈). 　㉢ 약물 주입 후 꺾었던 라인을 풀어준다.	① syringe pump 　50cc 주사기에 들어 있는 약물이 일정한 속도로 주입되도록 만든 기계이다. ② infusion pump 　수액이나 bag에 들어 있는 약물이 일정한 속도로 주입되도록 만든 기계이다.

제6절 수혈

(1) 수혈 부작용

① 용혈반응

　㉠ 원인 : 혈액끼리 부적합 반응이 일어나서 수혈하는 적혈구가 용혈반응이 일어나는 것이다.

　㉡ 증상 : 오한, 발열, 빈맥, 저혈압, 두통, 호흡곤란, 흉통, 청색증, 신장 손상(용혈되어 파괴된 적혈구로 인해)으로 옆구리 통증, 혈뇨, 핍뇨

　㉢ 간호중재

　　• 수혈 후 15분 안에 나타나며, 증상이 나타나는 즉시 수혈을 중단하고 의사에게 보고한다.

　　• 혈액이 주입되던 라인을 분리하고 생리식염수로 라인을 교체하여 주입한다(저혈압과 신장 손상 예방).

　　• 문제가 된 혈액제제를 폐기하면 안 된다. 혈액제제와 혈액검체, 소변검체를 검사실에 보낸다.

　　• 활력징후, 섭취량, 배설량을 파악한다.

② 발열반응

　㉠ 원인 : 수혈된 백혈구, 혈소판과 혈장단백질에 대한 과민한 반응이다.

　㉡ 증상 : 오한, 열, 두통, 근육통

ⓒ 간호중재
- 즉시 수혈을 중단하고 의사에게 보고한다. 의사의 확인 후 수혈을 천천히 진행하기도 한다.
- 처방이 있다면 해열제를 투여하고 30분마다 활력징후를 확인한다.
- 부작용 정도가 심하면 혈액이 주입되던 라인을 분리하고 생리식염수로 라인을 교체한다.

③ 알레르기 반응
ⓐ 원인 : 수혈된 혈장단백질에 대한 면역반응이다.
ⓑ 증상 : 두드러기, 가려움증과 같은 가벼운 증상부터 천명음, 기관지 경련, 아나필락시스
ⓒ 간호중재
- 수혈을 중단하고 의사에게 보고한다. 기관지 확장제, 에피네프린, 스테로이드 등을 투여한다.
- 증상이 경하다면 항히스타민제를 투여하면서 수혈을 천천히 진행한다.

④ 순환과잉
ⓐ 증상 : 기침, 호흡곤란, 고혈압, 빈맥, 악설음
ⓑ 간호중재
- 의사에게 보고한 후 천천히 진행하거나 중단한다.
- 이뇨제와 산소를 투여한다.
- 심장의 부담을 줄이기 위해 대상자를 앉는 자세로 유지한다.

(2) 절차에 따른 주의사항
① 수혈동의서 작성과 수혈 전 검사가 완료되었는지 확인한다.
② 혈액이 불출되면 혈액형, 혈액제제의 종류, 환자 이름, 혈액번호, 나이, 등록번호가 일치하는지 두 명의 간호사가 확인하고 각자 사인한다. 혈액제제의 외관을 확인하여 파손, 오염, 변질 등을 확인한다.
③ 수혈세트로 수혈을 진행한다. 수혈세트의 챔버는 혈구가 떨어지면서 파괴되는 것을 최소화하기 위해 거름망이 있으며 3/4을 채운다.
④ 혈소판은 실온에 보관한다. 혈장은 냉동상태로 보관하며 해동 후 감염의 위험을 줄이기 위해 20분 안에 투여되어야 한다. 전혈과 적혈구제제는 1~6℃에 냉장 보관한다.
⑤ 18~20G의 혈관 카테터로 라인을 확보한다.
⑥ 생리식염수를 함께 연결하여 수혈 부작용 시 대처가 가능하도록 한다.
⑦ 처음 15분 안에 심각한 수혈 부작용이 발생하므로 천천히 주입하면서 증상을 관찰하고 부작용이 없다면 4시간 안에 수혈이 완료되도록 한다.
⑧ 활력징후는 수혈 시작하고 15분마다 4번 측정하고 이후에는 30분마다 측정한다.
⑨ 수혈이 진행되는 라인에 투약은 하지 않고 포도당도 연결하지 않는다.
⑩ 수혈이 모두 끝나면 생리식염수를 연결하여 라인에 있는 혈액이 모두 정맥 내로 들어가도록 한다.

적중예상문제

01 맥페란 1ample은 10mg/2cc이다. 맥페란 5mg tid IV라면 어떻게 주사해야 하는가?

① 하루 두 번 1cc 혈관주사
② 하루 세 번 1cc 혈관주사
③ 하루 세 번 1cc 근육주사
④ 하루 세 번 2cc 혈관주사
⑤ 하루 두 번 1.5cc 근육주사

해설 tid는 하루 세 번, IV는 혈관주사, 10mg이 2cc이고 5mg이라면 1cc이다.

02 2,000mL 수액을 24시간에 준다면 몇 초에 한 방울이 떨어지는가?

① 2.16초 ② 2.5초
③ 3초   ④ 3.5초
⑤ 4초

해설 2,000 ÷ 24 = 83.3mL/hr
83.3 ÷ 3 = 27.8(반올림)gtt(1분에 27.8방울이 떨어진다는 의미)
60 ÷ 27.8 = 2.16(반올림)초당 한 방울

03 투약 시 주의사항에 대한 설명이다. 맞는 설명은?

① 환자가 원한다면 약을 쪼개어 물과 함께 삼킨다.
② 나이트로글리세린은 관상동맥을 넓히는 약이며 처방 즉시 물과 함께 삼키도록 한다.
③ 왼쪽 편마비가 있는 환자는 알약을 입의 왼쪽으로 넣어 복용하도록 한다.
④ 마약은 이중잠금장치가 되어 있는 금고에 보관한다.
⑤ 사용하고 남은 마약은 즉각 폐기한다.

해설 ① 약의 효과가 바뀌므로 임의로 약을 쪼개지 않는다.
② 나이트로글리세린은 설하에 넣어 녹여 흡수하는 약이다.
③ 편마비가 있는 환자는 마비가 없는 건강한 쪽으로 약을 넣어 삼키도록 한다.
⑤ 사용하고 남은 마약이 있다면 버리면 안 되고 정확하게 기록 후 약국에 반납해야 한다. 폐기해야 한다면 두 명의 간호사가 마약 대장에 각각 서명을 하고 함께 폐기해야 한다.

1 ② 2 ① 3 ④ **정답**

04 안약 투약 시 주의사항으로 틀린 것은?
① 환자는 눕거나 앉은 자세에서 머리를 뒤로 젖히고 천장을 보게 한다.
② 하안검 피부를 아래로 잡아당기고 안약과 안연고는 모두 처음에 조금 짜내어 버린다.
③ 안연고는 중앙에서 외측으로 1~2cm 짜고, 안약은 결막낭에 떨어뜨린다.
④ 투약 전 생리식염수를 소독된 거즈에 적셔 외안각에서 내안각으로 닦는다.
⑤ 비루관에 가까운 쪽에 투약하면 효과가 떨어지므로 주의한다.

해설 생리식염수를 소독된 거즈에 적셔 내안각에서 외안각으로 닦는다.

05 항생제 알레르기 반응검사를 했는데 8mm가량 부어오름과 발적이 보였다. 이후 어떤 처치가 이루어져야 할까?
① 양성이므로 투약을 하지 않는다.
② 같은 쪽의 기존 테스트 자리에서 3cm 이상 떨어진 곳에 생리식염수를 같은 방법으로 테스트해서 비교한다.
③ 음성이므로 처방대로 투약한다.
④ 같은 쪽의 기존 테스트 자리에서 3cm 이상 떨어진 곳에 같은 약물을 다시 테스트한다.
⑤ 알레르기 반응이므로 주치의에게 보고하여 항히스타민제를 처방받는다.

해설 10mm 이상 부어오르고 발적이 있으면 양성이며 5mm 이하이면 음성이다. 5~9mm 정도의 부어오름과 발적이 보인다면 주사한 부위 반대쪽이나 같은 쪽의 기존 테스트 자리에서 3cm 이상 떨어진 곳에 생리식염수를 같은 방법으로 테스트해서 비교한다. 이때도 같은 반응이 보인다면 피부가 예민한 것으로 추측되니 의사에게 확인이 필요하다.

06 검지와 중지, 장골능으로 이루어진 삼각형 가운데 부위이며 신경과 혈관이 없는 부위라 안전하다. 대변으로 인한 오염으로부터 안전한 근육주사 부위는?
① 측둔부위
② 배둔부위
③ 대퇴직근
④ 외측광근
⑤ 삼각근

정답 4 ④ 5 ② 6 ①

07 Z-track 기법에 대한 설명으로 틀린 것은?

① 자극을 심하게 주거나 착색시킬 우려가 높은 약물을 주사할 때 사용한다.
② 약물을 잰 주사기에 0.2mL의 공기를 넣어 air lock 기법을 적용한다.
③ 바늘을 삽입하기 전에 조직을 옆으로 2.5cm 정도 끌어당겨 주사 부위를 팽팽하게 만들고 주사한다.
④ 약물 주입 후에 즉시 바늘을 빼야 한다.
⑤ 주사 후 마사지는 금기이다.

> **해설** 약물 주입 후 5~10초 동안 주삿바늘을 빼지 않고 기다린다. 약물이 근육에 충분히 흡수되도록 시간을 주기 위해서이다.

08 정맥주사의 부작용이 아닌 것은?

① 국소감염　　　② 저혈압
③ 공기색전　　　④ 침윤
⑤ 정맥염

> **해설**
> • 정맥염 : 주사한 정맥 내벽에 염증이 생기고 혈전이 형성된다. 혈관을 따라 발적, 통증, 발열 등이 나타난다.
> • 공기색전 : 공기가 주사라인을 따라 정맥으로 들어온 경우이다. 호흡곤란, 의식소실, 청색증, 혈압하강 증상이 생긴다.
> • 침윤 : 수액이 혈관에서 새어 주위 조직에 쌓이는 것이다. 수액이 주입되는 주위가 붓고 통증이 있고 냉감이 느껴진다.
> • 순환과잉 : 수액이 너무 빠른 속도로 주입되면 두통, 현기증, 불안이 발생한다.
> • 국소감염 : 주삿바늘 삽입 부위에 국소적으로 감염이 되는 경우이다.

09 수혈을 시작하고 나서 5분이 경과하였는데 혈압이 떨어지면서 호흡곤란을 호소한다면 어떤 처치를 해야 하는가?

① 즉시 수혈을 중단하고 의사에게 보고한다.
② 혈액이 주입되던 라인을 분리하고 5% 포도당 수액을 연결하여 라인을 유지한다.
③ 혈액을 즉각적으로 폐기한다.
④ 즉시 수혈을 중단하고 10분 후 천천히 다시 주입을 시작한다.
⑤ 수혈의 부작용이기 때문에 천천히 주입하면서 경과를 지켜보아도 된다.

> **해설** 용혈반응에 대한 설명이다.
> • 수혈 후 15분 안에 나타나며, 증상이 나타나는 즉시 수혈을 중단하고 의사에게 보고한다.
> • 혈액이 주입되던 라인을 분리하고 생리식염수로 라인을 교체하여 주입한다.
> • 혈액을 폐기하면 안 되고 혈액과 혈액검체, 소변검체를 검사실에 보낸다.
> • 활력징후와 섭취량, 배설량을 파악한다.

정답 7 ④　8 ②　9 ①

10 수혈 절차에 대한 설명이다. 틀린 설명은?

① 대개는 처음 15분 안에 심각한 수혈 부작용이 발생한다.
② 혈장은 냉동상태에서 해동 후 감염의 위험을 줄이기 위해 20분 안에 투여되어야 한다.
③ 22~24G의 혈관 카테터로 라인을 확보한다.
④ 생리식염수를 함께 연결하여 수혈 부작용 시 대체가 가능하도록 한다.
⑤ 수혈이 진행되는 라인에 투약은 하지 않고 포도당도 연결하지 않는다.

> **해설** 18~20G의 혈관 카테터로 라인을 확보한다.

11 의식이 없는 환자에게 주사를 하기 전에 환자의 팔찌와 침상환자카드, 투약카드를 대조하는 것은 어떤 원칙을 지키기 위함인가?

① 정확한 경로　　　　　② 정확한 시간
③ 정확한 대상자　　　　④ 정확한 교육
⑤ 정확한 약물

> **해설** 의식이 있는 환자는 주민번호와 등록번호, 이름을 확인하고 의식이 없는 경우는 팔찌와 침상환자카드, 투약카드를 대조해서 확인하는 것은 정확한 대상자를 확인하고자 하는 투약의 원칙이다.

12 수액을 맞던 환자가 수액 주입 부위에 통증을 호소하였고 발적이 보였다면 어떻게 해야 할까?

① 천천히 수액을 주입한다.　　② 즉시 바늘을 제거한다.
③ 있을 수 있는 부작용이므로 관찰한다.　④ 핫팩을 적용한다.
⑤ 혈압과 맥박을 측정한다.

> **해설** 정맥염이 의심되며 주사한 정맥 내벽에 염증이 생기고 혈전이 형성된다. 혈관을 따라 발적, 통증, 발열 등이 나타나므로 이때는 수액 주입을 중단하고 바늘을 제거한다.

13 오른쪽 눈에 안약을 투약할 때 주의사항으로 옳은 것은?

① 약물 용기가 안구에 닿도록 한다.
② 결막낭에 떨어뜨린다.
③ 머리를 뒤로 젖히고 고개를 왼쪽으로 돌린다.
④ 안약 투약 전 생리식염수를 적신 거즈를 외안각에서 내안각으로 닦는다.
⑤ 다른 안약을 추가로 투약하는 경우는 시간 간격을 두지 않아도 된다.

> **해설** ① 약물 용기가 직접 피부나 안구에 닿지 않도록 한다.
> ③ 비루관에 안약이 들어가지 않도록 머리를 뒤로 젖히고 안약을 투약하는 쪽으로 머리를 돌린다.
> ④ 투약 전에 생리식염수를 소독된 거즈에 적셔 내안각에서 외안각으로 닦는다.
> ⑤ 다른 약물을 추가 투약하는 경우는 10분가량 간격을 둔다.

정답 10 ③　11 ③　12 ②　13 ②

CHAPTER 06 감염관리 간호

제1절 소독과 멸균

(1) 소독

① 70~75% 알코올
    ㉠ 체온계, 청진기 등 환자와 접촉하는 의료기구 표면을 소독한다.
    ㉡ 작용시간이 빠르고 착색이 되지 않으며 빨리 휘발된다.
    ㉢ 휘발되고 나면 남지 않으나 피부를 건조시킨다(열이 날 때 저농도의 알코올로 닦아주면 열과 수분까지 같이 증발).
    ㉣ 아포에는 살균력이 약하지만 세균, 진균, 결핵균, 바이러스를 사멸시킨다.

② 포비돈 아이오딘
    ㉠ 아포균까지 사멸시키므로 수술 부위에도 사용한다.
    ㉡ 감염된 상처, 화상, 창상 등 살균소독이 필요한 피부에 적용한다.
    ㉢ 착색되고 금속은 부식시키므로 얼굴에 바를 때는 주의가 필요하다.
    ㉣ 작용시간이 빠르며 독성과 자극성이 과산화수소수나 알코올에 비해 적다.

③ 과산화수소(H_2O_2)
    ㉠ 악취를 제거하고 살균효과가 있으나 작용시간이 짧고 약하다.
    ㉡ 상처의 표면과 구강점막(물이나 생리식염수와 희석해서 사용), 인두 소독에 사용한다.

④ 자비소독 : 소독할 물품을 물에 넣어 100℃에서 20분간 끓이는 방법이다. 가정에서도 쉽게 할 수 있는 소독방법이다.

⑤ 자외선소독 : 자외선을 사용하여 미생물을 파괴시키는 소독방법이며 열에 약한 기구를 소독할 때 많이 쓰인다.

(2) 멸균

<u>아포를 포함한 모든 미생물을 제거하는 방법이다.</u>

① 고압증기멸균
    ㉠ 병원에서 많이 사용하는 멸균 방법이며 높은 압력과 높은 온도를 사용한다.
    ㉡ 열에 약한 플라스틱, 고무, 내시경 등은 안 된다.
    ㉢ 독성이 없다.
    ㉣ <u>수술용 기계와 기구, 스테인리스, 린넨</u> 등의 멸균에 적합하다.

② 에틸렌옥사이드(EO) 가스 멸균
  ㉠ 가스에 독성이 있어 멸균 완료 후 상온에서 8~16시간 동안 방치해야 한다.
  ㉡ 마모되기 쉬운 기구와 열에 약한 고무와 플라스틱 등의 멸균에 적합하다. 주사기, 유치도뇨관, 일회용 멸균소독제품 등 병원에서 사용하는 많은 제품들은 EO 가스로 소독처리된 것이다.
  ㉢ 비용이 많이 들지만 침투력이 강해 효과적이다.
③ Wydex : 고압증기멸균과 EO 가스 멸균을 하지 못하는 기구는 wydex와 같은 소독액을 사용하여 소독해야 하는데 강한 소독력을 보인다. 소독액마다 준수해야 하는 시간만큼 담궈 두었다가 멸균증류수로 세척해야 한다.

제2절 무균법

(1) 내과적 무균법
① 정의 : 비위관 삽입(위아래가 뚫린 장에 들어가는 것은 침습적인 시술이 아니다), 관장, 위관영양, 간단한 투약 등 비침습적인 처치와 간호를 할 때 적용하는 방법이다. 병원체와 미생물의 숫자를 줄이고 전파를 막을 수 있다.
② 내과적 손 씻기 : 병원 감염을 예방하기 위한 가장 기본적이고 중요하고 효과적인 방법이다. 손소독제나 비누를 사용하여 10초 이상 기계적 마찰(손으로 직접 문지름)을 통해 세균과 유기물 등을 제거한다. 우리가 보통 손 씻는 방법과 흡사하며 손끝이 팔꿈치보다 아래에 있으며 물은 팔꿈치에서 손끝으로 흐른다. 일회용 티슈로 손을 닦고 그 티슈로 물을 잠그도록 한다.
  [참조] 외과적 손 씻기 : 손끝을 팔꿈치보다 항상 높게 하고 씻을 때와 행굴 때 모두 손을 먼저 시작하며 손에서 팔꿈치 방향으로 물이 흐르게 한다. 수도꼭지는 페달로 조작하며 멸균수건과 솔(한 손에 한 개씩)을 사용한다.

(2) 외과적 무균법
① 정의 : 주사 처치, 유치도뇨관 삽입, 욕창 소독 등과 같은 침습적인 처치(손상된 피부, 피부를 뚫고 들어가는 처치)를 할 때는 아포를 포함한 미생물이 없어야 한다.
② 원칙
  ㉠ 멸균제품의 유효기간이 지나면 멸균된 것이 아니다.
  ㉡ 멸균포를 펼쳤을 때 가장자리 2.5cm는 오염된 영역으로 간주한다.
  ㉢ 젖은 멸균제품은 오염된 것으로 간주한다.
  ㉣ 허리선 이하에 있는 멸균제품은 오염된 것으로 간주한다. 멸균제품을 다룰 때는 허리 아래로 손이 내려가지 않도록 한다.

- ⑩ 공기에 오랜 시간 노출되면 오염된 것으로 간주한다. 사용하기 직전에 개봉하도록 한다.
- ⑪ 피부는 멸균할 수 없으므로 오염된 것으로 간주한다. 멸균용품이 몸에 닿지 않도록 주의해야 한다.
- ⑫ 멸균포를 열 때는 간호사에게 닿지 않는 가장 먼 쪽을 먼저 펼친 뒤 좌우를 펼치고 나서 마지막으로 가까운 쪽의 포를 펼친다.
- ⑬ 용액을 따를 때 용기의 입구는 오염된 것으로 간주하여 처음 나오는 소량의 용액은 버리도록 한다.
- ⑭ 용액의 뚜껑은 안쪽 면이 위를 향하게 테이블 위에 올려두거나 뚜껑의 안쪽 면이 아래로 가도록 들고 있어야 한다.
- ⑮ 이동섭자 사용방법
    - 섭자통에는 이동섭자를 하나씩만 꽂아 사용하고 24시간마다 교환한다.
    - 이동섭자를 섭자통에서 꺼낼 때는 가장자리에 닿지 않게, 아래로 향하게 들어야 한다.
    - 거즈를 어딘가에 담아야 한다면 이동섭자로 집은 후 가장자리에 닿지 않도록 공중에서 조심히 떨어뜨린다(거즈를 담을 곳에 이동섭자가 닿지 않게 해야 한다).

제3절 격리

(1) 격리와 역격리

구분	격리	역격리
정의	전염병에 걸린 환자에게서 다른 사람을 보호하기 위함이다.	감염에 취약한 환자를 타인에게서 보호하기 위함이다.
대상	전염성 질환자	감염에 취약한 환자(예 백혈병, 중증 화상, 장기이식)
간호	• 환자에게 적용하는 모든 물품은 격리가 끝날 때까지 병실 안에 두고 써야 한다. • 방문은 항상 닫아두어야 한다. • 같은 전염병이 걸린 환자끼리 같은 병실을 사용할 수 있으며 병실 안에 있는 화장실을 사용해야 한다. • 린넨통과 쓰레기통은 문 앞에 두고 즉각적으로 비울 수 있어야 한다. • 공기로 전파되는 전염병이면 음압격리를 해야 한다. • 접촉으로 전파되는 전염병이면 의료진은 환자를 만질 때 장갑을 사용하고 병실에 나오기 전에 장갑을 벗고 손을 씻어야 한다.	• 내과적 무균법 • 소독 혹은 멸균된 보호장구를 착용한다. 장갑은 직접적으로 접촉할 때만 사용한다. • 외부에서 균이 들어가는 것을 막기 위해 항상 창문과 문을 닫아둔다. • 1인실을 사용한다. • 환자에게 적용하는 모든 물품은 멸균된 상태여야 한다. • 의료진과 방문객의 접촉을 최소화한다.

(2) 표준주의

① 의료기관 내에서 환자를 대상으로 하는 모든 처치와 간호를 하는 데 가장 기본적인 지침이다. 환자의 혈액, 체액, 분비물, 배설물, 손상된 피부와 점막을 다룰 때는 표준주의에 따라 환자를 진료하여 의료인 스스로를 보호하고 환자의 안전을 도모해야 한다.

② 모든 환자와 의료진은 질병, 감염과 관련 없이 병원 안의 물품을 사용하는 데 주의해야 한다.
③ 호흡기예절, 손위생을 지키고 감염전파가 의심되면 1인실에 입원해야 한다. 치료 장비와 기구의 소독·관리 원칙, 환경관리도 표준주의를 적용한다.

제4절 상처

(1) 상처의 치유 과정

① 응고 및 염증기
  ㉠ 상처가 나면 먼저 혈관이 수축된다.
  ㉡ 1차적으로 혈소판이 부착되고 혈소판은 여러 물질들을 분비하며 혈소판 마개를 형성한다.
  ㉢ 2차적으로 혈액응고인자의 활성화가 시작되며 섬유소원(fibrinogen)이 섬유소(fibrin)로 바뀐다.
  ㉣ 혈소판 마개와 섬유소가 엉겨 붙어 완전한 지혈이 이루어진다.
  ㉤ 지혈을 위한 혈관반응에서 여러 화학적 매개체가 분비된다. 화학적 매개체로 인해 혈관 투과성이 증가되고 호중구, 단핵구 등과 같은 식세포가 상처로 모여 세균과 죽은 세포들을 제거하는 염증반응이 일어난다.
  ㉥ 단핵구는 대식세포로 변경되어 식작용을 계속하고 상피세포의 성장인자를 분비시킨다. 이 성장인자는 추후 피부재생에 중요한 역할을 한다.

② 조직 형성기
  ㉠ 2~3일이 지나면 증식기가 시작되어 2~3주간 지속된다.
  ㉡ 대식세포가 분비한 성장인자의 자극에 의해 상피세포가 재생하고 혈관이 형성된다.
  ㉢ 교원섬유, 탄력섬유, 기질이 합성되어 육아조직(새살)을 형성한다.

③ 조직 성숙기
  ㉠ 상처 치유가 진행되는데, 1~2년 지속될 수도 있다.
  ㉡ 대식세포가 분비한 성장인자로 인해 섬유아세포가 근섬유아세포로 전환된다.
  ㉢ 임시로 생성된 육아조직이 원래의 피부조직에 가깝게 성숙되어 가는 단계이다.
  ㉣ 혈관이 제거되면서 붉었던 피부색이 서서히 사라진다.
  ㉤ 때로는 교원질이 과다하게 형성되면서 켈로이드가 나타날 수도 있다.

(2) 드레싱

① 목적
  ㉠ 상처가 공기나 미생물에 노출되지 않도록 보호한다. 상처는 공기가 부족하면 혈관을 만들어 내려고 한다. 이렇게 만들어진 혈관이 조직 재생을 촉진한다.

ⓒ 상처는 습도가 유지되면 치유 속도가 40% 이상 빨라진다. 습도는 괴사된 조직을 분해하고 피부 재생을 촉진시킨다.
　　ⓒ 지혈을 시키고 추가적인 외상으로부터 보호하고 상처 배액을 촉진시키는 역할을 한다.
② 드레싱 원칙
　　㉠ 개방된 상처 소독이므로 외과적 무균술을 적용한다.
　　ⓒ 드레싱할 때마다 드레싱하는 부위의 배액이나 양상을 확인하고 기록해야 한다.
　　ⓒ 오염이 덜 된 부위(상처, 배액관이 꼽힌 부위)에서 오염된 부위(주변 피부)로 소독한다(안 → 밖). 상대적인 개념으로 생각해야 한다. 상처의 중앙 부위는 주기적인 소독이 이루어지고 몸에는 깨끗한 혈액과 삼출물이 나오고 있으므로 깨끗한 곳이라고 간주한다. 하지만 상처 주변 부위가 눈에 보이지 않는 것들로 인해 오염이 되어 있을 가능성이 높아서 상처의 중앙 부위보다 지저분한 곳이라고 본다.
③ 드레싱 종류
　　㉠ 투명 드레싱 예 테가덤
　　　• 장점 : 투명하여 상처 확인이 가능하다. 또한 반투과성이어서 산소와 수증기는 통과하나 방수가 되며, 세균침입과 분변오염을 막을 수 있다.
　　　• 단점 : 흡수력이 낮아 삼출물이 많은 상처에는 떨어지기 쉽다.
　　ⓒ 하이드로콜로이드 예 듀오덤 씬
　　　• 불투명하고 접착력이 있으며 공기와 물을 통과시키지 않는다.
　　　• 상처를 습윤 환경으로 유지해서 치유를 촉진하며 1~3일 만에 교체한다.
　　　• 삼출물을 흡수하면 부풀어 오른다.
　　ⓒ 하이드로겔 예 듀오덤 겔
　　　• 튜브에 들어 있는 겔 형태가 있다.
　　　• 괴사한 조직에 겔을 짜서 덮어두면 괴사조직을 자연분해시킨다.
　　　• 겔은 습윤 환경을 유지시켜 상처의 치유를 촉진시킨다.
　　　• 겔을 채우고 나서 고정하기 위한 2차 드레싱(거즈를 덮고 픽스 롤을 이용해 고정)이 필요하다.
　　ⓔ 칼슘 알지네이트 예 칼토스타트
　　　• 천연 해조류에서 추출한 알지네이트를 칼슘과 결합시켜 만든 제품이다.
　　　• 삼출물을 흡수하면서 겔을 만들어 상처 치유에 도움이 되는 습윤 환경을 만들며 사강을 채우는 역할을 한다.
　　　• 칼슘의 작용으로 지혈하기 위한 목적으로도 사용하는데 패킹을 하고 나서 고정하기 위한 2차 드레싱이 필요하다.
　　ⓜ 거즈 드레싱
　　　• 초기 상처를 덮는 간단한 용도로 쓰는 방법이다. 연고와 소독액을 섞지 않고 마른 거즈를 덮으면 상처에 들러붙어서 떼어낼 때 환자가 통증을 느끼고 상처가 손상을 받을 수 있는

단점이 있다.
- wet to dry 방법을 많이 사용한다.
  - 상처에 생리식염수 혹은 소독액을 적신 거즈로 사강(심한 욕창 같은 경우에 피부를 뚫고 생긴 동굴과 같은 공간)을 채우고 그 위에 마른 거즈를 두껍게 덮는다.
  - 픽스 롤을 이용해 고정한다.
  - 적셔진 거즈가 마르면서 부드러운 괴사조직이 붙어서 떨어질 수 있다.
  - 습윤 환경을 유지시켜주기도 한다.
  - 화상, 욕창, 궤양에 쓰이는 방법이다.

(3) 붕대법

① 원칙
  ㉠ 해부학적 선열의 편안한 자세에서 붕대를 감는다.
  ㉡ 사지에 붕대를 감을 때는 손과 발의 끝(원위부)에서 시작하여 전완이나 허벅지(근위부)로 감아올린다. 이때 손가락과 발가락의 끝은 혈액순환과 운동상태를 체크해야 하기 때문에 감지 않는다. 붕대와 석고붕대를 한 환자에게는 이 부분을 확인하는 것이 너무 중요하다.
  ㉢ 동일한 압력으로 단단히 감는데 붕대가 과도하게 겹치지 않아야 한다. 불균형적인 압박을 주게 되기 때문이다.
  ㉣ 뼈가 돌출되는 부위는 거즈나 패드를 대고 감는다.
  ㉤ 상처나 민감한 부위의 바로 위는 압박을 피하기 위하여 매듭을 짓지 않는다.
  ㉥ 삼출물이 나오는 상처 위에는 붕대를 약간 느슨하게 감는다. 왜냐하면 삼출물이 마르면서 붕대가 조여지기 때문이다.

② 종류
  ㉠ 환행대 : 고리처럼 같은 부위를 겹치게 여러 번 감는 방법이다. 어떤 붕대법이든 붕대의 시작과 끝에는 환행대를 적용한다.
    [암기Tip] '순환하다' 처럼 '환' 은 같은 곳을 빙글빙글 돈다는 뜻이다.
  ㉡ 나선대 : 몸통, 상박, 부목 고정 부위 등 굵기가 고른 신체 부위에 사선으로 겹치게 감는 방법이다.
  ㉢ 나선절전대 : 굵기가 고르지 못한 신체 부위에 감는 방법이다.
  ㉣ 8자대 : 관절이나 돌출 부위에 적용하는 방법인데, 관절을 기준으로 위와 아래를 번갈아가며 겹치게 감는 방법이다.
    [암기Tip] 관절을 중심으로 위와 아래를 왔다 갔다 하는 모습이 8을 그리는 모양과 같다.
  ㉤ 회귀대 : 손끝, 머리, 발끝 같은 말단에 왔다 갔다 감으며 적용하는 방법이다.

제5절 욕창

(1) 정의

돌출된 부위나 연조직에 지속적인 압력이 가해져 혈액순환 장애가 발생한다. 조직에 상처가 생기거나 궤양이 발생하고 괴사가 진행하는 상태를 욕창이라고 한다.

(2) 욕창 발생 부위

자세를 취했을 때 압박을 받는 부위이다.
① 앙와위 : 후두, 견갑골, 팔꿈치, 천골, 발꿈치
② 측위 : 머리 측면, 귀, 어깨, 장골, 대전자, 무릎 외측과 내측, 발목 외측과 내측
③ 반좌위 : 척추, 골반, 천골, 발꿈치

(3) 욕창 발생 원인

① 장기간의 압력
② 응전력(전단력) : 압력을 받으면서 밀려나는 힘이다. 예를 들어 머리를 약간 높여서 앉히게 되면 엉덩이에 압력이 가해지면서 아래로 미끄러지게 된다.
③ 영양부족과 빈혈 등으로 산소와 영양분 공급이 불충분한 경우에는 욕창이 생기기 쉽고 치유도 더디어진다.
④ 고령
⑤ 변실금과 요실금 등으로 피부가 짓무르는 경우
⑥ 편마비와 치매, 의식저하 등으로 인해 피부 감각이 떨어진 경우
⑦ 질환으로 인해 장시간 부동자세인 경우
⑧ 발열(조직이 요구하는 산소량 증가)

(4) 예방법

① 2시간마다 체위변경을 하며 압박받는 부위를 지지하고 끌지 않는다.
② 엉덩이에 가해지는 압력이 커지므로 앉아 있는 자세는 오래 하지 않는다.
③ 뼈가 돌출된 부위는 손상을 받기 쉽다. 돌출된 곳을 제외한 다른 부위에 마사지와 관절운동을 한다.
④ 욕창이 낫기 위해서는 충분한 단백질, 비타민, 수분이 필요하다.
⑤ 도넛 모양의 쿠션은 사용하지 않고 공기침대 등을 사용한다.
⑥ 비스듬한 30° 각도의 측위 자세는 체중을 분산시켜 대전자 부위의 압력을 줄여줄 수 있다.
⑦ 드레싱을 할 때는 괴사조직은 제거하고 습윤 상태를 유지한다.

⑧ 욕창 부위만 소독을 해야지 욕창 주위의 정상 피부까지 소독약을 바르거나 소독재료를 덮게 되면 피부가 짓무르게 되므로 주의해야 한다.

(5) 욕창의 단계와 드레싱

단계	특징	드레싱
1단계	정상 피부는 빨갛게 되더라도 금세 색깔이 돌아온다. 하지만 1단계의 욕창이라면 손가락을 눌렀다가 떼더라도 빨간색으로 변한 피부가 돌아오지 않는다.	드레싱을 하지 않고 지켜보거나 적용하더라도 투명 드레싱 혹은 하이드로콜로이드 드레싱을 피부보호 목적으로 적용한다.
2단계	진피와 표피의 일부가 벗겨지고 수포가 있을 수 있다.	하이드로콜로이드 드레싱, 투명 드레싱
3단계	피하지방까지 손상되고 괴사가 있을 수 있다.	삼출물이 많으면 칼슘 알지네이트 패킹, 삼출물이 적다면 하이드로콜로이드와 하이드로겔을 적용한다.
4단계	근육과 뼈까지 침범당한 상태이다.	하이드로겔, 하이드로콜로이드
심부조직손상의심 단계(SDTI, Suspected Deep Tissue Injury)	피부가 짙은 보라색으로 변해 있으며 때로는 수포가 보이기도 하고, 증상이 심해지면 심부 조직이 손상된다.	
미분류욕창단계 (unstageable)	검은 괴사조직으로 덮여 있어 괴사조직을 없애기 전까지는 얼마나 손상되었는지 확인할 수 없기 때문에 미분류라고 한다.	

제6절 의료폐기물

구분	종류
일반의료폐기물(노란색 도형)	혈액·체액·분비물에 젖은 탈지면, 붕대, 거즈, 일회용 기저귀, 생리대, 일회용 주사기 등이다.
손상성폐기물(노란색 도형)	• 바늘의 분리가 불가능한 일체형 주사기, 주삿바늘, 봉합바늘, 수술용 칼날, 한방침, 파손된 유리재질의 시험기구, 당뇨 검사용 란셋 등 찔리면 손상당할 수 있는 위험이 큰 폐기물이다. • 주사침에 찔리지 않도록 바늘 뚜껑(cap)을 씌우지 말고 분리기를 사용한다. • 내용물이 2/3 이상 차기 전에 버린다.
조직물류폐기물(노란색 도형)	인체 또는 동물의 조직·장기·기관·신체의 일부, 동물의 사체, 혈액·고름 및 혈청, 혈장, 혈액제제와 같은 혈액 생성물 등이다.
병리계 폐기물(노란색 도형)	시험·검사 등에 사용된 배양액, 배양용기, 보관균주, 폐시험관, 슬라이드, 커버글라스, 폐배지, 폐장갑 등이다.
격리의료폐기물(빨간색 도형)	격리의료폐기물은 감염병으로부터 타인을 보호하기 위하여 격리된 사람에 대한 의료행위에서 발생한 일체의 폐기물이다.
혈액오염폐기물(노란색 도형)	수혈하고 난 후에 폐혈액백, 혈액투석 시 사용된 폐기물, 그 밖에 혈액이 유출될 정도로 포함되어 있어 특별한 관리가 필요한 폐기물이다. 말 그대로 묻어있는 혈액의 양이 많아서 오염이 될 확률이 높은 폐기물이라고 생각하면 된다.

CHAPTER 06 적중예상문제

01 드레싱의 원칙으로 옳은 것은?

① 내과적 무균술을 적용한다.
② 주변 부위에서 드레싱을 해야 하는 상처 방향으로 소독한다.
③ 배액관이 꽂힌 부위에서 주변 부위 방향으로 소독한다.
④ 상처는 습한 환경에서 치유 속도가 느려진다.
⑤ 상처를 오픈하여 공기에 노출시키면 건조해지면서 치유 속도가 빨라진다.

> **해설** ① 외과적 무균술을 적용한다.
> ② 안에서 밖으로 소독한다.
> ④ 상처는 습도가 유지되면 치유 속도가 40% 이상 빨라진다.
> ⑤ 상처는 공기가 부족하면 혈관을 만들어 내려고 한다.

02 열에 약한 플라스틱, 고무, 내시경 등은 불가능하며 수술용 기계와 기구, 스테인리스 등을 멸균할 때 이용하는 방법은?

① EO 가스
② 고압증기멸균
③ 자비소독
④ 자외선소독
⑤ wydex

> **해설** ① 가스에 독성이 있어 멸균이 완료된 후 상온에서 8~16시간 동안 방치해야 한다. 마모되기 쉬운 기구와 열에 약한 고무와 플라스틱 등의 멸균에 적합하다. 침투력이 강해 효과적이다.
> ③ 소독할 물품을 물에 넣어 100℃에서 20분간 끓이는 방법이다. 가정에서도 쉽게 할 수 있는 소독방법이다.
> ④ 자외선을 사용하여 미생물을 파괴시키는 소독방법이며 열에 약한 기구를 소독할 때 많이 쓰인다.
> ⑤ EO 가스 소독을 할 수 없는 기구의 멸균을 위해 wydex와 같은 소독용액에 침전한다. 침전 후에는 멸균증류수로 씻어내야 한다.

03 내과적 무균법을 지켜야 하는 상황은?

① 비위관 삽입
② 유치도뇨관 삽입
③ 단순도뇨 삽입
④ 욕창 소독
⑤ 주사

> **해설** 비위관 삽입, 관장, 위관영양, 간단한 투약 등 비침습적인 처치와 간호를 할 때 적용하는 방법이다.

1 ③　2 ②　3 ①　**정답**

04 외과적 손 씻기에 대한 설명으로 틀린 것은?

① 손끝을 팔꿈치보다 항상 높게 해야 한다.
② 손끝에서 팔꿈치로 물이 흐르게 해야 한다.
③ 사용한 멸균수건을 이용하여 수도꼭지를 잠그도록 한다.
④ 멸균수건을 사용하여 손에서부터 팔꿈치 방향으로 닦아 내린다.
⑤ 왼손과 오른손에 각각의 솔을 사용한다.

해설 외과적 손 씻기에서는 무릎이나 발을 이용하여 페달을 눌러 물을 사용한다.

05 무균법을 준수하지 않는 상황은?

① 멸균포를 열 때 간호사에게서 가장 먼 쪽을 먼저 펼치고 좌우를 펼쳤다.
② 용액을 따를 때 조금 버리고 나서 멸균용기에 부었다.
③ 멸균된 생리식염수로 적신 멸균포는 멸균 영역이다.
④ 멸균포를 펼쳤을 때 가장자리 2.5cm는 오염된 영역으로 간주하여 멸균물품을 두지 않는다.
⑤ 오랫동안 공기 중에 열어둔 멸균용품은 오염된 것이라 간주하고 사용하지 않는다.

해설 젖은 멸균제품은 오염된 것으로 간주한다.

정답 4 ③ 5 ③

06 역격리에 대한 설명으로 틀린 것은?

① 의료진과 방문객의 접촉을 최소화한다.
② 창문과 문은 지정된 시간만 열어 환기를 한다.
③ 장갑은 직접적으로 접촉할 때만 사용한다.
④ 백혈병, 중증화상 등 감염에 취약한 대상자에게 적용하는 방법이다.
⑤ 내과적 무균법을 적용한다.

해설

구분	격리	역격리
정의	전염병에 걸린 환자에게서 다른 사람을 보호하기 위함이다.	감염에 취약한 환자를 타인에게서 보호하기 위함이다.
대상	전염성 질환자	감염에 취약한 환자(예 백혈병, 중증 화상, 장기이식)
간호	• 환자에게 적용하는 모든 물품은 격리가 끝날 때까지 병실 안에 두고 써야 한다. • 방문은 항상 닫아두어야 한다. • 같은 전염병이 걸린 환자끼리 같은 병실을 사용할 수 있으며 병실 안에 있는 화장실을 사용해야 한다. • 린넨통과 쓰레기통은 문 앞에 두고 즉각적으로 비울 수 있어야 한다. • 공기로 전파되는 전염병이면 음압격리를 해야 한다. • 접촉으로 전파되는 전염병이면 의료진은 환자를 만질 때 장갑을 사용하고 병실에 나오기 전에 장갑을 벗고 손을 씻어야 한다.	• 내과적 무균법 • 소독 혹은 멸균된 보호장구를 착용한다. 장갑은 직접적으로 접촉할 때만 사용한다. • 외부에서 균이 들어가는 것을 막기 위해 항상 창문과 문을 닫아둔다. • 1인실을 사용한다. • 환자에게 적용하는 모든 물품은 멸균된 상태여야 한다. • 의료진과 방문객 접촉을 최소화한다.

07 격리에 대한 설명으로 틀린 것은?

① 린넨통과 쓰레기통은 문 앞에 두고 즉각적으로 비울 수가 있어야 한다.
② 같은 전염병이 걸린 환자라도 같은 병실을 사용할 수 없다.
③ 공기로 전파되는 전염병이면 음압격리를 해야 한다.
④ 접촉으로 전파되는 전염병이면 병실에 나오기 전에 장갑을 벗고 손을 씻어야 한다.
⑤ 환자에게 적용하는 모든 물품은 격리가 끝날 때까지 병실 안에 두고 써야 한다.

해설 1인실 격리가 우선이나 여의치 않다면 같은 감염병에 걸린 환자끼리 같은 병실에 입원시킬 수 있다.

정답 6 ② 7 ②

08 의료기관 내에서 환자를 대상으로 하는 모든 처치와 간호를 하는 데 가장 기본적인 지침이다. 환자의 혈액, 체액, 분비물, 배설물, 손상된 피부와 점막을 다룰 때는 이것에 따라야 한다. 이것은 무엇인가?

① 표준주의
② 격리지침
③ 인증기준
④ 멸균지침
⑤ 환경관리지침

> **해설** 표준주의
> 환자의 혈액, 체액, 분비물, 배설물, 손상된 피부와 점막을 다룰 때는 표준주의에 따라 환자를 진료하여 의료인 스스로를 보호하고 환자의 안전을 도모해야 한다. 호흡기 예절, 손 위생을 지키고 감염전파가 의심되면 1인실에 입원하고 치료장비와 기구관리의 소독과 관리에 대한 원칙, 환경관리 등이 표준주의 관리 적용의 예이다.

09 상처의 치유 과정에 대한 설명으로 옳은 것은?

① 상처가 나면 일차적으로 혈관이 수축하고 혈소판이 부착되어 혈소판 마개를 형성하는데 이 단계를 조직형성기라고 한다.
② 지혈을 위한 혈관반응에서 여러 화학적 매개체가 분비된다. 화학적 매개체로 인해 혈관 투과성이 증가되고 염증반응이 일어난다.
③ 응고 및 염증기 → 조직 성숙기 → 조직 형성기로 진행한다.
④ 대식세포가 분비한 성장인자의 자극에 의해 상피세포가 재생하고 혈관이 형성되는 단계는 조직 성숙기이다.
⑤ 대식세포가 분비한 성장인자로 섬유아세포가 근섬유아세포로 전환되는 시기는 조직 형성기이다.

> **해설**
> ① 응고 및 염증기이다.
> ③ 응고 및 염증기 → 조직 형성기 → 조직 성숙기
> ④ 조직 형성기이다.
> ⑤ 조직 성숙기이다.

10 삼출물을 흡수하면서 겔을 만들어 상처 치유에 도움이 되는 습윤 환경을 만들며 사강을 채우는 역할을 한다. 칼슘의 작용으로 지혈하기 위한 목적으로도 사용하는 드레싱 제제는 무엇인가?

① 하이드로겔
② 하이드로콜로이드
③ 칼슘 알지네이트
④ 거즈 드레싱
⑤ 실마진 드레싱

11 관절이나 돌출 부위에 적용하는 방법인데 관절을 기준으로 위와 아래를 번갈아가며 겹쳐진 선이 서로 한 점에서 만나게 하여 감는 붕대법은 무엇인가?

① 8자대
② 회귀대
③ 나선대
④ 나선절전대
⑤ 환행대

12 욕창 발생의 예방법이 아닌 것은?

① 변형되어 비스듬한 30° 각도의 측위 자세는 대전자 부위의 압력을 줄여줄 수 있다.
② 엉덩이에 가해지는 압력이 커지므로 앉아 있는 자세는 오래 하지 않는다.
③ 드레싱을 할 때는 괴사조직과 주변 조직을 습윤하게 유지한다.
④ 도넛 모양의 쿠션은 사용하지 않는다.
⑤ 뼈가 돌출된 곳은 마사지를 하지 않는다.

> **해설** 괴사조직은 습윤시켜 제거해야 하며 주변 조직은 건조하게 유지한다.

13 진피와 표피의 일부가 벗겨진 욕창은 몇 단계인가?

① 1단계
② 2단계
③ 3단계
④ 4단계
⑤ SDTI

해설

단계	특징	드레싱
1단계	정상 피부는 빨갛게 되더라도 금세 색깔이 돌아온다. 하지만 1단계의 욕창이라면 손가락을 눌렀다가 떼더라도 빨간색으로 변한 피부가 돌아오지 않는다.	드레싱을 하지 않고 지켜보거나 적용하더라도 투명 드레싱 혹은 하이드로콜로이드 드레싱을 피부보호 목적으로 적용한다.
2단계	진피와 표피의 일부가 벗겨지고 수포가 있을 수 있다.	하이드로콜로이드 드레싱, 투명 드레싱
3단계	피하지방까지 손상되고 괴사가 있을 수 있다.	삼출물이 많으면 칼슘 알지네이트 패킹, 삼출물이 적다면 하이드로콜로이드와 하이드로겔을 적용한다.
4단계	근육과 뼈까지 침범당한 상태이다.	하이드로겔, 하이드로콜로이드
심부조직손상의심단계(SDTI, Suspected Deep Tissue Injury)	피부가 짙은 보라색으로 변해 있으며 때로는 수포가 보이기도 하고, 증상이 심해지면 심부 조직이 손상된다.	
미분류욕창단계 (unstageable)	검은 괴사조직으로 덮여 있어 괴사조직을 없애기 전까지는 얼마나 손상되었는지 확인할 수 없기 때문에 미분류라고 한다.	

정답 11 ① 12 ③ 13 ②

14 드레싱의 원칙에 대해 옳게 설명한 것은?

① 상처에서 주변 피부 방향으로 소독한다.
② 내과적 무균술을 적용한다.
③ 공기에 노출해 건조시킨다.
④ 상처부위 배액물의 양상이 바뀌었다면 한두 번 경과를 지켜보고 기록한다.
⑤ 상처를 건조하게 유지한다.

> **해설**
> ① 오염이 덜 된 부위(상처, 배액관이 꽂힌 부위)에서 오염된 부위(주변 피부)로 소독한다(안 → 밖).
> ② 침습적 시술이므로 외과적 무균술을 적용한다.
> ③ 상처는 공기나 미생물에 노출되지 않도록 보호한다.
> ④ 드레싱할 때마다 드레싱하는 부위의 배액이나 양상을 확인하고 기록해야 한다.
> ⑤ 상처는 습도가 유지되면 치유 속도가 40% 이상 빨라지게 된다.

15 욕창이 발생하기 쉬운 사람은?

① 소변을 스스로 조절 가능한 환자
② 편마비로 피부 감각이 떨어진 환자
③ 체위를 스스로 돌릴 수 있는 환자
④ 변비가 있는 환자
⑤ 영양 공급이 충분한 환자

> **해설** 장기간의 압력, 응전력 혹은 전단력, 영양부족과 빈혈, 고령, 변실금과 요실금, 편마비와 치매, 의식저하 등으로 인해 피부 감각이 떨어진 경우, 장시간 부동자세인 경우, 발열이 있는 경우에 욕창 발생률이 높아진다.

정답 14 ① 15 ②

CHAPTER 07 안전과 안위에 대한 간호

제1절 임종을 앞둔 환자의 증상과 간호

(1) 근긴장도

① 증상
㉠ 항문괄약근과 요도괄약근이 열리면서 대변과 소변의 실금 현상이 일어난다.
㉡ 위장관의 운동능력이 떨어져서 가스가 차고 오심증상과 복부팽만이 보인다.
㉢ 움직임이 떨어지고 대화하기가 힘들어진다.
㉣ 안면의 근육이 이완되면서 연하곤란이 생겨 삼키기가 힘들어지며 구토반사가 없어진다.

② 간호중재
㉠ 대변과 소변의 실금이 잦아서 자주 패드와 시트를 교체하고 피부 간호를 한다.
㉡ 위장 운동능력이 떨어졌으므로 변비가 발생할 수 있다. 섬유질이 풍부한 식사를 공급하고 변비약을 처방받을 수 있다.
㉢ 기력이 떨어져 부동자세로 오랫동안 있어 욕창 발생 위험이 커진다. 체위변경을 2시간마다 시행한다.
㉣ 삼키기가 힘들어 부드러운 음식 위주로 공급하고 이것도 힘들면 정맥영양공급을 한다.

(2) 활력징후

① 증상
㉠ 호흡이 불규칙하면서 무호흡이 보이기도 한다.
㉡ 빠르고 얕은 호흡을 보이거나 비정상적으로 느린 호흡을 보이기도 하는 체인-스토크스 호흡을 보인다. 체인-스토크스 호흡이 보이면 임종이 임박했음을 예상할 수 있다.
㉢ 혈압이 떨어지면서 맥박이 느려진다.

② 간호중재
㉠ 좌위 혹은 반좌위를 취하며 앉아 있는 자세를 힘들어하면 심즈자세(반복위)를 취한다.
㉡ 호흡곤란이 있다면 산소 처방을 받고 분비물을 제거한다.

(3) 감각 손상
① 증상
⊙ 청각은 마지막까지 남아 있는 감각이다.
ⓒ 시각은 흐려지면서 동공은 확대되고 미각과 후각이 사라진다.
ⓒ 의식이 흐려진다.
② 간호중재
⊙ 마지막까지 말을 건네는 모습을 보인다. 들리지 않을까 봐 속삭이거나 큰소리로 말하지 않으며, 분명하고 또렷하게 말을 하도록 한다.
ⓒ 방을 밝게 유지한다.
ⓒ 환자가 수면을 취하는 듯한 모습을 보이면 억지로 흔들어 깨우지 않도록 한다.

제2절 사후 간호

(1) 신체변화
① 사후 강직
⊙ 사망하고 2~4시간 후에 신체가 굳어지기 시작하여 96시간까지 지속된다.
ⓒ 근육의 APT가 소실되면서 근육이 수축·경직된다.
ⓒ 사후 강직이 오기 전에 서둘러 간호를 마무리해야 한다.
② 사후 시반 : 혈액순환이 정지되고 나면 적혈구가 파괴되고, 파괴된 적혈구는 낮은 신체 부위에 고이게 되며 자주색을 띤다.
③ 사후 한랭
⊙ 사망한 후에 체온이 하강하는데 시간당 약 1℃씩 떨어진다.
ⓒ 혈액순환이 정지되고 체온을 조절하는 시상하부의 기능이 중단되기 때문이다.

(2) 사후 처치
① 튜브를 제거한다. 제거가 힘들면 피부에서 2.5cm 이내로 자른 후 그 부위에 테이프를 붙여 보이지 않게 한다.
② 상처의 드레싱이 젖어 있다면 깨끗한 거즈로 교체한다.
③ 사용하고 있던 의료기구들은 모두 제거한다.
④ 분비물로 더러워진 곳은 따뜻한 물수건을 이용해 부분적으로 닦아준다.

⑤ 작은 베개를 괴어주거나 머리를 약간 올려주도록 한다. 사후 시반으로 얼굴색이 변하는 것을 막을 수 있다.
  ㉠ 입이 다물어지도록 수건을 말아서 턱 아래에 둔다.
  ㉡ 눈을 감도록 해주거나 감지 못하면 거즈로 덮는다.
  ㉢ 손바닥을 아래로 향하도록 가지런히 둔다.
⑥ 대변과 소변이 나올 수 있으므로 엉덩이에 패드를 깔아준다.
⑦ 머리핀과 밴드, 보석은 제거하고 의치가 있다면 끼워준다.
⑧ 가족이 사체와 마지막 인사를 하고 나가면 홑이불을 완전히 펴고 발목에 이름표를 붙인다.
⑨ 뒤틀리는 것을 방지하기 위해 사후 강직이 되기 전에 수의 위로 어깨, 허리 다리를 붕대로 묶어야 한다.
⑩ 홑이불로 사체를 한 번 싸고 어깨와 허리, 다리를 묶고 두 번째 이름표를 붙이는데, 감염질환이 있었다면 라벨을 별도로 붙여야 한다.
⑪ 사체가 영안실로 내려가면 병실 정리와 환기를 하고 손을 씻는다.

제3절 목욕

(1) 침상목욕

스스로 목욕을 할 수 없는 와상 환자가 대상이다. 물의 적정온도는 43~46℃이다.

① 주의사항
  ㉠ 프라이버시
    - 목욕하는 부위만 노출시키고 회음부 등은 가능하면 스스로 닦을 수 있도록 한다.
    - 대상자가 들어와도 된다는 신호를 주면 노크를 하고 들어간다.
    - 욕실을 사용하는 동안은 문이나 커튼을 닫는다.
  ㉡ 안전
    - 목욕실은 안에서 잠그지 않는다.
    - 낙상으로 인한 손상을 막기 위해 샤워실 바닥에 매트를 깔고 침대 난간을 올려야 한다.
    - 샤워용품과 수건 등은 손이 닿는 곳에 둔다.
    - 욕실에는 안전바가 있어야 하며 대상자에게 안전바와 호출벨을 사용하는 방법을 알려준다.
  ㉢ 보온 : 목욕을 하고 나올 때는 가운이나 수건으로 덮어주어야 한다.
  ㉣ 독립성 : 스스로 할 수 있는 것은 하도록 한다. 대상자가 원하는 정도로만 도와준다.

(2) 치료적 목욕
　① 좌욕
　　㉠ 국소적으로 부종과 염증을 감소시키고 불편감을 줄이기 위함이다.
　　㉡ 혈액, 대변과 소변, 분비물을 깨끗하게 없애기 위해서이다.
　　㉢ 물의 온도는 43℃ 전후가 적당하다.
　　㉣ 출산 후에 회음부의 통증을 줄이기 위해 냉좌욕을 하기도 한다.
　② 약물 목욕 : 아토피 환자와 같이 소양증 완화를 목적으로 중조, 전분 등을 섞은 물에 목욕을 하는 것이다.
　③ 월풀
　　㉠ 지속적으로 요동치는 따뜻한 물이 들어 있는 욕조에 몸을 담그는 목욕방법이다.
　　㉡ 물살의 자극으로 괴사조직이 제거되고 혈액순환이 촉진되며 부력으로 인해 관절의 가동성이 높아진다.
　　㉢ 근육을 이완시켜 통증도 줄이는 진정효과도 있다.

(3) 회음부 간호
　회음부 간호가 제대로 되지 않으면 방광염과 요도염이 생길 수 있다.
　① 배횡와위를 취하고 엉덩이 밑에 방수포를 깔아 시트가 젖는 것을 막는다.
　② 장갑을 착용한다.
　③ <u>요도구 → 항문, 대음순 → 소음순 → 요도구</u> 방향(오염이 덜 된 곳에서 오염이 많이 된 방향)으로 세척한다. 요도는 항문에 비해 덜 오염된 곳이라고 간주한다.
　④ 유치도뇨관을 하고 있다면 도뇨관이 삽입되어 있는 주변부를 물과 비누로 깨끗이 닦는다.

(4) 구강 간호
　① 목적 : 구강을 깨끗하게 해줌으로써 식욕을 증진시키고 기분을 상쾌하게 한다.
　② 무의식 환자 구강 간호 : 무의식 환자는 입을 벌리고 있는 시간이 많고 음식물을 섭취하지 않아서 침샘분비가 되지 않는다. 그로 인해 구강 안이 건조하며 여러 문제와 악취가 발생하기 쉽다. 이런 문제들은 상기도 감염의 원인이 될 수도 있다.
　　㉠ 고개를 옆으로 돌린 자세에서 구강 간호를 하여 내용물이 옆으로 흘러나오게 한다.
　　㉡ 설압자를 사용하여 입을 벌린 채 거즈에 세정제를 묻혀 켈리로 집어 골고루 닦아준다.
　　㉢ 입술은 건조해서 갈라지기 쉬우므로 바셀린을 발라준다.
　　㉣ 악취가 심하고 입천장과 혀에 마른 딱지가 많이 있다면 과산화수소수와 물을 1 : 1로 희석하여 구강 간호를 해야 한다.

③ 의치 관리
　㉠ 떨어뜨려 파손이 되는 것을 막기 위해 수건을 깔아 두고 세척한다.
　㉡ 뜨거운 물로 세척하면 의치가 변형되므로 <u>차가운 물로 세척</u>한다.
　㉢ 흐르는 물에 세척하고 <u>찬물이 담긴 뚜껑 있는 용기</u>에 담궈 보관한다.
　㉣ 의치를 제거할 때는 장갑을 끼고 거즈나 휴지로 의치를 감싸고 위쪽부터 제거한다.

(5) 손발톱 간호

① 방법
　㉠ 손톱과 발톱이 두껍다면 미리 따뜻한 물에 담가 부드럽게 만들어야 한다.
　㉡ 손톱은 둥글게, 발톱은 내성발톱이 생길 우려가 있어서 <u>일자로 깎는다.</u>
　㉢ 발은 건조하면 상처가 생기기 쉬우므로 로션과 크림을 사용한다.

② **당뇨 환자 발 간호** : 당뇨는 혈액순환이 떨어져 있어서 상처가 나면 치유가 잘되지 않을뿐더러 상처가 낫기 위한 백혈구 등의 세포가 전달되어야 하는데 이 과정이 원활하지 않다. 특히 발은 심장에서 가장 멀리 떨어진 부위이므로 혈액순환이 잘되지 않아 문제가 발생할 위험이 높다. 상처가 괴사로 진행되기 쉬우므로 상처가 났는지 매일 발을 확인해야 하는 것이 중요하다.
　㉠ 발에 상처가 있으면 임의로 소독을 하지 말고 티눈도 제거하지 않는다.
　㉡ 맨발로 다니지 말고 <u>면양말을 늘 착용</u>하도록 한다.
　㉢ 꽉 끼는 신발을 신지 말고 여유 있고 편안한 운동화를 신는다.
　㉣ 발가락 사이를 특히 잘 말려야 한다. 발가락 사이에 로션을 바르면 무좀을 일으킬 수 있으므로 피한다.

(6) 등 마사지

등 마사지는 근육을 이완시키고 혈액과 림프의 순환을 촉진시킨다.

① 금기
　㉠ 피부에 전염성 질환이 있는 대상자
　㉡ 색전 위험성이 있는 대상자
　㉢ 신체가 매우 허약한 대상자
　㉣ 악성 종양을 가진 대상자
　㉤ 염증이 있어 마사지로 인해 주변 조직으로 퍼질 위험이 있는 대상자

② 등 마사지 방법
　㉠ 경찰법 : 쓰다듬는 방법인데 원위에서 근위 방향으로 진행한다(팔 → 어깨).
　　암기Tip 마찰의 '찰'과 연관 지어 생각해보자.
　㉡ 경타법 : 손을 컵 모양으로 만들어 치거나 손끝으로 치는 방법이다.
　　암기Tip 두드리면서 치는 방법이니 구타의 '타'와 연관 지어 생각해보자.

ⓒ 유날법 : 피부와 피하조직, 근육을 들어 올려서 다양한 압력으로 잡았다가 풀었다가 하면서 주무른다.
ⓔ 지압법 : 엄지손가락을 이용하여 압력을 가하며 누르는 방법이다.
ⓜ 진동법 : 손바닥을 펴서 진동시키는 방법이다.

제4절 통증

(1) 통증의 분류

통증은 지극히 주관적인 불쾌한 감각 경험이다.

① 발생 부위
  ㉠ 심부 통증 : 힘줄, 혈관, 신경 등 깊은 곳(심부)에서 시작하는 묵직하고 오래가는 통증이다. 통증으로 인해 혈압이 올라가고 발한과 오심 증상도 있다.
  ㉡ 표재성 통증 : 피부나 피하조직에서 시작하며 예리한 통증이다.
    암기Tip 표재성의 '표'는 표면의 '표'와 같은 의미이다.
  ㉢ 내장통 : 내부 장기에서 기원하는 통증이며 내장이 위치한 복강, 두개강, 흉강에서 시작한다. 애매하고 쥐어짜거나 누르는 듯한 통증 양상이다.
  ㉣ 연관통 : 심장질환이 있으면 어깨가 아픈 것처럼 통증의 시작점에서 다른 곳에서 통증이 생기는 것이다.

② 발생 기간
  ㉠ 급성 : 갑작스럽게 발생하며 불안해하고 혈압, 호흡, 맥박이 상승한다.
  ㉡ 만성 : 3개월 이상 지속되는 통증이다. 만성으로 가면서 활력징후는 안정적이나 우울한 감정이 있다.

③ 통증 양상
  ㉠ 환상통 : 절단된 부위에서 마치 그 부위가 있는 듯 환상 속에서 통증을 느끼는 것이다.
  ㉡ 작열통 : 불(열)에 덴 듯한 느낌이다. 따갑고 타는 듯한 뜨거운 통증이다.
  ㉢ 방사통 : 통증이 발생한 부위에서 신경으로 연결된 다른 부위로 방사되어 통증이 나타나는 것인데 대표적으로 허리 디스크가 있다. 경추 디스크가 있으면 목뿐만 아니라 팔과 손까지 통증이 느껴진다.

(2) 통증 조절

① 자가조절 진통 방법(PCA ; Patient Controlled Analgesia)
  ㉠ 정맥주사 혹은 경막 외 카테터를 통해 진통제(마약성)가 지속적으로 투여되는 형태이며 환자가 통증이 있을 때 <u>직접 버튼을 눌러 추가로 자가조절</u>할 수 있도록 만든 방법이다.

ⓛ 혈중 진통제가 일정하게 유지됨으로써 통증 조절이 효과적이다.
  ⓒ 수술 후에 급성 통증을 조절하는 데 효과적이다.
  ⓔ 용량이 과다하게 들어가지 않도록 세팅되어 있다. 사용법에 대해 대상자 교육이 필요하다.
② **마약성 진통제** : 모르핀과 코데인, 데메롤과 같은 약물이며 호흡억제와 변비, 우울, 구토 증상을 일으킬 수 있다.
③ **비마약성 진통제**
  ⓐ 아세트아미노펜이 위장점막에 영향을 미치지 않으므로 많이 쓰이는 약물이다.
  ⓑ 비스테로이드 소염진통제(NSAIDs) : 통증 완화뿐만 아니라 염증을 감소시키는 작용이 있다. NSAIDs 약물은 위장계 장애를 일으키는 부작용이 있다.
④ **위약** : 약리작용이 없는 약물을 복용하는 것이다. 진통제를 습관적으로 요구하는 대상자에게 종합비타민을 제공하는 것이 예이다. 종합비타민을 복용한 대상자는 통증이 없어지는 효과를 경험한다.

[암기Tip] 위선자의 '위'와 연관 지어 생각해보자.

⑤ **생리적 반응** : 인체에서 자연적으로 분비되는 통증을 제어하는 물질이다. 엔케팔린, 엔돌핀, 다이놀핀, 모르핀이 대표적이다.

(3) 통증 사정

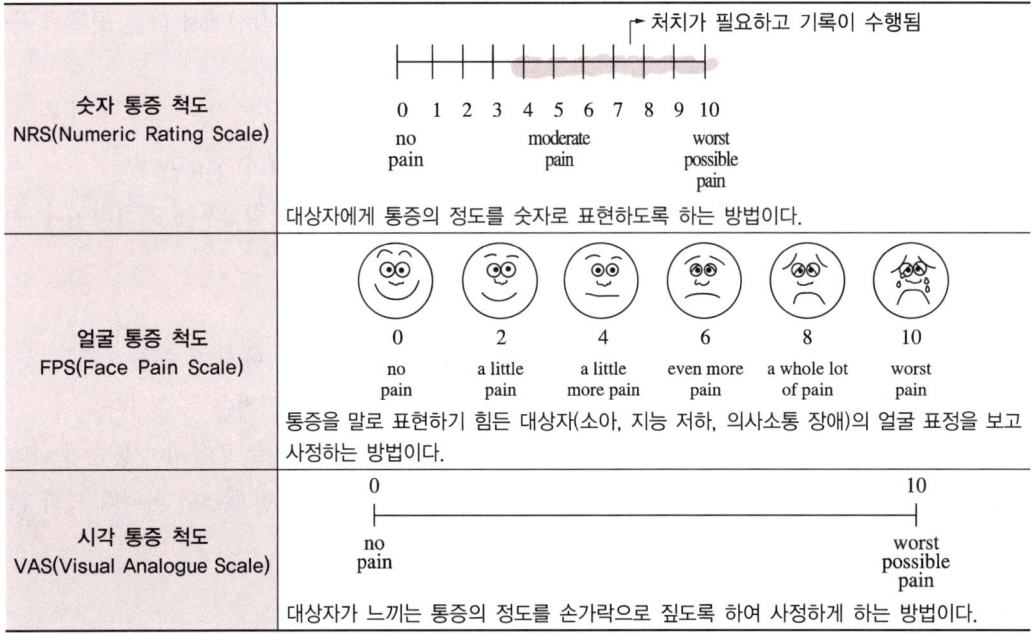

제5절 수면

(1) NREM(NonRapid Eye Movement) 1~4단계
말 그대로 안구 운동이 느리게 일어나는 단계인데 활력징후와 대사율이 떨어진다. 잠이 들면 NREM 1단계에 접어들고 3~4단계에 들어가면 깊은 수면 단계이다. 이 단계에서 근육이 이완되고 혈액의 공급이 커지며 <u>세포 재생과 단백질이 합성</u>되고 <u>성장호르몬</u>이 분비된다. 야뇨증과 몽유병이 이 단계에 일어난다. 노인이 되면 NREM 3~4단계의 수면이 감소되어 수면의 질이 떨어진다.

(2) REM(Rapid Eye Movement)
말 그대로 안구 운동이 빠르게 일어나는 단계이다. NREM과 반대로 혈압이 올라가고 호흡과 맥박이 빨라지고 꿈을 꾸는 단계이다(<u>교감신경</u> 우세). 깨어나기가 매우 어려운 수면 단계임에도 불구하고 뇌파와 안구 운동이 활발하여 역설(모순된다)수면이라 부르기도 한다. 신생아와 영아 때는 REM이 수면의 50%에 이르나 학령전기에 이르면 25%로 줄어든다(성인 전체 수면의 20~25%).

제6절 안전사고

(1) 안전사고에 영향을 미치는 요인
① 환경 : 주거공간, 환경, 출퇴근이나 통학 경로가 안전하지 못하면 사고 위험성이 높다.
② 운동상태 : 마비나 균형과 조정장애가 있는 경우는 사고의 위험성이 높다.
③ 감각 : 시각장애나 청각장애와 같이 오감 중에 어느 것이든 손상이 있으면 사고의 위험성이 높다.
④ 인지 : 약물에 취했거나 수면이 부족하고 혼돈스러운 상태면 사고의 위험성이 높다.
⑤ 의사소통 : 실어증이나 언어장애가 있으면 위험한 상황에서 도움을 구할 수 없으므로 사고의 위험성이 높다.
⑥ 정신 : 우울, 스트레스 상황이라면 판단력이 떨어지므로 사고의 위험성이 높다.
⑦ 연령 : 연령별로 위험에 노출되는 사고의 유형이 달라진다.
　㉠ 영유아 : 호기심이 강하고 위험에 대한 인식이 떨어져 사고 위험이 높다. 특히 이물질을 삼키거나 눌려서 질식하는 사고가 잦으며, 이때 하임리히법을 시행해야 한다.
　㉡ 학령기 : 친구와 밖에서 어울려 놀면서 활동적인 시기이므로 부상이 많다.
　㉢ 청소년 : 도전적인 활동을 즐기는 시기이므로 교통사고와 약물중독 등이 많다.
　㉣ 성인 : 안전불감증과 피로에 의한 사고가 많다.
　㉤ 노인 : 통증과 열에 대한 역치가 올라가 있고 질병이나 감각 변화로 인한 사고가 많다. 낙상 사고가 흔하다.

(2) 낙상

① 위험 요인
  ㉠ 균형감각과 대처능력이 떨어지기 쉬운 65세 이상의 노인
  ㉡ 보행 혹은 자세의 변화, 기동성 장애
  ㉢ 고혈압 약물, 이뇨제, 신경안정제, 진정제, 최면제 등의 약물 복용은 기립성 저혈압과 어지러움증, 보행장애를 유발한다.
  ㉣ 혼돈상태, 지남력 상실
  ㉤ 낙상 과거력이 있는 대상자, 낯선 환경
  ㉥ 허약, 시력과 균형 감각의 손상, 느린 반응 시간(넘어지려 할 때 난간을 바로 잡아야 하는데 느림)

② 예방 방법
  ㉠ 침상에 누워 있으면 떨어지는 것을 막기 위해 난간을 올려둔다.
  ㉡ 미끄럼을 방지할 수 있는 바닥 처리가 된 신발을 신는다.
  ㉢ 욕실에 미끄럼 방지 매트와 안전바를 설치한다.
  ㉣ 야간에도 수면등을 켜두고 조명을 밝게 유지한다.
  ㉤ 낙상으로 인해 침상 밖으로 나오지 못하게 하면 오히려 합병증이 더 생길 수 있다. 협조가 가능한 환자라면 돌봄 제공자와 함께 가능한 한도에서 침상 밖에서 활동하는 시간을 가지도록 한다.

제7절 신체보호대

(1) 목적
① 정맥라인이나 상처 드레싱, 튜브를 제거하려고 하는 무의식 혹은 섬망 대상자의 행동을 제어하기 위해
② 인지저하 등으로 낙상 위험이 있는 경우 사고를 방지하기 위해
③ 타인이나 자신을 다치게 할 위험으로부터 안전하기 위해

(2) 종류
① 재킷 보호대 : 휠체어에 앉아 있거나 침대에 누워 있을 때 가슴 부분을 억제하는 장치이다. 등 쪽에서 묶는 방법을 사용하며 떨어지는 것을 막기 위함이다.
② 벨트 보호대 : 벨트로 가슴이나 복부를 억제하여 일어나지 못하도록 하는 장치이다.

③ **사지 보호대** : 정맥주사와 튜브 등을 빼려 하거나 침상에서 떨어질 우려가 높은 대상자에게 적용한다. 손목 또는 발목과 같은 사지를 억제하는 장치이다.
④ **장갑 보호대** : 벙어리장갑과 같은 모양이며 긁는 행동을 막거나 정맥주사나 기구, 드레싱한 것을 보호하기 위한 장치이다.
⑤ **팔꿈치 보호대** : 영아들이 팔꿈치를 굽히지 못하도록 막기 위한 장치이다.
⑥ **전신 보호대** : 영아의 머리나 목을 검사할 때 몸부림을 막기 위한 장치이다.

(3) 신체보호대 적용 원칙

① 다른 방법(대소변 해결, 식사 제공, 심리적 지지, 약물요법, 관심전환)을 사용하고 난 후에 최후의 방법이어야 한다.
② 뼈 돌출 부위에 두툼하게 패드를 적용해 피부 손상을 막는다.
③ 묶을 때는 침상 난간이 아닌 <u>침상틀에 묶는다</u>. 난간에 묶게 되면 난간이 파손될 수 있고 보호대가 당겨지면서 난간이 젖혀져 대상자가 다칠 수 있다.
④ 매듭 부위에 눌리지 않도록 한다. 대상자의 손이 신체보호대에 닿아 풀 수 있도록 하면 안 된다.
⑤ 응급 시 쉽게 풀 수 있는 방법으로 묶어야 한다.
⑥ 신체 선열을 유지해야 한다. 팔다리를 무리하게 벌린 채 묶거나 허리가 돌아간 상태에서 묶지 않아야 한다.
⑦ 보호대는 혈액순환이 되도록 손가락 2개가 들어가는 여유가 있도록 억제해야 한다.
⑧ 최소한의 움직임이 가능해야 한다.
⑨ 2시간마다 보호대를 풀어주고 다시 보호대를 적용하기 전 10분 동안은 풀어놓아야 한다.
⑩ 신체보호대를 풀었을 때 ROM(관절범위운동)을 시행한다.
⑪ 혈액순환 상태와 피부 손상 여부를 수시로 관찰한다.
⑫ 신체보호대는 적용 전에 <u>주치의의 서면 처방</u>과 보호자 혹은 <u>환자의 서면 동의</u>가 있어야 한다.
⑬ 사용한 신체보호대의 종류와 적용 시간, 적용 부위와 상태 등을 기록한다.
⑭ 최소한으로 적용해야 한다. 장갑 보호대만 해도 되는 대상자에게 사지 보호대를 할 필요가 없다는 말이다. 그리고 더 이상 할 필요성이 없는 대상자의 경우는 즉시 신체보호대를 풀어야 한다.

CHAPTER 07 적중예상문제

01 낙상의 위험요인이 아닌 것은?
① 당뇨 약물과 콜레스테롤 약물을 복용하는 대상자
② 보행 혹은 자세의 변화, 기동성 장애가 있는 대상자
③ 낙상의 과거력이 있는 대상자
④ 혼돈상태, 지남력 상실이 있는 대상자
⑤ 시력과 균형 감각의 손상이 있는 대상자

> **해설** 고혈압 약물, 이뇨제, 신경안정제, 진정제, 최면제 등의 약물을 복용하는 대상자는 낙상의 위험이 높다.

02 낙상을 예방하기 위한 방법은?
① 낙상하기 쉬운 대상자는 침상 밖으로 무조건 나오지 못하게 한다.
② 신체보호대를 우선적으로 적용하여 낙상을 방지한다.
③ 화장실을 가면서 낙상되지 않게 유치도뇨관을 삽입한다.
④ 야간에 수면등은 수면의 질을 떨어뜨리므로 적용하지 않는다.
⑤ 욕조에 안전바를 설치하고 대상자에게 교육한다.

> **해설**
> • 침상에 누워 있으면 떨어지는 것을 막기 위해 난간을 올려둔다.
> • 미끄럼을 방지할 수 있는 바닥 처리가 된 신발을 신는다.
> • 욕실에 미끄럼 방지 매트와 안전바를 설치한다.
> • 야간에도 수면등을 켜두고 조명을 밝게 유지한다.
> • 낙상으로 인해 침상 밖으로 나오지 못하게 하면 오히려 합병증이 더 생기므로 돌봄 제공자와 함께 가능한 한도에서 침상 밖에서 활동하는 시간을 가지도록 한다.

03 아토피 피부염을 가진 환아가 소양증으로 인해 2차 감염을 일으킬 확률이 높을 때 적용하는 신체보호대는?
① 벨트 보호대
② 사지 보호대
③ 재킷 보호대
④ 팔꿈치 보호대
⑤ 전신 보호대

정답 1 ① 2 ⑤ 3 ④

04 신체보호대를 적용하기 전에 필요한 것은 무엇인가?

① 주치의 동의서
② 주치의 구두 처방
③ 환자의 서면 동의
④ 간호기록
⑤ 신체보호대 점검표

해설 신체보호대는 적용 전에 주치의의 서면 처방과 보호자 혹은 환자의 서면 동의가 있어야 한다.

05 임종을 앞둔 환자의 증상에 대한 설명으로 옳지 않은 것은?

① 항문괄약근과 요도괄약근이 늘어나서 대변과 소변의 실금현상이 일어난다.
② 호흡이 불규칙하면서 무호흡이 보인다.
③ 청각은 마지막까지 남아 있는 감각이다.
④ 위장관의 운동능력이 떨어져서 가스가 차고 오심증상과 복부팽만이 보인다.
⑤ 쿠스마울 호흡이 나타난다.

해설 체인-스토크스 호흡이 나타난다.

06 혈액순환이 정지되고 나면 적혈구가 파괴되고 신체의 아래쪽으로 이동하여 보라색을 띠게 되는 사후 신체변화는?

① 사후 시반
② 사후 강직
③ 사후 혈소판 증가
④ 사후 자반증
⑤ 사후 한랭

정답 4 ③ 5 ⑤ 6 ①

07 사후 처치에 대한 설명으로 옳지 않은 것은?

① 엉덩이에 패드를 깔아준다.
② 튜브를 제거하거나 제거가 힘들면 피부에서 2.5cm 이내로 자른 후 그 부위에 테이프를 붙여 보이지 않게 한다.
③ 상처의 드레싱이 젖어 있다면 드레싱 제품을 떼어 내고 거즈로 덮을 필요가 없다.
④ 입이 다물어지도록 수건을 말아서 턱 아래에 둔다.
⑤ 작은 베개를 괴어주거나 머리를 약간 올려주도록 한다.

해설 상처의 드레싱이 젖어 있다면 깨끗한 거즈로 교체한다.

08 사후 강직과 관련된 설명으로 맞는 것은?

① 사망하고 8시간이 지나면 신체가 굳어지기 시작하고 96시간까지 지속한다.
② 사후 처치를 사망 후 6시간이 지나기 전에 마무리한다.
③ 혈액순환이 정지되고 체온을 조절하는 시상하부의 기능이 중단되기 때문에 일어나는 반응이다.
④ 근육의 APT가 소실되면서 근육이 수축·경직된다.
⑤ 파괴된 적혈구가 낮은 신체 부위에 고이게 되며 자주색을 띠게 되는 현상이다.

해설
- 사후 강직
  - 사망하고 2~4시간 후에 신체가 굳어지기 시작하여 96시간까지 지속된다.
  - 근육의 APT가 소실되면서 근육이 수축·경직된다.
  - 사후 강직이 오기 전에 서둘러 간호를 마무리해야 한다.
- 사후 시반
  혈액순환이 정지되고 나면 적혈구가 파괴되어 낮은 신체 부위에 고이게 되며 자주색을 띤다.
- 사후 한랭
  - 사망한 후에 체온이 하강하는데 시간당 약 1℃씩 떨어진다.
  - 혈액순환이 정지되고 체온을 조절하는 시상하부의 기능이 중단되기 때문이다.

09 개인위생 관리에 대한 설명으로 틀린 설명은?

① 좌욕의 물의 온도는 43℃ 전후가 적당하다.
② 회음부 간호를 할 때는 요도구 → 항문, 요도구 → 소음순 → 대음순 방향으로 닦는다.
③ 스스로 할 수 있는 것은 하도록 하고 대상자가 원하는 정도로만 도와준다.
④ 목욕하는 부위만 노출시키고 회음부 등은 가능하면 스스로 닦을 수 있도록 한다.
⑤ 아토피 환자의 소양증 완화를 목적으로 중조, 전분 등을 섞은 약물 목욕도 있다.

해설 요도구 → 항문, 대음순 → 소음순 → 요도구 방향(오염이 덜 된 곳에서 오염이 많이 된 방향)으로 세척한다.

10 등 마사지 중에서 피부와 피하조직, 근육을 들어 올려서 다양한 압력으로 잡았다가 풀었다가 하면서 주무르는 방법은 무엇인가?

① 진동법
② 지압법
③ 유날법
④ 경타법
⑤ 경찰법

해설
③ 유날법 : 피부와 피하조직, 근육을 들어 올려서 다양한 압력으로 잡았다가 풀었다가 하면서 주무른다.
① 진동법 : 손바닥을 펴서 진동시키는 방법이다.
② 지압법 : 엄지손가락을 이용하여 압력을 가하며 누르는 방법이다.
④ 경타법 : 손을 컵 모양으로 만들어서 치거나 손끝으로 치는 방법이다.
⑤ 경찰법 : 쓰다듬는 방법인데 원위에서 근위 방향으로 진행한다(팔 → 어깨).

11 허리 디스크가 있으면 다리가 저린 증상이 나타나는데 이 통증은 무엇인가?

① 연관통
② 방사통
③ 작열통
④ 환상통
⑤ 내장통

해설
방사통 : 통증이 발생한 부위에서 신경으로 연결된 다른 부위로 방사되어 통증이 나타나는 것인데 대표적으로 허리 디스크가 있다. 경추 디스크가 있으면 목뿐만 아니라 팔과 손까지 통증이 느껴진다.

12 진통제에 대한 설명으로 옳은 것은?

① 진통제를 습관적으로 요구하는 대상자에게 종합비타민을 제공하면 통증이 없어지는 효과를 위약효과라고 한다.
② 통증을 조절하고 염증을 감소시키는 약물은 아세트아미노펜이다.
③ PCA는 일반 진통제 약물만 사용 가능하다.
④ PCA는 정맥 혹은 경막 내 카테터를 통해 투여한다.
⑤ PCA는 환자가 조작 가능해서 용량이 과다하게 들어갈 위험이 있다.

해설
② NSAIDs에 대한 설명이다.
③ PCA는 마약 진통제와 일반 진통제 모두 사용 가능하다.
④ 정맥 혹은 경막 외 카테터를 통해 투여한다.
⑤ 용량이 과다하게 들어가지 않도록 세팅되어 있다.

정답 10 ③ 11 ② 12 ①

13 통증을 말로 표현하기 힘든 19세 이상 대상자의 얼굴 표정만을 보고 통증 정도를 사정하는 방법은 무엇인가?

① FPS
② VAS
③ NRS
④ FLACC
⑤ CNPS

> **해설** ② 대상자가 느끼는 통증의 정도를 손가락으로 짚도록 하여 사정하게 하는 방법이다.
> ③ 대상자에게 통증의 정도를 숫자로 표현하도록 하는 방법이다.
> ④ 18세 이하의 의사소통이 불가능한 환자를 대상으로 얼굴 표정, 다리 자세, 대상자 활동 정도, 울음 여부, 어르기를 할 때 달래지는 정도를 확인하여 평가하는 방법이다.
> ⑤ 중환자 및 의사소통이 힘든 환자를 대상으로 얼굴 표정, 신체 반응, 기관삽관 시에는 기계호흡 순응도, 발성 등을 확인하여 평가하는 방법이다.

14 REM에 대한 설명으로 옳은 것은?

① 안구 운동이 느리게 일어나는 단계이며 활력징후와 대사율이 떨어진다.
② 세포 재생과 단백질이 합성되고 성장호르몬이 분비된다.
③ 야뇨증과 몽유병이 이 단계에 일어난다.
④ 부교감신경이 우세하고 혈압이 올라가고 호흡과 맥박이 빨라진다.
⑤ 깨어나기가 매우 어려운 수면 단계이며 뇌파와 안구 운동이 활발하다.

> **해설** ①·②·③ NREM에 대한 설명이다.
> ④ 교감신경이 우세하다.

정답 13 ① 14 ⑤

15 사망 후 시간이 지나 신체의 낮은 부위에 적혈구가 파괴되면서 자주색을 띠게 되는 현상은?

① 사후 강직
② 사후 시반
③ 사후 한랭
④ 사후 부패
⑤ 자가융해

해설 ① 사후 강직 : 사망하고 2~4시간 후에 신체가 굳어지기 시작하여 96시간까지 지속된다.
③ 사후 한랭 : 사망한 후에 체온이 하강하는데 시간당 약 1℃씩 떨어진다.
⑤ 자가융해 : 사망 후에 만들어진 효소로 인해 세포와 조직이 소화되는 현상이다.

16 아토피를 앓고 있는 아동이 긁는 것을 막기 위해 적용하는 신체보호대는?

① 전신 보호대
② 장갑 보호대
③ 팔꿈치 보호대
④ 재킷 보호대
⑤ 벨트 보호대

해설 팔꿈치 보호대는 영아들이 팔꿈치를 굽히지 못하도록 막기 위한 장치이다.

정답 15 ② 16 ③

CHAPTER 08 운동과 활동에 대한 간호

제1절 신체역학

(1) 신체선열

서 있을 때, 앉아 있을 때, 누워 있을 때의 관절이나 근육이 제 위치에 있는 것을 말한다. 신체의 한 부분이 다른 부분과의 관계에 있어 올바른 위치에 있고 바른 신체 선열을 유지하는 것을 바른 자세라고 한다.

(2) 신체역학

물체를 들어 올리고 몸을 굽히는 등의 활동을 할 때 근골격계와 신경계가 함께 작용하는데, 이때 바른 자세와 균형을 유지하기 위한 노력이다.

① 기저면이 넓을수록 안정적이다.

기저면이란 지면에 접촉하고 있는 물체의 접촉점들을 연결시킨 면적이다. 다리를 벌리고 서는 것이 붙이고 서는 것보다 기저면이 넓으니 안정적이다.

② 기저면이 무게중심에 가까울수록 안정적이다.

앉는 자세는 무게중심이 낮아져 기저면에 가까워지므로 안정적이다. 반대로 까치발을 들고 선 자세는 기저면에서 무게중심이 멀어지므로 넘어지기 쉽다. 침대 높이를 허리 정도로 조정하여 무릎을 약간 구부린 상태에서 환자를 이동시키거나 물건을 옮겨야지 신체에 무리가 가지 않는다.

③ 크고 강한 근육을 사용하면 안정적이다.

무릎을 구부리고 허리를 곧게 편 채로 엉덩이와 대퇴부의 근육을 사용하여 물체를 들어 올린다.

④ 물체를 들어 올리지 말고 끌도록 한다.

중력에 대항하여 위로 들어 올리는 것은 힘이 들어가기 때문이다.

⑤ 무거운 물건을 들 때 힘의 방향으로 마주하고 선다.

환자를 침상에서 머리 방향으로 밀어 올린다면 힘의 방향은 머리 위쪽이 된다. 힘의 방향인 머리 위쪽을 바라보고(마주하고) 환자를 끌어 올려야지 반대로 다리 쪽을 바라보고 끌어 올리면 허리가 비틀어지게 된다.

⑥ 물건을 들 때는 최대한 몸에 가깝게 두도록 한다.

제2절 체위

욕창 발생을 막기 위해 체위는 2시간마다 변경하고 관절이 자연스럽게 굴곡을 취하도록 한다.

(1) 복위(prone position)

머리를 옆으로 돌리고 엎드려 있는 자세이다.
① 무릎과 발가락에 압력이 가해지지 않도록 무릎 밑에 수건, 다리 밑에 베개를 대어준다.
② 목이 과도하게 신전되지 않기 위해 낮은 베개를 사용한다.
③ 여자는 횡격막 부근에 낮은 베개를 대어 유방이 눌리는 것을 막는다.

(2) 반좌위(Fowler's position)

침상 머리를 45~60° 올려 앉는 자세이다.
① 흉곽이 최대한 확장되는 자세이다. 호흡곤란이 있는 환자나 심질환이 있는 환자에게 적용한다.
② 두개내압이 상승된 환자에게도 적용한다.
③ 발판을 사용하여 족저굴곡을 예방한다.
④ 대퇴 밑에 베개를 대어 약간 구부리는 자세를 유지해야 한다. 무릎 밑에 베개를 대면 슬와신경을 압박하게 되므로 피한다.
⑤ 팔을 편하게 올릴 수 있는 베개가 양옆에 필요하다.
⑥ 천골과 발뒤꿈치에 압력이 들어간다.

(3) 좌위(sitting position)

high Fowler's position과 같으며 90° 가까이 앉는 자세이다.
① 천골과 발뒤꿈치에 압력이 들어간다.
② 비위관을 삽입하는 자세이다.
③ 기좌호흡을 할 때 앞으로 엎드리기 위한 자세이다.

(4) 측위(lateral position)

옆으로 누운 자세이며 위쪽 다리는 밑의 다리보다 더 굴곡시킨다. 장시간 측위를 취하면 척추가 비틀어지게 된다.
① 아래쪽 장골과 무릎 내외측, 귀, 어깨에 압력이 들어간다.
② 앉을 수 없는 환자에게 음식을 제공할 때 흡인을 방지하기 위해 취하는 자세이다.
③ 등을 베개로 지지해주어야 하며 머리를 중앙에 두어 척추가 비틀어지지 않도록 한다.
  참조 변형된 측위 : 30° 뒤로 눕는 측위는 욕창의 위험이 높은 대상자에게 취하는 자세이며, 장골에 가해지는 압력이 줄어든다.

(5) 변형된 트렌델렌부르크 체위(modified Trendelenburg position)

앙와위 자세에서 다리만 45° 높인 자세이다. 쇼크 및 출혈(순환기 문제)이 있을 때 머리로 혈액순환을 시키기 위해 취하는 자세이다.

> 참조 트렌델렌부르크 체위 : 머리를 낮추고 몸체와 다리를 45° 각도로 올리는 것이다. 장기가 횡격막을 눌러 호흡곤란을 유발하므로 최근에는 사용하지 않는 체위이다.

(6) 쇄석위(절석위, lithotomy position)

앙와위 자세에서 발걸이에 발을 올리고 무릎을 굴곡시키며 엉덩이는 진찰대의 끝에 닿도록 눕는다. 회음부와 항문이 보이도록 하는 자세이며 분만, 직장과 질 검사를 할 때 필요하다.

(7) 슬흉위(knee chest position)

가슴과 무릎이 바닥에 닿고 엉덩이가 하늘 방향으로 가도록 엎드리는 자세이다.
① 직장을 검사할 때 취하는 자세이다.
② 산후 운동방법(자궁위치교정)으로 적합하다.
③ 태아의 위치를 교정하기 위한 자세이다.

(8) 배횡와위(dosal recumbent position)

앙와위로 누워 무릎을 세우고 다리를 벌려 회음부가 보이도록 하는 자세이다.
① 회음부 간호와 처치
② 유치도뇨관, 단순도뇨관 삽입 시에 취하는 자세이다.
③ 복부검사(무릎을 세우면 복부가 부드러워진다)

(9) 앙와위(supine position)

하늘을 보고 바로 누운 자세이다.
① 대전자와 외측 대퇴부에 수건을 말아 넣어 밖으로 돌아가지 않도록 예방한다.
② 무릎과 가까운 대퇴 아래에 베개를 넣어서 무릎이 약간 구부러지게 한다.
③ 족저굴곡을 막기 위해 발판을 적용한다.
④ 손가락의 굴곡을 유지하기 위해 돌돌 만 수건을 쥐여준다.

(10) 심즈자세(sim's position)

왼쪽 혹은 오른쪽이 밑으로 가도록 비스듬하게 눕는 자세이다.
① 등 뒤와 가슴 앞에 베개를 대어 지지해준다.
② 무의식 환자의 구강 내 분비물이 흡인되는 것을 막는 자세이다.
③ 관장이나 좌약 삽입 시 왼쪽(S상 결장이 왼쪽)이 밑으로 가는 자세를 취한다.

(11) 잭나이프 체위(jack knife position)
① abdominal jack knife position : 엎드린 자세에서 팔을 머리 위로 들고 머리와 다리는 낮추고 엉덩이를 높인 자세이다. 주로 항문 수술 시에 취한다.
② back jack knife position : 앙와위에서 상체를 올리고 대퇴가 복부에 직각, 대퇴에서 종아리가 직각이 되게 구부린 자세이다. 방광경을 삽입할 때 취한다.
③ lateral jack knife position : 측위로 누운 자세에서 양 무릎을 가슴에 최대로 붙인 자세이다. 요추천자를 할 때 취한다.

제3절 운동

(1) 부동이 신체에 미치는 문제
① 심혈관
  ㉠ 혈전 형성 : 정맥혈이 정체되고 수분이 조직으로 빠져나가 부종이 발생한다. 혈액의 점도가 증가해 혈전이 형성될 확률이 높아진다.
  ㉡ 기립성 저혈압 : 정맥혈이 정체되어 있으면 심장으로 귀환하는 혈액량도 감소하게 된다. 이때 갑자기 앉게 되면 저혈압을 일으키게 되므로 천천히 체위를 변경하는 것이 중요하다.
  ㉢ 심장의 부담 : 정체되어 있는 정맥혈을 귀환시키기 위해 심장의 부담이 증가하게 된다.
② 호흡
  ㉠ 환기량 저하 : 호흡근육이 약화되고 폐확장이 떨어지므로 환기량이 줄어든다.
  ㉡ 폐렴 : 환기량이 감소되면 호흡 분비물이 쌓이게 되고 기침도 약해지면서 배출을 하는 능력이 떨어져 폐렴 발생 확률이 높아진다.
  ㉢ 호흡산증 : 환기량이 떨어지면 이산화탄소가 축적되고 산소의 유입이 줄어들기 때문에 호흡산증이 생긴다.
③ 피부 : 피부가 장시간 압력을 받으면 피부가 손상되고 욕창이 발생할 위험성이 커진다.
④ 배설
  ㉠ 장의 연동운동이 떨어지면서 변비가 생긴다.
  ㉡ 소변이 정체되고 요 배설이 감소되어 요로 감염이 발생한다.
  ㉢ 신결석 : 칼슘이 뼈에서 혈액으로 나오면서 고칼슘혈증이 초래된다. 이는 결석을 일으키는 원인이 된다.
⑤ 근골격
  ㉠ 근육 위축 : 근육을 사용하지 않으면 근육의 크기는 줄어들고 위축되게 된다.
    예 깁스를 오래 하고 난 후에 풀면 깁스를 한 다리가 얇아져 있다.
  ㉡ 골절의 위험 : 뼈에서 혈액으로 칼슘이 방출되어(뼈의 재흡수 감소) 고칼슘혈증, 골다공증

이 유발되며, 골다공증이 심각해지면 골절 위험이 증가한다.
  ⓒ 관절 경축 : 관절을 이어주는 근육이 위축되고 근섬유가 짧아진다. 관절은 굴곡이 된 상태에서 고정되고 ROM(관절가동범위)가 줄어들게 된다.
    ㉮ 와상으로 장기간 누워 있는 환자는 무릎과 팔꿈치 관절이 구부러진 모습으로 굳어지는 경우가 많다.
⑥ 심리적 위축 : 대인관계가 줄어들고 자존감이 떨어지며 우울감이 증가할 확률이 높다.

(2) 부동 환자를 위한 간호
① 심호흡과 기침을 자주 유도하여 호흡기능을 유지하고 증진하도록 한다.
② 2시간마다 체위변경을 하고 충분한 수분과 영양을 공급한다. 대소변으로 인한 자극을 막아 욕창이 생기는 것을 방지한다.
③ 하루 3회 이상 ROM을 하여 관절이 구축되거나 근육이 위축되는 것을 막는다. 큰 근육에서 작은 근육으로 이동하며 관절이 저항감이 느껴질 때까지 시행한다.
④ 앉히거나 이동을 할 때 기립성 저혈압이 생길 수 있으므로 천천히 움직이도록 한다.
⑤ 대전자와 외측 대퇴부에 수건을 말아 넣어 밖으로 돌아가지 않도록 하고 자연스러운 신체 선열을 유지하기 위해 노력한다. 대상자를 옮길 때는 여러 명이 신체 여러 부위를 잡고 동시에 이동한다.
⑥ 가능하면 <u>등척성 운동</u>을 유도하여 근육이 위축되는 것을 막는다.

(3) 근육 운동의 분류
① 등척성 운동
  ㉠ 근육의 길이는 변하지 않고 정지된 상태에서 근육에 힘만 주는 운동이다. 그렇다 보니 등'척'성 운동은 겉에서 볼 때 운동을 하는 '척'하는 것으로 보일 수도 있다.
  ㉡ 무산소 운동으로 벽 밀면서 버티기, 스쿼트 자세에서 멈추기, 엎드린 자세로 고정하는 플랭크 자세 등이다.
  ㉢ 정맥울혈(근육이 움직이면서 정맥혈이 귀환)과 근육의 퇴화를 막는다.
  ㉣ 다치는 부담이 없어 재활이나 부동 환자에게 적합한 운동이다.
② 등장성 운동
  ㉠ 근육의 길이가 변하는 운동이며 수영, 팔굽혀 펴기, 역기 들기와 같은 운동이다.
  ㉡ 근육의 힘과 강도를 증대시키는 운동이다.
  ㉢ 근육의 길이와 관절의 각도가 변하는 운동이다.
  ㉣ 운동하는 중에 일정한 힘을 주고 일정한 각도가 변하므로 근육에 부하되는 장력(근육이 가지고 있는 힘)도 일정하다.

(4) ROM(Range Of Motion, 관절가동범위 운동)

① 굴곡(굽힘, flexion) : 숙이거나 구부리는 것처럼 관절 사이의 각도가 감소되는 것이다.
② 신전(폄, extension) : 굴곡하였다가 다시 펴는 것처럼 관절 사이의 각도가 증가하는 것이다.
③ 과신전(젖힘, hyperextension) : 과하게 180° 이상 신전하는 것이다.
④ 외전(벌림, abduction) : 팔을 밖으로 퍼뜨리는 것처럼 몸의 중심에서 밖(외)으로 멀어지는 것이다.
⑤ 내전(모음, adduction) : 밖으로 펼친 팔을 다시 안(내)으로 접는 것처럼 중심으로 가까워지는 것이다.
⑥ 회전(돌림, rotation) : 머리를 돌리거나 팔을 돌리는 등 중심축을 따라 옆쪽으로 돌리는 것이다.
⑦ 외회전(바깥쪽돌림, external rotation) : 몸의 중심축에서 먼 방향으로 돌리는 것이다.
⑧ 내회전(안쪽돌림, internal rotation) : 몸의 중심축을 향해 안쪽으로 돌리는 것이다.
⑨ 회외(뒤침, supination) : 엄지손가락이 밖(외)으로 향하면서 손바닥이 위로 향하도록 돌리는 것이다.

> **암기 Tip** '회'는 '회전'의 예처럼 돈다는 말이다. 즉, 밖으로 돈다는 말이다.

⑩ 회내(엎침, pronation) : 엄지손가락이 안(내)으로 향하면서 손바닥이 아래로 향하도록 돌리는 것이다.
⑪ 외번(가쪽 번짐, eversion) : 중심축에서 밖(외)을 향해 발바닥을 돌리는 것이다.
⑫ 내번(안쪽 번짐, inversion) : 중심축에서 안(내)을 향해 발바닥을 돌리는 것이다.
⑬ 족배굴곡(뒤굽힘, dorsiflextion) : 발등을 향해 발바닥을 구부리는 것이다.
⑭ 족저굴곡(바닥쪽굽힘, plantarflextion) : 발바닥을 바닥을 향해 구부리는 것이다.
⑮ 회선(휘돌림, circumduction) : 선을 그리듯이 돌린다고 생각하면 된다. 팔로 크게 원을 그리는 것처럼 몸에서 가까운 부위는 고정되고 멀리 떨어진 부위가 원을 그리는 것이다.

제4절 활동

(1) 목발 사용 방법

① 목발을 짚을 때 겨드랑이(액와)에 체중을 의지하면 겨드랑이 밑에 상완신경총이 눌리게 되어 목발 마비가 올 수 있다. 그러므로 체중을 손과 팔로 지지한다.
② 목발의 손잡이를 잡을 때 팔꿈치를 30° 굴곡하고 손목을 15° 과신전하여 잡는다.
③ 목발의 위치는 발끝에서 앞쪽으로 15cm, 옆쪽으로 15cm의 자리에 두도록 한다.
④ 목발 버팀대는 겨드랑이 밑 2.5~3cm에 위치한다.

(2) 목발 보행

4점, 3점, 2점에서 '점'은 point를 말하며 바닥에 닿는 부분을 말한다. 동시에 닿는 것은 1점으로 묶어 계산하는 것이 중요하다.

예 왼쪽 목발과 오른쪽 다리가 동시에 바닥에 닿는다면 1점으로 계산한다.

① 4점 보행
  ㉠ 두 다리 모두에 체중 부하가 가능한 대상자이다. 우리가 목발 없이 걸을 때를 상상해보자. 오른쪽 발이 나갈 때는 왼쪽 팔이 나가면서 앞으로 지그재그로 가게 된다. 다만 한 템포씩 끊어 나간다는 것이 다른 점이다.
    오른쪽 목발(1점) → 왼쪽 발(1점) → 왼쪽 목발(1점) → 오른쪽 발(1점)
  ㉡ 매 보행 시 3개의 지지점이 있어 가장 안전한 보행법이다. 왼쪽 목발이 앞으로 나갈 때 양쪽 발과 오른쪽 목발은 지면에 붙어 있는데 이것을 3개의 지지점이라고 한다.
  ㉢ 양다리와 양 목발 각각이 지면에 닿으므로 4점 보행이다.

② 3점 보행
  ㉠ 한 다리는 체중을 지탱할 수 없는 상황(예 깁스, 반깁스)이다.
    양 목발(1점) → 약한 다리(양 목발에 의지하여 앞으로 옮김, 1점) → 건강한 다리(1점)
  ㉡ 지면에 닿는 것은 양 목발과 건강하지 않은 다리, 건강한 다리라서 3점(3-point) 보행이다.

③ 2점 보행
  ㉠ 4점 보행보다 빠르며 양다리에 체중부하가 가능한 대상자이다. 목발 없이 걷는 것처럼 지그재그가 동시에 이루어진다.
    오른쪽 목발 + 왼쪽 발(1점) → 왼쪽 목발 + 오른쪽 발(1점)
  ㉡ 지면에 닿는 것은 한쪽 목발과 한쪽 발 세트 2개이므로 2점(2-point) 보행이다.

④ 그네 보행
  ㉠ 다리와 둔부의 마비를 가진 대상자에게 적용 가능하나 넘어질 우려가 높다.
  ㉡ 양쪽 목발을 모두 앞으로 옮기고 목발에 체중을 의지하여 양발을 들어 목발 옆으로 옮긴다.
    참조 그네 통과 보행 : 그네 보행은 목발 옆에 다리를 두는 것이고 그네 통과 보행은 목발을 통과하여 목발 앞으로 발이 놓이는 것이 차이이다.

(3) 목발로 계단 이용하기

① 계단에 올라갈 때 : 목발에 체중을 싣고 건강한 다리를 먼저 위 계단에 올린다. 그러고 난 후 건강한 다리에 체중을 실어야 목발과 약한 다리를 끌어 올릴 수 있다.
② 계단에 내려갈 때 : 목발과 약한 다리를 아래 계단으로 내리고 위의 계단에 있는 건강한 다리로 넘어지지 않도록 버텨야 한다. 목발을 짚고 있는 환자는 팔은 문제가 없으므로 계단을 오르내릴 때 난간을 잡도록 한다.

CHAPTER 08 적중예상문제

01 신체역학을 제대로 적용하지 못한 활동은?

① 물건을 들어 올릴 때 다리를 넓게 벌리고 약간 앉는 자세를 취했다.
② 물건을 몸에 최대한 밀착하여 들었다.
③ 무거운 물건을 끌지 않고 들어 올렸다.
④ 환자를 침상에서 밀어 올릴 때 환자의 머리 방향으로 바라보고 섰다.
⑤ 작업하는 테이블을 허리 높이로 제작했다.

> **해설** 물체를 중력에 대항하여 들어 올리지 말고 끌도록 한다.

02 만성폐쇄폐질환을 가진 대상자가 산소를 적용하고 있는데도 호흡곤란을 호소한다. 이때 취할 수 있는 자세는?

① 반좌위
② 앙와위
③ 심즈자세
④ 트렌델렌부르크 체위
⑤ 측위

03 앙와위 자세에서 다리만 45° 높인 자세이며 쇼크 상태일 때 취하는 이 자세는?

① 변형된 트렌델렌부르크 체위
② 쇄석위
③ 측위
④ 반좌위
⑤ 슬흉위

정답 1 ③ 2 ① 3 ①

04 슬흉위에 대한 설명으로 틀린 것은?
① 직장을 검사할 때 취하는 자세이다.
② 태아의 위치를 교정하기 위한 자세이다.
③ 산후 운동방법으로 적합하다.
④ 가슴과 무릎이 바닥에 닿고 엉덩이가 하늘 방향으로 가도록 엎드리는 자세이다.
⑤ 엎드린 자세에서 팔을 머리 위로 들고 머리와 다리는 낮추고 엉덩이를 높인 자세이다.

해설 abdominal jack knife position에 대한 설명이다.

05 부동이 신체에 미치는 영향이 아닌 것은?
① 심장의 부담이 증가한다.
② 기립성 저혈압이 나타난다.
③ 대사산증이 일어난다.
④ 폐렴이 생길 확률이 높다.
⑤ 요로감염과 신결석이 생길 확률이 높다.

해설 환기량이 떨어지면 이산화탄소가 축적되고 산소의 유입이 줄어들기 때문에 호흡산증이 생긴다.

06 부동 환자를 위한 간호로 적절하지 않은 것은?
① 하루 3회 이상 ROM을 하여 관절이 구축되거나 근육이 위축되는 것을 막는다.
② 고혈압이 생길 수 있으므로 천천히 움직이도록 한다.
③ 심호흡과 기침을 자주 유도한다.
④ 대전자와 외측 대퇴부에 수건을 말아 넣어 밖으로 돌아가지 않도록 한다.
⑤ 대상자를 옮길 때는 여러 명이 신체 여러 부위를 잡고 동시에 이동한다.

해설 앉히거나 이동을 할 때 기립성 저혈압이 생길 수 있으므로 천천히 움직이도록 한다.

07 등척성 운동에 대한 설명으로 맞는 것은?
① 무산소 운동인데 벽 밀면서 버티기, 스쿼트한 자세에서 멈추기가 예이다.
② 근육의 길이와 관절의 각도가 변하는 운동이다.
③ 근육의 길이가 변하는 운동이다.
④ 수영, 팔굽혀 펴기, 역기 들기와 같은 운동이다.
⑤ 근육에 부하되는 장력이 일정하다.

> **해설** ②·③·④·⑤는 등장성 운동에 대한 설명이다.

08 팔을 크게 원을 그리는 것처럼 몸에서 가까운 부위는 고정되고 멀리 떨어진 부위가 원을 그리는 이 운동은 무엇인가?
① 회내
② 외번
③ 족저굴곡
④ 회선
⑤ 신전

09 두 다리 모두에 체중 부하가 가능한 환자가 양쪽 목발을 사용할 때 보행방법은?
① 4점 보행
② 3점 보행
③ 2점 보행
④ 그네 보행
⑤ 그네 통과 보행

> **해설** 두 다리 모두에 체중 부하가 가능한 대상자이다. 오른쪽 발이 나갈 때는 왼쪽 팔이 나가면서 앞으로 지그재그로 가게 된다. 다만 한 템포씩 끊어 나간다는 것이 다른 점이다.
> 오른쪽 목발(1점) → 왼쪽 발(1점) → 왼쪽 목발(1점) → 오른쪽 발(1점)

정답 7 ① 8 ④ 9 ①

10 다리 골절로 목발을 사용하게 된 환자에게 적절한 교육은?

① 겨드랑이에 체중을 싣도록 한다.
② 목발의 손잡이를 잡을 때 팔꿈치를 30° 굴곡한다.
③ 목발의 위치는 발끝에서 앞쪽으로 30cm, 옆쪽으로 30cm의 자리에 두도록 한다.
④ 하지 강화운동을 한다.
⑤ 목발 버팀대는 겨드랑이 바로 밑에 위치하도록 한다.

> **해설** ② 목발의 손잡이를 잡을 때 팔꿈치를 30° 굴곡하고 손목을 15° 과신전하여 잡는다.
> ① 목발을 짚을 때 겨드랑이(액와)에 체중을 의지하면 겨드랑이 밑에 상완신경총이 눌리게 되어 목발마비가 올 수 있다.
> ③ 목발의 위치는 발끝에서 앞쪽으로 15cm, 옆쪽으로 15cm의 자리에 두도록 한다.
> ④ 체중을 손과 팔로 의지해야 하므로 상지 강화운동이 필요하다.
> ⑤ 목발 버팀대는 겨드랑이 밑 2.5~3cm에 위치한다.

11 목발을 이용하는 대상자에게 교육해야 할 내용으로 맞는 것은?

① 목발을 짚을 때 겨드랑이에 의지하지 말고 손과 팔에 힘을 주세요.
② 목발을 짚을 때 겨드랑이에 의지하지 말라는 이유는 욕창이 생기기 때문이에요.
③ 목발의 손잡이를 잡을 때 팔꿈치는 굽히지 말고 펴야 합니다.
④ 목발 버팀대는 겨드랑이 바로 밑에 가도록 위치시키세요.
⑤ 목발의 위치는 발끝에서 앞쪽으로 30cm, 옆쪽으로 30cm 자리에 두세요.

> **해설** ② 목발을 짚을 때 겨드랑이에 체중을 의지하면 겨드랑이 밑에 상완신경총이 눌리게 되어 목발 마비가 올 수 있다.
> ③ 목발의 손잡이를 잡을 때 팔꿈치를 30° 굴곡하고 손목을 15° 과신전하여 잡는다.
> ④ 목발 버팀대는 겨드랑이 밑 2.5~3cm에 위치한다.
> ⑤ 목발의 위치는 발끝에서 앞쪽으로 15cm, 옆쪽으로 15cm 자리에 두도록 한다.

보건의약관계법규

PART 08

CHAPTER 01	의료법
CHAPTER 02	간호법
CHAPTER 03	감염병의 예방 및 관리에 관한 법률
CHAPTER 04	검역법
CHAPTER 05	후천성 면역결핍증 예방법
CHAPTER 06	국민건강보험법
CHAPTER 07	지역보건법
CHAPTER 08	마약류 관리에 관한 법률
CHAPTER 09	응급의료에 관한 법률
CHAPTER 10	보건의료기본법
CHAPTER 11	국민건강증진법
CHAPTER 12	혈액관리법
CHAPTER 13	호스피스・완화의료 및 임종과정에 있는 환자의 연명의료결정에 관한 법률

※ 법규는 시험시행일 현재 시행되고 있는 법령을 출제합니다.

CHAPTER 01 의료법

제1절 총칙

(1) 목적(법 제1조)

이 법은 모든 국민이 수준 높은 의료 혜택을 받을 수 있도록 국민의료에 필요한 사항을 규정함으로써 국민의 건강을 보호하고 증진하는 데에 목적이 있다.

(2) 의료인(법 제2조)

① 이 법에서 "의료인"이란 보건복지부장관의 면허를 받은 의사·치과의사·한의사·조산사 및 간호법에 따른 간호사(이하 "간호사"라 한다)를 말한다.

② 의료인은 종별에 따라 다음의 임무를 수행하여 국민보건 향상을 이루고 국민의 건강한 생활 확보에 이바지할 사명을 가진다.
  ㉠ 의사는 의료와 보건지도를 임무로 한다.
  ㉡ 치과의사는 치과 의료와 구강 보건지도를 임무로 한다.
  ㉢ 한의사는 한방 의료와 한방 보건지도를 임무로 한다.
  ㉣ 조산사는 조산(助産)과 임산부 및 신생아에 대한 보건과 양호지도를 임무로 한다.

(3) 의료기관(법 제3조)

① 이 법에서 "의료기관"이란 의료인이 공중(公衆) 또는 특정 다수인을 위하여 의료·조산의 업을 하는 곳을 말한다.

② 의료기관은 다음과 같이 구분한다.
  ㉠ 의원급 의료기관 : 의사, 치과의사 또는 한의사가 주로 외래환자를 대상으로 각각 그 의료행위를 하는 의료기관
    - 의원
    - 치과의원
    - 한의원
  ㉡ 조산원 : 조산사가 조산과 임산부 및 신생아를 대상으로 보건활동과 교육·상담을 하는 의료기관

ⓒ 병원급 의료기관 : 의사, 치과의사 또는 한의사가 주로 <u>입원환자를 대상</u>으로 의료행위를 하는 의료기관
- 병원
- 치과병원
- 한방병원
- 요양병원
- 정신병원
- 종합병원

> **Tip** 의원은 외래진료만 보는 곳도 있으며 30병상 미만의 입원 병상을 갖추고 있는 곳도 있다. 조산원은 조산사만이 개원할 수 있고 의사는 개원할 수 없다. 질 관리를 위해 3년마다 평가하여 상급종합병원이 되고자 신청한 병원을 심사하거나 기존의 상급종합병원에 심각한 의료사고가 발생했다면 취소하기도 한다.

(4) 병원 등(법 제3조의2)

병원·치과병원·한방병원 및 요양병원은 <u>30개 이상의 병상</u>(병원·한방병원만 해당) 또는 요양병상(요양병원만 해당하며, 장기입원이 필요한 환자를 대상으로 의료행위를 하기 위하여 설치한 병상을 말함)을 갖추어야 한다.

(5) 종합병원(법 제3조의3)

종합병원은 다음의 요건을 갖추어야 한다.
① <u>100개 이상의 병상을 갖출 것</u>
② 100병상 이상 300병상 이하인 경우에는 내과·외과·소아청소년과·산부인과 중 3개 진료과목, 영상의학과, 마취통증의학과와 진단검사의학과 또는 병리과를 포함한 <u>7개 이상의 진료과목</u>을 갖추고 각 진료과목마다 전속하는 전문의를 둘 것
③ 300병상을 초과하는 경우에는 내과, 외과, 소아청소년과, 산부인과, 영상의학과, 마취통증의학과, 진단검사의학과 또는 병리과, 정신건강의학과 및 치과를 포함한 <u>9개 이상의 진료과목</u>을 갖추고 각 진료과목마다 전속하는 전문의를 둘 것

(6) 상급종합병원 지정(법 제3조의4)

① 보건복지부장관은 다음의 요건을 갖춘 종합병원 중에서 <u>중증질환에 대하여 난이도가 높은 의료행위를</u> 전문적으로 하는 종합병원을 상급종합병원으로 지정할 수 있다.
  ㉠ <u>보건복지부령</u>으로 정하는 20개 이상의 진료과목을 갖추고 <u>각 진료과목마다 전속하는 전문의를 둘 것</u>
  ㉡ 전문의가 되려는 자를 수련시키는 기관일 것(인턴과 레지던트가 있는 병원)
  ㉢ 인력·시설·장비 등을 갖출 것
  ㉣ 질병군별(疾病群別) 환자구성 비율이 보건복지부령으로 정하는 기준에 해당할 것(중증질환 환자 진료를 정한 비율 이상으로 보는 조건을 충족해야 함)
② 보건복지부장관은 상급종합병원으로 지정받은 종합병원의 ①의 ㉠~㉣의 사항 및 전문성에 대하여 평가를 실시하여야 한다.

③ 보건복지부 장관은 상급종합병원으로 지정받은 종합병원에 대하여 <u>3년</u>마다 ②에 따른 평가를 실시하여 재지정하거나 지정을 취소할 수 있다.

> **Tip** 상급종합병원의 자격과 질 관리를 위해 3년마다 상급종합병원이 되기를 희망하는 곳을 평가하여 지정한다. 상급종합병원으로 지정을 받으면 위상이 올라갈뿐더러 수가도 더 많이 받을 수 있으므로 많은 종합병원에서 지정받기 위해 노력을 한다. 2024년 1월~2026년 12월까지 3년동안 상급종합병원으로 인정된 병원을 인터넷에서 검색하면 알 수 있다. 상급종합병원이 되고자 신청한 병원을 심사하여 부적절하면 탈락을 시키고 심각한 의료사고가 발생했다면 상급종합병원으로 지정하였더라도 취소가 가능하다.

④ 보건복지부장관은 평가업무를 관계 전문기관 또는 단체에 위탁할 수 있다.

⑤ 상급종합병원 지정·재지정의 기준·절차 및 평가업무의 위탁 절차 등에 관하여 필요한 사항은 <u>보건복지부령</u>으로 정한다.

(7) 전문병원 지정(법 제3조의5)

① 보건복지부장관은 병원급 의료기관 중에서 특정 진료과목이나 특정 질환 등에 대하여 <u>난이도가 높은 의료행위</u>를 하는 병원을 전문병원으로 지정할 수 있다.

② ①에 따른 전문병원은 다음의 요건을 갖추어야 한다.
  ㉠ 특정 질환별·진료과목별 환자의 구성비율 등이 보건복지부령으로 정하는 기준에 해당할 것
  ㉡ 보건복지부령으로 정하는 수 이상의 진료과목을 갖추고 각 진료과목마다 전속하는 전문의를 둘 것
  ㉢ 최근 3년간 해당 의료기관 또는 그 개설자가 의료법 제64조제1항에 따른 3개월 이상의 의료업 정지나 개설 허가의 취소 또는 폐쇄 명령을 받은 사실이 없을 것

③ 보건복지부장관은 ①에 따라 전문병원으로 지정하는 경우 ②의 ㉠, ㉡의 사항 및 진료의 난이도 등에 대하여 평가를 실시하여야 한다.

④ 보건복지부장관은 전문병원으로 지정받은 의료기관에 대하여 <u>3년마다 평가를 실시</u>하여 전문병원으로 재지정할 수 있다.

⑤ 보건복지부장관은 ①(지정 또는 재지정을 취소) 또는 ④에 따라 지정받거나 재지정받은 전문병원이 다음의 어느 하나에 해당하는 경우에는 그 지정 또는 재지정을 취소할 수 있다.

> **Tip** 상급종합병원과 마찬가지로 3년마다 질 평가를 하지만 조건이 상급종합병원만큼 까다롭지 않다. 알코올전문병원, 수지접합전문병원, 대장항문전문병원, 화상전문병원 등이 있다.

  ㉠ 거짓이나 그 밖의 부정한 방법으로 지정 또는 재지정을 받은 경우
  ㉡ 지정 또는 재지정의 취소를 원하는 경우
  ㉢ ②의요건에 해당하지 아니하여 제63조(시정 명령 등)에 따른 시정명령을 받고 이를 이행하지 아니한 경우
  ㉣ 제64조 제1항(개설 허기 위소 등)에 따라 의료업이 3개월 이상 정지되거나 개설 허가의 취소 또는 폐쇄 명령을 받은 경우

ⓜ 전문병원에 소속된 의료인, 의료기관 개설자 또는 종사자가 의료인이 아니면 누구든지 의료행위를 할 수 없으며 의료인도 면허된 것 이외의 의료행위를 할 수 없다는 조항 또는 의료인이 아닌 자에게 의료행위를 하게 하거나 의료인에게 면허 사항 외의 의료행위를 하게 하여서는 아니 된다는 조항을 위반하여 전문병원 지정을 계속 유지하는 것이 부적절하다고 인정되는 경우
　⑥ 보건복지부장관은 ③·④에 따른 평가업무를 관계 전문기관 또는 단체에 위탁할 수 있다.
　⑦ 전문병원 지정·재지정의 기준·절차 및 평가업무의 위탁 절차 등에 관하여 필요한 사항은 <u>보건복지부령</u>으로 정한다.

제2절 의료인

(1) 의료인과 의료기관의 장의 의무(법 제4조)

의료인은 다른 의료인 또는 의료법인 등의 명의로 의료기관을 개설하거나 운영할 수 없다.

(2) 간호·간병통합서비스 제공 등(법 제4조의2)

간호·간병통합서비스란 보건복지부령으로 정하는 입원 환자를 대상으로 <u>보호자 등이 상주하지 아니하고</u> 간호사, 간호조무사 및 그밖에 간병지원인력에 의하여 포괄적으로 제공되는 입원서비스를 말한다.

(3) 의료인의 면허 대여 금지 등(법 제4조의3)

　① 의료인은 제5조(의사·치과의사 및 한의사를 말한다), 제6조(조산사를 말한다) 및 간호법 제4조(간호사를 말한다)에 따라 받은 면허를 다른 사람에게 대여하여서는 아니 된다.
　② 누구든지 제5조, 제6조 및 간호법 제4조에 따라 받은 면허를 대여받아서는 아니 되며, 면허 대여를 알선하여서도 아니 된다.

> **Tip** 면허를 취소당할 수 있는 사유가 된다.

(4) 조산사 면허(법 제6조)

조산사가 되려는 자는 다음의 어느 하나에 해당하는 자로서 <u>조산사 국가시험에 합격한 후</u> <u>보건복지부장관의 면허</u>를 받아야 한다.
　① <u>간호사 면허</u>를 가지고 보건복지부장관이 인정하는 의료기관에서 1년간 조산 수습과정을 마친 자
　② 외국의 조산사 면허(보건복지부장관이 정하여 고시하는 인정기준에 해당하는 면허를 말함)를 받은 자

(5) 결격사유 등(법 제8조)

다음의 어느 하나에 해당하는 자는 의료인이 될 수 없다. 다만, 간호사에 대하여는 간호법에서 정하는 바에 따른다.

① 정신건강증진 및 정신질환자 복지서비스 지원에 관한 법률에 따른 <u>정신질환자</u>. 다만, 전문의가 의료인으로서 적합하다고 인정하는 사람은 그러하지 아니하다.

② <u>마약·대마·향정신성의약품 중독자</u>

③ 피성년후견인·피한정후견인

> **Tip** 피성년후견인과 피한정후견인은 질병이나 고령의 사유로 판단능력이 떨어지는 경우를 말한다. 단순히 고령이라고 해서 피성년·피한정 후견인이 아니다. 금고 이상의 실형은 징역을 사는 경우와 사형을 말한다.

④ 금고 이상의 실형을 선고받고 그 집행이 끝나거나 그 집행을 받지 아니하기로 확정된 후 5년이 지나지 아니한 자

> **Tip** 금고(징역형) 이상의 실형을 선고받아서 징역을 살고 난 후에 5년이 지나지 않은 사람이나 항소를 통해 금고 이상의 실형을 받은 것이 판결취소가 나고 5년이 지나지 않은 사람은 의료인이 될 수 없다는 말이다.

⑤ 금고 이상의 형의 집행유예를 선고받고 그 유예기간이 지난 후 2년이 지나지 아니한 자

⑥ 금고 이상의 형의 선고유예를 받고 그 유예기간 중에 있는 자

> **Tip** 비교적 가벼운 잘못에 대해 형을 집행하는 유예기간을 두어서 반성하는 시간을 준다고 생각하면 된다. 그 유예기간 문제를 일으키지 않는다면 형을 집행하지 않는다. 이 유예기간 중에는 의료인을 할 수 없다는 말이다.

(6) 국가시험 등(법 제9조)

① 의사·치과의사·한의사 또는 조산사 국가시험과 의사·치과의사·한의사 예비시험(이하 "국가시험 등"이라 한다)은 매년 보건복지부장관이 시행한다.

② 보건복지부장관은 국가시험등의 관리를 대통령령으로 정하는 바에 따라 한국보건의료인국가시험원법에 따른 한국보건의료인국가시험원에 맡길 수 있다.

③ 보건복지부장관은 ②에 따라 국가시험등의 관리를 맡길 때에는 그 관리에 필요한 예산을 보조할 수 있다.

④ 국가시험 등에 필요한 사항은 대통령령으로 정한다.

> **Tip** 면허증은 보건복지부장관이 발급을 하며 한국보건의료인국가시험원(국시원) 홈페이지에서 국가시험과 관련한 다양한 정보를 확인할 수 있다.

(7) 면허 조건과 등록(법 제11조)

① 보건복지부장관은 보건의료 시책에 필요하다고 인정하면 제5조 및 제6조에 따른 면허를 내줄 때 3년 이내의 기간을 정하여 특정 지역이나 특정 업무에 종사할 것을 면허의 조건으로 붙일 수 있다.

② 보건복지부장관은 제5조 및 제6조에 따른 면허를 내줄 때에는 그 면허에 관한 사항을 등록대장에 등록하고 면허증을 내주어야 한다.

③ ②의 등록대장은 의사·치과의사·한의사·조산사를 구분하여 따로 작성·비치하여야 한다.
④ 면허등록과 면허증에 필요한 사항은 보건복지부령으로 정한다.

(8) 의료기술 등에 대한 보호(법 제12조)
① 의료인이 하는 의료·조산·간호 등 의료기술의 시행(이하 "의료행위"라 한다)에 대하여는 이 법이나 다른 법령에 따로 규정된 경우 외에는 누구든지 간섭하지 못한다.
② 누구든지 의료기관의 의료용 시설·기재·약품, 그 밖의 기물 등을 파괴·손상하거나 의료기관을 점거하여 진료를 방해하여서는 아니 되며, 이를 교사하거나 방조하여서는 아니 된다.
③ 누구든지 의료행위가 이루어지는 장소에서 의료행위를 행하는 의료인, 간호조무사 및 의료기사 등에 관한 법률 제2조에 따른 의료기사 또는 의료행위를 받는 사람을 폭행·협박하여서는 아니 된다.

(9) 진료거부 금지 등(법 제15조)
① 의료인 또는 의료기관 개설자는 진료나 조산 요청을 받으면 <u>정당한 사유 없이 거부하지 못한다</u>.
② 의료인은 응급환자에게 응급의료에 관한 법률에서 정하는 바에 따라 최선의 처치를 하여야 한다.

(10) 세탁물 처리(법 제16조)
의료기관에서 나오는 세탁물은 의료인·의료기관 또는 특별자치시장·특별자치도지사·시장·군수·구청장에게 신고한 자가 아니면 처리할 수 없다.

> **Tip** 병원의 세탁물을 병원 자체에서 세탁하는 행위는 의료법 위반이며 허가받은 전문 업체가 병원에 방문하여 세탁물을 수거하고 가져온다.

(11) 진단서 등(법 제17조)
① 의료업에 종사하고 <u>직접 진찰하거나 검안(檢案)한 의사, 치과의사, 한의사</u>가 아니면 진단서·검안서·증명서를 작성하여 환자 또는 검시를 하는 지방검찰청 검사에게 교부하지 못한다. 다만, 진료 중이던 환자가 최종 진료 시부터 48시간 이내에 사망한 경우에는 다시 진료하지 아니하더라도 진단서나 증명서를 내줄 수 있으며, 환자 또는 사망자를 직접 진찰하거나 검안한 의사·치과의사 또는 한의사가 부득이한 사유로 진단서·검안서 또는 증명서를 내줄 수 없으면 같은 의료기관에 종사하는 다른 의사·치과의사 또는 한의사가 환자의 진료기록부 등에 따라 내줄 수 있다.
② 의사·치과의사 또는 한의사는 자신이 진찰하거나 검안한 자에 대한 진단서·검안서 또는 증명서 교부를 요구받은 때에는 <u>정당한 사유 없이 거부하지 못한다.</u>
③ 의사·한의사 또는 조산사는 자신이 조산(助産)한 것에 대한 출생·사망 또는 사산 증명서 교부를 요구받은 때에는 정당한 사유 없이 거부하지 못한다.

(12) 처방전 작성과 교부(법 제18조)

① 의사나 치과의사는 환자에게 의약품을 투여할 필요가 있다고 인정하면 약사법에 따라 자신이 직접 의약품을 조제할 수 있는 경우가 아니면 보건복지부령으로 정하는 바에 따라 처방전을 작성하여 환자에게 내주거나 발송(전자처방전만 해당)하여야 한다.

> **처방전의 기재 사항 등(시행규칙 제12조)**
> ① 의사나 치과의사는 환자에게 처방전을 발급하는 경우에는 처방전에 다음 사항을 적은 후 서명(전자서명을 포함)하거나 도장을 찍어야 한다.
>   ㉠ 환자의 성명 및 주민등록번호
>   ㉡ 의료기관의 명칭, 전화번호 및 팩스번호
>   ㉢ 질병분류기호(질병의 코드를 말함. 예를 들어 급성 편도염은 J03이다)
>   ㉣ 의료인의 성명·면허 종류 및 번호
>   ㉤ 처방 의약품의 명칭·분량·용법 및 용량
>   ㉥ 처방전 발급 연월일 및 사용 기간
>   ㉦ 의약품 조제 시 참고 사항(가루약, 다른 약 대체 불가능 등 약사에게 알려 주는 코멘트)
>   ㉧ 요양급여 비용의 일부를 부담하는 행위·약제 및 치료재료에 대하여 보건복지부장관이 정하여 고시하는 본인부담 구분기호
>   ㉨ 의료급여 비용의 전부 또는 일부를 부담하는 행위·약제 및 치료재료에 대하여 보건복지부장관이 정하여 고시하는 본인부담 구분기호(의료보험, 의료급여, 산재보험 등)
> ② 의사나 치과의사는 환자에게 처방전 <u>2부</u>를 발급하여야 한다. 환자가 그 처방전을 추가로 발급하여 줄 것을 요구하는 경우에는 환자가 원하는 약국으로 팩스, 컴퓨터 통신 등을 이용하여 송부할 수 있다.
> ③ 의사나 치과의사는 환자를 치료하기 위하여 필요하다고 인정되면 <u>다음 내원일(內院日)에 사용할 의약품</u>에 대하여 미리 처방전을 발급할 수 있다(다음에 진료를 볼 때 사용해야 하는 의약품을 약국에서 사올 수 있도록 처방전을 미리 줄 수 있다).

② 처방전을 발행한 의사 또는 치과의사(처방전을 발행한 한의사를 포함)는 처방전에 따라 의약품을 조제하는 <u>약사 또는 한약사가 문의한 때 즉시 이에 응하여야 한다</u>. 다만, 다음의 어느 하나에 해당하는 사유로 약사 또는 한약사의 문의에 응할 수 없는 경우 사유가 종료된 때 즉시 이에 응하여야 한다.
  ㉠ 응급환자를 진료 중인 경우
  ㉡ 환자를 수술 또는 처치 중인 경우
  ㉢ 그밖에 약사의 문의에 응할 수 없는 정당한 사유가 있는 경우

(13) 정보 누설 금지(법 제19조)

① 의료인이나 의료기관 종사자는 이 법이나 다른 법령에 특별히 규정된 경우 외에는 업무를 하면서 알게 된 <u>다른 사람의 정보를 누설하거나 발표하지 못한다</u>.

② 의료기관 인증에 관한 업무에 종사하는 자 또는 종사하였던 자는 그 업무를 하면서 알게 된 정보를 다른 사람에게 누설하거나 부당한 목적으로 사용하여서는 아니 된다.

> **Tip** 의료인이 지켜야 할 비밀유지의 의무이다. 의료기관 인증(의료기관의 질 평가)을 하는 종사자들은 의료인이 많은데 어느 병원의 인증을 하는 과정에서 알게 된 환자의 정보나 병원의 기밀을 누군가에게 누설하면 안 된다는 말이다.

(14) 태아 성 감별 행위 등 금지(법 제20조)

의료인은 태아 성 감별을 목적으로 임부를 진찰하거나 검사하여서는 아니 되며, 같은 목적을 위한 다른 사람의 행위를 도와서도 아니 된다.

(15) 기록 열람 등(법 제21조)

① 환자는 의료인, 의료기관의 장 및 의료기관 종사자에게 본인에 관한 기록의 전부 또는 일부에 대하여 열람 또는 그 사본의 발급 등 내용의 확인을 요청할 수 있다. 의료인, 의료기관의 장 및 의료기관 종사자는 <u>정당한 사유가 없으면 이를 거부하여서는 아니 된다</u>.

② 의료인, 의료기관의 장 및 의료기관 종사자는 환자가 아닌 다른 사람에게 환자에 관한 기록을 열람하게 하거나 그 사본을 내주는 등 내용을 확인할 수 있게 하여서는 아니 된다.

③ ②에도 불구하고 의료인, 의료기관의 장 및 의료기관 종사자는 다음의 어느 하나에 해당하면 그 기록을 열람하게 하거나 그 사본을 교부하는 등 그 내용을 확인할 수 있게 하여야 한다.

㉠ <u>환자의 배우자, 직계 존속·비속, 형제·자매</u>(형제와 자매는 환자의 배우자 및 직계 존속·비속, 배우자의 직계존속이 모두 없는 경우에 한정) 또는 <u>배우자의 직계 존속</u>이 <u>환자 본인의 동의서</u>와 <u>친족관계임을 나타내는 증명서</u> 등을 첨부하는 등 보건복지부령으로 정하는 요건을 갖추어 요청한 경우

> **Tip** 결혼한 여성이라면 신랑과 부모님, 시부모님, 아들과 딸이 열람권이 있다. 미혼의 여성이 부모가 없다면 형제와 자매도 가능하다.

㉡ 환자가 지정하는 대리인이 환자 본인의 동의서와 대리권이 있음을 증명하는 서류를 첨부하는 등 보건복지부령으로 정하는 요건을 갖추어 요청한 경우

㉢ 환자가 사망하거나 의식이 없는 등 환자의 동의를 받을 수 없어 환자의 배우자, 직계 존속·비속, 형제·자매(환자의 배우자 및 직계 존속·비속, 배우자의 직계존속이 모두 없는 경우에 한정) 또는 배우자의 직계 존속이 친족관계임을 나타내는 증명서 등을 첨부하는 등 보건복지부령으로 정하는 요건을 갖추어 요청한 경우

(16) 진료기록의 송부 등(법 제21조의 2)

① 의료인 또는 의료기관의 장은 다른 의료인 또는 의료기관의 장으로부터 제22조(진료기록부 등) 또는 제23조(전자의무기록)에 따른 진료기록의 내용 확인이나 진료기록의 사본 및 환자의 진료경과에 대한 소견 등을 송부 또는 전송할 것을 요청받은 경우 해당 환자나 환자 보호자의 동의를 받아 그 요청에 응하여야 한다. 다만, 해당 환자의 의식이 없거나 응급환자인 경우

또는 환자의 보호자가 없어 동의를 받을 수 없는 경우에는 환자나 환자 보호자의 동의 없이 송부 또는 전송할 수 있다.

② 의료인 또는 의료기관의 장이 응급환자를 다른 의료기관에 이송하는 경우에는 지체 없이 내원 당시 작성된 진료기록의 사본 등을 이송하여야 한다.

③ 보건복지부장관은 ① 및 ②에 따른 진료기록의 사본 및 진료경과에 대한 소견 등의 전송 업무를 지원하기 위하여 전자정보시스템(이하 "진료기록전송지원시스템"이라 한다)을 구축·운영할 수 있다.

> **Tip** 모든 의료기관이 전자정보시스템을 운영하지는 않는다. 예를 들어 성모병원 진료협력센터를 검색하여 홈페이지를 열어보면 협력병원끼리 정보를 주고 받고 있다는 것을 알 수 있다.

④ 보건복지부장관은 진료기록전송지원시스템의 구축·운영을 대통령령으로 정하는 바에 따라 관계 전문기관에 위탁할 수 있다. 이 경우 보건복지부장관은 그 소요 비용의 전부 또는 일부를 지원할 수 있다.

(17) 진료기록부 등(법 제22조)

의료인이나 의료기관 개설자는 진료기록부 등을 보건복지부령으로 정하는 바에 따라 보존하여야 한다.

진료기록부 등의 기재 사항(시행규칙 제14조)

진료기록부 및 간호기록부에 기록해야 할 의료행위에 관한 사항과 의견은 다음과 같다.

① 진료기록부
 ㉠ 진료를 받은 사람의 주소·성명·연락처·주민등록번호 등 인적사항
 ㉡ 주된 증상. 이 경우 의사가 필요하다고 인정하면 주된 증상과 관련한 병력(病歷)·가족력(家族歷)을 추가로 기록할 수 있다.
 ㉢ 진단결과 또는 진단명
 ㉣ 진료경과(외래환자는 재진환자로서 증상·상태, 치료내용이 변동되어 의사가 그 변동을 기록할 필요가 있다고 인정하는 환자만 해당)
 ㉤ 치료 내용(주사·투약·처치 등)
 ㉥ 진료 일시(日時)

② 간호기록부
 ㉠ 간호를 받는 사람의 성명
 ㉡ 체온·맥박·호흡·혈압에 관한 사항
 ㉢ 투약에 관한 사항
 ㉣ 섭취 및 배설물에 관한 사항
 ㉤ 처치와 간호에 관한 사항
 ㉥ 간호 일시

> **Tip** 진료기록부와 간호기록부 기재사항을 구분해야 한다. 진료기록부는 의사가 적는 것으로 진단과 치료에 초점을 맞추고 간호기록부는 간호사가 실제 하는 업무에 초점이 맞추어져 있다.

진료기록부 등의 보존(시행규칙 제15조)

① 수술기록 : 10년
② 진료기록부 : 10년
③ 환자 명부 : 5년
④ 조산기록부 : 5년
⑤ 검사내용 및 검사소견기록 : 5년
⑥ 방사선 사진(영상물을 포함) 및 그 소견서 : 5년
⑦ 간호기록부 : 5년
⑧ 진단서 등의 부본 : 3년
⑨ 처방전 : 2년

> **암기Tip** 의사가 직접 기재하는 진료기록부와 수술기록은 의료소송과 관련이 있는 중요한 자료니까 가장 긴 10년이라고 생각하자. 처방전과 진단서를 제외한 나머지는 5년이다. "처방이(2) 진상(3)이야"라고 암기해보자.

(18) 신고(법 제25조)

① 의사·치과의사·한의사 및 조산사는 대통령령으로 정하는 바에 따라 최초로 면허를 받은 후부터 3년마다 그 실태와 취업상황 등을 보건복지부장관에게 신고하여야 한다.

② 보건복지부장관은 제30조 제3항(협조)의 보수교육을 이수하지 아니한 의사·치과의사·한의사 및 조산사에 대하여 ①에 따른 신고를 반려할 수 있다.

③ 보건복지부장관은 ①에 따른 신고 수리 업무를 대통령령으로 정하는 바에 따라 관련 단체 등에 위탁할 수 있다.

> **Tip** 의료인은 면허신고를 3년마다 해야 하는데 면허신고를 하기 위해서는 보수교육을 반드시 이수해야 한다. 면허신고 의무를 다하지 않으면 면허정지의 사유가 된다. 간호사 같은 경우는 대한간호협회가 위탁을 받아 보수교육과 면허신고 업무를 하고 있다.

(19) 변사체 신고(법 제26조)

의사·치과의사·한의사 및 조산사는 사체를 검안하여 변사(變死)한 것으로 의심되는 때에는 사체의 소재지를 관할하는 <u>경찰서장</u>에게 신고하여야 한다.

> **Tip** 변사체는 사고로 인해 사망한 것으로 의심되므로 경찰 수사가 필요하다.

(20) 무면허 의료행위 등 금지(법 제27조)

의료인이 아니면 누구든지 의료행위를 할 수 없으며 <u>의료인도 면허된 것 이외의 의료행위를 할 수 없다.</u> 다만, 다음의 어느 하나에 해당하는 자는 보건복지부령으로 정하는 범위에서 의료행위를 할 수 있다.

① 외국의 의료인 면허를 가진 자로서 일정 기간 국내에 체류하는 자

② 의료봉사 또는 연구 및 시범사업을 위하여 의료행위를 하는 자

③ 의학·치과의학·한방의학 또는 간호학을 전공하는 학교의 학생(간호대 실습생은 주사를 놓는 등의 처치를 간호사 감독하에 할 수 있다)

> **Tip** 간호조무사나 영업사원이 대리수술을 하고 봉합을 하거나 간호사가 초음파를 하는 행위는 무면허 의료행위이다.

(21) 협조 의무(법 제30조)

① 중앙회는 보건복지부장관으로부터 의료와 국민보건 향상에 관한 협조 요청을 받으면 협조하여야 한다.

> **Tip** 간호사는 대한간호협회, 의사는 대한의사협회에 소속된다.

② 중앙회는 보건복지부령으로 정하는 바에 따라 회원의 자질 향상을 위하여 필요한 보수교육을 실시하여야 한다.

③ 의사·치과의사·한의사 및 조산사는 ②에 따른 보수교육을 받아야 한다.

보수교육(시행규칙 제20조)
① 중앙회는 다음의 사항이 포함된 보수교육을 매년 실시하여야 한다.
  ㉠ 직업윤리에 관한 사항
  ㉡ 업무 전문성 향상 및 업무 개선에 관한 사항
  ㉢ 의료 관계 법령의 준수에 관한 사항
  ㉣ 선진 의료기술 등의 동향 및 추세 등에 관한 사항
  ㉤ 그밖에 보건복지부장관이 의료인의 자질 향상을 위하여 필요하다고 인정하는 사항
② 의료인은 보수교육을 연간 8시간 이상 이수하여야 한다.
③ 보건복지부장관은 ①에 따른 보수교육의 내용을 평가할 수 있다.
④ 다음의 어느 하나에 해당하는 사람에 대하여는 해당 연도의 보수교육을 면제한다.
  ㉠ 전공의(레지던트)
  ㉡ 의과대학·치과대학·한의과대학·간호대학의 대학원 재학생
  ㉢ 신규 면허취득자(국가고시를 치른 해의 다음 해부터 보수교육을 받으면 된다)
  ㉣ 보건복지부장관이 보수교육을 받을 필요가 없다고 인정하는 사람(간호학사 학위 공부 중, 군 복무 중, 해당 연도 출산자)
⑤ 다음의 어느 하나에 해당하는 사람에 대하여는 해당 연도의 보수교육을 유예할 수 있다.

> **Tip** 면제와 유예는 다르니 구분해서 기억해야 한다. 면제는 현재 전공 공부를 하고 있기 때문에 별도의 보수교육이 필요치 않다고 판단되는 경우이다. 유예는 지금 당장 일을 하지 않으니 필요치 않아서 받지 않고 미루어 두는 상황이다. 업무에 복귀할 때는 면허증이 필요하다. 유예받은 연도에 따른 보수교육을 일괄 이수해야 면허 신고가 가능하다.

  ㉠ 해당 연도에 6개월 이상 환자 진료 업무에 종사하지 아니한 사람
  ㉡ 보건복지부장관이 보수교육을 받기가 곤란하다고 인정하는 사람

제3절 의료기관

(1) 의료기관 개설 등(법 제33조)

① 의료인은 이 법에 따른 의료기관을 개설하지 아니하고는 의료업을 할 수 없으며, 다음의 어느 하나에 해당하는 경우 외에는 그 의료기관 내에서 의료업을 하여야 한다.
  ㉠ 응급의료에 관한 법률에 따른 응급환자를 진료하는 경우(즉시 필요한 응급처치를 받지 아니하면 생명을 보존할 수 없거나 심신에 중대한 위해가 발생할 가능성이 있는 환자 또는 이에 준하는 사람)
  ㉡ 환자나 환자 보호자의 요청에 따라 진료하는 경우 예 요양원에 촉탁의 방문, 가정방문진료
  ㉢ 국가나 지방자치단체의 장이 공익상 필요하다고 인정하여 요청하는 경우
    예 코로나바이러스감염증-19 유행 시 시설에 격리된 자의 진료요청을 받아 찾아가는 대면진료를 한 경우
  ㉣ 보건복지부령으로 정하는 바에 따라 가정간호를 하는 경우

ⓜ 그밖에 이 법 또는 다른 법령으로 특별히 정한 경우나 환자가 있는 현장에서 진료를 하여야 하는 부득이한 사유가 있는 경우

> **가정간호(시행규칙 제24조)**
> ① 의료기관이 실시하는 가정간호의 범위는 다음과 같다.
>   ㉠ 간호
>   ㉡ 검체의 채취(보건복지부장관이 정하는 현장검사를 포함) 및 운반
>   ㉢ 투약
>   ㉣ 주사
>   ㉤ 응급처치 등에 대한 교육 및 훈련
>   ㉥ 상담
>   ㉦ 다른 보건의료기관 등에 대한 건강관리에 관한 의뢰
> ② 가정간호를 실시하는 간호사는 전문간호사 자격인정 등에 관한 규칙에 따른 <u>가정전문간호사</u>이어야 한다.
> ③ 가정간호는 의사나 한의사가 의료기관 외의 장소에서 계속적인 치료와 관리가 필요하다고 판단하여 가정전문간호사에게 치료나 관리를 의뢰한 자에 대하여만 실시하여야 한다.
> ④ 가정전문간호사는 가정간호 중 검체의 채취 및 운반, 투약, 주사 또는 치료적 의료행위인 간호를 하는 경우에는 <u>의사나 한의사의 진단과 처방</u>에 따라야 한다. 이 경우 의사 및 한의사 <u>처방의 유효기간</u>은 처방일부터 90일까지로 한다.

> **Tip** 의료인은 의료기관 안에서만 의료행위를 할 수 있는 것을 허락하지만 몇 가지 예외의 경우가 있다는 것을 알려주고 있다. 간호사가 집에서 부모님에게 영양제를 투여한다거나 예방접종을 하는 행위는 의료법 위반 행위라는 것을 알고 있어야 한다.

② 다음의 어느 하나에 해당하는 자가 아니면 의료기관을 개설할 수 없다.
  ㉠ 의사, 치과의사, 한의사 또는 <u>조산사(조산원만 가능)</u>
  ㉡ 국가나 지방자치단체 예 국립의료원, 국립재활원
  ㉢ 의료업을 목적으로 설립된 법인
  ㉣ 민법이나 특별법에 따라 설립된 비영리법인
  ㉤ 공공기관의 운영에 관한 법률에 따른 준정부기관, 지방의료원의 설립 및 운영에 관한 법률에 따른 지방의료원, 한국보훈복지의료공단법에 따른 한국보훈복지의료공단

③ <u>의원</u>·치과의원·한의원 또는 조산원을 개설하려는 자는 보건복지부령으로 정하는 바에 따라 <u>시장·군수·구청장에게 신고</u>하여야 한다.

④ 종합병원·병원·치과병원·한방병원·요양병원 또는 정신병원을 개설하려면 시·도 의료기관개설위원회의 심의를 거쳐 시·도지사의 허가를 받아야 하고, 종합병원을 개설하려는 경우 또는 300병상 이상 종합병원의 의료기관 개설자가 병원급 의료기관을 추가로 개설하려는 경우에는 보건복지부령으로 정하는 바에 따라 시·도 의료기관개설위원회의 사전심의 단계에서 보건복지부장관의 승인을 받아야 한다.

> **Tip** 의원을 개원하는 경우는 신고(통보)만 하면 끝나지만 병원부터는 까다로워진다. 시장·군수·구청장보다 더 높은 시·도지사에게 신고가 아닌 허가(허락)를 받아야 한다. 예를 들어 수원시 시장보다 경기도지사가 더 높다.

> **요양병원의 운영(시행규칙 제36조)**
> ① 요양병원의 입원 대상은 다음의 어느 하나에 해당하는 자로서 주로 요양이 필요한 자로 한다.
>   ㉠ 노인성 질환자
>   ㉡ 만성 질환자
>   ㉢ 외과적 수술 후 또는 상해 후 회복기간에 있는 자
> ② 감염병 환자, 감염병의사환자 또는 병원체보유자는 요양병원의 입원 대상으로 하지 아니한다.
> ③ 정신질환자(노인성 치매환자는 제외)는 요양병원의 입원 대상으로 하지 아니한다.
>
> **Tip** 요양병원은 감염에 취약한 고령 집단으로 쉽게 안전에 위협을 받을 수 있어 감염환자와 정신질환자는 입원이 불가능하다.

> **의료인 등의 정원(시행규칙 별표 5)**
> 간호사는 연평균 1일 입원 환자를 2.5로 나눈 수, 외래환자 12명은 입원환자 1명으로 환산(요양병원과 한방병원은 제외)
> 예 연평균 1일 입원환자가 5,000명이고 외래환자는 4,800명이라면 필요한 간호사의 숫자는?
>   5,000을 2.5로 나누면 필요한 간호사의 수는 2,000명이다. 그리고 외래환자 4,800명을 12로 나누면 입원환자 400명으로 환산된다. 400을 2.5로 나누면 간호사 160명이 필요하다.
>   그렇다면 2,000명 + 160명으로 총 필요한 간호사의 수는 2,160명이다.

(2) 수술실 내 폐쇄회로 텔레비전의 설치·운영(법 제38조의2)

① 전신마취 등 환자의 의식이 없는 상태에서 수술을 시행하는 의료기관의 개설자는 수술실 내부에 개인정보 보호법 및 관련 법령에 따른 폐쇄회로 텔레비전을 설치하여야 한다. 이 경우 국가 및 지방자치단체는 폐쇄회로 텔레비전의 설치 등에 필요한 비용을 지원할 수 있다.

② 환자 또는 환자의 보호자가 요청하는 경우(의료기관의 장이나 의료인이 요청하여 환자 또는 환자의 보호자가 동의하는 경우를 포함) 의료기관의 장이나 의료인은 전신마취 등 환자의 의식이 없는 상태에서 수술을 하는 장면을 ①에 따라 설치한 폐쇄회로 텔레비전으로 촬영하여야 한다. 이 경우 의료기관의 장이나 의료인은 다음의 어느 하나에 해당하는 정당한 사유가 없으면 이를 거부할 수 없다.

㉠ 수술이 지체되면 환자의 생명이 위험하여지거나 심신상의 중대한 장애를 가져오는 응급수술을 시행하는 경우
㉡ 환자의 생명을 구하기 위하여 적극적 조치가 필요한 위험도 높은 수술을 시행하는 경우
㉢ 전공의의 수련환경 개선 및 지위 향상을 위한 법률에 따른 수련병원 등의 전공의 수련 등 그 목적 달성을 현저히 저해할 우려가 있는 경우
㉣ 그밖에 ㉠부터 ㉢까지의 규정에 준하는 경우로서 보건복지부령으로 정하는 사유가 있는 경우

③ 의료기관의 장이나 의료인이 ②에 따라 수술을 하는 장면을 촬영하는 경우 녹음 기능은 사용할 수 없다. 다만, 환자 및 해당 수술에 참여한 의료인 등 정보주체 모두의 동의를 받은 경우에는 그러하지 아니하다.

④ 의료기관의 장은 다음의 어느 하나에 해당하는 경우를 제외하고는 ②에 따라 촬영한 영상정보를 열람(의료기관의 장 스스로 열람하는 경우를 포함)하게 하거나 제공(사본의 발급을 포함)하여서는 아니 된다.
  ㉠ 범죄의 수사와 공소의 제기 및 유지, 법원의 <u>재판업무</u> 수행을 위하여 관계 기관이 요청하는 경우
  ㉡ 한국의료분쟁조정중재원이 <u>의료분쟁</u>의 조정 또는 중재 절차 개시 이후 환자 또는 환자 보호자의 동의를 받아 해당 업무의 수행을 위하여 요청하는 경우
  ㉢ 환자 및 해당 수술에 참여한 의료인 등 <u>정보주체 모두의 동의</u>를 받은 경우(의료인의 동의 없이는 개인이 열람할 수 없다)
⑤ 의료기관의 장은 ②에 따라 촬영한 영상정보를 <u>30일 이상 보관</u>하여야 한다.

(3) 당직의료인(법 제41조)

각종 병원에는 응급환자와 입원환자의 진료 등에 필요한 당직의료인을 두어야 한다.

(4) 입원환자의 전원(법 제47조의 2)

의료기관의 장은 천재지변, 감염병 의심 상황, 집단 사망사고의 발생 등 입원환자를 긴급히 전원시키지 않으면 입원환자의 생명·건강에 중대한 위험이 발생할 수 있음에도 환자나 보호자의 동의를 받을 수 없는 등 보건복지부령으로 정하는 불가피한 사유가 있는 경우에는 보건복지부령으로 정하는 바에 따라 시장·군수·구청장의 승인을 받아 입원환자를 다른 의료기관으로 전원시킬 수 있다.

(5) 간병서비스의 관리·감독(법 제47조의 3)

① 보건복지부령으로 정하는 일정 규모 이상의 병원급 의료기관의 장은 입원서비스 및 간병의 질 향상을 위하여 입원실 내에서 상주하여 환자를 간병하는 사람이 제공하는 간병서비스에 대한 관리·감독 방안을 마련하여야 한다.
② 보건복지부장관은 간병서비스 관리·감독에 관한 표준지침을 정하고 ①에 따른 의료기관의 장에게 이를 적용하도록 권장할 수 있다.

> **Tip** 간병인의 관리 부실로 인한 환자 폭행, 폭언이 빈발하게 발생하여 간병인을 체계적으로 관리하기 위한 법적인 근거가 만들어진 것이다.

제4절 의료 광고

(1) 의료광고의 금지 등(법 제56조)

① 의료기관 개설자, 의료기관의 장 또는 의료인이 아닌 자는 의료에 관한 광고를 하지 못한다.

> **Tip** 병원과 관련 없는 한 개인이 병원 서비스가 만족스러워서 개인 블로그에 그 병원의 이름을 오픈하면서 후기를 적는 것은 의료법에 위반되는 행위이다.

② 의료인 등은 다음의 어느 하나에 해당하는 의료광고를 하지 못한다.
  ㉠ 신의료기술평가위원회의 심의를 거쳐 신의료기술의 안전성·유효성 등에 관한 평가를 받지 아니한 신의료기술에 관한 광고
  ㉡ 환자에 관한 치료경험담 등 소비자로 하여금 치료 효과를 오인하게 할 우려가 있는 내용의 광고
  ㉢ 거짓된 내용을 표시하는 광고
  ㉣ 다른 의료인 등의 기능 또는 진료 방법과 비교하는 내용의 광고
  ㉤ 다른 의료인 등을 비방하는 내용의 광고
  ㉥ 수술 장면 등 직접적인 시술행위를 노출하는 내용의 광고
  ㉦ 의료인 등의 기능, 진료 방법과 관련하여 심각한 부작용 등 중요한 정보를 누락하는 광고
  ㉧ 객관적인 사실을 과장하는 내용의 광고
  ㉨ 법적 근거가 없는 자격이나 명칭을 표방하는 내용의 광고
  ㉩ 신문, 방송, 잡지 등을 이용하여 기사(記事) 또는 전문가의 의견 형태로 표현되는 광고
  ㉪ 심의를 받지 아니하거나 심의받은 내용과 다른 내용의 광고
  ㉫ 외국인환자를 유치하기 위한 국내광고
  ㉬ 소비자를 속이거나 소비자로 하여금 잘못 알게 할 우려가 있는 방법으로 비급여 진료비용을 할인하거나 면제하는 내용의 광고
  ㉭ 각종 상장·감사장 등을 이용하는 광고 또는 인증·보증·추천을 받았다는 내용을 사용하거나 이와 유사한 내용을 표현하는 광고. 다만, 다음의 어느 하나에 해당하는 경우는 제외한다.
    • 의료기관 인증을 표시한 광고
    • 중앙행정기관·특별지방행정기관 및 그 부속기관, 지방자치단체 또는 공공기관으로부터 받은 인증·보증을 표시한 광고
    • 다른 법령에 따라 받은 인증·보증을 표시한 광고
    • 세계보건기구와 협력을 맺은 국제평가기구로부터 받은 인증을 표시한 광고 등 대통령령으로 정하는 광고
  ㉮ 그 밖에 의료광고의 방법 또는 내용이 국민의 보건과 건전한 의료경쟁의 질서를 해치거나 소비자에게 피해를 줄 우려가 있는 것으로서 대통령령으로 정하는 내용의 광고

> 제5절 **감독**

(1) 면허 취소와 재교부(법 제65조)

① 보건복지부장관은 의료인이 다음의 어느 하나에 해당할 경우에는 그 면허를 취소할 수 있다. 다만, ㉠과 ㉺의 경우에는 면허를 취소하여야 한다.

㉠ 의료인의 결격사유에 해당하는 경우(반드시 면허 취소). 다만, 의료행위 중 업무상 과실 또는 중대한 과실로 사람을 사망이나 상해에 이르게 한 죄를 범하여 다음의 어느 하나에 해당하는 경우에는 그러하지 아니하다.
- 금고 이상의 실형을 선고받고 그 집행이 끝나거나 그 집행을 받지 아니하기로 확정된 후 5년이 지나지 아니한 자
- 금고 이상의 형의 집행유예를 선고받고 그 유예기간이 지난 후 2년이 지나지 아니한 자
- 금고 이상의 형의 선고유예를 받고 그 유예기간 중에 있는 자

> **Tip** 의사의 수술 중 과실로 인해 환자가 사망하여 금고 이상의 실형을 선고받았다 하더라도 의료행위의 특수성을 고려해 면허가 취소되지 않는다. 그 외에는 범죄의 구분 없이(교통사고와 같은 예) 금고 이상의 형을 선고받으면 면허가 취소된다는 것에 직업 선택의 자유를 과도하게 침해한다는 일부 의료인의 주장이 있다.

㉡ 자격 정지 처분 기간 중에 의료행위를 하거나 3회 이상 자격 정지 처분을 받은 경우

㉢ ②에 따라 면허를 재교부받은 사람이 자격정지 사유에 해당하는 행위를 한 경우

㉣ 보건의료 시책에 필요하다고 인정되는 경우에는 면허를 내줄 때 3년 이내의 기간을 정하여 특정 지역이나 특정 업무에 종사할 것을 면허의 조건을 붙일 수 있는데 이러한 면허 조건을 이행하지 아니한 경우

> **Tip** 의료의 혜택을 전혀 받지 못하는 지역에 일정 기간 근무한다는 조건으로 면허증을 발부할 수 있다는 말이다. 의사의 조건부 면허에 관한 규칙 제 3조에 따르면 보건복지부장관은 의사 국가시험의 합격자에 대해서는 2년간 특정 지역이나 특정 업무에 종사할 것을 조건으로 면허를 주되, 그 사실을 등록대장에 기록하고, 조건부 면허임을 뒷면에 표시한 면허증을 내주어야 한다고 적혀있다.

㉤ 면허를 대여한 경우

㉥ 일회용 의료기구를 재사용하면 안 된다는 조항을 어기고 사람의 생명 또는 신체에 중대한 위해를 발생하게 한 경우

㉦ 무면허 의료행위 금지 조항을 어기고 사람의 생명 또는 신체에 중대한 위해를 발생하게 할 우려가 있는 수술, 수혈, 전신마취를 의료인 아닌 자에게 하게 하거나 의료인에게 면허 사항 외로 하게 한 경우

㉺ 거짓이나 그 밖의 부정한 방법으로 의료인 면허 발급 요건을 취득하거나 국가시험에 합격한 경우(반드시 면허 취소)

> **Tip** 만약 입학 서류를 위조하여 의학전문대학원에 입학 후 국가시험에 응시해서 의사 면허증을 얻게 되었다면 입학 취소가 되는 동시에 면허증도 취소가 된다.

② 보건복지부장관은 ①에 따라 면허가 취소된 자라도 취소의 원인이 된 사유가 없어지거나 개전의 정이 뚜렷하다고 인정되고 대통령령으로 정하는 교육프로그램을 이수한 경우에는 면허를

재교부할 수 있다(단 면허 취소 사유에 따라 재교부 가능한 시점이 다르다).

(2) 자격정지 등(법 제66조)

보건복지부장관은 의료인이 다음의 어느 하나에 해당하면(면허를 재교부받은 사람이 자격정지 사유에 해당하는 행위를 한 경우는 제외) 1년의 범위에서 면허자격을 정지시킬 수 있다. 이 경우 의료기술과 관련한 판단이 필요한 사항에 관하여는 관계 전문가의 의견을 들어 결정할 수 있다.

① 의료인의 품위를 심하게 손상시키는 행위를 한 때

> **의료인의 품위 손상 행위의 범위(시행령 제32조)**
> 의료인의 품위 손상 행위의 범위는 다음과 같다.
> ① 학문적으로 인정되지 아니하는 진료행위(조산 업무와 간호 업무를 포함)
> ② 비도덕적 진료행위
> ③ 거짓 또는 과대 광고행위
> ④ 불필요한 검사·투약(投藥)·수술 등 지나친 진료행위를 하거나 부당하게 많은 진료비를 요구하는 행위
> ⑤ 전공의(專攻醫)의 선발 등 직무와 관련하여 부당하게 금품을 수수하는 행위
> ⑥ 다른 의료기관을 이용하려는 환자를 영리를 목적으로 자신이 종사하거나 개설한 의료기관으로 유인하거나 유인하게 하는 행위
> ⑦ 자신이 처방전을 발급하여 준 환자를 영리를 목적으로 특정 약국에 유치하기 위하여 약국개설자나 약국에 종사하는 자와 담합하는 행위

② 의료기관 개설자가 될 수 없는 자에게 고용되어 의료행위를 한 때

> **Tip** 의료기관 개설 등(법 제33조)에 기재되어 있는 바와 같이 의료기관 개설자가 아닌 사람이 의료기관을 열었고 그 사실을 알면서도 고용되어 일을 한 의료인은 자격정지를 당할 수 있다는 것이다.

③ 일회용 의료기기를 재사용했을 때

> **Tip** 자격정지가 수차례 반복된 경우에는 면허 취소 사유가 될 수 있다.

④ 진단서·검안서 또는 증명서를 거짓으로 작성하여 내주거나 진료기록부 등을 거짓으로 작성하거나 고의로 사실과 다르게 추가기재·수정한 때

⑤ 태아 성 감별행위 금지를 어겼을 때

⑥ 의료기사가 아닌 자에게 의료기사의 업무를 하게 하거나 의료기사에게 그 업무 범위를 벗어나게 한 때

> **Tip** 방사선사에게 행정 일을 시키거나 원무과 직원에게 엑스레이를 찍게 한다면 병원장인 의사가 자격정지 당하는 사유가 된다는 말이다.

⑦ 관련 서류를 위조·변조하거나 속임수 등 부정한 방법으로 진료비를 거짓 청구한 때

⑧ 부당한 경제적 이익 등을 제공받은 때

(3) 기록의 보존·보관 의무에 대한 면책(법 제86조의3)

보존·보관하여야 하는 기록이 천재지변이나 그 밖의 불가항력으로 멸실된 경우에는 해당 기록의 보존·보관의무자는 책임을 면한다.

> **Tip** 진료기록부 등의 보존(시행규칙 제15조)에 기재되어 있는 바와 같이 진료기록부 등은 보존기간을 준수해야 하는 의무가 있지만 천재지변과 같은 어쩔 수 없는 사유가 발생하였을 때는 책임을 면해준다는 의미이다.

CHAPTER 01 적중예상문제

01 의료인이 아닌 사람은?
① 약사
② 의사
③ 조산사
④ 간호사
⑤ 한의사

> **해설** 의료인(의료법 제2조)
> "의료인"이란 보건복지부장관의 면허를 받은 의사·치과의사·한의사·조산사 및 간호법에 따른 간호사(이하 "간호사"라 한다)를 말한다.

02 다음 중 의료기관은?
① 요양원
② 보건소
③ 요양병원
④ 산후조리원
⑤ 보건지소

> **해설** 의료기관(의료법 제3조)
> • 의원급 의료기관 : 의원, 치과의원, 한의원
> • 조산원 : 조산사가 조산과 임산부 및 신생아를 대상으로 보건활동과 교육·상담을 하는 의료기관
> • 병원급 의료기관 : 병원, 치과병원, 한방병원, 요양병원, 정신병원, 종합병원

03 상급종합병원 지정의 조건은?
① 특정 진료과목에 대한 난이도가 높은 의료행위를 하는 병원이다.
② 보건복지부장관은 상급종합병원으로 지정받은 병원의 평가를 4년마다 실시한다.
③ 15개 이상의 진료과목을 갖추고 각 진료과마다 전문의가 있어야 한다.
④ 평가를 하여 취소는 가능하나 재지정은 되지 않는다.
⑤ 전문의 수련 기관이어야 한다.

> **해설** ① 전문병원에 대한 설명이다.
> ② 보건복지부장관은 상급종합병원으로 지정받은 병원의 평가를 3년마다 실시한다.
> ③ 20개 이상의 진료과목을 갖추고 각 진료과마다 전문의가 있어야 한다.
> ④ 평가를 실시하여 재지정하거나 지정을 취소할 수 있다.

정답 1 ① 2 ③ 3 ⑤

04 조산사 면허를 따기 위해서 어떤 면허증이 있어야 하는가?

① 약사
② 간호사
③ 의사
④ 치과의사
⑤ 한의사

> **해설** 조산사 면허(의료법 제6조)
> 조산사가 되려는 자는 다음의 어느 하나에 해당하는 자로서 조산사 국가시험에 합격한 후 보건복지부장관의 면허를 받아야 한다.
> ① 간호사 면허를 가지고 보건복지부장관이 인정하는 의료기관에서 1년간 조산 수습과정을 마친 자
> ② 외국의 조산사 면허(보건복지부장관이 정하여 고시하는 인정기준에 해당하는 면허를 말함)를 받은 자

05 의료인이 될 수 없는 자는?

① 정신질환이 있으나 정신건강의학과 전문의가 의료인으로 적합하다고 판정하는 경우
② 60세 이상
③ 지체 장애가 있는 자
④ 향정신성 의약품 중독자
⑤ 감염병을 가진 자

> **해설** 결격사유 등(의료법 제8조)
> 다음의 어느 하나에 해당하는 자는 의료인이 될 수 없다.
> • 정신건강증진 및 정신질환자 복지서비스 지원에 관한 법률에 따른 정신질환자. 다만, 전문의가 의료인으로서 적합하다고 인정하는 사람은 그러하지 아니하다.
> • 마약·대마·향정신성의약품 중독자
> • 피성년후견인·피한정후견인
> • 금고 이상의 실형을 선고받고 그 집행이 끝나거나 그 집행을 받지 아니하기로 확정된 후 5년이 지나지 아니한 자
> • 금고 이상의 형의 집행유예를 선고받고 그 유예기간이 지난 후 2년이 지나지 아니한 자
> • 금고 이상의 형의 선고유예를 받고 그 유예기간 중에 있는 자

06 처방전에서 볼 수 없는 항목은?

① 의사의 면허 번호
② 의사의 이름
③ 의료기관의 명칭
④ 환자의 주민번호
⑤ 의약품 가격

해설 처방전의 기재 사항 등(의료법 시행규칙 제12조)
의사나 치과의사는 환자에게 처방전을 발급하는 경우에는 다음의 사항을 적은 후 서명(전자서명을 포함)하거나 도장을 찍어야 한다.
- 환자의 성명 및 주민등록번호
- 의료기관의 명칭, 전화번호 및 팩스번호
- 질병분류기호
- 의료인의 성명·면허종류 및 번호
- 처방 의약품의 명칭·분량·용법 및 용량
- 처방전 발급 연월일 및 사용 기간
- 의약품 조제 시 참고사항
- 요양급여 비용의 일부를 부담하는 행위·약제 및 치료재료에 대하여 보건복지부장관이 정하여 고시하는 본인부담 구분기호
- 의료급여 비용의 전부 또는 일부를 부담하는 행위·약제 및 치료재료에 대하여 보건복지부장관이 정하여 고시하는 본인부담 구분기호(의료보험, 의료급여, 산재보험 등)

07 본인을 제외하고 A 여성의 입원 기록을 발부받을 수 있는 자가 아닌 것은?

① 배우자
② 시어머니
③ 아들
④ 친정아버지
⑤ 조카

해설 기록 열람 등(의료법 제21조)
의료인, 의료기관의 장 및 의료기관 종사자는 다음의 어느 하나에 해당하면 그 기록을 열람하게 하거나 그 사본을 교부하는 등 그 내용을 확인할 수 있게 하여야 한다.
환자의 배우자, 직계 존속·비속, 형제·자매(형제와 자매는 환자의 배우자 및 직계 존속·비속, 배우자의 직계존속이 모두 없는 경우에 한정) 또는 배우자의 직계 존속이 환자 본인의 동의서와 친족관계임을 나타내는 증명서 등을 첨부하는 등 보건복지부령으로 정하는 요건을 갖추어 요청한 경우

08 간호기록부에 들어가는 내용은?

① 투약에 대한 내용
② 진단결과
③ 치료에 대한 내용
④ 진료 경과
⑤ 주된 증상

해설 진료기록부 등의 기재 사항(의료법 시행규칙 제14조)
간호기록부
- 간호를 받는 사람의 성명
- 체온·맥박·호흡·혈압에 관한 사항
- 투약에 관한 사항
- 섭취 및 배설물에 관한 사항
- 처치와 간호에 관한 사항
- 간호 일시(日時)

정답 6 ⑤ 7 ⑤ 8 ①

09 보존해야 하는 기록의 연수로 바른 것은?

① 진료기록부 – 5년
② 처방전 – 5년
③ 수술기록 – 10년
④ 간호기록부 – 2년
⑤ 조산기록부 – 10년

> **해설** 진료기록부 등의 보존(의료법 시행규칙 제15조)
> • 수술기록 : 10년
> • 진료기록부 : 10년
> • 환자 명부 : 5년
> • 조산기록부 : 5년
> • 검사내용 및 검사소견기록 : 5년
> • 방사선 사진(영상물을 포함) 및 그 소견서 : 5년
> • 간호기록부 : 5년
> • 진단서 등의 부본 : 3년
> • 처방전 : 2년

10 보수교육의 면제를 받을 수 없는 사람은?

① 가정전문간호대학원에 재학 중인 간호사
② 약학대학원에 재학 중인 간호사
③ 올해 졸업한 간호사
④ 전공의
⑤ 노인전문간호대학원에 재학 중인 간호사

> **해설** 보수교육(의료법 시행규칙 제20조)
> 다음의 어느 하나에 해당하는 사람에 대하여는 해당 연도의 보수교육을 면제한다.
> • 전공의
> • 의과대학·치과대학·한의과대학·간호대학의 대학원 재학생
> • 신규 면허취득자(졸업한 다음 해부터 보수교육을 받으면 됨)
> • 보건복지부장관이 보수교육을 받을 필요가 없다고 인정하는 사람

11 요양병원에 입원할 수 없는 자는?

① 치매환자
② 고혈압이 있는 환자
③ 고관절 수술을 받은 30대
④ 뇌경색 환자
⑤ 활동성 결핵 환자

> **해설** 요양병원의 운영(의료법 시행규칙 제36조)
> 요양병원의 입원 대상은 다음의 어느 하나에 해당하는 자로서 주로 요양이 필요한 자로 한다.
> • 노인성 질환자
> • 만성 질환자
> • 외과적 수술 후 또는 상해 후 회복기간에 있는 자
> • 감염병 환자, 감염병의사환자 또는 병원체보유자는 요양병원의 입원 대상으로 하지 아니한다.
> • 정신질환자(노인성 치매환자는 제외)는 요양병원의 입원 대상으로 하지 아니한다.

12 의사의 면허를 취소할 수 있는 사유가 아닌 것은?

① 마약 중독자
② 면허를 대여해준 경우
③ 사람의 생명에 위해를 가한 경우
④ 자격정지 기간에 의료행위를 한 경우
⑤ 의료인의 품위 손상행위를 했을 경우

> **해설** 의료인의 품위 손상행위 사유는 의사의 면허 정지 사유이다.

13 연평균 1일 입원환자가 800명, 외래 환자가 1,200명인 종합병원의 간호사의 숫자는?

① 400명
② 360명
③ 520명
④ 450명
⑤ 390명

> **해설** 외래 환자 12명은 입원환자 1명으로 환산하므로 외래환자 1,200명은 입원환자 100명으로 환산된다. 800명 + 100명 = 900명이 연평균 입원환자 숫자인데 이 숫자를 2.5로 나눈 숫자가 간호사의 숫자이다.

정답 11 ⑤ 12 ⑤ 13 ②

14 가정간호에 대한 설명으로 옳은 것은?

① 치과의사의 진단과 처방에 의해서도 가정간호가 가능하다.
② 처방의 유효기간은 30일이다.
③ 가정간호를 실시하는 간호사는 노인전문간호사이다.
④ 의사의 처방에 의해 가정에서 투약을 할 수 있다.
⑤ 검체의 채취는 의사의 처방이 없이도 할 수 있다.

> **해설** 의사나 한의사의 처방에 따라 가정에서 실시하는 간호이며 처방의 유효기간은 90일이다. 가정전문간호사만 할 수 있다.

15 의료법에 의거하여 국가시험에서 부정행위가 발각되어 수험이 정지된 의과대학생은 최대 몇 회까지 국가시험 응시를 하지 못하는가?

① 1회
② 2회
③ 3회
④ 4회
⑤ 5회

> **해설** 응시자격 제한 등(의료법 제10조)
> 보건복지부장관은 수험이 정지되거나 합격이 무효가 된 사람에 대하여 처분의 사유와 위반 정도 등을 고려하여 대통령령으로 정하는 바에 따라 그 다음에 치러지는 이 법에 따른 국가시험 등의 응시를 3회의 범위에서 제한할 수 있다.

14 ④ 15 ③

16 의료법에 의거하여 100병상 이상 300병상 이하인 종합병원이 필수적으로 갖추어야 하는 진료과목은?

① 내과
② 정신건강의학과
③ 치과
④ 이비인후과
⑤ 한방과

> **해설** 종합병원(의료법 제3조의3)
> 100병상 이상 300병상 이하인 경우에는 내과·외과·소아청소년과·산부인과 중 3개 진료과목, 영상의학과, 마취통증의학과와 진단검사의학과 또는 병리과를 포함한 7개 이상의 진료과목을 갖추고 각 진료과목마다 전속하는 전문의를 둘 것

17 의료법에 의거하여 의료기관을 개설할 수 있는 상황은?

① 의사가 조산원을 개설하는 경우
② 한방병원을 개설하기 위해 시장·군수·구청장에게 신고한 경우
③ 한의사가 의원을 개설하는 경우
④ 간호사가 요양병원을 개설하는 경우
⑤ 요양병원을 개설하려는 자가 시·도지사의 허가를 받은 경우

> **해설** 개설 등(의료법 제33조)
> - 다음의 어느 하나에 해당하는 자가 아니면 의료기관을 개설할 수 없다. 이 경우 의사는 종합병원·병원·요양병원·정신병원 또는 의원을, 치과의사는 치과병원 또는 치과의원을, 한의사는 한방병원·요양병원 또는 한의원을, 조산사는 조산원만을 개설할 수 있다.
>   - 의사, 치과의사, 한의사 또는 조산사
>   - 국가나 지방자치단체
>   - 의료업을 목적으로 설립된 법인
>   - 민법이나 특별법에 따라 설립된 비영리법인
>   - 준정부기관, 지방의료원, 한국보훈복지의료공단
> - 의원·치과의원·한의원 또는 조산원을 개설하려는 자는 보건복지부령으로 정하는 바에 따라 시장·군수·구청장에게 신고하여야 한다.
> - 종합병원·병원·치과병원·한방병원·요양병원 또는 정신병원을 개설하려면 시·도 의료기관개설위원회의 심의를 거쳐 보건복지부령으로 정하는 바에 따라 시·도지사의 허가를 받아야 한다.

18 의사가 일회용 주사기를 재사용하여 환자의 신체에 중대한 위해가 발생하였다면 의료법에 의거하여 이 의사가 받을 수 있는 처분은 무엇인가?

① 과태료 부과
② 면허 취소
③ 면허 정지
④ 징역형
⑤ 집행유예

> **해설** 면허 취소와 재교부(의료법 제65조)
> - 의료인의 결격사유에 해당되는 경우
> - 자격 정지 처분 기간 중에 의료행위를 하거나 3회 이상 자격 정지 처분을 받은 경우
> - 면허를 재교부받은 사람이 다음의 어느 하나에 해당하는 경우
>   - 의료인의 품위를 심하게 손상시키는 행위를 한 때
>   - 의료기관 개설자가 될 수 없는 자에게 고용되어 의료행위를 한 때
>   - 일회용 의료기기를 재사용한 때
>   - 진단서·검안서 또는 증명서를 거짓으로 작성하여 내주거나 진료기록부 등을 거짓으로 작성하거나 고의로 사실과 다르게 추가기재·수정한 때
>   - 태아 성 감별 행위 등 금지를 위반한 경우
>   - 의료기사가 아닌 자에게 의료기사의 업무를 하게 하거나 의료기사에게 그 업무 범위를 벗어나게 한 때
>   - 관련 서류를 위조·변조하거나 속임수 등 부정한 방법으로 진료비를 거짓 청구한 때
>   - 부당한 경제적 이익 등을 제공받은 때
>   - 그 밖에 이 법 또는 이 법에 따른 명령을 위반한 때
> - 면허 조건을 이행하지 아니한 경우
> - 면허를 대여한 경우
> - 일회용 의료기기를 재사용하여 사람의 생명 또는 신체에 중대한 위해를 발생하게 한 경우
> - 사람의 생명 또는 신체에 중대한 위해를 발생하게 할 우려가 있는 수술, 수혈, 전신마취를 의료인 아닌 자에게 하게 하거나 의료인에게 면허 사항 외로 하게 한 경우
> - 거짓이나 그 밖의 부정한 방법으로 의료인 면허 발급 요건을 취득하거나 국가시험에 합격한 경우

정답 18 ②

CHAPTER 02 간호법

제1절 면허와 자격

(1) 간호사 면허(법 제4조)

① 간호사가 되려는 사람은 다음의 어느 하나에 해당하는 사람으로서 제8조에 따른 간호사 국가시험에 합격한 후 보건복지부장관의 면허를 받아야 한다.

  ㉠ 고등교육법 제11조의2에 따른 인정기관(이하 이 조에서 "평가인증기구"라 한다)의 인증을 받은 간호학을 전공하는 대학이나 전문대학을 졸업한 사람

  ㉡ 외국의 제1호에 해당하는 학교(보건복지부장관이 정하여 고시하는 인정기준에 해당하는 학교를 말한다)를 졸업하고 외국의 간호사 면허를 받은 사람

② ①에도 불구하고 입학 당시 평가인증기구의 인증을 받은 간호학을 전공하는 대학 또는 전문대학에 입학한 사람으로서 그 대학 또는 전문대학을 졸업하고 해당 학위를 받은 사람은 ①항의 ㉠에 해당하는 사람으로 본다.

> **Tip** 입학할때는 평가인증기구의 인증을 받은 대학이였지만 졸업을 할 때 인증에 통과하지 못했더라도 국가시험에 응시할 수 있다는 말이다. (대학은 질적관리를 위해 주기적으로 인증을 받음)

③ 평가인증기구의 인증을 받은 간호학을 전공하는 대학이나 전문대학을 6개월 이내에 졸업하고 해당 학위를 받을 것으로 예정된 사람은 ①의 ㉠의 자격을 가진 사람으로 본다. 다만, 그 졸업예정시기에 졸업하고 해당 학위를 받아야 면허를 받을 수 있다.

> **Tip** 간호사 국가시험의 일정은 매년 1월인데 시험을 친 후 2월에 졸업을 하기 때문에 졸업 예정자가 시험을 치를 수 있는 것이다.

(2) 전문간호사 자격인정(법 제5조)

① 보건복지부장관은 간호사에게 간호사 면허 외에 전문간호사 자격을 인정할 수 있다.

② 전문간호사가 되려는 사람은 다음의 어느 하나에 해당하는 사람으로서 보건복지부장관이 실시하는 전문간호사 자격시험에 합격한 후 보건복지부장관의 자격인정을 받아야 한다.

  ㉠ 보건복지부령으로 정하는 전문간호사 교육과정을 이수한 사람

  ㉡ 보건복지부장관이 인정하는 외국의 해당 분야 전문간호사 자격이 있는 사람

③ 전문간호사의 자격 구분, 자격 기준, 자격 시험, 자격증, 그 밖에 필요한 사항은 보건복지부령으로 정한다.

(3) 결격사유(법 제7조)

다음의 어느 하나에 해당하는 사람은 간호사 등이 될 수 없다.

① 정신질환자. 다만 전문의가 간호사 등으로서 적합하다고 인정하는 사람은 그러하지 아니하다.

> **Tip** 정신질환병력이 있더라도 정신의학전문의가 업무에 지장이 없다고 증명을 해주면 간호사를 할 수 있다는 말이다.

② 마약·대마·향정신성의약품 중독자
③ 피성년후견인·피한정후견인
④ 금고 이상의 실형을 선고받고 그 집행이 끝나거나 집행이 면제된 날부터 5년이 지나지 아니한 사람

> **Tip** 의료사고 뿐만 아니라 모든 사건 사고에 금고이상의 실형을 받으면 간호사를 하는데 지장이 발생한다.

⑤ 금고 이상의 형의 집행유예를 선고받고 그 유예기간이 지난 후 2년이 지나지 아니한 사람
⑥ 금고 이상의 형의 선고유예를 받고 그 유예기간 중에 있는 사람

(4) 국가시험(법 제8조)

① 간호사 및 간호조무사 국가시험(이하 "국가시험"이라 한다)은 매년 보건복지부장관이 시행한다.
② 보건복지부장관은 국가시험의 관리를 대통령령으로 정하는 바에 따라 한국보건의료인국가시험원법에 따른 한국보건의료인국가시험원에 위탁할 수 있다.
③ 보건복지부장관은 제2항에 따라 국가시험의 관리를 위탁한 때에는 그 관리에 필요한 예산을 지원할 수 있다.
④ 국가시험에 필요한 사항은 대통령령으로 정한다.

(5) 응시자격의 제한(법 제9조)

① 제7조(간호사 결격사유) 어느 하나에 해당하는 사람은 국가시험에 응시할 수 없다.
② 부정한 방법으로 국가시험에 응시하거나 국가시험에 관하여 부정행위를 한 사람에 대하여는 그 수험을 정지시키거나 합격을 무효로 한다.
③ 보건복지부장관은 ②에 따라 수험이 정지되거나 합격이 무효가 된 사람에 대하여 처분의 사유와 위반 정도 등을 고려하여 대통령령으로 정하는 바에 따라 그 다음에 치러지는 국가시험의 응시를 3회의 범위에서 제한할 수 있다.

(6) 면허 대여 금지 등(법 제11조)

① 간호사등은 면허 또는 자격을 다른 사람에게 대여하여서는 아니 된다.
② 누구든지 면허 또는 자격을 대여받아서는 아니 되며, 면허 또는 자격의 대여를 알선하여서도 아니 된다.

제2절　간호사 등의 업무

(1) 간호사의 업무(법 제12조)

① 간호사는 다음의 업무를 임무로 한다.
　㉠ 환자의 간호요구에 대한 관찰, 자료수집, 간호판단 및 요양을 위한 간호
　㉡ 의료법에 따른 의사, 치과의사, 한의사의 지도하에 시행하는 진료의 보조
　㉢ 간호 요구자에 대한 교육·상담 및 건강증진을 위한 활동의 기획과 수행, 그 밖에 대통령령으로 정하는 보건활동
　㉣ 간호조무사가 수행하는 업무 보조에 대한 지도

② ①에도 불구하고 간호사는 의료법에 따른 병원급 의료기관 중 보건복지부령으로 정하는 기관에서 환자의 진료 및 치료행위에 관한 의사의 전문적 판단이 있은 후에 의사의 일반적 지도와 위임에 근거하여 진료지원업무를 수행할 수 있다.

> **Tip** 간호법이 생기기 이전에는 진료지원(PA)간호사가 법적인 보호를 받을 수 없었지만 현재는 의사가 해온 의료행위의 일부를 합법적으로 할 수 있게 되었다. 튜브 교체, 드레싱, 동의서와 진단서 작성, 피부봉합, 골수와 복수 천자, 석고붕대, 분만과정 중 내진, 흉관 삽입, 동맥혈 천자, 수술지원 등이다.

③ ①의 ㉡ 및 ②에 따른 업무에는 의료기사 등에 관한 법률에 따른 의료기사 등의 업무는 원칙적으로 제외하되, 구체적인 범위와 한계는 대통령령으로 정한다.

(2) 전문간호사의 업무(법 제13조)

① 전문간호사는 자격을 인정받은 전문 분야에서 업무를 수행하여야 한다.
② 전문간호사의 업무 범위는 보건복지부령으로 정한다.

> **가정간호(의료법 시행규칙 제24조)**
> 의료기관이 실시하는 가정간호의 범위는 다음과 같다.
> 1. 간호
> 2. 검체의 채취 및 운반
> 3. 투약
> 4. 주사
> 5. 응급처치 등에 대한 교육 및 훈련
> 6. 상담
> 7. 다른 보건의료기관 등에 대한 건강관리에 관한 의뢰

(3) 진료지원업무의 수행(법 제14조)

① 제12조 제2항(간호사의 업무)에 따른 진료지원업무를 수행하려는 간호사는 다음의 어느 하나의 요건을 갖추어야 한다.
　㉠ 전문간호사 자격을 보유할 것
　㉡ 보건복지부령으로 정하는 임상경력 및 교육과정의 이수에 따른 자격을 보유할 것

② 진료지원업무의 구체적인 기준과 내용, 교육과정 운영기관의 지정·평가, 병원급 의료기관의 기준 및 절차·요건 준수에 관한 사항은 보건복지부령으로 정한다.

(4) 간호조무사의 업무(법 제15조)
① 간호조무사는 의료법의 무면허 의료행위 금지에도 불구하고 간호사를 보조하여 제12조(간호사의 업무)업무를 수행할 수 있다.
② ①에도 불구하고 간호조무사는 의원급 의료기관에 한정하여 같은 법에 따른 의사, 치과의사, 한의사의 지도하에 환자의 요양을 위한 간호 및 진료의 보조를 수행할 수 있다.
③ ①과 ②에 따른 구체적인 업무의 범위와 한계에 관하여 필요한 사항은 보건복지부령으로 정한다.

(5) 보수교육(법 제16조)
① 간호사는 보수(補修)교육을 받아야 한다.
② 간호조무사는 보건복지부령으로 정하는 바에 따라 보수교육을 받아야 한다.

(6) 실태 및 취업상황 등의 신고(법 제17조)
① 간호사는 대통령령으로 정하는 바에 따라 최초로 면허를 받은 후부터 3년마다 그 실태와 취업상황 등을 보건복지부장관에게 신고하여야 한다.
② 보건복지부장관은 보수교육을 이수하지 아니한 간호사에 대하여 ①에 따른 신고를 반려할 수 있다.
③ 보건복지부장관은 ①에 따른 신고 수리 업무를 대통령령으로 정하는 바에 따라 간호사중앙회에 위탁할 수 있다.

> **Tip** 간호사 보수교육과 면허신고는 대한간호협회가 위탁받아서 하고 있다. 보수교육을 듣지 않으면 면허신고를 할 수가 없다.

④ 간호조무사는 보건복지부령으로 정하는 바에 따라 최초로 자격인정을 받은 후부터 3년마다 그 실태와 취업상황 등을 보건복지부장관에게 신고하여야 한다.

제3절 간호사 등의 권리 및 처우개선 등

(1) 간호사 등의 권리(법 제25조)
① 간호사 등은 자신의 전문성과 경험, 양심에 따라 최적의 간호 서비스를 제공할 수 있고, 이를 보장하기 위하여 적정한 노동시간의 확보, 일·가정 양립지원 및 근무환경과 처우의 개선 등을 요구할 권리를 가진다.

② 간호사 등은 무면허 의료행위 지시를 거부할 수 있으며, 보건의료기관의 장 및 무면허 의료행위 지시를 한 자 또는 이와 관련된 자는 무면허 의료행위 지시를 거부한 사람에 대하여 징계 등 불이익한 처우를 하여서는 아니 된다.

(2) 교육전담간호사(법 제32조)

① 병원급 의료기관에는 신규 채용되거나 보임된 간호사, 간호대학생(이하 이 조에서 "신규간호사 등"이라 한다)에게 직무수행에 필요한 지식, 기술 및 역량 등을 전수하고 적응을 지원하기 위하여 교육전담간호사 양성교육을 이수하는 등 보건복지부령으로 정하는 자격을 갖춘 교육전담간호사를 두어야 한다.
② ①에 따른 교육전담간호사는 다음의 직무를 수행한다.
　㉠ 신규간호사 등의 교육과정 기획·운영·평가
　㉡ 신규간호사 등의 교육 총괄 및 관리
　㉢ 신규간호사 등의 교육을 담당하는 인력의 관리 및 지도
　㉣ 신규간호사 등의 교육에 필요한 자원 확보·개발
③ 국가는 ①에 따른 교육전담간호사 운영에 필요한 비용의 전부 또는 일부를 지원할 수 있다.
④ ①에 따른 교육전담간호사의 배치 대상과 기준은 의료기관의 종류 및 규모, 신규간호사 등의 수 등을 고려하여 보건복지부령으로 정한다.

제4절 보칙

(1) 면허 또는 자격의 취소와 재교부(법 제39조)

① 보건복지부장관은 간호사 등이 다음의 어느 하나에 해당할 경우에는 그 면허 또는 자격을 취소할 수 있다. 다만, ㉠·㉢의 경우에는 면허 또는 자격을 취소하여야 한다.
　㉠ 결격사유 어느 하나에 해당하게 된 경우. 다만, 의료행위 중 형법의 업무상 과실, 중과실 치사상 죄를 범하여 결격사유 중 금고이상 관련된 조항 어느 하나에 해당하게 된 경우에는 그러하지 아니하다. (무조건 취소)
　㉡ 의료법에 따른 자격정지 처분 기간 중에 의료행위를 하거나 3회 이상 자격정지 처분을 받은 경우
　㉢ ②에 따라 면허 또는 자격을 재교부받은 사람이 의료법 면허 취소사유(제65조) 어느 하나에 해당하는 경우
　㉣ 면허를 내줄 때 3년 이내의 기간을 정하여 특정 지역이나 특정 업무에 종사할 것을 내건 조건을 이행하지 아니한 경우

ⓜ 면허를 대여한 경우
　　ⓗ 일회용 의료기구 재사용금지 조항을 어겨 사람의 생명 또는 신체에 중대한 위해를 발생하게 한 경우
　　ⓢ 사람의 생명 또는 신체에 중대한 위해를 발생하게 할 우려가 있는 수술, 수혈, 전신마취를 의료인 아닌 자에게 하게 하거나 의료인에게 면허 사항 외로 하게 한 경우
　　ⓞ 거짓이나 그 밖의 부정한 방법으로 면허 또는 자격의 발급 요건을 취득하거나 국가시험에 합격한 경우 (무조건 취소)
② 보건복지부장관은 ①에 따라 면허 또는 자격이 취소된 자라도 취소의 원인이 된 사유가 없어지거나 개전(改悛)의 정이 뚜렷하다고 인정되고 대통령령으로 정하는 교육프로그램을 이수한 경우에는 면허 또는 자격을 재교부할 수 있다.
③ 면허 또는 자격 취소의 세부적인 기준은 보건복지부령으로 정한다.

(2) 면허 또는 자격의 효력정지(법 제40조)

보건복지부장관은 간호사 등이 제17조 제1항 또는 같은 조 제4항에 따른 신고를 하지 아니한 때에는 신고할 때까지 면허 또는 자격의 효력을 정지할 수 있다.

CHAPTER 02 적중예상문제

01 간호사 국가시험을 볼 수 없는 사람은?

① 평가인증기구의 인증을 받은 간호학을 전공하는 대학을 졸업한 자
② 평가인증기구의 인증을 받은 간호학을 전공하는 전문대학을 졸업한 자
③ 평가인증기구의 인증을 받은 간호학을 전공하는 대학에 입학하였으나 졸업할 때 인증을 받지 못한 대학을 졸업한 자
④ 외국의 간호사 면허증을 가지고 있는 자
⑤ 평가인증기구의 인증을 받은 간호학을 전공하는 대학이나 전문대학을 10개월 이내에 졸업이 예정된 자

> 해설 평가인증기구의 인증을 받은 간호학을 전공하는 대학이나 전문대학을 6개월 이내에 졸업하고 해당 학위를 받을 것으로 예정된 사람은 간호사 국가시험에 응시할 수 있다.

02 간호사의 결격사유에 해당하지 않는 것은?

① 우울증이 있지만 정신의학전문의가 업무에 지장이 없다는 증명해 준 간호사
② 마약 중독자
③ 교통사고로 금고 이상의 형의 집행유예를 선고받은 간호사
④ 수면장애로 졸피뎀 중독인 간호사
⑤ 사기죄로 실형을 선고받고 집행이 끝나지 않은 간호사

> 해설 정신질환자는 간호사를 할 수 없지만 전문의가 간호사로서 적합하다고 인정하는 사람은 그러하지 아니하다.

정답 1 ⑤ 2 ①

03 간호사의 업무가 아닌 것은?

① 독자적인 판단에 의한 복수천자
② 간호조무사의 업무에 대한 지도
③ 한의사의 진료보조
④ 환자의 간호요구에 자료수집과 판단
⑤ 간호요구자에 대한 상담

해설 간호사는 의료법에 따른 병원급 의료기관 중 보건복지부령으로 정하는 기관에서 환자의 진료 및 치료행위에 관한 의사의 전문적 판단이 있은 후에 의사의 일반적 지도와 위임에 근거하여 진료지원업무를 수행할 수 있다.

04 간호사 등에 대한 설명으로 옳은 것은?

① 보수교육은 선택사항이다.
② 간호사는 3년마다 실태와 취업상황을 보건소장에게 신고해야 한다.
③ 간호대학을 졸업한 그 해에도 보수교육을 받아야 한다.
④ 간호조무사는 병원급 의료기관에서 의사, 치과의사, 한의사의 지도하에 환자의 요양을 위한 간호 및 진료의 보조를 수행할 수 있다.
⑤ 보건복지부장관은 보수교육을 이수하지 아니한 간호사에 대하여 실태 및 취업상황 등의 신고를 반려할 수 있다.

해설
① 선택사항이 아니라 의무사항이다.
② 간호사는 대통령령으로 정하는 바에 따라 최초로 면허를 받은 후부터 3년마다 그 실태와 취업상황 등을 보건복지부장관에게 신고하여야 한다.
③ 간호대학을 졸업한 그 다음해부터 보수교육을 받으면 된다.
④ 간호조무사는 의원급 의료기관에 한정하여 같은 법에 따른 의사, 치과의사, 한의사의 지도하에 환자의 요양을 위한 간호 및 진료의 보조를 수행할 수 있다.

05 교육전담간호사에 대한 설명으로 옳지 않은 것은?

① 신규채용된 간호사에게 직무수행에 필요한 지식을 전수하는 일을 한다.
② 교육전담간호사 운영에 필요한 비용을 국가에서 지원받을 수 있다.
③ 의원급 의료기관에서도 교육전담간호사를 두어야 한다.
④ 신규간호사 등의 교육을 담당하는 인력의 관리 및 지도를 한다.
⑤ 교육전담간호사의 배치 대상과 기준은 보건복지부령으로 한다.

> **해설** 병원급 의료기관에는 신규 채용되거나 보임된 간호사, 간호대학생(이하 이 조에서 "신규간호사 등"이라 한다)에게 직무수행에 필요한 지식, 기술 및 역량 등을 전수하고 적응을 지원하기 위하여 교육전담간호사 양성교육을 이수하는 등 보건복지부령으로 정하는 자격을 갖춘 교육전담간호사를 두어야 한다.

06 간호사 면허증이 반드시 취소되는 사유에 해당하는 것은?

① 거짓된 방법으로 간호사 국가시험에서 합격한 경우
② 면허증을 대여해 준 경우
③ 일회용 의료기구를 재사용하여 환자의 생명에 위해를 발생시킨 경우
④ 자격정지 처분기간 중에 의료행위를 한 경우
⑤ 면허를 내줄 때 3년 이내의 기간을 정하여 특정 지역이나 특정 업무에 종사할 것을 내건 조건을 이행하지 아니한 경우

> **해설** ②~⑤는 면허 또는 자격을 취소할 수 있는 사유이지만 무조건은 아니다.

정답 5 ③ 6 ①

CHAPTER 03 감염병의 예방 및 관리에 관한 법률

제1절 총칙

(1) 목적(법 제1조)
이 법은 국민 건강에 위해(危害)가 되는 감염병의 발생과 유행을 방지하고, 그 예방 및 관리를 위하여 필요한 사항을 규정함으로써 국민 건강의 증진 및 유지에 이바지함을 목적으로 한다.

(2) 정의(법 제2조)

> **Tip** 감염병은 제1~4급까지 구분하여 외우는 것이 중요하다. 단순히 암기만 하면 문제가 나왔을 때 틀리게 될 가능성이 높다. 각각의 감염병의 전파력과 감염 가능성, 격리 필요성과 급수를 연계하여 공부하고 외우면 훨씬 머리에 잘 들어온다.

① 제1급 감염병
  ㉠ 정의 : 생물테러감염병 또는 치명률이 높거나 집단 발생의 우려가 커서 발생 또는 유행 즉시 신고하여야 하고, 음압격리와 같은 높은 수준의 격리가 필요한 감염병

  > **Tip** 1급 감염병은 치명률이 높아 역사적으로 많은 사망자를 발생시켰거나 미디어를 통해서 시끄럽게 접한 경험이 있는 감염병이다.

  ㉡ 종류
  - 에볼라바이러스병, 두창, 페스트, 탄저, 보툴리눔독소증, 야토병
  - 신종감염병증후군(새로이 발견된 감염병이며 대부분 해외에서 유입된 경우가 많다)
  - 중증급성호흡기증후군(SARS), 중동호흡기증후군(MERS), 동물인플루엔자 인체감염증

    > **Tip** 동물인플루엔자 인체감염증은 조류인플루엔자 바이러스의 감염으로 인해 발생하는 급성 바이러스성 전염병으로 드물게는 사람에게도 감염증을 일으킨다.

  - 신종인플루엔자, 남아메리카출혈열, 마버그열, 라싸열, 크리미안콩고출혈열, 리프트밸리열, 디프테리아(기관절개술까지 필요한 기도폐쇄가 올 수 있는 감염병)

    > **암기Tip** 야토(야토병) 씨가 중동(중동호흡기증후군)과 남아메리카(남아메리카출혈열)에서 데려온 신종(신종감염병, 신종인플루엔자) 동물(동물인플루엔자)은 크림(크리미안콩고출혈열) 색깔 에벌레(에볼라바이러스)였다. 두바이(두창)에서 리프팅(리프트밸리열)과 보톡스(보툴리눔독소증)를 하고 탄탄(탄저)해졌다. 아싸!(라싸열) 하지만 햄버거(마버그)를 먹고 중증(중증급성호흡기증후군) 디프테리아에 빠르게(fast, 페스트) 감염되었다.

② 제2급 감염병
　㉠ 정의 : 전파가능성을 고려하여 발생 또는 유행 시 24시간 이내에 신고하여야 하고, 격리가 필요한 감염병
　㉡ 종류
　　• 소화기감염 : 파라티푸스, 콜레라, 세균성이질, 장티푸스, 장출혈성대장균 감염증, A형 간염(수인성 감염, 업무 종사의 일시 제한 감염병)

　　　암기 Tip '파' 티에서 '콜'라를 마셔 '이질'감 느꼈는데 '장티푸스'에 걸려 '장출혈'이 생기고 'A형' 수혈이 필요하다.

　　• 의료 관련 감염병 : 반코마이신내성황색포도알균(VRSA) 감염증, 카바페넴내성장내세균목(CRE) 감염증
　　• 기타 감염 : 결핵, 수두, 홍역, 백일해, 유행성 이하선염, 풍진, 폴리오, E형 간염, 수막구균감염증, b형 헤모필루스인플루엔자, 폐렴구균감염증, 한센병, 성홍열

　　　Tip 쉽게 감염되지만 1급에 비해 치명률이 낮고 음압격리가 아니라 일반 격리를 해야 하는 것이 특징이다. 필수 예방접종을 맞아야 하는 감염병의 대부분이 2급에 포함되어 있다(디프테리아, 일본뇌염, B형 간염, 파상풍 제외).

③ 제3급 감염병
　㉠ 정의 : 발생을 계속 감시할 필요가 있어 발생 또는 유행 시 24시간 이내에 신고하여야 하는 감염병

　　　Tip 고의가 아닌 이상 타인에게 감염되지 않기 때문에 격리가 불필요하다. 모기와 진드기 등의 동물에 물려 감염되는 경우가 많은데 이런 동물들이 많이 활동하는 시기에 유행하는 것이 3급 감염병의 특징이다.

　㉡ 종류
　　• <u>모기</u> : 일본뇌염, 말라리아, 지카바이러스 감염증, 황열, 뎅기열, 웨스트나일열, 치쿤구니야열
　　• <u>진드기</u> : 쯔쯔가무시병, 중증열성혈소판감소증후군(SFTS), 진드기매개뇌염, 라임병
　　• 기타 동물 : 공수병(야생동물), 신증후군출혈열(들쥐), 발진열(벼룩), 큐열(가축), 브루셀라증(가축)
　　• <u>세균과 박테리아, 바이러스</u> : 비브리오패혈증, 발진티푸스, 레지오넬라증, 유비저, 렙토스피라증, 크로이츠펠트-야콥병(CJD) 및 변종크로이츠펠트-야콥병(vCJD), 파상풍, 후천성 면역결핍증(AIDS), 매독(4급 → 3급 변경, 2024.1.1 시행)
　　• <u>B형 간염, C형 간염</u>(A형 간염은 음식물, 물을 통해 감염이 잘되어 2급으로 분류되지만 B형 간염과 C형 간염은 혈액으로 전파되기 때문에 3급), 엠폭스(원숭이두창, 2024.1.1 시행)

　　　암기 Tip 삼(3급 감염병)일절에 야콥(야콥병) 씨는 일본(일본뇌염)과 말라리아의 웨스트(웨스트나일열)에 방문하여 레저(레지오넬라증)를 즐겼다. 뎅기머리(뎅기열)를 한 유 비서(유비저, 렙토스피라증)와 BC(B형 간염, C형 간염) 카드로 라임나무(라임병) 밑에서 구운 치킨(치쿤구니야)을 먹고 큐브(큐열, 브루셀라증)도 공짜(공수병)로 받았다. 황당(황열)하게 AIDS와 매독에 걸리고 진드기에 물려 파상풍까지 왔다. 혈소판(중증열성혈소판감소증후군)이 부족해 출혈(신증후군출혈)과 발진(발진열, 발진티푸스)이 생겨 패혈증(비브리오패혈증)까지 왔다. 지카바이러스까지 감염되다니 쯧쯧(쯔쯔가무시병)!

④ 제4급 감염병
  ㉠ 정의 : 표본감시 활동이 필요한 다음의 감염병으로 7일 이내 신고되어야 한다.
    > **Tip** 표본은 sample을 말한다. 1~3급 감염병은 모든 의료기관이 신고 의무 대상이지만 4급 감염병은 표본감시기관으로 지정된 의료기관만 신고 의무가 있다. 1~3급 감염병에 비해 위험 정도가 떨어지기 때문에 격리도 필요치 않고 표본조사만 하는 것이 4급 감염병의 특징이다.
  ㉡ 종류
    - 기생충 : 회충증, 편충증, 요충증, 간흡충증, 폐흡충증, 장흡충증, 해외유입 기생충 감염증
    - 성병 : 연성하감, 성기단순포진, 첨규콘딜롬, 임질, 클라미디아 감염증, 사람유두종바이러스 감염증
    - 의료 관련 감염증 : 반코마이신내성장알균(VRE) 감염증, 메티실린내성황색포도알균(MRSA) 감염증, 다제내성녹농균(MRPA) 감염증, 다제내성아시네토박터바우마니균(MRAB) 감염증
    - 기타 : 인플루엔자, 수족구병, 장관 감염증, 급성호흡기 감염증, 엔테로바이러스 감염증, 코로나바이러스감염증-19

    > **암기 Tip** 사(4급 감염병)랑스러운 인플루언서(인플루엔자)였던 클라미디아(클라미디아감염) 씨는 콘돔(첨규콘딜롬)을 쓰지 않아 성병에 걸렸다. 성기(성기단순포진)와 질(임질), 유두(사람유두종바이러스), 수족(팔다리, 수족구)에 연성하감이 생기고 호흡기가 감염되었다. 기생충(기생충감염, '충' 자로 통일됨)이 장관(장관감염)으로 들어와 엔테로바이러스 감염이 생겨 입원했는데 결국 의료 관련 감염증까지 얻게 되었다.

⑤ "감염병 환자"란 감염병의 병원체가 인체에 침입하여 증상을 나타내는 사람으로서 의사, 치과의사 또는 한의사의 진단이나 감염병 병원체 확인기관의 실험실 검사를 통하여 확인된 사람을 말한다. 예 결핵 객담검사를 해서 결핵균이 확인된 경우

⑥ "감염병의사환자"란 감염병병원체가 인체에 침입한 것으로 의심이 되나 감염병 환자로 확인되기 전 단계에 있는 사람을 말한다. 예 결핵의 증상이 있어서 의심은 되나 결핵 객담검사 결과가 나오기 전 단계인 경우

⑦ "병원체보유자"란 임상적인 증상은 없으나 감염병병원체를 보유하고 있는 사람을 말한다. 예 잠복결핵인 경우 결핵균은 숨어 있으나 증상이 없다.

⑧ "감염병의심자"란 다음의 어느 하나에 해당하는 사람을 말한다.
  ㉠ 감염병 환자, 감염병의사환자 및 병원체보유자와 접촉하거나 접촉이 의심되는 사람
    예 감염성 결핵 환자와 밀접하게 접촉한 경우
  ㉡ 검역관리지역 또는 중점검역관리지역에 체류하거나 그 지역을 경유한 사람으로서 감염이 우려되는 사람 예 감염병이 유행한 나라에서 입국한 경우
  ㉢ 감염병병원체 등 위험요인에 노출되어 감염이 우려되는 사람 예 감염병 환자가 병원에 속출하여 감염병이 걸리지 않은 사람도 코호트 격리가 된다.

⑨ "표본감시"란 감염병 중 감염병 환자의 발생빈도가 높아 전수조사가 어렵고 중증도가 비교적 낮은 감염병의 발생에 대하여 감시기관을 지정하여 정기적이고 지속적인 의과학적 감시를 실시하는 것을 말한다.

⑩ "역학조사"란 감염병 환자 등이 발생한 경우 감염병의 차단과 확산 방지 등을 위하여 감염병 환자 등의 발생 규모를 파악하고 감염원을 추적하는 등의 활동과 감염병 예방접종 후 이상반응 사례가 발생한 경우나 감염병 여부가 불분명하나 그 발병원인을 조사할 필요가 있는 사례가 발생한 경우 그 원인을 규명하기 위하여 하는 활동을 말한다.

⑪ "예방접종 후 이상반응"이란 예방접종 후 그 접종으로 인하여 발생할 수 있는 모든 증상 또는 질병으로서 해당 예방접종과 시간적 관련성이 있는 것을 말한다.

제2절 신고 및 보고

(1) 의사 등의 신고(법 제11조) : 보건복지부령

① 의사, 치과의사 또는 한의사는 다음의 어느 하나에 해당하는 사실(제4급 감염병으로 인한 경우는 제외)이 있으면 소속 의료기관의 장에게 보고하여야 하고, 해당 환자와 그 동거인에게 질병관리청장이 정하는 감염 방지 방법 등을 지도하여야 한다. 다만, 의료기관에 소속되지 아니한 의사, 치과의사 또는 한의사는 그 사실을 관할 보건소장에게 신고하여야 한다.

> **Tip** 병원에서 월급을 받는 의사는 의료기관의 장(병원대표)에게 보고하면 되고 병원이 아닌 보건진료소와 같은 지역사회에 근무하는 의사나 병원장(의사에게 보고 받은 후)은 보건소장에게 신고해야 한다.

㉠ 감염병 환자 등을 진단하거나 그 사체를 검안(檢案)한 경우
㉡ 예방접종 후 이상반응자를 진단하거나 그 사체를 검안한 경우
㉢ 감염병 환자 등이 제1급 감염병부터 제3급 감염병까지에 해당하는 감염병으로 사망한 경우
㉣ 감염병 환자로 의심되는 사람이 감염병병원체 검사를 거부하는 경우

② 보고를 받은 의료기관의 장 및 감염병병원체 확인기관의 장은 제1급 감염병의 경우에는 즉시, 제2급 감염병 및 제3급 감염병의 경우에는 24시간 이내에, 제4급 감염병의 경우에는 7일 이내에 질병관리청장 또는 관할 보건소장에게 신고하여야 한다.

③ 육군, 해군, 공군 또는 국방부 직할 부대에 소속된 군의관은 ①의 ㉠~㉣ 중 어느 하나에 해당하는 사실(제4급 감염병으로 인한 경우는 제외)이 있으면 소속 부대장에게 보고하여야 하고, 보고를 받은 소속 부대장은 제1급 감염병의 경우에는 즉시, 제2급 감염병 및 제3급 감염병의 경우에는 24시간 이내에 관할 보건소장에게 신고하여야 한다.

제3절 예방접종

(1) 필수예방접종(법 제24조)

특별자치시장·특별자치도지사 또는 시장·군수·구청장은 다음의 질병에 대하여 관할 보건소를 통하여 필수예방접종을 실시하여야 한다.

① 디프테리아
② 폴리오
③ 백일해
④ 홍역
⑤ 파상풍
⑥ 결핵
⑦ B형 간염
⑧ 유행성이하선염
⑨ 풍진
⑩ 수두
⑪ 일본뇌염
⑫ b형 헤모필루스인플루엔자
⑬ 폐렴구균
⑭ 인플루엔자
⑮ A형 간염
⑯ 사람유두종바이러스 감염증
⑰ 그룹 A형 로타바이러스 감염증
⑱ 그 밖에 질병관리청장이 감염병의 예방을 위하여 필요하다고 인정하여 지정하는 감염병

> **Tip** 보건소에서 의료기관에 필수예방접종을 위탁하여서 의료기관에서 접종이 상당수 이루어지고 있다. 특별자치시장·특별자치도지사 또는 시장·군수·구청장은 초등학교와 중학교의 장에게 예방접종 완료 여부에 대한 검사 기록을 제출하도록 요청할 수 있다. 만약 필수예방접종을 완료하지 못한 아동이 있다면 완료하게끔 해야 한다.

(2) 임시예방접종(법 제25조)

특별자치시장·특별자치도지사 또는 시장·군수·구청장은 다음의 어느 하나에 해당하면 관할 보건소를 통하여 임시예방접종을 하여야 한다.

① 질병관리청장이 감염병 예방을 위하여 특별자치시장·특별자치도지사 또는 시장·군수·구청장에게 예방접종을 실시할 것을 요청한 경우

② 특별자치시장·특별자치도지사 또는 시장·군수·구청장이 감염병 예방을 위하여 예방접종이 필요하다고 인정하는 경우

> **Tip** 코로나바이러스감염증-19 예방접종은 감염병의 확산으로 인해 시행된 임시예방접종의 예이다.

(3) 예방접종증명서(법 제27조)

질병관리청장, 특별자치시장·특별자치도지사 또는 시장·군수·구청장은 필수예방접종 또는 임시예방접종을 받은 사람 본인 또는 법정대리인에게 보건복지부령으로 정하는 바에 따라 예방접종증명서를 발급하여야 한다.

제4절 감염 전파의 차단 조치

(1) 감염병 환자 등의 관리(법 제41조)

① 감염병 중 특히 전파 위험이 높은 감염병으로서 제1급 감염병 및 질병관리청장이 고시한 감염병에 걸린 감염병 환자 등은 감염병관리기관, 감염병전문병원 및 감염병관리시설을 갖춘 의료기관에서 입원치료를 받아야 한다.

② 질병관리청장, 시·도지사 또는 시장·군수·구청장은 다음의 어느 하나에 해당하는 사람에게 자가(自家)치료, 격리소·요양소 또는 진료소에서의 치료 또는 의료기관 입원치료를 하게 할 수 있다.
  ㉠ ①에도 불구하고 의사가 자가치료 또는 시설치료가 가능하다고 판단하는 사람
  ㉡ ①에 따른 입원치료 대상자가 아닌 사람
  ㉢ 감염병의심자

③ 보건복지부장관, 질병관리청장, 시·도지사 또는 시장·군수·구청장은 다음의 어느 하나에 해당하는 경우 ①이나 ②에 따라 치료 중인 사람을 다른 감염병관리기관 등이나 감염병관리기관 등이 아닌 의료기관으로 전원(轉院)하거나, 자가 또는 격리소·요양소 또는 진료소로 이송하여 치료받게 할 수 있다.

> **Tip** 코로나바이러스감염증-19 유행 시 감염자는 코로나 지정 의료기관, 자택, 코로나 격리시설에서 치료를 받았다. 상태가 호전 또는 악화되면 격리되는 곳은 그에 맞추어 변경되었다.

  ㉠ 중증도의 변경이 있는 경우
  ㉡ 의사가 입원치료의 필요성이 없다고 판단하는 경우
  ㉢ 격리병상이 부족한 경우 등 질병관리청장이 전원 등의 조치가 필요하다고 인정하는 경우

④ 감염병 환자 등은 조치를 따라야 하며, 정당한 사유 없이 이를 거부할 경우 치료에 드는 비용은 본인이 부담한다.

(2) **업무 종사의 일시 제한(법 제45조)**

① 감염병 환자 등은 보건복지부령으로 정하는 바에 따라 업무의 성질상 <u>일반인과 접촉하는 일이 많은 직업</u>에 종사할 수 없고, 누구든지 감염병 환자 등을 그러한 직업에 고용할 수 없다.
    예) 집단 급식소(기숙사, 학교와 병원의 급식시설), 식품 접객업(음식 또는 주류를 업소 안에서 판매하는 영업)

> **업무 종사의 일시 제한(시행규칙 제33조)**
> 일시적으로 업무 종사의 제한을 받는 감염병 환자 등은 다음의 감염병에 해당하는 감염병 환자 등으로 하고, 그 제한 기간은 <u>감염력이 소멸되는 날까지</u>로 한다.
> ① 콜레라   ② 장티푸스
> ③ 파라티푸스   ④ 세균성이질
> ⑤ 장출혈성대장균 감염증   ⑥ A형 간염
>
> **Tip** 모두 2급 감염병이며 감염된 손으로 만든 음식이나 감염된 물로 인해 구강으로 전달되는데 폭발적으로 감염될 우려가 높은 것이 특징이다.

② 성매개감염병에 관한 건강진단을 받아야 할 자가 건강진단을 받지 아니한 때에는 같은 조에 따른 직업에 종사할 수 없으며 해당 영업을 영위하는 자는 건강진단을 받지 아니한 자를 그 영업에 종사하게 하여서는 아니 된다.

> **Tip** 유흥업소에서 일하는 여성은 성매개감염병에 노출될 우려가 높은 사람들이다. 보건소나 의료기관에서 주기적인 검사를 하여 성매개감염병을 조기에 진단하여 조기 치료를 하기 위한 목적도 있지만, 불특정 다수에게 성매개감염병을 퍼뜨릴 위험을 차단하기 위한 목적도 있다. 이러한 건강진단을 받지 않은 사람은 고용되어 일할 수 없다.

CHAPTER 03 적중예상문제

01 제2급 감염병이 아닌 것은?
① 콜레라
② 결핵
③ 디프테리아
④ 장티푸스
⑤ 폴리오

> **해설** 디프테리아는 제1급 감염병이다.

02 필수예방접종에 해당하는 질병으로 옳은 것은?
① A형 로타바이러스 감염증
② 뎅기열
③ 코로나바이러스감염증-19
④ 말라리아
⑤ 신종인플루엔자

> **해설** 필수예방접종(감염병의 예방 및 관리에 관한 법률 제24조)
> - 디프테리아
> - 백일해
> - 파상풍
> - B형 간염
> - 풍진
> - 일본뇌염
> - 폐렴구균
> - A형간염
> - 그룹 A형 로타바이러스 감염증
> - 폴리오
> - 홍역
> - 결핵
> - 유행성이하선염
> - 수두
> - b형 헤모필루스인플루엔자
> - 인플루엔자
> - 사람유두종바이러스 감염증

정답 1 ③ 2 ①

03 24시간 이내에 신고해야 하고 격리가 필요한 감염병은?

① 카바페넴내성장내세균목(CRE) 감염증
② 에볼라바이러스병
③ 디프테리아
④ 일본뇌염
⑤ 사람유두종바이러스감염증

해설 제2급 감염병
- 결핵
- 홍역
- 장티푸스
- 세균성이질
- A형 간염
- 유행성이하선염
- 폴리오
- b형 헤모필루스인플루엔자
- 한센병
- 반코마이신내성황색포도알균(VRSA) 감염증
- 카바페넴내성장내세균목(CRE) 감염증
- E형 간염
- 수두
- 콜레라
- 파라티푸스
- 장출혈성대장균감염증
- 백일해
- 풍진
- 수막구균 감염증
- 폐렴구균 감염증
- 성홍열

04 의료기관에 소속되지 않은 의사가 감염병 환자 진단 시 누구에게 신고해야 하는가?

① 보건소장
② 보건복지부장관
③ 시·도지사
④ 시장·군수·구청장
⑤ 대통령

05 업무종사에 제한을 받는 감염병이 아닌 것은?

① 세균성 이질
② 연성하감
③ 콜레라
④ 파라티푸스
⑤ A형 간염

해설 업무 종사의 일시 제한(감염병의 예방 및 관리에 관한 법률 시행규칙 제33조)
- 콜레라
- 파라티푸스
- 장출혈성대장균 감염증
- 장티푸스
- 세균성이질
- A형 간염

06 　감염병 예방 및 관리에 관한 법률에 의거하여 감염병환자 등으로 인정될 때에는 동행하여 치료받게 하거나 입원시킬 수 있는 강제처분을 할 수 있는 감염병은?

① 일본뇌염
② 수족구병
③ 중동호흡기증후군
④ 수두
⑤ 백일해

> **해설** 감염병에 관한 강제처분(감염병의 예방 및 관리에 관한 법률 제42조)
> 다음의 어느 하나에 해당하는 감염병 환자 등이 있다고 인정되는 주거시설, 선박·항공기·열차 등 운송수단 또는 그 밖의 장소에 들어가 필요한 조사나 진찰을 하게 할 수 있으며, 그 진찰 결과 감염병 환자 등으로 인정될 때에는 동행하여 치료받게 하거나 입원시킬 수 있다.
> • 제1급 감염병
> • 제2급 감염병 중 결핵, 홍역, 콜레라, 장티푸스, 파라티푸스, 세균성이질, 장출혈성대장균감염증, A형간염, 수막구균 감염증, 폴리오, 성홍열 또는 질병관리청장이 정하는 감염병
> • 제3급 감염병 중 질병관리청장이 정하는 감염병
> • 세계보건기구 감시대상 감염병

07 　감염병 예방 및 관리에 관한 법률에 의거하여 해외 신종 감염병이 유입되어 전파 가능성이 높아졌다면 역학조사를 해야 하는 주체는 누구인가?

① 보건복지부차관
② 질병관리청장
③ 보건소장
④ 대통령
⑤ 행정안전부장관

> **해설** 역학조사(감염병의 예방 및 관리에 관한 법률 제18조)
> 질병관리청장, 시·도지사 또는 시장·군수·구청장은 감염병이 발생하여 유행할 우려가 있거나, 감염병 여부가 불분명하나 발병원인을 조사할 필요가 있다고 인정하면 지체 없이 역학조사를 하여야 한다.

정답　6 ③　7 ②

CHAPTER 04 검역법

제1절 총칙

(1) 목적(법 제1조)

이 법은 우리나라로 들어오거나 외국으로 나가는 사람, 운송수단 및 화물을 검역(檢疫)하는 절차와 감염병을 예방하기 위한 조치에 관한 사항을 규정하여 국내외로 감염병이 번지는 것을 방지함으로써 국민의 건강을 유지·보호하는 것을 목적으로 한다.

(2) 검역감염병의 정의 및 최대 잠복(법 제2조, 시행규칙 제14조의3)

① "검역감염병"이란 다음의 어느 하나에 해당하는 것을 말한다.
  ㉠ 콜레라(잠복기 : 5일)
  ㉡ 페스트(잠복기 : 6일)
  ㉢ 황열(잠복기 : 6일)
  ㉣ 중증급성호흡기증후군(SARS)(잠복기 : 10일)
  ㉤ 동물인플루엔자 인체감염증(잠복기 : 10일)
  ㉥ 신종인플루엔자(잠복기: 검역전문위원회에서 정하는 최대 잠복기간)
  ㉦ 중동호흡기증후군(MERS)(잠복기 : 14일)
  ㉧ 에볼라바이러스병(잠복기 : 21일)

  > **암기Tip** 애벌레가 많은 동물원에 갔다가 중동에서 온 신종인플루엔자에 걸렸고 콜라와 패스트 푸드를 먹었는데 중증 황달이 왔다.

  ㉨ 외국에서 발생하여 국내로 들어올 우려가 있거나 우리나라에서 발생하여 외국으로 번질 우려가 있어 질병관리청장이 긴급 검역조치가 필요하다고 인정하여 고시하는 감염병(잠복기 : 검역전문위원회에서 정하는 최대 잠복기간)

  > **Tip** 각각의 감염병마다 검역관리지역 즉 해당하는 감염병이 빈번히 발생하는 국가를 방문한 사람은 입국할 때 건강상태 질문서를 작성하여 검역관에게 제출하고 열화상카메라를 통과해야 한다. 검역감염병 환자, 검역감염병 의사환자 및 병원체 보유자는 시설에 격리해야 한다.

② "운송수단"이란 선박, 항공기, 열차 또는 자동차를 말한다.

제2절 검역조사

(1) 검역조사의 대상 등(법 제6조)

① 다음의 어느 하나에 해당하는 <u>사람과 운송수단 및 화물</u>은 검역조사를 받아야 한다.
  ㉠ 우리나라로 들어오거나 외국으로 나가는 승객, 승무원 등 모든 사람(이하 "출입국자"), 운송수단 및 보건복지부령으로 정하는 화물
  ㉡ 범죄의 예방, 수사 업무나 피의자 체포 업무 수행 등 대통령령으로 정하는 사유로 ㉠에 해당하는 운송수단과 접촉한 사람과 운송수단 및 화물

② ①에 따른 검역조사를 받지 아니한 운송수단과 사람 및 화물은 <u>검역 절차가 끝나기 전에는 우리나라로 들어오거나 외국으로 나갈 수 없다.</u>

③ ①·②에도 불구하고 검역감염병 환자 등과 사망자가 없는 운송수단으로서 다음의 어느 하나에 해당하는 운송수단은 대통령령으로 정하는 바에 따라 검역조사의 전부 또는 일부를 생략할 수 있다.
  ㉠ 외국으로 나가는 운송수단으로서 질병관리청장이 우리나라에서 검역감염병이 발생하여 국외로 번질 우려가 없다고 인정하는 운송수단(출입국자 및 화물을 포함)
  ㉡ 연료나 자재 및 생활필수품 등을 공급받을 목적으로 우리나라에 <u>일시 머무르는 운송수단</u> 중 보건복지부령으로 정하는 운송수단

> **검역조사의 생략 등(시행규칙 제3조)**
> ① 급유 또는 급수를 위한 경우
> ② 운행에 필요한 물품을 공급받기 위한 경우
> ③ 도착 또는 출발 증명서를 받기 위한 경우
> ④ 운송수단을 수리하기 위한 경우
> ⑤ 태풍 등 기상악화의 경우

  ㉢ 군용(軍用) 운송수단으로서 해당 운송수단의 장이 운송수단 안에 검역감염병 환자 등과 감염병 매개체가 없다는 사실을 통보한 군용 운송수단
  ㉣ 남북교류협력에 관한 법률에 따라 통일부장관이 요청하는 운송수단
  ㉤ 관계 중앙행정기관의 장이 검역조사의 생략을 요청하는 운송수단으로서 질병관리청장이 인정하는 운송수단

(2) 검역 장소(법 제10조)

질병관리청장은 관계 중앙행정기관의 장과 협의하여 검역 장소를 정한다.

(3) 검역 시각(법 제11조)

검역소장은 제6조에 따른 검역조사의 대상이 <u>검역 장소에 도착하는 즉시 검역조사</u>를 하여야 한다. 다만, 즉시 검역조사를 하지 못하는 보건복지부령으로 정하는 부득이한 사유가 있는 경우에는 검역 장소에 대기하거나 격리할 것을 조건으로 승객, 승무원 및 화물을 내리게 할 수 있다.

(4) 검역감염병 환자 등의 격리(법 제16조)

① 질병관리청장은 검역감염병 환자 등을 다음의 어느 하나에 해당하는 시설에 격리한다. 다만, 사람 간 전파가능성이 낮은 경우 등 질병관리청장이 정하는 경우는 격리 대상에서 제외할 수 있다.
   ㉠ 검역소에서 관리하는 격리시설로서 질병관리청장이 지정한 시설
   ㉡ 감염병관리기관, 격리소·요양소 또는 진료소
   ㉢ 자가
   ㉣ 감염병전문병원
   ㉤ 국내에 거주지가 없는 경우 질병관리청장이 지정하는 시설 또는 장소

② 질병관리청장은 검역감염병 환자 등이 많이 발생하여 ①에 따른 격리시설이나 감염병관리기관 등이 부족한 경우에는 보건복지부령으로 정하는 바에 따라 임시 격리시설을 설치·운영할 수 있다.

③ 질병관리청장은 ①에 따른 격리조치(이송을 포함)를 할 때에 필요하면 특별시장·광역시장·특별자치시장·도지사·특별자치도지사 또는 시장·군수·구청장(자치구의 구청장을 말한다)에게 협조를 요청할 수 있다. 이 경우 시·도지사 또는 시장·군수·구청장은 특별한 사유가 없으면 협조하여야 한다.

④ 검역감염병 환자 등의 격리 기간은 검역감염병 환자 등의 감염력이 없어질 때까지로 하고, <u>격리기간이 지나면 즉시 해제하여야 한다.</u>

⑤ 격리 기간 동안 격리된 사람은 검역소장의 허가를 받지 아니하고는 <u>다른 사람과 접촉할 수 없다.</u>

⑥ 검역소장은 검역감염병 환자 등을 격리하였을 때에는 보건복지부령으로 정하는 바에 따라 격리 사실을 격리 대상자 및 격리 대상자의 가족, 보호자 또는 격리 대상자가 지정한 사람에게 알려야 한다.

CHAPTER 04 적중예상문제

01 검역감염병에 해당하는 것은?

① 디프테리아
② 유행성이하선염
③ 황열
④ 폴리오
⑤ 일본뇌염

> **해설** 검역감염병(검역법 제2조)
> • 콜레라
> • 페스트
> • 황열
> • 중증급성호흡기증후군(SARS)
> • 동물인플루엔자 인체감염증
> • 신종인플루엔자
> • 중동호흡기증후군(MERS)
> • 에볼라바이러스병

02 검역조사를 생략할 수 있는 경우가 아닌 것은?

① 급유 또는 급수를 위한 경우
② 도착 또는 출발 증명서를 받기 위한 경우
③ 외국에서 들어오는 비행기의 승객과 승무원
④ 운송수단을 수리하기 위한 경우
⑤ 태풍 등 기상악화의 경우

> **해설** 검역조사의 생략 등(검역법 시행규칙 제3조)
> • 급유 또는 급수를 위한 경우
> • 운행에 필요한 물품을 공급받기 위한 경우
> • 도착 또는 출발 증명서를 받기 위한 경우
> • 운송수단을 수리하기 위한 경우
> • 태풍 등 기상악화의 경우

정답 1 ③ 2 ③

CHAPTER 05 후천성 면역결핍증 예방법

제1절 신고 및 보고

(1) 의사 또는 의료기관 등의 신고(법 제5조)

① 감염인을 진단하거나 감염인의 사체를 검안한 의사 또는 의료기관은 보건복지부령으로 정하는 바에 따라 24시간 이내에 진단·검안 사실을 관할 보건소장에게 신고하고, 감염인과 그 배우자 및 성 접촉자에게 후천성 면역결핍증의 전파 방지에 필요한 사항을 알리고 이를 준수하도록 지도하여야 한다(제3급 감염병).

② 학술연구 또는 혈액 및 혈액제제에 대한 검사에 의하여 감염인을 발견한 사람이나 해당 연구 또는 검사를 한 기관의 장은 보건복지부령으로 정하는 바에 따라 24시간 이내에 질병관리청장에게 신고하여야 한다.

③ 신고를 받은 보건소장은 특별자치시장·특별자치도지사·시장·군수 또는 구청장에게 이를 보고하여야 하고, 보고를 받은 특별자치시장·특별자치도지사는 질병관리청장에게, 시장·군수·구청장은 특별시장·광역시장 또는 도지사를 거쳐 질병관리청장에게 이를 보고하여야 한다.

(2) 비밀 누설 금지(법 제7조)

다음의 어느 하나에 해당하는 사람은 이 법 또는 이 법에 따른 명령이나 다른 법령에서 정하고 있는 경우 또는 본인의 동의가 있는 경우를 제외하고는 재직 중에는 물론 퇴직 후에도 감염인에 대하여 업무상 알게 된 비밀을 누설하여서는 아니 된다.

① 국가 또는 지방자치단체에서 후천성 면역결핍증의 예방·관리와 감염인의 보호·지원에 관한 사무에 종사하는 사람

② 감염인의 진단·검안·진료 및 간호에 참여한 사람

③ 감염인에 관한 기록을 유지·관리하는 사람

제2절 검진

(1) 검진(법 제8조)

① 질병관리청장, 특별시장·광역시장·특별자치시장·도지사 또는 특별자치도지사(이하 시·도지사), 시장·군수·구청장은 공중(公衆)과 접촉이 많은 업소에 종사하는 사람으로서 ②에 따른 검진 대상이 되는 사람에 대하여 후천성 면역결핍증에 관한 정기검진 또는 수시검진을 하여야 한다.

> **Tip** 후천성 면역결핍증 환자는 유흥업소에 종사할 수 없다.

② 질병관리청장, 시·도지사, 시장·군수·구청장은 후천성 면역결핍증에 감염되었다고 판단되는 충분한 사유가 있는 사람 또는 후천성 면역결핍증에 감염되기 쉬운 환경에 있는 사람으로서 다음의 어느 하나에 해당하는 사람에 대하여 후천성 면역결핍증에 관한 검진을 할 수 있다.
  ㉠ 감염인의 배우자 및 성 접촉자
  ㉡ 그밖에 후천성 면역결핍증의 예방을 위하여 검진이 필요하다고 질병관리청장이 인정하는 사람

③ 해외에서 입국하는 외국인 중 대통령령으로 정하는 장기체류자는 입국 전 1개월 이내에 발급받은 후천성 면역결핍증 음성확인서를 질병관리청장에게 보여주어야 한다. 이를 보여주지 못하는 경우에는 입국 후 72시간 이내에 검진을 받아야 한다.

④ 검진을 하는 자는 검진 결과 감염인으로 밝혀진 사람이 있는 경우에는 보건복지부령으로 정하는 바에 따라 관할 보건소장에게 신고하여야 한다. 이 경우 감염인의 정보는 익명으로 관리하여야 한다.

(2) 검진 결과의 통보(법 제8조의2)

① 후천성 면역결핍증에 관한 검진을 한 자는 검진 대상자 본인 외의 사람에게 검진 결과를 통보할 수 없다. 다만, 검진 대상자가 군(軍), 교정시설 등 공동생활자인 경우에는 해당 기관의 장에게 통보하고, 미성년자, 심신미약자, 심신상실자인 경우에는 그 법정대리인에게 통보한다.

② 사업주는 근로자에게 후천성 면역결핍증에 관한 검진결과서를 제출하도록 요구할 수 없다.

> **Tip** 교정시설은 교도소를 말한다. 공동생활을 하는 곳이라면 그 기관의 장이 알아야 관리를 할 수 있게 된다. 미성년자와 심신미약자, 심신상실자의 공통적인 특징은 올바른 판단을 할 수 있는 능력이 떨어진다는 것이다. 이때는 대리인을 통해서 사실을 알리고 치료와 보호조치에 협조하도록 요청할 수 있다.

(3) 혈액 · 장기 · 조직 등의 검사(법 제9조)

① 혈액원에서 채혈된 혈액이나 수입 혈액제제에 대하여 보건복지부령으로 정하는 바에 따라 인체면역결핍바이러스의 감염 여부를 검사하여야 한다. 다만, 인체면역결핍바이러스에 감염되어 있지 아니하다는 해당 제품 수출국가의 증명서류가 첨부되어 있는 수입 혈액제제로서 질병관리청장이 그 검사가 필요 없다고 인정하는 경우에는 그러하지 아니하다.

② 의사 또는 의료기관은 다음의 어느 하나에 해당하는 행위를 하기 전에 보건복지부령으로 정하는 바에 따라 인체면역결핍바이러스의 감염 여부를 검사하여야 한다.
  ⊙ 장기 · 조직의 이식
  ⓒ 정액의 제공
  ⓒ 그밖에 인체면역결핍바이러스 감염의 위험이 있는 매개체의 사용

제3절 감염인의 보호 · 지원

(1) 전문진료기관 등의 설치(법 제13조)

질병관리청장은 후천성 면역결핍증의 예방 · 관리와 그 감염인의 보호 · 지원 또는 치료를 위하여 필요한 전문진료기관 또는 연구기관을 설치 · 운영할 수 있다.

(2) 치료 및 보호조치 등(법 제15조)

질병관리청장, 시 · 도지사 또는 시장 · 군수 · 구청장은 치료 권고에 따르지 아니하는 감염인 중 감염인의 주의 능력과 주위 환경 등으로 보아 다른 사람에게 감염시킬 우려가 높다고 인정되는 감염인에 대하여는 치료 및 보호조치를 강제할 수 있다.

(3) 취업의 제한(법 제18조)

① 감염인은 그 종사자가 정기검진을 받아야 하는 업소에 종사할 수 없다.
② 공중과 접촉이 많은 업소를 경영하는 자는 감염인 또는 검진을 받지 아니한 사람을 그 업소에 종사하게 하여서는 아니 된다.

CHAPTER 05 적중예상문제

01 후천성 면역결핍증을 진단한 의사는 어떻게 후속조치를 하는가?
① 24시간 내에 보건소장에게 신고한다.
② 7일 내에 보건소장에게 신고한다.
③ 24시간 내에 질병관리청장에게 신고한다.
④ 24시간 내에 시장·군수·구청장에게 신고한다.
⑤ 표본감시기관이 아니라면 신고의무가 아니다.

> **해설** 의사 또는 의료기관 등의 신고(후천성 면역결핍증 예방법 제5조)
> 감염인을 진단하거나 감염인의 사체를 검안한 의사 또는 의료기관은 보건복지부령으로 정하는 바에 따라 24시간 이내에 진단·검안 사실을 관할 보건소장에게 신고하고, 감염인과 그 배우자 및 성 접촉자에게 후천성 면역결핍증의 전파 방지에 필요한 사항을 알리고 이를 준수하도록 지도하여야 한다.

02 후천성 면역결핍증 예방법에서 비밀 누설 금지 적용 대상이 아닌 것은?
① 간호대학 실습생
② 간호사
③ 의사
④ 기록을 관리하는 자
⑤ 감염인의 보호와 지원에 관련한 사무에 종사하는 자

> **해설** 비밀 누설 금지(후천성 면역결핍증 예방법 제7조)
> 다음의 어느 하나에 해당하는 사람은 이 법 또는 이 법에 따른 명령이나 다른 법령에서 정하고 있는 경우 또는 본인의 동의가 있는 경우를 제외하고는 재직 중에는 물론 퇴직 후에도 감염인에 대하여 업무상 알게 된 비밀을 누설하여서는 아니 된다.
> • 국가 또는 지방자치단체에서 후천성 면역결핍증의 예방·관리와 감염인의 보호·지원에 관한 사무에 종사하는 사람
> • 감염인의 진단·검안·진료 및 간호에 참여한 사람
> • 감염인에 관한 기록을 유지·관리하는 사람

정답 1 ① 2 ①

03 후천성 면역결핍증을 진단받은 본인을 제외하고 그 결과를 통보할 수 있는 사람이 아닌 것은?

① 교정시설 생활자 – 교정시설의 장
② 군인 – 군부대의 장
③ 정신질환자 – 보호의무자
④ 미성년자 – 부모
⑤ 판단능력이 충분한 대학생 – 부모

> **해설** 검진 결과의 통보(후천성 면역결핍증 예방법 제8조의2)
> 후천성 면역결핍증에 관한 검진을 한 자는 검진 대상자 본인 외의 사람에게 검진 결과를 통보할 수 없다. 다만, 검진 대상자가 군(軍), 교정시설 등 공동생활자인 경우에는 해당 기관의 장에게 통보하고, 미성년자, 심신미약자, 심신상실자인 경우에는 그 법정대리인에게 통보한다.

정답 3 ⑤

CHAPTER 06 국민건강보험법

제1절 총칙

(1) 목적(법 제1조)

이 법은 국민의 질병·부상에 대한 예방·진단·치료·재활과 출산·사망 및 건강증진에 대하여 보험급여를 실시함으로써 국민보건 향상과 사회보장 증진에 이바지함을 목적으로 한다.

제2절 가입자

(1) 적용 대상 등(법 제5조)

① 국내에 거주하는 국민은 건강보험의 <u>가입자</u> 또는 <u>피부양자</u>가 된다. 다만, 다음의 어느 하나에 해당하는 사람은 <u>제외</u>한다(피부양자는 가입자가 부양해야 하는 사람을 말한다).

㉠ 의료급여법에 따라 <u>의료급여</u>를 받는 사람(이하 "수급권자")

> **Tip** 의료보험이 아닌 공공부조 제도를 통해 서비스를 받게 된다.

㉡ 독립유공자예우에 관한 법률 및 국가유공자 등 예우 및 지원에 관한 법률에 따라 <u>의료보호</u>를 받는 사람("유공자 등 의료보호대상자")

> **Tip** 일정한 소득 이하의 의료급여, 수급권자는 공공부조 제도를 통해 의료보호를 받게 된다. 국가유공자와 그의 유족은 보훈의료급여 혜택을 받는다.

② ①의 피부양자는 다음의 어느 하나에 해당하는 사람 중 <u>직장가입자에게 주로 생계를 의존하는 사람</u>으로서 소득 및 재산이 보건복지부령으로 정하는 기준 이하에 해당하는 사람을 말한다.

㉠ 직장가입자의 배우자

㉡ 직장가입자의 직계존속(배우자의 직계존속을 포함) 예 양가 부모님

> **Tip** 직계존속과 직계비속을 헷갈리지 말자. 직계존속은 조부모님, 부모님을 말하는데 어른이니까 '존' 경하는 대상자라고 생각하자.

㉢ 직장가입자의 직계비속(배우자의 직계비속을 포함)과 그 배우자 예 자식과 며느리와 사위

㉣ 직장가입자의 형제·자매

(2) 가입자의 종류(법 제6조)

① 가입자는 직장가입자와 지역가입자로 구분한다.

> **Tip** 전 국민이 의무적으로 가입해야 한다. 직장을 그만두게 되면 지역가입자로 변경되는데 소득이 없다면 가입자인 부모님의 피부양자 혹은 배우자의 피부양자로 들어가게 된다.

② 모든 사업장의 근로자 및 사용자와 공무원 및 교직원은 직장가입자가 된다.
③ 지역가입자는 직장가입자와 그 피부양자를 제외한 가입자를 말한다.

(3) 자격의 취득 시기 등(법 제8조)

가입자는 국내에 거주하게 된 날에 직장가입자 또는 지역가입자의 자격을 얻는다. 다만, 다음의 어느 하나에 해당하는 사람은 그 해당되는 날에 각각 자격을 얻는다.

① 수급권자이었던 사람은 그 대상자에서 제외된 날 예 의료보호였던 사람이 소득이 일정 이상 충족되어 자격이 박탈되어 의료보험이 된 경우
② 직장가입자의 피부양자이었던 사람은 그 자격을 잃은 날 예 피부양자였던 자식이 지역가입자로 되어 있다가 직장에 취직하면 출근 첫날에 직장가입자로 변경된다.
③ 유공자 등 의료보호대상자이었던 사람은 그 대상자에서 제외된 날
④ 건강보험의 적용을 신청한 유공자 등 의료보호대상자는 그 신청한 날

(4) 자격의 변동 시기 등(법 제9조)

① 가입자는 다음의 어느 하나에 해당하게 된 날에 그 자격이 변동된다.
  ㉠ 지역가입자가 적용대상사업장의 사용자로 되거나, 근로자·공무원 또는 교직원으로 사용된 날 예 회사에 취직하게 되어 출근하는 첫날에 지역가입자에서 직장가입자로 변경된다.
  ㉡ 직장가입자가 다른 적용대상 사업장의 사용자로 되거나 근로자 등으로 사용된 날 예 사용자는 회사 사장을 말한다. 회사를 그만두고 사업을 시작하게 된다면 직장가입자에서 지역가입자로 바뀐다.
  ㉢ 직장가입자인 근로자 등이 그 사용관계가 끝난 날의 다음 날 예 회사를 그만두게 되면 퇴사하는 날까지는 그 회사 소속이니까 이튿날부터 지역가입자로 바뀐다.
  ㉣ 적용대상사업장에 휴업·폐업에 따른 사유가 발생한 날의 다음 날 예 회사가 폐업을 하게 된다면 그날까지는 회사소속이니까 이튿날부터 지역가입자로 바뀐다.
  ㉤ 지역가입자가 다른 세대로 전입한 날 예 결혼을 해서 친정아빠의 피부양자에서 신랑의 피부양자로 바뀌는 날
② 자격이 변동된 경우 직장가입자의 사용자와 지역가입자의 세대주는 그 명세를 자격이 변동된 날부터 14일 이내에 보험자에게 신고하여야 한다.

(5) 자격의 상실 시기 등(법 제10조)

① 가입자는 다음의 어느 하나에 해당하게 된 날에 그 자격을 잃는다.

㉠ 사망한 날의 다음 날
㉡ 국적을 잃은 날의 다음 날
㉢ 국내에 거주하지 아니하게 된 날의 다음 날
㉣ 직장가입자의 피부양자가 된 날
㉤ 수급권자가 된 날
㉥ 건강보험을 적용받고 있던 사람이 유공자 등 의료보호대상자가 되어 건강보험의 적용배제신청을 한 날

> **Tip** ㉠~㉢은 시간 차이가 발생하여 병원을 이용하지 못하게 되면 안 되니 다음 날로 자격을 잃게 되며 ㉣~㉥은 지역가입자와 직장가입자 사이에서 변경되는 것이기 때문에 당일에 자격을 잃는다.

② ①에 따라 자격을 잃은 경우 직장가입자의 사용자와 지역가입자의 세대주는 그 명세를 보건복지부령으로 정하는 바에 따라 자격을 잃은 날부터 14일 이내에 보험자에게 신고하여야 한다.

제3절 국민건강보험공단

(1) 보험자(법 제13조)

건강보험의 보험자는 국민건강보험공단으로 한다.

(2) 업무 등(법 제14조)

공단은 다음의 업무를 관장한다.
① 가입자 및 피부양자의 자격 관리
② 보험료와 그밖에 이 법에 따른 징수금의 부과·징수(건강보험료 미납금과 연체금)
③ 보험급여의 관리
④ 가입자 및 피부양자의 질병의 조기발견·예방 및 건강관리를 위하여 요양급여 실시 현황과 건강검진 결과 등을 활용하여 실시하는 예방사업으로서 대통령령으로 정하는 사업
⑤ 보험급여 비용의 지급
⑥ 자산의 관리·운영 및 증식사업
⑦ 의료시설의 운영 예 국민건강보험공단 일산병원
⑧ 건강보험에 관한 교육훈련 및 홍보
⑨ 건강보험에 관한 조사연구 및 국제협력
⑩ 이 법에서 공단의 업무로 정하고 있는 사항
⑪ 국민연금법, 고용보험 및 산업재해보상보험의 보험료징수 등에 관한 법률, 임금채권보장법 및 석면피해구제법에 따라 위탁받은 업무

제4절 보험급여

(1) 요양급여(법 제41조)

가입자와 피부양자의 질병, 부상, 출산 등에 대하여 다음의 요양급여를 실시한다.
① 진찰・검사
② 약제・치료재료의 지급
③ 처치・수술 및 그 밖의 치료
④ 예방・재활
⑤ 입원
⑥ 간호
⑦ 이송 예 근로 중 사고를 당해(산업재해) 병원으로 이송할 때 구급차 이용료는 요양급여에 포함

(2) 요양기관(법 제42조)

요양급여(간호와 이송은 제외)는 다음의 요양기관에서 실시한다. 이 경우 보건복지부장관은 공익이나 국가정책에 비추어 요양기관으로 적합하지 아니한 대통령령으로 정하는 의료기관 등은 요양기관에서 제외할 수 있다.
① 의료법에 따라 개설된 의료기관
② 약사법에 따라 등록된 약국
③ 약사법에 따라 설립된 한국희귀・필수의약품센터
④ 지역보건법에 따른 보건소・보건의료원 및 보건지소
⑤ 농어촌 등 보건의료를 위한 특별조치법에 따라 설치된 보건진료소

> **Tip** 간호와 이송은 요양기관에서만 실시하는 것이 아니므로 '간호와 이송은 제외한다'라는 문구가 있다. 반면 간호와 이송을 제외한 요양급여는 요양기관에서만 실시되고 있다. 이송은 의료기관뿐만 아니라 자격이 있는 개인이 사설 앰뷸런스 업체를 열어 할 수 있으며 간호는 장기요양기관과 학교와 같은 요양기관이 아닌 곳에서도 할 수 있다.

(3) 비용의 일부 부담(법 제44조)

① 요양급여를 받는 자는 대통령령으로 정하는 바에 따라 비용의 일부를 본인이 부담한다. 이 경우 선별급여에 대해서는 다른 요양급여에 비하여 본인일부부담금을 상향 조정할 수 있다.
② ①에 따라 본인이 연간 부담하는 본인일부부담금의 총액이 대통령령으로 정하는 금액을 초과한 경우에는 공단이 그 초과 금액을 부담하여야 한다. 이 경우 공단은 당사자에게 그 초과 금액을 통보하고, 이를 지급하여야 한다.

③ ②에 따른 본인부담상한액은 가입자의 소득수준 등에 따라 정한다.

> **Tip** 과다한 의료비 지출로 인한 가정의 부담을 덜어 주기 위해 연간 정해진 본인 부담 상한액 이상의 금액을 의료비로 지출하면 공단에서 돌려받는 제도이다. 건강보험료도 소득수준에 따라 다르게 내듯이 소득이 높은 사람은 본인 부담 상한액(본인이 부담해야 하는 금액)이 높게 책정이 되어 있다. 예를 들어 1,000만원이 본인 부담 상한액인 사람이 1년에 의료비를 1,500만원 썼다고 한다면 500만원을 돌려받게 된다. 소득이 낮은 사람은 본인 부담 상한액이 1,000만원보다 낮으므로 같은 의료비를 썼더라도 더 돌려받게 된다.

(4) 요양비(법 제49조)

공단은 가입자나 피부양자가 보건복지부령으로 정하는 긴급하거나 그 밖의 부득이한 사유로 요양기관과 비슷한 기능을 하는 기관으로서 보건복지부령으로 정하는 기관(업무정지기간 중인 요양기관을 포함)에서 질병·부상·출산 등에 대하여 요양을 받거나 요양기관이 아닌 장소에서 출산한 경우에는 그 요양급여에 상당하는 금액을 보건복지부령으로 정하는 바에 따라 가입자나 피부양자에게 요양비로 지급한다.

> **Tip** 집에서 출산하였거나 병원으로 가던 중 차에서 출산한 경우에 요양기관을 이용할 수 없거나 요양기관이 없는 경우에 요양비 지급청구서와 출산확인서를 제출하면 요양비를 받을 수 있다.

요양비(시행규칙 제23조)
① 요양기관을 이용할 수 없거나 요양기관이 없는 경우
② 만성신부전증 환자가 의사의 요양비처방전에 따라 복막관류액 또는 자동복막투석에 사용되는 소모성 재료를 요양기관 외의 의약품판매업소에서 구입·사용한 경우
③ 산소치료를 필요로 하는 환자가 의사의 산소치료 요양비처방전에 따라 보건복지부장관이 정하여 고시하는 방법으로 산소치료를 받는 경우
④ 당뇨병 환자가 의사의 요양비처방전에 따라 혈당검사 또는 인슐린주사에 사용되는 소모성 재료나 당뇨병 관리기기를 요양기관 외의 의료기기판매업소에서 구입·사용한 경우
⑤ 신경인성 방광환자가 의사의 요양비처방전에 따라 자가도뇨에 사용되는 소모성 재료를 요양기관 외의 의료기기판매업소에서 구입·사용한 경우
⑥ 보건복지부장관이 정하여 고시하는 질환이 있는 사람으로서 인공호흡기 또는 기침유발기를 필요로 하는 환자가 의사의 요양비처방전에 따라 인공호흡기 또는 기침유발기를 대여받아 사용하는 경우
⑦ 수면무호흡증 환자가 의사의 요양비처방전에 따라 양압기(수면 중 좁아진 기도에 지속적으로 공기를 불어 넣어 기도를 확보해 주는 기구를 말한다)를 대여받아 사용하는 경우

(5) 부가급여(법 제50조)

공단은 이 법에서 정한 요양급여 외에 대통령령으로 정하는 바에 따라 임신·출산 진료비, 장제비, 상병수당, 그 밖의 급여를 실시할 수 있다.

> **Tip** 장제비는 2008년에 폐지되었다. 상병수당은 근로자의 상해와 질병으로 인해 근로를 할 수 없어 소득이 불안정할 때 받는 부가급여인데, 2023년 기준으로 한정된 지역에서 시범사업을 하고 있다.

부가급여(시행령 제23조)
① 부가급여는 임신·출산(유산 및 사산을 포함) 진료비로 한다.
② 이용권을 사용할 수 있는 기간은 이용권을 발급받은 날부터 다음의 구분에 따른 날까지로 한다(이용권은 바우처와 같은 개념이다).
   ㉠ 임신·출산한 가입자 또는 피부양자 : 출산일(유산 및 사산의 경우 그 해당일)부터 2년이 되는 날
   ㉡ 2세 미만 영유아의 법정대리인 : 2세 미만 영유아의 출생일부터 2년이 되는 날
③ 이용권으로 결제할 수 있는 금액의 상한은 다음의 구분에 따른다.
   ㉠ 하나의 태아를 임신한 경우 : 100만원
   ㉡ 둘 이상의 태아를 임신한 경우 : 140만원(2024년~)
   > **Tip** 임산부와 2세 미만 영유아의 진료비, 약제, 치료재료 구입에 대한 본인 부담금을 결제하는 데 사용할 수 있다.

> **Tip** 요양비와 부가급여 모두 요양급여와 별개로 제공되는 보험급여의 형태이다. 요양비는 말 그대로 요양을 하는 데 드는 비용이다. 질병으로 인해 치료를 받는 동안 필요한 의료물품을 구입하는 데 드는 비용, 벽지나 오지 같은 요양기관이 없는 곳에 살면서 가족들이 자체적으로 간호를 해야 하는 경우에 지원되는 돈이다.

(6) 건강검진(법 제52조)

공단은 가입자와 피부양자에 대하여 질병의 조기 발견과 그에 따른 요양급여를 하기 위하여 건강검진을 실시한다.

> **Tip** 위암, 간암, 대장암, 유방암, 자궁경부암, 폐암에 대해 해당되는 연령이 되면 무료 건강검진이 가능하다.

(7) 급여의 정지(법 제54조)

보험급여를 받을 수 있는 사람이 다음의 어느 하나에 해당하면 그 기간에는 보험급여를 하지 아니한다. 다만, ②·③의 경우에는 요양급여를 실시한다.
① 국외에 체류하는 경우
② 병역법에 따른 현역병, 전환복무된 사람 및 군간부후보생
③ 교도소, 그밖에 이에 준하는 시설에 수용되어 있는 경우

> **Tip** 3개월 이상 해외에 머물고 있으면 건강보험혜택을 받을 수 없다. ②·③은 건강보험료를 내지는 않지만 의료보험 혜택을 받을 수 있는 경우이다.

제5절 건강보험심사평가원

(1) 설립(법 제62조)
요양급여비용을 심사하고 <u>요양급여의 적정성을 평가</u>하기 위하여 건강보험심사평가원을 설립한다.

(2) 업무 등(법 제63조)
심사평가원은 다음의 업무를 관장한다.
① 요양급여비용의 심사
② 요양급여의 적정성 평가
③ 심사기준 및 평가기준의 개발
④ ①~③까지의 규정에 따른 업무와 관련된 조사연구 및 국제협력
⑤ 다른 법률에 따라 지급되는 급여비용의 심사 또는 의료의 적정성 평가에 관하여 위탁받은 업무
⑥ 그밖에 이 법 또는 다른 법령에 따라 위탁받은 업무
⑦ 건강보험과 관련하여 보건복지부장관이 필요하다고 인정한 업무
⑧ 그밖에 보험급여 비용의 심사와 보험급여의 적정성 평가와 관련하여 대통령령으로 정하는 업무

> **Tip** 입원한 환자에게 20%를 받고 80%는 의료기관이 심사평가원에 청구한다. 심사평가원은 심사를 통해 80% 중에 얼마를 지급할지 결정하여 국민건강보험공단에 전달한다. 이후 국민건강보험공단에서 해당 의료기관에 지급하게 된다. 심사평가원은 국민이 지불한 진료비가 적절했는지 평가하여 과도하게 납부했다고 판정되면 환급받을 수 있도록 국민건강보험공단을 통해 안내받게 된다.

적중예상문제

01 피부양자가 될 수 없는 자는?
① 직장가입자의 배우자
② 직장가입자의 아들
③ 직장가입자의 시부모님
④ 직장가입자의 형제
⑤ 직장가입자의 조카

> **해설** 적용 대상 등(국민건강보험법 제5조)
> 피부양자는 다음의 어느 하나에 해당하는 사람 중 직장가입자에게 주로 생계를 의존하는 사람으로서 소득 및 재산이 보건복지부령으로 정하는 기준 이하에 해당하는 사람을 말한다.
> • 직장가입자의 배우자
> • 직장가입자의 직계존속(배우자의 직계존속을 포함)
> • 직장가입자의 직계비속(배우자의 직계비속을 포함)과 그 배우자
> • 직장가입자의 형제·자매

02 가입자의 자격이 변동되는 시기로 옳지 않은 것은?
① 지역가입자가 적용대상사업장의 사용자로 되거나, 근로자·공무원 또는 교직원으로 사용된 날
② 직장가입자인 근로자 등이 그 사용관계가 끝난 날
③ 휴업·폐업에 따른 사유가 발생한 날의 다음 날
④ 지역가입자가 다른 세대로 전입한 날
⑤ 직장가입자가 다른 적용대상사업장의 사용자로 되거나 근로자 등으로 사용된 날

> **해설** 직장가입자인 근로자 등이 그 사용관계가 끝난 날의 다음 날

03 자격을 상실하는 시기로 옳은 것은?

① 사망한 날
② 국적을 잃은 날
③ 국내에 거주하지 아니하게 된 날의 다음 날
④ 직장가입자의 피부양자가 된 다음 날
⑤ 수급권자가 된 다음 날

> **해설** 자격의 상실 시기 등(국민건강보험법 제10조)
> 가입자는 다음의 어느 하나에 해당하게 된 날에 그 자격을 잃는다.
> • 사망한 날의 다음 날
> • 국적을 잃은 날의 다음 날
> • 국내에 거주하지 아니하게 된 날의 다음 날
> • 직장가입자의 피부양자가 된 날
> • 수급권자가 된 날
> • 건강보험을 적용받고 있던 사람이 유공자 등 의료보호대상자가 되어 건강보험의 적용배제신청을 한 날

04 요양기관이 아닌 것은?

① 약국
② 의료기관
③ 보건소
④ 요양원
⑤ 필수의약품센터

> **해설** 요양기관(국민건강보험법 제42조)
> 요양급여(간호와 이송은 제외)는 다음의 요양기관에서 실시한다. 이 경우 보건복지부장관은 공익이나 국가정책에 비추어 요양기관으로 적합하지 아니한 대통령령으로 정하는 의료기관 등은 요양기관에서 제외할 수 있다.
> • 의료법에 따라 개설된 의료기관
> • 약사법에 따라 등록된 약국
> • 약사법에 따라 설립된 한국희귀·필수의약품센터
> • 지역보건법에 따른 보건소·보건의료원 및 보건지소
> • 농어촌 등 보건의료를 위한 특별조치법에 따라 설치된 보건진료소

정답 3 ③ 4 ④

05 보험급여를 받을 수 있는 자격이 정지가 된 경우가 아닌 것은?

① 현역병
② 교도소에 수감 중인 사람
③ 군간부후보생
④ 외국에 장기 체류를 하고 있는 경우
⑤ 외국을 일주일 일정으로 여행하고 있는 경우

> **해설** 급여의 정지(국민건강보험법 제54조)
> 보험급여를 받을 수 있는 사람이 다음의 어느 하나에 해당하면 그 기간에는 보험급여를 하지 아니한다. 다만, ⓒ 및 ⓒ의 경우에는 요양급여를 실시한다.
> ㉠ 국외에 체류하는 경우
> ⓒ 병역법에 따른 현역병, 전환복무된 사람 및 군간부후보생
> ⓒ 교도소, 그밖에 이에 준하는 시설에 수용되어 있는 경우

06 요양급여비용을 심사하고 적정성을 평가하는 기관은?

① 국민연금관리공단
② 건강보험심사평가원
③ 장기요양보험기관
④ 보건복지부
⑤ 질병관리청

> **해설** 업무 등(국민건강보험법 제63조)
> 심사평가원은 다음의 업무를 관장한다.
> ㉠ 요양급여비용의 심사
> ⓒ 요양급여의 적정성 평가
> ⓒ 심사기준 및 평가기준의 개발
> ㉣ ㉠부터 ⓒ까지의 규정에 따른 업무와 관련된 조사연구 및 국제협력
> ㉤ 다른 법률에 따라 지급되는 급여비용의 심사 또는 의료의 적정성 평가에 관하여 위탁받은 업무
> ㉥ 그밖에 이 법 또는 다른 법령에 따라 위탁받은 업무
> ㉦ 건강보험과 관련하여 보건복지부장관이 필요하다고 인정한 업무
> ㉧ 그밖에 보험급여 비용의 심사와 보험급여의 적정성 평가와 관련하여 대통령령으로 정하는 업무

07 부가급여로 실시할 수 있는 것이 아닌 것은?

① 장제비
② 임신 진료비
③ 출산 진료비
④ 재활치료비
⑤ 상병수당

> **해설** 부가급여(국민건강보험법 제50조)
> 공단은 이 법에서 정한 요양급여 외에 대통령령으로 정하는 바에 따라 임신·출산 진료비, 장제비, 상병수당, 그 밖의 급여를 실시할 수 있다.

CHAPTER 07 지역보건법

제1절 지역보건의료계획의 수립·시행

(1) 지역보건의료계획의 수립 등(법 제7조)

시·도지사 또는 시장·군수·구청장은 지역주민의 건강 증진을 위하여 다음의 사항이 포함된 지역보건의료계획을 4년마다 수립하여야 한다.

① 보건의료 수요의 측정

> **Tip** 지역보건의료계획은 말 그대로 한 지역의 보건과 의료의 계획을 말하는 것이다. 이 계획을 하기 위해 사전 조사가 필요하다. 해당 도시 주민을 대상으로 설문을 통해 중요하고 필요하다 여기는 사업을 조사하여 계획에 반영한다. 의료기관과 보건소의 서비스 만족도와 개선해야 할 점, 주민의 건강상태와 사망원인에 대해 조사한다.

② 지역보건의료서비스에 관한 장기·단기 공급대책

> **Tip** 도시별로 인구구조와 보건의료수요와 보건의료자원의 분포가 다르니 공급대책 역시 다양할 수밖에 없다.

③ 인력·조직·재정 등 보건의료자원의 조달 및 관리

> **Tip** 의료기관과 의료기관 종사자현황을 조사하여 해당 도시의 의료취약인구와 인구분포도에 적절한지 확인한다. 주민들이 의료기관과 보건소를 이용하는 접근성에 대해서도 조사한다.

④ 지역보건의료서비스의 제공을 위한 전달체계 구성 방안 예 정신건강복지센터, 대사증후군 관리센터 등 시민의 건강관리를 위한 센터 확충

⑤ 지역보건의료에 관련된 통계의 수집 및 정리

지역보건의료계획의 세부 내용(시행령 제4조)

① 시·도지사 및 특별자치시장·특별자치도지사는 지역보건의료계획에 다음의 내용을 포함시켜야 한다.
  ㉠ 지역보건의료계획의 달성 목표
  ㉡ 지역현황과 전망
  ㉢ 지역보건의료기관과 보건의료 관련 기관·단체 간의 기능 분담 및 발전 방향
  ㉣ 보건소의 기능 및 업무의 추진계획과 추진현황
  ㉤ 지역보건의료기관의 인력·시설 등 자원 확충 및 정비 계획
  ㉥ 취약계층의 건강관리 및 지역주민의 건강 상태 격차 해소를 위한 추진계획
  ㉦ 지역보건의료와 사회복지사업 사이의 연계성 확보 계획
  ㉧ 의료기관의 병상(病床)의 수요·공급
  ㉨ 정신질환 등의 치료를 위한 전문치료시설의 수요·공급
  ㉩ 특별자치시·특별자치도·시·군·구(구는 자치구를 말함) 지역보건의료기관의 설치·운영 지원

㉢ 시·군·구 지역보건의료기관 인력의 교육훈련
         ㉣ 지역보건의료기관과 보건의료 관련 기관·단체 간의 협력·연계
         ㉤ 그밖에 시·도지사 및 특별자치시장·특별자치도지사가 지역보건의료계획을 수립함에 있어서
           필요하다고 인정하는 사항
    ② 시장·군수·구청장은 지역보건의료계획에 다음의 내용을 포함시켜야 한다.
         ㉠ ①의 ㉠부터 ㉥까지의 내용
         ㉡ 그밖에 시장·군수·구청장이 지역보건의료계획을 수립함에 있어서 필요하다고 인정하는 사항

제2절 지역보건의료기관의 설치·운영 및 건강검진의 신고

(1) 보건소의 설치(법 제10조)

① 지역주민의 건강을 증진하고 질병을 예방·관리하기 위하여 <u>시·군·구에 1개소의 보건소</u>(보건의료원을 포함)를 설치한다. 다만, 시·군·구의 인구가 30만 명을 초과하는 등 지역주민의 보건의료를 위하여 특별히 필요하다고 인정되는 경우에는 대통령령으로 정하는 기준에 따라 해당 지방자치단체의 조례로 <u>보건소를 추가로 설치할 수 있다</u>.

② 동일한 시·군·구에 2개 이상의 보건소가 설치되어 있는 경우 해당 지방자치단체의 조례로 정하는 바에 따라 업무를 총괄하는 보건소를 지정하여 운영할 수 있다. 예 서울의 관악구에는 관악구보건소와 관악구 난곡보건분소가 있다.

> **보건소의 추가 설치(시행령 제8조)**
> 보건소를 추가로 설치하려는 경우에는 대통령령이나 대통령령으로 정하는 범위에서 그 지방자치단체의 조례로 직속기관으로 설치할 수 있다. 이 경우 해당 <u>지방자치단체의 장은 보건복지부장관과 미리 협의해야 한다</u>.
> **Tip** 지방자치단체의 장은 시장·군수·구청장, 시·도지사이며 지역주민을 대표하는 사람이다.

(2) 보건소의 기능 및 업무(법 제11조)

보건소는 해당 지방자치단체의 관할 구역에서 다음의 기능 및 업무를 수행한다.

① 건강 친화적인 지역사회 여건의 조성 예 산책로 조성, 운동기구 설치, 해충제거스프레이

② 지역보건의료정책의 기획, 조사·연구 및 평가 예 치매극복 걷기행사 운영, 당뇨인 걷기행사 운영

③ 보건의료인 및 보건의료기관 등에 대한 지도·관리·육성과 국민보건 향상을 위한 지도·관리 예 의료기관과 약국을 점검하여 의료법 준수 여부와 약품 유효기간을 확인한다.

④ 보건의료 관련 기관·단체, 학교, 직장 등과의 협력체계 구축 예 요양병원과 연계한 치매프로그램, 초등학생 치과 주치의 사업

⑤ 지역주민의 건강증진 및 질병예방·관리를 위한 다음의 지역보건의료서비스의 제공
  ㉠ 국민건강증진·구강건강·영양관리사업 및 보건교육 예 비만, 금연, 절주 운동, 정기적인 영양교육, 보충 식품지원, 불소도포사업, 노인틀니지원
  ㉡ 감염병의 예방 및 관리 예 예방접종, 결핵관리실
  ㉢ 모성과 영유아의 건강유지·증진 예 태교교실, 출산준비, 육아강좌
  ㉣ 여성·노인·장애인 등 보건의료 취약계층의 건강유지·증진 예 독거노인 방문, 장애인가족 프로그램
  ㉤ 정신건강증진 및 생명존중에 관한 사항 예 치매 조기검진, 우울증 상담, 자살예방사업
  ㉥ 지역주민에 대한 진료, 건강검진 및 만성질환 등의 질병관리에 관한 사항 예 금연관리, 고혈압 교실, 만성질환 검사
  ㉦ 가정 및 사회복지시설 등을 방문하여 행하는 보건의료 및 건강관리사업 예 취약계층 가정방문
  ㉧ 난임의 예방 및 관리 예 난임부부 시술비 지원

> **보건소장**
> **Tip** 보건소에 보건소장 1명을 두되, 의사면허가 있는 사람 중에서 보건소장을 임용한다. 다만, 의사면허가 있는 사람 중에서 임용하기 어려운 경우에는 치과의사, 한의사, 간호사, 조산사, 약사 면허소지자와 보건소에서 실제로 보건 등과 관련된 업무를 하는 공무원이 필요한 요건을 갖추었을 경우에 가능하다.

(3) 보건의료원(법 제12조)

보건소 중 병원의 요건을 갖춘 보건소는 보건의료원이라는 명칭을 사용할 수 있다.

> **Tip** 의료취약지역에 보건소에 진료와 입원 업무를 할 수 있도록 만들었다. 예 연천군 보건의료원, 무주 보건의료원

(4) 보건지소의 설치(법 제13조)

지방자치단체는 보건소의 업무수행을 위하여 필요하다고 인정하는 경우에는 대통령령으로 정하는 기준에 따라 해당 지방자치단체의 조례로 보건소의 지소를 설치할 수 있다.

> **보건지소의 설치(시행령 제10조)**
> 보건지소는 읍·면(보건소가 설치된 읍·면은 제외)마다 1개씩 설치할 수 있다. 다만, 지역주민의 보건의료를 위하여 특별히 필요하다고 인정되는 경우에는 필요한 지역에 보건지소를 설치·운영하거나 여러 개의 보건지소를 통합하여 설치·운영할 수 있다.

(5) 건강생활지원센터의 설치(법 제14조)

지방자치단체는 보건소의 업무 중에서 특별히 지역주민의 만성질환 예방 및 건강한 생활습관 형성을 지원하는 건강생활지원센터를 대통령령으로 정하는 기준에 따라 해당 지방자치단체의 조례로 설치할 수 있다.

> **건강생활지원센터의 설치(시행령 제11조)**
> 건강생활지원센터는 읍·면·동(보건소가 설치된 읍·면·동은 제외)마다 1개씩 설치할 수 있다.
> **Tip** 보건소 내에 건강생활지원센터가 있는 경우가 많으며 건강기초검사, 구강건강관리, 영양과 운동상담, 우울증과 스트레스 검사, 금연상담 등을 실시한다.

(6) 건강검진 등의 신고(법 제23조)

① 보건복지부령으로 정하는 범위에서 의료행위를 할 수 있는 자(외국의 의료인 면허를 가진 자, 의학·치과의학·한방의학 또는 간호학을 전공하는 학교의 학생, 의료봉사 또는 연구 및 시범사업을 위하여 의료행위를 하는 자)가 지역주민 다수를 대상으로 건강검진 또는 순회 진료 등 주민의 건강에 영향을 미치는 행위(건강검진)를 하려는 경우에는 보건복지부령으로 정하는 바에 따라 건강검진 등을 하려는 지역을 관할하는 보건소장에게 신고하여야 한다.

② 의료기관이 의료기관 외의 장소에서 지역주민 다수를 대상으로 건강검진 등을 하려는 경우에도 지역을 관할하는 보건소장에게 신고를 하여야 한다.

③ 보건소장은 제1항 및 제2항에 따른 신고를 받은 경우에는 그 내용을 검토하여 이 법에 적합하면 신고를 수리하여야 한다.

CHAPTER 07 적중예상문제

01 지역보건의료계획을 수립하여 실시하는 자는 누구인가?

① 시장·군수·구청장
② 보건소장
③ 보건복지부장관
④ 질병관리청장
⑤ 대통령

> **해설** 지역보건의료계획의 수립 등(지역보건법 제7조)
> 시·도지사 또는 시장·군수·구청장은 지역주민의 건강 증진을 위하여 지역보건의료계획을 4년마다 수립하여야 한다.

02 지역보건의료계획에 들어가는 내용이 아닌 것은?

① 보건의료 수요의 측정
② 지역보건의료서비스에 관한 장기·단기 공급대책
③ 지역보건의료서비스의 제공을 위한 전달체계 구성 방안
④ 지역보건의료에 관련된 통계의 수집 및 정리
⑤ 지역사회의 장기요양보험 기관 관리

> **해설** 지역보건의료계획의 수립 등(지역보건법 제7조)
> • 보건의료 수요의 측정
> • 지역보건의료서비스에 관한 장기·단기 공급대책
> • 인력·조직·재정 등 보건의료자원의 조달 및 관리
> • 지역보건의료서비스의 제공을 위한 전달체계 구성 방안
> • 지역보건의료에 관련된 통계의 수집 및 정리

정답 1 ① 2 ⑤

03 보건소의 업무로 옳지 않은 것은?

① 모성과 영유아 건강관리
② 장애인 건강관리
③ 진료와 질병관리
④ 수술과 재활
⑤ 난임 관리

해설 보건소의 기능 및 업무(지역보건법 제11조)
보건소는 해당 지방자치단체의 관할 구역에서 다음의 기능 및 업무를 수행한다.
- 건강 친화적인 지역사회 여건의 조성
- 지역보건의료정책의 기획, 조사·연구 및 평가
- 보건의료인 및 보건의료기관 등에 대한 지도·관리·육성과 국민보건 향상을 위한 지도·관리
- 보건의료 관련 기관·단체, 학교, 직장 등과의 협력체계 구축
- 지역주민의 건강증진 및 질병예방·관리를 위한 다음의 지역보건의료서비스의 제공
  - 국민건강증진·구강건강·영양관리사업 및 보건교육
  - 감염병의 예방 및 관리
  - 모성과 영유아의 건강유지·증진
  - 여성·노인·장애인 등 보건의료 취약계층의 건강유지·증진
  - 정신건강증진 및 생명존중에 관한 사항
  - 지역주민에 대한 진료, 건강검진 및 만성질환 등의 질병관리에 관한 사항
  - 가정 및 사회복지시설 등을 방문하여 행하는 보건의료 및 건강관리사업
  - 난임의 예방 및 관리

04 지역보건법에 의거하여 보건소를 추가로 설치할 수 있는 인구는 최소한 몇 명이어야 하는가?

① 5만
② 10만
③ 15만
④ 25만
⑤ 30만

해설 보건소의 설치(지역보건법 제10조)
시·군·구의 인구가 30만 명을 초과하는 등 지역주민의 보건의료를 위하여 특별히 필요하다고 인정되는 경우에는 대통령령으로 정하는 기준에 따라 해당 지방자치단체의 조례로 보건소를 추가로 설치할 수 있다.

3 ④ 4 ⑤

CHAPTER 08 마약류 관리에 대한 법률

제1절 총칙

(1) 정의(법 제2조)

이 법에서 "마약류취급자"란 마약류수출입업자, 마약류제조업자 및 마약류원료사용자, 마약류도매업자, 마약류소매업자, 마약류관리자, 마약류취급의료업자, 마약류취급학술연구자, 대마재배자를 말한다.

> **Tip** 간호사는 마약류 취급자에 포함되지 않는다. 마약류 원료 사용자는 마약을 만드는 곳, 즉 제약회사를 말한다. 마약류 도매업자는 제약회사와 마약류 소매업자(약국)나 의료기관 사이의 중간 업체이다. 마약류 취급 의료업자에서 의료업자란 의료를 직업으로 가진 사람, 즉 의사를 말한다. 마약을 취급하기 위해서는 이 의사가 의료기관에 소속되어 있어야 한다. 마약류 관리자는 의료기관 내 약국에서 근무하는 약사인데, 의료기관 안의 모든 마약을 관리하는 책임을 가지고 있다. 마약류 취급 학술 연구자는 연구를 하는 연구자와 업체를 말한다. 대마재배자는 섬유나 종자를 얻기 위해서 또는 마약류 취급 학술연구자가 학술연구를 위해서 대마를 재배하는 사람이다.

(2) 마약류취급자가 아닌 자의 마약류 취급 금지(법 제4조)

다음의 어느 하나에 해당하는 경우에는 마약류취급자가 아닌 자도 마약류를 취급할 수 있다.

① 마약 또는 향정신성의약품을 마약류취급의료업자로부터 투약받아 소지하는 경우 예 마약을 처방받은 환자
② 마약 또는 향정신성의약품을 마약류소매업자로부터 구입하거나 양수하여 소지하는 경우 예 약국을 인수하여 넘겨받는 경우
③ 마약류취급자를 위하여 마약류를 운반·보관·소지 또는 관리하는 경우 예 제약회사에서 약국이나 의료기관으로 운반하는 과정
④ 공무상 마약류를 압류·수거 또는 몰수하여 관리하는 경우 예 마약 범죄자의 마약을 몰수한 경찰
⑤ 마약류 취급 자격 상실자 등이 마약류취급자에게 그 마약류를 인계하기 전까지 소지하는 경우
⑥ 의료 목적으로 사용하기 위하여 대마를 운반·보관 또는 소지하는 경우
⑦ 그밖에 총리령으로 정하는 바에 따라 식품의약품안전처장의 승인을 받은 경우

제2절 마약류 중독자

(1) 마약 사용의 금지(법 제39조)

마약류취급의료업자는 마약 중독자에게 그 중독 증상을 완화시키거나 치료하기 위하여 다음의 어느 하나에 해당하는 행위를 하여서는 아니 된다. 다만, 치료보호기관에서 보건복지부장관 또는 시·도지사의 허가를 받은 경우에는 그러하지 아니하다.

① 마약을 투약하는 행위
② 마약을 투약하기 위하여 제공하는 행위
③ 마약을 기재한 처방전을 발급하는 행위

(2) 마약류 중독자의 치료보호(법 제40조)

① 보건복지부장관 또는 시·도지사는 마약류 사용자의 마약류 중독 여부를 판별하거나 마약류 중독자로 판명된 사람을 치료보호하기 위하여 치료보호기관을 설치·운영하거나 지정할 수 있다.

② 보건복지부장관 또는 시·도지사는 마약류 사용자에 대하여 ①에 따른 치료보호기관에서 마약류 중독 여부의 판별검사를 받게 하거나 마약류 중독자로 판명된 사람에 대하여 치료보호를 받게 할 수 있다. 이 경우 판별검사 기간은 1개월 이내로 하고, 치료보호 기간은 12개월 이내로 한다.

③ 보건복지부장관 또는 시·도지사는 ②에 따른 판별검사 또는 치료보호를 하려면 치료보호심사위원회의 심의를 거쳐야 한다.

④ ③에 따른 판별검사 및 치료보호에 관한 사항을 심의하기 위하여 보건복지부, 특별시, 광역시, 특별자치시, 도 및 특별자치도에 치료보호심사위원회를 둔다.

⑤ 국가 및 지방자치단체는 ②에 따른 판별검사 및 치료보호에 드는 비용을 부담한다.

> **Tip** 마약류 중독자를 범죄자로 취급하는 것이 아니라 환자의 개념으로 접근한다. 적극적인 치료와 재활에 힘을 써서 사회에 복귀할 수 있도록 하는 것이 목적이다. 전국에 치료보호기관이 있으며 대표적으로 서울특별시은평병원, 국립정신건강센터가 있다.

CHAPTER 08 적중예상문제

01 의료기관에서 마약을 조제하는 취급자는 누구인가?
① 마약류관리자
② 마약류제조업자
③ 마약류도매업자
④ 마약류취급의료업자
⑤ 마약류소매업자

> **해설** 마약류관리자 : 의료법에 따른 의료기관에 종사하는 약사로서 그 의료기관에서 환자에게 투약하거나 투약하기 위하여 제공하는 마약 또는 향정신성의약품을 조제·수수(授受)하고 관리하는 책임을 진 자

02 마약 취급 의료업자가 아닌데도 취급이 가능한 자가 아닌 것은?
① 항암치료 중인 환자
② 공무상 마약류를 압수한 경찰
③ 마약류소매업자에게 양수받아 소지하는 경우
④ 마약류 관리법에 따라 마약류를 운반하는 자
⑤ 약국에서 일하는 보조 인력

> **해설** 마약류취급자가 아닌 자의 마약류 취급 금지(마약류 관리에 관한 법률 제4조)
> 다음의 어느 하나에 해당하는 경우에는 마약류취급자가 아닌 자도 마약류를 취급할 수 있다.
> • 마약 또는 향정신성의약품을 마약류취급의료업자로부터 투약받아 소지하는 경우
> • 마약 또는 향정신성의약품을 마약류소매업자로부터 구입하거나 양수하여 소지하는 경우
> • 마약류취급자를 위하여 마약류를 운반·보관·소지 또는 관리하는 경우
> • 공무상 마약류를 압류·수거 또는 몰수하여 관리하는 경우
> • 마약류 취급 자격 상실자 등이 마약류취급자에게 그 마약류를 인계하기 전까지 소지하는 경우
> • 의료 목적으로 사용하기 위하여 대마를 운반·보관 또는 소지하는 경우
> • 그밖에 총리령으로 정하는 바에 따라 식품의약품안전처장의 승인을 받은 경우

정답 1 ① 2 ⑤

CHAPTER 09 응급의료에 관한 법률

제1절 총칙

(1) 목적(법 제1조)

이 법은 국민들이 응급상황에서 신속하고 적절한 응급의료를 받을 수 있도록 응급의료에 관한 국민의 권리와 의무, 국가·지방자치단체의 책임, 응급의료제공자의 책임과 권리를 정하고 응급의료자원의 효율적 관리에 필요한 사항을 규정함으로써 응급환자의 생명과 건강을 보호하고 국민의료를 적정하게 함을 목적으로 한다.

(2) 정의(법 제2조)

① "응급의료종사자"란 관계 법령에서 정하는 바에 따라 취득한 면허 또는 자격의 범위에서 응급환자에 대한 응급의료를 제공하는 의료인과 응급구조사를 말한다.
② "응급의료기관"이란 의료법에 따른 의료기관 중에서 이 법에 따라 지정된 권역응급의료센터, 전문응급의료센터, 지역응급의료센터 및 지역응급의료기관을 말한다.

(3) 선의의 응급의료에 대한 면책(법 제5조의2)

생명이 위급한 응급환자에게 다음의 어느 하나에 해당하는 응급의료 또는 응급처치를 제공하여 발생한 재산상 손해와 사상(死傷)에 대하여 고의 또는 중대한 과실이 없는 경우 그 행위자는 민사책임과 상해(傷害)에 대한 형사책임을 지지 아니하며 사망에 대한 형사책임은 감면한다.
① 다음의 어느 하나에 해당하지 아니하는 자가 한 응급처치
 ㉠ 응급의료종사자
 ㉡ 선박의 응급처치 담당자, 구급대 등 다른 법령에 따라 응급처치 제공의무를 가진 자
② 응급의료종사자가 업무수행 중이 아닐 때 본인이 받은 면허 또는 자격의 범위에서 한 응급의료
③ ①의 ㉡에 따른 응급처치 제공의무를 가진 자가 업무수행 중이 아닐 때에 한 응급처치

> **Tip** 국민 누구라도 응급환자의 처치에 적극적으로 동참하도록 하는 조항이지만 사망에 대한 형사책임의 가능성은 남아 있어 논란의 여지가 남아 있다.

제2절 응급의료종사자의 권리와 의무

(1) 응급의료의 거부금지 등(법 제6조)
① 응급의료기관 등에서 근무하는 응급의료종사자는 응급환자를 항상 진료할 수 있도록 응급의료업무에 성실히 종사하여야 한다.
② 응급의료종사자는 업무 중에 응급의료를 요청받거나 응급환자를 발견하면 즉시 응급의료를 하여야 하며 정당한 사유 없이 이를 거부하거나 기피하지 못한다.

(2) 응급환자가 아닌 사람에 대한 조치(법 제7조)
의료인은 응급환자가 아닌 사람을 응급실이 아닌 의료시설에 진료를 의뢰하거나 다른 의료기관에 이송할 수 있다.

> **Tip** 추락 사고를 당한 환자를 정당한 사유 없이 거부한 종합병원들을 대상으로 과징금 처분, 보조금 지급 중단 등의 행정처분이 내려졌다. 응급이 아닌 경증 환자들이 응급실의 침상을 차지함으로 인해 응급진료가 필요한 환자들이 골든타임을 놓치는 문제가 발생하고 있어서 개선이 필요하다.

(3) 응급환자에 대한 우선 응급의료 등(법 제8조)
① 응급의료종사자는 응급환자에 대하여는 다른 환자보다 우선하여 상담·구조 및 응급처치를 하고 진료를 위하여 필요한 최선의 조치를 하여야 한다.
② 응급의료종사자는 응급환자가 2명 이상이면 의학적 판단에 따라 <u>더 위급한 환자부터 응급의료를 실시</u>하여야 한다.

(4) 응급의료의 설명·동의(법 제9조)
응급의료종사자는 다음의 어느 하나에 해당하는 경우를 제외하고는 응급환자에게 응급의료에 관하여 <u>설명하고 그 동의를</u> 받아야 한다.
① 응급환자가 의사결정능력이 없는 경우
② 설명 및 동의 절차로 인하여 응급의료가 지체되면 환자의 생명이 위험하여지거나 심신상의 중대한 장애를 가져오는 경우

(5) 응급의료 중단의 금지(법 제10조)
응급의료종사자는 정당한 사유가 없으면 응급환자에 대한 <u>응급의료를 중단하여서는 아니 된다.</u>

(6) 응급환자의 이송(법 제11조)
① 의료인은 해당 의료기관의 능력으로는 응급환자에 대하여 적절한 응급의료를 할 수 없다고 판단한 경우에는 <u>지체 없이 그 환자를 적절한 응급의료가 가능한 다른 의료기관으로 이송하여</u>야 한다.

② 의료기관의 장은 ①에 따라 응급환자를 이송할 때에는 응급환자의 안전한 이송에 필요한 의료기구와 인력을 제공하여야 하며, 응급환자를 이송받는 의료기관에 진료에 필요한 의무기록을 제공하여야 한다.

(7) 응급의료 등의 방해 금지(법 제12조)

① 누구든지 응급의료종사자(의료기사와 간호조무사를 포함)와 구급차 등의 응급환자에 대한 구조·이송·응급처치 또는 진료를 폭행, 협박, 위계(僞計), 위력(威力), 그 밖의 방법으로 방해하거나 의료기관 등의 응급의료를 위한 의료용 시설·기재(機材)·의약품 또는 그 밖의 기물(器物)을 파괴·손상하거나 점거하여서는 아니 된다.

② 응급의료기관의 장 또는 응급의료기관 개설자는 ①을 위반하여 응급의료를 방해하거나 의료용 시설 등을 파괴·손상 또는 점거한 사실을 알게 된 경우에는 수사기관에 즉시 신고하여야 하고, 이후 특별시장·광역시장·특별자치시장·도지사·특별자치도지사 또는 시장·군수·구청장에게 통보하여야 한다.

> **Tip** 이 조항을 위반할 시 제60조에 의거하여 5년 이하의 징역 또는 5천만원 이하의 벌금에 처하게 된다.

(8) 환자가 여러 명 발생한 경우의 조치(법 제18조)

① 보건복지부장관, 시·도지사 또는 시장·군수·구청장은 재해 등으로 환자가 여러 명 발생한 경우에는 응급의료종사자에게 응급의료 업무에 종사할 것을 명하거나, 의료기관의 장 또는 구급차 등을 운용하는 자에게 의료시설을 제공하거나 응급환자 이송 등의 업무에 종사할 것을 명할 수 있으며, 중앙행정기관의 장 또는 관계 기관의 장에게 협조를 요청할 수 있다.

② 응급의료종사자, 의료기관의 장 및 구급차 등을 운용하는 자는 정당한 사유가 없으면 ①에 따른 명령을 거부할 수 없다.

③ 환자가 여러 명 발생하였을 때 인명구조 및 응급처치 등에 필요한 사항은 대통령령으로 정한다.

제3절 응급의료기관 등

(1) 중앙응급의료센터(법 제25조)

보건복지부장관은 응급의료에 관한 다음의 업무를 수행하게 하기 위하여 중앙응급의료센터를 설치·운영할 수 있다.

① 응급의료기관 등에 대한 평가 및 질을 향상시키는 활동에 대한 지원

② 응급의료종사자에 대한 교육훈련

③ 응급의료기관 등 간의 업무조정 및 지원, 관련 정보의 수집·제공 및 응급환자 현황 파악과 추적 관리
④ 응급의료 관련 연구
⑤ 국내외 재난 등의 발생 시 응급의료 관련 업무의 조정, 관련 정보의 수집·제공 및 응급환자 현황 파악과 추적 관리
⑥ 응급의료정보통신망의 구축 및 관리·운영과 그에 따른 업무
⑦ 응급의료조사통계사업에 따른 응급의료 관련 조사·통계사업에 관한 업무
⑧ 응급처치 관련 교육 및 응급장비 관리에 관한 지원
⑨ 응급환자 이송체계 운영 및 관리에 관한 지원
⑩ 응급의료분야 의료취약지 관리 업무
⑪ 그밖에 보건복지부장관이 정하는 응급의료 관련 업무

> **Tip** 중앙응급의료센터는 대형재해 발생 시 응급의료지원이 가능한 시설·장비·인력이 갖추어져 있어야 한다. 그리고 전국의 응급의료종사자를 교육하고 훈련시킬 수 있는 시설과 장비, 인력 또한 있어야 한다. 응급의료기관을 평가하고 응급의료종사자를 지도할 수 있는 전문 인력과 장비도 필요하다.

(2) 권역응급의료센터의 지정(법 제26조)

보건복지부장관은 응급의료에 관한 다음의 업무를 수행하게 하기 위하여 상급종합병원 또는 300병상을 초과하는 종합병원 중에서 권역응급의료센터를 지정할 수 있다.
① <u>중증응급환자 중심의 진료</u>
② 재난 대비 및 대응 등을 위한 거점병원으로서 보건복지부령으로 정하는 업무
③ 권역(圈域) 내에 있는 응급의료종사자에 대한 교육·훈련
④ 권역 내 다른 의료기관에서 이송되는 중증응급환자에 대한 수용
⑤ 그밖에 보건복지부장관이 정하는 권역 내 응급의료 관련 업무

> **Tip** 예를 들어 2023년 기준 경기 서남의 권역응급의료센터는 아주대병원, 서울서북 권역은 서울대병원이다. 이처럼 전국을 몇 개의 권역으로 나누어 그 권역 안의 중추적인 역할을 맡게 되는 곳이 권역응급의료센터이다. 지정기간은 3년이며 이후 지정이 취소되기도 하고 신청받기도 한다.

(3) 전문응급의료센터의 지정(법 제29조)

보건복지부장관은 <u>소아환자, 화상환자 및 독극물중독환자</u> 등에 대한 응급의료를 위하여 권역응급의료센터, 지역응급의료센터 중에서 분야별로 전문응급의료센터를 지정할 수 있다.

(4) 지역응급의료센터의 지정(법 제30조)

시·도지사는 응급의료에 관한 다음의 업무를 수행하게 하기 위하여 의료법에 따른 종합병원 중에서 지역응급의료센터를 지정할 수 있다.
① 응급환자의 진료

② 응급환자에 대하여 적절한 응급의료를 할 수 없다고 판단한 경우 신속한 이송

(5) 권역외상센터의 지정(법 제30조의2)

보건복지부장관은 외상환자의 응급의료에 관한 다음의 업무를 수행하게 하기 위하여 권역응급의료센터, 전문응급의료센터 및 지역응급의료센터 중 권역외상센터를 지정할 수 있다.

① 외상환자의 진료
② 외상의료에 관한 연구 및 외상의료표준의 개발
③ 외상의료를 제공하는 의료인의 교육훈련
④ 대형 재해 등의 발생 시 응급의료 지원
⑤ 그밖에 보건복지부장관이 정하는 외상의료 관련 업무

> **Tip** 추락, 교통사고 등으로 인해 상당한 신체 손상을 당하고 심각한 합병증이 우려되는 중증 외상환자를 골든타임 안에 응급처치하고 수술을 하게끔 지정된 센터이다.

(6) 지역외상센터의 지정(법 제30조의3)

시·도지사는 관할 지역의 주민에게 적정한 외상의료를 제공하기 위하여 응급의료기관 중 지역외상센터를 지정할 수 있다.

(7) 정신질환자응급의료센터의 지정 등(법 제30조의5)

보건복지부장관은 정신질환자에 대한 응급의료를 위하여 응급의료기관 중 정신질환자응급의료센터를 지정할 수 있다.

(8) 환자의 중증도 분류 및 감염병 의심환자 등의 선별(법 제31조의4)

① 응급의료기관의 장 및 구급차 등의 운용자는 응급환자 등에 대한 신속하고 적절한 이송·진료와 응급실의 감염예방을 위하여 보건복지부령으로 정하는 바에 따라 응급환자 등의 중증도를 분류하고 감염병 의심환자 등을 선별하여야 한다.
② 응급의료기관의 장은 ①에 따라 선별된 감염병 의심환자 등을 격리 진료할 수 있도록 시설 등을 확보하여야 한다.
③ 구급차 등의 운용자는 환자의 이송 시 응급환자의 중증도와 전반적인 환자의 상태, 지역응급의료 이송체계 등을 종합적으로 고려하여 이송하여야 한다.
④ 권역응급의료센터의 장은 중증응급환자 중심의 진료를 위하여 ①에 따른 응급환자 등의 중증도 분류 결과 경증에 해당하는 응급환자를 다른 응급의료기관에 이송할 수 있다. 이 경우 관련 절차는 진료의뢰·환자이송의 기준 및 절차 등에 관한 대통령령을 따른다.
⑤ ①의 분류·선별기준 및 ②의 격리시설 기준 등에 관한 사항은 보건복지부령으로 정한다.

> **Tip** 응급실을 방문하게 되면 1차적으로 인터뷰를 통해 트리아제(응급환자 중증도 분류) 등급이 구분지어지며 이에 따라 치료를 받을 수 있는 순서가 결정된다.

(9) 응급실 출입 제한(법 제31조의5)

응급환자의 신속한 진료와 응급실 감염예방 등을 위하여 다음의 어느 하나에 해당하는 사람 외에는 응급실에 출입하여서는 아니 된다.
① 응급실 환자
② 응급의료종사자(이에 준하는 사람을 포함)
③ 응급실 환자의 보호자로서 진료의 보조에 필요한 사람

(10) 예비병상의 확보(법 제33조)

응급의료기관은 응급환자를 위한 예비병상을 확보하여야 하며 예비병상을 응급환자가 아닌 사람이 사용하게 하여서는 아니 된다.

(11) 응급실 체류 제한(법 제33조의2)

① 응급의료기관의 장은 환자의 <u>응급실 체류시간을 최소화</u>하고 입원진료가 필요한 응급환자는 신속하게 입원되도록 조치하여야 한다.
② 권역응급의료센터 및 지역응급의료센터의 장은 24시간을 초과하여 응급실에 체류하는 환자의 비율을 보건복지부령으로 정하는 기준 미만으로 유지하여야 한다.

(12) 응급의료기관의 지정 취소 등(법 제35조)

응급의료기관 및 권역외상센터, 지역외상센터가 다음의 어느 하나에 해당하는 경우에는 보건복지부장관 시·도지사 또는 시장·군수·구청장 중 해당 지정권자가 그 <u>지정을 취소할 수 있다.</u>
① 지정기준에 미달한 경우
② 이 법에 따른 업무를 수행하지 아니한 경우
③ 이 법 또는 이 법에 따른 처분이나 명령을 위반한 경우

CHAPTER 09 적중예상문제

01 응급의료종사자의 권리와 의무에 대한 설명으로 옳지 않은 것은?
① 응급의료가 지체되어 환자의 생명이 위험해진다면 설명과 동의는 생략해도 된다.
② 정당한 사유가 없으면 응급환자에 대한 응급의료를 중단하여서는 아니 된다.
③ 응급환자가 4명 이상이면 의학적 판단에 따라 더 위급한 환자부터 응급의료를 실시하여야 한다.
④ 응급처치를 제공하여 발생한 재산상 손해와 사상(死傷)에 대하여 고의 또는 중대한 과실이 없는 경우 그 행위자는 민사책임과 상해(傷害)에 대한 형사책임을 묻지 않는다.
⑤ 의료인은 응급환자가 아닌 사람을 응급실이 아닌 의료시설에 진료를 의뢰하거나 다른 의료기관에 이송할 수 있다.

> **해설** 응급환자가 2명 이상이면 의학적 판단에 따라 더 위급한 환자부터 응급의료를 실시하여야 한다.

02 추락이나 교통사고와 같은 외상 환자가 즉각적으로 진료와 수술을 받을 수 있는 응급의료센터는?
① 권역외상센터
② 전문응급의료센터
③ 지역응급의료센터
④ 중앙응급의료센터
⑤ 지역응급의료기관

> **해설** 권역외상센터의 지정(응급의료에 관한 법률 제30조의2)
> 보건복지부장관은 외상환자의 응급의료에 관한 다음의 업무를 수행하게 하기 위하여 권역응급의료센터, 전문응급의료센터 및 지역응급의료센터 중 권역외상센터를 지정할 수 있다.
> • 외상환자의 진료
> • 외상의료에 관한 연구 및 외상의료표준의 개발
> • 외상의료를 제공하는 의료인의 교육훈련
> • 대형 재해 등의 발생 시 응급의료 지원
> • 그밖에 보건복지부장관이 정하는 외상의료 관련 업무

정답 1 ③ 2 ①

03 응급실에 응급환자가 도착했을 때 올바른 대처는?
① 접수를 한 순서대로 진료를 보아야 한다.
② 해당 의료기관에서 응급의료가 힘들다면 즉시 응급의료가 가능한 병원으로 이송한다.
③ 의사결정능력이 없는 응급환자는 무조건 법정대리인의 동의를 받아야 한다.
④ 예비병상을 확보해야 하는데 응급환자가 아닌 경우도 이용할 수 있어야 한다.
⑤ 보호자가 원하지 않는다면 응급처치를 중단해도 된다.

해설
① 응급의료종사자는 응급환자가 2명 이상이면 의학적 판단에 따라 더 위급한 환자부터 응급의료를 실시하여야 한다(응급의료에 관한 법률 제8조).
③ 응급의료종사자는 다음의 어느 하나에 해당하는 경우를 제외하고는 응급환자에게 응급의료에 관하여 설명하고 그 동의를 받아야 한다(응급의료에 관한 법률 제9조).
  • 응급환자가 의사결정능력이 없는 경우
  • 설명 및 동의 절차로 인하여 응급의료가 지체되면 환자의 생명이 위험하여지거나 심신상의 중대한 장애를 가져오는 경우
④ 응급의료기관은 응급환자를 위한 예비병상을 확보하여야 하며 예비병상을 응급환자가 아닌 사람이 사용하게 하여서는 아니 된다(응급의료에 관한 법률 제33조).
⑤ 응급의료종사자는 정당한 사유가 없으면 응급환자에 대한 응급의료를 중단하여서는 아니 된다(응급의료에 관한 법률 제10조).

04 응급의료에 관한 법률에 의거하여 응급의료 종사자는 응급환자가 몇 명 이상이면 판단하에 더 위급한 환자를 우선 치료할 수 있는가?
① 2명
② 3명
③ 4명
④ 10명
⑤ 15명

해설 응급환자에 대한 우선 응급의료 등(응급의료에 관한 법률 제8조)
응급의료종사자는 응급환자가 2명 이상이면 의학적 판단에 따라 더 위급한 환자부터 응급의료를 실시하여야 한다.

정답 3 ② 4 ①

CHAPTER 10 보건의료기본법

제1절 총칙

(1) 기본 이념(법 제2조)

이 법은 보건의료를 통하여 모든 국민이 인간으로서의 존엄과 가치를 가지며 행복을 추구할 수 있도록 하고 국민 개개인이 건강한 삶을 영위할 수 있도록 제도와 여건을 조성하며, 보건의료의 형평과 효율이 조화를 이룰 수 있도록 함으로써 국민의 삶의 질을 향상시키는 것을 기본 이념으로 한다.

(2) 보건의료인의 책임(법 제5조)

① 보건의료인은 자신의 학식과 경험, 양심에 따라 환자에게 양질의 적정한 보건의료서비스를 제공하기 위하여 노력하여야 한다.
② 보건의료인은 보건의료서비스의 제공을 요구받으면 정당한 이유 없이 이를 거부하지 못한다.
③ 보건의료인은 적절한 보건의료서비스를 제공하기 위하여 필요하면 보건의료서비스를 받는 자를 다른 보건의료기관에 소개하고 그에 관한 보건의료 자료를 다른 보건의료기관에 제공하도록 노력하여야 한다.
④ 보건의료인은 국가나 지방자치단체가 관리하여야 할 질병에 걸렸거나 걸린 것으로 의심되는 대상자를 발견한 때에는 그 사실을 관계 기관에 신고·보고 또는 통지하는 등 필요한 조치를 하여야 한다.

> **Tip** 여기서 보건의료인이란 의료인, 의료기사, 약사와 한약사, 영양사, 위생사, 간호조무사, 위생사, 보건의료정보관리사와 안경사, 의료유사업자 등을 말한다. 보건의료인은 보건복지부장관으로부터 자격 혹은 면허를 받는 것이 공통적이다.

제2절 보건의료에 관한 국민의 권리와 의무

(1) 건강권 등(법 제10조)

① 모든 국민은 이 법 또는 다른 법률에서 정하는 바에 따라 자신과 가족의 건강에 관하여 국가의 보호를 받을 권리를 가진다.
② 모든 국민은 성별, 나이, 종교, 사회적 신분 또는 경제적 사정 등을 이유로 자신과 가족의 건강에 관한 권리를 침해받지 아니한다.

(2) 보건의료에 관한 알 권리(법 제11조)

모든 국민은 관계 법령에서 정하는 바에 따라 보건의료인이나 보건의료기관에 대하여 <u>자신의 보건의료와 관련한 기록 등의 열람이나 사본의 교부를 요청</u>할 수 있다.

(3) 보건의료서비스에 관한 자기결정권(법 제12조)

모든 국민은 보건의료인으로부터 자신의 질병에 대한 치료 방법, 의학적 연구 대상 여부, 장기이식 여부 등에 관하여 충분한 설명을 들은 후 이에 관한 동의 여부를 결정할 권리를 가진다.

(4) 보건의료에 관한 국민의 의무(법 제14조)

① 모든 국민은 자신과 가족의 건강을 보호·증진하기 위하여 노력하여야 하며, 관계 법령에서 정하는 바에 따라 건강을 보호·증진하는 데에 필요한 비용을 부담하여야 한다.
② 누구든지 건강에 위해한 정보를 유포·광고하거나 건강에 위해한 기구·물품을 판매·제공하는 등 다른 사람의 건강을 해치거나 해칠 우려가 있는 행위를 하여서는 아니 된다.
③ 모든 국민은 보건의료인의 정당한 보건의료서비스와 지도에 협조한다.

제3절 보건의료자원의 관리 및 정보 관리

(1) 보건의료자원의 관리 등(법 제24조)

① 국가와 지방자치단체는 보건의료에 관한 인력, 시설, 물자, 지식 및 기술 등 보건의료자원을 개발·확보하기 위하여 종합적이고 체계적인 시책을 강구하여야 한다.
② 국가와 지방자치단체는 보건의료자원의 장·단기 수요를 예측하여 보건의료자원이 적절히 공급될 수 있도록 보건의료자원을 관리하여야 한다.

(2) 보건의료 실태조사(법 제55조)

<u>보건복지부장관</u>은 국민의 보건의료 수요 및 이용 행태, 보건의료에 관한 인력·시설 및 물자 등 <u>보건의료 실태에 관한 전국적인 조사를 5년마다 실시</u>하고 그 결과를 공표하여야 한다. 다만, 보건의료정책 수립에 필요하다고 인정하는 경우에는 임시 보건의료 실태조사를 실시할 수 있다.

> **Tip** 보건복지부는 보건과 복지를 총괄하는 부서이다. 주기별로 전국의 보건의료기관 종류별 개수와 병상 수, 보건의료기관의 의사와 간호사, 약사 등의 숫자, 의료기관별로 진료를 본 환자 숫자 등을 공개한다.

CHAPTER 10 적중예상문제

01 보건의료기본법에 대한 설명으로 옳지 않은 것은?

① 모든 국민은 이 법 또는 다른 법률에서 정하는 바에 따라 자신과 가족의 건강에 관하여 국가의 보호를 받을 권리를 가진다.
② 보건의료인이나 보건의료기관에 대하여 자신의 보건의료와 관련한 기록 등의 열람이나 사본의 교부를 요청할 수 있다.
③ 모든 국민은 보건의료인으로부터 자신의 질병에 대한 치료 방법, 의학적 연구 대상 여부, 장기이식 여부 등에 관하여 충분한 설명을 들은 후 이에 관한 동의 여부를 결정할 권리를 가진다.
④ 모든 국민은 보건의료인의 정당한 보건의료서비스와 지도에 협조한다.
⑤ 보건의료인은 보건의료서비스의 제공을 요구받으면 제공 여부를 선택할 수 있는 권리가 있다.

> **해설** 보건의료인은 보건의료서비스의 제공을 요구받으면 정당한 이유 없이 이를 거부하지 못한다.

02 보건의료에 관한 인력·시설 및 물자 등 보건의료 실태 조사를 실시하는 사람은 누구인가?

① 보건소장
② 보건복지부장관
③ 질병관리청장
④ 시장·군수·구청장
⑤ 시·도지사

> **해설** 보건의료 실태조사(보건의료기본법 제55조)
> 보건복지부장관은 국민의 보건의료 수요 및 이용 행태, 보건의료에 관한 인력·시설 및 물자 등 보건의료 실태에 관한 전국적인 조사를 5년마다 실시하고 그 결과를 공표하여야 한다. 다만, 보건의료정책 수립에 필요하다고 인정하는 경우에는 임시 보건의료 실태조사를 실시할 수 있다.

정답 1 ⑤ 2 ②

CHAPTER 11 국민건강증진법

제1절 총칙

(1) 목적(법 제1조)

이 법은 국민에게 건강에 대한 가치와 책임의식을 함양하도록 건강에 관한 바른 지식을 보급하고 스스로 건강생활을 실천할 수 있는 여건을 조성함으로써 국민의 건강을 증진함을 목적으로 한다.

제2절 국민건강의 관리

(1) 담배에 관한 경고 문구 등 표시(법 제9조의2)

① 담배사업법에 따른 담배의 제조자 또는 수입판매업자는 담뱃갑포장지 앞면·뒷면·옆면 및 대통령령으로 정하는 광고(판매촉진 활동을 포함)에 다음의 내용을 인쇄하여 표기하여야 한다. 다만, ㉠의 표기는 담뱃갑포장지에 한정하되 앞면과 뒷면에 하여야 한다.
㉠ 흡연의 폐해를 나타내는 내용의 경고 그림
㉡ 흡연이 폐암 등 질병의 원인이 될 수 있다는 내용 및 다른 사람의 건강을 위협할 수 있다는 내용의 경고 문구
㉢ 타르 흡입량은 흡연자의 흡연 습관에 따라 다르다는 내용의 경고 문구
㉣ 담배에 포함된 다음의 발암성 물질
  • 나프틸아민
  • 니켈
  • 벤젠
  • 비닐크롤라이드
  • 비소
  • 카드뮴
㉤ 보건복지부령으로 정하는 금연상담전화의 전화번호

② ①에 따른 경고 그림과 경고 문구는 담뱃갑포장지의 경우 그 넓이의 $\frac{50}{100}$ 이상에 해당하는 크기로 표기하여야 한다. 이 경우 경고 그림은 담뱃갑포장지 앞면, 뒷면 각각의 넓이의 $\frac{30}{100}$ 이상에 해당하는 크기로 하여야 한다.

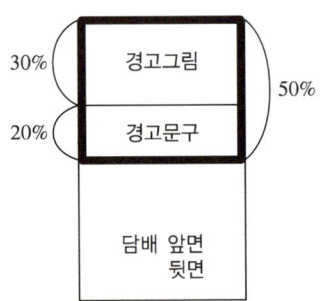

③ ①·②에서 정한 사항 외의 경고 그림 및 경고 문구 등의 내용과 표기 방법·형태 등의 구체적인 사항은 대통령령으로 정한다. 다만, 경고 그림은 사실적 근거를 바탕으로 하고, 지나치게 혐오감을 주지 아니하여야 한다.

(2) 담배에 관한 광고의 금지 또는 제한(법 제9조의4)

① 담배에 관한 광고는 다음의 방법에 한하여 할 수 있다.
　㉠ 지정소매인의 <u>영업소 내부</u>에서 보건복지부령으로 정하는 광고물을 전시(展示) 또는 부착하는 행위. 다만, 영업소 외부에 그 광고내용이 보이게 전시 또는 부착하는 경우에는 그러하지 아니하다.

> **Tip** 영업소는 편의점이 대표적이며 편의점 내부에 붙여진 담배 광고가 밖에서 보이도록 하면 안 된다.

　㉡ 품종군별로 <u>연간 10회 이내(1회당 2쪽 이내)</u>에서 잡지(주 1회 이하 정기적으로 발행되는 정기간행물 및 신문과 외국간행물로서 동일한 제호로 연 1회 이상 정기적으로 발행되는 것을 말하며, 여성 또는 청소년을 대상으로 하는 것은 제외)에 광고를 게재하는 행위. 다만, 보건복지부령으로 정하는 판매부수 이하로 국내에서 판매되는 외국정기간행물로서 외국문자로만 쓰여 있는 잡지인 경우에는 광고게재의 제한을 받지 아니한다.

　㉢ 사회·문화·음악·체육 등의 행사(여성 또는 청소년을 대상으로 하는 행사는 제외)를 <u>후원하는 행위</u>. 이 경우 후원하는 자의 명칭을 사용하는 외에 제품광고를 하여서는 아니 된다.

> **Tip** 대학생 공모전, 장학사업, 복지 사업 등의 사회공헌 활동에 후원을 하면서 담배회사 이름까지만 오픈할 수 있으며 그 이상의 광고행위는 안 된다는 말이다.

　㉣ <u>국제선의 항공기 및 여객선</u>, 그밖에 보건복지부령으로 정하는 장소 안에서 하는 광고

> **Tip** 국내선 항공기 및 여객선은 담배광고를 하면 안 되니 헷갈리지 말자.

② ①에 따른 광고 또는 그에 사용되는 광고물은 다음의 사항을 준수하여야 한다.
  ㉠ 흡연자에게 담배의 품명·종류 및 특징을 알리는 정도를 넘지 아니할 것
  ㉡ 비흡연자에게 직접적 또는 간접적으로 흡연을 권장 또는 유도하거나 여성 또는 청소년의 인물을 묘사하지 아니할 것
    > **Tip** 담배 광고에 여성이나 청소년이 흡연하는 모습이 나오면 안 된다.
  ㉢ 흡연 경고 문구의 내용 및 취지에 반하는 내용 또는 형태가 아닐 것
    > **Tip** 흡연이 인체에 해롭다는 의견에 반박하는 내용의 광고를 하면 안 된다.
  ㉣ 국민의 건강과 관련하여 검증되지 아니한 내용을 표시하지 아니할 것. 이 경우 광고내용의 사실 여부에 대한 검증 방법·절차 등 필요한 사항은 대통령령으로 정한다.

(3) 보건교육의 실시 등(법 제12조)

국가 및 지방자치단체는 모든 국민이 올바른 보건의료의 이용과 건강한 생활습관을 실천할 수 있도록 그 대상이 되는 개인 또는 집단의 특성·건강상태·건강의식 수준 등에 따라 적절한 보건교육을 실시한다.

보건교육의 내용(시행령 제17조)
보건교육에는 다음의 사항이 포함되어야 한다.
① 금연·절주 등 건강생활의 실천에 관한 사항 예 보건소의 금연과 금주클리닉
② 만성퇴행성질환 등 질병의 예방에 관한 사항 예 당뇨 환자 식이와 운동 교육
③ 영양 및 식생활에 관한 사항 예 보건소에서 어린이집, 노인을 방문하여 맞춤 영양교육 실시
④ 구강건강에 관한 사항 예 보건소에서 임산부 구강관리 교육, 독거노인 방문하여 구강교육
⑤ 공중위생에 관한 사항 예 보건소에서 미용업과 같은 공중위생업소 종사자들 대상으로 교육
⑥ 건강증진을 위한 체육활동에 관한 사항 예 보건소 체육지도사의 운동 교육과 상담
⑦ 그밖에 건강증진사업에 관한 사항 예 독거노인 가정을 방문하는 방문간호 사업

> **Tip** 국가에서 시행하는 건강증진계획은 급성기적인 문제를 해결하는 것이 아니라 생활 속에서 국민들이 실천할 수 있는 금연, 절주, 운동, 영양관리, 위생관리, 구강관리(치아가 손상되면 삶의 질이 떨어지고 비용이 많이 들기에 예방이 중요), 만성질환 예방이다.

---

(4) 국민건강영양조사 등(법 제16조)

① 질병관리청장은 보건복지부장관과 협의하여 국민의 건강상태·식품섭취·식생활조사 등 국민의 건강과 영양에 관한 <u>조사를 정기적으로 실시한다.</u>
② 특별시·광역시 및 도에는 국민건강영양조사와 영양에 관한 지도업무를 행하게 하기 위한 공무원을 두어야 한다.

> **Tip** 질병관리청 주최로 선정된 가구를 대상으로 신체계측, 구강검사, 혈압 및 맥박측정, 소변검사, 혈액검사, 악력검사, 체성분검사, 이비인후검사(만 12세 이상), 시력검사(만 60세 이상), 건강설문조사, 영양조사 등을 실시한다.

(5) 구강건강사업(법 제18조)

국가 및 지방자치단체는 국민의 구강질환의 예방과 구강건강의 증진을 위하여 다음의 사업을 행한다.

① 구강건강에 관한 교육사업
② 수돗물불소농도조정사업
③ 구강건강에 관한 조사·연구사업
④ 아동·노인·장애인·임산부 등 건강취약계층을 위한 구강건강증진사업
⑤ 기타 구강건강의 증진을 위하여 대통령령이 정하는 사업

> **Tip** 노인과 어린이 무료 불소도포, 초등학교 구강보건실과 양치교실, 보건소 구강보건센터, 보건소 내 구강검진과 구강보건교육 등

(6) 건강증진사업 등(법 제19조)

특별자치시장·특별자치도지사·시장·군수·구청장은 지역주민의 건강증진을 위하여 보건복지부령이 정하는 바에 의하여 보건소장으로 하여금 다음의 사업을 하게 할 수 있다.

① 보건교육 및 건강상담
② 영양관리
③ 신체활동장려
④ 구강건강의 관리
⑤ 질병의 조기발견을 위한 검진 및 처방

> **Tip** 보건소와 보건진료소에서 간단한 진료가 가능하다.

⑥ 지역사회의 보건문제에 관한 조사·연구
⑦ 기타 건강교실의 운영 등 건강증진사업에 관한 사항

CHAPTER 11 적중예상문제

01 담배에 포함되어 기재해야 하는 발암성 물질이 아닌 것은?

① 비소
② 니켈
③ 벤젠
④ 카드뮴
⑤ 수은

> **해설** 담배에 포함되어 기재해야 하는 발암성 물질
> - 나프틸아민
> - 니켈
> - 벤젠
> - 비닐크롤라이드
> - 비소
> - 카드뮴

02 담뱃갑 포장지에 표기해야 하는 것이 아닌 것은?

① 담배에 포함된 발암성 물질
② 다른 사람의 건강을 위협할 수 있다는 내용의 경고 문구
③ 타르 흡입량은 흡연자의 흡연 습관에 따라 다르다는 내용의 경고 문구
④ 보건소의 전화번호
⑤ 흡연의 폐해를 나타내는 내용의 경고 그림

> **해설** 보건복지부령으로 정하는 금연상담전화의 전화번호가 들어가야 한다.

정답 1 ⑤ 2 ④

03 담배를 광고할 수 없는 경우는?
① 국제선 항공기
② 국내 여객선
③ 지정소매인 영업소 내부
④ 음악행사에 후원하는 경우
⑤ 1회당 2쪽 이내로 잡지에 광고하는 경우

해설 국제선의 항공기와 여객선이 가능하다.

04 국가에서 국민들에게 실시하는 보건교육이 아닌 것은?
① 금연과 절주
② 영양
③ 공중위생
④ 재활
⑤ 구강건강

해설 보건교육의 내용(국민건강증진법 시행령 제17조)
보건교육의 실시 등에 따른 보건교육에는 다음의 사항이 포함되어야 한다.
- 금연·절주 등 건강생활의 실천에 관한 사항
- 만성퇴행성질환 등 질병의 예방에 관한 사항
- 영양 및 식생활에 관한 사항
- 구강건강에 관한 사항
- 공중위생에 관한 사항
- 건강증진을 위한 체육활동에 관한 사항
- 그밖에 건강증진사업에 관한 사항

CHAPTER 12 혈액관리법

제1절 총칙

(1) 목적(법 제1조)

이 법은 혈액관리업무에 관하여 필요한 사항을 규정함으로써 수혈자와 헌혈자를 보호하고 혈액관리를 적절하게 하여 국민보건의 향상에 이바지함을 목적으로 한다.

(2) 정의(법 제2조)

"혈액제제"란 혈액을 원료로 하여 제조한 약사법에 따른 의약품으로서 다음 각 목의 어느 하나에 해당하는 것을 말한다.
① 전혈
② 농축적혈구
③ 신선동결혈장
④ 농축혈소판
⑤ 그밖에 보건복지부령으로 정하는 혈액 관련 의약품

제2절 혈액매매행위 등 금지

(1) 혈액 매매행위 등의 금지(법 제3조)

누구든지 금전, 재산상의 이익 또는 그 밖의 대가적 급부(給付)를 받거나 받기로 하고 자신의 혈액(헌혈증서를 포함)을 제공하거나 제공할 것을 약속하여서는 아니 된다.

(2) 혈액관리기본계획의 수립(법 제4조의5)

① <u>보건복지부장관</u>은 혈액의 안정적 수급 및 관리에 관한 정책을 효율적으로 추진하기 위하여 혈액관리위원회의 심의를 거쳐 혈액관리에 관한 기본계획을 <u>5년마다 수립</u>하여야 한다.
② 기본계획에는 다음의 사항이 포함되어야 한다.
  ㉠ 헌혈 증진과 혈액관리의 발전 방향 및 목표
  ㉡ 혈액관리에 관한 각 부처 및 기관·단체의 협조에 관한 사항
  ㉢ 헌혈 및 수혈의 안전성 향상 방안

ㄹ. 혈액제제의 안전성 향상, 안정적 수급 및 적정한 사용 방안
　　ㅁ. 그밖에 보건복지부장관이 혈액관리를 위하여 필요하다고 인정하는 사항

> **Tip** 혈액관리를 철저히 하여 헌혈이나 수혈을 하면서 발생하는 사고예방에 초점이 맞추어져 있다. 혈액관리는 부적격혈액을 색출하는 것, 혈액 저장 온도를 잘못해서 폐기되는 일이 없도록 온도 관리를 하는 업무도 포함된다.

제3절 헌혈자 건강진단 및 혈액의 안전성 확보

(1) 헌혈자의 신원 확인 및 건강진단 등(법 제7조)

① 혈액원은 보건복지부령으로 정하는 바에 따라 채혈 전에 헌혈자에 대하여 신원 확인 및 건강진단을 하여야 한다.
② 혈액원은 보건복지부령으로 정하는 감염병 환자 및 건강기준에 미달하는 사람으로부터 채혈을 하여서는 아니 된다.
③ 혈액원은 신원이 확실하지 아니하거나 신원 확인에 필요한 요구에 따르지 아니하는 사람으로부터 채혈을 하여서는 아니 된다.
④ 혈액원은 보건복지부령으로 정하는 바에 따라 헌혈자로부터 채혈하기 전에 채혈금지대상 여부 및 과거 헌혈경력과 그 검사 결과를 조회하여야 한다. 다만, 천재지변, 긴급 수혈 등 보건복지부령으로 정하는 경우에는 그러하지 아니하다.

> **헌혈자의 건강진단 등(시행규칙 제6조)**
> 혈액원은 헌혈자에 대하여 채혈을 실시하기 전에 다음에 해당하는 건강진단을 실시하여야 한다.
> ① 과거의 헌혈경력 및 혈액검사결과와 채혈금지대상자 여부의 조회
> ② 문진·시진 및 촉진
> ③ 체온 및 맥박 측정
> ④ 체중 측정
> ⑤ 혈압 측정
> ⑥ 다음의 어느 하나에 따른 빈혈검사
> 　ㄱ. 황산구리법에 따른 혈액비중검사
> 　ㄴ. 혈색소검사
> 　ㄷ. 적혈구용적률검사
> ⑦ 혈소판계수검사(혈소판성분채혈의 경우에만 해당)
>
> **Tip** 목록을 살펴보면 채혈 금지 대상자를 거르기 위한 과정이라는 것을 알 수 있다. 호흡을 제외한 vital sign과 체중, 질병력을 알기 위한 문진과 시진, 촉진을 하게 된다. 황산구리 수용액에 혈액을 한 방울 떨어뜨렸을 때 황산구리 수용액의 비중보다 혈액의 비중이 높으면 혈액이 가라앉고 낮으면 위로 떠오른다. 위로 떠오르는 경우에는 빈혈이라고 판정한다.

(2) 채혈금지대상자의 관리(법 제7조의2)

혈액원은 채혈금지대상자로부터 채혈을 하여서는 아니 된다.

> **채혈금지대상자(시행규칙 별표 1의2)**
> Ⅰ. 공통기준
> ① 건강진단 관련 요인
> ㉠ 체중이 남자는 50kg 미만, 여자는 45kg 미만인 자
> ㉡ 체온이 37.5℃를 초과하는 자
> ㉢ 수축기혈압이 90mmHg 미만 또는 180mmHg 이상인 자
> ㉣ 이완기혈압이 100mmHg 이상인 자
> ㉤ 맥박이 1분에 50회 미만 또는 100회를 초과하는 자
> ② 질병 관련 요인
> ㉠ 감염병
>   • 만성 B형 간염, C형 간염, 후천성 면역결핍증, 바베스열원충증, 샤가스병 또는 크로이츠펠트-야콥병 등 감염병의 예방 및 관리에 관한 법률에 따른 감염병 중 보건복지부장관이 지정하는 <u>혈액 매개 감염병의 환자, 의사환자, 병원체보유자</u>
>   • 일정기간 채혈금지 대상자
>   - 말라리아 병력자로 치료종료 후 3년이 경과하지 아니한 자
>   - 브루셀라증 병력자로 치료종료 후 2년이 경과하지 아니한 자
>   - 매독 병력자로 치료종료 후 1년이 경과하지 아니한 자
>   - 급성 B형 간염 병력자로 완치 후 6개월이 경과하지 아니한 자
>   - 그밖에 보건복지부장관이 정하는 혈액매개 감염병 환자 또는 병력자
> ㉡ 그 밖의 질병
>   • 발열, 인후통, 설사 등 급성 감염성 질환이 의심되는 증상이 없어진 지 3일이 경과하지 아니한 자
>   • 암환자, 만성폐쇄폐질환 등 호흡기질환자, 간경변 등 간질 환자, 심장병 환자, 당뇨병 환자, 류마티스 등 자가면역질환자, 신부전 등 신장질환자, 혈우병, 적혈구증다증 등 혈액질환자, 한센병 환자, 성병 환자(매독 환자는 제외), 알코올중독자, 마약중독자 또는 경련 환자. 다만, 의사가 헌혈 가능하다고 판정한 경우에는 그러하지 아니하다.

(3) 혈액 등의 안전성 확보(법 제8조)

① 혈액원은 다음의 방법으로 혈액 및 혈액제제의 적격 여부를 검사하고 그 결과를 확인하여야 한다.
  ㉠ 헌혈자로부터 채혈
  ㉡ 보건복지부령으로 정하는 헌혈금지약물의 복용 여부 확인

> **혈액의 적격 여부 검사 등(시행규칙 제8조)**
> 혈액원은 헌혈자로부터 혈액을 채혈한 때에는 지체 없이 그 혈액에 대한 간기능검사(ALT검사, 수혈용으로 사용되는 혈액만 해당), B형 간염검사, C형 간염검사, 매독검사, 후천성 면역결핍증검사, 사람T세포림프친화바이러스(HTLV) 검사(혈장성분은 제외), 그밖에 보건복지부장관이 정하는 검사를 실시하고, 혈액 및 혈액제제의 적격 여부를 확인하여야 한다.
>
> **Tip** 검사 결과는 헌혈자에게 전달된다. 적격 여부 검사에서 문제가 보이는 혈액은 폐기처리 된다.
> • HTLV 항체 검사 : HTLV는 T세포를 선택적으로 공격해 감염시키며, 신경질환, 성인 백혈병을 일으킬 수 있다.
> • ALT : 간세포가 손상되면 분비가 되는 효소이다.

② 혈액원 등 혈액관리업무를 하는 자는 ①에 따른 검사 결과 부적격혈액을 발견하였을 때에는 보건복지부령으로 정하는 바에 따라 이를 폐기처분하고 그 결과를 보건복지부장관에게 보고하여야 한다.

> **부적격혈액 폐기처분의 예외(시행령 제6조)**
> 부적격혈액을 폐기처분하지 아니할 수 있는 경우는 다음과 같다.
> ① 예방접종약의 원료로 사용되는 경우
> ② 의학연구 또는 의약품·의료기기 개발에 사용되는 경우
> ③ 혈액제제 등의 의약품이나 의료기기의 품질관리를 위한 시험에 사용되는 경우

> **부적격혈액의 폐기처분전 처리(시행규칙 제10조)**
> 혈액원 등 혈액관리업무를 하는 자가 부적격혈액을 발견한 때에는 폐기처분 전까지 다음의 방법에 의하여 처리하여야 한다.
> ① 부적격혈액이 발견된 즉시 식별이 용이하도록 혈액용기의 겉면에 그 사실 및 사유를 기재할 것
> ② 부적격혈액은 적격혈액과 분리하여 잠금장치가 설치된 별도의 격리공간에 보관할 것
> **Tip** 바로 폐기하는 것이 아니라 혈액제제 겉에 부적격 사유(예 이물질 확인)를 적어서 사고를 방지하기 위해 별도의 공간에 분리해 두었다가 폐기절차를 밟게 된다.

제4절 특정수혈부작용에 대한 조치

(1) 특정수혈부작용에 대한 조치(법 제10조)

의료기관의 장은 특정수혈부작용이 발생한 경우에는 보건복지부령으로 정하는 바에 따라 그 사실을 시·도지사에게 신고하여야 한다.

(2) 특정수혈부작용 및 채혈부작용의 보상(법 제10조의2)

혈액원은 다음의 어느 하나에 해당하는 사람에 대하여 특정수혈부작용 및 채혈부작용에 대한 보상금을 지급할 수 있다.
① 헌혈이 직접적인 원인이 되어 질병이 발생하거나 사망한 채혈부작용자
② 혈액원이 공급한 혈액이 직접적인 원인이 되어 질병이 발생하거나 사망한 특정수혈부작용자

(3) 헌혈증서의 발급 및 수혈비용의 보상 등(법 제14조)

① 혈액원이 헌혈자로부터 헌혈을 받았을 때에는 보건복지부령으로 정하는 바에 따라 헌혈증서를 그 헌혈자에게 발급하여야 한다. 이 경우 헌혈증서를 잃어버리거나 훼손되어 못 쓰게 된 것이 확인된 경우에는 보건복지부령으로 정하는 바에 따라 재발급 받을 수 있다.

② ①에 따른 헌혈자 또는 그 헌혈자의 헌혈증서를 양도받은 사람은 의료기관에 그 <u>헌혈증서를 제출하면 무상으로 혈액제제를 수혈</u>받을 수 있다. 다만, 재발급되어 유효하지 아니하게 된 헌혈증서를 사용한 경우 혈액제제의 수혈비용은 수혈자가 부담하여야 한다.

> **Tip** 신용카드 분실하고 재발급받은 이후에는 분실했던 카드를 찾더라도 이용할 수 없는 것과 같다.

③ ②에 따라 수혈을 요구받은 의료기관은 정당한 이유 없이 그 요구를 거부하지 못한다.

> **헌혈증서에 의한 무상수혈(시행규칙 제16조)**
> 무상으로 수혈받을 수 있는 혈액제제량은 <u>헌혈 1회당 혈액제제 1단위</u>로 한다.

(4) 헌혈환급예치금 및 헌혈환급적립금(법 제15조)

① 혈액원이 헌혈자로부터 헌혈을 받았을 때에는 보건복지부령으로 정하는 바에 따라 헌혈환급예치금을 보건복지부장관에게 내야 한다.

② 보건복지부장관은 ①에 따른 헌혈환급예치금으로 헌혈환급적립금을 조성·관리한다.

③ 적립금은 다음의 어느 하나에 해당하는 용도에만 사용하여야 한다.
  ㉠ 수혈비용의 보상
  ㉡ 헌혈의 장려
  ㉢ 혈액관리와 관련된 연구
  ㉣ 그밖에 대통령령으로 정하는 용도

> **Tip** 헌혈자가 헌혈할 때마다 건강보험공단 재정(2023년 기준)에서 1,500원씩 빼서 쌓이는 것이 예치금이고 예치금이 모아진 것이 적립금이다. 이렇게 적립된 돈은 위에 표기된 제15조 ③에 해당하는 목적으로만 쓰여야 한다.

적중예상문제

01 채혈금지 대상자는?

① 43kg 여성
② 52kg 남성
③ 체온이 37.3℃인 여성
④ 수축기 혈압이 100mmHg인 남성
⑤ 맥박이 65회인 남성

> **해설** 채혈금지대상자 건강진단관련 요인(혈액관리법 시행규칙 별표 1의2)
> - 체중이 남자는 50kg 미만, 여자는 45kg 미만인 자
> - 체온이 37.5℃를 초과하는 자
> - 수축기혈압이 90mmHg 미만 또는 180mmHg 이상인 자
> - 이완기혈압이 100mmHg 이상인 자
> - 맥박이 1분에 50회 미만 또는 100회를 초과하는 자

02 혈액 적격 여부를 확인하기 위해 확인해야 하는 검사가 아닌 것은?

① HTLV검사
② B형 간염검사
③ 매독검사
④ 간기능검사
⑤ A형 간염검사

> **해설** 혈액의 적격 여부 검사 등(혈액관리법 시행규칙 제8조)
> 혈액원은 헌혈자로부터 혈액을 채혈한 때에는 지체 없이 그 혈액에 대한 간기능검사(ALT검사, 수혈용으로 사용되는 혈액만 해당), B형 간염검사, C형 간염검사, 매독검사, 후천성 면역결핍증검사, 사람T세포림프친화바이러스(HTLV) 검사(혈장성분은 제외), 그밖에 보건복지부장관이 정하는 검사를 실시하고, 혈액 및 혈액제제의 적격 여부를 확인하여야 한다.

정답 1 ① 2 ⑤

03 부적격혈액을 폐기처분해야 하는 경우는?

① 예방접종약의 원료로 사용
② 의학연구
③ 의료기기 개발
④ 후천성 면역결핍증을 진단받은 자에게 채혈한 경우
⑤ 의약품 시험

> **해설** 부적격혈액 폐기처분의 예외(혈액관리법 시행령 제6조)
> 법 제8조 제2항 단서에 따라 부적격혈액을 폐기처분하지 아니할 수 있는 경우는 다음과 같다.
> - 예방접종약의 원료로 사용되는 경우
> - 의학연구 또는 의약품 · 의료기기 개발에 사용되는 경우
> - 혈액제제 등의 의약품이나 의료기기의 품질관리를 위한 시험에 사용되는 경우

04 헌혈증서 사용에 대한 설명으로 옳은 것은?

① 헌혈 1회당 혈액 제재 2단위를 무상으로 받을 수 있다.
② 헌혈증서를 제출하면 혈액제제의 10% 가격만 지불하면 된다.
③ 헌혈증서로 수혈을 한 의료기관은 수혈비용의 보상을 헌혈환급 적립금에서 받게 된다.
④ 헌혈증서를 통해 수혈을 요구받은 의료기관은 거부할 수 있다.
⑤ 헌혈증서를 분실하면 재발급이 되지 않는다.

> **해설** 헌혈증서의 발급 및 수혈비용의 보상 등(혈액관리법 제14조)
> ① 혈액원이 헌혈자로부터 헌혈을 받았을 때에는 보건복지부령으로 정하는 바에 따라 헌혈증서를 그 헌혈자에게 발급하여야 한다. 이 경우 헌혈증서를 잃어버리거나 훼손되어 못쓰게 된 것이 확인된 경우에는 보건복지부령으로 정하는 바에 따라 재발급 받을 수 있다.
> ② ①에 따른 헌혈자 또는 그 헌혈자의 헌혈증서를 양도받은 사람은 의료기관에 그 헌혈증서를 제출하면 무상으로 혈액제제를 수혈받을 수 있다. 다만, 재발급되어 유효하지 아니하게 된 헌혈증서를 사용한 경우 혈액제제의 수혈비용은 수혈자가 부담하여야 한다.
> ③ ②에 따라 수혈을 요구받은 의료기관은 정당한 이유 없이 그 요구를 거부하지 못한다.
>
> 헌혈증서에 의한 무상수혈(혈액관리법 시행규칙 제16조)
> 무상으로 수혈받을 수 있는 혈액제제량은 헌혈 1회당 혈액제제 1단위로 한다.

정답 3 ④ 4 ③

CHAPTER 13 호스피스 · 완화의료 및 임종과정에 있는 환자의 연명의료결정에 관한 법률

제1절 총칙

(1) 목적(법 제1조)

이 법은 호스피스 · 완화의료와 임종과정에 있는 환자의 연명의료와 연명의료중단 등 결정 및 그 이행에 필요한 사항을 규정함으로써 환자의 최선의 이익을 보장하고 자기결정을 존중하여 인간으로서의 존엄과 가치를 보호하는 것을 목적으로 한다.

(2) 정의(법 제2조)

이 법에서 사용하는 용어의 뜻은 다음과 같다.

① "임종과정"이란 회생의 가능성이 없고, 치료에도 불구하고 회복되지 아니하며, 급속도로 증상이 악화되어 사망에 임박한 상태를 말한다.

② "임종과정에 있는 환자"란 담당의사와 해당 분야의 전문의 1명으로부터 임종과정에 있다는 의학적 판단을 받은 자를 말한다.

③ "말기환자"란 적극적인 치료에도 불구하고 근원적인 회복의 가능성이 없고 점차 증상이 악화되어 보건복지부령으로 정하는 절차와 기준에 따라 담당의사와 해당 분야의 전문의 1명으로부터 <u>수개월 이내에 사망할 것으로 예상되는</u> 진단을 받은 환자를 말한다.

④ "연명의료"란 임종과정에 있는 환자에게 하는 심폐소생술, 혈액 투석, 항암제 투여, 인공호흡기 착용 및 그밖에 대통령령으로 정하는 의학적 시술로서 <u>치료효과 없이 임종과정의 기간만을 연장하는 것</u>을 말한다.

> **암기Tip** 연명은 단순히 생'명'을 '연'장한다는 일이다.

> **연명의료(시행령 제2조)**
> "대통령령으로 정하는 의학적 시술"이란 다음의 시술을 말한다.
> ① 체외생명유지술(ECLS) : 체외순환을 통해 호흡과 순환을 인위적으로 하는 것
> ② 수혈
> ③ 혈압상승제 투여
> ④ 그밖에 담당의사가 환자의 최선의 이익을 보장하기 위해 시행하지 않거나 중단할 필요가 있다고 의학적으로 판단하는 시술

⑤ "연명의료중단 등 결정"이란 임종과정에 있는 환자에 대한 연명의료를 시행하지 아니하거나 중단하기로 하는 결정을 말한다.

⑥ "호스피스·완화의료"란 다음의 어느 하나에 해당하는 질환으로 말기환자로 진단을 받은 환자 또는 임종과정에 있는 환자와 그 가족에게 통증과 증상의 완화 등을 포함한 신체적, 심리사회적, 영적 영역에 대한 종합적인 평가와 치료를 목적으로 하는 의료를 말한다.
  ㉠ 암
  ㉡ 후천성 면역결핍증
  ㉢ 만성 폐쇄성 호흡기질환
  ㉣ 만성 간경화
  ㉤ 그밖에 보건복지부령으로 정하는 질환 예 만성 호흡부전
⑦ "연명의료계획서"란 말기환자 등의 의사에 따라 담당의사가 환자에 대한 연명의료중단 등 결정 및 호스피스에 관한 사항을 계획하여 문서(전자문서를 포함)로 작성한 것을 말한다.
⑧ "사전연명의료의향서"란 19세 이상인 사람이 자신의 연명의료중단 등 결정 및 호스피스에 관한 의사를 직접 문서(전자문서를 포함)로 작성한 것을 말한다.

(3) 기본 원칙(법 제3조)

① 호스피스와 연명의료 및 연명의료중단 등 결정에 관한 모든 행위는 환자의 인간으로서의 존엄과 가치를 침해하여서는 아니 된다.
② 모든 환자는 최선의 치료를 받으며, 자신이 앓고 있는 상병(傷病)의 상태와 예후 및 향후 본인에게 시행될 의료행위에 대하여 분명히 알고 스스로 결정할 권리가 있다.

제2절 연명의료중단 등 결정의 관리체계 및 이행

(1) 사전연명의료의향서 등록기관(법 제11조)

① 지역보건법에 따른 지역보건의료기관(보건소, 보건지소, 건강생활지원센터, 보건의료원)
② 의료기관
③ 사전연명의료의향서에 관한 사업을 수행하는 비영리법인 또는 비영리단체(비영리민간단체 지원법에 따라 등록된 비영리민간단체)
④ 공공기관의 운영에 관한 법률에 따른 공공기관(국민건강보험공단)
⑤ 노인복지법에 따른 노인복지관

> **Tip** 19세 이상 성인이라면 자신의 연명의료를 시행하지 않거나 중단하여 존엄하게 삶을 마무리하고자 하는 의사를 사전연명의료의향서로 남길 수 있다. 사전연명의료의향서 등록기관으로 지정된 곳을 방문해야 한다.

(2) 연명의료중단 등 결정 이행의 대상(법 제15조)

담당의사는 임종과정에 있는 환자가 다음의 어느 하나에 해당하는 경우에만 연명의료중단 등 결정을 이행할 수 있다.

① 연명의료계획서, 사전연명의료의향서 또는 환자가족의 진술을 통하여 환자의 의사(의견)로 보는 의사가 연명의료중단 등 결정을 원하는 것이고, 임종과정에 있는 환자의 의사에도 반하지 아니하는 경우

② 환자의 의사를 확인할 수 없으나 법에 따라 연명의료중단 등 결정이 있는 것으로 보는 경우

(3) 환자의 의사를 확인할 수 없는 경우의 연명의료중단 등 결정(법 제18조)

환자의 의사를 확인할 수 없고 환자가 의사표현을 할 수 없는 의학적 상태인 경우 다음의 어느 하나에 해당할 때에는 해당 환자를 위한 연명의료중단 등 결정이 있는 것으로 본다.

① 미성년자인 환자의 법정대리인(친권자에 한정)이 연명의료중단 등 결정의 의사표시를 하고 담당의사와 해당 분야 전문의 1명이 확인한 경우

② 환자가족 중 다음에 해당하는 사람(19세 이상인 사람에 한정하며, 행방불명자 등 대통령령으로 정하는 사유에 해당하는 사람은 제외) 전원의 합의로 연명의료중단 등 결정의 의사표시를 하고 담당의사와 해당 분야 전문의 1명이 확인한 경우

㉠ 배우자
㉡ 1촌 이내의 직계 존속·비속
㉢ ㉠ 및 ㉡에 해당하는 사람이 없는 경우 2촌 이내의 직계 존속·비속
㉣ ㉠부터 ㉢까지에 해당하는 사람이 없는 경우 형제자매

(4) 호스피스의 신청(법 제28조)

호스피스대상환자가 호스피스전문기관에서 호스피스를 이용하려는 경우에는 호스피스 이용동의서(전자문서로 된 동의서를 포함)와 의사가 발급하는 <u>호스피스대상환자임을 나타내는 의사소견서</u>(전자문서로 된 소견서를 포함)를 첨부하여 호스피스전문기관에 신청하여야 한다.

CHAPTER 13 적중예상문제

01 사전연명의료의향서 작성을 등록할 수 있는 기관이 아닌 곳은?

① 노인복지관
② 비영리법인
③ 양로원
④ 국민건강보험공단
⑤ 보건소

해설 사전연명의료의향서 등록기관(호스피스·완화의료 및 임종과정에 있는 환자의 연명의료결정에 관한 법률 제11조)
- 지역보건법에 따른 지역보건의료기관
- 의료기관
- 사전연명의료의향서에 관한 사업을 수행하는 비영리법인 또는 비영리단체
- 공공기관의 운영에 관한 법률에 따른 공공기관
- 노인복지법에 따른 노인복지관

02 연명의료에 해당하는 것이 아닌 것은?

① 혈액 투석
② 항암제 투여
③ 혈압상승제 투여
④ 진통제 투여
⑤ 수혈

해설 연명의료 : 임종과정에 있는 환자에게 하는 심폐소생술, 혈액 투석, 항암제 투여, 인공호흡기 착용 및 그밖에 대통령령으로 정하는 의학적 시술로서 치료효과 없이 임종과정의 기간만을 연장하는 것을 말한다.

> **연명의료(호스피스·완화의료 및 임종과정에 있는 환자의 연명의료결정에 관한 법률 시행령 제2조)**
> "대통령령으로 정하는 의학적 시술"이란 다음의 시술을 말한다.
> ① 체외생명유지술(ECLS)
> ② 수혈
> ③ 혈압상승제 투여
> ④ 그밖에 담당의사가 환자의 최선의 이익을 보장하기 위해 시행하지 않거나 중단할 필요가 있다고 의학적으로 판단하는 시술

정답 1 ③ 2 ④

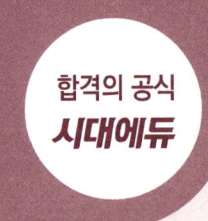

교육은 우리 자신의 무지를 점차 발견해 가는 과정이다.

– 윌 듀란트 –

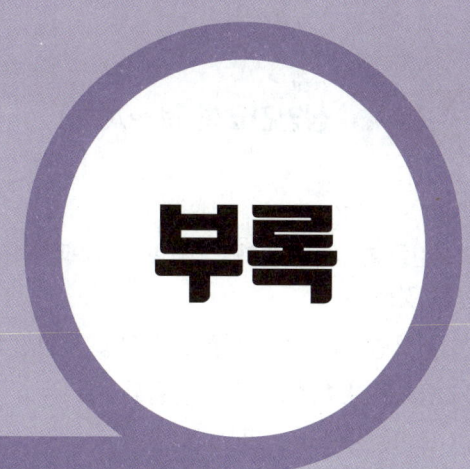

부록

기출유형문제

제1회 간호사 국가고시 기출유형문제

제1회 간호사 국가고시 기출유형문제

제1교시 성인간호학 [1~70번]

01
와파린을 복용 중인 환자를 간호할 때 주의할 점으로 옳은 것은?

① 비타민 C는 약물의 효과에 영향을 미친다.
② 근육주사 위주로 투약을 한다.
③ 조이는 옷을 입도록 한다.
④ 혈뇨 증상이 있는지 확인이 필요하다.
⑤ 신체활동이 활발한 운동을 하도록 격려한다.

해설 혈변과 혈뇨, 잇몸, 코피 등 출혈 증상이 있는지 확인해야 한다.
① 비타민 K는 와파린 길항제로서 효과를 떨어뜨리므로 일정량을 유지한다.
② 출혈 위험이 있으므로 정맥과 근육 주사는 최소화하고 충분히 지혈해야 한다.
③ 조이는 옷, 보호대(억제대)는 멍이 발생할 수 있다
⑤ 부딪히거나 넘어지면 멍이 발생할 위험이 높아지므로 주의가 필요하다. 과격한 운동은 피하도록 한다.

02
고혈압 약물 중 칼슘채널차단제는 무엇인가?

① Verapamil
② Propranolol
③ Captopril
④ Omeprazole
⑤ Losartan

해설 칼슘은 근육이 수축하기 위해 필요한 이온이다. 이온 채널을 통하여 심장과 혈관벽의 근세포에 유입되는 칼슘을 막는 원리이다.
② β-차단제이다. 교감신경 전도물질인 β-수용체의 작용을 막아 심장에 직접 작용해 혈압을 낮춘다. 심장 두근거림을 완화시켜 진정목적으로 사용하기도 한다.
③ ACE 억제제이다. ACE 효소의 작용을 억제하여 angiotensin Ⅱ를 막아 알도스테론의 방출을 차단하여 나트륨 배출을 촉진시킨다.
④ Omeprazole은 위산분비를 막는 약물이다.
⑤ ARB 약물이다. angiotensin Ⅱ가 수용체에 결합하여 작용하는 것을 억제하는 역할을 한다.

03
심근경색증 환자에게 통증 조절을 위해 투여되는 약물은?

① 모르핀
② 시메티딘
③ 페니라민
④ 라식스
⑤ 아세타미노펜

해설 마약성 진통제인데 통증을 줄여 심장근육의 산소요구량을 줄인다.
② 위산분비 저해제이다.
③ 항히스타민제이다.
④ 이뇨제이다.
⑤ 해열진통제이다.

1 ④ 2 ① 3 ①

04
교통사고로 인해 뇌출혈진단을 받은 환자의 두개내압 상승이 의심되는 증상은?

① 대칭적인 동공반사
② 투사성구토
③ 저혈압
④ 빈맥
⑤ 저체온증

해설 의식변화, 복시, 유두부종, 제뇌피질과 제뇌경직 자세, 아침에 두통이 발생한다.
① 동공이 확대, 고정, 반응이 느리거나 비대칭적으로 반응한다.
③, ④, ⑤ 연수에 압력이 가해지면서 혈압 상승, 호흡 불규칙, 서맥이 나타난다. 시상하부의 손상으로 체온조절 기능이 떨어져 고체온증을 야기한다.

05
뇌졸중 환자에게 나타나는 증상에 대한 설명으로 옳은 것은?

① 이해는 하지만 발음이 어눌하게 나오는 베르니케 실어증이 나타난다.
② 브로카 실어증은 감각실어증과 같은 말이다.
③ 동측반맹증은 마비되지 않은 쪽의 시야가 보이지 않는 것을 말한다.
④ 연하곤란으로 기흉의 발생위험이 높아진다.
⑤ 오른쪽 뇌혈관에 문제가 생기면 왼쪽 몸에 감각이상이 나타난다.

해설 운동신경(뇌 → 말초)과 감각신경(말초 → 뇌)은 뇌간의 아래 부위에서 교차한다.
① 알아들을 수 있고 글을 쓰는 데는 문제가 없으나 단지 혀와 입술 등의 근육이 문제가 생겨서 발음이 어눌하게 나오는 것은 브로카 실어증이다.
② 브로카 실어증은 운동실어증과 같은 말이다.
③ 동측반맹증은 마비된 쪽의 시야가 보이지 않는 것이다.
④ 연하곤란으로 흡인성폐렴의 위험이 높아진다.

06
뇌하수체종양제거술 후에 코를 통해 맑은 물이 흘러나오고 있다. 뇌척수액인지 감별하기 위한 방법은?

① 포도당검사
② 백혈구검사
③ 잠혈검사
④ 산도 검사
⑤ 바빈스키반사

해설 뇌척수액은 뇌실과 지주막하 공간을 흐르는 맑은 물질로 뇌와 척수를 보호할뿐더러 영양분을 공급하고 노폐물도 제거하는 중요한 역할을 한다. 뇌척수액 검사를 하기 위해 요추 4~5번에서 요추천자를 통해 채취한다. 뇌척수액은 정상적으로 포도당과 단백질이 섞여있다. 압력을 측정하여 뇌척수액의 흐름이 정상적인지 확인할 수 있으며 뇌와 척수 감염 여부(뇌척수액의 백혈구 증가)를 확인할 수 있다. 두개골절, 뇌수술 후에 뇌척수액이 유출되어 귀 혹은 비강으로 유추될 수 있는데 콧물과 분간이 힘들 때는 간단히 포도당이 포함되어있는지 여부를 확인하여 구분한다.

07
낙상사고로 경추 4번이 손상되었을 때 가능한 활동범위는?

① 모든 기능 상실
② 휠체어 조작
③ 워커로 걷기
④ 운전
⑤ 배뇨배변 조절

해설
- 척수 신경이 손상을 받으면 그 이하의 기능은 모두 상실하게 된다.
- 경추 4번 이상 손상을 입게 되면 호흡을 포함한 모든 기능을 상실한다.
- 경추 6~7번 손상을 입게 되면 팔과 손의 운동 일부와 가슴 윗부분의 운동만 남는다.
- 흉추 7번 이하로 손상을 당하면 허리 이하의 모든 기능을 상실한다.

정답 4 ② 5 ⑤ 6 ① 7 ①

08
결핵 약물 중 소변과 눈물이 오렌지색으로 변하는 것은?

① 리팜피신
② 에탐부톨
③ 이소니아지드
④ 피라진아마이드
⑤ 스트렙토마이신

해설
② 시력이 감퇴한다.
③ 말초신경염과 간독성이 나타난다.
④ 간독성과 관절통이 나타난다.
⑤ 청력이 감퇴하고 신장장애가 나타난다.

09
안정형 협심증이 있는 환자에게 나이트로글리세린에 대한 교육으로 옳은 것은?

① "소량의 물을 이용하여 삼켜주세요."
② "흉통을 예방하기 위해 활동 전에 나이트로글리세린을 투약하는 방법도 있어요."
③ "나이트로글리세린은 복용 후 10분 내로 효과가 나타나요."
④ "나이트로글리세린을 복용 후 두통이 있으면 즉시 응급실로 오세요."
⑤ "나이트로글리세린은 5분 간격으로 10회까지 투여가능해요."

해설
① 나이트로글리세린은 설하로 복용해야 한다.
③ 나이트로글리세린은 복용 후 3분 내로 효과가 나타난다.
④ 나이트로글리세린은 혈관을 확장하는 약물이므로 저혈압, 현기증, 두통, 오심과 구토가 발생할 수 있다.
⑤ 5분의 간격을 두고 3회까지 투약이 가능하다. 이후에도 흉통이 호전되지 않으면 응급실을 방문해야 한다.

10
아래의 심전도와 같은 모습을 보이는 부정맥은?

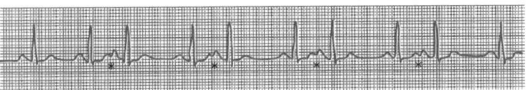

① 조기심방수축
② 심장조동
③ 심방세동
④ 조기심실수축
⑤ 심실빈맥

해설
②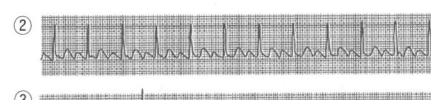
③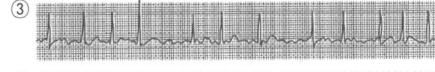
④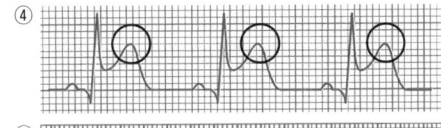
⑤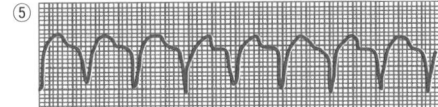

11
뇌경색 후에 연하곤란이 있는 환자의 간호로 옳은 것은?

① 마비가 있는 쪽으로 음식물을 넣어준다.
② 머리를 뒤로 젖히고 음식물을 씹도록 한다.
③ 정해진 시간안에 먹도록 격려한다.
④ 액체류는 피한다.
⑤ 차가운 음식 위주로 먹는다.

해설
액체류는 흡인성 폐렴의 위험성이 있으므로 피하고 점도가 있는 음식을 제공한다.
① 마비가 없는 쪽으로 음식물을 넣어준다.
② 음식물이 기도로 들어가는 것을 막기 위해(기도가 식도 앞에 위치) 턱을 당기고 머리를 약간 숙인 채 음식물을 입에 넣는다.
③ 시간을 두고 천천히 먹도록 한다.
⑤ 감각이 둔해져 있으므로 뜨겁거나 차가운 음식은 피한다.

8 ① 9 ② 10 ① 11 ④

12

척수손상 후 나타날 수 있는 자율신경반사부전에 대한 설명으로 옳은 것은?

① 저혈압이 나타난다.
② 요추 5번 이하의 척수손상 환자에게 나타난다.
③ 과도한 혈관이완이 문제이다.
④ 호흡곤란을 완화시키는 것이 목적이다.
⑤ 단순도뇨를 이용하여 소변을 제거한다.

해설 자극의 원인이 되는 유발 요인을 찾아서 제거하는 것이 중요하다. 환자를 앉히거나 머리를 올리고, 옷을 느슨하게 풀어주며, 혈압을 자주 측정한다. 도뇨를 하거나 대변을 제거하고 조이는 옷이나 스타킹을 벗긴 후 욕창 등의 피부 손상 여부를 확인한다.
① 갑작스러운 고혈압, 두통, 과다 발한, 서맥, 오심, 흐려지는 시력이 나타난다.
② 척수쇼크를 겪은 환자, 흉수 6번 이상 부위의 척수손상 환자에게 흔히 발생한다.
③ 교감신경 활성화로 노르에피네프린이 분비되어 혈관이 수축되어 혈압을 올리는 것이 문제이다.
④ 과도한 혈관수축으로 갑작스러운 고혈압이 발생하는 것이 문제이므로 혈압을 올리는 유발요인을 찾아서 제거하는 것을 목적으로 해야 한다.

13

퇴행성 관절염에 대한 설명으로 옳은 것은?

① 헤베르덴 결절
② 백조목 변형
③ 류마티스 인자 양성
④ 자가면역질환
⑤ 류마티스성 결절

해설 헤베르덴 결절은 반복되는 염증으로 인해 손가락의 말단 관절에 생기는 것으로 퇴행성 관절염의 특징이다. 나머지 보기는 류마티스관절염에 대한 설명이다.

14

제5뇌신경을 손상당한 환자 간호에 대한 설명으로 옳은 것은?

① 통증이 있는 곳에 얼음 찜질을 적용한다.
② 단단한 음식 위주로 먹는다.
③ 인공눈물을 넣는다.
④ 뜨거운 음식을 피한다.
⑤ 통증이 있는 곳으로 음식물을 씹도록 한다.

해설 삼차신경 손상을 당한 환자의 간호에 대한 설명이다. 차가운 온도, 뜨거운 온도가 통증을 유발한다. 찬바람과 더위, 뜨겁거나 차가운 음식을 피한다. 음식을 씹을 때는 통증이 없는 쪽으로 씹고 부드러운 음식을 먹도록 한다.
③ 제7뇌신경인 안면신경이 손상당한 환자에게 가능한 간호이다.

15

요붕증으로 수분 배설이 증가한 환자에게 고나트륨혈증이 나타났다. 적절한 치료방법은?

① 나트륨을 빠른 속도로 교정해야 한다.
② 3% Nacl을 투여한다.
③ 만니톨을 투여한다.
④ 라식스를 투여한다.
⑤ 고나트륨식이를 한다.

해설 요붕증은 소변을 지나치게 많이 보는 것으로 혈중 나트륨은 그대로라 해도 수분이 많이 소실되면서 고나트륨혈증이 발생하는 것이다. 이때는 나트륨 배설을 촉진시키는 라식스(이뇨제)를 투여하여 나트륨 수치를 떨어뜨리는 방법이 있다.
① 나트륨을 빠른 속도로 교정하면 수액이 뇌세포로 들어가 뇌부종을 초래하므로 주의한다.
② 저장성 용액인 0.45% NaCl 혹은 5% DW를 주입하여 수분을 보충해야 한다.
③ 만니톨은 뇌압이 상승하였을 때 투여하는 약물이다.
⑤ 나트륨 섭취를 줄여야 한다.

정답 12 ⑤ 13 ① 14 ④ 15 ④

16
크론병에 대한 설명으로 옳은 것은?

① 변비가 주된 증상이므로 고섬유질식이를 해야 한다.
② 자가면역질환이다.
③ 비타민 C 흡수가 되지 않으므로 보충해야 한다.
④ 고지방식이를 한다.
⑤ 저단백식이를 한다.

해설 입부터 항문까지 전체 소화관에 발생하는 염증이며 자가면역질환이다. 염증이 반복되면서 섬유화가 진행되어 협착과 누공이 발생할 우려가 높다.
① 설사가 주된 증상이어서 저섬유질 식이를 한다.
③ 회장 말단 부위에서 비타민 B_{12}가 흡수되는데, 염증으로 인해 흡수가 안 되기 때문에 비타민 B_{12}를 투약한다.
④ 담즙이 회장 말단에서 재흡수되어서 간이 담즙을 만드는 데 활용되어야 하는데, 회장 말단에 염증이 있어 재흡수가 잘 이루어지지 않는다. 결국 담즙의 생성이 떨어져서 지방을 소화시키지 못하므로 저지방식이를 해야 한다.
⑤ 손상받은 장세포의 재생을 위해 고단백식사를 해야 한다.

17
양성전립선비대를 가지고 있는 노인이 느끼는 가장 큰 불편감은 무엇인가?

① 배뇨곤란   ② 통증
③ 발기부전   ④ 다뇨증
⑤ 변비

해설 남성 호르몬 상승으로 전립선 세포가 자극받아 크기가 커져 요도 주위를 압박하여 소변 배출이 어려워진다. 잔뇨감, 야뇨, 혈뇨, 긴급뇨, 신장기능부전이 나타난다.

18
갑작스런 요의를 느끼고 화장실에 가던 중 배뇨를 하게 되는 요실금의 종류는 무엇인가?

① 기능성요실금   ② 역류성요실금
③ 긴박성요실금   ④ 복압성요실금
⑤ 반사성요실금

해설 갑작스럽게 강한 요의를 느껴 화장실에 가던 중에 실금하는 경우이다. 다발성 경화증이나 뇌졸중 환자에게서 흔히 볼 수 있는데 중추신경계의 문제로 배뇨근육의 감각과 운동능력이 저하되었기 때문이다.
① 방광과 요도의 기능은 정상이나 신경질환 혹은 정신질환이 있는 경우에 나타난다.
② 방광이 수축되지 않거나 요도가 막혀서 방광에 소변이 가득 차고 넘쳐 흘러나오는 실금이다.
④ 방광근육과 요도 괄약근이 약해져서 웃음, 기침, 운동 등 배에 힘이 들어갈 때(복압) 실금하는 경우이다.
⑤ 척추손상으로 신경전달이 안 되며 소변이 방광에 꽉 차니 반사적으로 방광이 수축하여 소변이 나오게 되는 경우이다.

19
혈액투석을 받던 환자가 오심과 구토, 불안 증상이 나타날 때 우선적으로 해야 할 간호는 무엇인가?

① 혈액투석을 중단한다.
② 혈액투석속도를 늦춘다.
③ 혈액투석 중 발생할 수 있는 부작용이므로 관찰한다.
④ 기도를 확보한다.
⑤ 비위관을 삽입하여 감압을 한다.

해설 투석불균형증후군에 대한 설명이다. 혈액투석을 하면 혈액 안의 노폐물은 사라지지만 상대적으로 뇌 안의 노폐물은 덜 사라진다. 이로 인해 혈액과 뇌의 삼투압 차이가 발생해 수분이 뇌 조직으로 들어가면서 뇌부종이 발생하여 불안, 경련, 의식 변화, 오심과 구토 증상을 보이게 된다. 투석불균형증후군을 예방하려면 천천히 투석하는 것이 중요하다.

20
고관절 전치환술을 받은 환자의 간호로 옳은 것은?

① 내전을 유지한다.
② 다리를 수시로 꼬도록 한다.
③ 슬흉위 자세를 자주 취한다.
④ 수술 후 1개월 뒤에 조금씩 보행연습을 시작한다.
⑤ 수술하지 않는 쪽으로 돌아눕는다.

해설
① 인공관절이 빠지지 않도록 다리 사이에 베개를 두어 외전을 유지한다.
②, ③ 다리를 꼬는 행동, 가슴과 다리가 붙을 정도로 구부리는 자세는 인공관절이 빠질 수 있으므로 하지 않는다.
④ 수술 후 일주일이 되면 보행기나 목발을 이용하여 보행 연습을 시작한다.

21
낙상으로 다리가 골절되어 석고붕대를 하고 있는 환자에게 적절한 간호는?

① 손발톱을 눌렀다가 떼어본다.
② 다리를 침대 아래로 내려놓는다.
③ 등장성 운동을 권유한다.
④ 말단에 청색증은 흔한 증상이다.
⑤ 석고붕대한 곳이 가렵다면 조심히 도구를 이용하여 긁도록 허락한다.

해설 말초에 순환, 운동, 감각이 있는지 확인하고 모세혈관 충만 검사를 한다. 이상이 있으면 순환이 안 되는 것이므로 즉시 석고붕대를 제거해야 한다.
② 석고붕대를 한 부위는 부종을 막기 위해 높게 올리고 얼음주머니를 적용한다.
③ 석고붕대를 한 사지에 등척성 운동을 하여 근력이 빠지지 않도록 한다.
④ 석고붕대를 즉시 제거해야 한다.
⑤ 가렵다고 옷걸이 등을 석고붕대 밑에 넣어 긁으면 상처로 인해 감염 위험성이 높아진다.

22
당뇨병을 가진 대상자가 고혈당, 오심과 구토 증상을 보이면서 응급실에 왔다. 적절한 치료는?

① 수액을 공급하여 탈수를 교정한다.
② 의식이 떨어지면 장기형 인슐린을 투여한다.
③ 글루카곤을 투여한다.
④ 50% 포도당을 정맥주사한다.
⑤ 기도를 확보한다.

해설 세포 내(혈당이 낮은 곳)에서 세포 외(혈당이 높은 곳)로 수분이 이동하여 소변 배출량이 많아진다. 탈수로 인해 피부가 건조해지고 따뜻해지고 체중 감소가 나타난다. 수액을 공급하여 고혈당 감소, 탈수를 교정해야 한다.
② 의식이 감소된 환자에게는 빠른 교정을 위해 속효성 인슐린을 정맥으로 투여한다.
③ 글루카곤이 아니라 인슐린 치료가 필요하다.
④ 고혈당 상태이므로 50% 포도당을 투여하면 안 된다.
⑤ 탈수교정과 혈당을 떨어뜨리는 것, 인슐린 치료로 인한 저칼륨혈증 교정이 우선이다.

23
십이지장궤양을 앓고 있던 환자가 검은색 변을 다량으로 보면서 현기증을 호소한다면 무엇을 의심할 수 있는가?

① 출혈
② 천공
③ 협착
④ 감염
⑤ 폐색

해설 십이지장궤양이 있으면 궤양 부위에 출혈이 발생할 위험이 있다. 토혈(입으로 뿜어 나오면 붉은 색)과 흑색변(대변으로 나오면 혈액이 아래로 내려오면서 검은 색으로 변함), 빈혈, 저혈량쇼크(출혈이 심한 경우)는 출혈로 인한 증상이다. 금식을 하면서 수액을 공급하고 비위관을 통한 위세척을 하며 지혈제를 투약해야 한다.

정답 20 ⑤ 21 ① 22 ① 23 ①

24
위식도역류질환을 진단받은 환자에게 적절한 교육내용은?

① "머리를 낮춘 자세에서 수면을 취하세요."
② "취침 전에 약간의 간식이 도움이 돼요."
③ "빨대를 사용하여 음료를 마시세요."
④ "삼겹살은 충분히 드셔도 돼요."
⑤ "배변 시 힘을 많이 줘야 한다면 변비약을 복용하도록 하세요."

해설 복압이 들어가면 역류하므로 배변 시 힘을 주거나 무거운 물건을 드는 행동은 하지 않는다.
① 머리를 약간 올리고 잠을 잔다.
② 누워 있으면 증상이 더 심해지므로 취침 2시간 전에는 음식을 먹지 않는다.
③ 빨대는 위에 공기가 들어가므로 사용하지 않는다.
④ 지방과 단백질은 위에 오래 머무르므로 저지방, 저단백질식이를 한다.

25
충수염이 의심되는 환자가 복부팽만과 빈맥이 나타난다면 무엇을 의심할 수 있는가?

① 복막염
② 십이지장궤양
③ 궤양성대장염
④ 췌장염
⑤ 문맥성 고혈압

해설 십이지장궤양, 게실염이나 충수돌기염 등으로 장기가 천공되었거나 염증이 생긴 장기에서 세균이 퍼져 복막에 염증이 일어난 것이 복막염이다. 복부팽만, 오심과 구토, 장음소실, 맥박과 호흡 상승, 판자같은 복벽, 심한 통증이 주된 증상이다.

26
우상복부의 통증, 황달, 지방변, 전신 가려움증이 나타난다면 무엇을 의심할 수 있나?

① 위염   ② 식도암
③ 크론병   ④ 담낭염
⑤ 췌장염

해설 담낭염에 걸리면 우상복부나 심와부에 식사 몇 시간 후 갑작스러운 강한 통증이 나타난다. 통증이 오른쪽 어깨와 견갑골로 퍼지는 양상을 보인다. 빌리루빈이 축적되어 황달이 발생하며 이로 인한 가려움증을 동반한다. 담즙은 지방을 분해하는데 지방이 있는 음식을 소화시키지 못해 지방변이 생긴다.

27
간경화증 환자에게 나타나는 복수에 대한 설명으로 적절한 것은?

① 체중이 감소한다.
② 좌위호흡을 하게 된다.
③ 혈장 내 알부민 수치가 올라간다.
④ 수분과 염분을 권장한다.
⑤ 흉수천자를 시행한다.

해설 앉아 있을 때 복수가 폐를 덜 누르게 되므로 호흡이 수월하다.
① 복수가 늘어나면 체중이 증가한다.
③ 알부민은 간에서 만들어 내는 단백질인데 간기능이 떨어져 알부민을 만들지 못하면 혈장 내 알부민이 부족해지고 결국 혈액이 쉽게 혈관 밖으로 빠져 나가게 되어 복수를 가속화시킨다.
④ 수분과 염분은 복수를 가속화시키므로 제한한다.
⑤ 복수천자를 시행한다.

정답 24 ⑤ 25 ① 26 ④ 27 ②

28
뇌경색 환자가 복용해야 하는 약물로 옳은 것은?

① 항혈소판제
② 혈전용해제
③ PPI 약물
④ 경구혈당강하제
⑤ 해열진통소염제

해설 혈전용해제(증상을 느끼고 3~4시간 골든타임 안에 투여), 항응고제, 항혈소판제제, 항경련제 등을 투약한다.

29
파킨슨 환자에게 나타나는 증상으로 옳은 것은?

① 몸이 지나치게 이완된다.
② 표정없는 얼굴을 보인다.
③ 설사가 나타난다.
④ 안정시에는 떨림이 없다가 활동을 시작하면 진전이 보인다.
⑤ 언어장애는 나타나지 않는다.

해설 파킨슨은 중뇌의 흑질에 도파민을 생성하는 세포가 부족해져 발생하는 퇴행성 운동 질환이다.
① 몸이 뻣뻣하게 굳는 모습을 보이다가 갑자기 가속이 붙어 급하게 걷기도 한다.
③ 변비, 배뇨장애가 생긴다.
④ 안정 시 떨리는 증상이 보이고 수저질과 같은 행동을 할 때는 떨리는 증상이 사라진다.
⑤ 단조로운 목소리, 부정확한 발음, 말의 속도가 빠르거나 늘어진다.

30
백신을 투여받은 직후 호흡곤란과 저혈압 증상이 보인다면 어떤 처치를 즉시 해야 하는가?

① 만니톨을 투여한다.
② 비닐봉지를 입에 대고 저탄소혈증을 예방한다.
③ 산소를 투여한다.
④ 에피네프린을 투여한다.
⑤ 반좌위 자세를 취하고 안정하도록 한다.

해설 아나필락시스 반응이다. 즉시 기도 유지를 하고 1:1,000 에피네프린 희석 용액을 0.3~0.5mL 근육주사(피하주사보다 효과가 빠름)하는데 필요시 반복투여하기도 한다.

31
항암화학요법을 받고 있는 환자에 대한 간호로 적절한 것은?

① 머리카락은 다시 자라지 않는다고 현실적으로 설명한다.
② 항암제 투여 2~4시간 전에 충분한 음식을 섭취하도록 한다.
③ 차가운 음식이 구내염에 도움이 된다.
④ 수분과 전해질 불균형이 있는지 잘 관찰한다.
⑤ 저열량식이를 섭취하도록 한다.

해설 오심과 구토, 설사로 인해 탈수, 전해질불균형의 위험이 있다.
① 항암화학요법 치료 후 머리카락은 다시 자란다는 것을 알려 준다.
② 항암제 투여 2~4시간 전에는 음식을 먹지 않는다.
③ 구내염이 발생하므로 뜨겁거나 차거나 강한 자극을 주는 음식은 먹지 않는다.
⑤ 식이량이 떨어지므로 고비타민, 고단백, 고열량식이를 섭취하되, 소량씩 자주 먹도록 한다.

정답 28 ① 29 ② 30 ④ 31 ④

32

사고로 인해 다량의 출혈이 발생한 환자의 혈압이 떨어진다면 어떤 조치를 먼저 해야 하는가?

① 수액을 즉시 공급한다.
② 반좌위 자세를 취한다.
③ 기도를 확보한다.
④ 항고혈압 약물을 복용한다.
⑤ 유치도뇨관을 삽입한다.

해설 저혈량쇼크
소실된 체액을 보충하여 혈액량을 올리고 출혈이 있다면 지혈을 하는 것이 우선이다. 변형된 트렌델렌부르크 체위를 취해 부족한 혈액이 뇌로 가도록 하고 산소를 투여한다.

33

건설현장에서 쓰러진 사람이 땀이 나지 않는 건조하고 뜨거운 피부 상태라면 우선적으로 어떤 응급조치가 필요한가?

① 얼음물에 들어가도록 한다.
② 산소를 적용한다.
③ 염분이 함유된 수분을 섭취한다.
④ 누워있도록 한다.
⑤ 미온수 마사지를 한다.

해설 체온을 조절하는 중추인 시상하부가 고열로 인해 손상당한 것이다. 시상하부는 항상성을 조절하는 부위인데 이곳이 손상당하면 더운 줄 모르고 땀을 흘리지 않으며 물을 마시지 않는다. 사망 위험성이 높으며 40℃가 넘는 고열과 혼수, 경련, 피부 건조(땀이 나지 않음)가 대표적이다. 얼음물에 들어가는 등 즉시 체온을 떨어뜨리는 처치가 필요하다.

34

왼쪽 유방절제술을 받은 환자에게 교육하는 내용으로 적절한 것은?

① 왼쪽 팔로 덤벨을 드는 운동을 하여 근력을 키우도록 한다.
② 왼쪽 팔에 반지와 시계는 착용하지 않도록 한다.
③ 왼쪽 팔은 가급적이면 움직이지 않도록 한다.
④ 왼쪽 팔은 공기 중에 노출시키도록 한다.
⑤ 왼쪽 팔은 침대에 누웠을 때 아래로 떨어뜨리도록 한다.

해설 환측으로 무거운 물건을 들거나 꽉 끼는 옷, 반지 착용, 혈압 측정과 채혈은 하지 않는다.
① 림프부종이 쉽게 찾아오므로 무거운 물건은 들지 않는다.
③ 운동을 하지 않으면 환측 팔이 몸에 붙은 채로 머리가 환측으로 기울어지는 자세가 만들어지므로 운동이 필요하다.
④ 수술받은 부위가 감염되지 않도록 주의하고 환측 팔에 상처가 생기지 않도록 보호한다.
⑤ 수술한 팔은 부종이 쉽게 오므로 환측 팔을 심장보다 높게 올리도록 한다.

35

방사선요법을 받고 있는 유방암 환자에게 적절한 교육내용은?

① 뜨거운 찜질을 주기적으로 하도록 한다.
② 찬바람에 노출을 시키는 것이 도움이 된다.
③ 비누를 사용한다.
④ 헐렁한 옷을 입도록 한다.
⑤ 임의로 연고를 발라도 된다.

해설 비누 사용 금지. 처방한 연고를 제외한 로션과 연고를 바르지 않는다. 뜨거운 찜질과 얼음찜질, 햇빛, 찬바람에 직접적으로 노출되지 않도록 하고 치료선이 지워지지 않도록 주의한다.

36

위암 말기를 판정받은 환자가 아이가 고등학교 졸업할 때까지만 살게 해달라고 기도를 한다면 어떤 상실의 단계인가?

① 부정　　② 분노
③ 타협　　④ 우울
⑤ 수용

해설　상실의 첫 번째 단계는 현실을 받아들이지 못하는 부정 단계이다. 이후 분노 단계를 지나 타협의 단계를 거친다. 타협 단계에서는 현실을 어느 정도 받아들이는 대신 신에게 매달려보는 등 타협을 시도하게 된다. 타협이 지나면 우울 단계에 들어가서 상실감을 느끼게 되며 마지막으로 수용 단계에서는 모든 것을 받아들이고 마음이 편안해진다.

37

궤양성 대장염에 대한 설명으로 옳은 것은?

① 농이 섞인 설사를 한다.
② 변비가 보인다.
③ 저체온증상이 나타난다.
④ 고섬유질 식이를 해야 한다.
⑤ 회장루 형성술도 가능하다.

해설　궤양성 대장염은 대장에 염증이 생겨 부종과 출혈이 생기는 자가면역질환으로 악화와 완화가 반복되는 것이 특징이다. 증상이 심하면 대장을 잘라낸 후 회장루 형성술 혹은 회장문합술이 가능하다.
① 혈액이 섞인 설사를 하는 것이 특징이다.
② 설사와 탈수 증상을 보인다.
③ 염증반응이므로 발열이 있을 수 있다.
④ 설사가 심하므로 저섬유질식이를 해야 한다.

38

급성 방광염을 진단받은 여성에게 교육할 내용으로 올바른 것은?

① "비타민 K를 충분히 섭취하세요."
② "수분을 충분히 섭취하세요."
③ "증상이 없어지면 항생제는 중단하세요."
④ "성교 후에 배뇨는 최대한 참아야 해요."
⑤ "소변을 본 후에 휴지로 문질러서 깨끗하게 닦으셔야 해요."

해설　수분 섭취를 충분히 하여 세균과 찌꺼기를 밖으로 배출시키도록 한다.
① 소변의 산성도를 유지하기 위해 비타민 C를 충분히 섭취한다.
③ 항생제는 처방받은 기간동안 복용해야 한다.
④ 성교 전후에 위생에 신경을 쓰고 성교 후 배뇨를 하도록 한다.
⑤ 여성은 소변을 보고 휴지로 요도를 문질러 자극을 주지 않는다.

39

급성신부전을 가진 환자의 칼륨 수치가 6.2mEq/L로 확인되었다면 어떤 처치가 이루어져야 하는가?

① 염화칼륨을 생리식염수에 섞어서 주입해야 한다.
② Kayexalate를 구강이나 직장으로 투여한다.
③ 속효성 인슐린을 피하주사한다.
④ 칼륨이 들어있는 식이를 권장한다.
⑤ 기도를 확보하도록 한다.

해설　신장에서 칼륨 배출이 힘들어지면서 고칼륨혈증이 발생할 수 있다. Kayexalate를 구강이나 직장으로 투여하는데 체내의 칼륨을 끌어당겨 대변과 결합하여 배출을 시켜준다.
① 칼륨 수치가 높으므로 염화칼륨을 투여하면 안 된다.
③ 속효성 인슐린을 포도당 수액과 함께 정맥주사한다. 인슐린이 포도당을 세포 안으로 끌고 들어가서 사용하도록 한다. 이때 포도당이 칼륨을 같이 끌고 들어가면서 고칼륨혈증을 개선시킨다.
④ 칼륨이 들어 있는 식이를 피하도록 한다.
　예) 시금치, 오렌지주스, 바나나
⑤ 기도확보 보다는 칼륨수치를 떨어뜨리는 것이 우선이다.

정답　36 ③　37 ⑤　38 ④　39 ②

40

호흡곤란이 있는 환자의 검사결과 혈중 BNP가 증가하고 심박출률이 30%이고 심장이 비대하다는 것이 발견되었다면 어떤 질환이 의심되는가?

① 급성신부전
② 심부전
③ 심부정맥혈전증
④ 협심증
⑤ 폐결핵

해설 심장의 정상 박출률(EF ; Ejection Fraction)은 50~70%인데 30%라는 말은 그만큼 심박출량이 감소가 되었다는 말이다. 심장비대와 심박출량 감소로 심부전을 의심할 수 있다.
BNP는 심실근육에서 분비되는 호르몬으로 심부전으로 인해 심실 압력이 높아졌을 때 상승한다.

41

30대의 남성에게 Reed-Sternberg 세포가 보이며 목에서 무통성 림프절 비대가 보인다면 무엇을 의심할 수 있는가?

① 비호지킨병
② 호지킨병
③ 췌장암
④ 다발성경화증
⑤ 루게릭

해설 호지킨병은 남성, 20대 초나 50대 이후에 호발하며 부엉이 눈과 닮은 Reed-Sternberg 세포가 보이는 특징이 있다. 림프구(B, T림프구와 NK세포)에 발생하는 악성 종양인데 B림프구에 침범하는 경우가 많다. 림프구가 모여 있는 림프절이 위치한 목, 겨드랑이 등의 국소적인 부위(전이가 흔하지 않음)에 무통성 림프절 비대가 보이는데 크기가 점점 커진다. 야간에 흠뻑 젖을 정도로 땀을 많이 흘리고 발열, 체중 감소 등이 나타난다.

42

부갑상샘 항진증을 진단받은 환자의 관리방법으로 옳은 것은?

① 알칼리 식품 위주로 섭취하도록 한다.
② 활동적인 운동을 격려한다.
③ 갑상샘제거술을 한다.
④ 설사로 인한 탈수 관리를 한다.
⑤ 부정맥을 관찰한다.

해설 부갑상샘호르몬은 뼈에서 칼슘을 유리시켜 혈중 칼슘 농도를 높인다.
혈중 칼슘 정상 농도는 9~11mg/dL이다. 부갑상샘항진증이 있을 때는 고칼슘혈증이 나타난다. 칼슘은 심장과 혈관의 근육세포에 관여하므로 고칼슘혈증일 때 고혈압과 부정맥을 가져올 수 있다.
① 칼슘은 산성 상태에서 잘 녹기 때문에 산성 식품을 섭취한다
② 뼈에서 칼슘이 빠져나가 골절이 쉽게 일어나므로 사고를 당하지 않도록 주의한다.
③ 부갑상샘제거술을 한다.
④ 변비, 식욕부진과 구토, 복통 등은 고칼슘혈증의 흔한 증상이다.

43

요붕증이 있는 환자의 증상으로 옳은 것은?

① 소변 비중 상승
② 핍뇨
③ 고혈압
④ 서맥
⑤ 항이뇨호르몬(ADH) 부족

해설 항이뇨호르몬(ADH)은 뇌하수체 후엽에서 분비되는 호르몬으로 원위세뇨관과 집합관에서 수분 재흡수를 증가시켜 소변 배출량을 줄인다. 항이뇨호르몬이 과도하게 분비되면 소변이 다량으로 배출되는 요붕증이 발생하게 된다.
① 소변에 수분이 다량 있으므로 소변 비중이 저하된다.
② 하루 5L 이상의 다뇨가 보인다.
③, ④ 다뇨로 인한 저혈압과 빈맥, 의식변화가 나타날 수 있다.

44
ANC(Absolute Neutrophil Count)가 300/mm³ 이하인 급성림프구성 백혈병 환자에게 어떤 조치를 취해야 하는가?

① 흙이 있는 생화는 공기정화의 역할을 하므로 두어도 된다.
② 신선한 생과일을 먹도록 한다.
③ 사람이 많은 곳에 자주 노출하여 면역력을 높인다.
④ 침습적인 처치는 절대 하면 안 된다.
⑤ 배뇨불편감이 있다면 즉시 보고해야 한다.

해설 ANC(Absolute Neutrophil Count)가 300/mm³ 이하라면 즉시 역격리 조치를 취하여 보호해야 한다. 감염에 상당히 취약하므로 기침, 호흡곤란, 배뇨 불편감, 발열, 피로감, 설사와 구토 등을 확인하고 조치가 필요하다. 사람이 많은 곳, 익히지 않은 음식, 생과일과 생야채, 흙이 있는 생화는 감염의 위험이 있으므로 피한다.
배뇨불편감이 있다는 것은 요로감염을 의심할 수 있으므로 보고가 필요하다.
④ 가능한 침습적인 처치는 하지 않지만 필요하다면 무균적으로 이루어져야 한다.

45
위의 내적인자 혹은 비타민 B₁₂의 부족으로 인해 초래하는 빈혈은?

① 철분결핍성빈혈 ② 악성빈혈
③ 재생불량성빈혈 ④ 용혈성빈혈
⑤ 거대적아구성빈혈

해설 적혈구가 만들어지기 위해서는 비타민 B₁₂가 필요하다. 회장에서 비타민 B₁₂가 흡수되기 위해서는 위에서 분비하는 내적인자와 결합해야 한다. 위에 문제가 생겨 내적인자가 분비되지 않거나 회장에 문제가 생겨 비타민 B₁₂가 흡수되지 않으면 악성 빈혈이 발생한다. 운동장애, 이상감각, 인지저하, 저림 등 비타민 B₁₂ 부족으로 인해 발생하는 증상이 특징적이다.

46
심부정맥혈전증을 진단받은 환자에게 투여할 수 있는 약물이 아닌 것은?

① 헤파린
② 와파린
③ 에녹사파린
④ 리튬
⑤ Urokinase

해설 심부정맥혈전증에 사용하는 대표적인 약물은 헤파린과 와파린이다. 피하로 투여하는 저분자헤파린인 에녹사파린도 있다. 혈전을 용해하기 위해 Urokinase, Streptokinase를 투여하기도 한다.

47
심부전 환자에게 적절한 간호중재는?

① 음식을 충분히 섭취하도록 격려한다.
② 등산, 축구 등 활동량이 많은 운동을 하도록 격려한다.
③ 반좌위가 도움이 된다.
④ 고나트륨 식이를 권장한다.
⑤ 디곡신을 복용 중에 심첨맥박이 80회 이상일 경우에만 투여한다.

해설 심부담을 줄여주고 호흡을 원활하게 할 수 있도록 반좌위를 취해 준다.
① 과식은 심장에 부담을 일으키므로 소량씩 자주 먹는다.
② 과도한 활동은 조직의 산소요구량을 증대시켜 심장의 부담을 증가시키므로 안정이 필요하다.
④ 수분과 나트륨을 제한한다.
⑤ 디곡신은 서맥을 일으킬 수 있으므로 투약 전에 심첨맥박을 측정하여 60회 이하이면 중단해야 한다.

정답 44 ⑤ 45 ② 46 ④ 47 ③

48
TACE 시술과 관련된 간세포암 환자의 적절한 간호중재는?

① 요골동맥의 맥박을 확인한다.
② 시술 직후 가벼운 운동을 침상에서 시작한다.
③ 통증, 오심과 구토는 응급상황이므로 신속한 조치가 필요하다.
④ 활력징후는 8시간 간격으로 확인한다.
⑤ 시술 부위에 모래주머니를 올려서 압박한다.

> **해설** 경동맥화학색전술(TACE)은 수술하기 힘든 간세포암 환자에게 적용 가능한 시술이다. 대퇴동맥을 천자하여 카테터를 넣어 조영제를 넣으면서 간암세포에 산소와 영양분을 공급하는 동맥을 찾는다. 이후 찾은 동맥에 항암제를 투여한 후 색전 물질을 주입하여 혈관을 막아 암세포를 괴사시킨다. 천자 부위에 지혈을 위한 모래주머니를 올려두고 출혈과 종창이 있는지 확인해야 한다.
> ① 시술 후에 혈전이 발생할 위험과 천자로 인한 혈액순환 저하가 발생할 수 있다. 하지의 말초동맥(족배동맥)의 순환을 시술전후로 확인하여 비교해야 할 필요가 있다.
> ② 시술 후 8시간 동안 침상에서 안정을 취해야 하고 출혈을 야기할 수 있는 다리구부리기는 하지 않도록 한다.
> ③ 조영제와 항암제로 인해 오심과 구토가 있을 수 있으며 진토제 투여한다. 그리고 종양이 괴사가 되면서 발열, 복부통증이 있을 수 있으며 몰핀도 투여 가능하다.
> ④ 시술 후에 활력징후는 수시로 확인해야 한다. 조영제와 항암제로 인해 호흡곤란 등의 부작용과 발열이 있을 수 있기 때문이다.

49
낙상사고로 척수신경을 손상받은 환자가 입원했을 때 적절한 간호중재는?

① 휠체어로 이동하여 화장실을 이용할 수 있도록 도와준다.
② 여러 명이 함께 통나무 굴리기 방법으로 체위를 변경한다.
③ 낙상의 위험이 있으므로 수분의 공급은 최소한으로 한다.
④ 저섬유질 식이가 필요하다.
⑤ 스스로 침상에서 운동할 수 있도록 격려한다.

> **해설** 손상받은 척수 부위의 신체 선열이 틀어지지 않도록 하는 것이 중요하다.
> ① 척수가 손상되면 배뇨와 배변 장애가 동반하므로 도뇨관을 삽입하고 좌약 혹은 관장을 실시한다.
> ③, ④ 변비 예방을 위해 충분한 수분 공급과 고섬유식이가 필요하며 회복과 근육소실예방을 위한 고열량식이, 고단백식이를 한다.
> ⑤ 척수를 손상받으면 손상받은 부위 이하 감각상실, 이완성마비, 반사소실, 의식소실이 일어나게 된다. 부동으로 인해 다양한 합병증이 발생할 위험이 있으므로 사지 관절운동범위(ROM) 운동을 하고 탄력 스타킹을 신도록 한다.

50

ABGA 검사 결과가 아래와 같을 때 해석으로 올바른 것은?

• pH : 7.2	• PaO_2 : 94mmHg
• $PaCO_2$: 45mmHg	• HCO_3^- : 18mEq/L

① 과도한 호흡이 있었을 때 일어나는 현상이다.
② 대사성산증의 상태이다.
③ 보상작용으로 얕고 느린 호흡이 일어난다.
④ 위산의 소실이 많았을 때 일어나는 현상이다.
⑤ 마약성진통제를 투여해도 된다.

해설 pH 7.35 이하, HCO_3^- 22mEq/L 이하, $PaCO_2$ 정상 혹은 감소라면 대사성산증으로 본다.
① 과다한 호흡으로 이산화탄소가 과다 배출된 경우는 호흡성 알칼리증이 발생한다.
③ 대사산증을 보상하기 위해 CO_2를 배출시키려는 활동인 과호흡이 발생한다.
④ 구토와 위 흡인, 제산제 과다 섭취로 위산의 소실이 많았을 경우는 대사성알칼리증이 발생한다.
⑤ 마약성 진통제는 호흡을 억제하여 보상작용이 일어나지 못하게 하므로 금기이다.

51

기관절개튜브를 하고 있는 환자가 인공호흡기를 적용중에 저압경보음이 울렸다면 우선적으로 어떤 간호를 해야 하는가?

① 인공호흡기 튜브의 연결부위 확인
② 튜브에 물이 고여있는지 확인
③ 튜브가 꼬여있지 않은지 확인
④ 기도 흡인
⑤ 환자가 불안한 상황인지 확인

해설 인공호흡기의 경보는 고압경보와 저압경보로 크게 나뉜다. 고압경보가 울리는 상황은 분비물이 증가하였거나 인공호흡기의 튜브가 꼬인 경우, 튜브에 물이 고인 경우, 환자가 불안한 경우이다. 저압경보는 압력이 어딘가에서 새어 나가는 경우로 인공호흡기 튜브의 연결부위가 빠졌거나 기관절개관 튜브가 빠졌거나 기관절개관 튜브의 커프 공기가 빠진 경우이다.

52

철분 결핍성 빈혈로 인해 외래진료를 다니는 환자의 교육 내용으로 옳은 것은?

① 주사보다는 경구약으로 투약한다.
② 철분제와 함께 비타민 D를 복용하도록 설명한다.
③ 철분제를 복용하면 설사가 있을 수 있다는 것을 설명한다.
④ 철분제를 복용하면 검은색 대변을 볼 수 있음을 설명한다.
⑤ 철분제는 식후에 복용해야 함을 설명한다.

해설 철분제는 검은색 대변이 특징적인데 위장 출혈 증상과 헷갈릴 수 있으므로 구분이 필요하다.
① 재생불량성 빈혈에 해당하는 내용이다. 골수에 문제가 발생하여 적혈구가 생성(재생)되지 못하여 발생하는 빈혈로서 적혈구, 혈소판, 백혈구가 모두 감소하는 전혈구감소증이 나타난다. 그래서 출혈을 유발할 수 있는 주사제보다는 경구약으로 투여하는 것이다.
② 철분의 흡수를 도와주는 것은 비타민 C이다.
③ 철분제는 변비를 유발한다.
⑤ 식후에 복용하면 흡수율이 떨어지므로 위장에 문제가 없다면 식전에 투여한다.

53

교통사고 후 구토와 두통이 있어서 응급실을 방문한 환자의 머리 CT 결과 뇌출혈 진단을 받았다면 주의 깊게 관찰해야 할 부분은?

① 시력 변화
② 의식 변화
③ 전해질 불균형
④ 탈수
⑤ 혈압 저하

해설 뇌출혈로 인한 두개내압 상승의 우려가 있으므로 의식 수준의 변화를 주의 깊게 관찰해야 한다. 침상 머리를 15~30° 상승시키고 기침, 발살바법 등 압력이 들어가는 행위를 하지 말아야 한다. 의식이 저하되면 기도유지를 우선으로 해야 한다.

정답 50 ② 51 ① 52 ④ 53 ②

54
노화의 생리적 변화에 대한 설명으로 옳은 것은?

① 저혈압 발생 확률이 높아진다.
② 폐활량이 증가한다.
③ 폐동맥압이 증가한다.
④ 맛에 대한 역치가 저하된다.
⑤ 약물 배설능력이 높아진다.

해설 폐혈관의 저항이 커지면서 폐동맥압이 증가한다. 폐순환이 제대로 되지 않아서 가스교환이 효과적으로 되지 않는다.
① 혈관과 심장, 심장판막의 탄력이 떨어지고 두꺼워지므로 고혈압 발생률이 높다.
② 폐활량이 감소한다.
④ 맛에 대한 역치가 상승하여 강한 맛의 음식을 찾기 쉬우므로 조미료 사용을 자제한다.
⑤ 신장기능이 감소하면서 약물을 배설하는 능력이 떨어지기 때문에 약물이 축적된다.

55
후두암으로 전체 후두절제술을 한 환자의 간호에 대한 설명으로 옳은 것은?

① 기관절개공이 있더라도 목욕하는 것은 자유롭다.
② 후두암 수술을 하고 난 후에는 저혈압과 빈맥을 관찰한다.
③ 전기 인공 후두기를 사용할 때는 입을 닫아야 함을 설명한다.
④ 기관절개공은 영구적인 것이 아님을 설명해 준다.
⑤ 차가운 공기에 기관절개공을 수시로 노출하도록 한다.

해설 후두암 수술 후에는 출혈의 위험이 높아서 저혈압과 빈맥을 자주 관찰한다.
① 구멍으로 물이 들어가지 않도록 주의해야 하므로 기관절개공을 비닐로 가리는 방법을 교육한다.
③ 기계를 목에 대고 입모양(구강구조, 혀와 입술에 의해 발음이 나오기 때문)을 내면서 기계의 버튼을 누르면 발음이 들리게 된다.
④ 기관절개공은 영구적이다.
⑤ 차갑고 건조한 공기가 폐로 직접 들어가면 자극이 되므로 가습기를 적용해야 한다.

56
방사선 치료에 대한 설명으로 옳은 것은?

① 종양 세포의 성장을 억제시키기 위한 목적이다.
② 종양 세포의 DNA에 직접적으로 작용한다.
③ 탈모가 영구적이다.
④ 항암화학요법과 달리 구토와 설사 부작용이 없다.
⑤ 방사선 치료 후 2~3일은 절대안정이 필요하다.

해설
② 항암화학요법의 기전이다.
③ 탈모는 방사선 치료가 끝나면 회복된다.
④ 구토와 설사가 동반된다.
⑤ 절대안정이 필요치 않다.

57
천식 환자에게 사용하는 약물이 아닌 것은?

① albuterol   ② salmeterol
③ theophylline   ④ montelukast
⑤ streptokinase

해설 streptokinase는 혈전용해제로 쓰이는 약물이다. 천식 약물 치료는 항콜린제, β-2 agonist, 아미노필린과 같은 기관지확장제, 스테로이드, 류코트리엔 조절제, 비스테로이드제제 등을 사용한다. albuterol, salmeterol, theophylline은 기관지확장제이며 montelukast는 류코트리엔 조절제이다.

정답 54 ③ 55 ② 56 ① 57 ⑤

58

운동하면 오른쪽 다리에 통증이 심해졌다가 쉬면 괜찮아지며 창백하고 저릿한 느낌이 있다면 어떤 질환을 의심할 수 있는가?

① 말초 폐쇄성 동맥질환
② 버거씨병
③ 심부정맥혈전증
④ 레이노병
⑤ 정맥류

해설 죽상경화증으로 인해 말초동맥이 완전 혹은 부분적으로 폐색되어 이하의 조직에 혈액이 공급되지 않아 발생하는 질환이다. 운동할 때 통증이 발생하였다가 쉬면 통증이 사라지는 간헐적 파행이 나타나는데 근육에 혈액 공급이 제대로 되지 않기 때문이다. ABI 0.9 이하, 창백, 마비, 사지 냉감, 무감각, 맥박 소실 등이 있다.
② 말초로 향하는 소동맥에 염증이 생기면서 폐색이 된다. 혈액순환이 저하되어 안정 시에도 극심한 통증이 발생하고 괴사되어 절단까지 해야 하는 질환이다. 청색증, 냉감, 파행증이 발생한다.
③ 혈전으로 혈액순환이 떨어진 부위에 통증과 부종이 발생하고 염증이 생겨 열감, 발적이 동반한다. homan's sign이 양성반응을 보인다.
④ 추위, 진동, 정서적 스트레스 등에 노출된 경우 말초로 가는 세동맥이 수축해서 증상이 발생한다. 창백, 무감각, 저린감, 청색증 등이 나타난다.
⑤ 정맥판막의 문제, 울혈심부전과 임신 등으로 혈액이 정체되어 부종과 가려움증, 조이는 느낌, 종아리 경련이 발생한다.

59

당뇨병에 대한 옳은 설명은?

① 당화혈색소가 5.7% 이상이면 당뇨라고 진단한다.
② 식사 2시간 후의 혈당이 250mg/dL 이상이면 당뇨라고 진단한다.
③ 제1형 당뇨병은 대부분 후천적인 요인으로 발생한다.
④ 제2형 당뇨병을 진단받으면 즉시 인슐린 치료를 시작해야 한다.
⑤ 당뇨병성 케톤산증은 탈수를 초래한다.

해설 고혈당으로 인해 삼투압이 높아진다. 삼투압은 물의 농도가 낮은 곳에서 높은 곳으로 물이 이동하는 압력이다. 세포 내(혈당이 낮은 곳)에서 세포 외(혈당이 높은 곳)로 수분이 이동하여 소변 배출량이 많아지면서 탈수가 발생한다.
① 당화혈색소 검사는 최근 3개월의 평균 혈당 수치를 확인하는 검사로서 정상은 5.7% 이하여야 한다. 6.5% 이상이면 당뇨로 진단한다.
② 정상은 140mg/dL 이하여야 하며 200mg/dL 이상이면 당뇨로 진단한다.
③ 제2형 당뇨병에 대한 설명이다.
④ 제2형 당뇨를 진단받으면 일차적으로 식이조절과 운동을 병행하면서 생활습관을 교정하도록 한다. 제1형 당뇨병일 때 즉각 인슐린 치료를 시작해야 한다.

60

B형간염에 대한 설명으로 옳은 것은?

① 오염된 물이나 음식을 통해 전달되는 경우가 많다.
② 고지방식이를 해야 한다.
③ 소양증이 있다면 옷을 두껍게 입어야 한다.
④ 오심과 구토가 있을 수 있다.
⑤ HBeAG가 양성이라면 만성 B형간염 보균상태일 수 있다.

해설 오심과 구토가 심하다면 비타민과 수액을 통하여 전해질불균형과 탈수를 예방해야 한다.
① A형 간염에 대한 설명이다.
② 지방을 소화시키기 위하여 담즙이 간에서 만들어져야 하기 때문에 저지방식이를 해야 한다.
③ 소양증이 있다면 시원한 환경, 면으로 된 옷, 미온수 목욕, 알칼리 비누 사용 금지, 필요시 항히스타민제를 복용한다.
⑤ HBeAg가 양성이라는 것은 급성기 상태로 감염력이 높은 상태임을 의미한다.

정답 58 ① 59 ⑤ 60 ④

61
의식이 없는 환자가 비위관영양을 하던 중에 구토를 하였다면 어떤 위험이 높아지는가?

① 부정맥
② 기도폐쇄
③ 저혈압
④ 인두염
⑤ 위식도역류질환

해설 의식이 명료하지 않은 상태에서 구토를 하게 되면 내용물이 흡인이 되어 폐렴을 유발하거나 기도를 폐쇄시켜 사망에까지 이르게 할 수 있다.

62
항암화학요법을 받는 의식있는 환자가 구토를 계속적으로 한다면 어떤 문제를 우선적으로 관찰이 필요한가?

① 식욕저하
② 수분과 전해질 불균형
③ 부종
④ 기도확보
⑤ 산소포화도 확인

해설 계속되는 구토는 저나트륨혈증과 탈수, 고칼륨혈증, 대사성 알칼리증을 가져올 수 있으므로 관찰과 처치가 필요하다.

63
아래 심전도에서 보이는 맥박수는?

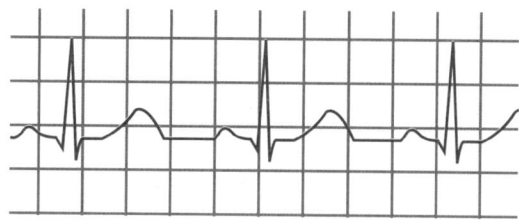

① 50회   ② 65회
③ 75회   ④ 100회
⑤ 120회

해설 규칙적인 심전도라면 1분에 큰 네모 300개가 보인다. 큰 네모 1개당 R파가 보인다면 맥박은 300회라는 말이다. 위의 심전도처럼 R파가 큰 네모 4개당 보인다면 300 ÷ 4를 하면 75회가 된다.

64
교통사고로 다량의 출혈이 있고 난 이틀날 하루에 소변이 300mL가 확인되며 혈액검사에서 BUN (Blood Urea Nitrogen)/Creatinine 수치가 40/2.0이 확인되었다면 어떤 문제를 의심할 수 있는가?

① 급성신부전   ② 급성심근경색
③ 폐색전증   ④ 저혈량성 쇼크
⑤ 요로결석

해설 BUN(Blood Urea Nitrogen)/Creatinine 정상 수치는 BUN 10~26mg/dL, Creatinine은 0.5~1.4mg/dL로 수치가 높아진다는 것은 신장의 기능이 떨어졌음을 의미한다. 간에서 단백질이 분해되면 요소질소가 생기고 대부분이 신장에서 제거된다. 혈액 속에 남아있는 요소질소 양을 확인하면 신장기능을 확인할 수 있는데 이 검사가 BUN이다. 근육이 에너지를 만들어내는 과정에서 크레아틴(creatinine)이 만들어지는데, 이 크레아틴은 신장을 통해서만 배설되기 때문에 크레아티닌 검사는 신장의 기능을 평가하는 중요한 데이터이다.

65

간경화로 입원한 환자의 혈중 암모니아 수치가 높고 과격한 행동과 의식변화가 보였다면 어떤 치료가 필요한가?

① 복수 천자
② 고단백 식사 제공
③ 고지방식이 제공
④ 락툴로스 관장
⑤ 둘코락스 좌약

해설 간성혼수 증상이다. 간은 암모니아를 독성이 덜한 요소의 형태로 바꾸어 소변으로 배출시킨다. 하지만 그 과정에 문제가 생기면 암모니아가 몸에 쌓이게 되고 결국 뇌에 영향을 미쳐 증상을 일으키는 것이 간성혼수(간성 뇌병증)이다. lactulose를 경구 섭취 또는 관장을 한다. lactulose는 삼투압을 높여 설사를 일으키면서 많은 암모니아를 배출시킨다. 장내 환경을 산성화시켜 암모니아가 흡수되는 것을 막고 암모니아를 생성하는 세균을 감소시키는 역할도 한다.

66

식도암과 관련된 설명으로 옳은 것은?

① 전이가 일어날 확률이 낮은 부위이다.
② 흔한 증상은 복통과 구토이다.
③ 전체 식도절제술 후에는 기침과 심호흡을 격려한다.
④ 수술 후 위관영양이 필요하다.
⑤ 위루관을 영구적으로 가지고 있어야 한다.

해설 식도암은 영양결핍, 음주와 흡연, 자극적이고 뜨거운 음식 등이 원인이다. 수술 전 혹은 수술 후에는 구강으로 섭취가 제한적이므로 위루관 혹은 공장루를 통한 영양공급을 하게 된다. 필요시에 총 비경구영양(TPN)이 필요할 수 있다.

① 식도는 림프절이 많이 발달되어 있어서 전이가 흔하게 일어나는 예후가 나쁜 암이다.
② 흔한 증상은 연하곤란증과 목이 막힌 듯한 폐색 증상이다.
③ 전체 식도절제술을 하고 나면 위를 목까지 끌어올려 문합하거나 대장의 일부를 잘라내어 식도처럼 만드는 재건수술을 한다. 횡격막을 절개하기 때문에 수술 후에는 기침과 심호흡이 어려울 수 있다. 분비물을 뱉어내기 힘들면 흡인을 통하여 기도를 유지해주어야 한다.
⑤ 영구적이지 않고 수술 후 회복하여 연동운동이 돌아오면 물부터 먹어보기 시작한다. 부드러운 음식으로 먹어야 하며 식사 후에는 역류를 막기 위해 1시간 동안 앉아있어야 한다.

67

식도암으로 전체 식도절제술을 받은 후에 발생할 수 있는 문제는?

① 영양불량
② 호흡곤란
③ 부종
④ 복막염
⑤ 강직

해설 전체 식도절제술을 한 후에 위 혹은 대장과 문합을 하는 재건수술을 받게 된다. 전체 식도를 절제하면서 근처의 림프절과 위의 일부까지 절제하기도 한다. 수술을 하기 전보다는 먹을 수 있는 양이 줄어들기 때문에 영양 불량이 올 수 있는 위험이 높다.

정답 65 ④ 66 ④ 67 ①

68
상체의 대부분을 3도 화상을 입은 채 응급실로 온 환자에게 우선적으로 집중해야 하는 문제는?

① 저혈량 쇼크
② 스트레스궤양
③ 저체온
④ 극심한 통증
⑤ 고혈압

해설 혈관의 직접 손상으로 모세혈관 투과성 증가하여 조직으로 수분과 단백질 이동하고 신장으로 가는 혈류량, 심박출량이 감소된다. 이로 인해 저혈량쇼크와 핍뇨, 대사산증을 유발하게 된다. 저혈량쇼크로 사망할 수 있으므로 수액을 즉시 공급하고 유치도뇨관을 삽입하여 소변 배설량을 확인해야 한다. 체액 중 수분 손실이 많아지므로 등장액 혹은 고장액을 투여한다.

69
다발성 경화증을 진단받은 여성에게 앞으로 발생할 수 있는 증상으로 옳은 것은?

① 혈당 조절 불가능
② 갑상샘 항진증과 유사한 증상
③ 이상 감각
④ 체온 조절 장애
⑤ 고혈압

해설 다발성 경화증은 근육이 약해지면서 걷기가 힘들어지고 떨리며 마비를 초래하는데 하지에 많이 나타난다. 시야 흐림, 뿌연 느낌, 불수의적으로 떨리는 증상, 배뇨와 배변 장애, 인지능력 저하, 구음장애, 정서적 불안, 감정 조절 불능, 따끔거리는 비정상적인 감각, 무감각, 청력과 후각과 미각 변화 등이 나타난다. 증상들이 호전과 악화를 반복하지만 결국 퇴행하는 방향으로 가게 된다.

70
반복되는 담낭염으로 담낭절제술을 받은 환자에게 적절한 교육 내용은?

① "단백질 음식을 먹으면 복통이 유발될 수 있어요."
② "담즙은 이제 만들어지지 않을 거예요."
③ "식후 1시간 후에 T-tube를 풀어주세요."
④ "T-tube로 하루 500cc가 배출되면 진료를 받으러 와야 해요."
⑤ "황달은 있을 수 있는 문제니 지켜봐도 됩니다."

해설 담관에 담즙이 모일 수 있도록 T-tube를 식사 1~2시간 전에 잠갔다가 식후 1~2시간이 지나면 풀어서 담즙으로 소화가 될 수 있도록 한다.
① 지방 음식을 먹고 난 후 복통이 발생할 수 있다. 그래서 수술하고 4주간은 지방이 있는 음식을 줄이고 과식을 하지 않도록 한다.
② 담즙은 간에서 만들어지므로 담낭을 절제한 것이랑 무관하다.
④ T-tube를 통한 배액량은 300~500cc/day이다.
⑤ 황달이 생기면 담즙 배출의 문제가 생긴 것이므로 의사의 진료가 필요하다.

정답 68 ① 69 ③ 70 ③

제1교시 모성간호학 [71~105번]

71
월경곤란증에 대한 설명으로 옳은 것은?

① 원발성 월경곤란증의 원인은 자궁근종, 자궁내막증 등이 있다.
② 속발성 월경곤란증은 NSAIDs 복용이 효과적이다.
③ 원발성 월경곤란증에 복부에 따뜻한 물주머니 적용이 도움이 된다.
④ 원발성 월경곤란증을 유발하는 물질은 옥시토신이다.
⑤ 속발성 월경곤란증에 경구피임약이 효과적이다.

해설 원발성 월경 곤란증에 복부 마사지, 복부에 더운 물주머니 적용, 충분한 휴식과 운동 등이 도움이 된다.
① 속발성 월경곤란증의 원인이다.
② 속발성 월경곤란증은 자궁근종, 자궁내막증 등의 원인을 치료해야 해결이 된다. NSAIDs는 원발성 월경곤란증의 통증을 줄일 수 있는 약물이다.
④ 프로스타글란딘은 자궁의 긴장과 수축을 유발하는 물질이며 이것이 월경곤란증을 일으키는 원인이 된다.
⑤ 경구피임약과 NSAIDs는 원발성 월경곤란증의 불편감을 덜어 줄 수 있는 약물이다.

72
다운증후군, 에드워드 증후군, 신경관 결손증을 알 수 있는 검사는 무엇인가?

① 트리플검사   ② NST 검사
③ CST 검사   ④ 질식초음파
⑤ VDRL 검사

해설 임신 15~22주 사이의 임부를 대상으로 하는 기형아 혈액 검사이다. 알파태아단백검사, 베타융모성선자극호르몬, 비결합 에스트리올 세 가지를 검사하므로 삼중검사라고 부른다. 검사를 통해 다운증후군, 에드워드 증후군, 신경관 결손증 여부를 밝혀낼 수 있다.
② 태동이 보일 때 태아 심박수가 정상범위에서 올라가야 하는데 그것을 확인하여 태아의 안녕을 확인하는 검사이다.
③ 자궁이 수축이 되었을 때 태반을 통해 태아에게 혈액이 제대로 전달되는지를 확인하여 자궁과 태반 사이의 순환 이상 여부를 확인할 수 있는 검사이다.
④ 양수와 태반 등 태아를 둘러싼 환경을 사정할 수 있으며 태아 기형과 다태아 여부를 확인한다.
⑤ 매독 검사방법이다.

73
출혈과 통증이 심하며 태아와 태반의 일부가 밖으로 나왔으며 소파술이 불가피한 유산은?

① 절박유산   ② 불완전유산
③ 완전유산   ④ 불가피유산
⑤ 계류유산

해설 출혈과 통증이 심하다. 태아와 태반 일부가 불완전한 모양으로 열린 자궁경관으로 흘러나온다. 남은 태아와 태반 일부가 자궁에 남아 출혈과 감염을 일으키므로 소파술을 즉시 해야 한다.
① 출혈과 통증이 경하게 있으며 유산이 될까봐 임신부가 절박한 상태이다. 침상 안정을 하며 적절한 치료를 하면 임신을 유지할 수 있다.
③ 출혈과 통증이 경하다. 태아와 태반이 모두 배출이 되고 자궁경관이 닫혔다.
④ 자궁 입구가 열렸고 양막이 파열되어 임신이 유지가 안 되므로 불가피하게 소파술을 해야 한다. 태아와 태반 일부가 밖으로 나오는 불완전유산과 달리 불가피유산은 양수만 밖으로 흘러나오는 것인데 결국 태아가 생존할 수 없게 된다.
⑤ 자궁 입구는 닫혀 있고 태아가 사망하여 자궁 내에 남아 있는 경우이다. 약간의 질 출혈이 있을 수 있다. 유도분만하거나 소파술을 해야 한다.

정답 71 ③ 72 ① 73 ②

74
자간전증으로 입원한 임부에게 황산마그네슘(MgSO₄)을 투여하는 목적이 무엇인가?

① 두개내압을 떨어뜨리기 위해
② 기도를 확보하기 위해
③ 경련을 예방하기 위해
④ 혈압을 올리기 위해
⑤ 통증 조절을 위해

해설 황산마그네슘(MgSO₄)은 자간전증을 가진 임부의 경련예방을 위해 투약하는 약물이다. 중추신경계를 억제하여 경련의 가능성을 줄이고 평활근을 이완시키는데, 혈압을 떨어뜨리는 효과도 있다. 중독증상이 보이면 Calcium gluconate를 정맥주사한다.

75
분만이 임박했음을 알리는 전구증상은 무엇인가?

① 이슬
② 설사
③ 호흡곤란
④ 진진통
⑤ 소변배출 감소

해설 분만의 전구증상으로 맑고 연한 노란색의 양막파수, 약간의 혈액이 섞인 이슬, 태아하강으로 인한 편해지는 호흡, 가진통이다.

76
임신 28주에 진통이 와서 병원에 입원한 임부에게 적절한 치료와 간호는?

① 슬흉위를 취하여 자궁 순환을 촉진시킨다.
② 옥시토신을 투여한다.
③ 덱사메타손을 투여한다.
④ 가벼운 운동과 화장실 이용은 가능하다.
⑤ 제왕절개를 우선적으로 고려해야 한다.

해설 폐성숙을 위한 베타메타손, 덱사메타손과 같은 스테로이드를 투여하여 미숙아에게 생길 수 있는 여러 합병증을 예방할 수 있다
① 좌측위를 취하여 자궁순환을 도모하고 절대안정을 하도록 한다.
② 옥시토신은 자궁수축제이다. 최대한 임신 기간을 끌기 위해서 리토드린과 같은 자궁수축 억제제를 투여한다.
④ 절대안정을 하면서 변비, 소화장애, 혈전증 등의 합병증도 주의깊게 관찰한다.
⑤ 태아 상태가 양호하고 양막이 파수되지 않았고 4cm 이상의 경관개대가 되지 않았다면 최대한 임신 기간을 끄는 것이 중요하다.

77
임신 12주에 매독을 진단받았다면 우선적으로 어떤 처치를 해야 하는가?

① 즉시 반코마이신을 투여한다.
② 즉시 페니실린을 투여한다.
③ 임신 8개월 이후에 치료를 시작한다.
④ 잠복기가 길기 때문에 분만 이후에 치료를 받도록 한다.
⑤ 유산을 권유한다.

해설 임신 5개월이 넘으면 매독균이 태반을 통과한다. 매독 진단을 받자마자 가급적이면 치료를 빨리 시작하는데 성파트너와 함께 페니실린으로 치료를 받아야 한다.

74 ③ 75 ① 76 ③ 77 ②

78
분만 2기에 이루어지는 처치로 옳은 것은?

① 관장
② 자궁저부마사지
③ 태반결손여부 확인
④ 회음절개술
⑤ 자궁출혈여부 확인

해설 질 입구와 항문 사이의 회음을 가위로 절개하는 것으로 절개술을 하지 않는다면 회음부 열상이 심해지고 항문까지 찢어질 위험이 있다.
① 분만 1기에 이루어지는 처치이다.
②, ③ 분만 3기에 이루어지는 처치이다.
⑤ 분만 4기에 이루어지는 처치이다.

79
배란장애를 겪는 여성의 검사결과 비정상적인 자궁내막 증식이 보였다면 어떤 문제인가?

① 자궁내막증
② 자궁내막증식증
③ 자궁근종
④ 자궁내막암
⑤ 자궁내막용종

해설 프로게스테론 없이 에스트로젠(자궁내막 증식)에 지속적으로 노출되면 발생한다. 무배란, 배란 장애, 폐경 후 에스트로젠 치료, 늦은 폐경, 비만과 관련이 있다. 자궁내막이 비정상적으로 '증식'하면서 두꺼워지고 월경과다를 일으키는 자궁내막증식증이다.

80
제왕절개를 통해 분만을 한 산모의 간호중재로 적절한 것은?

① 유치도뇨관은 퇴원하기 전에 제거를 한다.
② 모래주머니는 수술 후 8시간이 지난 후에 적용한다.
③ 자궁이 물렁하다면 수축이 잘 되고 있는 것이다.
④ 수술 후 2일이 지나고 난 후부터 심호흡과 기침을 하도록 격려한다.
⑤ 저혈압 확인을 위해 활력징후를 수시로 측정한다.

해설 수술 부위와 자궁 수축지연으로 인한 출혈이 있을 수 있으므로 혈압과 맥박을 수시로 확인하는 것이 중요하다.
① 24시간 동안 유치도뇨관을 유지하고 제거한 후에는 자연 배뇨를 확인한다.
② 수술 후에 모래주머니로 수술부위를 압박해야 한다.
③ 자궁이 물렁하다는 것은 수축이 제대로 되지 않는다는 것이다.
④ 수술 후에 가능한 빠른 시간 안에 수술 부위를 누른 상태에서 기침을 하고 심호흡과 침상에서 돌아눕기를 하도록 격려한다.

81
임신 20주인 임부에게서 보이는 증상은?

① 입덧
② 부구감
③ 설사
④ 하강감
⑤ 하지의 경련

해설 임신 20주면 임신 2기에 해당한다. 입덧이 사라지고 첫 태동을 느끼게 된다. 임신 중앙선, 임신선, 무통성 자궁수축, 태아심음 확인, 변비, 정맥류와 다리부종, 백대하, 가슴앓이와 변비, 유즙이 보인다.

정답 78 ④ 79 ② 80 ⑤ 81 ②

82
임신 27주의 임부가 3월 2일에 산전검사를 했다면 다음 방문은 언제인가?

① 3월 30일
② 3월 16일
③ 3월 9일
④ 4월 27일
⑤ 4월 13일

해설 임신 28주까지는 4주마다 1회 방문, 임신 36주까지는 2주마다 1회 방문, 그 이후에는 1주마다 1회 방문을 하도록 한다. 임신 27주이므로 4주 후인 3월 30일에 재방문하도록 한다.

83
자궁탈출이 보이는 50대 여성에게 적절한 교육내용은?

① 변비가 있다면 수분섭취를 제한한다.
② 쭈그리고 앉는 자세가 도움이 된다고 설명한다.
③ 자궁탈출은 자궁절제술이 유일한 방법임을 설명한다.
④ 활동성이 높은 운동을 하도록 격려한다.
⑤ 케겔운동을 교육한다.

해설
① 변비가 있으면 복부에 힘을 주게 되므로 변비약을 처방받고 수분섭취를 격려한다.
② 쭈그리고 앉는 자세나 복부에 힘을 주는 자세는 자궁탈출을 악화시킨다.
③ 자궁절제술 페서리 삽입, 케겔운동 등을 시도할 수 있다.
④ 격렬하고 활동성이 높은 운동은 자궁탈출을 악화시킨다.

84
폐경기에 나타나는 호르몬 변화에 대한 옳은 설명은?

① 에스트로젠이 증가한다.
② 부신피질자극호르몬이 감소한다.
③ 난포자극호르몬이 증가한다.
④ 황체형성호르몬이 증가한다.
⑤ 갑상샘호르몬이 증가한다.

해설 난포의 수와 크기가 감소하면서 에스트로젠 생성이 감소되고 인히빈 생성도 감소된다. 에스트로젠이 감소하니 뇌하수체에서 난포자극호르몬(FSH) 분비는 증가하고 황체형성호르몬(LH) 분비는 감소한다. FSH는 분비되나 난소의 퇴화로 에스트로젠이 효과적으로 분비되지 않는다.

85
두정위로 위치한 태아의 정상분만단계에 대한 설명으로 옳은 것은?

① 진입 : 자궁수축에 의해 태아가 골반출구를 향해 내려가는 단계이다.
② 하강 : 태아의 턱이 가슴에 바짝 붙는 단계이다.
③ 신전 : 골반의 전후경선을 통과하기 위해 회전하는 단계이다.
④ 외회전 : 아두가 만출 된 이후에 골반 입구에 진입했던 자세로 다시 회전하는 단계이다.
⑤ 내회전 : 아두가 골반 입구인 횡경선으로 들어가는 단계이다.

해설
① 하강단계이다.
② 굴곡단계이다.
③ 내회전단계이다.
⑤ 진입단계이다.

86
정자가 난관에 도달하지 못하도록 하는 방법으로 피임효과가 3~5년간 지속되는 것은?

① 경구피임약
② 자궁내장치
③ 응급피임약
④ 난관결찰술
⑤ 정관절제술

해설
① 에스트로젠과 프로제스테론의 복합제로서 배란을 일으키지 않는다. 불규칙한 월경주기, 월경과다나 월경곤란증을 겪는 사람도 사용 가능하다.
③ 고농도의 호르몬제제이며 수정란이 착상되기 전에 약물을 복용하는 것이 중요하다. 성관계 후 72시간 이내에 복용해야 하며 가급적 빠를수록 좋다.
④, ⑤ 영구적인 피임방법이다.

87
산후 3일이 된 산모의 증상 중 보고가 필요하지 않은 증상은?

① 혈압 80/60mmHg
② 악취가 나는 질 분비물
③ 물렁한 자궁저부
④ 호만스 징후 음성
⑤ 38.3℃

해설 다리를 발등 쪽으로 굽히면 장딴지에 강한 통증을 경험하는 것으로 혈전성 정맥염이 의심되므로 보고가 필요하다. → 호만스 징후 양성
① 산후 출혈이 의심되므로 보고가 필요하다.
② 산후감염이 의심되므로 보고가 싶다.
③ 자궁이 수축되지 않은 상태이고 산후출혈 위험이 높다.
⑤ 산후 1일 후에 나타나는 38℃ 이상의 고열은 산후감염을 의심할 수 있다.

88
산후 자궁회복 과정에 대한 설명으로 옳은 것은?

① 산후 2일에 비릿한 냄새가 나는 적색 오로가 보이는 것은 정상이다.
② 비수유부가 수유부보다 오로의 양이 적다.
③ 초산부가 경산부보다 자궁회복이 느리다.
④ 산후 2주가 되었을 때 복부에서 자궁저부가 촉지되는 것이 정상이다.
⑤ 분만 직후에는 치골결합 부근에서 만져진다.

해설 산후 1~3일에는 비릿한 냄새가 나는 적색오로를 보이는 것이 정상이다.
② 비수유부가 수유부보다 자궁퇴축이 느리니 오로의 양이 많다.
③ 자궁은 초산부가 경산부보다 회복이 빠르다.
④ 산후 9일 후에는 더 이상 촉지가 안되는 것이 정상이다.
⑤ 분만 직후에는 자궁저부가 치골결합과 제와부 중간, 배꼽 아래 2cm에 위치한다.

89
조기 진통으로 입원하여 수주 동안 침상 안정 중인 임부가 갑작스런 호흡곤란과 청색증, 기침을 보인다면 어떤 문제를 의심할 수 있는가?

① 폐색전증
② 심부정맥혈전증
③ 저혈량성쇼크
④ 급성천식
⑤ 심근경색

해설 장기간의 침상 안정, 부동 상태, 임신, 비만 등으로 인한 심부정맥의 혈전증이 주요 원인이다. 이 혈전이 폐동맥을 막아서 폐로 흘러가는 혈류에 장애가 생겨 결국 폐포의 관류가 떨어지게 되는 것이다. 폐의 기능이 떨어지면서 저산소혈증, 빈호흡, 호흡곤란, 청색증을 초래하게 된다.

정답 86 ② 87 ④ 88 ① 89 ①

90
산후 2일째 되는 산모가 아기를 보면 눈물이 나면서 우울한 감정으로 힘들어하고 있다면 어떤 반응을 보이는 것이 적절한가?

① 정상적으로 느껴질 수 있는 산후우울감이라고 설명하고 위로한다.
② 우울증이 의심되므로 정신의학과에 진료를 보도록 권유를 한다.
③ 아기와 며칠동안 분리하여 혼자만의 시간을 갖도록 도와준다.
④ 항우울제 약물을 처방받도록 권유한다.
⑤ 아기한테 감정이 전달되므로 우울한 감정을 억누르도록 설명한다.

해설 에스트로젠 감소에 따른 호르몬의 변화와 아기에 대한 양가감정으로 인해 산후우울감을 호소한다. 많은 산모가 출산 후 2~3일 후 겪는 일시적인 우울한 기분이며 며칠이 지나면 사라진다. 우울감보다 더 심한 형태는 산후우울증으로 출산 후 4~6주 후에 발생한다.

91
월경 2~3일 후에 난관과 자궁의 구조적인 문제가 있는지 확인할 수 있는 난임검사 방법은?

① 성교 후 검사
② 자궁내막생검
③ 자궁난관조영술
④ rubin test
⑤ 기초체온측정

해설 월경 2~3일 후(임신 가능성 있는 시기 피함)에 조영제를 자궁경관으로 주입하여 자궁과 난관을 촬영하여 난관과 자궁의 구조적인 문제가 있는지 확인할 수 있다. 조영제가 난관을 통과하면서 좁아진 난관을 넓혀주고 청소하며 섬모운동을 자극함으로써 난임을 치료하는 효과를 기대할 수 있다.
① 검사하기 2~10시간 전에 성관계를 한 후 병원에 방문하여 자궁경부 점액을 채취하여 검사하는 방법이다.
② 월경 주기 황체에서 분비하는 프로제스테론으로 자궁내막이 착상하기 쉽도록 두꺼워지는 황체기(월경 며칠 전)에 자궁내막 조직을 약간 떼어내 검사하는 법이다.
④ 이산화탄소 가스를 주입하여 난관이 개통되었는지 확인하는 검사이다.
⑤ 배란이 되고 프로제스테론의 영향으로 체온이 약간 내려간 후 24시간 이내 0.3~0.6℃ 상승한다.

92
임신 기간 중에 느껴지는 불편감에 대한 간호중재로 옳은 것은?

① 정맥류가 있다면 조이는 옷을 입도록 한다.
② 입덧이 있다면 공복을 피하도록 한다.
③ 유두는 비누를 사용하여 세척한다.
④ 우측위를 취하여 자궁으로 순환을 촉진시킨다.
⑤ 백대하가 있다면 질 세척을 한다.

해설 입덧이 있다면 소량씩 자주 먹어서 공복이나 과식을 피하도록 한다. 크래커와 같은 마른 탄수화물을 식전에 먹도록 하고 앉은 자세에서 먹도록 하며 자극적이고 기름진 음식은 피한다.
① 정맥류 위험이 있다면 조이는 옷을 입거나 장기간 서 있는 것을 피하고 굽이 낮은 신발을 신는다.
③ 유두는 비누를 쓰지 않고 물로만 세척하고 건조시킨다.
④ 대정맥이 오른쪽으로 치우쳐 있기 때문에 좌측위를 취하도록 한다.
⑤ 백대하가 있을 때 질 세척은 하면 안 되고 위생 관리에 신경을 쓴다.

정답 90 ① 91 ③ 92 ②

93
태아를 사정하는 레오폴드 복부촉진법에 대한 설명으로 옳은 것은?

① 태아의 기형을 확인할 수 있는 신체방법이다.
② 1단계에서 임부의 머리쪽에 서서 치골결합 부위를 촉진한다.
③ 태향이 LSA(좌전방둔위)라면 자궁저부에서 태아의 머리가 만져진다.
④ 촉진으로 사정하는 방법이므로 태아심음은 확인할 수 없다.
⑤ 태향이 LSA(좌전방둔위)라면 왼쪽 복부에서 태아의 팔과 다리가 만져진다.

해설 태향이 LSA(좌전방둔위)라면 태아의 엉덩이가 임부의 왼쪽 골반의 앞쪽을 보고 앉아 있는 둔위라는 말이다. 둔위라서 자궁저부에서 태아의 머리가 만져진다.
① 태아의 태위와 태향을 확인할 수 있는 신체 검진 방법이다.
② 1단계는 임부의 다리 쪽에 서서 자궁저부에 손을 대어 촉진하는 방법이다.
④ 태아심음은 등을 통해서 들을 수 있다. 둔위라면 배꼽보다 위쪽에서 들을 수 있다.
⑤ LSA 태위는 엉덩이를 왼쪽을 향해 앉아 있으므로 오른쪽 복부에서 팔과 다리가 만져져야 한다.

94
세 번째 임신을 한 여성이 산부인과를 내원했다. 3세, 5세 두 아이를 키우고 있으며 첫째 아이는 임신 32주에 둘째 아이는 임신 39주에 분만을 했다면 올바른 산과력은?

① 1-1-0-2
② 1-1-1-2
③ 2-1-0-2
④ 2-0-1-1
⑤ 1-0-1-2

해설 만삭 분만(term birth) – 조산(preterm birth) – 유산(abortion) – 현재 생존아(living child) 순서로 표기해야 한다. 만삭은 37주 이후 출산, 조산은 20~37주 사이 출산, 유산은 20주 이전에 태아 사망을 말한다. 이 여성같은 경우 만삭분만은 둘째 아이 한번, 조산은 첫째 아이 한번이다. 현재 세 번째 임신이며 셋째이며 유산은 없었던 걸로 보인다. 현재 생존아는 두 명이다. 그러므로 1-1-0-2이 정답이다.

95
분만 1기에 대한 설명으로 옳은 것은?

① 자궁이 완전개대하여 팽윤과 배림이 보인다.
② 힘을 주면 안 된다.
③ 음부신경차단술을 통해 통증을 줄여줄 수 있다.
④ 분만 1기가 진행되면서 수축간격과 수축기간은 짧아진다.
⑤ 제대탈출이 보인다면 옥시토신을 투여한다.

해설 완전개대를 하기 전까지 힘을 주면 자궁경부가 손상을 받기 때문에 힘을 주지 않아야 한다.
① 분만 2기의 특징이다. 분만 1기는 자궁경부가 10cm 까지 열리는 단계이다.
③ 자궁경부가 4~5cm 열렸을 때 요추의 경막외 공간에 약물을 주입하면서 감각신경을 차단하여 통증을 덜어준다.
④ 수축간격은 짧아지고 수축기간은 길어지게 된다.
⑤ 제대탈출이 보인다면 태아에게로 가는 혈액 공급이 멈추는 응급상황이며 제왕절개 분만을 해야 한다.

96
태반의 결손 여부를 확인하고 자궁저부 마시지가 이루어지는 분만 단계는?

① 분만 1기 이행기
② 분만 1기 활동기
③ 분만 2기
④ 분만 3기
⑤ 분만 4기

해설 분만 3기는 태아가 질 밖으로 완전히 나오고 5~10분 후에 약한 진통을 하면서 태반이 만출되는 단계이다.
① 자궁경부가 8~10cm까지 열리는 단계이며 시간이 가장 짧은 단계이다. 수축사이 간격이 2~3분으로 짧아지고 수축시간도 90초까지 길어진다.
② 자궁경부가 4~7cm까지 열리는 단계이며 걷기가 힘들어지고 통증이 허리 쪽으로 집중이 된다. 수축 사이 간격이 3~5분으로 짧아지고 수축기간은 길어진다.
③ 자궁이 완전개대하고 태아가 밖으로 나오기까지의 시기이다.
⑤ 분만하고 1~4시간까지이며 출혈이 일어나지 않고 회복하는 시간이다.

정답 93 ③ 94 ① 95 ② 96 ④

97
자궁수축검사(CST) 결과 자궁 수축과 무관하게 태아의 심박동수가 저하된다면 어떤 조치가 필요한가?

① 정상반응이므로 지켜보면 된다.
② 증상이 지속되면 제왕절개 분만이 필요하다.
③ 옥시토신을 투여한다.
④ 반좌위 자세를 취한다.
⑤ 수액을 빠른 속도로 주입한다.

해설 가변성 감퇴에 대한 설명이다. 제대가 태아를 압박하는 상황이며 지속되면 태아질식(fetal distress)의 위험이 높아진다. 임부를 좌측으로 눕히고 골반을 높여(골반고위) 제대가 압박되는 것을 피한다. 산소를 공급하여 태아에게 산소가 전달되게 한다. 지속된다면 제왕절개 분만을 해야 한다.

98
자궁내막염을 진단받은 50대 여성에게 필요한 처치는?

① 항생제 처방
② 냉동 치료법
③ 항바이러스 처방
④ 소작법
⑤ 원추절제술

해설 자궁내막염은 임균 혹은 화농균 감염, 계류유산 혹은 임신중절 수술 후, 자궁내 장치 등 자궁 내에 이물질과 조직이 남아있는 경우에 발생한다. 항생제를 투여받아야 하며 증상이 심하면 입원하여 절대안정을 해야 할 수 있다. 필요하다면 소파수술, 자궁적출술까지 가능하다.
②, ④, ⑤는 만성 자궁경부염의 치료방법이다. 냉동치료법은 반복되는 염증부위를 소작하여 없애 새로운 조직이 자라나는 것을 도와준다. 소작법은 반복되는 염증 부위를 레이저 혹은 고주파 등으로 소작하는 방법이다. 원추절제술은 염증부위를 원뿔모양으로 잘라내는 수술로 자궁경부암 초기에도 하는 수술방법이다.

99
여성건강을 위해 활동하는 간호사에 대한 설명으로 옳은 것은?

① 간호사 면허를 가지고 보건복지부장관이 인정하는 의료기관에서 2년간 조산수습과정을 마친 후 조산사 국가시험에 합격하면 조산사로서 활동할 수 있다.
② 가족은 스스로 의사결정을 할 수 없는 취약한 존재라고 생각하고 간호를 해야 한다.
③ 출산은 가족에게 비정상적이고 스트레스를 과도하게 줄 수 있는 사건이라고 생각하고 간호를 계획한다.
④ 여성과 가족 중심의 간호를 수행해야 한다.
⑤ 다른 국적의 여성을 간호할 때는 문화의 차이를 배제한다.

해설 ① 2년이 아니라 1년의 조산수습과정을 거쳐야 한다.
② 가족은 적절한 정보와 지식을 전달받으면 스스로 의사결정을 하는 주체적인 존재라고 생각해야 한다.
③ 출산은 가족 전체에 영향을 미치게 되는 건강하고 정상적인 사건이라고 간주한다.
⑤ 다른 국적의 여성을 간호할 때는 문화적 차이를 존중하고 인식한 후에 간호해야 한다.

100
자궁경부암 3기의 진행상태는 어떠한가?

① 자궁경부의 상피내암
② 자궁경부에만 머무르는 종양
③ 자궁 밖으로는 뻗어 나갔으나 골반벽이나 질의 하부 1/3까지는 퍼지지 않았다.
④ 골반벽, 질 하부 1/3까지 퍼진 경우이다.
⑤ 진골반 밖 혹은 방광 혹은 직장 점막까지 퍼진 경우이다.

해설 ① 자궁경부암 0기이다.
② 자궁경부암 1기이다.
③ 자궁경부암 2기이다.
⑤ 자궁경부암 4기이다.

정답 97 ② 98 ① 99 ④ 100 ④

101
질식 분만을 하고 병실에 올라온 산모에게 적절한 간호는?

① 회음절개술을 한 부위의 봉합 상태를 확인한다.
② 자궁저부가 단단해지면 자궁수축이 제대로 되지 않았다는 신호이다.
③ 패드는 1시간 간격으로 확인해야 한다.
④ 방광의 팽만은 있을 수 있으므로 수분 섭취를 격려한다.
⑤ 산후출혈이 있을 수 있으므로 체온을 수시로 측정하는 것이 중요하다.

해설 분만하고 1~4시간까지는 분만 4기로서 출혈이 더 이상 일어나지 않고 회복해야 한다. 회음절개술을 한 부위가 봉합이 제대로 되지 않았다면 출혈이 발생할 수 있으므로 직접 확인하는 것이 중요하다.
② 자궁 출혈이 있는지 수시로 확인하는데, 자궁저부가 물렁물렁하다면 자궁이 수축을 제대로 하지 못하고 이완이 된 것이다. 자궁저부 마사지를 하여 혈액을 배출시키고 자궁수축을 도와주어야 한다.
③ 15분마다 패드를 확인하여 출혈 정도를 파악해야 한다.
④ 자연 배뇨를 유도하여 방광이 팽만하지 않도록 한다. 방광의 팽만은 자궁의 수축을 방해하기 때문이다.
⑤ 혈압과 맥박을 수시로 측정하여 출혈로 인한 저혈량 쇼크가 일어나는지 확인하는 것이 중요하다.

102
난산의 한 형태인 고긴장성 자궁수축에 대한 설명으로 옳은 것은?

① 자궁이 과도 신전되어 나타나는 문제이다.
② 옥시토신을 투여해야 한다.
③ 임부를 진정시키기 위해 모르핀을 투여한다.
④ 질혈종이 발생한다.
⑤ 자궁을 압박한다.

해설 모르핀과 같은 진정제를 사용하여 자궁활동을 멈추어 산모에게 잠시 쉴 수 있는 시간을 줄 수 있다.
① 자궁이 과도 신전하는 것은 저긴장성 자궁수축의 특징이다. 고긴장성 자궁수축은 자궁이 비정상적으로 강한 힘이 쉴 틈 없이 자궁의 여러 군데에서 발생하는 것이 문제이다.
② 옥시토신을 투여하면 안 되고 진정제가 필요하다.
④ 질혈종은 고긴장성 자궁수축과 직접적인 관련은 없다. 질식 분만 중에 혈관의 손상으로 인해 질 조직 내부에 혈액이 고여 혈종이 발생할 수 있다. 배뇨가 힘들고 직장과 외음부가 눌리는 통증이 느껴지는데 질혈종이 발생하면 절개 후에 배액을 해야 한다.
⑤ 고긴장성 자궁수축은 과도한 힘이 연속적으로 가해지는 상태이므로 자궁을 압박하면 절대 안 된다.

103
자궁근종, 자궁경관염, 골반감염 등이 있을 때 나타나는 비정상적인 문제는?

① 월경과다
② 과소월경
③ 부정자궁출혈
④ 기능성자궁출혈
⑤ 생리적 무월경

해설 자궁근종, 자궁경관염, 골반감염, 폴립 등의 기질적인 문제가 있거나 호르몬의 부적절한 자극이 있을 경우에는 월경의 양이 많은 월경과다가 있을 수 있다.
② 자궁경부가 협착이 되었거나 과도한 스트레스나 다이어트, 내분비 기능장애가 있을 경우에 월경양이 적으면서 날짜가 줄어드는 과소월경이 있을 수 있다.
③ 월경기간이 아닌데도 불구하고 비정상적으로 자궁 출혈이 보이는 것이다. 만성적인 자궁경관염, 자궁외임신, 배란기의 에스트로겐의 저하로 인해 발생한다.
④ 자궁에는 기질적인 문제가 보이지 않으나 비정상적인 자궁출혈이 발생하는 것이다. 과도한 스트레스와 다이어트, 내분비장애 등이 원인이다.
⑤ 폐경을 맞이하면서 자연적으로 월경이 중단되는 것이다.

정답 101 ① 102 ③ 103 ①

104
자궁 절제는 없이 왼쪽 난소 난관 절제술을 한 여성의 예후로 옳은 것은?

① 자연임신은 불가능하다.
② 월경이 없다.
③ 폐경증상이 나타난다.
④ 모든 임신이 불가능하다.
⑤ 매달 배란과 월경이 가능하다.

> **해설** 난소암을 진단받은 경우에는 난소와 난관절제술을 하게 된다. 한쪽의 난소와 난관만 절제한 경우에는 남아있는 쪽의 난소가 기능을 대신하므로 배란과 월경이 매달 일어나기 때문에 임신이 가능하다. 만약 양쪽 난소는 두고 양쪽 난관만 절제한 경우에는 난관이 없어서 착상이 되지 않아 자연임신은 힘들겠지만 시험관 시술은 가능하다. 양쪽 난소를 절제하였다면 월경과 임신이 모두 안되며 폐경증상(골다공증, 자율신경계 불안정 등)이 나타난다.

105
산욕기에 발생할 수 있는 합병증으로 볼 수 없는 것은?

① 폐색전증
② 자궁내막염
③ 자궁퇴축부전
④ 유선염
⑤ 자궁경부암

> **해설**
> ① 하부 심부정맥에서 떨어진 혈전이 심장을 경유해 폐로 들어가는 폐동맥을 막아 호흡곤란, 빈맥, 청색증, 의식소실이 발생한다.
> ② 가장 흔한 산후감염으로 분만 후 2~3일 후 38℃ 이상의 발열증상과 오한, 권태감, 식욕부진, 두통, 빈맥 등이 발생한다.
> ③ 자궁근육이 수축되면서 퇴축이 일어나야 하는데 퇴축이 제대로 되지 않으면 산후출혈이 발생되고 저혈량 쇼크를 초래할 수 있다.
> ④ 신생아의 입과 코에 있던 포도상구균이 젖을 먹이는 과정에서 모체의 유두와 유륜의 상처를 통해 침입하여 유선에 염증을 일으키는 질환이다.

제2교시 아동간호학 [1~35번]

01
유아기 아동을 양육하는 부모에게 올바른 교육은?

① 소변훈련이 대변훈련보다 수월하므로 먼저 시작하도록 설명한다.
② 대변 실수를 하였다면 다시 실수하지 않도록 단호하게 지적한다.
③ 사고가 많이 발생하는 시기이므로 관심이 필요한 시기임을 알려준다.
④ 유치는 탈락될 치아이므로 관리가 필요치 않다는 것을 알려준다.
⑤ 분노발작을 보일 때는 아이가 스트레스를 받으므로 따뜻이 수용하도록 알려준다.

> **해설** 유아기에는 호기심이 많으므로 사고가 많이 생긴다. 자동차 사고, 물놀이 사고, 질식 사고, 낙상 사고 등이 많이 일어나기 때문에 양육자의 관심이 많이 필요한 시기이다.
> ① 대변은 12~18개월, 소변은 18~24개월에 가리기 시작한다.
> ② 대소변 가리기 훈련은 성격에 영향을 미치므로 실수를 하더라도 꾸짖지 말고 부드럽게 격려해주는 것이 중요하다.
> ④ 유치 때부터 관리가 필요하다. 본격적인 칫솔질은 생후 18개월부터 시작하지만, 유치가 나기 시작한 그 순간부터 엄마는 실리콘 손가락 칫솔을 사용하여 유치관리에 신경을 써주어야 한다.
> ⑤ 아이가 관심을 받으려 하는 행동이기 때문에 진정될 때까지 부모는 무관심하게 대하며 지켜보기만 해야 한다.

02
말을 더듬는 7세 아동의 부모가 걱정을 표현할 때 올바른 표현 방법은?

① 조기치료가 중요하므로 정신의학과에 가도록 권유한다.
② 말을 더듬을 때마다 지적하여 수정할 수 있는 기회를 준다.
③ 천천히 답변을 기다리고 적절히 무시할 줄도 알아야 한다.
④ 말더듬으로 인해 발생할 수 있는 문제들을 아동에게 얘기하는 것이 도움이 된다고 설명한다.
⑤ 초등학교 입학하기 전까지 교정해야 한다고 설명한다.

> **해설** 학령전기에는 언어능력이 굉장히 발달하며 질문이 많아지며 말더듬 증상이 일시적으로 있을 수 있다. 이때 말더듬을 적절히 무시하는 것이 중요하며 지적을 하지 말아야 하고 답변할 때까지 기다려주어야 한다.

03
10세 아동이 자기 전에 무릎과 발목 통증을 호소하여 병원진료를 보았으나 이상이 없었다면 어떤 교육을 해주어야 하는가?

① 다른 의료기관을 찾아서 다시 검사해도록 설명한다.
② 정밀검사를 해야 할 필요가 있음을 알려준다.
③ 따뜻한 찜질팩을 적용하면서 경과를 지켜보도록 설명한다.
④ 조기에 치료하지 않으면 만성 질환으로 진행할 위험이 있음을 설명한다.
⑤ 며칠동안 침상에서 안정하도록 설명한다.

> **해설** 학령기에는 성장통이 있을 수 있고 저녁에 특히 근골격계 통증을 호소하는데 안정하고 따뜻한 찜질을 해주면 자연적으로 사라진다.

04
특이 문제가 없는 생후 7개월 된 아동이 완료해야 하는 필수예방접종은?

① 로타텍(RV5) 3차
② MMR 1차
③ DTaP 4차
④ A형간염 1차
⑤ 일본뇌염 1차

> **해설** 생후 7개월 아동은 B형 간염 3차, DTaP 3차, 폴리오(IPV) 3차, 폐렴구균(PCV) 3차, Hib(B형 헤모필루스 인플루엔자, 뇌수막염) 3차, 로타릭스(RV1) 2차, 로타텍(RV5) 3차, BCG를 완료해야 한다.

05
정상분만한 신생아가 심박동수 105회/분, 힘차게 울고 피부가 모두 핑크색이며 구강 안에 카테터를 넣었을 때 기침을 하고 팔과 다리를 구부리고 있다. 아프가 점수와 어떤 조치를 취해야 하는가?

① 10점 - 조치가 필요치 않다.
② 10점 - 즉각적인 소생술이 필요하다.
③ 6점 - 산소를 투여한다.
④ 8점 - 조치가 필요치 않다.
⑤ 2점 - 흡인을 지속해야 한다.

> **해설** 아프가점수는 출생 후 1분과 5분에 각각 측정하고 0~3점은 즉각적인 소생술, 4~6점은 중증도 곤란 상태, 7점 이상은 정상이다.
>
> | 구분 | 0 | 1 | 2 |
> |---|---|---|---|
> | 심박동수 | 없음 | 100회/분 미만 | 100회/분 이상 |
> | 호흡 | 없음 | 느리고 약한 울음 | 힘찬 울음 (폐호흡 시작) |
> | 피부색 | 창백하거나 푸른색 | 몸통은 분홍색, 사지는 푸른색 | 핑크색(혈액순환 양호) |
> | 반사반응 | 없음 | 약간의 찡그리는 정도 | 기침과 재채기를 함(입 안의 이물질을 제거하면서 반응 확인) |
> | 근긴장도 | 늘어져 있음 | 사지만 약간 굴곡 | 굴곡이 잘되며 움직임이 활발함 |

[정답] 2 ③ 3 ③ 4 ① 5 ①

06
신생아의 특징으로 올바른 설명은?

① 출생시 체중이 3.0kg이었던 아기가 며칠 후 2.3kg까지 빠졌다면 문제가 없다.
② 큰 소리를 들었을 때 팔을 위로 뻗는다면 신경계의 문제를 의심할 수 있다.
③ 생후 12시간이 되었을 때 보이는 황달은 문제가 없다.
④ 불규칙한 130회/분의 맥박이 나타나도 문제가 없다.
⑤ 맛을 구분하지 못한다.

해설 맥박은 120~160회이며 울 때는 더 올라갈 수 있다. 불규칙한 맥박이 있을 수 있다.
① 출생 시 체중의 5~10%는 줄어드는 것이 정상적이다. 3.0kg의 아기는 2.7kg까지 빠지는 것이 문제가 없다.
② 모로반사는 작은 자극에도 양팔을 위로 만세 하듯 놀라서 뻗는 모습을 보이는 정상적인 반응으로 3개월이 되면 사라진다.
③ 생후 2~4일 후에 나타나는 황달이 생리적황달로 문제가 없다. 생후 24시간 이내에 발생하는 황달은 핵황달로 치료가 필요하다.
⑤ 맛을 구분하는 능력은 태어나면서부터 가지고 있다.

07
청소년기에 나타날 수 있는 신체적 정신적인 변화에 대한 설명으로 옳은 것은?

① 남자아이가 여자아이보다 성장이 빠르다.
② 남자아이는 음경과 음낭, 고환은 커지지만 사정은 불가능하다.
③ 여자아이는 초경이 가장 먼저 시작된다.
④ 여자아이는 초경이 시작되면 임신이 가능하다.
⑤ 이성보다 동성에 대한 관심이 많아지고 무리를 짓는다.

해설 ① 여자아이가 남자아이보다 성장이 빠르다.
② 남자아이는 생식기가 발달하면서 사정이 가능해진다.
③ 여자아이는 유방이 먼저 발달하게 된다.
⑤ 이성에 대한 관심이 커져 이때 성교육이 필요하고 성과 자기 자신에 대한 혼란이 오는 시기이다.

08
아동의 치아관리에 대한 설명으로 옳은 것은?

① 유아기에 주스병을 입에 물고 자면 안된다.
② 생후 12개월부터 치과를 정기적으로 방문한다.
③ 생후 36개월에 유치가 다 자라나게 되면 칫솔질을 시작한다.
④ 학령전기에 대부분의 유치가 영구치로 교체가 되므로 정기적인 치과검진이 중요하다.
⑤ 학령전기에는 실리콘 칫솔을 사용하여 유치관리를 해주어야 한다.

해설 젖병, 엄마의 젖꼭지, 주스병 등을 입에 물고 자는 습관은 충치를 유발하므로 주의가 필요하다. 잠들 때 노리개젖꼭지를 물리는 것도 효과적인 방법이다.
② 모든 유치가 자라나는 36개월쯤에 치과를 방문하여 유치의 전반적인 상태를 확인한다.
③ 생후 18개월부터 칫솔질을 시작하고 첫 구강검진을 한다.
④ 유치가 영구치로 교체가 많이 되는 시기는 학령기이며 6개월마다 치과 검진을 해야 한다.
⑤ 생후 6개월에 유치가 나기 시작하는 영아기에 실리콘 칫솔을 한다. 학령전기에는 칫솔질을 해야 한다.

정답 6 ④ 7 ④ 8 ①

09

아래와 같은 증상이 보이는 아동이 있다면 어떤 질환을 의심할 수 있는가?

- ASO titer 증가
- 혈뇨와 핍뇨
- 부종과 고혈압
- 미열과 콧물

① 만성신부전 ② 급성사구체신염
③ 신우신염 ④ 방광염
⑤ 가와사키병

해설 급성사구체신염은 상기도 감염이 되고 2~3주 후에 합병증으로 발생하며 가장 흔한 원인균은 A군 용혈성 연쇄상구균이다. 혈뇨와 단백뇨, 부종과 고혈압, 요비중 증가, 핍뇨, ASO titer(연쇄상구균이 만들어내는 독소) 증가, 백혈구와 ESR 증가, Bun/Cr이 증가한다.

10

급성 림프구성 백혈병을 진단받은 환아의 치료와 간호에 대한 설명으로 옳은 것은?

① 치실을 사용하여 잇몸 염증을 예방한다.
② 고열량, 고단백식이를 소량씩 자주 섭취하도록 한다.
③ 조혈모세포 이식을 한 후에 이식편 대 숙주반응을 예방하기 위해 만니톨을 투여한다.
④ 조혈모세포를 이식하였다면 껍질 째 먹는 싱싱한 채소를 먹도록 한다.
⑤ 두개내압을 측정하기 위해 요추천자 검사를 한다.

해설
① 출혈 예방을 위해 부드러운 칫솔을 사용하여 잇몸 출혈이 생기지 않도록 한다.
③ 만니톨이 아니라 사이클로스포린(면역억제제)과 프레드니솔론(스테로이드, 면역억제)을 사용한다.
④ 피해야 할 음식으로는 껍질 째 먹는 채소와 과일, 제대로 익히지 않은 고기와 생선, 요구르트와 익히지 않은 유제품, 상온에 오랫동안 방치된 음식, 포장되지 않은 빵, 오징어와 새우, 꽃게, 젓갈과 내장 등이 있다.
⑤ 요추천자를 하는 이유는 암세포가 중추신경계에 전이가 되었는지를 확인하기 위해서이다.

11

백일해를 앓고 있는 환아에게 적절한 간호 중재는?

① 발진과 수포가 있는 부위에 칼라민 로션을 바른다.
② 소량씩 자주 먹도록 격려한다.
③ 보습제를 자주 바른다.
④ 흡인성 폐렴을 예방하기 위해 금식이 필요하다.
⑤ 객담배양검사는 아침 식전에 입을 헹구고 나서 받도록 한다.

해설 백일해는 발작적인 기침과 구토, 청색증 등이 나타나는 감염병이다. 구토가 잦기 때문에 소량씩 자주 먹도록 하고 충분한 수분섭취를 해야 한다.
①, ③ 수두는 반점, 구진, 수포, 농포, 가피로 변하면서 소양증이 두드러진다. 칼라민 로션을 적용하고 2차 감염이 생기지 않도록 관리가 필요하다.
④ 기침으로 인한 구토이므로 금식이 필요하지는 않다.
⑤ 객담배양검사는 활동성 결핵을 진단하는 방법이다.

12

꽃가루 알레르기가 있는 아동이 등산을 갔다가 호흡곤란을 호소하면서 응급실에 왔는데 천명음이 들린다면 어떤 질환을 의심할 수 있는가?

① 급성 인두염 ② 급성 중이염
③ 급성 천식 ④ 급성 편도선염
⑤ 급성 후두개염

해설 천식은 알레르기 질환이며 기도가 과민반응을 보이며 증상을 일으킨다. 꽃가루 알레르기가 있는 아동이 산에 있는 꽃에 노출이 되었을 확률이 높으며 이에 따른 천식이 온 걸로 보인다.
흡기보다 호기 시에 천명음이 들리고 발작적인 기침과 염증과 부종으로 인한 가래 증상이 나타난다.

정답 9 ② 10 ② 11 ② 12 ③

13
팔로4징후를 앓고 있는 아동의 증상과 관리에 대한 설명으로 옳은 것은?

① 대동맥이 우심실을 침범하여서 이산화탄소가 많은 혈액이 조직으로 공급된다.
② 폐동맥이 협착되어 산소가 가득한 혈액이 폐에서 나오는 것을 방해받는다.
③ 좌심방과 우심방 사이의 중격이 결손되어 정맥혈과 동맥혈이 섞이게 된다.
④ 청색증은 안정 시에 더욱 심해진다.
⑤ 청색증이 있을 때는 반좌위를 취해주어야 한다.

해설
② 폐동맥은 이산화탄소가 가득한 정맥혈을 폐로 가져가서 산소로 바꾸어야 하는데, 이 과정이 방해받는다.
③ 좌심방과 우심방이 아니라 좌심실과 우심실의 중격이 결손된다.
④ 배변하거나 울거나 수유를 하는 등 힘이 많이 들어가는 상황에서 청색증이 심해진다.
⑤ 청색증 발작이 있을 때는 즉각적으로 슬흉위를 취하거나 웅크리고 앉게 한다. 이유는 대퇴정맥을 통해 귀환하는 혈액량을 막아서 심장의 부담을 줄여주기 위함이다.

14
생후 11개월 아동에게 나타나는 특징으로 옳은 것은?

① 분노발작이 두드러지게 나타난다.
② 주양육자와 떨어지더라도 관심이 없다.
③ 이불 안에 인형을 숨기면 찾으려고 하는 모습을 보인다.
④ 상악중절치가 나온다.
⑤ 모유 위주의 영양공급이 이루어진다.

해설
대상이 눈에 보이지 않더라도 사라지지 않고 영원히 어딘가에 존재한다는 것을 인식하는 대상영속성이 유아기 때 발달한다.
① 분노발작은 유아기 때 두드러지게 나타나는데 아이가 관심을 받으려 하는 행동이기 때문에 진정될 때까지 부모는 무관심하게 대하며 지켜보기만 해야 한다.
② 분리불안은 정상적인 반응이며 대상 영속성이 생기면서 주 양육자가 사라지면 어딘가에 있다는 것을 알고 떨어지면 불안해하며 찾게 된다.
④ 치아는 6개월이 되면 하악중절치부터 나기 시작하며 치아가 나기 시작하면 칭얼거리고 침을 흘리는 모습을 보인다.
⑤ 영양이 풍부한 이유식 위주의 공급이 이루어져야 한다.

15
질식분만을 한 신생아의 머리에서 봉합선을 넘어 광범위한 부종이 보인다면 어떤 조치가 필요한가?

① 두개내 출혈이 의심되므로 보고가 필요하다.
② 수일 안에 자연적으로 흡수가 될 것이므로 경과를 지켜본다.
③ 두개내압이 상승하는 것을 예방해야 한다.
④ 기도확보를 우선적으로 한다.
⑤ 쇼크예방을 위해 수액처치가 필요하다.

해설
산류에 대한 설명으로 분만하는 과정에서 머리가 압박되어 두피 아래에 생기는 부종이다. 봉합선과 관련 없는 부위라 봉합선 경계를 넘어서 부어오른다. 수일 안에 자연적으로 사라지므로 관찰하면 된다.

16
6세 아동에 대해 학자들이 주장한 내용 중에 옳은 것은?

① 에릭슨은 자율성을 획득해야 하는 시기라고 주장했다.
② 프로이트는 친구관계에 집중하는 시기라고 주장했다.
③ 피아제는 보존개념을 획득하는 시기라고 주장했다.
④ 콜버그는 양심에 따라 사건을 판단하는 시기라고 주장했다.
⑤ 피아제는 직관적 사고를 하는 시기라고 주장했다.

해설 피아제는 6세 아동은 직관적 사고기로서 눈에 보이는 그대로 믿는 직관적 사고를 하는 시기라고 주장했다.
① 에릭슨은 학령전기에 주도성을 획득해야 하며 실패하면 죄책감을 가지게 된다고 주장했다. 자율성을 획득하는 시기는 유아기이다.
② 프로이트는 학령기에 성적인 욕구가 잠시 숨어 있으며 학교생활, 친구 관계에 집중을 하게 된다고 주장했다.
③ 피아제에 따르면 모양이 바뀌어도 성질은 바뀌지 않고 보존된다는 것을 아는 보존개념은 학령기에 획득하게 된다.
④ 양심에 따라 사건을 판단하는 시기는 12세 이후이며 6세 아동은 양심이 발달하는 시기로 나쁜 행동을 하면 반드시 처벌을 받고 착한 행동을 하면 보상을 받는다고 생각한다.

17
한쪽 복부에 국한하여 단단한 덩어리가 만져지는 것이 특징인 소아 종양에 대한 설명으로 옳은 것은?

① 신경모세포종이다.
② 악성 종양으로 예후가 나쁘다.
③ 복부를 만지지 않도록 한다.
④ 저혈압이 발생할 확률이 높다.
⑤ 발열과 악취가 나는 소변이 특징적이다.

해설 윌름스종양은 소아에게만 생기는 신장 종양이다. 복부 한쪽에 크고 단단한 덩어리가 만져진다. 신장에 생기는 것이기 때문에 복부 중앙선을 침범하지는 않고 국한적으로 복부 한쪽에 치우쳐 있다. 복통, 혈뇨, 고혈압이 생길 수 있으며 덩어리를 촉진하면 암세포가 퍼질 수 있기 때문에 복부를 만지지 않아야 한다.

18
담즙 양상의 구토를 하고 리본 모양의 대변을 보는데 악취가 심하다면 어떤 질환을 의심할 수 있는가?

① 장중첩증
② 선천거대결장증
③ 탈장
④ 급성충수염
⑤ 비대날문협착증

해설 대부분이 직장과 S상 결장에 신경절세포에 문제가 발생하여 그 이하의 장이 이완되지 않아 음식물이 내려갈 수 없게 된다. 담즙이 아래로 내려가지 못하여 담즙섞인 구토를 하고 대장이 거대해지고 악취가 심한 대변이 리본 모양으로 배설된다. 수술하거나 관장을 통해 대변을 배출시켜 증상을 완화시킬 수 있다.

19
영아기에 시작하는 고형식이에 대한 설명으로 옳은 것은?

① 생후 10개월 이후에 고형식이를 시작한다.
② 고형식이 시작과 관련있는 것은 철분이다.
③ 하루 간격을 두고 한가지 재료씩 추가를 한다.
④ 수유를 충분히 한 후에 고형식이를 공급한다.
⑤ 생후 10개월 이후에는 씹을 수 있는 땅콩을 제공해도 된다.

해설 4~6개월까지는 몸에 비축된 철분을 쓰지만 이후 고갈되어 고형식이(이유식)를 시작해야 한다.
① 생후 4~6개월이 되면 고형식이를 시작한다.
③ 한 가지 재료씩 추가하며 5~7일 후에 다른 재료를 추가하는데 이유는 알레르기 반응을 확인하기 위해서이다.
④ 영양이 풍부한 이유식을 먼저 주고 나서 수유를 하도록 한다.
⑤ 질식의 위험이 있는 작은 땅콩 같은 간식은 주지 않는다.

20

5세 아동이 잠을 자던 중에 갑자기 울거나 소리를 지르는 모습을 자주 보인다면 어떻게 해야 하는가?

① 깨우지 말고 다시 잠들 수 있도록 도와준다.
② 깨워서 공포심에서 벗어나게 해주어야 한다.
③ 소아정신의학과에서 진료를 보도록 권유한다.
④ 늦은 시간까지 활동적인 놀이를 하는 것이 숙면에 도움이 된다.
⑤ 환경을 바꾸어 다른 방에서 잠을 잘 수 있도록 깨운다.

해설 학령전기에는 밤에 잠을 자면서 흐느끼거나 울면서 소리를 지르는 야경증과 악몽이 있을 수 있다. 양육자가 옆에서 토닥거리며 다시 잠들 수 있도록 해주어야 한다.

21

류마티스관절염을 앓고 있는 아동의 적절한 간호중재는?

① 통증이 있을 때도 운동을 하도록 한다.
② 통증이 없을 때 등장성 운동을 한다.
③ 급성기에는 휴식이 필요하다.
④ 항바이러스 약물을 투여한다.
⑤ 절대안정을 하도록 한다.

해설 자가면역질환인 소아 류마티스관절염은 성인과 달리 무릎과 같은 큰 관절을 주로 침범하며 조조강직 증상을 보인다.
① 급성기에 통증이 심할 때는 침상에서 안정하면서 관절을 휴식시킨다.
② 관절에 저항이 없는 등척성 운동과 큰 근육 위주의 수동적 관절 내 운동은 필요하다. 수분섭취를 격려하고 고단백, 고칼슘식이를 권장한다.
④ 항바이러스 약물이 아니라 항류마티스 약물, 스테로이드, 면역억제제를 투여해야 한다.
⑤ 절대안정을 할 필요는 없다.

22

아동의 호스피스 간호를 하는 간호사가 알고 있어야 하는 내용은?

① 학령전기의 아동은 죽음은 돌이킬 수 없는 것이라고 생각한다.
② 사망 후에는 아동과 가족을 분리시켜야 한다.
③ 임종을 앞둔 아동은 편안하게 혼자 있도록 한다.
④ 아동의 요구를 가장 우선적으로 생각한다.
⑤ 간호사가 개인의 종교를 가족들에게 권유한다.

해설 ① 학령전기의 아동은 죽음은 잠자는 것과 비슷하고 되돌릴 수 있는 것이라고 생각한다.
② 아동이 사망한 후에는 가족과 충분한 시간을 가질 수 있도록 도와주어야 한다.
③ 임종을 앞둔 아동이 혼자 있도록 하면 안 된다.
⑤ 간호사의 개인적인 신앙과 믿음, 생각을 아동과 가족에게 강요하면 안 된다.

23

유아기 아동의 신체 운동 발달로 올바른 것은?

① 흉위가 두위보다 크다.
② 배변훈련을 하기에는 이르다.
③ 유아기 아동은 흉식호흡을 완벽하게 한다.
④ 기도직경과 폐포의 면적이 성인보다 넓다.
⑤ 18개월이 되면 세발자전거를 탈 수 있다.

해설 ② 유아기에는 방광용적이 증가하고 괄약근 조절 능력이 생기므로 생후 12개월부터 대변훈련부터 시작할 수 있다.
③ 유아기에는 흉근의 근육 발달이 아직 완전하지 않으므로 복식호흡을 할 수 있지만 학령전기로 자라면서 서서히 흉식호흡으로 변화한다.
④ 기도가 성인에 비해 좁아서 쉽게 기도가 폐쇄되며 호흡곤란이 쉽게 오고 폐포의 면적이 작아서 호흡을 효과적으로 하기 힘들다.
⑤ 세발자전거는 36개월이 되면 탈 수 있고 18개월이 된 아동은 난간을 잡고 계단을 올라가고 제자리에서 점프하는 것이 가능하다.

정답 20 ① 21 ③ 22 ④ 23 ①

24
신생아 간호에 대한 설명으로 옳은 것은?

① 비타민 K를 복측둔근에 근육주사한다.
② 공기 중에 몸을 노출시켜야 한다.
③ 눈에 에펙신 연고를 도포한다.
④ 생후 3일 내에 태변을 보는지 관찰해야 한다.
⑤ 제대는 75% 알코올로 매일 소독한다.

해설
① 비타민 K를 외측광근에 근육주사한다.
② 피하지방이 부족하여 열손실이 크므로 출산 후 보온을 유지해주어야 한다.
③ 0.5% 에리스로마이신 또는 1% 테트라사이클린 또는 1% 질산은 용액을 신생아의 눈에 점안하여 임균성 안염을 예방해야 한다.
④ 태변은 모체의 배 속에 있을 때 만들어진 대변이며 생후 24시간 안에 태변을 봐야 한다. 태변을 보지 않으면 직장기형을 의심할 수 있다.

25
울혈심부전을 앓고 있는 아동의 올바른 간호는?

① 주기적인 소변검사가 필요하다.
② 고칼륨혈증이 있으면 디곡신 중독증상이 심해지므로 주의해야 한다.
③ 디곡신은 투여 전에 호흡을 확인해야 한다.
④ 죽에 섞어서 약물을 투약한다.
⑤ 가능한 범위에서 놀이를 하도록 한다.

해설 울혈심부전이 있더라도 가능한 범위에서 놀이와 수유가 가능하다.
① 디곡신의 혈중농도를 주기적으로 측정하여 중독증상을 조기에 발견한다.
② 저칼륨혈증이 있으면 디곡신 중독증상이 더 심해진다. 저칼륨혈증을 유발할 수 있는 이뇨제를 복용하는 경우에 주의 깊게 살펴야 한다.
③ 서맥을 일으킬 수 있으므로 투약 전에 심첨맥박을 측정하여 60회 이하이면 중단해야 한다.
④ 디곡신은 일정한 시간에 규칙적으로 투약하는 것이 중요하다. 음식물이나 주스에 섞어서 주면 안 되고 약물 점적기나 주사기를 이용하여 입안에 정확히 투약해야 한다.

26
페닐케톤뇨증을 진단받은 아동에게 페닐알라닌 섭취 제한식이를 해야 하는 이유는?

① 중추신경계 손상 예방
② 급성 신부전 예방
③ 사구체신염예방
④ 뇌전증예방
⑤ 파종성혈관내 응고 예방

해설 페닐알라닌은 단백질을 구성하는 아미노산 중의 하나로 페닐케톤뇨증은 페닐알라닌을 대사하지 못하는 유전질환이다. 페닐케톤뇨증을 진단받은 아동이 특수조제분유, 단백질 섭취 제한 식이를 하지 않는다면 대사되지 않은 페닐알라닌이 축적되어 중추신경계가 손상되므로 조기 발견이 너무 중요하다. 발달지연, 지능저하, 경련 등을 유발하게 된다.

27
임신 39주에 태어난 신생아를 사정하였는데 옆으로 눕혔을 때 이불에 닿는 부분은 붉은 빛이지만 위쪽은 창백해진다면 어떤 조치가 필요한가?

① 산소를 투여한다.
② 흡인을 한다.
③ 정상적인 반응이다.
④ 수액을 투여하여 혈액순환을 촉진시킨다.
⑤ 기도를 확보한다.

해설 이 반응은 할리퀸 피부색 변화로 정상적인 신생아에게서 보일 수 있는 현상이므로 지켜봐도 된다.

정답 24 ⑤ 25 ⑤ 26 ① 27 ③

28
급성 천식으로 입원한 아동의 부모와 의사소통할 때 올바른 방법은?

① 부모가 알레르기를 유발하는 원인에 노출되게 하였음을 지적한다.
② 간호사가 대화를 주도하여 교육한다.
③ 간호사 개인의 경험을 이야기하면서 위로해 준다.
④ 부모의 이야기를 귀기울여 경청한다.
⑤ 괜찮아질것이라고 안심을 시킨다.

해설 부모를 비판하지 않고 그들의 입장을 이해하고 존중하는 태도가 중요하다. 간호사가 주도하여 이야기를 이끌어가는 것이 아니라 부모의 이야기를 경청을 하고 지지를 해줌으로써 아동을 간호하는 데 자신감을 가질 수 있도록 도와준다. 부모와 신뢰관계를 형성하여 간호에 참여하도록 지지한다.

29
알레르기 비염으로 진료를 받고 있는 아동의 부모에게 환절기 때 주의해야 하는 사항을 팜플렛을 통해 설명을 해주는 것은 어떤 역할을 수행한 것인가?

① 간호제공자 ② 교육자
③ 협력자   ④ 옹호자
⑤ 연구자

해설 알레르기 증상을 유발할 수 있는 원인과 예방법을 교육함으로써 건강증진과 질병손상을 예방하는 일은 교육자로서의 역할이다.
① 아동과 가족에게 직접적으로 간호를 수행하는 것이다.
③ 다른 팀들과 협력하여 아동과 가족에게 간호를 제공하는 것이다.
④ 아동과 가족에게 필요한 정보를 제공하여 합리적인 의사결정을 할 수 있도록 도와주는 것이다.
⑤ 간호연구를 통해 지식을 형성하고 근거기반의 실무를 할 수 있도록 이바지한다.

30
2일 동안 하루에 수차례 설사를 한 생후 8개월 아동이 축 처진 채 응급실에 왔다. 이 아동의 예측 가능한 증상은?

① 대천문이 불룩 나와 있다.
② 소변량이 줄었다.
③ 체중이 증가하였다.
④ 피부가 축축하다.
⑤ 맥박이 강하게 뛴다.

해설 설사를 수차례하고 축 처졌다는 것은 탈수를 의심할 수 있는 증상이다. 탈수가 되면 소변량이 줄어들어 핍뇨가 보인다.
① 대천문은 탈수가 오면 움푹 들어간다.
③ 체중은 감소한다.
④ 피부와 구강 내 점막이 건조해진다.
⑤ 맥박은 약하고 빠르게 뛰고 혈압이 떨어진다.

31
학령기 아동의 특징에 대한 설명으로 옳은 것은?

① 밤에 무릎통증을 호소한다면 류마티스 관절염을 의심해야 한다.
② 등교를 거부하는 증상이 심각하더라도 학교로 보내야 한다.
③ 성적인 충동을 조절하는 방법을 배워야 한다.
④ 중이염이 걸리는 빈도수가 줄어든다.
⑤ 자기중심적인 사고가 있다.

해설 학령기가 되면 유스타키오관이 성인과 비슷한 형태로 서서히 변하면서 중이염의 빈도수가 줄어든다.
① 학령기에는 성장통이 흔하며 따뜻한 찜질이 도움이 된다.
② 등교 거부(학교 공포증)가 있을 수 있는데 대부분 친구나 학습문제로 인한 스트레스가 원인이다. 증상이 가벼우면 학교에 가도록 하지만 증상이 심하다면 부모는 아동의 감정을 존중하고 강압적인 태도를 보이지 말고 이야기를 들어주면서 방법을 모색해야 한다. 이때 교사의 협조가 필요하다.
③ 청소년기의 특징이다.
⑤ 자기중심적인 사고는 유아기와 학령전기에 나타난다. 학령기가 되면 타인의 관점에서도 이해할 수 있게 된다.

32
지적장애를 가진 아동의 부모에게 적절한 간호중재는?

① 많은 정보를 제공해주어야 한다.
② 지적장애를 가진 아동의 모임 위주로 참여시킨다.
③ 혼자서 놀 수 있는 놀이 위주로 참여시킨다.
④ 나이와 상관없이 수동적인 존재라는 것을 인식시킨다.
⑤ 지역사회 자원에 대한 정보를 제공한다.

해설 지적장애를 가진 아동이 최대한 독립적으로 자라날 수 있도록 자기간호 기술을 교육시키고 정보를 제공해주어야 한다. 가족에게 제공하는 정보는 간단하고 필요한 정보가 구체적으로 포함되어야 한다. 가능하면 상호작용을 하기 위한 놀이와 또래 집단에 참여를 시킨다.

33
천문 팽창, 의식변화, 눈의 일몰현상, 구토 등이 나타난다면 어떤 질환을 의심할 수 있는가?

① 수두증　　　② 뇌전증
③ 뇌성마비　　④ 소아백혈병
⑤ 신경모세포종

해설 수두증으로 뇌척수액의 생산·흡수 과정에 문제가 생겼거나 뇌척수액이 순환하는 길이 폐쇄되어 뇌에 뇌척수액이 많이 축적된 결과 뇌압이 올라간다. 뇌척수액이 뇌에 고여 있지 않고 다른 곳에서 흡수될 수 있도록 길을 만들어주는 shunt를 만들어야 한다. 뇌압이 상승하는지 확인하면서 머리를 30° 상승시켜야 하며 두개내압이 상승하는지 두위를 매일 측정하면서 관찰해야 한다.

34
혈우병에 대한 설명으로 옳은 것은?

① 무릎관절에 출혈과 통증이 발생한다.
② 응고시간이 단축된다.
③ 후천적인 문제로 발생한다.
④ 혈소판이 감소되어 생기는 질병이다.
⑤ 면역글로불린 투여가 일차적인 치료이다.

해설 유전적인 문제이며 혈액의 응고인자(8번 부족은 A형 혈우병, 9번 부족은 B형 혈우병)가 부족해서 발생하는 질환이다. 이유 없는 멍이 자주 생기며 혈뇨, 코피 등의 출혈증상이 있다.
혈액검사를 통해 응고시간이 지연되고 aPTT가 지연되는 것을 확인할 수 있다.
④, ⑤는 특발성 혈소판 감소성 자반증에 대한 설명으로 특별한 원인이 없고 수개월 내에 호전되기도 한다.

35
기저귀 발진이 있는 생후 5개월 아동에 대한 간호로 옳은 것은?

① 항생제 연고를 바른다.
② 알코올솜으로 닦아서 소독한다.
③ 공기 중에 기저귀를 열어서 건조시킨다.
④ 피부가 겹친 부위에 산성비누를 사용한다.
⑤ 스테로이드 복용이 필요하다.

해설 발진만 있을 때는 기저귀를 열어서 공기 중에 최대한 노출시켜 깨끗하고 건조하게 유지시키는 것이 중요하다.
①, ⑤ 기저귀 발진만 있을 때는 항생제 연고와 스테로이드 복용은 불필요하다.
② 깨끗한 물로 닦고 건조시킨다.
④ 피부가 겹치는 부위는 더 신경을 쓰고 중성비누를 사용하며 수건으로 두드리듯이 닦아주어 자극이 가지 않도록 한다.

정답 32 ⑤　33 ①　34 ①　35 ③

제2교시 지역사회간호학 [36~70번]

36
산업보건관리자인 간호사의 직무에 해당하지 않는 것은?

① 응급처치
② 중증 부상에 대한 치료
③ 의약품 투여
④ 사업장 순회점검과 지도
⑤ 보호구 구입시 지도와 조언

해설 보건관리자인 간호사는 자주 발생하는 가벼운 부상에 대한 치료와 의약품 투여가 가능하다.

37
방문간호사가 주 1회 방문하고 있는 대상자의 욕창이 악화되고 열이 날 때 우선적으로 해야 하는 간호중재는?

① 의료기관을 방문할 수 있도록 안내한다.
② 고단백질 음식을 먹도록 권유한다.
③ 적절한 욕창 드레싱 재료를 권유한다.
④ 주 2회 집중적으로 방문하여 관리한다.
⑤ 타이레놀을 복용하도록 한다.

해설 욕창의 상태가 악화가 되고 열이 난다는 것은 감염이 의심이 되는 상황이므로 의료기관에서 치료를 받도록 조치를 취해야 한다.

38
공공기관에서 건강에 대한 정보를 교육을 통해 제공하는 것은 오타와 헌장의 어떤 활동영역인가?

① 건강한 공공정책의 수립
② 지지적 환경 조성
③ 지역사회 활동의 강화
④ 개인의 기술개발
⑤ 보건의료서비스의 방향 재설정

해설 오타와헌장은 건강증진을 위한 접근 원칙(옹호, 가능화, 조정)과 주요 활동영역에 대한 가이드라인을 제시되어 있다. 스스로 건강을 관리하는 능력을 높여서 향상시키는 과정이 건강증진이라고 하였다.
건강을 증진시키기 위한 5가지 활동영역은 건강한 공공정책의 수립, 지지적 환경 조성, 지역사회 활동의 강화, 개인의 기술개발, 보건의료서비스의 방향 재설정이다.
① 입법 조치, 재정 지원을 통해 건강증진정책을 마련한다. 흡연 시 벌금 조치, 음주운전 금지, 킥보드 헬멧 착용 의무화 등이 예이다.
② 건강에 유익하고 만족감을 느낄 수 있는 지지적인 환경을 조성하는 것이 목적이다. 즐겁게 일할 수 있는 근로자 운동시설과 여가지원, 깨끗한 식수, 금연아파트, 자전거 도로 등이 예이다.
③ 지역사회 내에서 금주모임, 유방암 환자 모임과 같이 건강과 관련한 자조모임을 통해 사회적 지지를 높이는 것이 목적이다.
④ 학교, 교육기관, 공공기관 등을 통해 스트레스 관리 프로그램, 성교육, 만성질환 예방 능력, 생애주기별로 필요한 건강증진 활동 등을 교육하여 개인의 기술을 개발시킨다.
⑤ 보건 관련 인력이 치료중심에서 건강증진 중심으로 방향을 전환해야 한다. 건강증진을 위한 서비스와 교육을 받아야 하며 직업병 발생 위험을 줄이는 환경 조성, 모유수유를 촉진시킬 수 있는 여건 조성에 관심을 가진다.

정답 36 ② 37 ① 38 ④

39
미혼모 맘카페를 통하여 미혼모들을 모아 다양한 교육과 이용 가능한 서비스를 연계해주는 것은 중재수레바퀴 모형에서 어떤 간호중재에 포함되는가?

① 스크리닝
② 아웃리치활동
③ 위임기능
④ 옹호 및 지지
⑤ 사회적 마케팅

해설 중재수레바퀴 모형에서는 지역사회 간호사가 제공할 수 있는 17가지 중재들을 이야기하고 있다. 감시활동(미숙아의 성장과 발달을 추적 조사하는 것), 질병 및 건강조사, 아웃리치활동(취약한 집단과 취약한 지역을 찾아내어 다양한 교육과 서비스를 제공하는 것), 스크리닝(질병에 걸렸음에도 불구하고 증상이 없는 사람을 찾아내는 것), 위임기능, 사례발견(독거노인이 지역사회에서 안전하게 거주할 수 있도록 돕는 것), 의뢰 및 추후관리, 사례관리(제공되는 서비스들을 체계적으로 조정하는 것), 보건교육, 자문, 상담, 협력, 연합 형성(장애인들의 사회복귀를 위해 재활치료팀과 협력하여 프로그램 구성), 지역사회 조직화(같은 문제를 해결하기 위해 지역사회 내의 동호회나 모임을 활용하는 것), 옹호 및 지지(독거노인들이 적합한 서비스를 받을 수 있도록 도와주는 것), 사회적 마케팅(모유수유의 중요성을 교육하기 위해 TV에 출연하는 것), 정책 개발 및 시행으로 나누어진다.

40
제5차 국민건강증진종합계획에서 중요하게 다루는 것으로 집단간에 건강에 있어서 불공평한 차이가 없이 균형을 유지하도록 하자는 개념은 무엇인가?

① 건강불평등   ② 건강수명
③ 건강이탈   ④ 건강권
⑤ 건강형평성

해설
① 소득 불공평, 근로환경의 불공평 등으로 인해 건강도 불평등하게 나타나는데 이러한 개인과 집단 간의 차이를 일컫는 말이다.
② 기대수명에서 질병 없이 건강하게 살아가는 수명을 말한다.
③ 건강상태에서 벗어나 질병을 가진 상태를 말한다.
④ 최소한의 건강을 누릴 수 있는 권리를 말한다.

41
지역사회 주민을 대상으로 보건교육을 계획해야 하는 간호사가 해당 지식이 부족하고 소심한 성격으로 불안해하는 것을 알게 되었다. 이것은 SWOT의 어떤 사정 요소에 해당하는가?

① 강점   ② 기회
③ 약점   ④ 위협
⑤ 피드백

해설 SWOT는 사업을 계획할 때 내부와 외부 요인을 평가하여 조직의 잠재력을 평가할 수 있는 방법이다. 강점, 약점, 기회, 위협 분석을 한 후 전략을 구상해야 한다. 사업을 주도해야 하는 간호사의 지식 부족과 소심한 성격은 내적인 면 중에서 약점의 영역이다.
① 조직이 가지고 있는 인적 자원과 질, 가치관, 자본 등의 강점의 예이다.
② 경쟁사의 이전, 규제 완화, 주민들의 적극성, 언론 노출은 기회의 예이다.
④ 경쟁업체가 생기는 것, 감염병 유행, 대출 금리 인상 등은 위협의 예이다.
⑤ 피드백은 SWOT와 상관이 없다.

정답 39 ② 40 ⑤ 41 ③

42

가정전문간호사가 가정에 있는 대상자를 사례관리할 때 원칙으로 옳지 않은 것은?

① 가정간호서비스에 사후관리는 포함하지 않는다.
② 같은 장루간호를 받는 대상자라면 같은 간호를 제공한다.
③ 다문화가정이라면 우리나라 문화에 맞게 간호서비스를 받도록 안내한다.
④ 건강문제를 제외한 다른 요구가 있다면 방문을 중단해야 한다.
⑤ 책임감을 가지고 사례관리를 한다.

해설
① 사례관리자는 대상자의 요구가 목표에 도달하고 평가에 만족스러울 때까지 꾸준하게 지속적으로 관찰해야 한다.
② 같은 문제더라도 개개인의 욕구는 다양하므로 개별적으로 접근하여 적합한 서비스를 제공해야 한다.
③ 대상자는 신체적·정신적·사회적으로 다양하고 복합적인 문제를 가지고 있으므로 포괄적이고 통합적으로 접근해야 한다.
④ 건강문제 뿐만 아니라 대상자의 다양한 욕구에 반응하여 문제를 해결한다.

43

제4차 다문화가족정책 기본계획에서 다문화 가정 아동의 성장 단계별 맞춤형 지원에 해당하는 것은?

① 다문화 청소년 진로개발 지원
② 건전한 국제결혼 환경 조성
③ 가정폭력 예방
④ 다양성 존중 인식 확산
⑤ 다문화가족지원 서비스 접근성 제고

해설 제4차 다문화가족정책 기본계획은 2023~2027년까지 시행된다. 다문화 가족의 안정적인 생활환경을 조성하고 다문화 아동과 청소년의 동등한 출발선을 보장하여 다문화 가족과 함께 성장하는 조화로운 사회를 만드는 것을 목표로 한다.

- 다문화 아동·청소년 성장단계별 맞춤형 지원 : 영유아 자녀양육 지원, 학령기 다문화 아동 학습역량 제고, 다문화 청소년 진로개발 지원, 다문화 아동·청소년의 정서안정 기반 조성
- 결혼이민자정착주기별 지원 : 건전한 국제결혼 환경 조성, 다문화가족 가구상황별 맞춤형 지원, 결혼이민자 경제활동 참여 확대, 가정폭력 예방 및 피해자 보호
- 상호존중에 기반한 다문화 수용성 제고 : 다문화 이해교육 확대, 다양성 존중 인식 확산, 다문화가족 사회참여 활성화
- 다문화가족정책추진기반 강화 : 다문화가족정책 환류 시스템 구축·운영, 다문화가족 지원 서비스 접근성 제고, 다문화가족정책 협력체계 강화

44

환자 대조군 연구에 대한 설명으로 옳은 것은?

① 전향식 연구방식이다.
② 대조군과 환자군은 위험요인에 폭로되었는지 유무만 다르다.
③ 희귀질환의 연구에 적합하지 않다.
④ 교차비가 1.0보다 크면 특정 요인이 질병을 발생시킬 확률을 높인다는 의미이다.
⑤ 원인과 결과를 확인하기가 수월하다.

해설 교차비 : 특정 요인에 노출되었을 때 질병을 일으키는 위험에 얼마나 영향을 미치는지 알아보는 값이다. 값이 1보다 크면 특정 요인이 질병발생률을 높인다는 것이고 1보다 작으면 특정요인 노출이 질병 발생 위험을 감소시키고 1이면 특정요인과 질병발생률은 관련이 없다고 해석한다.

$$교차비 = \frac{\frac{\text{환자 중 특정요인에 폭로된 사람의 수}}{\text{환자 중 특정요인에 폭로되지 않은 사람의 수}}}{\frac{\text{환자가 아닌 사람 중 특정요인에 폭로된 사람의 수}}{\text{환자가 아닌 사람 중 특정요인에 폭로되지 않은 사람의 수}}}$$

$$= \frac{\text{환자 중 특정요인에 폭로된 사람의 수} \times \text{환자가 아닌 사람 중 특정요인에 폭로되지 않은 사람의 수}}{\text{환자 중 특정요인에 폭로되지 않은 사람의 수} \times \text{환자가 아닌 사람 중 특정요인에 폭로된 사람의 수}}$$

① 후향식 연구이다.
② 대조군은 질병이 없는 것을 제외하고는 최대한 환자군과 조건이 유사해야 한다.
③ 희귀질환 연구에 적합하다.
⑤ 기억에 의존하기 때문에 원인과 결과를 확인하는 것이 어렵다.

45
사회생태학적 모형에서 개인요인에 포함하는 것은?

① 친구의지지   ② 신념
③ 정책   ④ 직장의 규칙
⑤ 동호회의 분위기

해설 사회생태학적 모형은 개인을 둘러싼 여러 요인이 통합적으로 건강행위에 영향을 미친다고 이야기하고 있다. 이때 말하는 요인들은 개인 요인, 개인 간 요인, 조직 요인, 지역사회 요인, 공공정책 요인으로 나뉜다.
① 개인 간 요인이다.
③ 공공정책 요인이다.
④, ⑤ 조직요인이다.

46
모유수유 교육을 진행하였다면 목표달성 정도에 대한 평가는 어떻게 하는가?

① 교육을 위해 외부 강사의 강사료는 얼마나 책정이 되었는가?
② 교육은 정시에 차질 없이 시작하였는가?
③ 교육을 통해 얻은 이익이 투입된 자원에 비해 얼마만큼 큰가?
④ 교육 후에 얼마만큼의 사람들이 모유수유 시범을 성공적으로 보일 수 있었는가?
⑤ 교육하는 동안 냉난방 시스템은 원활하게 가동이 되었는가?

해설 목표달성 정도에 대한 평가는 측정 가능한 숫자로 평가가 이루어져야 한다.
① 투입된 자원에 대한 평가이다.
②, ⑤ 사업의 진행 정도에 대한 평가이다.
③ 효율성에 대한 평가이다.

47
보건진료소에서 주민들이 받을 수 있는 의료서비스로 옳은 것은?

① 고위험 임산부의 분만
② 항암제 투여
③ 환자의 이송
④ 장기요양등급판정
⑤ 급성질환 환자의 요양지도

해설 보건진료 전담공무원의 업무
- 외상 등 흔히 볼 수 있는 환자의 치료와 응급처치
- 질병과 부상의 악화를 막기 위한 처치
- 환자의 이송
- 질병과 부상의 상태를 판별하기 위한 진찰과 검사
- 정상분만의 분만 도움
- 만성병 환자의 요양지도 및 관리
- 예방접종
- 위의 업무에 필요한 의약품 투여
- 모자보건 업무
- 환경위생 및 영양개선
- 질병예방에 관한 업무
- 주민의 건강에 관한 업무를 담당하는 사람에 대한 교육과 지도
- 그밖의 주민 건강증진과 관련된 업무

정답 45 ② 46 ④ 47 ③

48
가족을 사정할 때 고려해야 할 점에 대한 설명으로 옳은 것은?

① 가족의 형태는 변화하지 않고 고유하다.
② 가족의 문제는 서로에게 영향을 미치지 않는다.
③ 가족은 폐쇄체계이다.
④ 가족의 문제를 중심으로 사정하여 진단한다.
⑤ 가족이 스스로 문제를 해결할 수 있도록 도와준다.

해설
① 가족의 형태는 다양하고 변화한다.
② 가족의 문제는 도미노와 같으며 서로에게 영향을 미치게 된다.
③ 가족은 개방체계로서 둘러싼 환경과 수많은 영향을 주고받는다.
④ 가족의 문제뿐만 아니라 강점을 함께 사정한다. 가족의 문제를 해결해 나가야 하는 주체는 결국 가족이기 때문에 강점 사정이 중요하다.

49
우리나라의 의료비가 증가하는 이유로 옳은 것은?

① 노인인구 감소
② 전 국민 건강보험 혜택
③ 국민의 생활수준 저하
④ 급성질환의 숫자 증가
⑤ 의료기술 발달 저하

해설
전 국민 건강보험이 대중화되고 본인 부담률이 적다보니 누구나 아프면 병원을 쉽게 찾아가서 진료를 받을 수 있게 되었다. 이는 병원 쇼핑으로도 이어지면서 의료비 상승을 부추긴다.
① 노인인구가 증가하는 반면 출산율은 심각하게 저하되고 있다. 노인인구의 증가는 만성질환으로 인한 병원 방문이 많아진다는 뜻이며 이것은 의료비 상승으로 이어진다. 더욱 심각한 것은 출산율이 저하되면서 미래에 노인의 의료비를 감당해야 하는 생산인구가 줄어든다는 것이다.
③ 국민의 생활수준이 높아지면서 건강에 대한 관심이 크게 높아졌다. 교통이 발달하고 가정마다 자동차가 있어서 병원 접근도 수월해졌다. 예방에 주력하고 증상이 있다면 조기에 병원을 찾아가면서 심각한 질병의 진행은 막았을지라도 의료비 상승을 가져오게 됐다.
④ 노인인구의 증가는 만성질환의 증가를 가져온다. 만성질환은 오랜 시간 관리가 필요하여 병원을 다녀야 하므로 의료비가 상승한다.
⑤ 의료기술이 발달하면서 병원에 일하는 종사자의 임금이 올라가고 재료비가 상승하는 것은 결국 의료비 상승을 가져온다.

50
오랜 기간동안 질병을 가지고 살아가게 되는 만성질환의 통계를 이용하여 보건의료사업을 계획할 때 반영하는 지표는?

① 발생률
② 유병률
③ 교차비
④ 양성예측도
⑤ 비례사망지수

해설
기존의 환자의 수와 발생한 환자의 수를 말하는 유병률은 보건의료사업을 계획할 때 활용하는 지표이다.
① 일정기간에 새로 발생한 환자의 수를 말한다.
③ 특정 요인에 노출되었을 때 질병을 일으키는 위험을 얼마나 높이는지 알아보는 공식이다.
④ 검사를 해서 질병이 의심된다고 나왔을 때 실제 질병이 있을 확률이다.
⑤ 1년 동안 총사망자 중에서 50세 이상의 사망자 수를 말한다. 비례사망지수가 높을수록 보건수준이 높다는 말이다.

51

보건소 간호사가 당뇨병이 있는 가족을 대상으로 식이교육에 대해 알려주는 것은 어떤 지역사회 간호사의 역할인가?

① 협력자
② 변화촉진자
③ 교육자
④ 의뢰자
⑤ 직접간호제공자

해설 문제를 확인하고 스스로 문제를 해결하는 능력을 키우도록 교육을 통해 도와주는 일이다.
① 대상자의 문제해결을 위해 다른 부서의 건강 요원들과 협력하는 일이다.
② 대상자를 바람직한 방향으로 변화시키기 위해 동기를 부여하고 대처능력을 증진시키는 역할이다.
④ 대상자의 문제해결에 도움이 될 만한 기관이나 사람에게 의뢰하는 일이다.
⑤ 기본적인 간호, 의사소통 기술, 보건교육, 직접간호기술, 면담과 상담 같은 문제해결을 위한 가장 오래된 역할이다.

52

건강행위를 수행할 때 대상자가 느끼는 장애요인을 파악한 후에 이를 감소시키기 위한 간호를 제공해야 한다는 것은 어떤 이론인가?

① 펜더의 건강증진모형
② 오렘의 자가간호이론
③ 체계이론
④ PRECEDE-PROCEED 모형
⑤ 로이의 적응이론

해설 건강행위에 영향을 미치는 요인은 지각된 유익성(이득), 지각된 장애성(불편과 어려움), 지각된 자기효능감(자기믿음), 행동과 관련된 감정, 인간 상호 간의 영향, 상황적 영향(행위를 촉진 혹은 저해할 수 있는 상황)이다. 이러한 요인은 변화가 가능한 것으로 사정하여 간호중재를 하도록 한다.

53

가정전문간호사가 올바르게 세운 SMART 방식의 간호목표는?

① 장루간호에 참여한 보호자에게 주 3회의 현장교육을 통해 2주 안에 장루주머니가 벌어짐이 없이 교체할 수 있다.
② 당뇨를 가진 환자가 복부에 피하주사를 스스로 할 수 있다.
③ 기관절개튜브를 가진 환자가 응급실에 가야하는 상황을 교육하고 보호자가 교육 내용을 이해한다.
④ 욕창이 심해지는 것을 막기 위해 체위변경을 두시간 간격으로 한다.
⑤ 다리의 궤양이 더 이상 진행되지 않고 감염의 징후도 보이지 않는다.

해설 간호의 목표는 SMART 방식으로 세운다.
S(Specific, 구체적), M(Measurable, 측정가능), A(Achievable, 달성가능), R(Relevant, 관련성), T(Time-bound, 기한)

정답 51 ③ 52 ① 53 ①

54

지역사회 간호사가 직접 독거노인의 주택 노후상태와 주거공간을 확인하는 것은 어떤 자료수집 방법인가?

① 이차적인 자료
② 정보원 면담
③ 참여관찰
④ 차창밖조사
⑤ 설문조사

해설 자동차를 타고 다니면서 차창을 통해 주택 노후 상태, 지역사회 의료기관 분포와 교통수단 등을 관찰하는 것으로, 지역사회 전반에 대해 간단하고 빠르게 파악이 가능한 방법이다.
① 보건소 가정방문 기록, 통계자료, 논문이 그 예이며 만성질환 유병률과 발생률, 급성질환 발생률과 같은 지표는 지역사회 주민의 건강상태를 파악할 수 있는 데이터이다. 간호사가 시간과 노력을 절감할 수 있는 방법이다.
② 이장이나 동장 같은 인물을 통해 자료를 모으는 방법이다.
③ 지역사회 행사에 직접 참여를 해서 관찰하면서 자료를 모으는 방법이다.
⑤ 설문지를 통해 자료를 모으는 방법이다.

55

가정전문간호사가 가정에 방문하여 욕창 관리를 할 때 장점은?

① 다양한 도구와 자료를 이용할 수 있다.
② 비슷한 문제를 가진 다른 사람과 교류의 기회가 있다.
③ 간호사의 시간을 아낄 수 있다.
④ 가족 전체를 중심으로 관리가 가능하다.
⑤ 가족이 마음속에 있는 이야기를 잘하지 못하는 환경이다.

해설 가정에 직접 간호사가 찾아간다면 대상자가 실제 거주하는 환경의 파악이 쉽다. 가족을 전체적으로 파악하고 관리할 수 있으며 처한 환경에 적합한 교육을 할 수 있다는 장점이 있다.
①, ②, ③ 건강관리실을 직접 찾아와서 이용할 때 장점이다.
④ 건강관리실 이용의 단점이다. 가정방문을 하면 오히려 대상자가 편하게 이야기할 수 있는 환경이 만들어진다.

56

아래에서 설명하는 이론은 옳은 것은?

> 자가간호 요구가 스스로를 돌보는 능력보다 높아지면 자가간호 결핍이 일어나고 이러한 결핍을 채워주기 위한 간호를 제공해야 한다.

① 체계이론
② 자가간호이론
③ 적응이론
④ 건강관리체계이론
⑤ 건강증진모형

해설 자가간호 요구가 자가간호 역량보다 높아지면 부족함과 어려움이 생기는데 이를 자가간호 결핍이라 한다. 대상자의 이런 자가간호 결핍을 채울 수 있도록 체계적인 간호를 해야 한다. 이때 간호는 전적으로 대상자를 도와주거나 건강이탈 자가간호 요구에 있어 대상자를 도와주거나 교육을 제공한다.

정답 54 ④ 55 ④ 56 ②

57
겨울철 요양원에 거주하는 노인들을 대상으로 독감 예방을 위한 적절한 간호활동은?

① 선명한 그림을 활용한 예방 포스터를 병실에 부착한다.
② 음식물을 일회용 용기에 담아 지급한다.
③ 고형비누를 화장실에 비치한다.
④ 보호자와의 면회를 일체 제한한다.
⑤ 폐렴구균 예방접종을 하도록 한다.

해설 문해력과 시력이 떨어져 있는 노인에게는 글보다는 선명한 그림을 활용한 포스터(인포그래픽)를 병실과 복도에 부착하거나 교육자료를 배포하는 것이 효과가 좋다. 1년에 1회 독감예방접종을 맞도록 하고 물비누와 종이티슈를 세면대에 비치하여 손 씻기를 자주 할 수 있도록 도와주어야 한다.

58
여름에 해안가에서 회를 먹은 후 설사와 구토가 있다면 의심할 수 있는 식중독은?

① 장염 비브리오 식중독
② 살모넬라식중독
③ 포도상구균식중독
④ 보툴리누스 식중독
⑤ 병원성 대장균 식중독

해설 바닷물 또는 덜 조리된 해산물을 통해 감염되는 식중독이다.
② 6~9월에 발생하며 한국에서 가장 흔한 감염형 식중독으로, 계란, 두부, 육류 등의 음식물 혹은 대소변에 오염된 음식물이 원인이다.
③ 한국에서 가장 흔한 독소형 식중독이다. 도시락과 김밥 같은 조리식품이 원인이며 봄과 가을에 흔하게 발생한다.
④ 신경독소에 의해 신경마비가 일어나는 식중독으로 보관 상태가 나쁜 통조림, 소시지 섭취를 통해 감염된다.
⑤ 환자나 동물의 분변을 통해 오염된 식품이나 조리기구를 통해 감염된다.

59
인체에 치명적인 독성이 있는 물질로서 산성비의 원인이기도 한 물질은?

① 일산화탄소
② 아황산가스
③ 이산화탄소
④ 암모니아
⑤ 라돈

해설 황산화물로서 탄소를 태울 때 발생하며 아황산가스가 대표적이고 산성비의 원인이 된다. 아황산가스는 인체에 치명적인 독성이 있는 물질이다.
① 무색무취의 맹독성이다. 혈색소와 결합하는 능력이 뛰어나고 저산소증을 초래하여 중추신경계에 문제를 일으킨다. 헤모글로빈과 결합력이 산소에 비해 250배 이상 강하다.
③ 탄산가스와 비슷한 말이며 실내 공기오염의 판정 기준이다.
④ 무색이며 자극적인 유독가스로 호흡기 문제, 눈자극, 두통과 구토를 유발한다.
⑤ 무색무취의 자연적으로 생겨나는 방사능 물질로 폐암을 일으키는 물질이다. 밀폐된 공기, 건물, 철근 콘크리트가 원인이다.

60
갑상샘 초음파 검사결과 이상이 보이지 않는다고 판정받은 사람 중에서 실제 갑상샘에 문제가 없을 확률을 말하는 지표는 무엇인가?

① 민감도
② 특이도
③ 양성예측도
④ 음성예측도
⑤ 신뢰도

해설
① 질병을 가진 환자를 대상으로 검사를 했을 때 실제 환자라고 판정하는 정확도를 말한다.
② 질병이 없는 사람을 대상으로 검사를 했을 때 정상이라고 판정하는 정확도를 말한다.
③ 검사를 해서 질병이 의심된다고 나왔을 때 실제 질병이 있을 확률이다.
⑤ 동일한 대상에게 동일한 방법으로 반복 측정하였을 때 같은 결과가 나온다면 신뢰도가 높다고 할 수 있다.

정답 57 ① 58 ① 59 ② 60 ④

61
보건진료소에 대한 설명으로 옳은 것은?

① 의료법의 지배를 받는다.
② 보건진료소 운영협의회를 두어야 한다.
③ 보건소가 설치된 읍면을 제외한 읍면마다 1개소씩 설치한다
④ 보건진료 전담공무원의 자격은 의사, 치과의사, 한의사이다.
⑤ 보건진료 전담공무원은 보건소의 지도 감독을 받는다.

해설 보건진료소 운영협의회를 설치하여 보건사업 추진을 위한 주민의 의견을 반영하고 정보를 공유하는 등 지역주민이 진료소 운영에 직접 참여하도록 한다.
① 농어촌 등 보건의료를 위한 특별조치법의 지배를 받는다.
③ 보건지소의 설치기준이며 보건진료소는 의료취약지역(인구 5천명 미만)에 설치가 된다.
④ 보건진료 전담공무원의 자격은 간호사 또는 조산사로서 24주 이상의 직무교육을 받은 자이다.
⑤ 시장·군수·구청장과 특별자치시장과 특별자치도지사의 지도 감독을 받는다.

62
임산부를 대상으로 산후우울증 예방을 위한 교육 프로그램을 실시하였다. 교육 중에 외부 소음으로 인해 교육에 집중하지 못하였다면 이것은 어떤 영역의 평가로 구분되는가?

① 투입
② 과정
③ 성과
④ 피드백
⑤ 결과물

해설 보건교육이 효과적으로 잘 이루어졌는지 평가하기 위한 성과수준을 측정하는 항목은 투입평가, 과정평가, 성과평가로 나뉜다. 투입평가는 강사, 교육장소 등 투입된 것들이 적절했는지 평가하는 것이다. 과정평가는 소음, 만족도 조사, 온도, 참여율 등 계획한 대로 진행이 잘 되었는가를 평가하는 것이다. 성과평가는 교육과정을 통해 얼마나 목표를 이루었는지를 평가하는 것으로 목표 성취도 확인이 예이다.

63
방문간호사가 가정을 방문하였을 때 아래와 같은 내용을 확인하였다면 오마하 진단 분류체계에서 어떤 영역인가?

> 오랜 시간 동안 남편에게 신체적 학대를 받았으며 2년 전 사별 후에는 다른 사람과 만나지 않고 집에만 있으려 한다. 대화할 때 눈을 피하려고 하며 이야기를 하지 않는 모습을 보인다.

① 환경영역
② 생리영역
③ 심리사회영역
④ 건강관리행위영역
⑤ 윤리적 영역

해설 대인관계, 정서적 안정, 학대, 사회접촉 등은 심리사회영역에 들어간다. 오마하진단분류체계는 환경영역, 심리사회영역, 생리영역, 건강관리행위영역으로 문제가 구분된다. 환경영역은 위생, 주거, 수입, 이웃과 직장안전 등이고 생리영역은 인지, 통증, 시각, 의식 등이다. 건강관리행위영역은 수면과 휴식, 개인위생, 투약, 영양 등이다.

64
고혈압과 관련된 보건사업을 수행할 때 2차 예방에 해당하는 것은?

① 재활 운동에 대해 적극적으로 교육하고 시범을 보인다.
② 고혈압 예방을 위해 짠 음식을 피한다.
③ 고혈압 예방을 위한 전단지를 배포한다.
④ 고혈압 가족을 대상으로 운동 프로그램을 운영한다.
⑤ 뇌졸중이 있는 환자의 모임을 통해 다양한 정보를 듣는다.

해설 증상이 있을 때 조기에 검사하여 발견하고 조기치료를 하는 것이 2차 예방이다. 고혈압과 당뇨가 있는 사람이 식이요법과 운동요법을 하는 것도 2차 예방에 들어간다.
①, ⑤ 질병을 이미 진단받은 상태이다. 관리하여 질병 진행을 막고 후유증을 최소화하여 악화되는 것을 막는 것으로 3차 예방이다.
②, ③ 증상과 질병이 없는 상태이며 꾸준하게 건강증진을 위한 활동을 하는 것으로 1차 예방이다.

65
지역사회 간호사의 사례 관리에 대한 설명으로 옳은 것은?

① 독자적으로 모든 것을 해결해주기 위해 노력해야 한다.
② 같은 문제라면 대상자가 다르더라도 동일한 서비스를 제공해야 한다.
③ 대상자는 대부분 단순한 문제를 가지고 있으므로 신속하게 서비스를 진행해야 한다.
④ 목표에 도달하였다면 평가와 무관하게 서비스를 중단한다.
⑤ 대상자에게 포괄적이고 통합적인 접근이 필요하다.

해설 ① 지역사회 간호사는 대상자를 위해 자원을 동원하고 다양한 전문가와 네트워크를 형성하여 조력하는 옹호자, 교육자 역할을 하는 것이 중요하다.
② 같은 문제더라도 개개인의 욕구는 다양하므로 개별적으로 접근하여 적합한 서비스를 제공해야 한다.
③ 대상자는 신체적·정신적·사회적으로 다양하고 복합적인 문제를 가지고 있다.
④ 대상자의 요구가 목표에 도달하고 평가에 만족스러울 때까지 꾸준하게 지속적으로 관찰해야 한다.

66
가정전문간호사가 요양원에 입소하기를 원하는 어르신에게 장기요양등급을 받을 수 있는 서비스를 안내하는 것은 어떤 역할인가?

① 조정자　　② 변화촉진자
③ 협력자　　④ 직접간호제공자
⑤ 교육자

해설 대상자의 문제를 해결할 수 있는 서비스 혹은 사업을 기획하고 관리하고 인력을 배치하는 등의 일이다.
② 대상자를 바람직한 방향으로 변화시키기 위해 동기를 부여하고 대처능력을 증진시키는 역할이다.
③ 대상자의 문제해결을 위해 다른 부서의 건강 요원들과 협력하는 일이다.
④ 기본적인 간호, 의사소통 기술, 보건교육, 직접간호기술, 면담과 상담 같은 문제해결을 위한 가장 오래된 역할이다.
⑤ 문제를 확인하고 스스로 문제를 해결하는 능력을 키우도록 교육을 통해 도와주는 일이다.

정답 64 ④　65 ⑤　66 ①

67
지표투과레이더 장비를 사용하여 싱크홀(도로침하 사고)이 발생할 위험이 높은 곳을 찾아내는 점검활동은 재난 관리의 어디에 들어가는가?

① 예방　　② 대비
③ 대응　　④ 복구
⑤ 피드백

해설 ① 재난 발생 전으로 위기 요인을 분석하여 미리 제거하고 감소시키는 단계이다. 안전교육, 안전검검, 안전관련 법 제정, 안전관리를 위한 위원회 참여 등이다.
② 재난 발생 전으로 재난이 생겼을 때의 상황에 즉각적으로 대비할 수 있도록 준비한다. 비상통신체계와 비상경보 구축, 재난대응계획 수립 등이 그 예이다.
③ 재난이 발생한 상황이다. 신속하게 대처하여 피해를 최소화하도록 총력을 다한다. 환자 중증도를 분류하여 긴급 구조 활동을 펼친다. 재난 환자 수용과 간호, 후송조치를 하고 응급의료체계를 운영한다.
④ 재난으로 인해 발생한 피해를 복구시켜야 한다. 재난으로 인해 발생 우려가 있는 감염병을 예방한다. 보상금 지급, 이재민 지원, 잔해물 제거, 시설 복구 등이 이루어지며 이재민의 심리상담도 필요하다.
⑤ 피드백은 재단 관리과정 단계에 들어가지 않는다.

68
일차보건의료에 대한 설명으로 옳은 것은?

① 희귀한 질병과 급성 질병에 중점을 둔다.
② 보건의료인의 주체가 되어 적극적인 참여를 해야 한다.
③ 도시에 살고 있는 인구를 위한 의료제도이다.
④ 감염병 환자의 수용을 위해 접근도가 낮은 곳에서 서비스가 제공되어야 한다.
⑤ 경제적으로 부담을 느끼는 주민도 이용할 수 있어야 한다.

해설 ① 한 개인이 아닌 지역사회 전체를 대상으로 하는 서비스이다. 지역사회가 가지고 있는 주요 건강문제와 예방 및 관리에 중점을 둔다.
② 지역사회 주민의 적극적인 참여가 중요하다.
③ 의료혜택을 받지 못하는 지역에 살고 있는 주민을 위한 제도이다.
④ 지역사회 주민들이 쉽게 이용할 수 있는 지리적인 위치에서 서비스가 제공되어야 한다.

69
특정 연도에 신생아 사망자수를 분모로 하고 영아사망자 수를 분자로 하여 영유아보건수준을 예측하는 보건지표는?

① 알파인덱스　　② 모성사망비
③ 영아사망률　　④ 주산기 사망률
⑤ 총부양비

해설 알파 인덱스 = 특정 연도 영아 사망자 수 / 특정 연도 신생아 사망자 수 × 1,000
신생아 사망률은 부모의 보건 수준과 관련이 없으므로 영아 사망률에 비해 신생아 사망률이 높을 때 건강 수준이 높다고 표현한다. 값이 1에 가까울수록 영유아 보건 수준이 높다는 말이다.

70
보건교육을 진행하는 방법에 대한 설명으로 옳은 것은?

① 추상적인 것에서 구체적인 방향으로 진행한다.
② 복잡한 것에서 단순한 방향으로 진행한다.
③ 친숙한 것에서 낯선 방향으로 진행한다.
④ 최신내용에서 과거내용으로 진행한다.
⑤ 어려운 것에서 쉬운 방향으로 진행한다.

해설 ① 구체적인 것(직접적)에서 추상적인(간접적) 방향으로 진행한다.
② 단순한 것에서 복잡한 방향으로 진행한다.
④ 과거 내용에서 최신 내용으로 진행한다.
⑤ 쉬운 것에서 어려운 것으로 진행한다.

정답 67 ①　68 ⑤　69 ①　70 ③

제2교시 정신간호학 [71~105번]

71
4세 아동이 돌아가는 바퀴에 집착을 하며 오랜 시간동안 자동차 놀이에 빠져있고 알아들을 수 없는 말을 중얼거리며 단조로운 표정을 짓는다면 어떤 장애를 의심할 수 있는가?

① 자폐스펙트럼장애
② 지적장애
③ 틱장애
④ 품행장애
⑤ 주의력결핍장애

해설 유아기에 진단이 내려지는 만성질환으로 사회정서교류장애, 언어적비언어적 의사소통장애, 감각자극에 과도 혹은 과소반응, 상동행동장애, 지적장애, 강박적인 패턴을 보인다면 자폐스펙트럼 장애를 의심할 수 있다.

72
결박을 당하거나 맞으면서 고통을 느끼는 과정에서 성적 만족감을 느낀다면 어떤 장애인가?

① 성적가학장애 ② 관음장애
③ 성적피학장애 ④ 소아성애장애
⑤ 의상전환장애

해설
① 채찍질, 결박하기, 라이터로 화상 입히기 등 상대방에게 굴욕감과 고통을 가하면서 성적 흥분을 느끼면서 성행위를 하는 것이다.
② 다른 사람이 목욕하거나 옷을 벗거나 성행위를 하는 모습을 몰래 보면서 그 대상자와 성행위를 상상하며 성적흥분을 하는 경우이다.
④ 13세 이하의 아동을 대상으로 성적 공상이나 성행위를 6개월 이상 반복적으로 하는 경우이다.
⑤ 이성의 옷을 입으면서 성적흥분을 느끼는 경우이다.

73
침대에 누워 잠이 들때까지 1시간 이상이 걸리며 새벽에 깨어나서 다시 잠을 자지 못한다고 호소하는 환자에게 적절한 간호중재는?

① 잠들기 전에 약간의 술을 마시도록 한다.
② 잠들기 전에 침대에서 책을 보도록 한다.
③ 잠이 오지 않으면 침대에서 나와서 다른 일을 하도록 한다.
④ 잠들기 전에 활동적인 운동을 하여 피곤하게 만든다.
⑤ 수면진정제는 부작용이 많으므로 복용하지 않도록 설명한다.

해설
① 잠들기 전에 과식, 술, 담배, 수분 섭취를 피한다.
② 침대에서 수면과 관계없는 행동을 하지 않고 오로지 안락하고 조용한 수면 환경을 만든다.
④ 명상요법, 조용한 음악 듣기 등 정기적으로 수면 전에 이완하는 습관을 들인다.
⑤ 필요하다면 수면진정제 약물의 도움을 받도록 한다.

74
키 160cm, 몸무게 35kg인 여성이 뚱뚱하다면서 다량의 음식을 먹은 후에 토해내는 행동을 반복하여 입원하였다면 이 환자에게서 어떤 특징을 확인할 수 있는가?

① 발가락의 상처
② 고칼륨혈증
③ 치아의 부식
④ 이하선 위축
⑤ 체중 감소에 대한 두려움

해설 신경성 폭식증으로 반복적인 구토를 하는 것이 특징적이며 체중 증가에 대한 지나친 두려움이 있다. 손을 넣어 잦은 구토를 하니 치아가 부식되고 손가락과 손등에 상처, 전해질 불균형(저칼륨혈증)이 온다. 식도염, 위 확장과 파열, 이하선 종창, 근육 약화를 초래한다.

정답 71 ① 72 ③ 73 ③ 74 ③

75

회사에서 동료들이 자신을 내쫓기 위해 계획을 짜고 있다고 생각하며 사소한 일에 화를 내고 본인을 무시한다는 소리를 반복적으로 한다면 어떤 인격장애를 의심할 수 있는가?

① 히스테리성 인격장애
② 자기애적 인격장애
③ 조현병 인격장애
④ 반사회적 인격장애
⑤ 편집성 인격장애

해설 다른 사람에 대해 지속적으로 의심과 불신, 피해망상을 가지고 살아가며 적대감을 가지고 있고 쉽게 화를 내고 복수하려고 한다.
① 허영심이 많고 자기 과시를 하며 매력적으로 보인다. 사람의 마음을 움직이게 하나 깊은 인간관계는 유지하지 못한다.
② 다른 사람보다 본인이 우월하다는 생각에 강한 자부심을 가지고 살며 이미지 관리에 신경을 많이 쓴다. 대인관계에 있어 오만방자한 모습을 보이고 자신은 특별한 존재라 여기고 대우를 받으려 한다.
③ 독특한 생각, 상상, 행동, 마술적 사고를 하고 괴상하게 꾸미고 행동을 한다.
④ 묻지마 범죄와 관련이 있고 사회적 규범을 무시하고 거짓말을 쉽게 하며 타인의 감정을 공감하지 못하고 죄책감도 느끼지 못한다.

76

전환장애에 대한 설명으로 옳은 것은?

① 검사에서 문제가 발견된다.
② 불수의적 운동의 문제가 나타난다.
③ 신체증상 장애와 같은 말이다.
④ 가슴답답함이 대표적인 예이다.
⑤ 감각기관에 문제로 나타난다.

해설 전환장애는 히스테리 신경증과 같은 말이다. 검사에는 문제가 없지만 감각기관이나 수의적운동의 문제로 나타나는 것이다. 팔이나 다리의 마비, 언어장애, 시력이나 청력의 장애, 연하곤란 등이 나타난다. 전환장애와 달리 신체증상장애는 감각기관과 수의근을 제외한 모든 곳에서 증상이 있을 수 있는데 두통, 가슴답답함이 예이다.

77

중추신경에 영향을 미치는 다양한 약물에 대한 설명 중 옳은 것은?

① 암페타민 – 자극제로서 각성효과, 다행감이 나타난다.
② 코카인 – 진정과 수면을 유도한다.
③ 모르핀 – 교감신경을 자극하여 공격적이고 자신감 넘치는 모습을 보인다.
④ LSD – 어지러움, 멍한 증상이 나타나고 신체적 정신적 의존이 심하다.
⑤ 본드 – 흡연과 구강섭취가 가능하며 1회 흡입 시에 효과가 오랫동안 지속된다.

해설
② 교감신경을 자극하며 부정맥, 동공확대, 각성, 불안, 성적 충동, 넘치는 자신감, 공격적인 모습을 보이며 행복감과 쾌감을 느낀다.
③ 진정과 진통을 줄인다. 졸리고 멍해지며 수면에 빠지고 발음이 불분명하다.
④ 환각제에 속하며 마약 효과가 코카인과 필로폰보다 강력하다. 대표적인 반응이 환각이며 이로 인한 자해와 타해가 일어나기 쉽다. 판단장애, 행동장애, 혈압증가, 동공확장, 오심과 구토 등이 일어난다.
⑤ 빠른 효과가 나타나지만 오래 지속되지 않아 반복적으로 흡입하게 된다. 수초 안에 흥분되고 환각에 이르러 황홀한 느낌에 빠진다.

78

지난 5년 동안 매일 소주를 10병 이상 마신 환자가 입원을 하였다면 나타날 수 있는 증상으로 옳은 것은?

① 망상 ② 작화증
③ 서맥 ④ 야경증
⑤ 상동행동장애

해설 알코올을 끊고 48시간 전후에 진전섬망 증상이 시작된다. 진전, 구토, 심각한 초조, 혼돈, 지남력 상실, 환각, 언어장애, 고혈압, 빈맥, 체온상승, 과다환기를 보인다. 티아민 결핍으로 베르니케 증후군도 나타날 수 있는데 섬망, 운동실조, 복시 증상이 나타난다. 베르니케 증후군이 나타나고 악화되면 코르사코프 증후군으로 진행되고 알코올성 치매로 이어질 수 있다. 기억 상실, 이야기를 꾸며내는 작화증, 환각 증상이 보인다.

79

아무 냄새가 나지 않는 병실에서 갑자기 코를 막으면서 대변냄새가 나서 토할 것 같다고 말하는 것은 어떤 증상인가?

① 착각 ② 환청
③ 환후 ④ 기행증
⑤ 납굴증

해설 실제 냄새가 나지 않는데도 자신만 느끼는 상황을 환후라고 한다.
① 실제로 자극이 있으며 뇌에서 해석을 잘못하는 경우로 커튼을 보고 귀신이라고 하는 것이다.
② 환각 중에 가장 흔하며 소리 자극이 없는데도 자신에게만 들리는 소리이다.
④ 기이하고 괴이한 표정과 행동을 습관적으로 반복하는 행위이다.
⑤ 관절 인형처럼 팔과 다리를 구부려놓은 대로 꼼짝하지 않고 있다.

80

아이들이 등하교길에 납치를 당하거나 교통사고를 당하지 않을까 라는 불안과 두통, 수면장애로 힘들어 한다면 어떤 장애를 의심할 수 있는가?

① 범불안장애 ② 광장공포증
③ 공황장애 ④ 중증도 불안
⑤ 강박장애

해설 일상생활 중에 과도한 걱정과 불안이 6개월 이상 지속된다. 수의근과 자율신경계의 긴장증상이 나타나는데 안절부절, 피로감, 불면증, 짜증, 근육의 긴장(두통, 근육통), 집중하기 어려운 증상 중 세 가지 이상이 있으면 범불안장애라 진단한다.
② 대중교통을 이용할 때, 집 밖에서 혼자 있을 때, 군중 속에 있을 때 등 광장에 노출되었을 때 공포와 불안을 느끼는 경우가 두 가지 이상이면 진단을 내린다.
③ 반복되는 극심한 불안으로 인해 사회생활에 어려움을 겪는 것으로 식은땀, 질식감, 구역질, 가슴통증 등의 증상을 경험한다.
④ 자신이 불안하게 느끼는 자극에만 집중되어 그 외의 자극에는 집중하지 못하고 오히려 차단되는 선택적 부주의가 나타난다.
⑤ 의지와 무관하게 강박사고와 강박행동을 반복하게 되는 장애이다.

81

강박장애를 가진 환자가 문고리를 잡은 후에 손소독을 수십 차례 반복하는 것은 어떤 방어기제인가?

① 신체증상장애 ② 반동형성
③ 취소 ④ 함입
⑤ 합리화

해설 용납하기 힘든 말이나 행동을 했을 때 그것을 무효화하기 위한 노력이다.
① 감각기관과 수의근을 제외한 모든 곳에서 두통과 가슴답답함 등의 증상이 나타나는 것이다.
② 사회적으로 받아들일 수 없는 충동이나 감정을 반대로 드러내는 것이다.
④ 남에게 향한 분노와 화를 자신에게 향하게 하여 깊숙이 빠져버리는 것이다.
⑤ 받아들이기 힘든 결과에 대해 그럴듯한 이유를 붙여서 정당화하는 경우이다.

정답 78 ② 79 ③ 80 ① 81 ③

82
리튬을 복용하는 환자에게 관찰해야 하는 내용으로 올바른 것은?

① 주기적으로 소변검사를 해야 한다.
② 치료농도는 0.8~1.4mEq/L이다.
③ 1.5mEq/L 이상 시 구음장애, 혼돈, 발작, 안구진탕증, 혼수, 사망이 나타난다.
④ 수분섭취를 제한해야 한다.
⑤ 혈중농도를 유지하기 위해 이뇨제를 처방받아야 한다.

해설
① 리튬은 주기적으로 혈액농도 검사를 해야 한다. 독성 증상이 보인다면 갑자기 끊으면 안 되고 서서히 중단한다.
③ 2.5mEq/L 이상 시 나타나는 증상이다.
④ 체내에 염분이 부족하면 독성 부작용이 증가한다. 충분한 수분을 섭취(리튬 배설)하고 염분을 적절하게 함께 먹도록 한다.
⑤ 이뇨제를 복용하는 사람이 리튬을 복용하면 리튬의 재흡수가 증가하여 혈중농도를 상승시킬 수 있다.

83
"신랑이 나를 죽이려고 찾아올 거예요. 전화벨 소리가 자꾸 나요. 전화기 좀 꺼주세요."라면서 불안해하는 환자에게 적절한 반응은?

① "무슨 말씀이세요. 전화기가 어디에 있다는 말씀이세요."
② "신랑이 올까 봐 불안한가 보네요. 병원에는 들어올 수 없으니 걱정마세요."
③ "전화기 가지고 오세요. 제가 꺼드릴게요."
④ "신랑이랑 제가 통화해 볼게요."
⑤ "경찰에 신고하셔야겠네요."

해설
불안한 감정에 휩싸여 전화벨이 울리는 것 같은 환청이 들리는 상황이다. 내용은 충분히 들어 주지만 내용보다는 대상자가 느끼는 불안, 두려움과 같은 감정을 파악하도록 한다.

84
간호사와 환자 간의 치료적 인간관계의 단계 중에서 종결에 대한 예고를 해야 하는 단계는?

① 상호작용 전 단계
② 초기단계
③ 활동단계
④ 종결단계
⑤ 피드백단계

해설
초기 단계는 오리엔테이션 단계라고도 한다. 대상자의 이름을 파악하고 간호사 자신을 소개한다. 수용적이고 개방적인 의사소통 기법을 활용하여 협력적인 관계를 형성한다. 대상자를 일관성 있게 대하는 것이 중요하다. 신뢰감을 형성하도록 노력한다. 면담 시간, 시작과 종결 날짜, 면담 장소, 치료 계획에 포함되는 구성원(가족, 의료진) 등을 계약한다.
① 간호사가 자기 자신을 분석하는 단계이다. 자신이 가진 선입견과 편견, 두려움 등을 확인한다.
③ 초기 단계에서 세운 목표를 달성하기 위해 활동을 하는 단계이다. 대상자의 행동 변화를 촉진하고 불안을 극복하고 안정감을 가질 수 있도록 도와야 한다.
④ 치료적 관계가 끝나면서 대상자가 상실감, 퇴행을 경험할 수 있다. 간호사는 목표를 세우고 계획하였던 내용을 얼마나 이루었는지 평가한다.
⑤ 피드백은 치료적 인간관계의 단계에 포함되지 않는다.

85
명료화 기술을 적용한 의사소통 방법은?

① "귀신의 소리가 들린다는 것이 어떤 말이지요?"
② "가족들이 입원하고 나서 한 번도 찾아오지 않아 속상하시군요."
③ "오늘 아침에는 기분이 어떤가요?"
④ "다 잘될 거예요."
⑤ "잘못 생각하셨어요. 왜 그렇게 행동하신 건가요?"

해설 환자의 말을 제대로 이해하지 못했거나 확인이 필요한 부분을 명확하게 하기 위함이다.
② 반영으로서 거울에 비추듯 환자의 느낌과 생각을 표현하여 자기를 이해하고 생각할 수 있는 기회를 준다. 환자의 자세, 목소리, 눈빛 등에서 나타나는 감정을 읽어 반영해주도록 한다.
③ 개방형 질문 형태이다. 대상자가 본인의 생각을 길게 답변할 수 있는 기회를 주는 효과적인 방법이다.
④ 비효과적인 의사소통으로 마냥 안심시켜주는 말은 하면 안 된다.
⑤ 비효과적인 의사소통으로 상대방을 질책하거나 잘못을 지적하고 가르치려는 행동을 하면 안 된다.

86
이성의 부모에 대해 사랑하는 마음이 생기고 동성의 부모를 적대시하는 시기를 프로이트는 무엇이라 하였는가?

① 구강기   ② 항문기
③ 남근기   ④ 잠복기
⑤ 생식기

해설 남근기의 아이들은 엄마와 아빠의 외적인 스타일, 말과 행동을 배우고 닮아가는 동일시하는 양상이 나타나면서 성역할과 성정체성이 형성된다. 남근기에는 오이디푸스 콤플렉스, 엘렉트라 콤플렉스가 보인다.

87
술을 언제부터 마시게 되었냐는 질문에 수십년 전에 부모에게 학대를 받았던 이야기와 약물 중독으로 정신병원에 입원하여 지냈던 이야기를 하다가 술을 3년 전부터 마시게 되었다고 이야기한다면 어떤 이상행동을 의심할 수 있는가?

① 사고의 비약   ② 우회증
③ 지리멸렬   ④ 말비빔
⑤ 연상의 이완

해설 우회라는 말은 곧바로 가지 않고 멀리 돌아간다는 말이다. 목표에 도달하기는 하나 불필요한 이야기로 빠졌다가 다시 돌아오게 된다.
① 많은 생각들이 지나치게 빨리 떠오르다 보니 한 가지 이야기에서 다른 이야기로 빠르게 진행이 된다. 결국 목적에서 벗어나 엉뚱한 결론에 도달한다.
③ 전혀 논리적이지 않고 앞뒤가 맞지 않는 말들을 횡설수설하는 경우이다.
④ 이해하기 힘든 이 말 저 말을 모두 다 섞어서 비벼버리는 것이다.
⑤ 이완, 즉 생각의 끈이 느슨하게 풀려버리는 것이다. 한 생각이 연결성이 적은 다른 주제로 이동하는 것이다.

88
교통사고로 인한 연인의 죽음 이후 수차례 자살을 시도한 우울장애 환자가 입원하였다면 올바른 간호중재는?

① 모든 것이 다 잘 될 거라고 안심시킨다.
② 대상자가 침묵을 지키더라도 자주 찾아간다.
③ 복잡한 작업을 하도록 하여 목표 성취를 통한 자존감을 증진시킨다.
④ 밝은 목소리로 환자를 응대한다.
⑤ 위로와 동정심을 표현한다.

해설 ① 모든 것이 다 잘될거라는 일시적인 안심과 낙천적인 태도와 말투는 피한다.
③ 목표를 이룰 수 있는 간단한 작업을 하면서 문제해결을 통해 자존감을 증진시키도록 한다.
④ 차분하고 따뜻하고 편안한 태도로 대상자와 대화한다.
⑤ 과도한 칭찬과 위로, 동정은 대상자에게 오히려 절망감을 안겨주게 된다.

정답 85 ① 86 ③ 87 ② 88 ②

89
시험을 보는 동안 전신이 떨려서 볼펜을 잡기가 힘들며 문제들을 봐도 집중이 되지 않아서 안절부절한 상태는 어떤 불안 단계인가?

① 경증도 불안
② 중증도 불안
③ 중증불안
④ 공황불안
⑤ 공황장애

해설
① 일상생활을 하면서 느껴지는 불안감이며 동기부여를 하는 긍정적 효과도 있다.
② 자신이 불안하게 느끼는 자극에만 집중되어 있다. 그 외의 자극에는 집중하지 못하고 오히려 차단되는 선택적 부주의가 나타나고 식은땀과 근육긴장을 보인다.
④ 극심한 불안상태이며 질식감, 가슴통증, 호흡곤란을 경험한다. 논리적인 사고력이 떨어지고 통제력을 잃게 된다.
⑤ 반복되는 극심한 불안으로 식은땀, 질식감, 가슴통증 등의 증상이 갑자기 발병하여 10분 이내 최고조에 이르렀다가 소실된다.

90
우울장애를 일으키는 원인으로 올바른 것은?

① 세로토닌 증가
② 도파민 증가
③ 학습된 무력감
④ 투사 방어기전
⑤ 갑상샘 기능 항진

해설 실패를 계속 경험하며 주어진 환경에서 벗어나기 힘들다고 느낌이 학습된 무력감이다. 우울장애는 노르에피네프린과 세로토닌, 도파민의 결핍, 코르티솔의 과다분비, 갑상샘 기능저하 스트레스, 낮은 자존감, 부정적인 사고, 함입 방어기전 사용은 우울장애의 위험을 높인다.

91
조현병 환자에게 Chlorpromazine을 사용하였을 때 나타날 수 있는 추체외로 증상으로 옳은 것은?

① 종종걸음을 걷는다.
② 턱근육이 이완된다.
③ 활동할 때 떨리는 증상을 보인다.
④ 수다스러워진다.
⑤ 누워만 있으려고 한다.

해설 Chlorpromazine, Haloperidol, Fluphenazine과 같은 약물은 추체외로 증상을 유발하는데 도파민의 지나친 감소로 인해 발생하는 부작용이다. 운동이 느려지고 근육이 굳어 표정이 없어지고 걸을 때 종종걸음을 한다.
② 턱이 경직되고 손과 발이 움직이지 않고 굳어버린다.
③ 가만히 있을 때 떨리는 가성 파킨슨 증상을 보인다.
④ 턱 근육이 굳으면서 발음이 힘들어진다.
⑤ 가만히 앉거나 누워 있지 못하고 불안한 모습으로 계속 돌아다니는 정좌불능증을 보인다.

92
목표로 한 대학에 진학을 하지 못했기 때문에 인생을 실패하였고 살아갈 가치가 없다고 생각에 사로잡힌 환자에게 적절한 인지행동치료는?

① 체계적 둔감법
② 혐오자극요법
③ 역기능적 사고 기록지
④ 토큰경제
⑤ 바이오피드백

해설 대학진학을 못하면 인생에 실패한 것이라고 생각하는 왜곡된 사고를 가지고 있다. 역기능적 사고 기록지는 왜곡된 사고를 중단시키고 합리적 사고로 바꿀 수 있도록 도와주는 치료방법이다.
① 불안과 공포를 유발하는 원인이 있다면 가장 약한 것부터 적응하면서 조금씩 노출을 늘려가는 방법이다.
② 충동적인 감정이 들 때 혐오스러운 자극을 같이 주어서 그러한 감정을 느끼지 못하도록 하는 치료방법이다.
④ 긍정적인 행동을 하였을 때 토큰처럼 모을 수 있는 포인트, 스티커를 주어 목표치까지 모으게 되면 보상을 주는 방법이다.
⑤ 공황장애 증상, 불안을 조절하기 위해 명상 요법을 하면서 자신의 맥박, 혈압, 근육 긴장도 등을 기계를 통해 즉각적으로 피드백 받을 수 있어서 스스로 훈련하도록 하는 방법이다.

93
초등학교 보건교사가 열이 나서 보건실을 찾아온 아동의 겨드랑이와 등에서 멍을 발견하였다. 이유를 물어보자 눈을 피하면서 나가려고 하는 모습을 보인다면 어떤 학대를 의심할 수 있는가?

① 신체적 학대
② 정서적 학대
③ 성적 학대
④ 방임
⑤ 유기

해설 고의적으로 누군가의 신체를 때리거나 꼬집는 행위로 상해를 입히는 것이다.
② 언어폭력, 비인격적인 말을 함으로써 심각한 행동장애, 감정장애, 정신장애 등을 유발하는 것이다.
③ 성폭력, 성폭행, 성추행을 하고 매춘 등을 하도록 하는 행위이다.
④ 반드시 필요한 의식주와 보호 등을 제공하지 않고 방치하여 위한 상황에 빠지게 하는 행위이다.
⑤ 어딘가에 버리는 행위이다.

94
상황위기에 해당하는 것은?

① 실직
② 임신
③ 가뭄
④ 전쟁
⑤ 취직

해설 누구에게나 발생할 수 있는 상황이지만 예상은 하지 못했던 것으로 실직, 교통사고, 질병, 가까운 사람의 죽음 등이다.
②, ⑤ 성숙위기 혹은 발달위기로 삶을 살아가는 발달단계마다 극복해나가야 하는 위기이다.
③, ④ 사회적위기 혹은 재난위기로 자연재해, 테러, 살인과 학대와 같은 범죄 등 사회적으로 문제를 일으키는 것으로 흔하지 않으며 예상하지 못한 위기이다.

정답 92 ③ 93 ① 94 ①

95
한쪽 팔 다리가 뻣뻣해진다며 남편과 함께 수시로 응급실을 찾아오는 환자가 있다. 검사를 해도 문제가 없다면 이러한 행동으로 보이는 환자의 특성으로 옳은 설명은?

① 신체증상장애이다.
② 2차적 이득으로 스트레스와 긴장을 풀 수 있다.
③ 1차적 이득으로 남편의 관심을 받을 수 있다.
④ 본인의 증상에 대해 오히려 걱정하지 않는다.
⑤ 남편이 없을 때 증상이 더욱 심해진다.

해설
① 전환장애로서 히스테리신경증이라고도 한다.
② 2차적 이득은 타인에게 관심과 보호를 받게 되는 것이다.
③ 1차적 이득은 극적인 증상으로 내적인 긴장을 풀 수 있다는 것이다.
⑤ 남편 혹은 타인이 있을 때 증상을 심하게 호소한다.

96
양극성 장애를 가진 환자가 지나치게 수다스럽고 산만하고 도발적인 모습을 보인다면 어떤 간호중재가 필요한가?

① 대상자가 잘못된 행동을 할 때 논쟁을 하여 바로 잡아준다.
② 춤과 노래를 하는 모임에 참여하도록 한다.
③ 안정제는 금기이다.
④ 무관심이 도움이 된다.
⑤ 간결하고 명확한 답변을 한다.

해설
조증 삽화 단계로서 조급하고 분주하게 보이는 증상이 주를 이룬다.
① 대상자와 논쟁을 피하고 비판, 판단하는 말은 하지 않는다.
② 자극이 될 만한 환경과 소음에 노출되지 않도록 한다.
③ 자해와 타해의 위험이 있다면 안정제 투여, 격리와 억제를 할 수 있다.
④ 대상자가 감정을 표현할 수 있도록 해주며 수용적이고 일관성 있는 태도가 중요하다.

97
우울증을 가진 대상자가 "제 가족들은 내가 없어져도 신경쓰지 않겠죠?"라고 말을 했을 때 적절한 대처방법은?

① "자살을 의미하는 말씀이신가요?"
② "혼자만의 시간을 가지는 것이 좋겠어요."
③ "그런 말씀은 하지 마세요."
④ "다 잘될거니까 걱정하지 마세요."
⑤ "산책을 나갔다오면 기분이 좋아질거예요."

해설
급성기에는 1:1로 관찰하고 자살을 암시하는 말이나 표정, 행동을 잘 알아차리는 것이 중요하다. 자살과 죽음에 대한 언급을 한다면 직접적인 질문을 하여 위험 정도를 주기적으로 평가한다.

98
정신건강복지센터에서 이루어지는 사업에 대한 설명으로 옳은 것은?

① 전문인력으로만 구성되어야 한다.
② 특정한 인구집단만 대상으로 한다.
③ 정신장애의 치료가 목적이다.
④ 간접서비스는 필수적으로 제공되어야 한다.
⑤ 의료기관을 기반으로 한다.

해설
지역사회를 기반으로 지역사회 전체를 대상으로 하는 사업으로 정신장애를 미리 예방하고 정신건강을 증진하는 것이 목적이다. 전문인력뿐만 아니라 비전문인력도 참여시켜야 한다. 상담과 교육과 같은 간접서비스가 필요하고 오랫동안 지속적이고 포괄적(연령과 소득과 관련 없이 모든 사람이 대상)으로 사업이 제공되어야 한다.

정답 95 ④ 96 ⑤ 97 ① 98 ④

99
ADHD(주의력 결핍 장애)를 가진 아동에 대한 올바른 간호중재는?

① 복잡한 과제를 주어 도전하도록 한다.
② 사람이 많은 곳에서 적응하도록 한다.
③ 프로그램에 참여를 유도한다.
④ 많은 간호사들이 돌아가면서 다양하게 간호를 제공한다.
⑤ 증상 조절을 위해 할로페리돌이 효과적이다.

해설 운동, 노래, 악기, 만들기와 같은 활동에 참여를 유도해 에너지를 배출할 수 있도록 한다.
① 집중력이 부족하기 때문에 단순하고 구체적으로 지시를 한다. 아동이라는 한계를 고려하여 실현 가능한 과제를 주고 목표를 이루게 한다.
② 자극을 받으면 증상이 심해지므로 사람이 많은 곳은 피하도록 한다.
④ 일관적인 태도를 취하며 부적절한 행동을 했을 때는 엄격하게 대하도록 한다.
⑤ 충동성 조절을 위해 메틸페니데이트(methylphenidate)가 효과적이다.

100
조현병 환자를 간호할 때 올바른 방법은?

① 망상이 있다면 내용을 구체적으로 물어보고 공감해주어야 한다.
② 조현병 환자가 들리지 않도록 간호사끼리 조용히 귓속말을 한다.
③ 와해된 언어를 보일 때는 그만하라고 강하게 이야기한다.
④ 지나친 친절은 보이지 않는다.
⑤ 타해의 위험이 보이더라도 신체보호대를 적용하지 않는다.

해설 지나친 친절은 조현병 환자에게 오해를 받을 수 있으므로 피하도록 한다.
① 대상자가 느끼는 감정은 인정하되 망상의 내용에 대해 묻지 말고 논리적으로 설명하지 말고 단순하고 명료하게 이야기하도록 한다.
② 오해를 유발하는 지나친 친절과 접촉, 속삭이는 듯한 행동은 하지 않는다.
③ 와해된 언어를 보이면서 의사소통의 장애를 보이는 환자는 조용히 다른 곳으로 관심을 돌릴 수 있도록 도와준다.
⑤ 자해와 타해의 위험성이 보인다면 가능성이 보이는 물품은 치우고 필요하다면 격리나 신체 억제(최후의 수단)를 할 수 있다.

101
망상장애에 대한 설명으로 옳은 것은?

① 6개월 이상 지속되면 망상장애라고 한다.
② 환청과 환시가 수시로 나타난다.
③ 괴이한 형태의 망상을 보인다.
④ 일상생활에 일어나는 모든 것들이 본인과 관계가 있다는 망상의 형태는 피해망상이다.
⑤ 논리적으로 설명하여 설득하기 위해 노력하지 않는다.

해설 ① 1개월 이상 증상이 지속되면 망상장애라고 한다.
② 조현병과 달리 환각은 흔하지 않다.
③ 조현병과 같은 괴이한 형태의 망상(외계인의 계시를 받았다, 연예인이랑 어제 싸워서 기분이 안 좋다)을 보인다는 것보다 확고한 잘못된 신념을 가지고 있다.
④ 관계망상에 대한 설명이다.

102

가정폭력, 가정불화, 빈곤과 유기와 같은 사회적으로 처한 상황이 이상행동을 유발한다는 이론은?

① 실존적 모형
② 대인관계모형
③ 사회적 모형
④ 정신분석모형
⑤ 의사소통모형

해설
① 다른 사람의 요구에 굴복만 하면서 환경을 스스로 조절할 수 없다면 고립감, 불안, 좌절감을 겪게 되면서 이상행동이 나타난다는 이론이다.
② 인간은 사회적 존재이며 다른 사람과 관계를 맺음으로써 사회화가 형성된다. 이런 사회화를 제대로 성취하지 못하면 이상행동이 나타난다는 이론이다.
④ 발달단계에 지나친 갈등을 겪으면서 해결에 어려움을 느끼고 이러한 정신에너지가 불안으로 고착된다. 이 불안을 다루는 방법이 비효과적으로 나타나는 증상이 이상행동이라는 이론이다.
⑤ 언어적 비언어적 의사소통이 왜곡되어 전달되거나 단절이 될 때 불안한 감정이 생기고 이상행동이 나타난다는 이론이다.

103

환청을 호소하는 환자에게 적합한 간호중재는?

① 환청의 내용에 관심을 가진다.
② 환청이 들리는 것 같다고 공감해준다.
③ 논쟁하지 않는다.
④ 1인실에 격리시킨다.
⑤ 신체보호대를 적용한다.

해설
간호사는 환청이 들리지 않는다고 명확하게 이야기하며 논쟁을 하지 않는다.
① 환각의 내용은 들어 주지만 내용보다는 대상자가 느끼는 불안, 두려움과 같은 감정을 파악하도록 한다.
② 간호사는 환청이 들리지 않는다고 명확하게 이야기하며 논쟁을 하지 않는다.
④, ⑤ 대상자와의 신뢰 관계를 쌓는 것이 중요하다. 격리와 신체보호대는 오히려 환자를 불안하게 만들게 되므로 위험한 상황에서 최후의 방법으로 사용한다.

104

만성 우울증으로 입원을 한 30대 여성이 "나는 퇴원을 해도 할 수 있는 것이 하나도 없어요. 쓸모가 없는 존재가 된 것 같아요."라고 이야기했다. 이 환자에게 적절한 간호진단은?

① 자존감 저하
② 의사소통 장애
③ 수면패턴장애
④ 신체손상 위험성
⑤ 중독위험성

해설
우울증으로 오랫동안 입원을 한 여성이 스스로 아무것도 할 수 없는 보잘 것 없는 존재라고 생각하는 것은 자존감 저하와 연관지을 수 있다. 목표를 이룰 수 있는 간단한 작업을 하면서 문제해결을 통해 자존감을 증진시키도록 간호를 한다.

105

과거에 성폭행을 당했던 경험이 있던 여성이 뉴스에서 비슷한 사건을 본 순간 잊고 있었던 일이 생각나면서 공포에 휩싸이는 것을 무엇이라고 하는가?

① 코르사코프 증후군
② 플래시백
③ 베르니케 증후군
④ 전환장애
⑤ 강박행동

해설
flash(보이다) + back(과거), 과거의 경험을 그대로 다시 생생하게 경험하는 것을 말한다.
① 베르니케 증후군이 악화된 형태로 작화증, 기억상실, 환각 등의 증상이 나타나다가 알코올성 치매로 이어질 수 있다.
③ 알코올 관련 장애를 가진 환자가 티아민(비타민 B₁) 결핍으로 섬망, 운동실조, 복시 등이 나타나는 현상이다.
④ 대상자에게 내재된 불안과 심한 스트레스가 감각기관이나 수의적 운동의 문제로 나타나는 것이다. 팔이나 다리의 마비, 언어장애, 시력이나 청력의 장애, 연하곤란 등이 나타난다.
⑤ 불합리한 행동이라는 것을 알면서도 반복적으로 행동하는 것이다.

정답 102 ③ 103 ③ 104 ① 105 ②

제3교시 간호관리학 [1~35번]

01
우리나라의 일당정액수가제도의 산정기준은?
① 의료와 간호요구도에 따른 분류체계
② 질병군
③ 의료처치의 난이도
④ 간병 필요도
⑤ 간호행위의 복잡도

해설 환자분류체계(일당정액수가)는 의료와 간호요구도에 따라 환자를 분류하고 각 집단에 따라 원가를 다르게 산정하여 일당으로 지급한다. 분류하는 작업이 어렵지만 과잉진료를 막을 수 있고 환자 분류에 따라 간호사를 적절히 배치하고 관리하기 용이하다. 간호간병통합서비스 병동, 요양병원의 의료수가 산정방법이다.

02
같은 업무만 반복하다 보니 숙달은 되지만 지루해지기 쉬운 간호방법은?
① 기능적 간호방법
② 팀 간호방법
③ 일차 간호방법
④ 모듈 방법
⑤ 사례관리

해설 ① 기능적 간호방법은 투약, 드레싱, 간호기록 등 기능(업무)별로 업무를 나누어 간호하는 방법이다.
② 팀 리더 간호사와 일반 간호사, 보조인력(간호조무사, 보호사, 간병인)으로 구성되어 환자 여러 명을 함께 간호하는 방법이다.
③ 일차간호사가 몇 명의 환자를 입원에서 퇴원까지 24시간 동안 책임지고 간호하는 것이다. 책임감과 만족감, 자율성이 높은 직무이며 개인의 능력에 따라 업무를 수행하는 데 어려움을 느낄 수 있다.
④ 팀 간호와 일차 간호를 결합한 방법이며 2~3명의 간호사가 배정받은 환자의 입원에서 퇴원까지 전 과정을 담당하는 것이다.
⑤ 정해진 시간 안에 사례에 따른 환자의 실무지침서(CP ; Critical Pathway)에 따라 계획된 간호를 적용해 만족스러운 결과를 가져오도록 하는 관리 방법이다.

03
최고 관리자에게 요구되는 관리자의 능력을 카츠는 무엇이라고 하였는가?
① 실무적 기술
② 전문적 기술
③ 인간적 기술
④ 개념적 기술
⑤ 전략적기술

해설 최고관리자에게 많이 요구되는 기술은 개념적 기술이다. 분석적인 사고능력을 요한다. 여러 조직을 전체적으로 보면서 이해관계를 조정하며 문제의 해결점을 찾아서 개선한다. 일선관리자에게는 실무적 기술(전문적 기술), 모든 계층의 관리자는 인간적 기술을 가지고 있어야 한다.

04
계층을 구분하여 각 계층에 의무와 권한, 책임을 부여하여 분쟁을 해결하고 의사소통의 혼란을 없앨 수 있는 조직화의 원리는 무엇인가?
① 통솔범위의 원리
② 계층제의 원리
③ 명령통일의 원리
④ 조정의 원리
⑤ 분업전문화의 원리

해설 계층제의 원리는 구성원의 분쟁을 해결하고 통제를 할 수 있다. 의사소통의 통로가 정해져 있으므로 혼란이 없다는 장점이 있지만 분위기가 경직되어서 하위계층의 소속감을 떨어뜨릴 수 있다는 단점이 있다.

정답 1 ① 2 ① 3 ④ 4 ②

05
마케팅믹스의 전략 중에 유통 경로에 해당되는 것은?

① 원격진료 ② 전단지
③ SNS ④ 간호서비스
⑤ 적절한 가격

해설 서비스가 소비자에게 잘 전달 즉 유통되도록 짜는 전략으로 인터넷 예약, 화상교육과 상담, 원격진료가 있다.
②, ③ 촉진 전략이다.
④ 제품 전략이다.
⑤ 가격 전략이다.

06
혈관주사를 하는 팀, 드레싱을 하는 팀으로 구분하는 것은 어떤 직무설계 방법인가?

① 직무순환
② 직무확대
③ 직무단순화
④ 직무충실화
⑤ 직무특성모형

해설 ① 다양한 직무를 경험할 수 있도록 다른 진료과 병동으로 배치가 되는 것이 예이다.
② 수평선에서 하는 업무의 양을 늘리는 것이다. 다양한 직무를 경험하면서 도전감과 만족감을 느낄 수 있지만 성향에 따라 스트레스를 받고 불만이 늘어날 수 있다.
④ 직무를 수평적, 수직적으로 확대하는 것이다. 직무확대는 다양하게 업무의 양(수평적)을 늘리는 것이지만 직무충실화는 업무를 계획하고 통제하는 권한까지 부여하는 것이다.
⑤ 개인의 차이와 다양성을 존중하여 동기부여를 할 수 있도록 설계를 하여 직무확대로 인한 스트레스를 줄여줄 수 있다는 것은 직무충실화 모형의 단점을 개선하였다고 할 수 있다.

07
A 간호사가 책임간호사로 직책을 맡게 되면서 받게 되는 금전적 보상을 무엇이라고 하는가?

① 성과급 ② 수당
③ 상여금 ④ 내적 보상
⑤ 복리후생

해설 수당은 주말근무수당, 야간근무수당, 직책수당, 특수부서근무수당 등이 있다.
① 조직의 목표에 얼마나 성과를 이루었느냐에 따라 임금이 달라진다.
③ 명절이나 근무 실적과 회사 판매 실적이 올라가면 받게 되는 보너스를 말한다.
④ 비금전적이며 심리적으로 느끼는 만족감, 성취감, 동기부여 등이다.
⑤ 가족 의료비 감면, 자녀 교육비 지원, 식권, 연계된 놀이시설과 호텔 할인권, 저금리 대출 등이다.

08
산부인과 병동 수간호사가 병동 간호사를 대상으로 모유수유 교육에 대한 만족감을 20% 이상 높이는 것을 목적으로 계획을 세운다면 어떤 기획인가?

① 전략적 기획
② 전술적 기획
③ 운영적 기획
④ 관리적 기획
⑤ 혁신적 기획

해설 기획은 전략적 기획, 전술적 기획, 운영적 기획으로 나뉜다. 전략적 기획은 최고관리자, 전술적 기획은 중간관리자에 의해 수립된다. 운영적 기획은 단기 기획으로 실제 병동을 운영하는 일선관리자(수간호사)가 수립하고 조직원들의 참여로 기획이 이루어진다. 구체적이고 측정 가능한 목표를 세워야 한다.

09

병원 내 간호사와 간호조무사간의 이견이 발생하여 협상을 해야 할 때 지켜야 하는 원칙은?

① 서로를 존중하는 태도를 취한다.
② 자신의 입장을 강력히 내세운다.
③ 의료인 중심으로 대화를 이끌어간다.
④ 상대방의 입장을 무조건 수용한다.
⑤ 한쪽이 이익을 보는 방향으로 이끌어가야 한다.

해설 협상 테이블에서 서로를 존중하는 태도를 취하고 경쟁보다는 협력을 하기 위해 노력한다. 문제에 초점을 맞추고 자신의 입장을 고집하기보다는 열린 마음으로 문제해결에 힘쓰고 양측이 서로에게 이익이 되는 방향으로 의사결정을 해야 한다.

10

인간을 부정적인 존재로 바라보는 X 이론과 긍정적인 존재로 보는 Y이론을 내세우며 각각의 유형에 맞는 동기부여를 시켜야 한다는 이론은?

① 맥그리거의 이론
② 허즈버그의 이론
③ ERG이론
④ 욕구단계 이론
⑤ 아담스의 공정성 이론

해설 맥그리거(McGregor)의 XY 이론이다. X 이론은 인간을 부정적인 존재로 보고 이들에게 필요한 것은 명령, 통제 등이고 동기부여를 시킬 수 있는 것은 생리적·안전적 욕구 등의 하위 욕구단계이다. Y 이론은 인간을 긍정적인 존재로 바라본 입장으로 위임, 의사결정에 조직원 참여, 근로환경 개선, 인정 등이 Y 이론에 입각한 동기부여를 이야기했다.

11

유치도뇨관 16Fr.을 삽입해야 하는데 18Fr.을 잘못 삽입하였다면 지키지 못한 간호사 의무사항은?

① 주의의 의무
② 확인의 의무
③ 비밀유지의 의무
④ 설명 및 동의의 의무
⑤ 기록의 의무

해설 간호행위가 정확하게 이루어지기 위하여 확인해야 하는 의무이다. 의사의 처방 재확인, 간호학생이나 간병인 확인, 처치 전 환자와 오더 재확인, 의약품과 기구 등 모든 처치의 불량이나 오염 여부를 확인하여 환자에게 해가 되는 행위를 하지 않아야 한다.
주의의 의무와 헷갈릴 수 있다. 주의의 의무는 업무 능력이 있는 사람이 주의의무를 태만하여 타인에게 해를 끼치는 의료과실(의료행위에 과오가 있었다는 것이 입증된 경우)이 발생하지 않도록 정신을 집중해야 할 의무이다.

12

건물이 붕괴되어 다수의 인명피해가 발생하였을 때 소생 가능성이 높은 환자들을 우선적으로 구해야 한다는 것은 어떤 윤리이론인가?

① 의무론
② 권리주의
③ 감정론
④ 기술윤리학
⑤ 공리주의

해설 공리주의는 공공에게 이로운 것을 선택하는 주의이며 다수의 행복을 위해 소수가 희생되어도 된다는 이론이다. 도덕적 딜레마에 빠졌을 때 방향과 절차를 제시해주지만, 소수의 인권은 무시한 채 결과와 목적만 중시하였다는 단점이 있다. 반면 의무론은 인간이 당연히 지켜야 하는 도덕적인 법칙이 있으며 이 규범을 지키는 것이 의무라고 절대적인 입장을 주장한다.

정답 9 ① 10 ① 11 ② 12 ⑤

13
'환자의 행복과 안위를 우선으로 실천하고 봉사하는 병원'이라는 메시지가 해당하는 기획의 계층화에 해당하는 요소는?

① 사명 ② 목표
③ 정책 ④ 절차
⑤ 규칙

해설 기획은 가장 추상적인 높은 수준에서 시작하여 낮은 수준으로 설계한다. 사명 → 철학 → 일반적인 목표 → 구체적인 목표 → 정책 → 절차 → 규칙의 순으로 낮아진다. 사명은 조직이 존재하는 이유와 그 조직이 꿈꾸는 모습으로 병원에서 간호부의 사명은 병원의 목적과 부합한다.

14
간호기록을 객관적으로 정확하고 사실적으로 기재를 하는 것은 어떤 윤리규칙을 지키는 것인가?

① 안전의 규칙 ② 성실의 규칙
③ 신의의 규칙 ④ 정직의 규칙
⑤ 공정성의 규칙

해설 간호사로서 지켜야 할 윤리규칙은 정직의 규칙, 성실의 규칙, 신의의 규칙이다. 정직의 규칙은 모든 환자에게 정보제공과 간호 등을 할 때 거짓이 없이 진실된 모습을 보여야 한다는 것이다. 성실의 규칙은 환자와의 약속을 지키면서 신뢰를 잃지 않아야 하며 간호를 제공할 때 믿음을 줄 수 있도록 성실한 모습을 보여야 한다. 신의의 규칙은 환자의 비밀을 보장해주기 위해 최선을 다할 의무가 있다는 것이다.

15
조직이 달성해야 하는 목표를 정하고 이 목표를 효율적으로 달성하기 위한 방법과 과정을 설계하는 것은 간호관리과정의 어느 단계에 대한 설명인가?

① 기획 ② 조직
③ 인사 ④ 지휘
⑤ 통제

해설
② 조직의 목표를 효과적으로 이루기 위해 보고체계를 만들고 과업을 분배하여 구조를 만드는 단계이다.
③ 조직목표 달성에 이바지하도록 인적 자원을 유지하고 활용하기 위해 계획하는 단계이다.
④ 조직 구성원이 과업을 잘 수행하도록 이끌어가는 리더십이 중요시되는 단계이다.
⑤ 조직의 목표에 맞도록 조직원들이 계획한 업무를 잘 처리하고 있는지 확인하고 성과를 확인하는 단계이다.

16
상처전담간호사와 병동간호사간의 갈등을 목격한 간호관리자는 해결을 위해 어떠한 노력을 해야 하는가?

① 갈등을 겪고 있는 두 집단의 마찰을 피하기 위해 직접 대면시키지 않는다.
② 집단 간에 해결이 자연적으로 이루어질 수 있도록 한걸음 뒤로 물러난다.
③ 두 집단의 의견을 무조건적으로 수용한다.
④ 각각의 집단에 목표를 설정하여 그것에만 충실하도록 한다.
⑤ 갈등은 가급적이면 신속하게 해결한다.

해설 간호관리자로서의 권한을 이용하여 갈등을 신속하게 해결하는 데 노력해야 한다.
①, ② 갈등을 겪고 있는 두 집단을 직접 대면하게 하여 문제해결에 적극적으로 개입하여야 한다.
③ 무조건적인 수용을 하면 안 된다.
④ 각 집단의 과업만을 지나치게 강조하면 안 된다. 집단을 겪고 있는 집단 간의 공동목표를 설정하고 서로 협조하여 단합할 수 있는 기회를 제공한다.

17
간호사가 올바르게 약품관리를 한 경우는?

① 차광이 필요한 약품을 투명용기에 담아 냉장고에 넣는다.
② 동일한 약품이지만 용량이 다른 경우는 다른 장소에 보관한다.
③ 마약류 주사가 파손되었다 해도 깨어진 조각은 사고위험이 있으므로 폐기한다.
④ 응급약물은 쉽게 눈에 띄지 않는 곳에 두었다.
⑤ 과민반응이 발생할 확률이 높은 약물은 대상자의 과거력을 확인하도록 한다.

해설
① 차광이 필요한 약품은 차광비닐에, 냉장보관이 필요한 약품은 냉장고에 보관한다.
② 동일한 약품이지만 용량이 다른 경우는 경고용 라벨을 부착하여 같은 장소에 보관한다.
③ 파손되었다면 깨진 조각을 모두 수거하여 사진을 찍은 다음 봉지에 담는다. 파손한 간호사는 파손된 경위를 보고서로 적어 제출한다. 파손된 마약은 관리자 확인 후 약국으로 보내야 한다.
④ 응급약물은 누구나 찾을 수 있는 곳을 지정하여 근무 교대를 할 때마다 개수를 확인해야 한다.

18
입퇴원 하는 과정에서 적절한 간호관리활동은?

① 퇴원 계획은 퇴원 처방이 내려지는 동시에 해야 한다.
② 퇴원 후에 관리방법에 대한 교육은 보호자를 중심으로 시행한다.
③ 퇴원 후에 환자 기록 누락여부는 의무기록실에 보내기 전에 확인한다.
④ 입원생활안내문을 전달하고 조용한 시간에 읽어보도록 한다.
⑤ 환자에게 병동관리자는 소개를 생략해도 된다.

해설
① 퇴원계획은 입원시부터 준비하도록 한다.
② 퇴원교육은 가급적이면 환자에게 교육을 한다.
④ 입원 생활 안내(귀중품 관리, 병원 시설, 서류 발부, 회진 안내, 안전 교육 등)를 교육해주어야 한다.
⑤ 대상자에게 담당 간호사 본인 뿐만 아니라 간호관리자도 소개를 해야 한다.

19
일반 의료 폐기물을 처리하는 방법에 대한 설명으로 옳은 것은?

① 노란색 도형이 그려진 용기에 버린다.
② 수술용 칼날과 파손된 유리시험기구를 버린다.
③ 초록색 도형이 그려진 용기에 버린다.
④ 감염병으로부터 타인을 보호하기 위하여 격리된 사람에 대한 의료행위에서 발생한 일체의 폐기물을 버린다.
⑤ 수술실에서 나온 조직과 혈액을 버린다.

해설
② 손상성 폐기물이다.
③ 태반을 보관하는 폐기물의 도형 색깔이다.
④ 격리의료폐기물이다.
⑤ 조직물류폐기물이다.

정답 17 ⑤ 18 ③ 19 ①

20
감염관리를 위한 올바른 간호관리 방법은?

① 혈압계는 알코올로 소독을 하면 비감염자와 함께 사용해도 된다.
② 병실이 부족하다면 코호트 격리도 가능하다.
③ 다제내성균 환자더라도 프라이버시를 위해 침상 옆에 감염스티커를 부착하면 안 된다.
④ 격리폐기물 상자는 병실 밖에 둔다.
⑤ 호흡기 감염환자는 양압병실에 입원을 한다.

해설
① 감염된 환자에게 사용하는 모든 물품과 의료기구는 별도로 단독 사용하는 것이 원칙이다.
③ 다제내성균 환자의 침상 옆에 감염스티커를 부착하여 직원들이 알 수 있도록 해야 한다.
④ 감염이 퍼지는 것을 막기 위해 격리폐기물 상자를 병실 안에 두어야 한다.
⑤ 호흡기 감염환자는 음압병실에 입원을 한다.

21
한국간호사 윤리 강령 중 동료의료인이나 간호 관련 종사자에 의해 간호 대상자의 건강과 안전이 위협받는 경우, 간호 대상자를 보호하기 위한 적절한 조치를 취한다는 내용은 어느 항목에 대한 설명인가?

① 간호 대상자 보호
② 관계 윤리 준수
③ 정의와 신뢰의 증진
④ 간호 표준 준수
⑤ 취약한 간호 대상자 보호

해설
② 간호사는 동료 의료인이나 간호 관련 종사자와 협력하는 경우 상대를 존중과 신의로서 대하며, 간호 대상자 및 사회에 대한 윤리적 책임을 다한다.
③ 간호사는 의료자원의 분배와 간호 활동에 형평성과 공정성을 유지함으로써 사회의 공동선과 신뢰를 증진하는 데에 기여한다.
④ 간호사는 모든 업무를 대한간호협회 간호 표준에 따라 수행하고 간호에 대한 자신의 판단과 행위에 책임진다.
⑤ 간호사는 취약한 환경에 처해 있는 간호 대상자를 보호하고 돌본다.

22
요양병원 간호부에서 목표관리(MBO)를 통해 세운 목표로 적절한 것은?

① 전년 대비 낙상환자 비율을 10% 감소시킨다.
② 욕창예방을 위해 두시간마다 체위변경을 한다.
③ 보호자들의 만족도 점수가 80점 이상이 되도록 한다.
④ 간호의 질 관리를 위해 주기적으로 교육을 시행한다.
⑤ 유휴간호사의 업무적응을 위해 프로그램을 만든다.

해설 설정한 목표는 달성 가능하고 구체적이며 결과지향적이고 측정 가능해야 한다. 또한 상황의 변화에 맞추어 유연하게 바뀔 수 있어야 한다.

23
조직생활을 하는 과정에서 학습된 신념, 가치, 관행, 행동방식을 무엇이라고 부르는가?

① 조직변화　② 조직문화
③ 사례관리　④ 조직개편
⑤ 조직규칙

해설 조직문화는 조직 생활을 하면서 자연스럽게 학습이 되는 신념, 가치, 관행 등이다. 예를 들어 선후배 사이가 경직되고 엄한 분위기의 조직에서 사회생활을 하였다면 새로운 조직원이 들어와도 학습된대로 행동하게 되는 것이다. 조직문화는 조직원들의 성과, 동기부여, 의사결정과 행동, 관리과정에 큰 영향을 미치게 되는데 의사소통이 자유롭고 긍정적인 조직문화가 형성되었다면 업무의 성과가 높아질 확률이 높다.

24

환자가 화장실에서 넘어져 고관절 골절을 당했을 때 왜 사고가 발생하였는지에 집중하여 문제를 개선하기 위해 노력하는 방법은?

① 오류유형영향분석
② 총체적 질관리
③ 도나베디언의 질 평가방법
④ 근본원인분석
⑤ 하인리히법칙

해설 환자안전사고 개선방법은 근본원인분석이랑 오류유형영향분석이 있다.
근본원인분석은 무슨 사고가 왜 발생했는지에 집중하여 원인을 찾아 즉각적인 변화를 가져오기 위함이다. 오류유형영향분석은 발생하였던 근접오류, 위해사건, 적신호사건들을 유형에 따라 분류한다. 우선순위가 가장 높은 오류를 선택하고 오류가 발생할 수밖에 없었던 원인을 파악하여 개선하는 것이 목적이다.

25

새로운 기술과 지식, 인간관계 등 실제 현장에서 필요한 직무의 질을 높이기 위해 실시하는 맞춤 교육을 무엇이라고 하는가?

① 보수교육 ② 프리셉터십
③ 실무교육 ④ 간호관리자 훈련
⑤ 예비교육

해설
① 졸업하고 나서 해당 분야의 지식과 기술을 유지, 향상시키기 위해 실시하는 교육이다.
② 신규 간호사가 병동에 배치된 후에 프리셉터와 1:1로 관계를 맺으면서 훈련을 통해 병원에 적응하도록 도와주는 것이 목적이다.
④ 간호관리자의 의사소통 능력, 직원 관리 방법, 리더십에 대한 교육이다.
⑤ 신규 직원이 업무를 시작하기 전에 조직 내 적응과 직무처리에 도움이 될 수 있도록 사전에 하는 교육이다.

26

의료기관의 간호정보체계에 대한 설명으로 옳은 것은?

① 의사의 업무 흐름에 맞게 만들어진 시스템이다.
② 간접적인 간호시간을 늘리는 데 기여하였다.
③ 의사소통에 있어 오류가 발생하는 단점이 있다.
④ 간호실무 뿐만 아니라 간호행정에도 도움이 된다.
⑤ 병원의 직원이라면 누구나 환자의 정보를 열람할 수 있게 하여 효율성을 높였다.

해설
① 간호사의 업무 흐름에 맞게 통합된 병원정보시스템이 간호업무에 도입되었다.
② 직접간호는 환자에게 투약하고 영양을 공급하고 상담하고 교육하는 등의 직접적인 활동이다. 간접간호는 정리정돈, 시설물관리, 환자 정보관리와 기록 등이다. 간호정보체계는 사무적인 업무로 인해 버려지는 시간을 아껴 직접 간호시간을 늘려 간호의 질을 높이는 데 기여하였다.
③ 처방과 검사결과 확인, 수술 스케줄 조회 등 신속하고 정확한 의사소통을 할 수 있게 되었다.
⑤ 업무수행에 필요한 최소한의 범위로 접근 권한을 부여해야 한다.

정답 24 ④ 25 ③ 26 ④

27
급성기 의료기관의 인증기준의 기본 틀 중에서 조직관리 측면에 해당하는 것은?

① 환자권리존중 및 보호
② 의약품관리
③ 환자안전보장활동
④ 감염관리
⑤ 성과관리

해설 급성기 의료기관의 인증기준은 기본가치 측면, 환자진료 측면, 조직관리 측면, 성과관리 측면 네 가지의 기본 틀을 가지고 있다.
- 기본가치 측면(환자안전보장) : 정확한 환자 확인, 의료진 간 정확한 의사소통, 낙상 예방활동, 손위생, 수술 시술의 정확한 수행
- 환자진료측면
  - 진료전달체계 : 입원과 퇴원 수속절차, 진료의 일관성과 연속성, 외래와 응급환자 등록 절차 등
  - 환자평가 : 입원 환자 평가, 외래환자 평가, 응급환자 초기 평가 등
  - 검사체계 : 검체검사와 영상검사의 과정과 결과보고 절차, 검체검사와 방사선 안전관리 절차 등
  - 환자진료체계 : 협의진료, 욕창관리, 말기환자, 영양집중지원서비스, 통증 관리 등
  - 고위험환자 진료체계 : 중증응급환자 진료체계, 심폐소생술관리, 수혈완자관리, 항암화학요법 등
  - 의약품관리체계 : 의약품 관리, 처방과 조제, 투약과 모니터링, 부작용 모니터링 등
  - 수술 및 마취진정관리 : 수술 중 환자 안전 보장, 진정과 마취 진료, 수술 계획 등
  - 환자 권리존중 : 사생활보호, 취약환자 권리보호, 불만고충처리 등
- 조직관리 측면
  - 의료정보와 의무기록 관리 : 개인정보보호와 보완, 퇴원환자 의무기록 완결도 등
  - 시설 및 환경관리 : 위험물질관리, 의료기기관리, 재난관리, 유행성 감염병 대응체계, 설비시스템 등
  - 인적자원관리 : 인사관리, 직원교육, 직원안전 관리, 폭력예방 관리 등
  - 경영 및 조직 운영 : 부서운영, 윤리위원회 운영, 의료기관 운영방침 등
  - 감염관리 : 급식서비스 감염관리, 의료기구 감염관리, 감염예방과 교육, 감염성 질환 관리 등
  - 질향상 및 환자 안전활동 : 환자안전사건 관리, 질향상활동, 진료지침 개발과 관리 등
- 성과관리 측면 : 환자안전, 진료영역, 관리영역 각각의 성과관리

28
지각과 결근을 반복적으로 하는 간호사에게 수간호사는 일차적으로 어떻게 접근해야 하는가?

① 징계대상임을 강력하게 경고한다.
② 잘못된 행동을 개선할 수 있도록 긍정적인 태도로 면담을 시도한다.
③ 공개된 장소에서 잘못된 점을 지적한다.
④ 간호사의 개인적인 성향도 지적을 하여 조직에 맞추도록 한다.
⑤ 공식적인 문서를 통해 해고가 가능함을 알려준다.

해설 일차적으로는 비공식적으로 1:1 상담을 통해 문제가 되는 행동이 긍정적으로 바뀔 수 있도록 유도한다. 문제가 되는 행동에만 포커스를 맞추고 긍정적인 방향으로 행동을 수정하도록 해야 한다. 감정적으로 대하지 말고 긍정적인 태도로 프라이버시를 지켜주는 것이 중요하다.

29
근대시대에 간호사 면허시험 제도를 확립한 사람은 누구인가?

① 나이팅게일   ② 펜위크
③ 히드코트   ④ 쉴즈
⑤ 에드먼드

해설
① 환경 개선과 질병 예방, 전인간호, 면허등록제도 반대를 하였다.
③ 한국에 온 최초의 선교간호사이다.
④ 세브란스병원 내에 두 번째 간호원 양성학교를 설립하였다.
⑤ 보구여관에 한국 최초의 서양식 간호원 양성학교를 설치하였다.

정답 27 ④ 28 ② 29 ②

30
간호단위의 관리자가 근무표를 작성하는 방법으로 시간이 많이 걸리지만 개인의 요구에 맞추어 줄 수 있다는 장점이 있는 방법은?

① 중앙집권적 방법
② 주기적 근무일정표
③ 분권적 방법
④ 자기근무계획방법
⑤ 가변적 근무배치 방법

해설 ① 중앙조직에서 일괄적으로 근무표를 작성하는 것이다. 병원의 근무표 작성원칙을 토대로 하며 공평한 방법이지만 간호직원에 대한 요구가 반영되지 못한다는 단점이 있다.
② 일정한 주기로 근무를 반복하는 것으로 근무표를 짜는 데 시간을 줄일 수 있고 개인적인 계획을 세우기가 편하다는 장점이 있다. 근무변경이 힘들다는 단점이 있다.
④ 간호사들이 협력하여 근무표를 작성하는 방법으로 간호직원의 만족감이 높아지고 결근률을 줄일 수 있다.
⑤ 업무량의 증감에 따라 근무하는 직원의 수를 조정하는 방법이다.

31
조직구성원의 잠재력을 증진시키기 위해 책임과 권한의 일부를 부여하는 것을 무엇이라 하는가?

① 변혁적 리더쉽 ② 카리스마
③ 개별적 관심 ④ 임파워먼트
⑤ 동기부여

해설 단순히 권력을 나누어주는 개념이 아니라 구성원이 잠재력을 발견하고 증진시키기 위해 책임, 권한 등을 부여하는 것이다. 신규직원에게도 권한을 주어 업무를 수행하는데, 자기결정력과 자율성을 크게 하고 결국은 조직 전체의 파워가 커지는 것이다.

32
베너의 전문직 사회화 모델에서 숙련가 단계에 있는 사람은 누구인가?

① 간호학생
② 대학교를 졸업 후 얼마전에 입사한 신규간호사
③ 병원 입사 후 2년차가 된 간호사
④ 병원 입사 후 5년차가 되어서 책임간호사의 업무를 배우는 간호사
⑤ 병원 입사 후 15년차가 되어서 수간호사를 하면서 간호병동을 리드하는 간호사

해설 숙련가는 3~5년차 간호사로서 총체적인 관점을 가지고 업무를 처리하고 장기적인 목표에 초점을 맞추고 우선순위에 따른 업무처리가 가능하다. 베너는 전문가가 되어가는 과정에서 경험을 중요하게 생각하였으며 초심자 → 신참자 → 적임자 → 숙련가 → 전문가의 5단계를 이야기하였다.
① 초심자(초보자)는 임상경험이 없는 간호학생을 말한다.
② 신참자(상급초보자)는 신규간호사가 해당되는데 경험이 부족하기 때문에 이론과 원칙에 따라 사고하고 행동한다. 다양한 업무를 동시에 해결하는 것이 어렵다.
③ 적임자는 2~3년차 간호사로서 업무에 적응이 되어 여러 가지 일을 동시에 조직적으로 해결할 수 있고 중요한 일과 중요하지 않은 일을 구분할 수 있다.
⑤ 전문가는 5년 이상의 경력을 가진 간호사로 수많은 경험을 토대로 융통성있게 업무를 처리할 수 있고 상황파악이 빠르다.

정답 30 ③ 31 ④ 32 ④

33
신체 보호대를 적용하는 원칙으로 옳은 설명은?

① 신체 보호대는 침상 난간에 묶도록 한다.
② 최대한으로 적용해야 한다.
③ 주치의의 구두 처방이 필요하다.
④ 최소한의 움직임이 가능해야 한다.
⑤ 4시간마다 신체 보호대를 풀어주어야 한다.

해설 최소한의 움직임이 가능하도록 한두 개의 손가락이 들어갈 정도로 여유를 두어 묶어 혈액순환이 방해되지 않도록 해야 한다. 신체 보호대를 하는 동안에는 수시로 말초에 순환이 되는지 확인이 필요하다.
① 묶을 때는 침상 난간이 아닌 침상틀에 묶는다. 난간에 묶게 되면 난간이 파손될 수 있고 보호대가 당겨지면서 난간이 젖혀져 환자가 다칠 수 있다.
② 최소한으로 적용해야 한다. 예를 들어 장갑 보호대만 해도 되는 환자에게 사지 보호대를 할 필요가 없다.
③ 신체 보호대는 적용 전에 주치의의 서면처방(1일 1회 처방)과 보호자(환자의 동의를 구하기 힘들 때) 혹은 환자의 서면동의가 있어야 한다.
⑤ 2시간마다 보호대를 풀어주고 다시 보호대를 적용하기 전 10분 동안은 풀어놓아야 한다. 신체 보호대를 풀었을 때 관절 범위 운동을 시행하고 피부가 손상당하지 않았는지 확인한다.

34
자신에게만 불리하게 근무가 배정된다고 생각한 간호사가 수간호사에게 하는 올바른 행동은?

① 수간호사의 권리를 침해하지 않도록 유의하면서 자신의 생각을 직접적으로 표현한다.
② 자신에게만 불리하게 근무를 배정한 이유를 말해달라고 이야기한다.
③ 불쾌하다는 감정을 담아서 전달하여 수간호사가 느낄 수 있도록 한다.
④ 자신의 상황을 간호부장에게 보고한다.
⑤ 본인의 의사가 받아들여지지 않으면 사직의 의사가 있음을 강력하게 이야기한다.

해설 올바른 자기주장행동은 자신의 생각과 의견, 권리를 직접적으로 의사표현을 함으로써 목표를 달성하는 것이다. 상대방의 권리를 침해하지 않고 인격과 감정을 존중하여 대인관계에 문제가 생기지 않도록 한다.

35
간호사가 윤리적인 문제를 의사결정할 때 지침을 제공하고 자기통제가 가능하도록 도와주는 것은?

① 윤리강령   ② 의무사항
③ 경력   ④ 교육 정도
⑤ 전문성

해설 간호사는 환자와 가까이 자주 접하는 의료인으로서 전문적인 지식과 기술을 가진 전문가로서 환자에게 이익이 되는 판단을 하는 옹호자 역할을 해야 하며 중요한 의사결정에 영향을 미치게 되므로 윤리의식을 가지는 것이 중요하다.
윤리강령은 간호사의 책무와 간호사가 가져야 할 일반적인 원칙을 말하는 것으로 의사결정을 하는 데 혼란을 예방할 수 있다.

제3교시 기본간호학 [36~65번]

36
섭취량과 배설량에 대한 설명으로 옳은 것은?

① 정상 호흡의 수분 소실도 배설량에 포함한다.
② 젖은 드레싱은 배설량에 포함한다.
③ 수혈은 섭취량에 포함하지 않는다.
④ 방광을 세척하는 주입액은 섭취량에 포함하지 않는다.
⑤ 음료수는 섭취량에 포함하지 않는다.

해설 젖은 드레싱은 삼출액이 묻은 거즈의 무게와 묻지 않은 거즈의 무게 차이로 계산하여 배설량에 포함시킨다.
① 정상 호흡의 수분 소실은 측정이 힘들어서 배설량에 포함시키지 않지만 과도한 호흡은 배설량에 포함시킨다.
③ 경구와 비경구를 통해 주입하는 모든 것은 섭취량에 포함한다.
④ 방광을 세척하면서 주입한 생리식염수도 섭취량에 계산한다.
⑤ 경구로 들어가는 것들은 섭취량에 포함한다.

37
비위관 삽입 절차에 대한 설명으로 옳은 것은?

① 코에서 귓불을 지나 검상돌기까지의 길이를 측정한다.
② 삽입할 때 코로 숨을 쉬도록 한다.
③ 튜브가 인두까지 들어가면 고개를 약간 뒤로 젖힌다.
④ 삽입 후 공기를 튜브로 밀어 넣어 하복부에서 바람이 들어가는 소리가 나는지 확인한다.
⑤ 삽입할 때 앙와위를 유지한다.

해설
② 콧구멍을 통해 삽입하는 동안 입으로 숨을 쉬도록 알려준다.
③ 기도가 식도보다 앞에 위치하므로 튜브가 인두까지 들어가면 고개를 약간 앞으로 숙여야 한다.
④ 하복부가 아니라 위가 위치한 상복부에 공기가 들어가는 소리가 들린다.
⑤ 삽입하는 동안 앉은 자세로 있어야 한다.

38
기관절개술을 한 환자에게 흡인할 때 올바른 방법은?

① 흡인할 때 30초를 넘기면 안 된다.
② 흡인은 무균법을 지키지 않아도 된다.
③ 흡인한 후에 저산소증을 예방하기 위해 연달아서 흡인한다.
④ 카테터를 삽입하는 동안에는 카테터의 구멍을 막으면 안 된다.
⑤ 흡인할 때 압력은 90~110mmHg를 유지한다.

해설 카테터를 삽입하는 동안에는 저산소증 예방과 점막 손상을 예방하기 위해 흡인하지 않는다.
① 저산소증 예방을 위해 카테터를 삽입해서 제거할 때까지 15초를 넘기지 말아야 한다.
② 무균법으로 흡인을 하며 카테터와 생리식염수는 매회 새 제품으로 교체한다.
③ 흡인과 흡인 사이는 20~30초 간격을 두어야 한다.
⑤ 흡인할 때 압력은 성인 기준 110~150mmHg, 아동은 90~110mmHg를 유지한다.

정답 36 ② 37 ① 38 ④

39
중심정맥관을 통해 완전비경구영양(TPN)을 받고 있는 환자의 간호중재로 옳은 것은?

① 주입속도를 수액세트의 주입조절기구를 이용하여 정확히 맞추어야 한다.
② 갑자기 중단하면 고혈당의 발생 우려가 있다.
③ 48시간마다 수액세트를 교체해야 한다.
④ 중심정맥관이 삽입되어 있는 부위의 발적 여부를 확인해야 한다.
⑤ 중심정맥관을 조작할 때 공기가 들어가면 폐렴을 유발하므로 주의해야 한다.

해설 중심정맥관이 삽입되어 있는 부위의 드레싱을 하면서 삽입 부위의 발적과 부종, 감염 여부를 확인해야 한다.
① infusion pump를 이용하여 속도를 맞추어야 한다. 빨리 투여가 되는 경우 삼투성 이뇨를 유발하여 탈수를 가져오게 되므로 주의가 필요하다.
② 갑자기 중단하게 되면 저혈당이 발생할 우려가 있으므로 췌장이 적응할 수 있도록 천천히 줄여야 한다.
③ 고농도의 포도당이 포함되어 있으므로 감염의 위험성이 높아서 24시간마다 수액세트를 교체해야 한다.
⑤ 폐렴이 아니라 기흉이 발생할 위험이 있으므로 주의한다.

40
고압증기멸균 소독으로 적합한 것은?

① 고무
② 플라스틱
③ 린넨
④ 유치도뇨관
⑤ 산소마스크

해설 고압증기멸균소독은 병원에서 많이 사용하는 멸균 방법이며 높은 압력과 높은 온도를 사용한다. 수술용 기계와 기구, 스테인리스, 린넨 등이 적합하나 마모가 되기 쉬운 날카로운 도구, 열에 녹기 쉬운 고무나 플라스틱은 부적합하다.

41
낙상의 위험이 가장 높은 사람은?

① 낙상 과거력이 있는 80세 환자
② 50세의 손목 골절 환자
③ 40세의 비만 여성
④ 타이레놀을 복용한 60세 환자
⑤ 충수돌기염 수술을 한 15세 환자

해설 낙상은 65세 이상의 노인, 낙상 과거력이 있는 환자가 발생 확률이 높다. 그리고 고혈압 약물, 이뇨제, 신경안정제, 진정제, 최면제 등의 약물을 복용하는 사람은 현기증을 발생시킬 수 있으므로 주의가 필요하다.

42
낙상을 예방하기 위한 적절한 간호중재는?

① 침상 난간 내리기
② 바닥의 전선 정리하기
③ 안정 시 휠체어 잠금장치 풀기
④ 환자의 손이 닿지 않는 곳에 물건 두기
⑤ 복도 난간 미설치

해설 전선을 정리하고 길게 늘어진 수액 세트를 돌돌 말아서 걸려서 넘어지지 않도록 한다.
① 침상에서 안정을 취할 때는 난간을 항상 올려서 수면 중인 환자나 의식이 혼미한 환자가 떨어지지 않도록 주의해야 한다.
③ 휠체어나 침대는 이동할 때가 아니라면 꼭 잠금장치를 해야 한다.
④ 환자의 손이 닿지 않는 곳에 물건이 있다면 물건을 잡기 위해 손을 뻗다가 낙상할 수 있다. 손이 닿는 곳에 물건을 두거나 호출 벨을 가까이 두어 누를 수 있도록 한다.
⑤ 복도나 화장실에는 난간을 설치하여 넘어질 때 잡을 수 있도록 한다.

정답 39 ④ 40 ③ 41 ① 42 ②

43
검은 괴사조직으로 덮여 있어 조직이 얼마나 손상되었는지 판단이 불가능한 욕창을 무엇이라 부르는가?

① 심부조직손상의심(SDTI)
② 2단계
③ 3단계
④ 4단계
⑤ 미분류욕창(unstageable)

해설
① 피부가 짙은 보라색으로 변해 있으며 때로는 수포가 보이기도 하고, 증상이 심해지면 심부 조직이 손상된다.
② 진피와 표피의 일부가 벗겨지고 수포가 있을 수 있다.
③ 피하지방까지 손상되고 괴사가 있을 수 있다.
④ 근육과 뼈까지 침범당한 상태이다.

44
혼수상태로 누워있는 환자에게 발생할 수 있는 문제로 옳은 것은?

① 관절 이완
② 요로감염
③ 환기량 증가
④ 고혈압
⑤ 심장 부담 감소

해설
소변이 정체되고 요 배설이 감소되어 요로감염이 발생할 확률이 높아진다.
① 관절을 이어주는 근육이 위축되고 근섬유가 짧아진다. 관절은 굴곡이 된 상태에서 강직되고 ROM(관절가동범위)이 줄어들게 된다.
③ 호흡근육이 약화되고 폐확장이 떨어지므로 환기량이 줄어든다.
④ 정맥혈이 정체되어 있으면 심장으로 귀환하는 혈액량도 감소하게 된다. 이때 갑자기 앉게 되면 저혈압을 일으키게 되므로 천천히 체위를 변경하는 것이 중요하다.
⑤ 정체되어 있는 정맥혈을 귀환시키기 위해 심장의 부담이 증가하게 된다.

45
양 목발을 동시에 내딛고 다친 다리와 건강한 다리의 순서로 내딛는 보행방법은?

① 4점 보행
② 2점 보행
③ 3점 보행
④ 그네 보행
⑤ 그네 통과 보행

해설
한 다리는 체중을 지탱할 수 없는 상황이다(양 목발(1점) → 다친 다리(양 목발에 의지하여 앞으로 옮김, 1점) → 건강한 다리(1점)). 지면에 닿는 것은 양 목발과 다친 다리, 건강한 다리라서 3점(3-point) 보행이다.

46
사후간호의 설명으로 옳은 것은?

① 엉덩이에 패드를 제거한다.
② 의치는 빼주어야 한다.
③ 머리를 약간 올려준다.
④ 상처는 오픈하도록 한다.
⑤ 감염질환이 있었다 해도 사후이기 때문에 라벨은 불필요하다.

해설
작은 베개를 괴어주거나 머리를 약간 올려주도록 한다. 사후 시반으로 얼굴색이 변하는 것을 막을 수 있다.
① 대변과 소변이 나올 수 있으므로 엉덩이에 패드를 깔아준다.
② 머리핀과 밴드, 보석은 제거하고 의치가 있다면 끼워준다.
④ 상처는 덮어주어야 하며 만약 상처의 드레싱이 젖어 있다면 깨끗한 거즈로 교체한다.
⑤ 감염질환이 있었다면 라벨을 별도로 붙여야 한다.

정답 43 ⑤ 44 ② 45 ③ 46 ③

47
유치도뇨관을 가진 환자에게 적절한 간호는?
① 소변주머니는 항상 방광보다 위로 둔다.
② 소변검사를 할 때는 유치도뇨관과 소변주머니를 분리하여 채취한다.
③ 야간에는 유치도뇨관을 잠궈야 한다.
④ 소변주머니는 꽉 차면 비우도록 한다.
⑤ 유치도뇨관은 가급적이면 빨리 제거한다.

> **해설** 유치도뇨관을 오랜 시간 가지고 있으면 그만큼 요로감염에 노출될 확률이 높아진다. 유지해야 할 필요가 없을 경우에는 최대한 빠른 시간 안에 제거하여 자연배뇨 하도록 한다.
> ① 소변주머니는 항상 방광보다 아래에 위치하게 한다. 방광보다 위로 향하여 들면 소변주머니 튜브에 나와 있던 소변이 방광으로 거꾸로 역류해서 요로감염이 발생할 수 있다.
> ② 분리하면 감염의 확률이 높아지므로 소변검체포트를 통해 주사기로 소변을 채취하도록 한다.
> ③ 침대에서 휠체어로 옮기는 것과 같이 소변줄로 흘러나온 소변이 방광으로 들어갈 위험이 있을 때만 선택적으로 유치도뇨관을 잠근다.
> ④ 소변주머니는 3/4분가량 차면 비워야 한다. 꽉 차도록 두면 소변이 방광으로 역류할 수 있고 소변주머니가 찢어지게 된다.

48
REM 수면의 특징은?
① 안구운동이 느리다.
② 근육이 이완된다.
③ 성장호르몬이 분비된다.
④ 혈압이 올라간다.
⑤ 몽유병이 나타나는 단계이다.

> **해설** REM 수면 단계는 말 그대로 안구운동이 빠르게 일어나는 단계이다. 혈압이 올라가고 호흡과 맥박이 빨라지고 꿈을 꾸면서 깨어나기가 매우 어려운 수면 단계이다. 나머지는 NREM에 대한 설명이다.

49
좌약을 투여 시 올바른 간호중재는?
① 복위 자세에서 투여한다.
② 대변 안에 들어가도록 삽입한다.
③ 좌약을 넣은 후에 즉시 변기에 앉도록 한다.
④ 녹이고 난 후에 투여한다.
⑤ 좌약은 삽입 전에 냉장고에 보관해야 한다.

> **해설** 좌약은 냉장고에 보관해야 녹지 않고 삽입할 때 수월하다.
> ① 왼쪽이 아래(S상 결장이 왼쪽에 위치)로 가게 심즈 자세를 취한다.
> ② 좌약이 대변 안에 들어가면 효과가 없으므로 직장벽에 밀착시키도록 한다.
> ③ 좌약이 체온으로 녹아 직장에서 퍼지도록 15~30분 정도 누운 자세에서 기다린다.
> ④ 녹지 않은 채 삽입해야 하며 직장에서 녹으면서 효과가 나타난다.

50
관장을 할 때 올바른 간호중재는?
① 관장 중에 복통을 호소하면 있을 수 있는 반응이므로 진행하도록 한다.
② 외과적 무균술을 지켜야 한다.
③ 슬흉위 자세를 취한다.
④ 관장액이 모두 주입되면 바로 화장실로 가도록 한다.
⑤ 직장관에 윤활제를 바른 후 배꼽 방향으로 넣는다.

> **해설**
> ① 대상자가 복통을 호소하면 중단한 후 상태를 먼저 확인하도록 한다.
> ② 내과적 무균술을 지키며 손을 씻고 장갑을 착용한다.
> ③ 심즈자세(왼쪽이 밑으로 가도록)를 취하도록 한다.
> ④ 10~15분간 항문을 눌러 관장액이 배출되지 않게 한다.

51
3세 이하의 근육이 발달하지 않는 소아에게는 사용하지 않는 부위로 좌골신경 손상 가능성이 높은 부위는?

① 배둔부위
② 둔부 복면
③ 대퇴직근
④ 외측광근
⑤ 삼각근

해설
② 전상장골극에 두 번째 손가락을 두고 세 번째 손가락은 장골능에 벌린다. 두 번째와 세 번째 손가락 사이에 주사한다. 신경과 혈관이 없는 부위라 안전하다.
③ 대퇴의 전면이며 자가주사를 할 때 수월한 부위이다.
④ 대퇴의 바깥쪽 부위이며 대퇴 상부의 대전자에서 한 손 아래 부위이다. 큰 신경과 혈관이 없어서 유아나 마른 환자에게 적합하다.
⑤ 견봉돌기의 5cm 아래 지점이며 상완의 외측으로 1cc 미만의 소량의 약물을 주사 가능하다.

52
잔뇨감을 호소하는 대상자에게 잔뇨량을 측정하기 위한 처치는?

① 유치도뇨
② 단순도뇨
③ 글리세린 관장
④ 방광세척
⑤ 완화제 투여

해설
단순도뇨의 적응증은 배뇨한 후에 잔뇨량을 측정할 때, 와상 상태의 여성 환자에게 소변 검사물을 받을 때, 척수손상 등의 문제로 방광의 기능이 불완전할 때, 방광이 팽만되었을 때, 무균적인 소변 검사물을 받을 때이다.

53
고열이 있는 대상자에게 적용하는 냉요법에 대한 설명으로 올바른 것은?

① 얼음주머니는 30분 이상 적용하도록 한다.
② 서혜부와 같은 접히는 부위에 물을 적신 수건으로 부드럽게 닦고 끼워둔다.
③ 미온수 목욕은 10~15℃의 물에 수건을 적신다.
④ 큰 얼음을 넣은 주머니를 적용한다.
⑤ 노인에게는 얼음주머니 적용이 효과적이다.

해설
겨드랑이나 서혜부와 같은 접히는 부위에 미온수가 적셔진 수건을 끼워두는데 노출을 최소한으로 한다.
① 30분 이상은 적용하지 않는데 장시간 적용했을 때 동상 등의 문제를 초래할 수 있기 때문이다.
③ 27~34℃ 정도의 미온수(미지근한 물)를 적용하는데 미온수를 적신 수건으로 얼굴을 적시고 말린다.
④ 얼음을 작게 쪼개어 주머니의 1/3~1/2만 채우고 공기를 제거한다.
⑤ 감각이상이 있는 환자나 노인에게 얼음주머니를 적용 시 더 주의한다.

54
호흡에 대한 설명으로 옳은 것은?

① 마약성 진통제는 호흡수를 증가시킨다.
② 호흡을 측정한다고 말을 한 후에 측정한다.
③ 흡기 1회, 호기 1회 각각 측정한다.
④ 고열이 있으면 빈호흡이 나타난다.
⑤ 사망하기 전에 나타나는 호흡 형태는 쿠스마울 호흡이다.

해설
열이 나면 조직의 대사 요구량이 높아진다. 산소를 더 많이 전달하기 위해 호흡이 가빠지고 맥박이 빨라지는 것이다.
① 마약성 진통제는 호흡수를 감소시킨다.
② 호흡은 기분에 따라 변동이 있으므로 맥박을 측정하고 나서 요골맥박에서 손을 떼지 않고 자연스럽게 호흡을 측정한다.
③ 흡기와 호기를 합해 1회 호흡이다.
⑤ 체인-스토크스 호흡은 과호흡과 무호흡이 번갈아가면서 일어나는 것으로 사망 직전에 나타나는 호흡이다.

정답 51 ① 52 ② 53 ② 54 ④

55
만성폐쇄폐질환(COPD) 환자에게 적합하고 정확한 산소를 투여할 수 있는 산소공급장치는?

① 비강캐뉼라
② 단순산소마스크
③ 부분재호흡마스크
④ 비재호흡마스크
⑤ 벤투리마스크

해설 벤투리 마스크는 가장 정확한 농도의 산소를 투여할 수 있다는 장점이 있어서 산소농도에 예민한 COPD 환자에게 적합하다.
① 비강에만 끼우는 방식이라 간단하고 수월하며 가장 흔하게 사용하는 방법으로 식사하거나 대화할 때도 방해되지 않는다. 비교적 낮은 농도(24~40%)의 산소를 2~5L/min 공급한다.
② 산소를 5~8L/min 속도, 산소농도 약 40~60%로 공급한다.
③ 산소를 6~10L/min 속도, 산소농도 약 60~90%로 공급한다. 저장주머니가 달려 있는데 일부 호기를 통해 나온 이산화탄소가 저장주머니에 모이고 일부 다시 들이마시게 된다.
④ 마스크에 일방향 밸브가 있어서 호기를 통해 나온 이산화탄소를 다시 들이마시지 않게 된다.

56
겐타마이신 80mg BID IM 오더는 어떤 의미인가?

① 겐타마이신 주사 80mg 두 번 근육주사
② 겐타마이신 주사 80mg 두 번 피하주사
③ 겐타마이신 경구약 두 번 투여
④ 필요시에 겐타마이신 주사 80mg 두 번 근육주사
⑤ 겐타마이신 주사 80mg 세 번 근육주사

해설 BID는 하루 두 번, TID는 하루 세 번이라는 의미이다. IM은 근육주사, SC는 피하주사이다.

57
상처소독을 할 때 지켜야 할 원칙에 대한 설명으로 옳은 것은?

① 내과적 무균술
② 상처 부위 양상의 변화가 있을 때만 기록한다.
③ 배액관이 있다면 배액관에서 배액관에 꼽힌 부위 방향으로 소독한다.
④ 상처는 상처 중앙에서 주변부로 원을 그리듯이 소독한다.
⑤ 상처는 건조시키는 것이 효과적이다.

해설 오염이 덜 된 부위에서 오염된 부위로 소독한다. 상처의 중앙 부위는 주기적인 소독이 이루어지고 몸에는 깨끗한 혈액과 삼출물이 나오고 있으므로 깨끗한 곳이라고 간주한다. 하지만 상처 주변 부위가 눈에 보이지 않는 것들로 인해 오염이 되어 있을 가능성이 높아서 상처의 중앙 부위보다 지저분한 곳이라고 본다.
① 개방된 상처 소독이므로 외과적 무균술을 적용한다.
② 드레싱할 때마다 드레싱하는 부위의 배액이나 양상을 확인하고 기록해야 한다.
③ 오염이 덜 된 부위(상처, 배액관이 꼽힌 부위)에서 오염된 부위(주변 피부)로 소독한다.
⑤ 상처는 습도가 유지되면 치유 속도가 40% 이상 빨라진다. 습도는 괴사된 조직을 분해하고 피부 재생을 촉진시킨다.

58
변비를 호소하는 환자에게 적절한 간호중재는?

① 저섬유질 식이
② 침상 안정
③ 수분 제한
④ 일정한 시간에 대변보는 습관 들이기
⑤ 완화제 복용 금기

해설
① 장운동을 촉진시키는 고섬유질 식이를 한다.
② 운동은 장운동을 촉진시킨다.
③ 2,000cc 이상의 충분한 수분섭취를 한다.
⑤ 완하제 혹은 하제를 복용하고 좌약을 삽입할 수도 있다.

59
정맥으로 수액을 주입할 때 나타날 수 있는 부작용에 대한 설명으로 옳은 것은?

① 주사 부위 주변으로 발적이 보이면 부드럽게 마사지하도록 한다.
② 호흡곤란 증상이 보이면 우측위로 눕히고 반좌위를 취한다.
③ 청색증과 의식소실이 보이면 순환 과잉 부작용을 의심할 수 있다.
④ 수액이 빠른 속도로 주입되면 두통이 발생할 수 있다.
⑤ 공기색전은 공기가 동맥으로 들어간 경우이다.

> **해설** 수액이 너무 빠른 속도로 주입되면 두통, 현기증, 불안이 발생한다.
> ① 발적, 통증, 발열 등 정맥염 증상이 보이면 수액 주입을 중단한다.
> ② 증상이 있으면 좌측위를 취한다. 정맥을 통해 주입된 공기는 대정맥을 통해 우심방으로 들어간다. 왼쪽이 밑으로 가게 누우면 공기는 위로 뜨기 때문에 우심방에 머물게 된다. 좌측위를 유지한 상태에서 트렌델렌부르크 체위를 취하면 공기가 머리가 있는 방향으로 흘러들어 가지 않는다.
> ③ 공기색전 부작용 의심 증상이다.
> ⑤ 공기가 주사라인을 따라 정맥으로 들어온 경우이다.

60
인공신장실에서 혈액이 묻은 필터는 어떤 폐기물로 분류되는가?

① 일반의료폐기물   ② 혈액오염폐기물
③ 조직물류폐기물   ④ 격리의료폐기물
⑤ 손상성폐기물

> **해설** 혈액 오염 폐기물은 수혈을 하고 난 후에 폐혈액백, 혈액투석 시 사용된 폐기물, 그 밖에 혈액이 유출될 정도로 포함되어 있어 특별한 관리가 필요한 폐기물이다.

61
헤파린(heparin)을 피하로 투여하는 방법에 대한 설명으로 옳은 것은?

① 주사 후에 부드럽게 마사지를 해야 한다.
② 주사 전에 내관을 당겨보아야 한다.
③ 약물을 잰 후에 주사바늘을 새것으로 교체한다.
④ 혈액응고의 부작용이 있는지 확인이 필요하다.
⑤ 같은 부위에 집중적으로 주사한다.

> **해설** 헤파린을 재고 난 후 약물이 묻어 있는 바늘을 새 바늘로 교체해야 한다.
> ①, ② 헤파린을 근육주사할 때 혈종 형성과 빠른 흡수를 피하기 위해 내관을 당기지 말고 문지르지도 않아야 한다.
> ④ 헤파린의 부작용은 출혈이다.
> ⑤ 출혈을 막기 위해 같은 부위에 반복하여 주사하지 않는다.

62
감염 예방을 위한 지침에 대한 설명으로 옳은 것은?

① 멸균장갑을 착용한다면 손 씻기를 생략해도 된다.
② 공기로 전파되는 감염병은 N95 마스크를 착용해야 한다.
③ 접촉으로 감염되는 환자는 고글이 필수이다.
④ 격리된 감염병 환자에게서 나온 거즈는 일반의료폐기물에 버린다.
⑤ 격리된 감염병 환자를 처치 후에 병실 밖에서 가운을 벗는다.

> **해설** 공기로 전파되는 감염은 N95 마스크를 착용해야 하며 비말(타액)로 전파되는 감염병은 수술용 마스크를 착용해도 된다. 환자는 병실에 있는 동안은 N95 마스크를 굳이 착용하지 않아도 된다.
> ① 멸균장갑을 착용하기 전에도 손 씻기를 하고 멸균장갑을 벗은 후에도 손 씻기를 해야 한다.
> ③ 피부병과 같이 접촉으로 전파되는 감염병이라면 손 위생과 가운, 장갑이 필수적이다.
> ④ 격리된 환자에게서 나온 모든 폐기물은 격리의료폐기물로 처리한다.
> ⑤ 감염병을 가진 환자를 처치 후에 병실 안에서 가운과 장갑을 벗어야 한다.

정답 59 ④　60 ②　61 ③　62 ②

63

발바닥을 바닥을 향해 구부리는 관절가동범위 운동으로 와상환자에게서 관찰될 수 있는 것은?

① 족저굴곡
② 족배굴곡
③ 회선
④ 내전
⑤ 내번

해설
② 발등을 향해 발바닥을 구부리는 것이다.
③ 팔로 크게 원을 그리는 것처럼 몸에서 가까운 부위는 고정되고 멀리 떨어진 부위가 원을 그리는 것이다.
④ 밖으로 펼친 팔을 다시 안(내)으로 접는 것처럼 중심으로 가까워지는 것이다.
⑤ 중심축에서 안(내)을 향해 발바닥을 돌리는 것이다.

65

흉부 물리요법에 대한 설명으로 옳은 것은?

① 체위배액 중에 어지러움을 느끼면 멈추었다가 다시 시작한다.
② 손을 컵 모양으로 오목하게 만들어 두드리는 것은 진동요법이다.
③ 타진과 진동 요법 후에 심호흡하면 분비물이 나오기 쉽다.
④ 체위배액 전에 가습요법을 하면 효과가 높아진다.
⑤ 골다공증환자에게 타진을 해도 된다.

해설
① 체위배액 도중에 호흡곤란, 어지러움, 흉통, 저혈압 등의 이상 반응이 보이면 즉시 중단한다.
② 타진에 대한 설명이다.
③ 심호흡이 아니라 기침을 해야 한다. 크게 숨을 들이마시고 나서 잠시 멈추었다가 기침을 하면 효과적으로 분비물을 배출할 수 있다.
⑤ 유방, 흉골, 척추, 신장 등은 손상을 일으킬 수 있으므로 두드리지 않는다. 그리고 골다공증, 늑골골절 환자, 출혈 문제가 있는 환자도 타진은 금기이다.

64

외과적 무균법을 지켜야 하는 상황은?

① 위관영양
② 비위관 삽입
③ 간단한 투약
④ 관장
⑤ 드레싱

해설 주사 처치, 유치도뇨관 삽입, 욕창 소독 등과 같은 침습적인 처치를 할 때는 아포를 포함한 미생물이 없어야 하는 외과적 무균법이 적용된다.

63 ① 64 ⑤ 65 ④

제3교시 보건의약관계법규 [66~85번]

66
의료법상 상급종합병원에 대한 설명으로 옳은 것은?
① 특정 진료과목이나 특정 질환 등에 대하여 난이도가 높은 의료행위를 하는 병원이다.
② 각 진료과목마다 전속하는 전공의를 두어야 한다.
③ 2년마다 평가를 실시하여 지정을 취소할 수 있다.
④ 상급종합병원 지정·재지정의 기준·절차 및 평가업무의 위탁 절차 등에 관하여 필요한 사항은 보건복지부령으로 정한다.
⑤ 희귀질환에 대하여 난이도가 높은 의료행위를 전문적으로 하는 종합병원이다.

해설
① 전문병원에 대한 설명이다.
② 전공의가 아닌 전문의를 두어야 한다.
③ 3년마다 평가가 이루어진다.
⑤ 중증질환에 대하여 난이도가 높은 의료행위를 전문적으로 하는 종합병원이다.

67
마약류 관리에 관한 법률에서는 마약류 취급에 대해 엄격히 제한하고 있다. 이에 대한 설명으로 옳은 것은?
① 공무상 마약류를 압류하였을 경우에도 소지하면 안 된다.
② 마약류 취급의료업자는 마약 중독자에게 치료를 위한 목적이라면 허가 없이 마약을 투약해도 된다.
③ 시장·군수·구청장은 마약류 중독자를 위한 치료보호기관을 설치 운영할 수 있다.
④ 마약류 취급 자격상실자가 다음 마약류 취급업자에게 인계하기 전이라면 소지해도 된다.
⑤ 의사는 마약류 제조업자에 포함된다.

해설
① 공무상 마약류를 압류·수거 또는 몰수하여 관리하는 경우에는 마약류 취급자가 아니더라도 마약류를 취급할 수 있다.
② 마약류취급의료업자는 보건복지부 장관 또는 시·도지사의 허가를 받은 후에 마약을 투약할 수 있다.
③ 보건복지부장관 또는 시·도지사는 마약류 사용자의 마약류 중독 여부를 판별하거나 마약류 중독자로 판명된 사람을 치료보호하기 위하여 치료보호기관을 설치·운영하거나 지정할 수 있다.
⑤ 의사는 마약류 취급 의료업자에 포함된다.

68
의료법에 의한 가정전문간호사에 대한 설명으로 옳은 것은?
① 의사의 처방과 무관하게 검체의 채취와 운반을 할 수 있다.
② 의사나 한의사가 의뢰한 자에 대해서만 가정간호를 할 수 있다.
③ 의사나 한의사의 처방의 유효기간은 30일이다.
④ 호스피스전문간호사도 가정간호가 예외적으로 가능하다.
⑤ 응급처치 교육은 의사의 처방이 있어야 가능하다.

해설
가정간호는 의사나 한의사가 의료기관 외의 장소에서 계속적인 치료와 관리가 필요하다고 판단하여 가정전문간호사에게 치료나 관리를 의뢰한 자에 대하여만 실시하여야 한다.
①, ⑤ 가정전문간호사는 가정간호 중 검체의 채취 및 운반, 투약, 주사 또는 치료적 의료행위인 간호를 하는 경우에는 의사나 한의사의 진단과 처방에 따라야 한다.
③ 의사 및 한의사 처방의 유효기간은 처방일부터 90일까지이다.
④ 가정간호를 실시하는 간호사는 전문간호사 자격인정 등에 관한 규칙에 따른 가정전문간호사이어야 한다.

정답 66 ④ 67 ④ 68 ②

69

감염병의 예방 및 관리에 관한 법률에 따라 진단을 받으면 집단 급식소 직원의 업무 제한을 할 수 있것은?

① 파상풍 ② 세균성 이질
③ B형 간염 ④ 독감
⑤ 일본뇌염

해설 업무 종사의 일시 제한
일시적으로 업무 종사의 제한을 받는 감염병 환자 등은 다음의 감염병에 해당하는 감염병 환자 등으로 하고, 그 제한 기간은 감염력이 소멸되는 날까지로 한다.
- 콜레라
- 장티푸스
- 파라티푸스
- 세균성이질
- 장출혈성대장균 감염증
- A형 간염

70

후천성 면역결핍증 예방법의 비밀 누설 금지 조항에 대한 설명으로 옳은 것은?

① 감염인을 간호한 간호조무사도 해당된다.
② 퇴직을 한 후에는 해당되지 않는다.
③ 사망한 감염인을 검안한 경우에는 해당되지 않는다.
④ 감염인의 지원에 관한 업무를 하는 사무직 공무원은 해당된다.
⑤ 감염인의 동의가 있더라도 비밀을 누설하면 안 된다.

해설 국가 또는 지방자치단체에서 후천성 면역결핍증의 예방·관리와 감염인의 보호·지원에 관한 사무에 종사하는 사람, 감염인의 진단·검안·진료 및 간호에 참여한 사람, 감염인에 관한 기록을 유지·관리하는 사람은 비밀누설금지를 지켜야 한다.
①, ③ 감염인의 진단·검안·진료 및 간호에 참여한 사람은 해당된다.
② 재직 중에는 물론 퇴직 후에도 감염인에 대하여 업무상 알게 된 비밀을 누설하여서는 아니 된다.
⑤ 감염인의 동의가 있는 경우에는 비밀누설금지에서 제외된다.

71

국민건강보험법상 의료기관의 비급여 진료비용을 공개하여 환자가 합리적인 선택을 할 수 있도록 도와주며 환자가 비급여로 지불한 내용을 건강보험이 적용 가능한지를 확인해주는 기관은?

① 보건소
② 보건복지부
③ 건강보험심사평가원
④ 보건진료소
⑤ 질병관리청

해설 요양급여비용의 심사, 요양급여의 적정성 평가, 심사기준 및 평가기준의 개발, 업무와 관련된 조사연구 및 국제협력 등을 하는 기관은 건강보험심사평가원이다.

72

국민건강보험법의 부가급여를 받을 수 있는 경우로 옳은 것은?

① 산소치료를 필요로 하는 환자가 산소치료를 받는 경우
② 요양기관을 이용할 수 없거나 요양기관이 없을 때
③ 신경인성 방광환자가 자가도뇨에 사용되는 소모성 재료를 구입한 경우
④ 임신 출산 진료비
⑤ 인공호흡기 또는 기침유발기를 대여받아 사용하는 경우

해설 부가급여는 임신·출산(유산 및 사산 포함) 진료비로 한다. 그 외의 항목은 요양비의 예이다. 공단은 가입자나 피부양자가 보건복지부령으로 정하는 긴급하거나 그 밖의 부득이한 사유로 요양기관과 비슷한 기능을 하는 기관으로서 보건복지부령으로 정하는 기관(업무정지기간 중인 요양기관을 포함)에서 질병·부상·출산 등에 대하여 요양을 받거나 요양기관이 아닌 장소에서 출산한 경우에는 그 요양급여에 상당하는 금액을 보건복지부령으로 정하는 바에 따라 가입자나 피부양자에게 요양비로 지급한다.

73

온라인 중고시장에서 헌혈증서를 거래하였을 때 위반한 혈액관리법의 조항은?

① 혈액 매매행위의 금지
② 헌혈자의 건강진단
③ 헌혈자의 신원확인
④ 혈액 등 안전성 확보
⑤ 헌혈증서의 발급 및 수혈비용의 보상 등

해설 혈액관리법에 따르면 "누구든지 금전, 재산상의 이익 또는 그 밖의 대가적 급부(給付)를 받거나 받기로 하고 자신의 혈액(헌혈증서 포함)을 제공하거나 제공할 것을 약속하여서는 아니 된다."라고 기재되어 있다.

74

호스피스·완화의료 및 임종과정에 있는 환자의 연명의료결정에 관한 법률의 내용 중 연명의료중단에 대한 설명으로 옳은 것은?

① 사전연명의료의향서는 모든 의료기관에서 작성할 수 있다.
② 노인복지법에 따른 노인복지관은 사전연명의료의향서 등록기관이 될 수 없다.
③ 말기 암 환자에게는 자신이 앓고 있는 상병의 상태와 예후를 설명해주지 않아도 된다.
④ 환자가 의식이 없다면 사전연명의료의향서의 효력도 상실된다.
⑤ 의사를 확인할 수 없는 미성년자인 환자의 부모는 연명의료중단 등의 결정의 의사표시를 할 수 있다.

해설
- 의사를 확인할 수 없는 미성년자인 환자의 법정대리인(친권자에 한정)이 연명의료중단 등 결정의 의사표시를 하고 담당의사와 해당 분야 전문의 1명이 확인한 경우 연명의료중단 등 결정을 할 수 있다.
- ①, ② 사전연명의료의향서 등록 기관은 지역보건법에 따른 지역보건의료기관, 의료기관, 사전연명의료의향서에 관한 사업을 수행하는 비영리법인 또는 비영리단체(비영리민간단체 지원법에 따라 등록된 비영리민간단체), 공공기관의 운영에 관한 법률에 따른 공공기관, 노인복지법에 따른 노인복지관이 가능하다. 하지만 모든 기관에서 가능한 것은 아니다.
- ③ 모든 환자는 최선의 치료를 받으며, 자신이 앓고 있는 상병(傷病)의 상태와 예후 및 향후 본인에게 시행될 의료행위에 대하여 분명히 알고 스스로 결정할 권리가 있다.
- ④ 환자의 의사를 확인할 수 없으나 법에 따라 연명의료중단 등 결정이 있는 것으로 보는 경우 연명의료중단 등 결정을 이행할 수 있다.

75

국민건강증진법상 정기적으로 건강설문조사, 영양조사, 체성분 검사, 신체계측 등을 실시하여 정기적으로 국민건강영양조사를 해야 하는 사람은?

① 질병관리청장
② 보건소장
③ 학교 영양사
④ 보건복지부장관
⑤ 국민건강보험공단 이사장

해설 질병관리청장은 보건복지부장관과 협의하여 국민의 건강상태·식품섭취·식생활조사 등 국민의 건강과 영양에 관한 조사를 정기적으로 실시한다.

정답 73 ① 74 ⑤ 75 ①

76
응급의료에 관한 법률 중 권역응급의료센터가 하는 일은?

① 중증 응급환자 중심의 진료
② 응급의료 관련 연구
③ 응급의료분야 의료취약지 관리 업무
④ 국내외 재난 등의 발생 시 응급의료 관련 업무의 조정 및 그에 대한 지원
⑤ 응급환자 이송체계 운영 및 관리에 관한 지원

해설 권역응급의료센터는 중증응급환자 중심의 진료, 재난 대비 및 대응 등을 위한 거점병원으로서 보건복지부령으로 정하는 업무, 권역(圈域) 내에 있는 응급의료종사자에 대한 교육·훈련, 권역 내 다른 의료기관에서 이송되는 중증응급환자에 대한 수용, 그밖에 보건복지부장관이 정하는 권역 내 응급의료 관련 업무를 한다.
②~⑤는 중앙응급의료센터의 업무이다.

77
지역보건법의 보건소를 설치하는 기준에 대한 설명으로 옳은 것은?

① 특별히 필요하다고 인정되는 경우에는 보건소를 추가로 설치할 수 있다.
② 시·군·구에 2개소의 보건소(보건의료원을 포함)를 설치한다.
③ 보건지소가 설치된 읍·면을 제외한 읍·면마다 1개씩 설치한다.
④ 보건의료원이라는 명칭을 사용할 수 없다.
⑤ 보건소를 추가로 설치하는 경우 지방자치단체의 장은 질병관리청장과 미리 협의해야 한다.

해설
① 시·군·구의 인구가 30만 명을 초과하는 등 지역주민의 보건의료를 위하여 특별히 필요하다고 인정되는 경우에는 대통령령으로 정하는 기준에 따라 해당 지방자치단체의 조례로 보건소를 추가로 설치할 수 있다.
② 지역주민의 건강을 증진하고 질병을 예방·관리하기 위하여 시·군·구에 1개소의 보건소(보건의료원을 포함)를 설치한다.
③ 보건지소는 읍·면(보건소가 설치된 읍·면은 제외)마다 1개소씩 설치할 수 있다.
④ 보건소 중 병원의 요건을 갖춘 보건소는 보건의료원이라는 명칭을 사용할 수 있다.
⑤ 보건소를 추가로 설치하려는 경우에는 대통령령이나 대통령령으로 정하는 범위에서 그 지방자치단체의 조례로 직속기관으로 설치할 수 있다. 이 경우 해당 지방자치단체의 장은 보건복지부장관과 미리 협의해야 한다.

78
지역보건법에서 지역보건의료계획에 포함되는 사항이 아닌 것은?

① 지역보건의료서비스에 관한 장기·단기 공급대책
② 인력·조직·재정 등 보건의료자원의 조달 및 관리
③ 지역보건의료에 관련된 통계의 수집 및 정리
④ 지역보건의료서비스의 제공을 위한 전달체계 구성 방안
⑤ 해외 긴급 구호 보건의료지원 수요 측정

해설 해외 긴급 구호 보건의료지원 사업은 지역보건의료계획과 관련이 없다.

76 ① 77 ① 78 ⑤

79

보건의료기본법에서 국민의 권리와 의무에 대한 설명으로 옳은 것은?

① 장기이식 여부를 결정할 때는 가족의 동의여부가 중요하다.
② 보건의료인의 보건의료서비스가 정당하다 할지라도 협조할 의무는 없다.
③ 건강에 위해한 정보라 할지라도 SNS에 올리는 것은 국민의 자유이다.
④ 모든 국민은 자신의 보건의료와 관련한 기록 등을 열람할 수 있는 권리가 있다.
⑤ 자신의 치료 방법에 대한 결정은 주치의가 판단한다.

> **해설** ①, ⑤ 모든 국민은 보건의료인으로부터 자신의 질병에 대한 치료 방법, 의학적 연구 대상 여부, 장기이식 여부 등에 관하여 충분한 설명을 들은 후 이에 관한 동의 여부를 결정할 권리를 가진다.
> ② 모든 국민은 보건의료인의 정당한 보건의료서비스와 지도에 협조한다.
> ③ 누구든지 건강에 위해한 정보를 유포·광고하거나 건강에 위해한 기구·물품을 판매·제공하는 등 다른 사람의 건강을 해치거나 해칠 우려가 있는 행위를 하여서는 아니 된다.

80

의료법에서 의료인의 품위를 손상시키는 행위에 들어가는 것은?

① 사용했던 유치도뇨관을 세척 후 소독하여 다시 사용하는 경우
② 진단서를 거짓으로 작성하는 경우
③ 행정직원에게 흉부 엑스레이를 촬영하게 하는 경우
④ 근처 성형외과와 비교하여 자신의 성형외과에서 수술 받도록 유인하는 경우
⑤ 서류를 변조하여 진료비를 거짓 청구하는 경우

> **해설** ④를 제외한 항목들은 면허자격을 정지당하는 경우이다.

81

의료법상 의료인이 받아야 하는 보수교육에 대한 설명으로 옳은 것은?

① 중앙회는 회원의 자질 향상을 위하여 필요한 보수교육을 실시하여야 한다.
② 의료인의 보수교육은 선택이다.
③ 의료인은 보수교육을 연간 12시간 이상 이수하여야 한다.
④ 해당 연도에 6개월 이상 환자 진료 업무에 종사하지 아니한 사람은 보숙육을 면제받을 수 있다.
⑤ 신규면허취득자는 당해부터 보수교육을 받아야 한다.

> **해설** ② 의료인의 보수교육은 의무이다.
> ③ 의료인은 보수교육을 연간 8시간 이상 이수하여야 한다.
> ④ 보수교육 유예 항목이다.
> ⑤ 신규면허취득자는 해당 연도의 보수교육을 면제한다.

82
의료법상 기록 열람 관련 조항을 위반한 경우는?

① 환자 본인이 간호기록을 요청하여 열람하도록 한 경우
② 환자 본인이 요청하여 의무기록을 사본 발급한 경우
③ 환자의 남편이 환자의 동의서와 가족관계증명서를 가지고 와서 의무기록을 발급한 경우
④ 환자가 지정한 대리인이 대리권이 있음을 증명하는 서류를 가지고 와서 의무기록을 발급한 경우
⑤ 의식이 없는 환자의 자녀가 가족관계증명서를 가지고 와서 의무기록을 발급한 경우

해설 환자가 지정하는 대리인은 환자 본인의 동의서와 대리권이 있음을 증명하는 서류를 첨부하는 등 보건복지부령으로 정하는 요건을 갖추어 요청하여야 한다.

83
검역법상 검역조사와 관련된 내용으로 옳지 않은 것은?

① 검역조사를 받지 않은 운송수단은 우리나라로 들어올 수 없다.
② 우리나라로 들어오는 승무원은 검역조사 대상에서 제외된다.
③ 급유를 위해 일시 머무르는 운송수단은 검역조사를 생략할 수 있다.
④ 질병관리청장은 검역감염병 환자를 격리시설에 격리할 수 있다.
⑤ 검역감염병 환자 등의 격리 기간은 검역감염병 환자 등의 감염력이 없어질 때까지이다.

해설 우리나라로 들어오거나 외국으로 나가는 승객, 승무원 등 모든 사람(이하 출입국자), 운송수단 및 보건복지부령으로 정하는 화물은 검역조사 대상이다.

84
의료법상 의료인의 국가시험에 대한 설명으로 옳은 것은?

① 항정신성 의약품 중독자는 국가시험에 응시할 수 있다.
② 국가시험은 매년 질병관리청장이 시행한다.
③ 국가시험에 필요한 사항은 보건복지부령으로 정한다.
④ 국가시험관리를 한국보건의료인국가시험원에서 맡아서 할 수 있다.
⑤ 부정한 방법으로 국가시험을 치른 사람은 국가시험 응시를 5회 범위에서 제한할 수 있다.

해설 면허증은 보건복지부장관이 발급을 하며 한국보건의료인국가시험원(국시원) 홈페이지에서 국가시험과 관련한 다양한 정보를 확인할 수 있다.
① 의료인 결격사유에 해당하면 국가시험에 응시할 수 없다.
② 대통령이 아니라 보건복지부장관이 시행한다.
③ 국가시험 등에 필요한 사항은 대통령령으로 정한다.
⑤ 5회가 아니라 3회의 범위에서 제한할 수 있다.

85
감염병의 예방 및 관리에 관한 법률상 발병원인을 조사할 필요가 있다고 인정하면 지체 없이 역학조사를 해야 하는 자는?

① 시장·군수·구청장
② 보건소장
③ 식품의약품안전처장
④ 대통령
⑤ 검역소장

해설 질병관리청장, 시·도지사 또는 시장·군수·구청장은 감염병이 발생하여 유행할 우려가 있거나, 감염병 여부가 불분명하나 발병원인을 조사할 필요가 있다고 인정하면 지체 없이 역학조사를 하여야 하고, 그 결과에 관한 정보를 필요한 범위에서 해당 의료기관에 제공하여야 한다. 다만, 지역확산 방지 등을 위하여 필요한 경우 다른 의료기관에 제공하여야 한다.

82 ④ 83 ② 84 ④ 85 ①

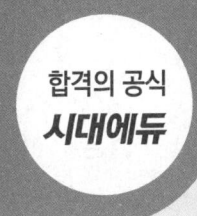

지식에 대한 투자가 가장 이윤이 많이 남는 법이다.

– 벤자민 프랭클린 –

참 / 고 / 문 / 헌

- 에듀문항평가개발위원회(2023), 100발 100중 多빈도 문제집, 에듀팩토리.
- 에듀문항평가개발위원회(2023), 필통 간호학 핵심요약집 세트, 에듀팩토리.
- 이하영, 주수현, 정희정, 이호연, 구미정, 권효리, 간호시험연구소(2023), 간호사 국가고시 고난도 모의고사, 서원각.
- 퍼시픽 학술편찬국(2021), Pacific Tank Manual(성인간호학 1·2, 모성간호학, 아동간호학, 지역사회간호학, 정신간호학, 간호관리학, 기본간호학, 보건의료관계법규), 퍼시픽북스.

사 / 이 / 트

- https://www.law.go.kr/ (국가법령정보센터)
- https://www.youtube.com/@geeyug 기역
- https://www.youtube.com/@user-xr1jp4tj4o 건또리104

좋은 책을 만드는 길, 독자님과 함께하겠습니다.

2026 간호사 국가고시 한권으로 끝내기

개정2판1쇄 발행	2026년 01월 05일 (인쇄 2025년 06월 19일)
초 판 발 행	2023년 10월 10일 (인쇄 2023년 09월 21일)
발 행 인	박영일
책 임 편 집	이해욱
편 저	김민소
편 집 진 행	윤진영, 김지은
표지디자인	권은경, 길전홍선
편집디자인	정경일, 심혜림
발 행 처	(주)시대고시기획
출 판 등 록	제10-1521호
주 소	서울시 마포구 큰우물로 75 [도화동 538 성지 B/D] 9F
전 화	1600-3600
팩 스	02-701-8823
홈 페 이 지	www.sdedu.co.kr
I S B N	979-11-383-9491-8(13510)
정 가	36,000원

※ 저자와의 협의에 의해 인지를 생략합니다.
※ 이 책은 저작권법의 보호를 받는 저작물이므로 동영상 제작 및 무단전재와 배포를 금합니다.
※ 잘못된 책은 구입하신 서점에서 바꾸어 드립니다.

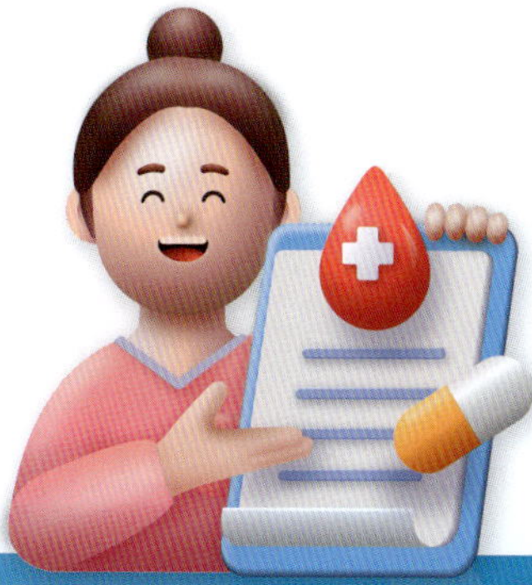

시대에듀와 함께 간호사 면허증을 취득해보세요!

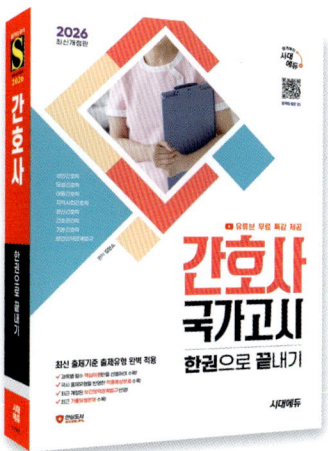

간호사 국가고시
한권으로 끝내기
- 과목별 필수 핵심이론만을 선별하여 수록
- 국시 출제유형을 반영한 적중예상문제 수록
- 최근 개정된 보건의약관계법규 반영
- 최근 기출유형문제 수록

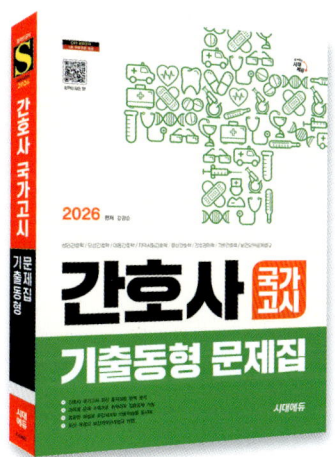

간호사 국가고시
기출동형문제집
- 간호사 국가고시 최신 출제경향 완벽 분석
- 과목별 문제 수록으로 최약과목 집중공략 가능
- 꼼꼼한 해설로 오답체크와 이론학습을 동시에
- 최신 개정의 보건의약관계법규 반영

※ 도서의 이미지는 변경될 수 있습니다.

시대에듀가 준비한

치과위생사 국가시험

최근 출제기준 · 출제유형 완벽 적용!

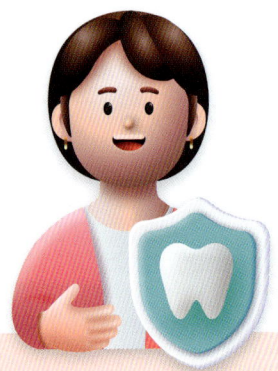

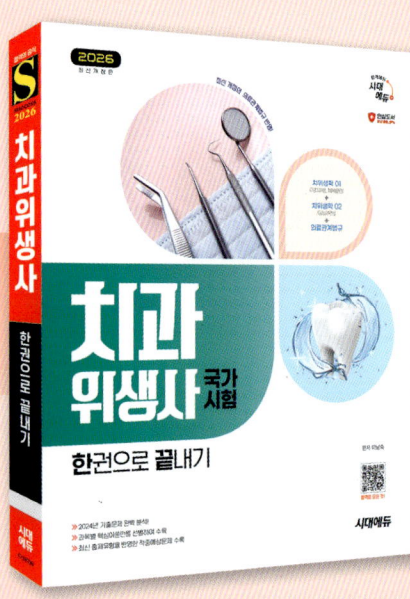

치과위생사 국가시험
한권으로 끝내기

- 과목별 필수 핵심이론만 선별하여 수록
- 최근 출제유형을 반영한 적중예상문제 수록
- 최신 개정의 의료관계법규 반영
- 이론서가 필요 없는 상세한 해설 수록

※ 도서의 이미지는 변경될 수 있습니다.

시대에듀가 준비한

치과보험 청구사 3급

최근 치과건강보험 관련 고시 완벽 적용!

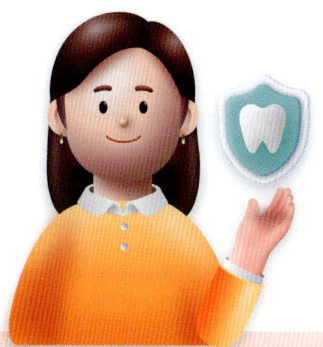

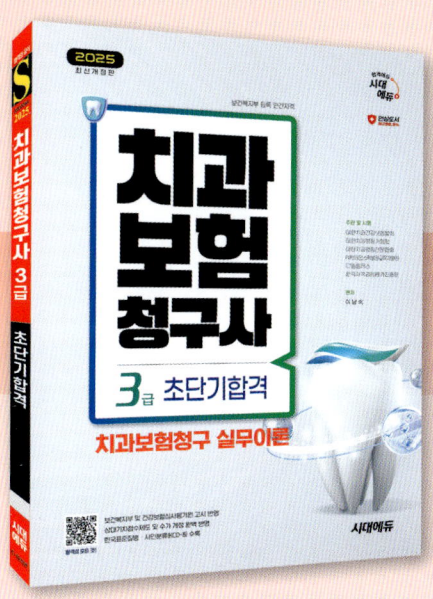

치과보험청구사 3급
초단기합격

- 보건복지부 및 건강보험심사평가원 고시 반영!
- 상대가치점수제도 및 수가 개정 완벽 반영!
- 한국표준질병·사인분류(KCD-8) 수록!

※ 도서의 이미지는 변경될 수 있습니다.

시대에듀가 준비한

국제의료관광 코디네이터

필기시험 완벽 대비서!

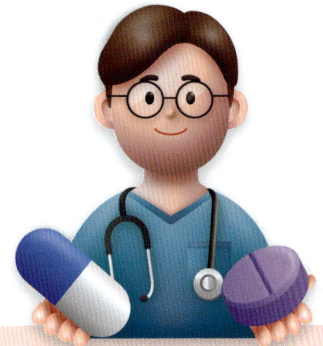

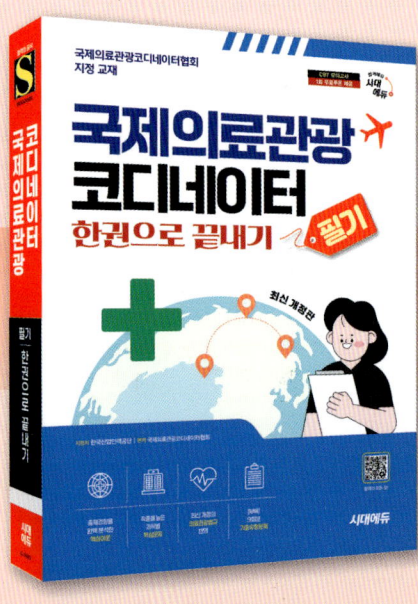

국제의료관광코디네이터 필기 한권으로 끝내기

- 공부 방향을 제시하는 '나침반'
- 시행처 출제기준에 충실한 '핵심이론'
- 이해력을 높이는 '알아두기'와 '그림자료'
- 최신 출제경향을 반영한 '핵심문제'
- 완벽한 마무리를 위한 '기출유형문제'

※ 도서의 이미지는 변경될 수 있습니다.